Markus Hochgerner (Hg.)
Grundlagen der Psychotherapie

Markus Hochgerner (Hg.)

Grundlagen der Psychotherapie

Lehrbuch für Studium und Ausbildung

3., aktualisierte und erweiterte Auflage

Zum Herausgeber

Markus Hochgerner, MSc MSc
Psychotherapeut, Gesundheitspsychologe, Dipl. Sozialarbeiter, Lebens- und Sozialberater. Mitglied der Autor:innengruppe zum Psychotherapiegesetz 1990 und 2024 und des Psychotherapiebeirates am Bundesministerium für Gesundheit. Wissenschaftlicher Leiter des Propädeutikums im Österreichischen Arbeitskreis für Gruppentherapie und Gruppendynamik (ÖAGG). Lehrtherapeut psychodynamischer und humanistischer Psychotherapie.

Bibliografische Information der Deutschen Nationalbibliothek
Die Deutsche Nationalbibliothek verzeichnet diese Publikation in der Deutschen Nationalbibliografie; detaillierte bibliografische Daten sind im Internet über http://dnb.d-nb.de abrufbar.

3. Auflage 2026

facultas Universitätsverlag, Stolberggasse 26, 1050 Wien, Österreich
www.facultas.at, office@facultas.at

Umschlagfoto: © LuckyTD/istockphoto.com
Lektorat: Verena Hauser, www.schreibgut.at, Wien
Gestaltung, Satz: Ekke Wolf, typic.at, Wien
Druck und Bindung: finidr, Tschechien
Printed in the EU
ISBN: 978-3-7089-2647-6
e-ISBN: 978-3-99180-045-3 (E-PDF)

INHALTSVERZEICHNIS

VORWORT ZUR 3. AUFLAGE

Das vorliegende Buch versteht sich als umfassende Lernplattform für alle Ausbildungskandidat:innen des psychotherapeutischen Propädeutikums im ersten Ausbildungsabschnitt zur Psychotherapie und Bachelorstudiums in Österreich. Darüber hinaus vermittelt es wesentliche Inhalte zu psychosozialen Fragestellungen für beratende psychosoziale Berufsfelder.

Psychotherapie als selbstständige Wissenschaft und eigenständiger Heilberuf

Nach nunmehr gut 180 Jahren in der modernen Krankenbehandlung (James Braid, Hypnose in der Krankenbehandlung ab 1840) konstituierte sich in wenigen Jahrzehnten die Anwendung psychotherapeutisch-psychologischer Techniken in unterschiedlichen Bereichen der Medizin. Ein erster internationaler Kongress für Psychotherapie fand 1889 in Amsterdam statt, im gleichen Jahrzehnt konstituiert wie die Schwesterdisziplinen Psychiatrie (erster Lehrstuhl für Psychiatrie: Paris 1882) und Psychologie (erstes Institut für Psychologie: Leipzig 1879). Damit war die Psychotherapie – vor dem Hintergrund gleicher vorwissenschaftlicher Betrachtungen im Umgang mit psychisch abweichendem Verhalten wie Medizin und Psychologie – auf dem Weg zu einer eigenständigen Disziplin im Rahmen der Heilwissenschaften.

Psychotherapiewissenschaft definiert sich dabei grundsätzlich nicht vorrangig über einzelne gegenstandsnahe Referenzwissenschaften, wie Medizin und Psychologie mit ihrem naturwissenschaftlich-experimentellen Ansatz, oder ausschließlich geisteswissenschaftliche Grundannahmen, sondern beinhaltet notwendigerweise und gleichberechtigt ein hinreichendes, theoriegeleitetes Spektrum von humanwissenschaftlichen Disziplinen und wissenschaftsbasierten Ansätzen, um der Komplexität des einzelnen leidenden Menschen zu genügen und entsprechende Angebote zur Heilbehandlung machen zu können. Die etwa in der Medizin neu geforderte »individualisierte Behandlung« ist in der Psychotherapie Conditio sine qua non der therapeutischen Grundhaltung und hilfreichen Vorgangsweise und damit ein qualitativ wertvolles und wirkungsmächtiges Charakteristikum dieses Gesundheitsberufes (Löffler-Stastka, 2018; Wampold et al., 2017).

Die Behandlungspraxis des »Gesundheitsberufes Psychotherapie« entwickelt(e) sich historisch und aktuell weiter in den *Kerntheorien* ihrer vier Grundströmungen (psychodynamisch, humanistisch, systemisch und verhaltensorientiert – siehe dieses Buch), vernetzt mit natur-, geistes- und sozialwissenschaftlichen Sichtweisen als *Brückentheorien* in einer der Psychotherapiewissenschaft entsprechenden Kompetenz mit zwei Wurzeln: die oben genannte naturwissenschaftlich-experimentell orientierte Medizin und Psychologie und dazu gleichrangig die Geistes- und Sozialwissenschaften Philosophie, Soziologie, Pädagogik und Kulturwissenschaften. Weitere Wissensbestände und *Handlungskompetenzen* (z.B. Neuropsychologie, Linguistik, Kommunikationsforschung, Gender- und Diversityforschung, soziale Arbeit, künstlerisch-kreative Verfahren, Methoden im Zugang zum Körpererleben) fließen hilfreich in Menschenbild, Gesundheitsverständnis, Methodologie und Techniken der Psychotherapie ein.

Diese zuerst feld*un*spezifischen Kompetenzen, auch im breiten Zugang der Quellenberufe zur Psychotherapie in Österreich transparent ausgewiesen, ermöglichen und erhalten eine der Komplexität und vielfältigen Intentionalität des Menschen entsprechende Vielfalt im Zugang zu den psychotherapeutischen Problemstellungen. So können umfassende Sichtweisen und individuelle Entwicklungsaufgaben in jeweils aktuellen Mikroanalysen aus der intersubjektiven Begegnung mit therapeutischen Angeboten erfasst werden, die nicht vorrangig auf eindimensional verkürzte, symptommindernde Perspektiven in manualisierten Vorgangsweisen abzielen, sondern die gesamte Lebenswirklichkeit von Personen erfassen und anhaltend hilfreich unterstützen können. Diese umfassende Sicht wird bereits durch das erste Psychotherapiegesetz (PthG 361/1990), speziell in § 1, mit dem Auftrag formuliert, »die Reifung, Entwicklung und Gesundheit des Behandelten zu fördern«.

Die notwendige, den Berufsstand konstituierende und kompetenzfördernde Zusammenführung der genannten Wissensgebiete als Grundlage umfassender Psychotherapie bildet sich zu Ende der Ausbildung in der Entwicklung und Etablierung individuell geformter *psychotherapeutischer Identität* ab, die ein hochflexibles, professionelles, begegnungsorientiertes Gegenüber für Menschen in psychischer Not bietet und dort mit ihrem ganz persönlich vermittelten psychotherapeutischen Handlungswissen als *individuelle Topik* hilfesuchenden Personen wirksam zur Verfügung steht. Unsere Bemühungen in diese Richtung bilden sich letztlich im Projekt ab, die »Grundlagen der Psychotherapie« schon mit Beginn der Ausbildung transparent, lehr- und lernbar und aufeinander bezogen darzustellen.

Diese multiperspektivische Aufgabenstellung bildet sich auch in der am Erleben des einzelnen Individuums ansetzenden Psychotherapieforschung und der Psychotherapie als *gesellschaftskritischer Wissenschaft* ab, die immer auch Marginalisierung, sozialökonomische Verwerfungen und Ungleichheit, strukturelle Benachteiligung, Armut, Migrationen und geschlechtsbezogen anhaltende Verschiedenheiten von Individuen mitbedenken, im diagnostischen Prozess erkennen und im Handlungsauftrag und Therapieziel umfassend mitformulieren muss.

Die Vielfalt psychotherapeutischer Verfahren (manchmal als »diffuse Heterogenität« denunziert) wird auf diese Weise an Transparenz und Nachvollziehbarkeit durch die Förderung der Gemeinsamkeiten der vier Grundströmungen sowohl in der Lehre als auch in der Forschung und Außendarstellung gewinnen, ohne eine eklektische Zusammenführung aller Formen der Psychotherapie anstreben zu wollen.

Die Psychotherapieausbildung nach dem Psychotherapiegesetz 2024

Mit der Beschlussfassung des zweiten österreichischen Psychotherapiegesetzes im April 2024 wurde das frühere, 1990 erlassene Gesetz ersetzt und die Psychotherapie auf eine grundsätzlich neue rechtliche und inhaltliche Basis – auch in der Ausbildung – gestellt. Damit war eine neue, dritte Auflage dieses Lehrbuches für Psychotherapie mit Ausrichtung auf alle nun relevanten Ausbildungswege zu erstellen.

In Österreich war die Psychotherapieausbildung schon bisher, während der letzten 35 Jahre, zum Teil erstmals großteils in Kooperationen mit Universitäten in nicht-konsekutiven Masterstudien vernetzt. Mit Inkrafttreten des Psychotherapiegesetzes 2024 ist sie als ordentliches Studium an öffentlichen österreichischen Universitäten gesetzlich verankert, sie wird öffentlich finanziert und ab 2026 zum Teil erstmals mit 500 Studienplätzen an zehn Universitätsstandorten angeboten.

Die universitäre Ausbildung allein führt jedoch noch nicht zur Zulassung für die Krankenbehandlung: Genau wie in der medizinischen und klinisch-psychologischen Berufsausbildung wird die psychotherapeutische Behandlungskompetenz in einem dritten, postgradualen Ausbildungsabschnitt – hier im Rahmen staatlich zugelassener Fachgesellschaften – mit einer Dauer von mindestens 2000 Stunden im Rahmen der vier psychotherapeutischen Grundausrichtungen (analytisch-psychodynamisch, humanistisch, systemisch, verhaltenstherapeutisch) vermittelt und mit einer gesetzlich geregelten Approbationsprüfung abgeschlossen, die zur eigenständigen psychotherapeutischen Heilbehandlung berechtigt (Hochgerner & Plimon-Rohm, 2024).

Damit wird gewährleistet, dass der Psychotherapie als eigenständiger Heilberuf eine den weiteren gesetzlich anerkannten Heilberufen (Medizin, Psychologie, Musiktherapie) gleichgestellte, spezifisch psychotherapeutisch-wissenschaftliche Ausbildung zugrunde liegt und dass Psychotherapeut:innen die umfassende psychotherapeutische Behandlungskompetenz zur eigenberechtigten Diagnostik nach ICD- und DSM-Kriterien (Höfner & Hochgerner, 2022) und Behandlung psychisch Erkrankter aufweisen.

Zugleich werden Studiengänge kostenpflichtig als außerordentliche Studiengänge an öffentlichen Universitäten, an Privatuniversitäten und Fachhochschulen mit dem Ziel etabliert, die notwendigen 1800 jährlichen Studienplätze zum Erhalt und notwendigen Ausbau der Berufsgruppe mit einer qualifizierten Zahl von Absolvent:innen zur Versorgung der Gesamtbevölkerung mit Psychotherapie zur Verfügung zu stellen (Hochgerner & Plimon-Rohm, 2024).

Dieses Lehrbuch versteht sich als Grundlagenwerk und umfassende Einführung in die gesetzlich definierten Schwerpunkte psychotherapeutischer Ausbildungsinhalte sowohl der oben genannten akademischen Ausbildungswege als auch für Ausbildungskandidat:innen, die bis 2038 nach dem Ausbildungsgang des ersten Psychotherapiegesetzes (PthG 361/1990) qualifiziert werden.

Inhaltlich wurden in der nun vorliegenden dritten Auflage wesentliche Inhalte neu ausgerichtet:

- Die grundsätzlich neuen Rechtsvorschriften (Psychotherapiegesetz PthG 49/2024 und Psychotherapie-Ausbildungs-, Approbationsprüfungs- und Qualitätssicherungs-Verordnung 2024) werden übersichtlich zusammengefasst und in ihren Auswirkungen dargestellt.
- Die Einführung in psychologisches Wissen als eine der Grundlagen wissenschaftlich fundierter Psychotherapie wurde auf die psychotherapierelevanten Aspekte der Psychologie ausgerichtet; weiters werden die Schwerpunkte klinisch-psychologischer Kompetenz in Abgrenzung zur psychotherapeutischen Kompetenz benannt.
- Die nun gesetzlich ausdifferenzierte Definition psychotherapeutischer Aufgabenbereiche als Diagnostik, Behandlung, Beratung, Betreuung und Begleitung von Personen (§ 6 Abs. 2 PThG 2024) wird im Rahmen patient:innengerechter, psychosozialer Interventionen aus biopsychosozialer Krankheits- und Gesundheitssicht konkretisiert.
- Die Beiträge der weiteren gesetzlich anerkannten Heilberufe zur Behandlung psychischer Erkrankungen (Psychiatrie, Psychotherapeutische Medizin, Klinische Psychologie; Musiktherapie) in ihren Möglichkeiten, Kernbereichen und Grenzen psychotherapierelevanter Tätigkeit werden im Sinne vernetzter Tätigkeit zur Behandlung psychisch Erkrankter aufgegriffen. Dies trägt zum Verständnis notwendiger, diagnosegeleiteter und fachübergreifender Behandlungspfade bei.

Die nun anstehende Umsetzung der neuen österreichischen Regelungen zur Psychotherapie mit der gesetzlichen Verankerung als eigenständiges Studium und einer postgradualen Fachausbildung in einem breiten Spektrum wissenschaftlich fundierter Methoden (Datler et al., 2021) bietet die Grundlage zur gesamthaften und qualitativ besten psychotherapeutischen Versorgung.

Diese Implementierung wird jedoch durch die notwendige, noch zu erweiternde öffentliche Finanzierung der Studienplätze und die Schaffung einer österreichweiten Versorgungsstruktur, die ihren Namen verdient, zu ergänzen sein (Rieß & Löffler-Stastka, 2022): Die drei aktuell häufigsten Erkrankungen in Österreich (Angst, Depression, somatoforme Störungen) sind psychisch bedingt. 23 % der österreichischen Bevölkerung sind jährlich psychotherapierelevant erkrankt, nur 3,9 % werden psychotherapierelevant versorgt. Der volkswirtschaftliche Schaden beträgt jährlich über 4 % des österreichischen Bruttoinlandsproduktes mit aktuell 14 Milliarden Euro (Wancata, 2017).

Mein Dank gilt dem Verlag für sein wohlwollendes Engagement, Mag.[a] Verena Hauser für ihr Lektorat, Mario Krieger für die unermüdliche Zusammenführung von Autor:innen, Texten und editorischen Bemühungen zu diesem Buch sowie dem gesamten Team des ÖAGG-Propädeutikums, dem die vorliegende dritte Auflage des Buches gewidmet sein soll.

Möge dieses Buch unsere Studierenden der Psychotherapie auf ihrem Ausbildungsweg zur Entwicklung psychotherapeutisch-beruflicher Kompetenz und Identität hilfreich begleiten.

Markus Hochgerner MSc MSc
Herausgeber
Wien, April 2026

Literatur im Text

Bundesgesetz über die Ausübung der Psychotherapie (Psychotherapiegesetz 2024 – PThG 2024); BGBl. I Nr. 49/2024 und BGBl. II Nr. 292/2024.

Datler, W., Hochgerner, M., Korunka, C., Löffler-Stastka, H., & Pawlowsky G. (2021). Disziplin, Profession und evidenzbasierte Praxis: Zur Stellung der Psychotherapie im Gesundheitssystem. Eine Bilanz. *Psychotherapie Forum*, *25*, 7–21. DOI: 10.1007/s00729-021-00167-4

Hochgerner, M., & Plimon-Rohm, S. (2024). Die gesetzliche Neuregelung der Psychotherapie in Österreich. Ein konsekutives Studium an öffentlichen Universitäten. *Feedback 13*(2), 51–71. DOI: 10.30820/2752-2245-2024-2-51

Höfner, C., & Hochgerner, M. (2022). *Psychotherapeutische Diagnostik.* Springer: Berlin.

Löffler-Stastka, H. (2018). Psychotherapieausbildung in Osterreich. Teil 1: Basisdaten und soziodemographische Hintergrunddaten aus der SPRISTAD-Studie. *psychopraxis.neuropraxis*, 21, 227–231. DOI: 10.1007/s00739-018-0508-9.
Rieß, G., & Löffler-Stastka, H. (2022). VersorgungsNOT. Psychotherapie als zentrale, aber marginalisierte Versorgungsleistung im Gesundheitssystem. *Psychotherapie Forum, 26*, 136–143. DOI: 10.1007/s00729-022-00210-y
Wampold, B. E., Imel, Z. E., & Fluckiger, C. (2017). *Die Psychotherapie-Debatte. Was Psychotherapie wirksam macht.* Bern: Hogrefe.
Wancata, J. (2017). Prävalenz und Versorgung psychischer Krankheiten in Österreich. Abteilung für Sozialpsychiatrie. Wien: Medizinische Universität.

Gesetzestexte

Psychotherapiegesetz 2024. *Bundesgesetz über die Ausübung der Psychotherapie* (Psychotherapiegesetz 2024 – PThG 2024). BGBl. I Nr. 49/2024. Fassung vom 22. 09. 2025. Rechtsinformationssystem des Bundes (RIS). Abgerufen von: www.ris.bka.gv.at (22.09.2025).
Psychotherapie-Ausbildungs-, Approbationsprüfungs- und Qualitätssicherungs-Verordnung (2024). *292. Verordnung des Bundesministers für Soziales, Gesundheit, Pflege und Konsumentenschutz über die Psychotherapie-Ausbildung, Approbationsprüfung und Qualitätssicherung 2024 (Psychotherapie-Ausbildungs-, Approbationsprüfungs- und Qualitätssicherungs-Verordnung – PTh-AAQV 2024).* BGBl. II Nr. 292/2024. Rechtsinformationssystem des Bundes (RIS). Abgerufen von: https://www.ris.bka.gv.at/Dokumente/BgblAuth/BGBLA_2024_II_292/BGBLA_2024_II_292.html (03. 10. 2025).

Gewidmet
den wissenschaftlichen Mitarbeiter:innen
des ÖAGG-Propädeutikums

Gunda Ablinger-Wagner, Mario Krieger,
Sabrina Mayr, Manuela Porras, Julia Schafhuber
und Marianne Schöber

EINLEITUNG

Markus Hochgerner

Psychotherapie als gesetzlich anerkannter Heilberuf: erstes Psychotherapiegesetz (1990–2024)

Als im Juni 1990 das Bundesgesetz Nr. 361/1990 zur Ausübung der Psychotherapie zeitgleich mit dem Psychologengesetz im Parlament einhellig, d. h. ohne Gegenstimme, verabschiedet worden war, hatte Österreich neben der Medizin zwei eigenständige Heilberufe dazugewonnen.

Diese gesetzlich anerkannte Eigenständigkeit der Psychotherapie als Heilberuf, der nicht von ärztlicher Verordnung abhängig und als freier Beruf geregelt ist, erlaubt seither die eigenständige Diagnostik und Behandlung psychisch Erkrankter »mit wissenschaftlich-psychotherapeutischen Methoden« (§ 1 Psychotherapiegesetz 1990). Das Gesetz schützt die Patient:innen vor irreführenden Berufsbezeichnungen und unwissenschaftlichen Behandlungsangeboten und legt fest, welche Therapiemethoden ausbildungs- und anwendungsberechtigt sind.

Als damals sehr junges Mitglied der Autor:innengruppe zum ersten Psychotherapiegesetz erinnerte ich mich an die drei zurückliegenden Jahre, nachdem der amtierende Bundesminister für Gesundheit, Ing. Harald Ettl, im Jahr 1988 im Beirat für psychische Hygiene den Auftrag erteilt hatte, ein Psychotherapiegesetz zu entwickeln, das einen breiten und qualifizierten Zugang zur Ausbildung mit gleichzeitiger Aussicht auf österreichweite Versorgung mit Psychotherapie versprach.

Der eklatante Missstand in der Versorgung Österreichs mit Psychotherapie war erstmals 1988 (!) in einer österreichweiten Erhebung (Jandl Jager & Stumm, 1988) wissenschaftlich belegt worden. Alle Fragen zur Patient:innensicherheit, zur Entwicklung von gemeinsamen Standards für die Psychotherapieausbildung und ein geschützter Nachweis der psychotherapeutischen Kompetenz und Heilbehandlung waren bis dahin ungesichert. Zugleich war es ab 1983 gelungen, wesentliche Vertreter:innen der unterschiedlichen Psychotherapieverfahren im Österreichischen Dachverband psychotherapeutischer Vereinigungen zu Angelegenheiten der Psychotherapie zu vernetzen und federführend in die Entwicklung und Durchsetzung des kommenden Gesetzes einzubinden (Sonneck, 1993). Hier seien beispielhaft für viele folgende wesentliche Mentor:innen der Gesetzesbildung genannt: Univ.-Doz. Dr. Raoul Schindler, Univ.-Prof. Dr. Gernot Sonneck, Univ.-Prof.

Dr. Hans Strotzka, Univ.-Prof. Elisabet Jandl-Jager (alle Wien), Univ.-Prof. Dr. Otto Lang (Salzburg), Univ.-Prof. Dr. Hans Zapotocky (Wien, Graz) und Univ.-Prof. Dr. Erich Pakesch (Graz), der wesentliche Impulse zur Verständigung und Zusammenarbeit der unterschiedlichen Psychotherapieverfahren und deren Vertreter:innen gab. Zu allen oben genannten Arbeitsaufgaben konnte in langen Verhandlungen bis 1990 mit allen Gruppierungen ein bis heute gültiger Abgleich der noch sehr heterogenen Standpunkte von Ausbildungstraditionen, -organisationen und universitären Expert:innen in einem gemeinsamen Gesetzestext gefunden und im Konsens aller politischen Parteien beschlossen werden.

Das psychotherapeutische Propädeutikum (1990–2030)

Eine zentrale Frage jedoch blieb zu Beginn der Konzeption des Psychotherapiegesetzes als wesentliches Hemmnis ungelöst: Wie sollten die unterschiedlichen Herkunftsberufe der zukünftigen Psychotherapeut:innen in einem offenen Zugang zur Berufsausübung zu einem gemeinsamen Ausbildungsprofil zusammengeführt werden, wenn man den Berufsstand (wie von der Ärztekammer gefordert) nicht auf den ausschließlichen »Grundberuf Medizin« einengen wollte?

Eine bewährte akademische Tradition wurde hilfreich übernommen: Propädeutika waren als Einführung und Überblick in geisteswissenschaftliche Studien, in der Medizin, Pharmazie und Theologie lange üblich und bewährt.

Die Lösung lag somit in der Einführung eines grundlegenden und allgemeinen ersten Teils der Psychotherapieausbildung als »Psychotherapeutisches Propädeutikum« zur nachfolgenden speziellen psychotherapeutischen Fachausbildung, der allgemeine Kernkompetenzen der Psychotherapie vermittelt: rechtliche Rahmenbedingungen der Psychotherapie; medizinische, psychologische und psychosoziale Grundkompetenzen; Wissen um Herkunft, Formen und Vorgangsweisen der Psychotherapie; Ethik; der praktische Umgang mit psychisch leidenden Personen unter Supervision und Eigenerfahrung in Psychotherapie als erste Schritte zur Klärung der beruflichen Eignung sowie beginnende Schulung psychotherapeutischer Identität.

Der Umfang des gesetzlich festgelegten psychotherapeutischen Propädeutikums von 1315 Stunden bietet im theoretischen Teil (765 Stunden) und praktischen Bereich (550 Stunden) die Möglichkeit eines – nach nunmehr 35 Jahren entsprechend bewährten – Wissenserwerbes zur allgemeinen Psychotherapie.

Zugleich verweist die Drop-out-Rate der Absolvent:innen des Propädeutikums von im langjährigen Durchschnitt ca. 35 % vor Beginn des zweiten, fachspezifischen Ausbildungsteils auf eine hilfreiche Selbstselektion bezüglich des Berufsbildes Psychotherapeut:in, da eine realistischere Selbsteinschätzung der Belastbarkeit, der Motivation zur Arbeit mit psychisch fragilen Personen und der Bereitschaft zur Integration einer Ausbildung in die aktuelle Lebensperspektive, die zwischen fünf und acht Jahre beträgt, durch das meist zwei- bis dreijährige Propädeutikum mit seinen theoretischen und praktischen Ausbildungsteilen möglich wird. Die Güte dieser Entscheidungen, auch gegen eine weitere Fachausbildung, zeigt sich in den durchgehend positiven Rückmeldungen zum singulären Wert des Wissenserwerbes im Propädeutikum auch als grundsätzlicher Erwerb psychosozialer Kompetenz, die meist entweder in den Grundberuf integriert oder oftmals in einer Weiterbildung zur Tätigkeit als Lebens- und Sozialberater:in fortgesetzt wird.

Die seit vielen Jahren eindrucksvoll geringe Drop-out-Rate von 3 % in der fachspezifischen Ausbildung spricht sowohl für die Güte der erworbenen Informiertheit im Propädeutikum zur Wahl der individuellen Ausbildungsform als auch für die qualitätsvolle Vermittlung psychotherapeutischer Identität und Kompetenz in der fachspezifischen Ausbildung.

Ein akademischer Ausbildungspfad zur psychotherapeutischen Tätigkeit: zweites österreichisches Psychotherapiegesetz 2024

Am 17. April 2024 wurde das zweite österreichische Psychotherapiegesetz (2024, BGBl. I Nr. 49/2024) ohne Zustimmung der SPÖ angenommen und mit nachfolgender Verordnung (BGBl. II Nr. 292/2024) konkretisiert. Damit wurde der eigenständige Heilberuf Psychotherapie nach 35 Jahren nicht nur bestätigt, sondern in seinem Wirkumfang neben der Behandlung psychischer Krankheitsbilder wesentlich um die beratende, begleitende und betreuende Psychotherapie – insbesondere zur Prävention durch salutogenetisch orientierte Psychotherapie und Psychotherapie bei chronisch und schwer Erkrankten – erweitert.

Ebenso wird durch die nun faktische öffentliche Teilfinanzierung der Ausbildung (durch eine noch zu geringe Anzahl von Studienplätzen) an öffentlichen Universitäten der Umstand, dass Psychotherapie als einziger der gesetzlich anerkannten Heilberufe bisher vollständig durch Eigenmittel finanziert werden musste, zumindest als Willenskundgebung des Gesetzgebers aufgehoben.

Gänzlich neu geregelt ist die Psychotherapie in ihrem Ausbildungsaufbau, nunmehr als dreigliedrige, universitäre Ausbildung mit einem Bachelor- und Masterstudium und folgend postgradualer Ausbildung in anerkannten Fachgesellschaften mit abschließender umfassender Approbationsprüfung zu allen drei Ausbildungsabschnitten (Hochgerner & Plimon-Rohm, 2024):

A. Erster und zweiter universitärer Ausbildungsabschnitt, Übergangsregelung

1. **Bachelorstudium Psychotherapie:** Das Bachelorstudium wird als polyvalentes – nur fallweise auch als konsekutives – Studium der Psychotherapie angeboten.
2. **Masterstudium Psychotherapie:** Psychotherapie wird ab 2026 als öffentlich finanzierte Studienform mit 500 Studienplätzen angeboten, an aktuell zehn Universitätsstandorten in sieben Städten geplant (Wien, Graz, Klagenfurt, Innsbruck, Salzburg, Linz, Krems) und wird voraussichtlich durch anbietende Fachhochschulen ergänzt.
3. **Außerordentliches Masterstudium der Psychotherapie:** Zugleich werden mit den genannten universitären, öffentlich finanzierten, jedoch zahlenmäßig sehr limitierten Studiengängen auch universitäre außerordentliche Studiengänge (die schon bisher bereits zum Teil eingerichtet waren) erweitert angeboten, die kostenpflichtig sind und ebenfalls den Zugang zur dritten postgradualen Ausbildungsphase eröffnen.
4. **Fachhochschulen**, die auch bereits im Studienbereich Sozialarbeit und Pflegewissenschaften aktiv sind, haben ihr Interesse an der Durchführung von (dann ebenso kostenpflichtigen) Studiengängen zur Psychotherapie bekundet. Die Durchführung wird in enger Kooperation mit Fachgesellschaften des dritten Ausbildungsabschnittes geplant. Die Umsetzung wird nicht zuletzt an Qualitätsüberprüfungen zu messen sein, die extern durchgeführt werden.
5. **Privatuniversitäten:** Die in den letzten Jahrzehnten entwickelten Studien der Psychotherapie an mehreren Privatuniversitäten in Wien, Krems und St. Pölten werden als konsekutives Studium geplant und durchgeführt.
6. **Übergangsregelung Propädeutikum:** Wie schon bisher können durch die Übergangsregelungen im Psychotherapiegesetz 2024 Ausbildungen im bisherigen Ausbildungsmodus des ersten Psychotherapiegesetzes (Propädeutikum – Fachspezifikum – Eintragung in die Psychotherapeut:innenliste mit Berufsberechtigung, PthG 1990) bis

2038 absolviert werden. Das Propädeutikum kann weiterhin als erster Ausbildungsabschnitt gewählt und bis 2030 abgeschlossen werden.

Postgradualer Ausbildungsabschnitt

7. **Postgraduale Ausbildungsphase:** Dieser dritte Ausbildungsabschnitt erweitert die universitären Formen der Ausbildung (Pkt. 1–6) verpflichtend um die zentrale fachspezifisch-theoretische Kompetenz in direkter Verschränkung mit der fachlich-methodischen Vermittlung psychotherapeutischer Handlungskompetenz in einer für alle Ausbildungsformen verbindlichen zwei- bis fünfjährigen dritten Ausbildungsphase mit mindestens 1000 Stunden Krankenbehandlung unter Supervision und einer schriftlichen Abschlussarbeit. Dies ist vergleichbar mit der Weiterbildung zur klinisch-psychologischen und ärztlich-praktischen Kompetenz nach Studienabschluss der Psychologie oder Medizin.
   Dabei ist die Entwicklung psychotherapeutischer Identität in der Zusammenführung persönlicher sozialkommunikativer Kompetenzen mit der psychotherapeutisch-diagnostisch geformten behandlungswirksamen Steuerungskompetenz der psychotherapeutischen Beziehung der zentrale Wirkfaktor psychotherapeutischer Wirksamkeit und wesentliches Unterscheidungsmerkmal zu den Arbeitskompetenzen der weiteren Heilberufe.
   Die Eintragung in die Berufsliste Psychotherapie erfolgt neu bereits mit Erteilung der Behandlungskompetenz unter Supervision.
8. **Approbationsprüfung:** Nach Absolvierung der postgradualen fachspezifischen Ausbildungsphase berechtigen die abschließende externe, fachlich übergreifende Approbationsprüfung zu allen drei Phasen der Ausbildung und die Eintragung in die Berufsliste zur eigenberechtigten Heilbehandlung nach dem Psychotherapiegesetz 2024.

B. Positive Implikationen des neuen Psychotherapiegesetzes 2024

Als wesentliche Neuerungen und Erfolge im Sinne der Qualitätssicherung von Psychotherapie sind festzuhalten:

1. Die vollständige Verankerung der Psychotherapie als universitäre Ausbildung beendet eine 120-jährige Holschuld der Universitäten zur Verankerung der Psychotherapie als eigenständige, wissenschaftsbasierte Disziplin im akademischen Ausbildungsbereich im Ursprungsland

der Psychotherapie als Wirkstätte Sigmund Freuds, Alfred Adlers, Jakob Levi Morenos und Viktor Frankls.

2. Die fachspezifische Vermittlung der theoretischen und praktischen Behandlungskompetenz erfolgt weiterhin in anerkannten Fachgesellschaften in allen vier Grundströmungen (Clustern) der Psychotherapie mit psychodynamischen, humanistischen, systemischen und verhaltensorientierten Schwerpunkten. Wichtig ist dabei die Möglichkeit und Aufgabe der Fachgesellschaften, den Erwerb von 200 ECTS psychotherapeutischen Wissens vor Beginn der psychotherapeutischen Arbeit unter Supervision festzustellen, die im Laufe des Bakkalaureats- und Masterstudiums erworben wurden (§ 17 Abs. 1 Psychotherapiegesetz 2024). Dabei ist festzuhalten, dass die im Masterstudium erworbenen 120 ECTS jedenfalls anzuerkennen sind. Die Überprüfung der noch nicht primär psychotherapeutisch ausgewiesenen Inhalte der polyvalenten Bakkalaureatsnachweise kann Ergänzungen aus den allgemeinen Inhalten zur Psychotherapiewissenschaft notwendig machen, die ergänzend im ersten Teil der Approbationsphase vor Zulassung zur psychotherapeutischen Tätigkeit unter Supervision zu erwerben sind.
3. Die Erweiterung der praktischen Arbeit unter Supervision von 600 auf 1000 Stunden sowie die Eintragung in die Psychotherapeut:innenliste bereits ab diesem Ausbildungsabschnitt vermehrt die Sichtbarkeit und ausgewiesene Legitimität psychotherapeutischer Arbeit sowie die Möglichkeit der Krankenkassen, bereits Personen in Ausbildung in die Sachleistungen der Krankenkassen (»Psychotherapie auf Krankenschein«) aufzunehmen, und verbessern die Anstellungsmöglichkeiten bereits als Ausbildungskandidat:innen durch erweiterte Abrechnungsmöglichkeiten der Institutionen mit den Krankenkassen.
4. Die Differenzierung und Erweiterung der Arbeitsbereiche von Psychotherapie über den Behandlungsmodus hinaus zur beratenden, begleitenden und betreuenden Psychotherapie bieten eine differenziertere Darstellung schon bisheriger Aufgabenbereiche und eröffnen erweiterte Argumentationen zur Finanzierung der Psychotherapie in der präventiven Arbeit und vor allem mit chronisch erkrankten Personen.
5. Zugleich ist der Beginn mit Ausbildungsinhalten des dritten Ausbildungsabschnittes nach einer nachzuweisenden persönlichen Eignung je Fachgesellschaft, die ab Beginn des Masterstudiums erworben werden kann, bereits im Masterstudium parallel zum universitären Studium möglich (z. B. Lehrtherapie, Gruppenselbsterfahrung, fachspezifisch-theoretische Ausbildungsinhalte, Praktika), was die Gesamtausbildungszeit (durch eine Überschneidung von bis zu zwei

Jahren) wesentlich verkürzt. Hier kann bereits frühzeitig Planungssicherheit bezüglich fachspezifischer späterer Ausbildung im dritten Ausbildungsabschnitt hergestellt werden.

C. Kritikpunkte am Psychotherapiegesetz

1. Auf Grund mangelnder Akzeptanz von Facherxpertise durch die handelnden politischen Parteien – insbesondere Entscheidungsträger:innen im Gesundheitsressort (Grüne) sowie im Wissenschafts- und im Finanzressort (ÖVP) – wurde die im Sinne der Qualitätssicherung explizit begründete verpflichtende Einführung eines Bachelor für Psychotherapie abgelehnt und lediglich ein polyvalenter Zugang zum Masterstudium umgesetzt (wohl auch aus Kostengründen, bei gleichzeitiger Ankündigung eines »Gratisstudiums«, die irreführend angewendete Bezeichnung für ein öffentlich finanziertes Studium). Dadurch muss ein Studienabschluss nach dem Masterdiplom kein konsekutives Studium sein, denn die Inhalte des Bachelorstudiums können je gewähltem Studiengang auch nur in einem geringen Maß psychotherapierelevante Inhalte repräsentieren.
   Dieser Umstand wird mit der angestrebten Aufnahme in eine fachspezifische Ausbildung im dritten Ausbildungsabschnitt relevant: Hier müssen (nach § 17 Abs. 1 Psychotherapiegesetz 2024) der aufnehmenden Fachgesellschaft absolvierte psychotherapierelevante Ausbildungsinhalte im Umfang von 200 ECTS ausgewiesen und anrechenbar sein; das Masterstudium mit 120 ECTS muss also durch psychotherapierelevante Ausbildungsinhalte im Umfang von 80 ECTS aus dem Bachelorabschluss ergänzt oder durch weitere zu erwerbende relevante Inhalte vor Beginn der Arbeit unter Supervision im postgradualen Ausbildungsabschnitt erworben werden. Folglich entstehen im dritten Ausbildungsabschnitt längere oder kürzere Ausbildungswege je absolviertem Bachelorabschluss, falls es sich nicht um ein konsekutives Psychotherapiestudium im ersten Ausbildungsabschnitt handelt.
   Fazit für Studierende: Wählen Sie im ersten Studienabschnitt möglichst als psychotherapeutische Bachelorstudien ausgewiesene Studiengänge, die Ihnen sowohl den Nachweis eines möglichst psychotherapienahen Studiums als auch die folgende Minderung der Gesamtkosten und eine kürzere Gesamtausbildungsdauer ermöglichen können.
2. Die Beschränkung auf 500 Studienplätze im Masterstudium wurde aus Kostengründen und durch mangelnde Akzeptanz der vorliegenden Fachexpertise und nicht inhaltlich fundiert verfügt und entspricht in keiner Weise einem freien Zugang zum Studium oder dem ausgewie-

senen Bedarf von Psychotherapeut:innen, da 40 % der behandelnden Psychotherapeut:innen in den kommenden zehn Jahren aus dem Berufsleben ausscheiden werden (Korunka & Hochgerner, 2023) und es unter diesem Gesichtspunkt daher zu einem dramatischen Rückgang der Versorgungsstruktur kommen kann (Sagerschnig et al., 2022).

Das bisher geplante öffentlich finanzierte Studium kann daher lediglich als Willenskundgebung des Gesetzgebers für eine öffentliche Finanzierung des gesetzlich anerkannten Gesundheitsberufes Psychotherapie betrachtet werden und harrt seiner fachlich und statistisch begründeten Umsetzung: Auf Basis der aktuellen Anzahl von tätigen Psychotherapeut:innen wäre zum Erhalt der Berufsgruppe (Löffler-Stastka & Hochgerner, 2021) der jährliche Studienbeginn von 1300 Psychotherapiestudierenden notwendig, für den Erhalt (Korunka & Hochgerner, 2023) und Ausbau der Grundversorgung (Rechnungshof, 2019; Rieß & Löffler-Stastka, 2022) bedürfte es 1800 jährlicher Studienanfänger:innen. Hingewiesen werden muss noch auf den Umstand, dass die notwendige Finanzierung zum Aufbau des öffentlichen Studienganges seitens des Finanzministeriums zugesagt, aber nicht durchgeführt wurde und somit bisher großteils aus fraglichen budgetären Mitteln der bereits jetzt unterfinanzierten Universitäten getragen werden muss.

Der Aufnahmetest zum Masterstudium ist wie auch in weiteren Studiengängen zwingend, da das Interesse an dieser Ausbildung höher sein wird als das Platzangebot. Zum Leidwesen aller relevanten psychotherapeutischen Expert:innen wurde das Aufnahmeverfahren dem Test zur Aufnahme in das Medizinstudium nachgebildet und kann weder dort und noch weniger hier Kriterien abbilden, die eine rationale, angemessene und sinnvolle Auswahl von geeigneten Personen mit entsprechender sozialreflexiver und kommunikativer Kompetenz sowie der benötigten psychischen Flexibilität und Stabilität ermöglicht. Die bisherige Selbstselektion durch das Propädeutikum entfällt (siehe Propädeutikum oben) und ersetzt auch nicht die notwendigen späteren persönlichkeitsorientierten Aufnahmekriterien für eine fachspezifische Ausbildung im dritten Ausbildungsabschnitt. Es wird daher ein wesentlicher Zustrom von Kandidat:innen zu den oben beschriebenen außerordentlichen Studiengängen erfolgen, die kostenpflichtig sind, aber zugleich den Vorteil eines durchgehend inhaltsbezogenen konsekutiven Bakkalaureats für Psychotherapie in Kombination mit dem Masterstudium anbieten.

Fazit für Studierende: Erhöhen Sie die Anrechenbarkeit von Studieninhalten aus dem ersten und zweiten Studienabschnitt durch möglichst konsekutive psychotherapienahe Studienangebote. Die vermehrten Kosten in außerordentlichen Studiengängen sind gegen die Gesamtlänge inkonsistenter Studienwege und vermehrte Kosten im dritten Ausbildungsabschnitt (siehe Punkt B2, oben) abzugleichen. Auch ein sinnvoller Ortswechsel im Studiengang mit Vergleich der Ausbildungsangebote in ganz Österreich ist ggf. anzudenken.

3. Die Qualität des Masterstudiums wird je Universität unterschiedlich sein, da die Schaffung eines verbindlichen Rahmencurriculums für alle universitären Träger trotz klarer inhaltlicher Argumente der Expert:innengruppe zum Psychotherapiegesetz 2024 durch undifferenzierten und rigiden Bezug auf die Autonomie der Universitäten von den Wissenschaftssprecher:innen der Regierungsparteien abgelehnt wurde. Wesentlich erscheint auch die Frage des qualitativen Aufbaues der Studiengänge (Korunka & Hochgerner, 2023). Qualitätskriterien zur Selbstüberprüfung und als Entscheidungshilfe für die Studienplatzwahl sind:
   a. Werden psychotherapieinhaltliche Lehrveranstaltungen durch ausbildungsberechtigte Lehrpersonen aus fachspezifischen Ausbildungseinrichtungen durchgeführt?
   b. Wird die maximale Größe von Studiengruppen im Seminarstil (max. 25–30 Personen) eingehalten?
   c. Werden vermehrt Ausbildungseinheiten in Kleingruppen (max. 10 Personen) angeboten?
   d. Wird eine möglichst geringe Anzahl von Massenvorlesungen mit Übersichtscharakter angeboten?
   e. Wird der gleichberechtigte Unterricht zu allen vier Grundströmungen der Psychotherapie durch ausgewiesene Expert:innen der Cluster mit Lehrbefugnis der Fachgesellschaften durchgeführt?
   f. Besteht eine ausgewiesene, möglichst weitgehende Verschränkung des Ausbildungsganges mit dem Curriculum der später angestrebten fachspezifischen Ausbildung, da diese Inhalte im dritten Ausbildungsabschnitt anrechenbar sein können und die Gesamtdauer und -kosten der Ausbildung wesentlich reduzieren können?

4. **Kosten der Gesamtausbildung über alle drei Ausbildungsphasen:** Bedenklich erscheint, dass der Grad der Zusammenarbeit von universitären Masterprogrammen mit der postgradualen Fachausbildung ausschließlich von den universitären Trägern bestimmt sein wird und keine Verpflichtung zu dieser äußerst begrüßenswerten inhaltlichen Verschränkung besteht. Auf die Regelung dieser inhaltlich wesentlichen Fragestellung wurde von den ausführenden Regierungsparteien gegen die ausdrückliche Expertise der Expert:innengruppe zum Psychotherapiegesetz verzichtet. Kurz ausgedrückt: Die Kooperations-

willigkeit der unterschiedlichen universitären Träger wird letztlich den größten Einfluss auf die Kostenstruktur der Gesamtausbildung in der Approbationsphase und die Gesamtkosten der Ausbildung haben. Es steht zu befürchten, dass die inhaltlich falsche Zuschreibung einer »teuren« Psychotherapieausbildung durch die Fachgesellschaften der Approbationsphase unter Missachtung der genannten Umstände fortgesetzt werden könnte.

Fazit für Studierende: Die Qualität, Länge und Kosten der Ausbildung im Bachelor- und Masterprogramm werden wesentlich von der Bereitschaft der Universitäten abhängen, mit psychotherapeutischen Fachgesellschaften zu kooperieren, die hier Lehrpersonal mit später anzurechnenden Ausbildungsinhalten für diese Ausbildungsabschnitte parallel zum Masterstudium anbieten können. Informieren Sie sich daher vor Studienbeginn an verschiedenen Universitäten a) über die Art der Durchführung des Studienganges nach den oben genannten Kriterien und b) bezüglich der Kooperation ihres angestrebten Studienganges mit universitätsübergreifenden Rahmencurricula zum Masterstudiengang, c) die sowohl die inhaltliche als auch interuniversitäre Anrechenbarkeit von Studiengängen und -inhalten verbessern. Überprüfen Sie darüber hinaus d) konkret ausgewiesene Kooperationen mit anerkannten Fachgesellschaften und den daraus entstehenden Anrechnungsgrad und die mögliche Kostenminderung in einer postgradualen Ausbildungsphase.

5. Die Kosten für privatuniversitäre konsekutive Ausbildungsgänge werden aus heutiger Sicht etwa das Doppelte der zu erwartenden Kosten in (außerordentlichen) Studiengängen im öffentlichen Bereich der außerordentlichen Studiengänge ausmachen.

Aufbau und Gestaltung des Buches

Bestehende Publikationen zu den grundlegenden psychotherapeutischen Inhalten lagen bisher meist in mehrbändigen Ausgaben oder sehr verdichteten Kurzeinführungen vor. Den Ausgangspunkt bildeten eine sechsbändige Enzyklopädie im Facultas Verlag (1996) – erschienen als »Bibliothek Psychotherapie« – mit Prof. Dr. Sonneck als Herausgeber und Publikationen Dr. Stumms zur Psychotherapie in Österreich (Eller & Stumm, 2024). Unser ambitioniertes Ziel mit diesem Buch ist, die relevanten Kerninhalte des Studiums der Psychotherapie und des Propädeutikums in einem Studienband in thematisch angemessener und elaborierter Ausführung anzubieten. Somit liegen die Hauptaufgaben in der Konzentration der umfangreichen Wissensinhalte und einer Umsetzung in Form und Text, die zu weitergehendem Selbststudium mit einem durch den Verlag bereitgestellten ergänzenden Lernbuch anregt.

Inhaltlich wurden in der nun vorliegenden dritten Auflage wesentliche Inhalte neu ausgerichtet, an die Erfordernisse des neuen Psychotherapiegesetzes angepasst oder gänzlich neu gestaltet:

- Die grundlegend neuen Rechtsvorschriften (Psychotherapiegesetz 2024) und die zugehörige Verordnung (BGBl. II Nr. 292/2024) werden übersichtlich zusammengefasst und in ihren Auswirkungen dargestellt.
- Die Einführung in psychologische Wissensinhalte als Nachbardisziplin zur wissenschaftlich fundierten Psychotherapie wurde auf die psychotherapierelevanten Aspekte der Psychologie (Grundlagen, Diagnostik) ausgerichtet. Die Schwerpunkte klinisch-psychologischer Kompetenz in Abgrenzung zur psychotherapeutischen Kompetenz werden benannt. (Rieß et al., 2026)
- Die nun gesetzlich ausdifferenzierte Definition psychotherapeutischer Aufgabenbereiche als behandelnde, beratende, betreuende und begleitende Vorgangsweise (§ 6 Abs. 2 Psychotherapiegesetz 2024) wird als psychosoziale Intervention im Rahmen biopsychosozialer Krankheits- und Gesundheitssicht beschrieben.
- Die Beiträge weiterer gesetzlich anerkannter Heilberufe zur Behandlung psychischer Erkrankungen (Psychotherapeutische Medizin, Klinische Psychologie, Musiktherapie) werden in ihren Kernbereichen und Grenzen psychotherapierelevanter Tätigkeit beschrieben. Das daraus abgeleitete Verständnis vernetzter Tätigkeit zur Behandlung psychisch Erkrankter ist Grundvoraussetzung und Basis der Zusammenarbeit entlang künftig notwendiger diagnosegeleiteter und fachübergreifender Behandlungspfade.

Die Autor:innen der einzelnen Fachbeiträge sind langjährig tätige ausgewiesene Expert:innen und Lehrtherapeut:innen unterschiedlicher Psychotherapiemethoden der vier Cluster mit vertiefter Erfahrung in Klinik, Lehre und Forschung zur Psychotherapie sowie überwiegend didaktisch versierte langjährige Referent:innen im Seminarprogramm des ÖAGG-Propädeutikums. Expert:innen aus relevanten Fachgebieten zu speziellen Fragestellungen (z. B. Recht) ergänzen die Autor:innengruppe.

Eine Literaturliste zu jedem Fachartikel mit Kern- und weiterführender Literatur, konkrete Prüfungsfragen zu jedem Kapitel mit der Möglichkeit zur Selbstüberprüfung im zugehörigen Lernbuch des Facultas Verlags und der didaktisch strukturierte Text mit Stichwortverzeichnis ermöglichen gezielten Wissenserwerb und schnellen Zugriff auf Inhalte.

Zielgruppen des vorliegenden Buches

Das aktuelle Kompendium in der dritten Auflage richtet sich insbesondere an folgende Personengruppen:

1. **Ausbildungskandidat:innen des Propädeutikums** dient das Buch als Zusammenfassung der Kerngebiete psychotherapeutischer Grundkompetenz, wie im ersten (1990) und zweiten Psychotherapiegesetz (2024) vorgesehen.
2. **Studierende eines Bachelorstudiums** als ersten Abschnitt einer geplanten universitären Psychotherapieausbildung erfassen mit dem vorliegenden Lehrbuch die rechtlichen, ethischen, wissenschaftstheoretischen Rahmenbedingungen der Psychotherapie sowie die zentralen Inhalte der 23 anerkannten Psychotherapiemethoden in den vier Grundströmungen (»Clustern«) der Psychotherapie.
3. **Studierenden und Absolvent:innen der Masterprogramme** für Psychotherapie dient das Buch als zusammenfassende Grundlage ausgewogenen Wissenserwerbes zu den vier Grundströmungen und den Rahmenbedingungen der Psychotherapie, speziell in Vorbereitung zum Erwerb fehlender Wissensinhalte zur Komplettierung der Anrechnung von 200 ECTS psychotherapierelevanten Wissens (siehe u. a. Abschnitt C1, oben) für den Beginn des postgradualen Ausbildungsabschnittes vor Zulassung zur Arbeit unter Supervision.
4. **Kandidat:innen zur psychotherapeutischen Approbationsprüfung** werden in der umfassenden Vorbereitung allgemeinen psychotherapeutischen Kernwissens aus allen drei Ausbildungsabschnitten im Bachelor-, Masterstudium und in der fachspezifischen postgradualen Ausbildung unterstützt.
5. **Interessent:innen zur psychotherapeutischen Ausbildung**, die sich umfassend und vertieft mit diesem Heilverfahren auseinandersetzen möchten, sowie Personen aus weiteren Gesundheitsberufen dient das Buch zur Information und Weiterbildung bezüglich Psychotherapie.

Literatur im Text

Eller, N., & Stumm, G. (2024). *Psychotherapieausbildung in Österreich.* Berlin: Springer.

Hochgerner, M., & Plimon-Rohm, S. (2024). Die gesetzliche Neuregelung der Psychotherapie in Österreich. Ein konsekutives Studium an öffentlichen Universitäten. *Feedback,* 2, 51–71.

Jandl-Jager, E., & Stumm, G. (1988). *Psychotherapie in Österreich.* Wien: Facultas.

Korunka, C., & Hochgerner, M. (2023). Psychotherapie in Österreich: Der Ausbildungsweg und die berufliche Situation von Psychotherapeut/innen. In W. Datler, A. Drossos, E. Gornik & Ch. Korunka (Hrsg.), *Akademisierung der Psychotherapie. Aktuelle Entwicklungen, historische Annäherungen und internationale Perspektiven* (S. 103–124). Facultas: Wien.

Löffler-Stastka, H., & Hochgerner, M. (2021). Versorgungswirksamkeit von Psychotherapie in Österreich. *psychopraxis.neuropraxis,* 24, 57–61. DOI: 10.1007/s00739-020-00686-w.

Rechnungshof. (2019). *Versorgung psychisch Erkrankter durch die Sozialversicherung.* III–260 der Beilagen zu den Stenographischen Protokollen des Nationalrates XXVI. Reihe BUND 2019/8. Rechnungshof GZ 004.536/011–PR3/19. Wien: Rechnungshof.

Rieß, G., Kern, G., Sitz, Y., & Grabenhofer-Eggerth, A. (2026). *Kernkompetenzen Psychotherapie und Klinische Psychologie.* Kernkompetenzen und Angebotsformen, basierend auf gesetzlichen Bestimmungen und einer Diskursanalyse. Wien: Gesundheit Österreich.

Rieß, G., & Löffler-Stastka, H. (2022). VersorgungsNOT – Psychotherapie als zentrale, aber marginalisierte Versorgungsleistung im Gesundheitssystem. *Psychotherapie Forum,* 26, 136–143. DOI: 10.1007/s00729-022-00210-y.

Sagerschnig, S., Sackl, A., & Valady, S. (2022). *Ausbildungsstatistik 2022. Daten zum Ausbildungsgeschehen in Psychotherapie, Klinischer Psychologie und Gesundheitspsychologie in Österreich.* Wien: Gesundheit Österreich (BMSGPK, unveröffentlicht).

Sonneck, G. (1993). *Der Österreichische Dachverband für Psychotherapie.* Wien: Facultas.

Gesetzestexte

Psychotherapiegesetz (1990). *Bundesgesetz vom 7. Juni 1990 über die Ausübung der Psychotherapie* (Psychotherapiegesetz). BGBl. Nr. 361/1990. Abgerufen von www.ris.bka.gv.at (09. 01. 2025).

Psychotherapiegesetz (2024). *Bundesgesetz über die Ausübung der Psychotherapie* (Psychotherapiegesetz 2024 – PThG 2024). BGBl. I Nr. 49/2024. Fassung vom 22. 09. 2025. Abgerufen von www.ris.bka.gv.at (22. 09. 2025).

Psychotherapie-Ausbildungs-, Approbationsprüfungs- und Qualitätssicherungs-Verordnung (2024). *292. Verordnung des Bundesministers für Soziales, Gesundheit, Pflege und Konsumentenschutz über die Psychotherapie-Ausbildung, Approbationsprüfung und Qualitätssicherung 2024 (Psychotherapie-Ausbildungs-, Approbationsprüfungs- und Qualitätssicherungs-Verordnung – PTh-AAQV 2024).* BGBl. II Nr. 292/2024. Abgerufen von https://www.ris.bka.gv.at/Dokumente/BgblAuth/BGBLA_2024_II_292/BGBLA_2024_II_292.html (03. 10. 2025).

1. PSYCHOTHERAPEUTISCHE HAUPTSTRÖMUNGEN/CLUSTER

1.0 Vorbemerkung: Begriffsklärungen und erste Bestandsaufnahme zur Psychotherapie

Markus Hochgerner

Es werden – auch im Rahmen dieses Buches – unterschiedliche Begrifflichkeiten für die in Österreich gesetzlich anerkannten Psychotherapien verwendet. Dies hat historisch gewachsene und auch in den verschiedenen Wissenstraditionen wohlbegründete Ursachen, führt jedoch zu Mehrdeutigkeit und Missverständnissen in der Zuordnung und im Verständnis. Die wesentlichen Begrifflichkeiten wurden mit dem zweiten österreichischen Psychotherapiegesetz (BGBl. I Nr. 49/2024) geklärt.

Eine grundsätzliche erste Ebene gesetzlich anerkannter Psychotherapie wird mit den Begriffen psychotherapeutische Hauptströmungen/psychotherapeutische Cluster umschrieben. Damit sind konkret die in Österreich und auch international anerkannten vier Grundorientierungen der Psychotherapie bezeichnet, die psychodynamisch, humanistisch, systemisch oder verhaltensorientiert jeweils durch ein gemeinsames Feld von konsistenten wissenschaftlichen Grundannahmen und durch langjährig klinisch bewährte, als wirksam ausgewiesene Vorgangsweisen geprägt sind.

Auf einer zweiten Ebene kann innerhalb der vier Grundorientierungen (Hauptströmungen/Cluster) von unterschiedlichen Psychotherapiemethoden gesprochen werden, die mit aktuell 23 Zusatzbezeichnungen am Bundesministerium für Gesundheit ausgewiesen sind, da sich auch innerhalb eines anerkannten Verfahrens – beispielsweise der Logotherapie nach Viktor Frankl im humanistischen Cluster – Methoden so weit voneinander unterscheiden können, dass mehr als eine Zusatzbezeichnung eines Verfahrens ausgewiesen wird, in diesem Fall »Logotherapie« und »Logotherapie und Existenzanalyse« (siehe Abschnitt 1.1.1 – Übersicht zum Stand der Methoden). Zwölf psychodynamische, acht humanistische, zwei systemische und ein verhaltensorientiertes Psychotherapieverfahren sind aktuell ausbildungsberechtigt und ausbildungsaktiv. 20 Verfahren werden im ersten Kapitel dieses Buches vorgestellt.

Auf einige wenige Methoden, die große Ähnlichkeit zu verwandten Verfahren aufweisen, wurde aus Platzgründen verzichtet. Der Grund dafür ist, dass wir auf einer dritten Ebene von psychotherapeutischen

Schulen innerhalb einer Psychotherapiemethode sprechen, die historisch oder lokal gewachsene Ausprägungen eines Verfahrens darstellen. Diese können sich in ihrer Schwerpunktsetzung zu Theorie, Praxis und/oder rechtlicher/personeller Trägerschaft von weiteren verfahrensgleichen Methoden unterscheiden, ohne damit ein eigenständig ausgewiesenes Verfahren (= Methode) zu begründen. Beispiele dafür sind die Wiener Psychoanalytische Vereinigung und die Österreichischen Arbeitskreise für Psychoanalyse mit der gleich lautenden methodischen Zusatzbezeichnung »Psychoanalyse/psychoanalytische Therapie« in der psychodynamischen Grundströmung oder »Logotherapie« und »Logotherapie und Existenzanalyse« im humanistischen Cluster.

Generell ist die Psychotherapieausbildung nach dem zweiten österreichischen Psychotherapiegesetz (BGBl. I Nr. 49/2024 und Psychotherapie-Ausbildungs-, Approbationsprüfungs- und Qualitätssicherungs-Verordnung) nun in drei Abschnitte gegliedert, mit zunächst einem universitären Bachelorstudium und einem psychotherapeutischen Masterprogramm im Umfang von 300 ECTS. Danach ist eine fachspezifische, postgraduale Ausbildung mit mindestens 82 ECTS/2050 Stunden anzuschließen, um eine Arbeitsberechtigung als Psychotherapeut:in mit Eintragung in die Psychotherapeut:innenliste des Gesundheitsministeriums zu erlangen (siehe dazu ausführlicher: Einleitung zu diesem Buch).

Jeder fachspezifischen Psychotherapieausbildung nach dem ersten Psychotherapiegesetz (BGBl. Nr. 361/1990), das durch die gültige Übergangsregelung bis 2038 fortgesetzt und abgeschlossen werden kann, ist in Österreich als erster Ausbildungsteil ein Propädeutikum als psychotherapeutisches Grundstudium mit wesentlichen allgemeinen Inhalten der Psychotherapie in der Länge von durchschnittlich zwei Jahren mit mindestens 90 ECTS vorgeschaltet. Derzeit (Stand 2024) sind 24 Ausbildungsinstitute mit davon 19 aktiven Einrichtungen am Bundesministerium für Gesundheit registriert.

Im zweiten Ausbildungsteil, der fachspezifisch orientierten Ausbildung im Rahmen des in einer der vier Grundorientierungen anerkannten Verfahrens, sind Ausbildungsinstitute als Fachgesellschaften registriert. Die Psychotherapieausbildung ist als postsekundäre Ausbildung im Rahmen des Wissenschaftsministeriums anerkannt und dauert berufsbegleitend im Schnitt 6,9 Jahre.

Psychotherapieverfahren entwickeln sich weiter in ihrer Theorie, Technik und Vorgangsweise – auch in Zukunft ist mit neuen Verfahren, weiteren Differenzierungen innerhalb anerkannter Verfahren oder auch umgekehrt mit der Zusammenführung verfahrensgleicher/-ähnlicher Ausbildungsinstitutionen zu rechnen (Beispiel: »Psychoanalytisch orientierte Psychotherapie« oder »Psychoanalyse/psychoanalytische Psychotherapie« im Cluster Psychoanalyse/Psychodynamische Psychotherapie). Zugleich entwickeln sich auch Kooperationsmodelle zwischen anerkannten Verfahren (Beispiel: »Individualpsychologie« gemeinsam mit »Selbstpsychologie«), auch in Zusammenarbeit mit universitären Einrichtungen. 2026 waren 52 Fachgesellschaften aktiv und bereits mehr als zwei Drittel der fachspezifischen Ausbildungsträger standen auf Basis des ersten Psychotherapiegesetzes in Kooperation mit universitären Anbietern.

1.1 Überblick zu den psychotherapeutischen Verfahren in Österreich

Markus Hochgerner

Eine erste Orientierung zum Ausbildungsfeld Psychotherapie

Zusammenfassung

Die anerkannten österreichischen Psychotherapieverfahren werden benannt, die gesetzlichen Bedingungen zu ihrer Anerkennung dargestellt und die unterschiedlichen Formen der Institutionalisierung und übergreifende Wirkfaktoren psychotherapeutischer Verfahren angeführt. Die anerkannten Verfahren werden in den vier Clustern der psychodynamischen, humanistischen, systemischen und verhaltensorientierten Therapie zusammengefasst. Es folgen ein Überblick zu den allgemeinen und spezifischen Schwerpunkten je Cluster und die Benennung einiger schulenspezifischer Schwerpunkte in Vorschau auf die Beiträge zu den einzelnen psychotherapeutischen Methoden.

Schlüsselwörter

Überblick Psychotherapieverfahren – gesetzliche Anerkennung als Psychotherapie – vier Cluster der Psychotherapieverfahren – allgemeine und spezielle Schwerpunkte der Psychotherapie – psychodynamisch, humanistisch, systemisch, verhaltenstheoretisch

1.1.1 Psychotherapeutische Verfahren

Mit 2020 sind in Österreich 23 psychotherapeutische Verfahren mit eigenen Zusatzbezeichnungen an 44 Ausbildungsstätten registriert, die in privatrechtlichen Vereinen, in Kooperation mit Universitäten oder über universitäre Ausbildungseinrichtungen organisiert sind. Dabei sind 52 Ausbildungsträger derzeit (2026) ausbildungsberechtigt und ausbildungsaktiv (http://einrichtungen.ehealth.gv.at/SucheEinrichtung.aspx). Die den fachspezifischen Ausbildungen vorgelagerte allgemeine Psychotherapieausbildung (Propädeutikum) ist mit 19 Ausbildungsinstituten registriert, 16 davon sind derzeit aktiv.

Diese oft kolportierten Zahlen werden zumeist aus einer speziellen Problemsicht defizitär diskutiert: Die Vielzahl der anerkannten Verfahren sei verwirrend, nicht nachvollziehbar, willkürlich und fraglich, nach welchen Kriterien anerkannt sowie im Vergleich zu ausländischen Regelungen ein singuläres Konstrukt.

i Info

Bei näherer Betrachtung und im Hinblick auf die historische Entwicklung (siehe Kap. 13.1 »Problemgeschichte der Psychotherapie«, sowie Kap. 13.6 »Psychotherapie in Zahlen«) stellt sich die »österreichische Lösung« der gesetzlichen Erfassung der Psychotherapie als eigenständige, wissenschaftlich fundierte Heilwissenschaft mit der einhelligen Verabschiedung des Österreichischen Psychotherapiegesetzes im österreichischen Parlament (Bundesgesetzblatt 360/1990) jedoch als offenes, multizentrisches Entwicklungssystem der Psychotherapie heraus, das die unterschiedlichen Sichtweisen auf den Menschen und die historisch gewachsenen und bewährten Psychotherapieverfahren aufgreift und unter einheitlichen Kriterien wissenschaftlich und als Heilberuf weiterentwickelt.

Was sich in einer ersten Untersuchung in den 70er-Jahren des 20. Jahrhunderts als Gruppe mit ca. 500 Psychotherapeut:innen auswies und in einer ersten umfassenden Studie 1988 (Jandl, Stumm et al., 1988) als Gesundheitsberuf mit 1600 Berufsberechtigten darstellte, hat heute als deutlich ausgewiesene Berufsgruppe mit 12 161 Psychotherapeut:innen (Stand 2025) wesentlichen Eingang in die psychische Versorgung der österreichischen Bevölkerung gefunden (siehe Kap. 13.6).

Bei näherer Betrachtung zeigt sich die Clusterung in vier psychotherapeutische Grundströmungen (synonym auch als »Cluster« der Psychotherapie bezeichnet) mit einer Vielfalt von verfahrensverwandten Schulen. Der prozentuale Anteil je Cluster und der einzelnen Verfahren und die anerkannten Abkürzungen des Psychotherapieverfahrens sind in der nachfolgenden Übersicht jeweils in Klammer angeführt. (Siehe http://www.psyonline.at/contents/13405/psychotherapie-methoden, 10.07.2020.)

1. Psychodynamische Orientierung (20,2 % / 26,4 %*)
   *Psychoanalytische Methoden***:*
   Analytische Psychologie (0,9/AP)
   Gruppenpsychoanalyse (1,1/GP)
   Individualpsychologie (2,7/IP)
   Psychoanalyse/Psychoanalytische Psychotherapie (5,6/PA)
   Psychoanalytisch orientierte Psychotherapie (0,1/PoP)

* Cluster-Prozentanteil, bereinigt um Therapeut:innen ohne fach-/methodenspezifische Zusatzbezeichnung (siehe **** auf S. 42 / 14,0 %).

** Die Unterscheidung innerhalb der tiefenpsychologisch-psychodynamischen Psychotherapien in zwei methodische Gruppierungen bezieht sich im Wesentlichen auf die historisch gewachsene und settingspezifische Unterschiedlichkeit von hochfrequenten Einzelpsychotherapien mit 3–5 Stunden pro Woche im liegenden oder sitzenden Modus, nicht auf die Unterschiedlichkeit im Grundverständnis der Verfahren.

*Tiefenpsychologisch fundierte Methoden**:*
Autogene Psychotherapie (0,6/AT)
Daseinsanalyse (0,1/DA)
Dynamische Gruppenpsychotherapie (1,9/DG)
Hypnosepsychotherapie (1,2/HY)
Katathym Imaginative Psychotherapie (5,4/KIP)
Konzentrative Bewegungstherapie (1,0/KBT)
Transaktionsanalytische Psychotherapie (1,6/TA)

2. Humanistische Orientierung (34,6 % / 37,5 %*)
   Existenzanalyse (3,9/E)
   Existenzanalyse und Logotherapie (2,8/EL)
   Gestalttheoretische Psychotherapie (0,8/GTP)
   Integrative Gestalttherapie (6,4/IG)
   Integrative Therapie (2,1/IT)
   Klientenzentrierte Psychotherapie (3,2/KP)
   Personenzentrierte Psychotherapie (2,1/PP)
   Psychodrama (4,3/PD)
3. Systemische Orientierung (21,2 % / 24,3 %*)
   Systemische Familientherapie (21,2/SF)
   Neuro-Linguistische Psychotherapie (0,2/NLPt***)
4. Verhaltenstherapeutische Orientierung (10,2 % / 11,8 %*)
   Verhaltenstherapie (10,2/VT)
5. Ohne Zusatzbezeichnung (14,0 % / ****)

»Der Unterschied zwischen den Methoden liegt im Wesentlichen darin, welches Verständnis von der Persönlichkeitsstruktur des Menschen und von der Entstehung psychischer Störungen der jeweiligen Methode zugrunde liegt und welche Verfahren daher für die Heilung und Linderung von seelischen Problemen angewendet werden. Bei einigen psychotherapeutischen Methoden steht das Gespräch im Vordergrund, andere bieten zusätzlich Übungen oder die Arbeit mit kreativen Mitteln (z. B. Malen) an, mit denen der Zugang zum eigenen Erleben und [zu] inneren Konflikten unterstützt werden soll.

*** Aktuell keine Ausbildungsberechtigung, laufende Prüfung zur Anerkennung als anerkanntes Psychotherapieverfahren.

**** Dies meint Personen mit Berufsberechtigung zur Psychotherapie ohne eindeutig fachspezifisch ausgewiesenen Schwerpunkt. Die Anerkennung und Eintragung in die Psychotherapeut:innenliste erfolgte nach der ersten Übergangsregelung (BGBl. 360/1990) als Psychotherapeut:in mit den laut Psychotherapiegesetz gleichzuhaltenden Inhalten in Ausbildung und Tätigkeit für bereits langjährig tätige Psychotherapeut:innen zum Zeitpunkt der gesetzlichen Anerkennung der Psychotherapie.

Zum Teil unterscheiden sich auch die Arbeitsformen, z. B. in Bezug auf die Häufigkeit von Sitzungen und in der Dauer der Psychotherapie.
Kaum Unterschiede bestehen darin, welche seelischen Leidenszustände und Verhaltensstörungen behandelt werden, da sich die psychotherapeutischen Methoden in der Regel für die meisten oder sogar für alle psychischen Störungen heranziehen lassen. Zudem wendet eine Reihe von Psychotherapeutinnen und Psychotherapeuten mehr als eine psychotherapeutische Methode an bzw. integriert Erfahrungen mit anderen methodischen Richtungen in ihre Arbeit.« (Homepage des Bundesministeriums für Gesundheit, 12/2017, Hervorhebungen M. H.)

1.1.2 Ausbildung zum Psychotherapeuten:zur Psychotherapeutin

Die Psychotherapie ist gemeinsam mit der Medizin, Psychologie und Musiktherapie einer der vier gesetzlich anerkannten eigenberechtigten Heilberufe und zur eigenständigen Behandlung psychischer Leidenszustände und Verhaltensstörungen zugelassen. Die Ausbildung erfolgt bis 2038 nach dem ersten Psychotherapiegesetz in einem zweistufigen Verfahren (§ 2–8 PthG) als Propädeutikum und Fachspezifikum, zugleich nach dem neuen Psychotherapiegesetz in einem dreistufigen Verfahren als Bachelor- und Masterstudium mit anschließender Approbationsphase.

Die allgemeine psychotherapeutische Ausbildung/Propädeutikum nach dem ersten Psychotherapiegesetz (§ 3–5 PthG) erfolgt in derzeit 20 anerkannten Ausbildungseinrichtungen, dauert im Schnitt je nach anrechenbaren Inhalten aus den psychotherapienahen Quellenberufen (vor allem Psychologie, pädagogische Qualifikationen, Medizin, Sozialarbeit, pflegende Berufe etc.) und relevanten Vorausbildungen 1,5 bis 2 Jahre und erfolgt überwiegend berufsbegleitend. Derzeit (2024) befinden sich mehr als 5719 Personen in propädeutischer Ausbildung.

Die fachspezifische Ausbildung in einem anerkannten Psychotherapieverfahren erfolgt nach Absolvierung des Propädeutikums und Zulassung durch die jeweiligen Ausbildungsinstitute, die als postsekundäre Ausbildungseinrichtungen anerkannt sind. Die Prüfung zur Anerkennung als eigenständige, ausbildungsberechtigte psychotherapeutische Ausbildungseinrichtung findet nach der begleitend beschlossenen Anerkennungsrichtlinie des Gesundheitsministeriums (1992) im dort akkreditierten Psychotherapiebeirat statt.

Nach Anhörung und nach ausführlicher Prüfung erfolgt auf Empfehlung des Beirates die Anerkennung/Ablehnung der ansuchenden Einrichtung durch die jeweilige Bundesministerin:den jeweiligen Bundesminister für Gesundheit. Die Berechtigung zur Ausbildung kann auch wieder aberkannt werden, falls sich herausstellt, dass die Zulassung nicht den gesetzlichen Standards entsprochen hat oder die Ausbildungseinrichtung wesentliche Standards der Ausbildung nicht/nicht mehr erfüllt. Die durchschnittliche Ausbildungsdauer beträgt über alle Verfahren aktuell 6,9 Jahre und wird überwiegend berufsbegleitend vermittelt. Derzeit (2024) befinden sich 5383 Personen in fachspezifischer Ausbildung.

Kriterien der Anerkennung als Psychotherapieverfahren in Österreich

Bei der Diskussion zur Feststellung der Anerkennungskriterien in der Gesetzesbildung (1989–1990) wurde ein sozialwissenschaftliches Konstrukt präferiert (Petzold, 1993), das folgende Inhalte konsistent als eigenständige Form der Psychotherapie (Psychotherapieverfahren) beinhalten muss:

1. Ausweis einer wissenschaftstheoretischen und anthropologischen Grundposition: Welche erkenntnisleitende Grundposition (naturwissenschaftlich, geisteswissenschaftlich) und anthropologischen Grundannahmen stehen theorie- und handlungsleitend im Hintergrund des Verfahrens?
2. Welches Menschenbild prägt die Sicht auf das Individuum im Kontext seiner Umwelt und die Begegnung im psychotherapeutischen Prozess (biopsychosoziale Sicht des Menschen laut WHO)?
3. Welche Gesundheits- und Krankheitstheorie ist handlungsleitend für die Therapeutin:den Therapeuten im psychotherapeutischen Verstehen (psychotherapeutische und psychotherapierelevante Diagnostik) zur Erschließung der Ressourcen, Benennung der Behandlungsschwerpunkte sowie Formulierung zentraler Behandlungsthemen und Ziele der Psychotherapie unter Anschluss an die diagnostischen Kriterien nach WHO – ICD-10/11 bzw. DSM V?
4. Welche therapeutischen Vorgangsweisen und welche verfahrensgerechte Methodik und Technik werden unter den Kriterien der Effizienz und Effektivität vor dem Hintergrund der genannten Punkte 1.–3. zur Anwendung gebracht?
5. Welche therapeutische Haltung und welches theoriegeleitete Handlungswissen (persönliche Topik) kann in der direkten therapeutischen Situation aktiviert und zur Anwendung gebracht werden?
6. Welche Wirksamkeitsnachweise können zu Effizienz und Effektivität des Verfahrens benannt werden?
7. Ist das Verfahren auch entsprechend in der wissenschaftlichen Community mit Publikationen, Tagungen etc. vernetzt?

Das psychotherapeutische Verfahren muss daher unter Erfüllung der oben genannten Kriterien weiters

- einem der vier Cluster/Hauptströmungen der Psychotherapie zuordenbar sein,
- genügende Nachweise zur Wirksamkeit,
- eine mehrjährige Tätigkeit im psychosozialen Feld,
- eine ausgewiesene Kompetenz und Kooperation des Lehrpersonals und
- Vernetzungen im wissenschaftlichen Feld durch mehrjährige Forschungstätigkeit, Lehre und Publikationen und
- ein adäquates Curriculum ausweisen, das die Mindestkriterien des Psychotherapiegesetzes erfüllt: 200 Einheiten Lehrtherapie, 400 Einheiten Theorie, 1000 Einheiten eigenständige Arbeit mit 200 Einheiten Supervision und die gesetzlich vorgeschriebenen Praktika mit Kriterien und Nachweis der Überprüfung erworbenen Wissens (z. B. seminaristische Unterrichtsform, protokollierte eigenständige Tätigkeit, Fallvorstellungen, schriftliche Abschlussarbeiten, Prüfungen).

Die Überprüfung der Qualitätsstandards erfolgt in Kooperation mit der Gesellschaft Gesundes Österreich GmbH (GÖG), Wien, durch den Psychotherapiebeirat und durch Visitationen in den Ausbildungseinrichtungen in einem unabhängigen Expert:innengremium des Gesundheitsministeriums.

Wie ist die Ausbildung institutionalisiert?

Die österreichische Bildungslandschaft ist durch fortschreitende Diversifizierung und Akademisierung geprägt: Steht in der ersten Fassung des Gesetzes aus 1990 noch der sogenannte »Quellenberuf« aus dem medizinisch-psychosozialen und pädagogischen Feld (mit Zulassungsmöglichkeit aus anderen Berufsfeldern bei besonderer Motivation und Eignung) im Vordergrund, wird in der aktuellen Fassung des Psychotherapiegesetzes die

- akademische Grundqualifikation aus dem Bereich der Human- und Gesundheitswissenschaften in den Vordergrund gerückt und eine deutliche
- Kooperation mit universitären Ausbildungseinrichtungen in unterschiedlichen Trägerschaften im dritten Ausbildungsabschnitt (Approbationsphase) angestrebt.
- Zielvorstellung ist die durchgehende akademische Qualifikation mit einem Masterabschluss, der in der Psychotherapieausbildung erworben wird.

Diese Denkfigur ist wiederum dem biopsychosozialen Grundmodell nach der WHO geschuldet und trägt dem vielfältigen Zugang zum Menschen in der Diversität der anerkannten Psychotherapieverfahren Rechnung.

Faktisch kooperierten 2020 bereits 23 der 44 anerkannten Ausbildungseinrichtungen mit Universitäten, meist in Universitätslehrgängen mit Masterabschluss, oder Universitäten selbst waren Träger der Ausbildung (Universität Wien, Universität Innsbruck, Donau-Universität Krems, Sigmund Freud Privatuniversität, Bertha von Suttner Privatuniversität). Auch Kooperationen mit Fachhochschulen werden angestrebt.

1.1.3 Die vier Hauptströmungen/Cluster der Psychotherapie

1.1.3.1 Allgemeine Wirkfaktoren der Psychotherapieverfahren

Wie im Beitrag zur Problemgeschichte der Psychotherapie (siehe Kap. 13.1) dargestellt, werden folgende Faktoren in allen Verfahren mit unterschiedlichen Schwerpunktsetzungen wirksam:

- Erfassung der biopsychosozialen Erlebensweisen aus der subjektiven Sicht und Bedeutungsgebung der Patient:innen;
- Erschließung der schädigenden Szenen aus der Sicht der Patient:innen in der Ergänzung durch die Sichtweisen des Therapeuten:der Therapeutin;
- (Neu-)Kontextualisierung, Verarbeitung und Distanzierung der kränkenden, defizitären Lebensinhalte im verbesserten Verstehen der lebensgeschichtlich belastenden Momente;
- neue assoziative Verknüpfung mit hilfreichem gegenwärtigen Erleben und Verhalten sowie
- verbesserte Differenzierung, Regulation und Internalisierung von Selbsterleben und Beziehungserfahrungen bei
- Bewusstwerdung und sprachlicher (Neu-)Verarbeitung der individuellen Lebens- und Lerngeschichte;
- Entwicklung und Nutzung von Selbstfürsorge und Selbstwirksamkeit.

Klaus Grawe (1994) beschreibt die übergreifenden Wirkfaktoren in fünf Perspektiven, die die jeweilige Wirksamkeit psychotherapeutischer Verfahren wesentlich hilfreich beeinflussen:

- **Psychotherapeutische Beziehung:** Gelingt ein vertrauensvoller Beziehungsaufbau und die Gestaltung einer hilfreichen Arbeitsatmosphäre, die Motivation und Hoffnung zur Problembewältigung im therapeutischen Prozess gewährleistet?
- **Klärungsperspektive:** Können Motivationen, Ursachen und Problemerfassung gut im Verfahren abgebildet und mit dem Patienten:der Patientin erarbeitet werden?
- **Problemaktualisierung:** Werden Realerfahrungen und Beziehungserfahrungen innerhalb der psychotherapeutischen Situation und außerhalb (Erfassen des Übertragungsgeschehens/Erleben und Gestalten im Hier und Jetzt sowie darauf basierende Bedeutungsveränderung) angeboten und umgesetzt?
- **Ressourcenaktivierung:** Können selbstwertsteigernde Maßnahmen und Vorgangsweisen in die Psychotherapie integriert und Vorgangsweisen dazu erarbeitet und geübt werden, die in der therapeutischen Beziehung, im Gruppenerleben (Gruppentherapie) und in sozialen Netzen Anwendung finden?
- **Motivationale Klärung und aktive Hilfe zur Problembewältigung:** Werden in der Therapie Strategien zur Erfassung und Einordnung des lebensgeschichtlich erworbenen und aktuell problematischen Erlebens und Verhaltensformen sowie Entstehungsfaktoren und krankheitsfördernde dysfunktionale Verhaltensmuster erfahrbar, hilfreiche therapeutische Haltungen und Fähigkeiten zur Lebensgestaltung angeboten und patientengerecht umgesetzt (Anwaltschaft übernehmen; stützende, begleitende und vorsorgliche Maßnahmen) und in Diagnose, Indikation und therapeutisches Setting zielgerecht integriert?

1.1.3.2 Allgemeine und spezifische Schwerpunkte der vier Cluster

Allgemeine Schwerpunkte

Vorbemerkung: Die folgenden Abschnitte dienen einer ersten grundsätzlichen Orientierung bezüglich psychodynamischer, humanistischer, systemischer und verhaltensorientierter Psychotherapie. Weiterführende Inhalte werden in den Beiträgen zu den einzelnen psychotherapeutischen Methoden dargestellt.

Bedeutete die Befassung mit der seelischen Gesundheit im gesellschaftlichen Kontext früher Kulturen (siehe Kap. 13.1 »Problemgeschichte der Psychotherapie«) die Kunst des »Heilers« in Ritus, die Beschwörung und Verabreichung bedeutsamer Essenzen oder die Begegnung mit dem

»philosophischen Heiler« in der Vermittlung von Besonnenheit und Weisheit, so bezieht sich der »neuzeitliche Heiler« auf die wissenschaftliche Legitimation durch natur- und geisteswissenschaftliche Erkenntnis in Klinik (»evidence-based therapy« in Spannung zu »experience-based therapy«), Lehre und Forschung mit der Möglichkeit des empirischen Nachweises von Effizienz und Effektivität der Behandlung (»evidence-based therapy«). Siehe dazu auch Kapitel 10.2 ff.

Ziel ist in jedem Fall die Festigung der Motivation in dem Patienten:der Patientin, mit Unterstützung der Therapeutin:des Therapeuten Wege aus subjektivem Leid zu besserer Lebensqualität zu finden: So kann der Leidensdruck allmählich durch eine aktivierende Erwartungshaltung zur verbesserten Bearbeitung der krankheitswertigen inneren Anteile und äußeren Gegebenheiten sowie zur Erarbeitung, Bereitstellung und Etablierung von Ressourcen umgelenkt werden.

- Das »Prinzip Hoffnung« fördert Selbstaktualisierung und Selbstwirksamkeit der leidenden Person.
- Emotionale, rhetorische und hermeneutische Elemente der Therapeutin:des Therapeuten (Wahrnehmen, Erfassen, verbessertes Verstehen und Anbieten von Erklärungsmodellen in einer wertschätzenden und unterstützenden Grundhaltung) fördern die Verarbeitung inneren Erlebens und komplexer Lebenszusammenhänge.
- Die Gestaltung der therapeutischen Beziehung im Sinne einer theoriegeleiteten, psychotherapeutisch orientierten Kommunikation vermittelt differenzierende und regulative Kompetenz im Umgang mit sich und anderen.
- Die spezielle Qualität der therapeutischen Beziehung durch die gesetzliche und gesellschaftliche Legitimation an einem definierten Ort psychotherapeutischer Praxis und spezielle Auszeichnung fördert die ritualisierte Begegnung unter dem Aspekt der Sicherheit, Verschwiegenheit und wertschätzender Vertrautheit.
- Ein rationales begriffliches Schema ermöglicht im gelingenden Fall ein verbessertes Verstehen und eine erweiterte Verbindung zur Weltsicht.
- Spezifische Hilfsfaktoren je Verfahren sind eigenständige Methoden und theoriegeleitete Interventionsstrategien in mehr abstinenten oder aktiven therapeutischen Haltungen und Techniken – je Störungseinschätzung und Therapiephase.
- Die notwendige »Passung« im wechselseitigen Erleben von Therapeut:in und Patient:in ist stark beeinflusst durch die Übereinstimmung der »Wirklichkeitsmodelle« als Erklärungsprinzip und Basis der Problemanalyse. Die Übereinstimmung – und daraus folgende Hoffnung auf Wirksamkeit – der (Be-)Handlungsmodelle erzeugt

weitere Motivation, einen therapeutischen Prozess ohne letztliche Garantie auf Erfolg zu beginnen und durchzuhalten.
- Die wechselseitige Empathiefähigkeit, allgemeine emotionale Bezogenheit und kommunikative Kompetenz sind weitere wesentliche unterstützende Faktoren jeder Psychotherapie.
- Die differenzielle Indikation zur Psychotherapie im person- und zielbezogenen Vorgehen jedes Psychotherapieverfahrens erhöht Effizienz und Effektivität der Psychotherapie.
- Der jeweilige Ansatz zur Fokussierung und Entwicklung salutogenetischer Elemente unterstützt Selbstwirksamkeit und Selbsteffizienz in der Etablierung von Resilienz, also der Fähigkeit, widrigen Einflüssen zu widerstehen.

Dies bedingt die Möglichkeit,
- sinnvolle Ordnung herstellen zu können (Ordnungs- und Erklärungsmodelle),
- Werkzeuge zur Bewältigung der Aufgaben zur Verfügung stellen zu können und
- anhaltende Motivation zur Aufrechterhaltung von Hoffnung im Sinne der Resilienz zu erhalten (Antonovsky 1997).

Hauptströmungen/clusterspezifische Schwerpunkte

Psychodynamisch orientierte psychotherapeutische Verfahren

Im Folgenden sind einige wesentliche verbindende Elemente beschrieben:
- Die Grundannahme unbewusster seelischer Prozesse durch lebensgeschichtlich verinnerlichte Selbst- und Beziehungserfahrungen und zugleich steuerndes konflikthaftes Erleben und Verhalten im »dynamischen Unbewussten«. Das so wirksame Unbewusste zeigt sich im subjektiven Erleben und Verhalten (und auch durch Träume, Fehlleistungen und Symptombildung im Krankheitsfall) und bestimmt die Haltung und das Verhalten des Menschen zu sich und zugleich sein Erleben und Verhalten in der umgebenden Welt.
- Das Unbewusste manifestiert sich als wesentlich steuerndes Element indirekt in der Übertragungsdynamik gegenüber anderen Menschen: Verinnerlichte (positive oder ambivalent-negative) Beziehungserfahrungen werden im Kontakt zu anderen Menschen oft leidvoll wiederbelebt und in der psychodynamischen Psychotherapie zum handlungsleitenden Ausgangspunkt therapeutischer Arbeit, die wesentlich auf dem Beziehungsgeschehen und der Analyse der auftau-

chenden Fantasien, Erinnerungen und Affekte und dem damit aktuellen Patient:innenverhalten im therapeutischen Kontakt sowie den aktuellen Erfahrungen mit wichtigen Bezugspersonen beruht.

- Symptome werden vor dem Hintergrund (meist unbewusster) Konflikte, Defizite und/oder Traumata der Psyche und der Gesamtheit der psychischen Struktur beschrieben und eingeordnet.
- Die Deutung der psychischen Dynamik durch die Therapeutin:den Therapeuten unter Berücksichtigung der Abwehrstruktur und des Widerstandes in der therapeutischen Beziehung bezieht sich als wesentliches Element im therapeutischen Prozess auf die Ergänzung des unbewussten Materials zum bewussten Erleben der Analysandin:des Analysanden. Damit ist ein Zugang zu abgespaltenen oder beschämten Affekten und deren Reintegration in die Psyche mit dem Ziel der Symptomentlastung und Stärkung des Ichs möglich.
- Zentraler therapeutischer Weg ist, schulenspezifisch je unterschiedlich gewichtet, mehr die abstinente »Psycho-Analyse« im Erforschen und Erkennen der krank machenden Umstände (S. Freud) oder eine mehr gewährende, wachstumsfördernde Grundhaltung durch vermehrte Stützung und Begleitung (S. Ferenczi, M. Balint, H. Kohut) im Umgang mit der therapeutischen Situation.
- Strukturspezifische Interventionen werden in den neueren psychodynamischen Ansätzen besonders für Affektstörungen in kurzzeitorientierten und auch niederfrequenten Psychotherapien speziell entwickelt und durch neue diagnostische Verfahren (Operationalisierte Psychodynamische Diagnostik – OPD 3, Arbeitskreis OPD 2023) handlungsleitend unterstützt.

Humanistisch orientierte psychotherapeutische Verfahren

Die Gruppe der humanistisch orientierten Psychotherapien stellt eine inhomogen wirkende Anzahl von Psychotherapieverfahren dar: Gestalttherapie, Psychodrama, Logotherapie/Existenzanalyse und Klienten-/Personenzentrierte Psychotherapie als größere Verfahren bilden in Summe am psychotherapeutisch Tätigen gemessen das größte Cluster der anerkannten Psychotherapieverfahren. Gemeinsam ist allen Verfahren:

- Die Betonung der Individualität und Einzigartigkeit des Menschen, seiner Fähigkeit zur Autonomie und Wahlfreiheit und des Rechts auf Entwicklung der eigenen, bereits grundlegenden Potenziale,
- die Beschäftigung mit den existenziellen Fragestellungen nach Sinnfindung, sozialer Bezogenheit, Begegnung mit dem Kern des eigenen Wesens und der Entwicklung des Selbst in der Tradition der Existenzphilosophie und

- die therapeutisch heilsame Begegnung als zentrales Medium der therapeutischen Heilkunst – die empathische Beziehung im Hier und Jetzt – sollen frühes leidvolles Erleben und dessen Folgen in einer korrigierenden Erfahrung relativieren und das Subjekt in der Realisierung seines aktuellen Erlebens und seiner Bedürfnisse unterstützen.
- Als grundsätzliche Haltung werden Empathie, Wertschätzung und Kongruenz von Erleben und Verhalten zum Paradigma der humanistischen Psychotherapie.
- Die handlungszentrierte Vorgangsweise zur Erlebensförderung im direkt konfrontierenden therapeutischen Gegenüber wird von F. Perls (Gestalttherapie) betont, der gefühlsbetonte, kathartische Ansatz und die Faszination des kreativen Spiels im ermutigten Gefühlsausdruck wird früh im Psychodrama (J. L. Moreno) formuliert und gewährende, einfühlende Begegnung zur Grundhaltung C. Rogers in der Klienten-/Personzentrierten Psychotherapie.
- Die salutogenetischen Anteile des Menschen werden stark hervorgehoben – die Entwicklung von Kreativität, Autonomie und Spontaneität als Grundbedingungen und Recht des Menschen stehen gleichberechtigt im therapeutischen Zentrum wie die Arbeit an Problemen, Störungen und Defiziten.

Systemisch orientierte psychotherapeutische Verfahren

Mit der Weiterentwicklung des interaktionellen Denkens in komplexen Systemen bringt die systemische Psychotherapie, ausgehend von der Familientherapie durch Psychoanalytiker:innen und Verhaltenstherapeut:innen in Italien (Mailänder Schule) und den USA, neue Aspekte in psychotherapeutische Theorie und psychotherapeutisches Handlungswissen:

- Beziehungssysteme werden als kommunikative Konstrukte gedacht. Die Einzelperson wird als Schnittstelle psychischer Kräfte in mitmenschlichen Spannungsfeldern verstanden. In wenigen Jahrzehnten wird ab 1950 eine Vielzahl von unterschiedlichen Strömungen mit psychoanalytischen, entwicklungsorientierten und lösungsorientiert-narrativen Ansätzen entwickelt. Dabei wird sowohl der Grundgedanke zu Gesundheit und Krankheit wesentlich modifiziert als auch das Selbstverständnis und die Rolle der Therapeutin.des Therapeuten:
- Steht im psychoanalytisch orientierten systemischen Ansatz noch der:die Therapeut:in als Expert:in im Mittelpunkt, der:die durch die Intervention hilft, Räume für neues Erleben im Familiensystem zu schaffen, wird im

- entwicklungsorientierten systemischen Ansatz Selbstwert und wertschätzende Interaktion als Arbeit am Ressourcenbereich in einer als dysfunktional erlebten Familie und einzelner als »krank« ausgewiesener Familienmitglieder zum heilenden Moment.
- Im lösungsorientiert-narrativen systemischen Ansatz steht die Grundannahme der Zirkularität im Vordergrund, da in komplexen Systemen keine klare Unterscheidung von Ursache und Wirkung getroffen werden kann, sondern Wechselwirkungen und bedeutungsgebende Kommunikationsschleifen soziale Wirklichkeiten in aufeinander bezogenen sozialen Gruppen (oft auch jenseits der »Familie«) generieren können: Das Problem erzeugt ein sich selbst erhaltendes (Problem-)System.
- »Wie« etwas im Sinne der interaktionellen Wechselseitigkeit wirkt, findet mehr Beachtung als die Frage nach dem »Warum« im Sinne der Erkundung von hypothetischen Ursache-Wirkung-Zusammenhängen als wesentliches Instrument des therapeutischen Prozesses.
- Die Rolle der objektivierenden Expertenschaft und Erhebung von Pathologien in einzelnen Personen oder im betroffenen System wird zugunsten eines Mit- und Umerzählens im »narrativen« Therapiestil aufgegeben. Damit wird versucht, in der Beteiligung am Kommunikationsprozess neue und hilfreiche Sicht- und Verhaltensweisen zu etablieren und dysfunktionale kommunikative Schemata zu minimieren.
- Systemisches Denken wurde durch kybernetische Denkmodelle, biologische und sozialwissenschaftliche Theorien wesentlich erweitert und findet breite Anwendung in Beratungs-, Coaching- und weiteren Trainingsgruppen zur Förderung sozialer Kompetenz.

Verhaltensorientierte psychotherapeutische Verfahren

Verhaltenstherapeutisch orientierte Therapieansätze beruhen auf den Grundsätzen experimenteller und naturwissenschaftlich orientierter Psychologie und der Lerntheorie.

- Verhalten kann durch Verstärkung (Belohnung), Modelllernen und Konditionierung erlernt und dementsprechend auch wieder verlernt werden. Symptomatik wird in diesem Sinn als Ergebnis dysfunktionalen Lernens verstanden, das wesentlich zur Entstehung und Aufrechterhaltung von Erkrankung führt. Ziel ist, unangepasstes Verhalten zu ändern.
- Die strikte Reduktion auf die beobachtbaren Elemente menschlichen Erlebens und Verhaltens stößt jedoch in den 70er-Jahren des 20. Jahrhunderts an die Grenze der Beschreibung und Therapie menschli-

chen Erlebens und Verhaltens und bringt in der »kognitiven Wende« eine grundsätzliche Öffnung zum innerpsychischen Erleben durch den Einbezug entwicklungs- und sozialpsychologischer Erkenntnisse und Konzepte: Die Beachtung innerpsychischer Variablen wie Vertrauen, Interesse, emotionale Wärme und Qualität der wohlwollenden therapeutischen Beziehung ermöglicht eine hilfreiche innerpsychische Bewertung und Verarbeitung von Erleben und Verhalten in der therapeutischen Beziehung. Damit wird das naturwissenschaftliche Paradigma wesentlich relativiert.

- Menschliche Erkrankung wird in der verhaltenstheoretisch orientierten Psychotherapie unter verhaltensbezogenen (behavioralen), gedanklichen (kognitiven) und körperlich-affektbezogenen (psychosomatischen) Gesichtspunkten reflektiert und mit vielfältigen Zugangsweisen übend und erfahrungsorientiert verändert.
- In der nunmehr dritten, erneut wesentlich veränderten Generation verhaltenspsychotherapeutischer Schematherapie und verhaltenstherapeutischer Arbeitsweisen werden in der Begrifflichkeit J. Piagets (die Bildung von Erlebens- und Verhaltensmustern durch Assimilation und Akkomodation in zeitlich überdauernden Schemata) einzelne »maladaptive Schemata« des Erlebens und Verhaltens als lebens- und entwicklungsgeschichtlich bedingte, zeitlich überdauernde dysfunktionale Struktur definiert und mithilfe wesentlicher Elemente aus dem Psychodrama, der Gestalttherapie und dem Soziodrama (Rollenspiele, therapeutische Dialoge etc.) im Sinne einer interaktionellen Verhaltenstherapie verändert. Wertschätzung, Empathie und Kongruenz werden aus der humanistischen Therapie zunehmend als Konstanten der therapeutischen Arbeit gesehen.
- Mit dem Patienten:der Patientin wird gemeinsam ein Therapieplan vor dem Hintergrund einer genauen Problemanalyse der inneren und äußeren Bedingungen ausgearbeitet, umgesetzt und therapiebegleitend evaluiert.
- Die verhaltensorientierten Therapien werden unter besonderer Berücksichtigung der Eigenverantwortlichkeit des Patienten:der Patientin, der reflexiven Fähigkeiten und konkret übender Umsetzung in den Alltag entwickelt.

Fragen zur Evaluation

1. Nennen Sie Eckdaten der gesetzlichen Anerkennung der Psychotherapie in Österreich.
2. Nennen Sie jeweils Zahlen zur Berufsgruppe der Psychotherapeut:innen bezüglich Berufsstand, Ausbildungsverfahren und institutioneller Verankerung.
3. Beschreiben Sie die zentralen Voraussetzungen zur gesetzlichen Anerkennung eines Psychotherapieverfahrens.
4. Nennen Sie mindestens drei Wirkfaktoren allgemeiner Psychotherapie und beschreiben Sie kurz die Inhalte.
5. Beschreiben Sie spezielle Schwerpunkte von mindestens zwei der vier psychotherapeutischen Hauptströmungen/Cluster und stellen Sie die genannten Punkte in Verbindung zueinander.

Literatur im Text und zugleich Kernliteratur

Arbeitskreis OPD (Hrsg.). (2023). *Operationalisierte Psychodynamische Diagnostik OPD-3. Das Manual für Diagnostik und Therapieplanung.* Bern: Huber.

Grawe, K., Donati, R., & Bernauer, F. (1994). *Psychotherapie im Wandel.* Göttingen: Hogrefe.

Jandl-Jager, E., Stumm, G., Wirth, B., Stocker, K., Weber, G., & Ahlers, C. (1988). *Psychotherapeutische Versorgung in Österreich: Empirischer Teil.* Band 2. Schriftenreihe des Instituts für Tiefenpsychologie und Psychotherapie der Universität Wien, Nr. 7. Wien.

Kriz, J. (2007). *Grundkonzepte der Psychotherapie.* München: Beltz.

Leitner, A. (2001). *Strukturen der Psychotherapie.* Wien: Kramer.

ÖBIG (2017a). *Psychotherapie, Klinische Psychologie, Gesundheitspsychologie.* Wien: ÖBIG.

ÖBIG (2017b). *Ausbildungsstatistik 2016.* Wien: ÖBIG.

Stumm, G. (Hrsg.). (2011). *Psychotherapie. Schulen und Methoden.* Wien: Falter.

Weiterführende Literatur

Antonovsky, A. (1997). *Salutogenese.* Tübingen: TGVT Verlag.

Brandl-Nebehay, A., Rauscher-Gföhler, B., & Kleibel-Arbeithuber, J. (1998). *Systemische Familientherapie.* Wien: Facultas.

Eckert, J. (2000). Schulenübergreifende Aspekte der Psychotherapie. In C. Reimer (2000), *Psychotherapie. Ein Lehrbuch für Ärzte und Psychologen* (2. Aufl.). Berlin, Heidelberg: Springer.

Grawe, K., Donati, R., & Bernauer, F. (1994). *Psychotherapie im Wandel.* Göttingen: Hogrefe.

Holm-Hadulla, H. (2000). Die therapeutische Beziehung. *Psychotherapeut*, 45, 124–136.

Hutterer, R. (1998). *Das Paradigma der Humanistischen Psychologie.* Wien: Springer.

Hutterer-Krisch, R. (1996). *Psychotherapie, Lebensqualität und Prophylaxe. Beiträge zur Gesundheitsvorsorge in Gesellschaftspolitik, Arbeitswelt und beim Individuum.* Wien: Springer.

Petzold, H. (1993). Grundorientierungen, Verfahren, Methoden. Berufspolitische, konzeptuelle und praxeologische Anmerkungen zu Strukturfragen des psychotherapeutischen Feldes und psychotherapeutischer Verfahren aus integrativer Perspektive. *Integrative Therapie*, 4, 341–379.

Pritz, A., & Petzold, H. (1992). *Der Krankheitsbegriff in der modernen Psychotherapie.* Paderborn: Junfermann.

Tscheulin, D. (1992). *Wirkfaktoren psychotherapeutischer Intervention.* Göttingen: Hogrefe.

Tschuschke, V., Heckrath, C., & Tress, W. (1997). *Zwischen Konfusion und Makulatur. Zum Wert der Berner Psychotherapie-Studie von Grawe, Donati und Bernauer.* Göttingen: Vandenhoeck.

1.2 Psychodynamische Psychotherapie: Heilung durch Erkennen

1.2.1 Psychoanalytische Methoden

1.2.1.1 Analytische Psychologie nach C. G. Jung

Tanja Lenz

Das psychotherapeutische Verfahren »Analytische Psychologie« in seiner historischen Entwicklung sowie in seinen theoretischen und praktischen Aspekten

Zusammenfassung

Das Persönlichkeits- und Entwicklungsmodell der Analytischen Psychologie (AP) beruht auf der Komplexlehre sowie auf der Konzeption einer persönlichen und einer kollektiven Sphäre des Unbewussten. Die auf Carl Gustav Jung zurückgehende psychotherapeutische Methode zielt darauf ab, verdrängte oder noch nie bewusst gewesene Inhalte ins Bewusstsein zu integrieren und ein ungenügend entwickeltes Ich-Bewusstsein zu stärken.

Schlüsselwörter

Persönlichkeits- und Entwicklungsmodell, persönliches und kollektives Unbewusstes, Komplexlehre, Ich-Bewusstsein, Archetypen, Traumarbeit

Historische Entwicklung, biografische Daten und wichtige Lebensereignisse

Carl Gustav Jung (1875–1961) gilt als der Begründer der Analytischen Psychologie. Die Analytische Psychologie wurde im Jahr 1911 erstmals von Jung so bezeichnet und zählt wie die Psychoanalyse Sigmund Freuds und die Individualpsychologie Alfred Adlers zu den drei großen tiefenpsychologischen Schulen.

»Das Leben des Menschen ist ein fragwürdiger Versuch«, und »Es ist so flüchtig, so ungenügend, dass es geradezu ein Wunder ist, wenn etwas existieren und sich entfalten kann« (Jung in Jaffé, 1990, S. 11) – das sind Zitate von C. G. Jung, die uns unweigerlich neugierig machen.

Carl Gustav Jung wurde am 26. Juli 1875 als Sohn einer evangelischen Pfarrersfamilie in der Schweiz geboren. Sein familiärer Hintergrund von Theologen, Medizinern und Altphilologen aus beiden elterlichen Linien prägte die Atmosphäre seiner Kindheit.

Die Schule langweilte Jung, da er den anderen Kindern intellektuell überlegen war. Er berichtete später über lebhafte Kindheitseindrücke wie Empfindungen, Farben und Geräusche, speziell jene von Wasser faszinierten ihn. Die Erinnerungen an die äußeren Ereignisse seines Lebens seien ihm im Lauf der Jahre entschwunden, sagte er, während die Begegnung mit der »anderen Wirklichkeit« – sprich der »Zusammenprall mit dem Unbewussten« (wie Jung sich ausdrückte) – sich in seinem Gedächtnis »eingegraben« habe.

Ab 1895 studierte Jung Medizin in Basel und beschrieb die Studienzeit als schöne, geistig belebte Zeit und Zeit der Freundschaften. Er begann, sich vermehrt für Okkultismus sowie für unerklärliche Phänomene zu interessieren.

1902 schloss er seine Dissertation mit dem Titel »Zur Psychologie und Pathologie sogenannter okkulter Phänomene« ab.

Nach dem Studium entschied sich Jung für das Fachgebiet der Psychiatrie. Für ihn stellte dies die Möglichkeit dar, sein philosophisches Interesse mit den Naturwissenschaften und der Medizin zu vereinen. Das Examen bestand er als Bester. Er spürte, dass er einen Kernpunkt in seinem Leben erreicht hatte. Von einer Art intuitivem Wissen überwältigt, sagte Jung: »…, denn es war mir wie durch eine blitzartige Erleuchtung klar geworden, dass es für mich kein anderes Ziel geben konnte als Psychiatrie.« (Jung in Jaffé, 1990, S. 115)

1905 habilitierte sich Jung und wurde zeitgleich Oberarzt an der Klinik Burghölzli bei Zürich. Obwohl seine Privatpraxis bald überlaufen war, gab er seine Dozentenstelle erst 1913 auf. In seiner psychiatrischen Tätigkeit wurde Jung Folgendes klar: In vielen psychiatrischen Fällen hat der Klient eine Geschichte, die er nicht erzählt und um die niemand weiß. Für Jung begann die eigentliche Psychotherapie erst nach der Erforschung der persönlichen Geschichte. Diese ist das Geheimnis des Patienten – so Jung –, an dem er zerbrochen ist, und zugleich enthält diese Geschichte den Schlüssel zu seiner Behandlung. Der Arzt muss nur wissen, wie er sie erfährt, er muss den ganzen Menschen treffen und nicht nur das Symptom.

Jung unterschied sich von seinen Kollegen an der Psychiatrie, indem es ihm um die Individualität des Menschen ging und weniger um Diagnosen und die Behandlung von Symptomen. Zu dieser Zeit wurde Jung auf Sigmund Freud aufmerksam. So las er Freuds um 1900 erschienenes Werk »Die Traumdeutung«. In der Auseinandersetzung mit Freuds Büchern entdeckte Jung Parallelen zu seiner eigenen Arbeit. Es kam zu einem engen Briefwechsel zwischen Jung und Freud, zur ersten persönlichen Begegnung im Jahr 1907 und schließlich zu einer engen Freundschaft und Zusammenarbeit.

Jung beschrieb Freud als den bedeutendsten Mann, der ihm je begegnet sei: intelligent, scharfsinnig und bemerkenswert. Freuds Auffassung von Geisteskrankheiten zeigten ihm einen Weg zum Verständnis der individuellen Fälle.

Was für Jung schon damals bedeutend war, war ausschlaggebend für die weitere Entwicklung der Analytischen Psychologie: So ging es Jung darum, den Menschen als Individuum zu sehen – für jeden Menschen brauche man fast eine neue Theorie, sagte er.

Aber die Freundschaft währte nicht immer. Während Freud die Ursache aller Neurosen in Traumatisierungen und in sexueller Verdrängung sah, begann Jung größere Zusammenhänge wahrzunehmen. Gegenüber dem Freud'schen Fokus der Triebdeutung ging es Jung zunehmend um die Individuation als einen kulturellen Prozess. Er entwickelte seine eigenen Ansichten im Verständnis von Träumen und Symbolen, vor allem jedoch über die Bedeutung der Sexualität.

1913 kam es zum Bruch zwischen Jung und Freud. Jung stürzte daraufhin in eine jahrelange persönliche Krise. Viele seiner damaligen Freunde wandten sich von ihm ab.

1913–1917: Jung beschrieb, wie sehr diese Umbruchszeit zwischen seinem 37. und 42. Lebensjahr, in der er seinen inneren Bildern nachging, mit der Entstehung seiner Theorie zusammenhängt:

> »Die Jahre, in denen ich den inneren Bildern nachging, waren die wichtigste Zeit meines Lebens, in der sich alles Wesentliche entschied. Damals begann es, und die späteren Einzelheiten sind nur Ergänzungen und Verdeutlichungen. Meine gesamte spätere Tätigkeit bestand darin, das auszuarbeiten, was in jenen Jahren aus dem Unbewussten aufgebrochen war und mich zunächst überflutete. Es war der Urstoff für ein Lebenswerk.« (Jung in Jaffé, 1932, S. 203)

Ein Traum brachte Jung noch vor der Trennung von Freud zu neuen inneren Einsichten:

Im Traum ging Jung vom obersten Stockwerk eines Hauses die Treppe hinunter zum unbewohnten Erdgeschoss mit Möbeln aus dem Mittelalter und einem Steinboden. Je tiefer er hinunterstieg, desto dunkler und fremder wurde die Umgebung. Er entdeckte eine schwere Tür, die in einen römischen Keller führte. Als er mit großem Interesse die Steinplatten am Boden betrachtete, sah er einen Ring. Er zog die Platte damit hoch und stieg in den Keller hinunter. Auf einem mit einer Staubschicht bedeckten Boden sah er Knochen, Tonscherben und zwei sehr alte Totenköpfe.

Der Traum gab Jung eine erste Ahnung vom kollektiven Unbewussten der persönlichen Psyche (vgl. Jaffé, 1990, S. 163). Mit der Entdeckung dieser tiefsten Schicht des Unbewussten – des kollektiven Unbewussten – begannen etwa 1918 Jungs langjährige Studien der Archäologie, Mythologie, Philosophie, Kunst, Religion und Alchemie.

Das Schöpferische und das Spielerische waren für Jung immer miteinander verbunden. Während der Jahre 1924–1938 unternahm Jung zahlreiche Reisen in andere Kulturen. Dabei wurde ihm die kosmische Bedeutung des Bewusstseins überwältigend klar. Er besuchte Indien, Volksgruppen in Afrika sowie die Pueblo-Indianer in Mexiko.

Mit 69 Jahren erlitt Jung einen Herzinfarkt und wurde wiederbelebt. Er berichtete von Visionen im Nahtod-Erleben – eine Gestalt habe ihn auf die Erde zurückgeholt.

1948 erfolgte die Gründung des C. G. Jung Institutes in Küssnacht bei Zürich, das Jung lange Zeit leitete.

Das Gesamtwerk Jungs umfasst rund 13 000 Seiten. Jedes Wort sei unter schicksalhaftem Zwang geschrieben worden und sei Auftrag von innen her gewesen, so Jung.

Jung starb 85-jährig und merkte an seinem Lebensende an, dass er nie mit einer so starken Resonanz auf seine Schriften gerechnet hätte. »Heute kann ich sagen: es ist sogar wunderbar, wie viel Erfolg ich hatte, mehr als ich je erwarten konnte.« (Jung in Jaffé, 1990, S. 226)

Theoretische Aspekte der Analytischen Psychologie

Grundlagen und Begriffe

i Info

Unter Psyche verstand Jung die Gesamtheit aller psychischen Vorgänge, sowohl die bewussten als auch die unbewussten. Das Bewusstsein und das Unbewusste sind zwei Sphären, die sich ergänzen und doch gegensätzlich sind in ihren Eigenschaften. Das Ich ist das Zentrum des Bewusstseinsfeldes und hat an beiden Bereichen seinen Anteil. Es sorgt für die Anordnung der Bewusstseinsinhalte.

Jung verglich das Unbewusste wegen seiner unbestimmbaren Ausdehnung mit dem Meer, das Bewusstsein mit einer aus dem Meer aufsteigenden Insel. Zwischen dem Bewusstsein und dem Unbewussten findet ein stetiger Austausch statt, sie befinden sich in ständiger Wechselwirkung und es erfolgt eine dauernde Verschiebung der Inhalte. Bewusstseinsinhalte, die ihre Intensität verloren haben, sinken ins Unbewusste (das sogenannte Vergessene); aus dem Unbewussten tauchen wiederum neue Vorstellungen auf, welche ins Bewusstsein treten (Einfälle, neue Impulse).

Jungs damalige Sicht war, dass der Mensch in einem unbewussten Zustand ins Leben tritt und nach und nach in den bewussten Zustand hineinwächst. Demgegenüber stehen die neuesten Erkenntnisse der Säuglingsforschung, die besagen, dass das Neugeborene weit kompetenter, neugieriger und bewusster ins Leben tritt, als bisher angenommen wurde (vgl. Dornes, 2001: »Der kompetente Säugling«).

Freuds und Jungs Auffassung vom Unbewussten unterscheidet sich insofern, als Freud das Unbewusste als einen Sammelort aller verdrängten Inhalte bezeichnete. Jung hingegen gelangte zu der Überzeugung, dass das Unbewusste aus zwei Schichten besteht: einer oberflächlichen Schicht – dem persönlichen Unbewussten – und einer tiefer liegenden Schicht – dem kollektiven Unbewussten.

Das persönliche Unbewusste umfasst Inhalte, die der Lebensgeschichte des Individuums entstammen, wie Verdrängtes, Vergessenes, unterschwellig Wahrgenommenes, während das kollektive Unbewusste aus Inhalten besteht, die nicht aus der persönlichen Erfahrung kommen, sondern angeboren sind – so Jung. Es enthält Inhalte und Verhaltensweisen, welche die typischen Reaktionsweisen aller Individuen der Welt, unabhängig von Rasse und Kultur, seit ihren Uranfängen darstellen, zum Beispiel: in Situationen wie Angst, Gefahr, Beziehung der Geschlechter zueinander, Beziehung der Kinder zu den Eltern, Haltungen zu Liebe und Hass, Geburt und Tod. Die Inhalte des kollektiven Unbewussten entstammen der vererbten Hirnstruktur. Jung war der Überzeugung, dass nicht nur der Körper eine Geschichte hat, sondern auch der Geist. So ist der Mensch im kollektiven Unbewussten nicht mehr ein abgegrenztes Einzelwesen, sondern eins mit dem Wesen der Menschheit.

Bei der Behandlung psychischer Störungen spielt die Arbeit mit Material aus dem Unbewussten eine zentrale Rolle. Das Unbewusste äußert sich in Form von Träumen, Imaginationen, Stimmungen, Gefühlen, Assoziationen, Gesten und Affekten, deren Sinn zunächst unklar sein kann. Die therapeutische Beziehung und die intime Atmosphäre des therapeutischen Raumes, den man als geschlossenes Gefäß verstehen kann, wirken anregend auf das Unbewusste.

Je nach Begabung der Klientin:des Klienten, aber auch der Analytikerin:des Analytikers erschließen sich die Bereiche der Traumarbeit, der aktiven Imagination, der Arbeit mit kreativen Mitteln wie Malen, Modellieren, szenischem Darstellen und therapeutischem Sandspiel. Die häufig verloren gegangene kindliche Spielfähigkeit wird im analytischen Prozess wiederentdeckt und die schöpferische Potenz des Lebendigen wird erfahren.

In der Analytischen Psychologie wird der **Symbolik** eine besondere Bedeutung beigemessen. Symbole bedeuten Erkennungszeichen und sind die Wegmarken des Individuationsprozesses. Das Leben ist reich an Symbolik; wir erleben sie in Träumen, Fantasien, Kunstwerken, Märchen und Mythen. Symbole sind sichtbare Erkennungszeichen einer unsichtbaren Wirklichkeit.

Symbolforschung und Traumforschung nehmen eine zentrale Rolle im analytischen Geschehen ein. Träume sind reich an Symbolik und geben wichtige Einblicke in innerseelische Abläufe und in den therapeutischen Prozess. Es geht in erster Linie darum, Symbole in Träumen wahrzunehmen und sich gefühlsmäßig berühren zu lassen, um die Botschaft zu verstehen. Ein Symbol hat so lange Bedeutung, bis sein Sinn aus ihm geboren ist – danach verliert es seine Bedeutung.

Unter **Komplexen** versteht Jung emotionell betonte, unbewusste Inhalte, die ein Thema, ein Schlüsselerlebnis oder einen Konflikt als Fokus haben. Komplexe sind energetisch hoch geladen. Man bezeichnet sie auch als Energiezentren und Verdichtungen schwieriger emotionaler Beziehungserfahrungen. Jedes affektgeladene Ereignis kann zu einem Komplex werden. Ist ein Komplex berührt, reagieren wir emotional übertrieben – ein Komplex hat sich »konstelliert«.

Archetypen sind in der Analytischen Psychologie Urbilder oder archaische Überreste, sie sind die Wurzeln der Seele. Es handelt sich bei den archetypischen Bildern des Menschen um eine angeborene Tendenz; sie sind ebenso instinkthafter Natur wie der Impuls bei Vögeln, Nester zu bauen; bei Zugvögeln, in Formation zu fliegen; wie die Fähigkeit von Ameisen, organisierte Kolonien zu bilden; oder wie der Tanz der Bienen, der dem Schwarm exakt den Ort einer Nahrungsquelle angibt.

Das menschliche Handeln ist weit mehr von Instinkten beeinflusst, als man annimmt. Was wir Instinkte nennen, sind physiologische Impulse, die mit den Sinnen im Außen wahrgenommen werden. Gleichzeitig erscheinen sie aber auch innen in Fantasien und verraten ihre Gegenwart durch symbolische Bilder. Diese inneren Erscheinungen bezeichnete Jung als Archetypen. Sie tauchen jederzeit überall in der Welt auf. Beispiele für Archetypen: der alte Weise, das göttliche Kind, der Mutter- und Vaterarchetyp; der Archetyp der Wandlung, des Helden, des Räubers und viele mehr.

Die Summe der Archetypen bedeutete für Jung die Summe aller latenten Möglichkeiten der Psyche: ein unerschöpfliches Material an uraltem Wissen um die tiefsten Zusammenhänge zwischen Gott, Menschen und Kosmos.

> »Die Worte, die man gebraucht, sind leer und wertlos. Sie erhalten erst dann Leben und Sinn, wenn man sich bemüht, ihre Numinosität, das heißt, ihre lebendige Beziehung zum lebendigen Menschen zu sehen. Erst dann beginnt man zu verstehen, dass ihre Namen sehr wenig bedeuten, dass aber die Art und Weise, wie sie auf den Menschen bezogen sind, von höchster Wichtigkeit sind.« (Jung, 1993, S. 98)

Anima und Animus sind die Seelenbilder des jeweils anderen Geschlechtes. Die Anima ist das Bild der Frau in der Seele des Mannes, der Animus stellt das Bild des Mannes in der Seele der Frau dar.

Die Anima verkörpert alle weiblichen Seeleneigenschaften im Mann, wie Stimmungen, Gefühle, Ahnungen, Empfänglichkeit für das Irrationale und die Beziehung zum Unbewussten. Früher wurden Priesterinnen eingesetzt, um sich mit dem Willen der Götter in Verbindung zu setzen (zum Beispiel die griechischen Sybillen). Die individuelle Erscheinungsweise der Anima ist meistens vom Charakter der Mutter bzw. der Mutterfigur geprägt. Die negativen Eigenschaften der Anima können Launen, Reizbarkeit und Unzufriedenheit sein. In ihrer höchsten Form kann die Anima eine weise Führerin nach innen sein. Auch der Animus kann positive und negative Züge beinhalten. Zu den positiven Eigenschaften des Animus zählen Initiative, Mut, Entschlossenheit, Objektivität und Klarheit. In seiner negativen Form kann er als eiserne, unerbittliche Macht auftreten. Der Animus kommt in vielen Mythen auch als Räuber oder Mörder vor. In seiner höchsten Form führt der

Animus zu geistiger Tiefe und Verinnerlichung. Aufgabe in der Analyse ist es, Anima und Animus zu integrieren. Die Integration des Animus verleiht dem weiblichen Bewusstsein Nachdenklichkeit und Erkenntnis, die Integration der Anima verleiht dem männlichen Bewusstsein Beziehung und Bezogenheit.

Individuation

Im Zentrum der Analytischen Psychotherapie nach C. G. Jung steht der Individuationsprozess, was so viel bedeutet wie: der Mensch zu werden, der man eigentlich ist. Dabei soll die Einzigartigkeit und Besonderheit des Menschen zum Ausdruck gebracht werden. Es geht um das »Einswerden mit sich selbst« sowie darum, echt und authentisch zu werden. Individuation kann gleichgesetzt werden mit einem seelischen Wachstumsprozess, was so viel bedeutet wie: zum Einzelwesen zu werden, zum eigenen Selbst. Gemeint ist ein absichtliches Betonen und Hervorheben der Eigenart des Menschen im Gegensatz zu kollektiven Rücksichten und Verpflichtungen.

Beim Individuationsprozess geht es nicht um Vollkommenheit, sondern um das Erschließen eines inneren Potenzials. Jung war der Ansicht, dass der Individuationsprozess ein Leben lang dauert, was bedeutet, dass Entwicklung bis zum Tod möglich ist.

Das Selbst ist der Motor des Individuationsprozesses; die Psychotherapie ist ein schöpferischer Prozess, der vom Selbst intendiert wird. Das Selbst beschreibt die vorhandene, jedoch nicht völlig erfassbare Gesamtpersönlichkeit. In den Träumen, Mythen und Märchen tritt das Selbst in der übergeordneten Persönlichkeit in Erscheinung, wie z. B. als König, Held, Prophet oder als Ganzheitssymbol, z. B. als Kreis, Viereck oder Kreuz. Christus bedeutet als Held und Gottesmensch psychologisch das Selbst. Er stellt die Projektion dieses Archetyps dar. Das Selbst ist das Symbol der Ganzheit.

Das Ich ist dem Selbst untergeordnet und verhält sich wie ein Teil zum Ganzen. Es ist das Zentrum des Bewusstseinsfeldes, während das Selbst das Bewusstsein und das Unbewusste umfasst. Das Ich ist ein autonomes, komplexes System zum Zweck der Anpassung des Individuums an die inneren und äußeren Daseinsbedingungen. Es leistet dies durch geringere und stärkere Abgrenzung mithilfe der Abwehrorganisation. Gebildet werden das Ich und die Abwehrmechanismen an den Berührungsstellen zwischen Subjekt und Objekt – zuerst als Leiberfahrung im ersten Mutter-Kind-Sein. Je nach Erfahrung entsteht ein vertrauliches, integratives Ich-System oder eines mit starrer Abwehrorganisation. Unter einem allzu ängstlich-starren Ich entstehen neurotische Anpassungsverzerrungen.

Persona und Schatten: zwei wesentliche Begriffe in der Analytischen Psychologie

Die Persona ist die Maske, die der Welt präsentiert wird, das, was ein Mensch nach außen hin darstellt. Das Wort »persona« steht für die Maske des antiken Schauspielers; »personare« bedeutet »hindurchtönen«. Die Gefahr der Erstarrung ist dann gegeben, wenn die Individualität des Menschen hinter der Maske verschwindet.

Der Schatten ist jene Seite in uns, die wir verdrängen, die wir nicht wahrnehmen möchten und deshalb gern auf andere projizieren. Jeder Mensch verfügt über einen Schatten, dieser kann mehr oder weniger bewusst sein. Je weniger er bewusst ist, desto eher sind wir geneigt, jene Charakterzüge an anderen Menschen zu kritisieren, die uns an uns selbst am meisten stören. Der Schatten wird auch in den Träumen sichtbar. In der ersten Phase der Analyse geht es darum, sich seines Schattens bewusst zu werden.

Psychotherapeutische Diagnostik in der Analytischen Psychologie

Zu C. G. Jungs Hoffnung gehörte es, psychodiagnostische Methoden im Hinblick auf ein insgesamt besseres Verständnis von Menschen zu entwickeln (GW 18/2, S. 684).

Bezüglich Leidensdruck und Symptomatik hält sich die Analytische Psychologie an die klinische Diagnostik. Pathologische Symptome sollen in ihrem emotionalen Erlebensgehalt erschlossen werden. Es gilt, die Verbindung zwischen Symptomen und klinisch festgelegten Krankheitsbildern zu schaffen, um diese ganzheitlich zu erfassen.

Für die Betrachtung der Psychodynamik der unbewussten Prozesse unterschied Jolanda Jacobi (1890–1973), eine Schülerin und enge Mitarbeiterin von C. G. Jung, vier Wege, um das Unbewusste zu erforschen (Jacobi, 1998, S. 73 f.):

- die Assoziationsmethode sucht die hauptsächlichen Komplexe auf, die sich als Störungen äußern;
- die Symptomanalyse reproduziert pathologische Symptome, indem zugrunde liegenden Erinnerungen nachgegangen wird,
- die anamnestische Analyse rekonstruiert die historische Entwicklung des Krankheitsbildes;
- die Analyse des Unbewussten beginnt, wenn die »bewussten Materialien erschöpft sind« (ebd.).

Ein wirksamer Weg, den Mechanismus und die Inhalte des Unbewussten zu erfahren, geschieht über die Arbeit mit Träumen. In Träumen wird symbolhaft die Lebenslage eines Menschen abgebildet – sowohl verursachende Faktoren einer Störung als auch Aspekte des Leidens können sichtbar werden. Dabei kommt dem Initialtraum besondere Bedeutung zu. In den ersten Sitzungen lässt sich unterstützt durch den Initialtraum erschließen, ob therapeutische und/oder medizinische Interventionen sinnvoll sind.

Auch mittels kreativer Methoden, wie beispielsweise des Sandspiels, kann sich die Lebenslage eines Menschen verdichtet und symbolhaft abbilden. Besonders bei Menschen, die sich nicht verbal ausdrücken können oder wollen, hilft dieser Zugang, Einblick in psychische Komplexe zu erhalten (Lenz & Fleck, 2020).

Bezüglich Diagnostik wird in der Analytischen Psychologie weniger Wert darauf gelegt, einen Menschen nach psychopathologischen Kriterien zu beurteilen. Vielmehr geht es darum, zu verstehen, wie die psychische Entwicklung einer Person in ihrem Prozess der Individuation blockiert ist und mit welchen Ressourcen sie aktiviert werden kann.

Traumarbeit

In der Traumarbeit nach C. G. Jung bedient man sich der Assoziation und der Amplifikation. Die Assoziation kommt aus der Psychoanalyse Freuds und bedeutet, alles auszusprechen, was einem gerade in den Sinn kommt. Die Amplifikation ist der Versuch, Parallelen herzustellen, zu erweitern. Jedes Traumsymbol weist eine persönliche und eine archetypische Färbung auf.

Wegen seiner besonderen Aussagekraft hat der Initialtraum – der erste Traum, der in die Analyse mitgebracht wird – große Bedeutung. Dieser erste Traum zeigt verlässlich die Problematik des Klienten:der Klientin sowie die Lösungsmöglichkeiten und die Prognose in der Therapie.

Für Jung bedeutete – im Gegensatz zu Freud – ein Traum keine Fassade, hinter der sich ein Sinn verbirgt. Dem Traum wohnt keine Täuschungsabsicht inne, sondern er sagt etwas aus, so gut er eben kann. Jung analysierte etwa 67 000 Träume, bevor er seine Theorie entwickelte und sie in seinen Büchern veröffentlichte.

Ich-Funktionen

Info

In der Analytischen Typenlehre nach C. G. Jung kennen wir vier Funktionen. Man unterscheidet zwischen zwei Wahrnehmungsfunktionen und zwei Urteilsfunktionen.

Zu den vier Funktionen zählen das Denken und das Fühlen (das sind die beiden Urteilsfunktionen) sowie das Empfinden und die Intuition (das sind die beiden Wahrnehmungsfunktionen). Das Denken und Fühlen bezeichnet Jung als die beiden rationalen Funktionen, weil beide mit Wertungen arbeiten: Denken: wahr/falsch,

Fühlen: Lust/Unlust, angenehm/unangenehm. Das Empfinden und die Intuition werden als die beiden irrationalen Funktionen bezeichnet, weil sie nicht mit Urteilen, sondern mit bloßen Wahrnehmungen ohne Bewertung arbeiten.

Das Empfinden nimmt die Dinge wahr, wie sie sind; es vermittelt über die Sinne, dass da etwas ist. Es ist der Sinn für die Realität par excellence. Das Fühlen vermittelt, wie dies ist (Wert, Qualität). Das Denken vermittelt, was es ist (Einordnung in Begriffe). Die Intuition ist eine Art von Wahrnehmung, weniger durch die Sinne als durch das Unbewusste. Sie nimmt nicht so sehr die Einzelheiten wahr, sondern den inneren Sinn des Geschehens und seine möglichen Zusammenhänge wie ein instinktives Erfassen.

Aus dieser Einteilung entwickelte Jung seine Typologie. Bei jedem Menschen sind die vier Funktionen mehr oder weniger stark ausgeprägt. Jeweils eine Funktion wird stärker entwickelt. Die sehr gut ausgebildete wird superiore Funktion oder Hauptfunktion genannt. Diese kennzeichnet den Habitus und das Verhalten eines Menschen und gehört der Bewusstseinsseite an. Jeder Mensch verfügt, so Jung, über eine inferiore, minderwertig entwickelte Funktion. Die schwächer entwickelte Funktion liegt völlig im Unbewussten und wird lieber vermieden. Dort ist der Sitz der individuellen Schwächen, Ängste und Verletzlichkeiten eines Menschen. Während der Therapie geht es darum, die inferiore Funktion besser zu entwickeln. Die beiden übrigen Funktionen werden als Hilfsfunktionen bezeichnet und liegen teils im Bewusstsein, teils im Unbewussten.

Als Analytiker:in ist es wichtig, über die eigenen Funktionen Bescheid zu wissen, sich auch der minderwertig entwickelten Funktion zuzuwenden und diese zu pflegen. Ebenso ist es wichtig, zu wissen, wie die Funktionen der Klientinnen und Klienten gelagert sind, damit eine wirkliche Begegnung in der Therapie stattfinden kann.

---

i Info

Der psychotherapeutische Prozess

Jung sagte über das seelische Leiden, es sei ein Leiden der Seele, die ihren Sinn nicht gefunden habe. Der analytische Prozess bringt eine Verfeinerung der Wahrnehmung in Bezug auf Körperempfindungen, Gefühle, Assoziationen, Erinnerungen, Fantasien und Träume in Gang und erschließt allmählich die vermiedenen, verleugneten und verdrängten Grundkonflikte und deren Begleitmotive, die mit dem Verlust des Selbstbezuges zusammenhängen.

Vier Stufen des psychotherapeutischen Analyseprozesses

- Bekenntnis
  Die neurotischen Symptome sind Ausdruck von etwas Verdrängtem, Verborgenem. Im therapeutischen Prozess wird die Wahrnehmung sensibilisiert, die Symbolbildungen des Unbewussten werden erfasst und die Botschaft des Symptoms wird wahrgenommen. Damit kommen wir zur Aufklärung dessen, was ein Symptom »bekennt«.
- Aufklärung
  Dies meint die Erarbeitung des Zusammenhanges der Verstrickungen und ein Verständnis für die Dynamik des Unbewussten sowie für die Bild- und Symbolsprache des Unbewussten. Aufklärung bedeutet: Wir erhalten im Verstehen der Symptome zugleich auch schon eine Lösungstendenz. Das Verstehen und die Aufklärung darüber allein sind jedoch zu wenig.
- Erweiterung
  In dieser Phase der Analyse geht es darum, das Erkannte umzusetzen. Kann ein ermutigender Ausblick auf neue Seins-Weisen entwickelt werden, ist man in der Lage, neurotische, lebenseinschränkende Gewohnheiten aufzugeben. So werden im alltäglichen Üben Selbstüberschätzungen und -unterschätzungen relativiert, Rückfälle in alte Verhaltensmuster toleriert und immer wieder neu überwunden. Die Ablösung von der alten (neurotischen) Bewusstseinslage ist ein schwieriger Prozess. Symbolisch gesehen, berührt dieser Prozess die Thematik von Todeserfahrung und Wiedergeburt. Es kommt zu einer Umgestaltung des bisherigen Bewusstseinsgefüges, das das bisherige Identitätsgefühl eines Menschen ausmachte, sowie zu einer Veränderung und Erweiterung des Ich. Es ist dies ein mühsamer Prozess von Training und Übung.
- Verwandlung
  In Träumen wird die Verwandlung oft durch katastrophenartige Szenarien angekündigt (Überflutung, Feuer, Tod, Verwundung usw.). Diese Phase trägt bereits den Charakter der Verwandlung in sich. In dieser Phase ist die ganze Aufmerksamkeit, Selbstdisziplin, Empathie, Geduld und Klarheit der Analytikerin:des Analytikers gefragt, um diesen Prozess gut begleiten zu können. Hier wird die Wichtigkeit der gründlichen eigenen Lehranalyse deutlich, in der der:die Analytiker:in dies selbst durchlebt hat.

Als wichtige Konzepte des Analyseprozesses sollen hervorgehoben werden:

- Übertragung/Gegenübertragung
- Aktive Imagination

Übertragung – Gegenübertragung

Das Konzept der Übertragung und Gegenübertragung verdankt die Jung'sche Therapie den frühesten Entdeckungen Freuds und der Psychoanalyse.

Die Übertragung und Gegenübertragung geschieht im Dialogverfahren zwischen Analytiker:in und Analysand:in. Im analytischen Prozess finden Übertragungen auf den Analytiker:die Analytikerin durch den Analysanden:die Analysandin statt. Das bedeutet, dass Gefühle beispielsweise aus der Kindheit oder Jugend einer Bezugsperson gegenüber während der Therapie erwachen. Der:Die Analysand:in erlebt den Analytiker.die Analytikerin beispielsweise verbietend, kritisierend, uninteressiert, kalt oder überempfindlich, so wie er:sie beispielsweise einen Elternteil erlebt hat. Gemeinsam kann erarbeitet werden, wem diese Gefühle in Wirklichkeit gelten. Damit können Übertragungen allmählich durchschaut werden.

Unter Gegenübertragung versteht man alle Empfindungen und Reaktionen der Analytikerin:des Analytikers, die in Resonanz auf die Übertragung entstehen. Sie ist die Antwort auf die Übertragung. Die Übertragung macht deutlich, wie unsere Wahrnehmung subjektiv eingefärbt ist von früheren Erfahrungen. Besonders der sogenannte »erste Eindruck« von einem fremden Menschen ist davon geprägt (z. B. Liebe auf den ersten Blick oder das Gegenteil). Übertragungen dienen dazu, zu einem fremden Menschen unbewusst einen emotionalen Kontakt herzustellen. Die Beachtung von Übertragung und Gegenübertragung kann auch helfen, riskante Situationen, wie beispielsweise latente unbewusste Aggressivität, bewusst werden zu lassen. Auch umgekehrt ist die Idealisierung des Analytikers:der Analytikerin in der Anfangssituation zu klären. Übertragung ist in jedem Fall wirksam, in einer therapeutischen Beziehung wie auch in Alltagsbeziehungen. In einer Partnerschaft beispielsweise erlebt man im Anderen etwas von seiner Mutter bzw. seinem Vater. Im Unterschied zur Übertragung werden bei der Projektion Anteile der eigenen Person im Gegenüber wie in einem Spiegel wiedergefunden.

Aktive Imagination

Die aktive Imagination ist eine Technik, um mit Inhalten aus dem Unbewussten in Kontakt zu treten. Ausgangspunkt kann eine gehobene Stimmung, eine Gefühlsspannung, ein Traum oder Fantasiefragment sein. Es beginnt ein imaginäres Bild davon zu entstehen. Dabei handelt es sich nicht um ein passives Geschehenlassen des inneren Bilderflusses, sondern um ein Bemühen, sich selbst in das innere Geschehen hineinzubegeben.

Das therapeutische Sandspiel

Eine spezielle Methode, Symbolerleben bei Kindern, Jugendlichen und Erwachsenen zu ermöglichen, wurde von der Jung'schen Analytikerin Dora Kalff vor etwa fünfzig Jahren ins Leben gerufen. Es handelt sich hierbei um das therapeutische Sandspiel, welches speziell in der Analytischen Psychologie beheimatet ist.

Eine bedeutende Rolle kommt in der Arbeit mit Sand den Symbolen zu: Dem Analysanden:Der Analysandin wird beim Sandspiel eine Auswahl kleiner Figuren aus unterschiedlichem Material angeboten. Unter den vielen Figuren werden nun jene ausgewählt und im Sand platziert, von denen man sich besonders angesprochen fühlt. Das erbaute Sandbild kann als Spiegelbild einer psychischen Situation aufgefasst werden. Die momentane psychische Situation oder Befindlichkeit werden wie ein Drama im Sand dargestellt. Ein innerer Konflikt wird so in die äußere Welt transportiert und sichtbar gemacht. Das Sandspiel beeinflusst die Dynamik des Unbewussten und wirkt so auf die Psyche ein. Allein das Betrachten und Verfestigen der inneren Bilder bedeutet ein Lebendigmachen der Seele – so C. G. Jung – und führt zu einer Neuorientierung (vgl. Kalff, 1996).

Fragen zur Evaluation

1. Was versteht man in der Analytischen Psychologie unter dem Individuationsprozess?
2. Reflektieren Sie Schattenprojektionen, u. a. aus Ihrer persönlichen Geschichte, in einem Film oder aus Ihrer Arbeit mit Menschen.
3. Was versteht man unter dem Konzept der Übertragung/Gegenübertragung?

Literatur im Text

Dornes, M. (2001). *Der kompetente Säugling.* Frankfurt am Main: Fischer.

Jacobi, J. (1998). *Die Psychologie von C. G. Jung. Eine Einführung in das Gesamtwerk.* Frankfurt am Main: Fischer Taschenbuch Verlag

Jaffé, A. (1990). *Erinnerungen, Träume, Gedanken von C. G. Jung.* Olten, Freiburg im Breisgau: Walter Verlag.

Jung, C. G. (1975). *Über die Grundlagen der analytischen Psychologie. Die Tavistock Lectures 1935* (7. Aufl.). Frankfurt am Main: Fischer Verlag.

Jung, C. G. (1993). *Der Mensch und seine Symbole* (13. Aufl.). Hrsg. von M.-L. von Franz, J. Henderson, J. Jacobi & A. Jaffé. Solothurn, Düsseldorf: Walter Verlag.

Jung, C. G. (1995). *Gesammelte Werke. Band 18/2.* Solothurn, Düsseldorf: Walter Verlag.

Kalff, D. (1996). *Sandspiel: Seine therapeutische Wirkung auf die Psyche* (3. Aufl.). München, Basel: Ernst Reinhardt.

Lenz, T., & Fleck, I. (2020). *Exploratives Sandspiel. Wege zur Resilienz.* Münster, New York: Waxmann.

Kernliteratur

Jacobi, J. (1998). *Die Psychologie von C. G. Jung. Eine Einführung in das Gesamtwerk.* Frankfurt am Main: Fischer Taschenbuch Verlag.

Jung, C. G. (1995). *Gesammelte Werke. Band 1–20.* Solothurn, Düsseldorf: Walter Verlag.

Kast, V. (2007). *Die Dynamik der Symbole. Grundlagen der Jungschen Psychotherapie.* Ostfildern: Patmos Verlag.

Roth, W. (2009). *C. G. Jung verstehen. Grundlagen der Analytischen Psychologie.* Düsseldorf: Patmos Verlag.

Weiterführende Literatur

Dorst, B. (2015). *Resilienz. Seelische Widerstandskräfte stärken.* Ostfildern: Patmos Verlag.

Paß, T. (2013). *Der Seelengarten. Das therapeutische Sandspiel als Brücke zum Unbewussten.* Münster, New York, München, Berlin: Waxmann Verlag.

Riedel, I. (2005). *Bilder. In Psychotherapie, Kunst und Religion. Ein Schlüssel zur Interpretation.* Stuttgart: Kreuz Verlag.

Stein, M. (2013). *C. G. Jungs Landkarte der Seele* (5. Aufl.). Ostfildern: Patmos Verlag.

1.2.1.2 Gruppenpsychoanalyse/psychoanalytische Psychotherapie

Günter Dietrich & Florian Fossel

Überblick, Methodengeschichte und Grundansätze der Gruppenpsychoanalyse

Zusammenfassung

Die Methode »Gruppenpsychoanalyse/psychoanalytische Psychotherapie« wird vor dem Hintergrund ihrer Geschichte im deutschsprachigen Raum anhand wesentlicher konzeptueller Theorierichtungen dargestellt. Ausgehend von der freudianischen Psychoanalyse und Kulturtheorie werden die Anfänge der Gruppenpsychoanalyse bei Trigant Burrow, das Konzept der Gruppe als Ganzes von Wilfred Bion, die Psychoanalyse in der Gruppe sowie die Gruppenanalyse nach S.H. Foulkes umrissen. Im Überblick dargestellt werden das Modell des sozialen Unbewussten und die wichtigsten gruppenanalytischen Interventionstechniken, letztere anhand eines exemplarischen Fallbeispiels.

Schlüsselwörter

Gruppenpsychoanalyse, Gruppenanalyse, psychoanalytische Psychotherapie, soziales Unbewusstes, Wilfred Bion, Trigant Burrow, S.H. Foulkes, Sigmund Freud

Überblick und Methodengeschichte

Das Fachspezifikum Gruppenpsychoanalyse* ist in Österreich mit der Doppelbezeichnung »Gruppenpsychoanalyse/psychoanalytische Psychotherapie« gesetzlich anerkannt. Diese Doppelbezeichnung ist ein Verweis auf die nahe Verbundenheit zur Psychoanalyse und betont zugleich die zentrale Theorieausrichtung an der Gruppe. Für die psychotherapeutische Praxis erfordert diese Methode einen dualen Fokus: auf die Einzelperson – in der Gruppe die einzelnen Teilnehmer:innen und in der psychoanalytischen Psychotherapie die einzelnen Klient:innen –

* Im Englischen wird die Bezeichnung »Group Analysis« verwendet, in Deutschland und der Schweiz »Gruppenanalyse«. Die österreichische Methodenbezeichnung »Gruppenpsychoanalyse« ist mit der Erstgenannten synonym, wenngleich die historische und methodische Nähe zur Psychoanalyse stärker betont ist.

sowie auf die Gruppe mit ihren spezifischen Gruppenprozessen. Dies bedeutet für die psychotherapeutische Ausbildung, dass Theorieseminare, psychotherapeutische Selbsterfahrung, eigene Praxis und Supervision jeweils sowohl auf das Einzel- als auch auf das Gruppensetting ausgerichtet sind.

Organisatorisch ist die Gruppenpsychoanalyse in Österreich als Sektion an den Ausbildungsträger ÖAGG, Österreichischer Arbeitskreis für Gruppentherapie und Gruppendynamik, gebunden. Für die analytische Methode im ÖAGG sind besonders zwei Pioniere zu nennen: Raoul Schindler und Josef Shaked. Raoul Schindler war Psychoanalytiker, Gruppenpsychoanalytiker und Gruppendynamiker und im Jahr 1959 die zentrale Gründungsperson des ÖAGG. Sein international einflussreichstes Modell ist die Rangdynamik, mit der Unterscheidung von vier Gruppenrollen (Alpha, Beta, Gamma und Omega), die Positionen der Gruppenmitglieder in Gruppen besser verstehbar machen (Schindler, 2016). Josef Shaked, Schüler und Kollege von Igor Caruso und Raoul Schindler, bestimmte den weiteren Verlauf der Gruppenpsychoanalyse in Österreich maßgeblich mit. Er ist (Mit-)Begründer der IAG, der Internationalen Arbeitsgemeinschaft für Gruppenanalyse mit Sitz in Altaussee, die analytische Sektion im ÖAGG wurde unter seiner Leitung 1993 in Fachsektion Gruppenpsychoanalyse unbenannt, zusätzlich war er auch über mehrere Jahre Leiter des Wiener Arbeitskreises für Psychoanalyse. International ist Shaked durch seine Forschungsarbeiten zu Großgruppenprozessen bekannt.

Den Dachverband für die deutschen gruppenanalytischen Ausbildungsinstitute bildet die Deutsche Gesellschaft für Gruppenanalyse und Gruppenpsychotherapie (D3G), die 2011 aus dem seinerseits 1967 nach dem Vorbild des ÖAGG gegründeten DAGG (Deutscher Arbeitskreis für Gruppenpsychotherapie und Gruppendynamik) hervorgegangen ist. Wesentliche Wurzeln der deutschen Gruppenanalyse sind zum einen die 1950 etablierten Lindauer Psychotherapiewochen mit gruppenpsychotherapeutischen Weiterbildungsangeboten und zum anderen die Tradition der Frankfurter Schule der Sozialpsychologie mit und um den Psychoanalytiker Alexander Mitscherlich (Hermanns, 2009, S. 105). Eine eigene Position in der gruppenanalytischen Landschaft nimmt das von Annelise Heigl-Evers und Franz Heigl initiierte Göttinger Modell ein, das drei Methoden der analytischen Gruppentherapie unterscheidet. Darin wird das individuelle Strukturniveau der Persönlichkeiten der Gruppenteilnehmer:innen betont, das sowohl bei der Zusammenstellung von therapeutischen Gruppen im Hinblick auf ein ähnliches Strukturniveau wie auch in der Form der therapeutischen Gestaltung der Gruppensitzungen von großer Bedeutung ist. In der

Schweiz wurde das Seminar für Gruppenanalyse Zürich (SGAZ) 1981 von Mitgliedern des Psychoanalytischen Seminars Zürich gegründet, es ist besonders der Tradition des britisch-deutschen Gruppenanalytikers S. H. Foulkes verbunden.

Grundansätze der Gruppenpsychoanalyse

Anfänge bei Sigmund Freuds Psychoanalyse und Kulturtheorie

Sigmund Freud ist als Begründer der Psychoanalyse zugleich der wichtigste Vorläufer für die Gruppenpsychoanalyse. Seine Pionierarbeit für die Psychotherapie insgesamt sowie für die Psychologie unbewusster Prozesse im Besonderen stellt eine unabdingbare Grundlage auch für die Gruppenpsychoanalyse dar. Freud war in der psychotherapeutischen Praxis allerdings ein überzeugter Einzeltherapeut, der der Gruppendynamik sowie der Gruppentherapie wenig Aufmerksamkeit schenkte. Seine gruppenanalytische Bedeutung liegt 1. in der Entwicklung der Psychoanalyse als Erkenntnis- und Forschungsmethode über die Funktionsweise der Psyche sowie als Therapieform, die später in die Gruppe »transferiert« werden konnte, sowie 2. in der von ihm geschaffenen wissenschaftlichen Tradition der psychoanalytischen Kulturtheorie, die von seinen Nachfolger:innen auch wirksam für die Gruppentherapie weiter ausgestaltet werden konnte. Wesentliche kulturtheoretische Arbeiten Freuds sind unter anderem »Totem und Tabu« (1912–13a), »Massenpsychologie und Ich-Analyse« (1921c) sowie »Das Unbehagen in der Kultur« (1930a).

Die Begründung der Gruppenanalyse durch Trigant Burrow

Trigant Burrow (1875–1950) war ein amerikanischer Psychoanalytiker, Psychologe, Psychiater sowie Mitbegründer und Leiter der American Psychoanalytic Association. Er begann ab 1918 mit der Entwicklung des gruppenanalytischen Verfahrens sowie mit seiner gruppentherapeutischen Praxis. Burrow beschäftigte sich mit den wissenschaftstheoretischen Grundlagen der Psychotherapie und war ein scharfer Kritiker der Vorstellung, dass geschulten Psychoanalytiker:innen eine objektive Sicht auf die innere Welt ihrer Patient:innen möglich sei. Er wendete sich gegen die Idee einer Deutungshoheit der Therapeut:innen, weil diese ebenso wie die Patient:innen in ihrer Wahrnehmung durch ihr Unbewusstes voreingenommen und mit blinden Flecken versehen sind

(Burrow, 1927, S. 110 ff.). Er gilt damit heute als wesentlicher Pionier der intersubjektiven Psychoanalyse. Burrow führte den Matrix-Begriff in die Psychoanalyse ein und erfand die Bezeichnung »Gruppenanalyse«, was beides später von Foulkes aufgegriffen wurde. Wie auch Freud sah er psychische Erkrankungen als biopsychosozial verursacht, schätzte aber die soziale Komponente als besonders bedeutsam ein: »Seelische Störungen sind ein gesellschaftliches Problem – ein Problem, wie die Menschen unter unseren gesellschaftlichen Bedingungen miteinander zurechtkommen.« (Burrow, 1928, S. 103) Die Gruppe ist somit eine ideale Form der Behandlung, »die latenten gesellschaftlichen Anforderungen, wie sie in den manifesten Äußerungen jedes anderen erkennbar sind, der Beobachtung zugänglich zu machen« (ebd., S. 105). Der Gruppenprozess erfordert konsequente Klärungsarbeit, für die Burrow die Methode der konsensuellen Validierung durch Gruppenteilnehmende und Leitungsperson gemeinsam empfiehlt (Sandner, 2013, S. 7). Ziel der Behandlung ist es, innerpsychische und soziale Konflikte zu erkennen und besser handhaben zu können, denen man sonst unbewusst ausgeliefert wäre. Burrow schrieb ab 1912 grundlegende Texte zur Gruppenanalyse, sein Ansatz war aber zu wenig mit dem herrschenden Zeitgeist in der psychoanalytischen Bewegung vereinbar. Burrow fiel in der psychoanalytischen Fachcommunity in Ungnade und wurde nicht als Schulengründer wirksam. Sein Werk gab der Methode wesentliche Anfangsimpulse und wurde in seiner umfassenden Bedeutung erst von späteren Fachgenerationen wiederentdeckt.

Wilfred Bion als radikaler Pionier der Gruppentherapie

Ein weiterer Pionier der Gruppenanalyse ist der britische Psychoanalytiker Wilfred Bion (1897–1979), der innerhalb der psychoanalytischen Schulrichtungen der kleinianischen Psychoanalyse angehört. Sein wichtigster Theoriebeitrag ist das »Container-Contained-Konzept«, das weit über die Psychoanalyse hinausgehend rezipiert wurde. Es beschreibt die Bedeutung, in der Therapie einen haltgebenden seelischen Raum zur Verfügung zu stellen, der die emotionale Bewältigung bislang unverarbeiteter Erlebnisinhalte ermöglicht. Ein Anstoß Bions war seine gruppentherapeutische Arbeit als Militärpsychiater im Jahr 1942 in einem britischen Militärspital, wo er psychisch erkrankte Soldaten behandelte. Aus dieser Praxis heraus entwickelte er Modelle und Gedanken, die er in seinem 1961 erschienenen Buch »Experiences in Groups« veröffentlichte (Bion, 1971). Als besonders einflussreich hat sich seine Gegenüberstellung der »Arbeitsgruppe« (die Gruppe, die gemeinsame

Klärungs- und Entwicklungsarbeit leistet) und der »Grundannahmengruppe« (die Gruppe im Widerstand, in der Flucht und Kampf, Paarbildung oder Abhängigkeit von der Leitungsperson vorherrscht) erwiesen. Heute wird das therapeutische Gruppenmodell von Bion unter dem Begriff »Die Gruppe als Ganzes« eingeordnet. Dabei wendet sich die Leitungsperson, die im Übrigen in der klassisch psychoanalytischen Zurückhaltung der Abstinenz mit einer »Minimalstruktur« vorgeht, nicht an die Einzelpersonen, sondern nur an die Gruppe. In den Interventionen werden bevorzugt Gruppendeutungen gegeben, die Deutungen sind eben auf die Gruppe als Ganzes und nicht auf individuelles Handeln fokussiert. Diese technische Haltung wird heute problematisiert. Bions Bedeutung als Impulsgeber für die gruppenanalytische Methode gilt aber als unbestritten.

Psychoanalyse in der Gruppe

Alternativ entwickelte sich sowohl in den USA, etwa mit Alexander Wolf, als auch in England, etwa mit Walter Schindler, eine Tradition der »Psychoanalyse in der Gruppe«, die eine modifizierte Weiterentwicklung der früheren Ideen von Trigant Burrow bedeutet. Psychoanalyse in Gruppen setzt daran an, die Psychodynamik und Soziodynamik der Einzelnen im Fokus der Gruppe zu beleuchten. Behandlungstechnisch ist besonders die Förderung des individuellen Ausdrucks der Gruppenteilnehmer:innen mit einer Minderung des Angstpegels durch die Gruppenleitung wichtig (Sandner, 2013, S. 9). Bei dieser spezifischen Interventionstechnik werden vorwiegend Einzelne angesprochen und es werden Ermunterungen zum wechselseitigen Austausch von Wahrnehmungen und Gefühlen gegeben. In der gegenwärtigen Fachentwicklung finden sich zahlreiche Ähnlichkeiten dieses Ansatzes im Vergleich zur mentalisierungsbasierten Psychotherapie (MBT), für die ebenfalls eine Gruppenform vorliegt. Auch hier wird ein aktives, entängstigendes Vorgehen der Gruppenleitung empfohlen, die wenig bis kaum deutet und stattdessen einen persönlichen und positiven kommunikativen Austausch innerhalb der Gruppe fördert (Schultz-Venrath, 2013).

S. H. Foulkes und die Gruppe als »ego-training in action«*

Der bei weitem einflussreichste Theoretiker der Gruppenanalyse ist der britisch-deutsche Psychiater und Psychoanalytiker Siegmund Heinrich Foulkes (1898–1976). Viele Fachvertreter:innen sehen ihn als den eigentlichen Begründer der Gruppenanalyse an. Dies ist auf mehrere Faktoren zurückzuführen: Foulkes hat die Gruppenanalyse in seinen Fachbeiträgen und Büchern theoretisch entscheidend weiterentwickelt, er hat eine fruchtbringende Lehrpraxis geführt, selbst Generationen von Gruppenanalytiker:innen in Europa ausgebildet und weiters mit der 1952 erfolgten Gründung der Group Analytic Society (heute GASI – Group Analytic Society International) in London der Bewegung auch eine institutionell eigenständige wissenschaftliche Heimat gegeben. Gemeinsam mit der Psychologin und analytischen Psychotherapeutin Eve Lewis begann er 1940 in seiner Privatpraxis in Exeter mit der fortlaufenden Gruppenbehandlung seiner Patient:innen mit unterschiedlichsten Störungsniveaus und hat am britischen psychiatrischen Militär-Krankenhaus Northfield, wo vor ihm bereits Bion tätig war, weitere Erfahrungen mit analytischer Gruppentherapie gesammelt (Schultz-Venrath, 2008).

In seiner wissenschaftlichen Ausrichtung war Foulkes, neben seiner psychoanalytischen Ausbildung, zentral vom ganzheitlichen Denken der Gestaltpsychologie beeinflusst, ebenso von der soziologischen Forschungstradition; ihn verband eine enge Zusammenarbeit mit Norbert Elias, der die Figurationssoziologie – welche das interdependente Beziehungsgeflecht aller Menschen betrachtet – begründete. Foulkes teilte mit Elias die Sichtweise, dass Individuum und Gesellschaft nicht getrennt voneinander betrachtet werden können. Damit in Zusammenhang steht ein zentrales Theoriekonzept – die Gruppenmatrix. Im Gegensatz zur klassischen Psychoanalyse betont Foulkes bei psychischer Krankheit weniger den Einzelnen und seine ihm mitgegebenen Verhaltensweisen, sondern vielmehr den gesamten sozialen Kontext, bei Foulkes »Matrix« genannt. Der Einzelne ist Teil seiner familiären Matrix, seines direkten sozialen Umfeldes als einer weiteren Matrix, ebenso seiner Arbeitswelt und seiner kulturellen Matrix. Foulkes versteht jede individuelle seelische Erkrankung als Ausdruck eines gestörten Kräftespiels aller dieser

* »Ich-Stärkung in Aktion« beschreibt, wie sich individuelle Handlungs-, Denk- und Beziehungsmuster in der Aktion des Gruppenprozesses widerspiegeln und dadurch, dass sie erfahrbar, behandelbar und bewusst gemacht werden, zur Stärkung des Ich – im Sinne von Freuds Strukturmodell – genutzt werden können.

ineinander verschachtelten unterschiedlichen sozialen Matrizen. Genau aus diesem Grund sieht er den sozialen Mikrokosmos der Gruppe als das wirksamste und angemessenste Instrument der Heilung und des seelischen Wachstums an. Die Therapiegruppe wird damit zugleich zum Spiegel der Gesellschaft wie auch zum Ort einer korrigierenden Lernerfahrung. »In der Gruppenpsychotherapie wird die Gruppe als beispielhafte Repräsentation der umgebenden Gemeinschaft und ihrer Kultur zum ersten Mal selbst ins Sprechzimmer zur aktiven Mitarbeit in der Behandlung gebeten.« (Foulkes, 1974, S. 185)

Ein weiterer Grundgedanke bei Foulkes ist, dass die Gruppe und nicht die Leitungsperson das heilende und korrigierende Agens darstellt. Er vertraut auf die kreative, integrierende und heilende Kraft des Gruppenprozesses; die Aufgabe der Gruppenleitung liegt vor allem in der dynamischen Administration, d. h. in der Herstellung und Aufrechterhaltung des Gruppenrahmens sowie in der Analyse und Übersetzung des Geschehens in der Gruppe. Es gilt, die Kommunikation zwischen den Gruppenmitgliedern zu fördern, verborgene Konflikte besprechbar zu machen und die Gruppe in ihrer Arbeitsfähigkeit zu unterstützen (Foulkes, 1974, S. 84 ff.). Ein berühmt gewordener Lehrsatz für gruppenanalytische Psychotherapie lautet deshalb: »Trust the group!«

Gruppenpsychoanalyse heute

Aus den Anfängen der Gruppenanalyse ist heute eine international etablierte, lebendige Fachtradition entstanden, die sich nicht mehr als settingspezifische Variante der Psychoanalyse begreift, sondern als spezifische Schulrichtung, die die psychoanalytischen Modellbildungen im sozialen Lebenskontext wesentlich erweitert hat. Der Weg der Gruppenanalyse bedeutete eine Abkehr von der Idee des »isolated mind« hin zu einer eigenständigen psychosozialen, psychoanalytischen Psychotherapie. In der Gegenwart zeigen sich viele Übereinstimmungen zwischen der Gruppenanalyse und der seit den 1970er-Jahren entwickelten intersubjektiven Psychoanalyse (Orange, Atwood & Stolorow, 1997). Das Verständnis von Psychoanalyse als intersubjektives Feld, in dem in einem dialogischen Prozess zwischen Patient:in und Therapeut:in klärendes Verstehen entsteht, weist starke Ähnlichkeiten mit den älteren Konzepten der Gruppenanalyse auf, etwa bei Burrow und Foulkes.

Das soziale Unbewusste

Dieser zentrale gruppenanalytische Begriff ist eine Erweiterung des Unbewussten im Sinne Freuds, das er als Persönlichkeitsanteil des Individuums beschrieben hat. Die Theorie zum sozialen oder interpersonellen Unbewussten wurde von Foulkes (Foulkes, 1984, S. 52) und Elias mit Rückbezug auf das kollektive Unbewusste bei C. G. Jung dargestellt, neuere Erweiterungen stammen u. a. von Earl Hopper und Farhad Dalal (Dalal, 2011). Das Unbewusste des Menschen ist grundlegend bestimmt durch den soziopolitischen Kontext, in den das Individuum hineingeboren ist und welchen das Individuum durch die psychosozialen Entwicklungsprozesse durchschreitet. Foulkes kennzeichnet den Menschen durch seine sozialen Beziehungen, als »ein Glied in einer langen Kette, in einem ganzen Netzwerk von Interaktionen« (Foulkes, 1974, S. 185). Persönliche Individualität ist, obwohl für das Individuum einzigartig, dennoch durch das Gemeinschaftliche konstituiert. Das soziale Unbewusste ist die Basis für das, was in der menschlichen Wahrnehmung als augenscheinlich erscheint, als Common Sense, den wir als gegeben hinnehmen. Dieser menschliche Common Sense enthält weitreichende unbewusste Leerstellen, die als »blinde Flecken« in Gruppe und Gesellschaft wirken; das betrifft Mythen, Vorurteile, Werthaltungen und viele emotional besetzte und gemeinsam geteilte kollektive Vorstellungen. In der gruppenanalytischen Perspektive ist es ein Ziel, das soziale Unbewusste der Reflexion zugänglich zu machen. Individuelle und auch soziale Konflikte sind ein unvermeidbarer Bestandteil des menschlichen Lebens. Als wesentlich ist aber anzusehen, durch Denken und Sprache ein Verstehen des sozialen Unbewussten anzuregen – oder, in den Worten Freuds, möglich zu machen: »Wo Es war, soll Ich werden« (Freud, 1933a, S. 86).

Gruppenanalytische Interventionstechnik

Die vorrangige Aufgabe der Gruppenleitung ist, die Kommunikation innerhalb der Gruppe zu fördern und zu vertiefen. Alle Aktivitäten der Gruppenleitung, wie Deutungen und andere therapeutische Interventionen, sind in diesem Zusammenhang zu verstehen. Die Leitungsperson gibt keine Themen vor, beobachtet, analysiert, interpretiert und stellt eine Art Katalysator dar, der es ermöglicht, latente Inhalte im Gruppenprozess zu verstehen. In diesem Sinne bezeichnete Foulkes die nichtdirektive Rolle der Gruppenleitung als »conductor« – als Dirigent:in (Foulkes, 1974, S. 81 ff.).

Kennard, Roberts und Winter (2000) gliedern die analytische Arbeit in der Gruppentherapie in acht Standardinterventionen. Neben der Deutung unbewusster Inhalte gilt es, die Kommunikation in der Gruppe aufrechtzuerhalten und die Spielregeln des therapeutischen Settings in der Gruppe sicherzustellen. Weiters ist empathisches Verhalten wichtig, ebenso die Modellwirkung der Leitungsperson auf die Teilnehmenden in der Gruppe. Die Intervention der Deutung bringt den latenten Sinngehalt der Beiträge im Gruppenprozess auf eine bewusste und bearbeitbare Ebene. Ein zurückhaltender Umgang mit Deutungen fördert in der Gruppe, dass Einsicht in unbewusste Zusammenhänge direkt von den Gruppenteilnehmer:innen formuliert werden kann. Diese sogenannte »stumme« (nicht von der Leitungsperson ausgesprochene) Deutung ermöglicht einen aktiveren und selbstständigeren Lernprozess seitens der Teilnehmer:innen.

Einen für die Behandlungstechnik wesentlichen Bezug gibt der US-amerikanische Gruppenpsychotherapeut Irvin Yalom (2005), der »higher level-« und »lower level«-Therapiegruppen unterscheidet. Bei strukturschwächeren Patient:innen (lower level) ist eine aktivere und wesentlich strukturierendere Gruppentechnik angebracht als in »gut eingespielten« Higher-Level-Gruppen, die mitunter in den Gruppenstunden nur sparsame therapeutische Leitung benötigen, ähnlich wie im Göttinger Modell.

Die Verlaufsdiagnostik in der Gruppenpsychoanalyse

In der modernen Psychotherapieforschung ist die Betonung der Bedeutung der Verlaufsdiagnostik für den therapeutischen Prozess markant. Für die gruppenpsychoanalytische Psychotherapie wird die Diagnostik durch den doppelten Fokus auf die Einzelperson und auf die Gruppe als Ganzes methodenspezifisch differenziert. In der analytischen Einzeldiagnostik ist die Verwendung von mehraxialen Modellen etabliert, die neben der Symptomebene besonders an der Struktur der Persönlichkeit, den psychodynamischen Konfliktausprägungen und der menschlichen Beziehungsdimension ansetzen. In der Betrachtung von Gruppenprozessen besteht eine hohe Komplexität, das Geschehen ist vielfältiger und für die Auswertung herausfordernder als in der Einzeltherapie. Wie jede Psychotherapie zielt auch die Gruppenanalyse auf das Herstellen von Veränderung – zentrale Parameter sind das Entstehen von Einsicht und die Verbesserung der Ich-Stärke bei den Teilnehmenden sowie das Herstellen von Bewusstheit und funktionierender Kommunikation in der Gruppe. Dabei sind das Ausmaß und die Struktur der psychischen Abwehr ausschlaggebende Parameter. Ähnlich der Psychoanalyse werden die Abwehrmechanismen (Freud, 1964) in der Analyse des Gruppenprozesses herangezogen, wobei besonders die Entwicklung von archaischen Formen zu reiferen Formen des Widerstands beachtet wird. In der Gruppentheorie von Irvin Yalom kommt der Gruppenkohäsion ein hoher Wert zu (Yalom & Leszcz, 2007). Diese beschreibt, wie sich im Laufe des Gruppenprozesses – über Konfliktphasen bis hin zu Kooperation und wechselseitiger Unterstützung – Nähe, Vertrauen und ein Wir-Bewusstsein einstellen, d. h., dass sich die Gruppe zunehmend verbunden erlebt. In der überwiegenden Mehrzahl der publizierten gruppenpsychoanalytischen Fachbeiträge wird, ebenso wie in der gruppenanalytischen Praxis der behandelnden Psychotherapeut:innen, einer qualitativen Erfassung der Vorzug gegenüber quantifizierenden Methoden gegeben. Psychoanalytisch orientierte Psychotherapeut:innen schreiben Fallberichte und reflektieren damit ihre Behandlungsarbeit. Ob dieser Umstand auch in der Psychotherapieforschung als methodenimmanent zu sehen ist, wird heute zunehmend kontroversiell diskutiert. Besonders in der jüngeren psychoanalytischen Forschung entsteht eine interdisziplinäre Sichtweise, die auf die gemeinsame Verwendung qualitativer und quantitativer Methoden in Mixed-Methods-Designs hinweist (vgl. Leuzinger-Bohleber et al., 2015).

zB

Fallbeispiel

Ein gruppenanalytisches Fallbeispiel

Die Gruppenteilnehmerin Barbara berichtet in der Therapiegruppe von ihrer aktuellen Verzweiflung und dem Gefühl der Niedergeschlagenheit. Deswegen sei sie, obwohl ihr sonst die Gruppe wichtig gewesen sei, auch die beiden letzten Wochen nicht in die Gruppe gekommen, sie habe sich einfach nicht aufraffen können. Sie habe, nachdem sie von ihrem Ehemann verlassen worden war, drei Jahre auf den Scheidungstermin gewartet. Nun komme die Scheidung im nächsten Monat auf sie zu und sie fühle sich fast panisch vor Angst, sie wolle sich am liebsten nur verkriechen. Auf Nachfrage aus der Gruppe zu ihrer Angst antwortet sie, dass sie sich vor ihrem Mann fürchte, sie fühle sich so abhängig und ohnmächtig. Aus der Gruppe kommen solidarische Wortmeldungen, die Verständnis für ihren inneren Druck signalisieren. Der Gruppenleiter erinnert Barbara an ihre wiederholten Schilderungen, wie massiv sie als Mädchen in Kindheit und Jugend unter den sadistischen Erziehungsmethoden ihres Vaters gelitten hatte. In einer Übertragungsdeutung stellt er den Bezug zur aktuellen Scheidungssituation her, in der ihre Angstgefühle gegenüber ihrem Ehemann an die Angst des jungen Mädchens vor dem ungerechten und strafenden Vater erinnern, wie wenn Barbaras Unbewusstes den Ehemann mit ihrem Vater gleichsetzen würde. Barbara nimmt diese Deutung schweigend entgegen, ihre Körpersprache wirkt betroffen und nachdenklich (Sachs et al., 2022).

Im Fallbeispiel treten mehrere Grundelemente der gruppenanalytischen Therapie in Erscheinung. Psychoanalytische Psychotherapie fördert das Entstehen von Einsicht, die Bewusstmachung innerpsychischer Konflikte. Barbara war es durch die Einsicht – ein sowohl kognitiver wie affektiver Prozess – möglich, ihre Handlungsfähigkeit nach dieser Gruppenstunde deutlich zu verbessern. Die Gruppe stellt einen Halt gebenden seelischen Raum (»Containment«) zur Verfügung, in einer funktionierenden Gruppe kommt es zudem durch den gemeinsamen Diskussionsprozess zur Themenbearbeitung. Die Einzelnen können bei den Beiträgen der anderen Gruppenmitglieder »mitschwingen« und eigene Erlebnisbezüge herstellen (»Resonanz«). Unterstützend wirkt die Erfahrung der Gruppenzugehörigkeit (»Gruppenkohäsion«), so wie das Mitteilen eigenen Erlebens und das Geben von emotionaler Unterstützung zwischen den Teilnehmenden, welche die Wahrnehmung von Selbstwirksamkeit fördert. Die Gruppe bietet vielfältige Beziehungsformen und im analytischen Verständnis damit auch Übertragungsmöglichkeiten – zur Gruppe als Ganzes, zur Leitungsperson in der Gruppe und zu den einzelnen Gruppenteilnehmer:innen. Deshalb können besonders soziale Aspekte psychischer Erkrankungen, wie die im Fallbeispiel von Barbara berichtete Rückzugstendenz, in Gruppen effektiv behandelt werden. Foulkes charakterisiert die Gruppenanalyse als Therapie in, mit und durch die Gruppe und benennt als markanten Wirkmechanismus »ego-training in action« (Foulkes, 1949).

Fragen zur Evaluation

1. Wie gestalteten sich die Anfänge der Gruppenpsychoanalyse bei Freud und Burrow?
2. Was kennzeichnet das gruppenanalytische Modell von S. H. Foulkes?
3. Beschreiben Sie Formen der gruppenanalytischen Interventionstechnik in der Gruppenpsychotherapie.

Literatur im Text

Bion, W. R. (1971). *Erfahrungen in Gruppen und andere Schriften*. Stuttgart: Klett-Cotta.

Burrow, T. (1927). *The Social Basis of Consciousness. A Study in Organic Psychology.* London: Kegan, Paul, Trench, Trubner & Co.

Burrow, T. (1928). Das Fundament der Gruppenanalyse oder die Analyse der Reaktionen von normalen und neurotischen Menschen. *Luzifer Amor, 11*(21), 103–112 (deutsche Übersetzung 1998).

Dalal, F. (2011). Wie das Denken und die Welt schwarz und weiß, böse und gut wurden: das soziale Unbewusste in Aktion. In W. M. Roth, J. Shaked & H. Felsberger (Hrsg.), *Das »soziale Unbewusste«* (S. 32–50). Wien: Facultas.

Foulkes, S. H. (1949). *Introduction to Group-Analytic Psychotherapy.* New York: Grune & Stratton.

Foulkes, S. H. (1974). *Gruppenanalytische Psychotherapie.* München: Kindler.

Foulkes, S. H. (1984 [1964]). *Therapeutic Group Analysis.* London: Karnac.

Freud, A. (1964). *Das Ich und die Abwehrmechanismen.* München: Kindler.

Freud, S. (1912–13a). *Totem und Tabu. Einige Übereinstimmungen im Seelenleben der Wilden und der Neurotiker* (Gesammelte Werke, Bd. 9). London: Imago.

Freud, S. (1921c). *Massenpsychologie und Ich-Analyse* (Gesammelte Werke, Bd. 13, S. 71–161). London: Imago.

Freud, S. (1930a). *Das Unbehagen in der Kultur* (Gesammelte Werke, Bd. 14, S. 419–506). London: Imago.

Freud, S. (1933a). *Neue Folge der Vorlesung zur Einführung in die Psychoanalyse.* (Gesammelte Werke, Bd. 15). London: Imago.

Hermanns, L. M. (2009). Über die Wurzeln der Gruppenanalyse im Nachkriegsdeutschland. *Gruppenpsychotherapie und Gruppendynamik*, 45(2), 104–127.

Kennard, D., Roberts, J., & Winter, D. A. (2000). *Arbeitsbuch gruppenanalytischer Interventionen.* Heidelberg: Mattes.

Leuzinger-Bohleber, M., Benecke, C., & Hau, S. (2015). *Psychoanalytische Forschung. Methoden und Kontroversen in Zeiten wissenschaftlicher Pluralität.* Stuttgart: Kohlhammer.

Orange, D., Atwood, G. E., & Stolorow, R. D. (1997). *Working Intersubjectively. Contextualism in Psychoanalytic Practise.* Hillsdale: The Analytic Press.

Sachs, G., Fink, B., & Dietrich, G. (2022). Gruppenpsychoanalyse/Psychoanalytische Psychotherapie. In C. Höfner & M. Hochgerner (Hrsg.), *Psychotherapeutische Diagnostik* (S. 101–1014). Wien, New York: Springer.

Sandner, D. (2013). *Die Gruppe und das Unbewusste.* Berlin: Springer.

Schindler, R. (2016). *Das lebendige Gefüge der Gruppe. Ausgewählte Schriften.* Gießen: Psychosozial.

Schultz-Venrath, U. (2008). »Heute war ein historischer Augenblick der Psychiatrie, aber niemand weiß etwas davon« – Zu den Anfängen analytischer Gruppenpsychotherapie durch S. H. Foulkes im Northfield Military Psychiatric Hospital. *Gruppenpsychotherapie und Gruppendynamik*, 44(3), 215–221.

Schultz-Venrath, U. (2013). *Lehrbuch Mentalisieren. Psychotherapien wirksam gestalten.* Stuttgart: Klett-Cotta.

Yalom, I. (2005). *Im Hier und Jetzt: Richtlinien der Gruppenpsychotherapie.* München: Btb.

Yalom, I., & Leszcz, M. (2007). *Theorie und Praxis der Gruppenpsychotherapie.* Stuttgart: Klett-Cotta.

Kernliteratur

Behr, H., & Hearst, L. (2009). *Gruppenanalytische Psychotherapie. Menschen begegnen sich.* Magdeburg: Klotz.

Foulkes, S. H. (2019 [1978]). *Praxis der gruppenanalytischen Psychotherapie* (3. Aufl.). Magdeburg: Klotz.

Janssen, P. L., & Sachs, G. (2018). *Psychodynamische Gruppenpsychotherapie: Theorie, Setting und Praxis.* Stuttgart: Schattauer.
Pritz, A., & Vykoukal, E. (2003). *Gruppenpsychoanalyse. Theorie – Technik – Anwendung.* Wien: Facultas.

Weiterführende Literatur

Hayne, M., & Kunzke, D. (Hrsg.). (2004). *Moderne Gruppenanalyse. Theorie, Praxis und spezielle Anwendungsgebiete.* Gießen: Psychosozial.
Schultz-Venrath, U., & Felsberger, H. (2016). *Mentalisieren in Gruppen.* Stuttgart: Klett-Cotta.
Wilke, G. (2017). *Ordnung und Chaos in Gruppen.* Wien: LIT Verlag.

1.2.1.3 Individualpsychologie

*Margot Matschiner-Zollner & Christine Rosche**

Alfred Adler und die Individualpsychologie im historischen und aktuellen Kontext

Zusammenfassung

Von Alfred Adler 1911 in Wien gegründet, gehört die Individualpsychologie (IP) zu den ältesten tiefenpsychologischen Schulen. Sie geht davon aus, dass unbewusste Prozesse das Erleben und Handeln eines Menschen grundlegend steuern. Besondere Aufmerksamkeit wird der Position des Einzelnen in seinem sozialen Bezugsnetz geschenkt sowie dessen Fähigkeiten, Beziehungen zu gestalten. Die IP leistet damit einen grundlegenden Beitrag zum Verständnis intrapsychischer wie auch interpersoneller Prozesse in Therapie, Beratung und Erziehung.

Schlüsselwörter

Individualpsychologie, Selbst-Regulations-Paradigma, holistisches Menschenbild, Gemeinschaftsgefühl, Aggression, Minderwertigkeitsgefühl, Lebensstil, tendenziöse Apperzeption, Kompensation und Überkompensation, Übertragung und Gegenübertragung; Erziehungsberatungsstellen, Schönbrunner Lehrerausbildungsschule

Entstehungsgeschichte der Individualpsychologie (IP)

1. Die Anfänge

Begründet wurde die tiefenpsychologische Schule der Individualpsychologie von Alfred Adler. Der 1870 in Wien geborene Adler beginnt seine medizinische Laufbahn als Augenarzt und Sozialmediziner. Bereits als junger Arzt der sozialdemokratischen Partei aufs Engste verbunden, nimmt er sich im »Gesundheitsbuch für das Schneidergewerbe« (1898) und in politischen Feuilletons gesundheitspolitischer Fragen an. Adler, der medizinisch nach neuen Wegen sucht, ist von Freuds Ideen beeindruckt und stößt auf dessen Einladung hin zur »Mittwochsgesellschaft«, wo er eigenständige Ideen und Theorien einbringt und so zu einem der wichtigsten Mitarbeiter Freuds wird. Adler befindet sich auf der Suche

* Originaltext: Margot Matschiner-Zollner. Überarbeitung: Christine Rosche

nach neuen Erklärungsmodellen für psychische Erkrankungen und gerät dabei bald in Widerspruch zu Freuds Sexualtheorie.

In Adlers Persönlichkeitsmodell stehen Regulationsvorgänge des Selbst im Fokus der Betrachtungen. Demnach dränge das bedrohte Selbstwertgefühl mit allen Mitteln darauf, kompensiert zu werden. Vom Aggressionstrieb unterfüttert, werde das Streben nach Macht kompensatorisch zur Bewältigung von Minderwertigkeitsgefühlen eingesetzt. Adler ist damit der erste Vertreter innerhalb der Psychoanalyse, der dem Trieb-Abwehr-Paradigma das Selbst-Regulations-Paradigma entgegensetzt und die ausschließlich sexuelle Ätiologie der Neurosen infrage stellt. Als Freud dadurch seine Libidotheorie angegriffen sieht, kommt es zu heftigen theoretischen Auseinandersetzungen und schließlich zum Bruch, sodass Adler 1911 den Kreis um Freud verlässt und den »Verein für freie Psychoanalyse« gründet.

2. 1913: der Verein für Individualpsychologie

1913 kommt es zur Umbenennung des Vereins in »Verein für Individualpsychologie«. Mit dem Begriff »Individualpsychologie« stellt sich Adler gegen die freudianische Betrachtungsweise des Menschen, die ihn in Triebe und Instanzen zergliedert. Adlers holistisches Menschenbild hingegen betont die Unteilbarkeit des Menschen und dessen Gesamtpersönlichkeit.

Gleichzeitig hebt er die Bedeutung der Gemeinschaft für die Entwicklung des Menschen hervor, die ihren Niederschlag in der Theorie des Gemeinschaftsgefühls finden wird. In seinem Hauptwerk »Über den nervösen Charakter« (1912) formuliert Adler die wesentlichen Grundgedanken seines Persönlichkeitsmodells: Die seelische Dynamik des Menschen sei eine auf die Zukunft teleologisch gerichtete Aktivität, mit dem Ziel der Aufrechterhaltung eines guten Selbstwertgefühls. Misslinge dies, würden unbewusst neurotische, auf Kompensation abzielende Entwicklungen in Gang gesetzt. »Wir haben als leitende Kraft und Endzweck der aus dem Minderwertigkeitsgefühl erwachsenen Neurose die *Erhöhung des Persönlichkeitsgefühls* betrachtet, die sich immer mit besonderer Macht durchzusetzen sucht.« (Adler, 2008, S. 62)

In den 1920er-Jahren entwickelt Adler seine wesentlichen theoretischen Positionen weiter. Er sieht das seelische Geschehen zwischen zwei Polen eingespannt: zwischen einem Wunsch nach sozialer Zugehörigkeit – gefasst in die Theoreme vom Zärtlichkeitsbedürfnis und Gemeinschaftsgefühl – und der Aggression, die im Laufe der Theorieentwicklung in den Konzepten vom Geltungsstreben, Überlegenheitsstreben etc. formuliert wird. Nach Adlers Auffassung kreiert der Mensch, wenn sein »Zärtlichkeitsbedürfnis« – ein Bedürfnis nach Kontakt, Liebe und Anerkennung – überwiegend in der Folge von frühkindlichen traumatisierenden Erfahrungen unerfüllt bleibt, aus subjektiv erlebter Ohnmacht und existenzieller Unsicherheit heraus fiktive Zielvorstellungen von Macht. Im Laufe seines sozialen Anpassungsprozesses lernt er, mit welchen Verhaltensweisen er bestimmten sozialen Situationen am besten begegnen kann. Diese Dynamik der Selbstwertregulierung fasst Adler im Konzept des Lebensstils zusammen. Adlers Bemühungen gehen in der Folge dahin, Neurosenprophylaxe zu betreiben. Den Angelpunkt wird dabei die Pädagogik spielen.

3. Schulreform und sozialpolitisches Engagement

Nach der Trennung von Freud erlangt Adler durch sein sozialpädagogisches Engagement internationalen Ruf: Im sozialistisch verwalteten »Roten Wien« wurden die Entwicklungen im Sozial-, Gesundheits- und Erziehungswesen zügig vorangetrieben. Alfred Adler wird kooptiert und versucht an der Seite führender Politiker, in Wien ein funktionierendes Gemein- und Wohlfahrtswesen aufrechtzuerhalten (Schifferer, 1995, S. 104ff.). Er distanziert sich von Gewalt als Mittel zur politischen Veränderung. Gewalt sei »männlicher Protest«, »Übersteigerung des Geltungsstrebens«, dagegen sei Gemeinsinn die zu unterstützende Kraft.

Ausgangspunkt für eine große Zahl reformerischer Aktivitäten ist Adlers Vortragsreihe »Menschenkenntnis« im Jahr 1918 in der Volkshochschule Ottakring, dem größten volksbildnerischen Institut Wiens zur damaligen Zeit. Diese Reihe löst einen Ansturm ungeahnten Ausmaßes aus. Es sind vor allem die Mütter verwaister und kriegsverwahrloster Kinder, die mit der Erziehung nicht mehr zurechtkommen und die sich an Adler nach den Vorlesungen um Rat wenden. In der Folge wird die Idee einer Erziehungsberatungsstelle geboren. Zwischen 1924 und 1934 wird im Verbund mit der sozialistischen Bildungsreform eine Vielzahl von Beratungsstellen entstehen.

Die Schulreform wird unter der Regierung Renner von Otto Glöckl als Staatssekretär getragen. Zu den Grundgedanken der Bildungsreform zählen Chancengleichheit beim Zugang zur Bildung für alle Kinder und die Schaffung eines der demokratischen Republik angemessenen Schulsystems, mit der Pflege eines demokratischen Erziehungsstils und der Förderung der Erziehung zur Gemeinschaft, zur Gleichheit und zur Eigenständigkeit. Die sozialpädagogischen Reformen des Roten Wiens wären ohne die Beiträge Adlers und anderer Individualpsycholog:innen nicht denkbar.

Um 1918 erlebt die Individualpsychologie ihre Blütezeit, sie ist eine psychotherapeutische Schule und eine Bewegung. Adlers pädagogische Aktivitäten sind vielgestaltig. Er ist nicht nur Lehrer im außergewöhnlichen Experiment der Schönbrunner Lehrerausbildungsschule, das allen reformerischen Kräften des Bildungswesens in Wien großen Aufschwung gibt. Er wirkt auch in der »Internationalen Vereinigung für die Erneuerung der Erziehung« und wird schließlich an das Pädagogische Institut in Wien berufen, wo er in unmittelbarem Kontakt zu Karl und Charlotte Bühler arbeitet.

Nach dem »Ersten Internationalen Kongress der Individualpsychologie« in München (1922) formieren sich rasch in ganz Deutschland, der Schweiz, in Frankreich und in Holland Arbeitsgemeinschaften und Erziehungsberatungsstellen (zwischen 1924 und 1934 wurden über hundert ins Leben gerufen). Sie stellen den Höhepunkt und gleichzeitig den Niedergang der individualpsychologischen Tätigkeiten dar. Interne Schwierigkeiten und die politisch bedingte Emigration vieler Individualpsycholog:innen, nicht zuletzt Alfred Adlers selbst, bedingen die Auflösung des Vereins für Individualpsychologie. Adler verlegt seinen Wohnsitz in die USA, wo er eine Lehrtätigkeit an der University of Columbia annimmt. 1937 stirbt er unerwartet auf einer seiner zahlreichen Vortragsreisen in Schottland.

Der »Österreichische Verein für Individualpsychologie« wurde nach dem Zweiten Weltkrieg durch Persönlichkeiten wie Erwin Ringel, Walter Spiel und Knut Baumgärtel neu gegründet.

Grundannahmen der Individualpsychologie

1. Die traditionelle Individualpsychologie

Die individualpsychologische Theorie geht von der Grundannahme aus, dass Denken, Handeln und Erleben der Menschen von unbewussten Prozessen beeinflusst sind. Damit versteht sie sich als eine tiefenpsychologische Schulrichtung.

Im Mittelpunkt ihres Interesses stehen die Beobachtung und das Verstehen von unbewussten Wünschen, Ängsten und Motiven des:der Einzelnen und wie diese die Ausgestaltung seiner:ihrer sozialen Bindungen steuern. Adler geht davon aus, dass die Impulse für menschliche Entwicklung aus Gefühlen der Unsicherheit, der Schwäche und des Mangels hervorgehen, wobei diese Unsicherheiten als Minderwertigkeitsgefühl erlebt werden.

Von Lebensbeginn an ist das Kind darum bemüht, solche Gefühlszustände zu bewältigen. Diese Erfahrungen werden gesammelt und dazu unbewusste Strategien entwickelt, um schmerzhafte und beängstigende, mit dem Selbstbild unvereinbare Affekte vom Bewusstsein fernzuhalten. Geltungsstreben, der Wille zur Macht, Kompensation und Überkompensation von Minderwertigkeitsgefühlen sind dabei treibende dynamische Kräfte. Unbewusst versucht der Mensch herauszufinden, welche Haltungen und Handlungen am besten geeignet sind, Wohlbefinden herbeizuführen, was immer auch mit einschließt, (un)bewusst Handlungen so zu regulieren, dass ein Gefühl von Unterlegenheit vermieden werden kann.

Im Laufe des Lebens bildet sich dabei der sogenannte Lebensstil der Person heraus – das für diese typische, sie charakterisierende Verhalten, das von unbewussten Annahmen und Strategien geleitet wird, mit dem Ziel, das soziale Leben mit den verfügbaren inneren und äußeren Ressourcen bestmöglich zu meistern. Gleichzeitig mit der Entwicklung des Lebensstils bildet sich bei jedem Menschen ein für ihn spezifisches Wahrnehmungsschema heraus: Die tendenziöse Apperzeption ist die mehr oder weniger verzerrte Bewertung und Wahrnehmung von sich, von den anderen und von Erlebnissen. Diese dient u. a. der Kompensation von Gefühlen der Schwäche und der Unterlegenheit, was letztendlich zur Stärkung der Person und zu einem guten Selbstwertgefühl führen sollte.

Im Falle einer neurotischen Entwicklung glückt dies jedoch nicht, vielmehr kommt es zur Überkompensation – einem übertriebenen Streben nach Geltung und Macht, als Versuch, das Selbst- und Identitätsgefühl zu sichern.

1929 erweitert Adler die Theorie des Minderwertigkeitskomplexes durch den Begriff des Gemeinschaftsgefühls. Dieses wird als grundsätzlich angeborenes, durch Erziehung auszuformendes Gegenmotiv zum Macht- und Geltungsstreben begriffen. Die Entwicklung des Mutes zur Selbstständigkeit und die Entfaltung von Gemeinschaftsgefühl gehören für Adler zu den wesentlichen Aufgaben von Erziehung und Therapie. Das Ziel der Therapie besteht ihm zufolge in der Bewältigung der drei Lebensaufgaben: der Arbeits-, der Liebes- und der Gemeinschaftsfähigkeit.

Ein möglicher Zugang, wichtige Determinanten des Lebensstils zu erkennen, ist die älteste Erinnerung, die gleichsam als Motto des Menschen verstanden werden kann. Im Laufe einer Therapie können sich diese Erinnerungen verändern oder durch andere ersetzt werden.

2. Die gegenwärtige Individualpsychologie

In den letzten Jahrzehnten lösten sich Individualpsycholog:innen von der ausschließlichen Konzentration auf das Minderwertigkeitsgefühl und dessen Folgen zugunsten einer umfassenderen Sichtweise des Menschen, was zur Übernahme von Konzepten aus der Psychoanalyse führte.

Der Umgang mit Übertragung und Gegenübertragung zählt für viele Individualpsycholog:innen der Gegenwart zu den basalen Mitteln, um den therapeutischen Prozess zu begreifen und handzuhaben. Individualpsycholog:innen gehen davon aus, dass die für jeden Einzelnen charakteristischen lebensstiltypischen Muster, die der Regulierung des Selbstempfindens und des Sozialverhaltens dienen, in der therapeutischen Beziehung zwischen Klient:in und Therapeut:in wirksam werden (= Übertragung/Lebensstil).

Zum Ziel einer individualpsychologischen Therapie gehört es, diese Muster (Sicherungen, tendenziöse Apperzeptionen, Kompensationen etc.) sichtbar, bewusst und bearbeitbar zu machen. Um diese zu erkennen, achtet der:die Therapeut:in auf die eigenen emotionalen Reaktionen auf die Beziehungsangebote des Klienten:der Klientin (= Gegenübertragung) und verarbeitet diese gemeinsam mit seinem:ihrem theoretischen Wissen zu Deutungen. Auf diese Weise sollen sich den Klient:innen neue Erlebnis- und Handlungsspielräume eröffnen.

Gemäß dem gegenwärtigen Wissenschaftsverständnis wird in der Ausbildung keine einheitlich verbindliche Lehre verfolgt. Vielmehr werden von den einzelnen Individualpsycholog:innen unterschiedliche theoretische Konzeptionen aus der Tiefenpsychologie, die mit den Grundannahmen der Individualpsychologie gut kompatibel sind, in das theoretische und praktische Arbeiten integriert.

Einige Forschungsrichtungen, die in die individualpsychologische Lehre integriert werden, sind:

- **Objektbeziehungstheorien:** Hier wird das Konzept des Lebensstils mit dem Entstehen von kranken und gesunden sozialen Bindungen in Verbindung gebracht. Die im frühen Eltern-Kind-Dialog gemachten Beziehungserfahrungen und die sie begleitenden unbewussten Fantasien stehen im Fokus.
- **Ich-Psychologie:** Im Mittelpunkt des Interesses steht die Beobachtung von Ich-Funktionen: Bei diesen kognitiven Kompetenzen wie Erinnern, Urteilen, Anpassung etc. geht es um eine Betrachtung der bewusstseinsnäheren intrapsychischen Dynamik. Diese Strömung wird in besonderem Maße in Osteuropa aufgenommen.
- **Selbstpsychologie:** Es werden Persönlichkeitsmodelle rezipiert, die Regulationsvorgänge im Selbst untersuchen, welche das Selbstwertgefühl fördern oder herabsetzen. Seelische Störungen werden in diesen Konzepten als Ergebnis von Bildungen defizienter Selbststrukturen verstanden.

Die Identität der gegenwärtigen Individualpsycholog:innen umspannt einen weiten Bogen. Während die einen ihr Selbstverständnis näher an die Wurzeln von Alfred Adler rücken und einen aktiven, ermutigenden Therapiestil bevorzugen, verstehen andere die Individualpsychologie mehr als eine der Psychoanalyse verwandte tiefenpsychologische Schulrichtung.

Individualpsychologische Therapeut:innen arbeiten in unterschiedlichen, je nach Indikation gegebenen Settings, die von kurzfristigen Therapien, wie z. B. der Krisenintervention, bis zu hochfrequenten Analysen von mehreren Wochenstunden im Sessel-Couch-Setting reichen.

Psychotherapeutische Diagnostik in der Individualpsychologie

Die Diagnostik und Behandlung in der Individualpsychologie basiert heute im Wesentlichen auf modernen psychoanalytischen Konzeptualisierungen.

Beim Erstgespräch steht die vorgebrachte Symptomatik des:der Betroffenen und ihre unbewusste Bedeutung im Zentrum. In den ersten Sitzungen gilt es, gemeinsam mit den Patient:innen eine zunächst vorläufige Arbeitshypothese herauszuarbeiten, die ein gemeinsames psychodynamisches Verständnis der Ursprünge des Symptoms bzw. der symptomerhaltenden Mechanismen ermöglicht. (Vgl. Kapusta/Zumer, 2020)

In den Ausbildungsseminaren werden neben dem Modell der konfliktbedingten Neurosen auch psychodynamische Modelle von strukturellen Störungen und Persönlichkeitsstörungen gelehrt. Ausgehend von Argelanders (1978) Theorien zum szenischen Verstehen, werden aktuelle Weiterentwicklungen besprochen. Argelander zeigte, dass Patient:innen ihre Konflikte nicht nur sprachlich mitteilen, sondern unbewusst die analytische Situation wie eine Bühne benützen, auf der sie ihre Konflikte in einer Szene darstellen, in die sie den Therapeuten:die Therapeutin unbewusst miteinbeziehen. Durch die Analyse von Übertragung und Gegenübertragung erhält er:sie Aufschlüsse über die unbewusste Konfliktfiguration des Patienten:der Patientin und nützt diese als Grundlage für Diagnose und Indikationsstellung. Argelanders Modell wird gegenwärtig durch klinische Theorien wie projektive Identifizierung, Rollenspielbereitschaft und die Thesen zu Enactments erweitert. (Vgl. Matschiner-Zollner, 2004).

Weiters werden die aktuell entwickelten Erhebungsinstrumente wie die OPD-2 (Operationalisierte Psychodynamische Diagnostik) und das Alternative Modell für Persönlichkeitsstörungen nach DSM-5 als diagnostische Hilfsmittel und zur Unterstützung der Therapieplanung herangezogen.

Es werden Bezüge zu den Modellen der Individualpsychologie hergestellt, die prinzipiell ein früh vorhandenes und früh einsetzendes Bindungsbedürfnis des Menschen als eine wesentliche Bedingung bei der Entstehung von innerseelischen Strukturen ansieht.

Der Österreichische Verein für Individualpsychologie (ÖVIP)

Das zentrale Vereinslokal befindet sich in Wien mit Niederlassungen in der Steiermark und in Tirol/Vorarlberg. Die Ausbildung zu individualpsychologischen Analytiker:innen findet durch das Alfred-Adler-Institut in Kooperation mit der Universität Wien statt. Die Fort- und Weiterbildung richtet sich an Psychotherapeut:innen und ist zum Teil auch für interessierte Laien geöffnet.

Mit dem Ausbildungsinstitut, dem sogenannten Alfred-Adler-Institut, ist ein Ambulatorium für Kinder und Jugendliche in Krisen – Die Boje – kooptiert, das sich der Akutbetreuung von Kindern und Jugendlichen nach traumatischen Ereignissen annimmt.

Zeittafel zu Alfred Adler

1870	am 2. Februar Geburt in Wien-Rudolfsheim
1895	Promotion zum Dr. med.
1902	Aufnahme in die »Mittwochsrunde« Sigmund Freuds
1911	Obmann des Wiener Vereins für Psychoanalyse; Austritt aus der Wiener Psychoanalytischen Vereinigung und Gründung eines eigenen Vereins: »Verein für freie Psychoanalyse«
1912	Adlers Hauptwerk »Über den nervösen Charakter« erscheint
1913	Umbenennung des Vereins in »Verein für Individualpsychologie«
1918/19	Gründung der ersten Wiener Erziehungsberatungsstelle
1920–23	Lehrer in der Erziehungsschule »Kinderfreunde – Freie Schule« in Schönbrunn
1924	Lehrtätigkeit am Pädagogischen Institut in Wien
1927	Gründung des individualpsychologischen Ambulatoriums in Mariahilf, dem viele weitere folgen
1933	Auflösung der Vereinstätigkeit; Adlers Werke kommen auf die »Liste der verbotenen Bücher«
1936	Lehrtätigkeit an der Columbia University
1937	Tod in Aberdeen auf einer Vortragsreise

Fragen zur Evaluation

1. Skizzieren Sie das Persönlichkeitsmodell der Individualpsychologie.
2. Was versteht die Individualpsychologie unter Minderwertigkeitsgefühl?
3. Inwiefern versteht sich die Individualpsychologie als tiefenpsychologische Therapierichtung?
4. Welche Ziele verfolgt eine individualpsychologische Therapie?

Literatur im Text

Adler, A. (2008 [1912]). *Über den nervösen Charakter (1912).* Hrsg. v. K. H. v. Witte, A. Bruder-Bezzel & R. Kühn. Göttingen: Vandenhoeck & Ruprecht.

Witte, K. H. v., Bruder-Bezzel, A., & Kühn, R. (Hrsg.). (2008). *Alfred Adler Studienausgabe. Bd. 2. Über den nervösen Charakter* (1912). Göttingen: Vandenhoeck & Ruprecht.

Kernliteratur

Bruder-Bezzel, A. (1983). *Alfred Adler. Die Entstehungsgeschichte einer Theorie im historischen Milieu Wiens.* Göttingen: Vandenhoeck & Ruprecht.

Bruder-Bezzel, A. (1999). *Geschichte der Individualpsychologie.* Göttingen: Vandenhoeck & Ruprecht.

Handlbauer, B. (2002). *Die Adler-Freud-Kontroverse.* Gießen: Psychosozial-Verlag.

Kenner, C. (2007). *Der zerrissene Himmel. Emigration und Exil der Wiener Individualpsychologie.* Göttingen: Vandenhoeck & Ruprecht.

Lehmkuhl, U. (Hrsg.). (2003). *Wie arbeiten Individualpsychologen heute?* Göttingen: Vandenhoeck & Ruprecht.

Witte, K. H. v., u. a. (Hrsg.). (2014). *Alfred Adler Studienausgabe. Band 1–7.* Göttingen: Vandenhoeck & Ruprecht.

Weiterführende Literatur

Adler, A. (1898). *Gesundheitsbuch für das Schneidergewerbe.* Berlin: C. Heymanns.

Brunner, R., & Titze, M. (Hrsg.). (1995). *Wörterbuch der Individualpsychologie.* München, Basel: Ernst Reinhardt.

Datler, W. (2009). Die Bewertung der Freud-Adler-Kontroverse in der gegenwärtigen Individualpsychologie. *Zeitschrift für Individualpsychologie,* 34, 55–65.

Kluy, A. (2019). *Alfred Adler: Die Vermessung der menschlichen Psyche. Biographie.* München: DVA.

Rattner, R. (1972). *Alfred Adler.* Hamburg: Rowohlt.

Rosche, C., & Zumer, P. (2009). Notizen zum Tod eines Vortragsreisenden. Nachforschungen zum Ableben von Alfred Adler und zum Aufbewahrungsort seiner Urne. *Zeitschrift für Individualpsychololologie,* 34, 43–54.

Schiferer, R. (1995). *Alfred Adler. Eine Bildbiographie.* München, Basel: Ernst Reinhardt.

1.2.1.4 Psychoanalyse

Walter Parth

Historische Entwicklung, aktuelle Strömungen, Theorie und Technik, Ausbildung

Zusammenfassung

Die Psychoanalyse ist »1. [e]ine besondere Behandlungsmethode neurotischer Leiden, 2. die Wissenschaft von den unbewussten seelischen Vorgängen« (Freud, 1926, S. 300).
Sigmund Freud hat, beginnend etwa 1885, diese Wissenschaft begründet und bis zu seinem Tode 1939 in mehreren Schritten entwickelt, verändert, präzisiert. Seine Schülerinnen und Schüler, die in der Internationalen Psychoanalytischen Vereinigung organisiert sind, haben auf der Grundlage Freuds die Psychoanalyse weiterentwickelt, sie auch für die Behandlung schwerer Persönlichkeitsstörungen und psychotischer Zustände brauchbar gemacht und ebenso ihren allgemeinen Wert als Kulturtheorie unter Beweis gestellt. Dabei wurden immer differenziertere Modelle über die grundlegenden Vorgänge bei der Entwicklung des Fühlens und Denkens erstellt und für die psychotherapeutische Behandlung nutzbar gemacht.

Schlüsselwörter

Hypnose, Trauma, Verführungstheorie, unbewusste Fantasie, Couch, freie Assoziation, Grundregel, Unbewusstes, Vorbewusstes, Bewusstes, Lustprinzip, Traum, infantile Sexualität, Ödipuskomplex, Triebtheorie, Sexualtrieb, Todestrieb, Widerstand, Verdrängung, Symptom, Sublimierung, Narzissmus, Abstinenz, Übertragung, Gegenübertragung, Deutung, Es, Ich, Über-Ich, Objektbeziehungstheorie, paranoide Position, depressive Position, Ich-Psychologie, Selbstpsychologie, Kulturtheorie

Einleitung

Will man die verschiedenen theoretischen Ansätze und behandlungstechnischen Unterschiede innerhalb der Psychoanalyse (PA) verstehen, ist es notwendig, die Entwicklung von Theorie und Technik zu diskutieren. Freud selbst hat seine Ansichten mehrfach präzisiert, korrigiert oder neu formuliert.

Die Schüler Freuds haben sich, indem sie bestimmte Aspekte seiner Theorie in den Vordergrund hoben und andere Aspekte vernachlässigten oder kritisch hinterfragten, in verschiedene Richtungen entwickelt und unterschiedlichen Aspekten der Psychoanalyse ihre besondere Prägung gegeben.

Entwicklungen und Differenzierungen bis 1930

Von der Neurologie kommend, entwickelte Freud über die Beschäftigung mit Hypnose und Suggestion das psychoanalytische »Setting«. Er entwarf eine Theorie des »Psychischen Apparates«, ein Modell des Kräftespiels der Seele. Dieses Modell erfuhr im Laufe der Entwicklung der Metapsychologie eine kontinuierliche Veränderung, Differenzierung und Ausarbeitung.

Anfangs ging es um die Beschreibung des Unbewussten und seiner Gesetzmäßigkeiten (Traumdeutung), die Bedeutung des Trieblebens und der Sexualität, später um das Zusammenspiel von Unbewusst und Bewusst. Schließlich wurden neue Modelle entworfen, indem die psychischen Instanzen Es – Ich – Über-Ich beschrieben wurden. Freuds Theorie ist ein Konfliktmodell der Seele, das die Bewältigung des Ödipuskomplexes als die zentrale Aufgabe des Menschen betrachtet und die strukturbildenden seelischen Vorgänge rund um diesen Entwicklungsschritt als ausschlaggebend für die Persönlichkeits- und Charakterbildung betrachtet.

1. Voranalytische Zeit – Hypnose, Suggestion, Traumatheorie

Sigmund Freud begann nach seinem Medizinstudium als Assistenzarzt mit der Untersuchung des Zentralnervensystems bei Theodor Meynert und bildete sich in der Folge zum Nervenarzt weiter. Dazu absolvierte er Studienreisen nach Paris, wo er an der Salpetriere bei Jean-Martin Charcot die hypnotische Beeinflussung männlicher und weiblicher »Hysterien« beobachten konnte. Dies beeindruckte ihn insofern, als durch die Hypnose deutlich wurde, dass es Gedanken gibt, die Krankheitssymptome hervorrufen können, solange sie nicht bewusst sind.

Die Unterscheidung in bewusste und unbewusste Gedanken bildete den ersten Grundstein für das später entstehende Lehrgebäude der Psychoanalyse. Von dieser aber noch weit entfernt, versuchte sich Freud in seiner Wiener nervenärztlichen Praxis mittels Hypnose an der Behandlung der Hysterie. Als ihm der damals führende Experte in Hypnose, Hippolyte Bernheim, die Begrenzung der Leistungsfähigkeit der hypnotischen Suggestion bestätigt hatte, verwendete er die Hypnose nicht mehr in erster Linie zu Heilungszwecken, sondern zur Erforschung der Genese der hysterischen Symptome. Sein väterlicher Freund Josef Breuer, ein Nervenarzt in Wien, forschte nun gemeinsam mit ihm und sie veröffentlichten zusammen 1895 das Buch »Studien über Hysterie«. Freuds kritischer Kommentar hierzu lautete:

»Breuer nannte unser Verfahren das *kathartische*; als dessen therapeutische Absicht wurde angegeben, den zur Erhaltung des Symptoms verwendeten Affektbetrag, der auf falsche Bahnen geraten und dort gleichsam eingeklemmt war, auf die normalen Wege zu leiten, wo er zur Abfuhr gelangen konnte *(abreagieren)*. Der praktische Erfolg der kathartischen Prozedur war ausgezeichnet. Die Mängel, die sich später herausstellten, waren die einer jeden hypnotischen Behandlung. [...] Von der Sexualität ist in der Theorie der Katharsis nicht viel die Rede. [...] Aus den *Studien über Hysterie* hätte man nicht leicht erraten können, welche Bedeutung die Sexualität für die Ätiologie der Neurosen hat.« (Freud, 1925, S. 46 ff.)

2. Die Verführungstheorie – die Aufgabe der Verführungstheorie – die Bedeutung der unbewussten Fantasie – der Beginn der Psychoanalyse

Breuer konnte Freuds Behauptung von der sexuellen Ätiologie der Neurosen nicht folgen. Freud führte die Entstehung der Hysterie auf traumatische sexuelle Erlebnisse seiner Patientinnen in der Kindheit (respektive in der frühen Jugend) zurück. Bald lehrte ihn die Erfahrung, dass nicht nur reale Verführungserlebnisse traumatische Erinnerungen auslösten, sondern dass konflikthaft erlebte sexuelle Fantasien der Kinder ähnliche traumatische Wirkungen zur Folge hatten und ins Unbewusste verdrängt wurden, um später als Symptome in Erscheinung zu treten. Damit wurde die Ätiologie der traumatischen Neurose nicht aufgegeben, aber um die Dimension der Wirkung verdrängter konflikthafter Fantasien erweitert. Diese Erkenntnis und das Bemühen um die Erforschung der Dynamik dieser unbewussten Gedanken markiert eigentlich den Beginn der Psychoanalyse.

3. Psychoanalytisches Setting – die Couch, die freie Assoziation, die Grundregel

Die uns heute vertrauten Anordnungen, unter denen die klassische Analyse stattfindet, haben ihre Wurzeln in der voranalytischen Zeit. Freud hatte die aktiven Methoden der Beeinflussung seiner Patientinnen und Patienten sukzessive aufgegeben. Stattdessen machte er die Erfahrung, dass er am meisten erfuhr, wenn er zuhörte. Nicht irgendwie zuhörte, sondern nach einer Methode, die er später »gleichschwebende Aufmerksamkeit« nennen sollte – also nicht etwas Besonderes wollend oder suchend, sondern tendenzlos den Patientinnen und

Patienten lauschend. Bereits Breuers Patientin Dora hatte, auf einer Chaiselongue ruhend und frei vor sich hin plaudernd, die Gespräche mit ihrem Arzt als »talking cure« oder »chimney sweeping« bezeichnet. Freud systematisierte später diese Methode (Freud, 1912) und machte die Aufforderung an seine Patient:innen, sie sollten einfach alles aussprechen, was ihnen durch den Sinn gehe, ungeachtet dessen, ob ihre Einfälle unangenehm, unsinnig, unanständig, unwichtig oder nicht dazugehörig erscheinen, zur sogenannten Grundregel. Durch diese »freie Assoziation« soll im Zusammenspiel mit der Aufmerksamkeit des Analytikers die beste Bedingung geschaffen werden, um Unbewusstes an die Oberfläche kommen zu lassen. Daraus entwickelte sich schließlich das hilfreiche Setting, das heute als Charakteristikum der psychoanalytischen Methode gilt. Der:Die Patient:in liegt auf der Couch, der:die Analytiker:in sitzt dahinter und der:die Patient:in ist zu nichts anderem angehalten, als möglichst frei seine auftauchenden Einfälle mitzuteilen.

4. Die psychoanalytische Theorie – Unbewusstes, Vorbewusstes, Bewusstes. Lustprinzip. Traum. Infantile Sexualität – Der Ödipuskomplex. Das topische Modell

Freuds erste umfassende psychoanalytische Theorie der Psyche wird das topische Modell genannt. In einem metaphorischen Sinne werden verschiedene Funktionsmechanismen des Psychischen verschiedenen »Orten« zugeschrieben. Demnach gibt es einen unbewussten, einen vorbewussten und einen bewussten Teil der Psyche. Das Studium der Träume, in »Die Traumdeutung« (Freud, 1900) publiziert, erlaubte es Freud, einen Grundraster psychoanalytischer Theoriebildung zu entwerfen. Er zeigte darin das dynamische Zusammenwirken verschiedener Kräfte, die auf der einen Seite als unbewusste infantile sexuelle und aggressive Triebwünsche wirken und andererseits, durch die Verdrängungsleistung des Ich vom Bewusstsein ferngehalten, sich unter den Bedingungen des Schlafes in entstellter Form in den Träumen zeigen.

Im berühmten VII. Kapitel der »Traumdeutung« (ebd., S. 513 ff.) entwirft Freud ein Modell des Seelischen, in dem Biologie (in Form der Triebe) auf der einen Seite und Kultur und Umwelt (in Form der äußeren Realität) auf der anderen Seite auf den seelischen Apparat einwirken und das Zusammenspiel dieser drei Einheiten erst das entwickelt, was wir uns als die Psyche vorstellen.

Das Lust-Unlust-Prinzip besagt, dass alle psychische Aktivität danach drängt, Lust zu gewinnen und Unlust zu vermeiden. Nachdem dies auf direktem Wege meist unmöglich ist, wird der seelische Apparat gezwungen, vorübergehend Befriedigung aufzuschieben, zu ersetzen oder zu verhindern. Zu diesem Zweck entfaltet der psychische Apparat das Fantasieren und Denken, welches es ermöglicht, die Befriedigungsmöglichkeiten an die Realität anzupassen.

Die Fundierung alles Psychischen in der körperlich-sinnlichen Spannung der biologischen Reize wird in der Triebtheorie erfasst. Es handelt sich dabei um das permanente Andrängen von Reizen, die aus dem Körper in das Seelische strömen, dort Spannung erzeugen und wieder abgeführt werden müssen. Die Triebtheorie ist das Herzstück der Psychoanalyse (Freud, 1915c).

Diese Lebensenergie nannte Freud Sexualtriebe, weil sie sich in sinnlichem Erleben manifestieren und nach Lust streben. Ihr Betrag ist die Libido. Freud beschrieb die Schicksale der Sexualtriebe und ihr Verhältnis zu den »Objekten«, d.h. zu den Personen und Dingen der Außenwelt, auf die sich die Sexualtriebe in ihrem Bestreben, Lust zu gewinnen, richten. Es wird unterschieden zwischen dem Drang des Triebes (also seiner Stärke), der Quelle (von welchem Organ der sexuelle Impuls seinen Ausgang nimmt), dem Objekt (an dem die Erregung abgeführt, d.h. befriedigt werden soll) und schließlich dem Ziel der Befriedigung (beispielsweise das Saugen oder das Masturbieren). Grob unterteilt Freud die Entwicklung des Kindes in eine orale Phase, in der der Mund die Quelle ist, eine darauffolgende anale Phase, in der die Ausscheidungsorgane beim Lustgewinn bevorzugt werden, und schließlich eine phallisch-genitale Phase, in der die Reizung der äußeren primären Geschlechtsorgane die vorherrschende Quelle des Lustgewinns darstellt. Ist nach Freud ursprünglich der eigene Körper das Objekt der Befriedigung, so ist für die Umwandlung des körperlichen Geschehens in eine psychische Qualität ein bereits erotisiertes Objekt nötig, beispielhaft die Mutter, die durch ihre eigene lustbesetzte liebevolle Beschäftigung mit dem Kind dem körperlichen Empfinden durch die Qualität der Objektbeziehung psychische Bedeutung gibt. Das Schicksal dieser triebgeleiteten Objektbeziehungen bestimmt schließlich den Charakter eines Menschen. Nach Freuds Vorstellung sind die Triebe anfänglich lediglich in Teilen an das Objekt gerichtet. Diese Partialtriebe (Schauen, Fühlen, Einnehmen, Ausstoßen, Zeigen usw.) vereinigen sich im Lauf der Entwicklung des Menschen zu einer ganzheitlichen Wahrnehmung sowohl des Ichs als auch des begehrten Objekts, zu einer »reifen Objektbeziehung«, deren Ziel die geschlechtliche Vereinigung in einem kreativen Sinne ist. Es spielen alle Partialtriebe eine Rolle, ordnen sich aber dem genitalen Triebziel unter. Bleiben Partialtriebe die alleinigen und vorherrschenden Befriedigungsziele, so entstehen Perversionen (Exhibitionismus, Sadismus, Masochismus, Fetischismus u. a.).

Indem sich die sexuellen Fantasien in immer komplexerer Form an die Objekte heften, entsteht im Alter von etwa 4–5 Jahren der von Freud so bezeichnete »Ödipuskomplex« (Freud, 1924).

Diese konflikthafte Passage der Entwicklung sah Freud als anthropologische Konstante, d. h., jedes Menschenkind muss die Phase des Ödipuskonfliktes durchlaufen und auf die eine oder andere Art bewältigen. Dabei greift er den antiken Mythos von König Ödipus auf, der uns als dramatische Bearbeitung durch Sophokles (entstanden ca. 429–425 v. Chr.) überliefert ist. Der Kern der Geschichte ist der, dass das Königskind Ödipus aufgrund einer Weissagung von seinen Eltern ausgesetzt wird und in der Folge als erwachsener Mann im Bestreben, seine Eltern zu finden, unwissentlich seinen Vater, König Laios von Theben, tötet, seine Mutter heiratet und mit ihr Kinder zeugt. Nun selbst König, muss er, als seine Stadt von der Pest heimgesucht wird, seine eigene Geschichte ergründen, um den Fluch von der Stadt zu nehmen. Als er schließlich die Wahrheit erkennt, blendet er sich und irrt schließlich in der Fremde einher. Aus dieser komplexen Geschichte ragen zwei Themen heraus: der Vatermord und der Inzest. Freud meint, jeder Knabe habe diesen Konflikt zu bewältigen, der aus dem Wunsch entspringt, die Mutter in einem sexuellen Sinne ganz für sich zu gewinnen und den Vater zu beseitigen. Sowohl wegen des physischen Unvermögens als auch wegen der emotionalen Bindung an die Eltern kann das Kind dies nicht realisieren. In der Fantasie droht der Vater mit Kastration. Kastrationsdrohung und Inzesttabu stehen also im Zentrum der ödipalen Entwicklungskrise. Der ungelöste Ödipuskonflikt ist der Kern der Neurose. Der »Untergang« des Ödipuskonfliktes, also seine lebbare Lösung, ist sowohl als kulturelles Phänomen als auch als individuelles Erleben der Ausgangspunkt für Moral und Ordnung einer Kultur, determiniert individuell die Wahl des Liebesobjekts und ist Grundlage des Über-Ichs.

Die Zuneigung zum gegengeschlechtlichen und die Rivalität mit dem gleichgeschlechtlichen Elternteil nannte Freud den positiven Ödipuskomplex, die Rivalität mit dem gegengeschlechtlichen Elternteil nannte er den negativen Ödipuskomplex. Die Anlage des Menschen sah Freud grundsätzlich bisexuell, sodass sich erst im Laufe der Entwicklung eine Geschlechtsidentität und eine Objektwahl ausbilden. Die Neigung zur Heterosexualität oder Homosexualität ist demnach keine prinzipielle, sondern eine graduelle, wobei der nicht bevorzugte Anteil meist der Verdrängung unterliegt und als Abneigung gegen die verdrängte Objektwahl in Erscheinung tritt (z. B. ist für heterosexuelle Männer in diesem Falle die Tatsache der Homosexualität unerträglich und muss bekämpft werden). Freud hat dieses Modell an der Psychologie des Knaben entwickelt, die ödipale Entwicklung des Mädchens hat er lediglich skizziert, er war sich dabei in vielem unsicher. In seiner Arbeit »Über die weibliche Sexualität« (Freud, 1931) beschäftigte er sich zwar mit der präödipalen Mutterbindung, bezeichnete aber schließlich die Psychologie der Frau als »dark continent« und hoffte auf die weitere Erforschung durch weibliche Analytikerinnen, die in der Tat in weiterer Folge die komplexe weibliche Entwicklung zunehmend besser beschreiben konnten.

Der Mechanismus, der diese beunruhigenden seelischen Vorgänge letztlich ins Unbewusste verbannt, ist die Verdrängung. Die **Verdrängung** ist eine Funktion des Ichs, die versucht, alle beunruhigenden und beängstigenden Vorgänge, Gedanken, Impulse, Fantasien des Seelenlebens vom Bewusstsein fernzuhalten und mit einer Gegenbesetzung von Energie diese Vorstellungen dauerhaft zu unterdrücken. Dies gelingt nur teilweise, weil diese unbewussten Gedanken mit großer Macht ins Bewusstsein drängen. Der innere Konflikt, der dabei entsteht, kann nun auf verschiedenste Arten bearbeitet, im günstigsten Falle gelöst werden. Entweder werden diese verpönten Gedanken dauerhaft durch Gegenbesetzung unbewusst gehalten – diese Energie fehlt dann dem Ich bei der Bewältigung seiner alltäglichen Aufgaben (wie bei einer Hemmung) – oder sie suchen eine Art verschlungenen Weg, eine Art Seitenausgang, indem sie sich »verkleiden«, umwandeln, unkenntlich machen, um als **Symptom**handlungen an die Oberfläche zu kommen (z. B. wäre die verdrängte Schmutzlust der Antrieb, sich zwanghaft immer wieder die Hände zu waschen, als ob unbewusst die Vorstellung bestünde, sich immer wieder die Hände durch eine verbotene lustvolle Tätigkeit schmutzig zu machen). Das Symptom wäre dann die verkleidete Form der verbotenen Befriedigung, auch wenn sie bewusst als unangenehm und qualvoll erlebt wird. »Die Symptome sind […] die Sexualbetätigung der Kranken« (Freud, 1905b, S. 157).

Ein günstiger, kulturschaffender Ausgang dieses Konfliktes ist die **Sublimierung,** bei der sich die seelische Energie auf Ich-konforme Tätigkeiten verschiebt und dabei desexualisiert wird und so die Energie der realen Lebensbewältigung zur Verfügung stellt. (Beispielsweise kann sich die infantile Lust an Schmutz und Chaos in das Vergnügen an der Ordnung, in die Leidenschaft für Mathematik oder in Interesse für Recht oder Ökonomie verwandeln oder sich die kindliche verbotene Sexualneugier zur leidenschaftlichen Neugier eines Naturwissenschaftlers umgestalten. Infantile verbotene aggressive Strebungen würden nicht als erotisiertes selbst- und fremddestruktives Verhalten, sondern als Lust an sportlichem Wettkampf oder an der Bewältigung von großen Herausforderungen zutage treten).

Dieses Konzept des seelischen Konflikts zwischen Trieb und Kultur befähigte Freud nun zu einer Fülle klinischer und metapsychologischer Untersuchungen, in denen er die sich entwickelnde Psychoanalyse mehr und mehr konturierte und differenzierte. In fünf großen Fallgeschichten – »Dora« (1905a), »Der Kleine Hans« (1909a), »Der Rattenmann« (1909b), »Der Fall Schreber« (1911) und »Der Wolfsmann« (1918) – demonstriert Freud den Fortgang seiner Wissenschaft.

Ein wegweisendes Konzept war die Untersuchung des Narzissmus (Freud, 1914a). Auch hier diente die Sage von Narziss als Vorbild, einem aus einer Vergewaltigung entstandenen Kind, das sich in das Bild von sich selbst verliebt, die Rufe der Nymphe Echo nicht wahrnimmt und schließlich im eigenen Spiegelbild ertrinkt. Freud unterschied einen primären und einen sekundären Narzissmus. Ersterer ist eine Urform der Selbstliebe, der eigene Körper, das eigene Empfinden wird mit der ganzen Libido des Es besetzt. Das Kind nimmt sich selbst zum Liebesobjekt, bevor es seine Libido auf äußere Objekte richtet. Wird die Objektliebe, also die Besetzung der Mutter mit Libido, gestört, kommt es zum Rückzug der Libido auf das eigene Selbst. Diesen rückwärtsgewandten Besetzungsvorgang bezeichnet man als den sekundären Narzissmus. Ein Bewältigungsmechanismus narzisstischer Verletzungen ist die Identifizierung, wo auf diesem Wege das Objekt ins Ich einverleibt wird. Freud verwendete den Ausdruck hauptsächlich zur Beschreibung von Psychosen, die als »narzisstische Neurosen« bezeichnet wurden. Heute ist das Spektrum narzisstischer Störungen ein viel weiter gefasster klinischer Begriff.

5. Behandlungstechnik

Die Wissenschaft vom Unbewussten, als Therapie angewandt, verlangt auch nach einer speziellen Behandlungstechnik. Nur diese Behandlungstechnik vor dem Hintergrund der theoretischen Konzepte erlaubt, aus den Äußerungen der Analysanden und Analysandinnen die Themen des Unbewussten zu verstehen und zur Deutung zu bringen. In seiner purifizierten Form ist es das einzige Interesse des psychoanalytischen Verfahrens, Unbewusstes bewusst zu machen. Davon versprechen wir uns den größtmöglichen Effekt, der zur psychischen Veränderung führen kann. »Wo Es war, soll Ich werden«, hat Freud (1933, S. 86) die therapeutische Zielsetzung zusammengefasst.

In einer Reihe technischer Schriften diskutierte Freud die Grundzüge des Verfahrens , wobei er die psychoanalytische Arbeit mit dem

Schachspiel verglich, insofern, als man wohl einige Regeln und Grundzüge angeben kann, das weitere Verfahren aber dem Geschick der beiden Protagonist:innen überlassen ist.

Voraussetzung ist ein bestimmtes »Setting«, verabredete Zeit und Ort. Der:Die Patient:in liegt auf der Couch, der:die Analytiker:in sitzt dahinter. Der:Die Patient:in ist aufgefordert, die freie Assoziation einzuhalten. Der:Die Analytiker:in ist bemüht, einen Zustand der gleichschwebenden Aufmerksamkeit zu entwickeln. Dazu sollen die eigenen Bedürfnisse zurückgestellt werden, es soll eine Haltung der Abstinenz etabliert und eine technische Neutralität eingehalten werden. Unter Abstinenz versteht man das Bemühen, die eigenen triebgeleiteten Bedürfnisse zurückzustellen. Dies betrifft sowohl Liebes- oder Hassregungen den Patienten und Patientinnen gegenüber als auch die Befriedigung von Bedürfnissen wie therapeutischer Ehrgeiz oder omnipotentes Besserwissen in Form von Ratschlägen oder Anleitungen. Die technische Neutralität meint eine Haltung, in der wir versuchen, eine Äquidistanz zu den drei Instanzen Es, Ich und Über-Ich einzuhalten. Wir werden uns also weder auf die Seite der Triebe noch auf die Seite der Moral noch auf die Seite der Realitätsanpassung schlagen. Diese »analytische Haltung« hat zunehmend das aktive therapeutische Eingreifen abgelöst.

Eine wichtige Erkenntnis war die Entdeckung der Übertragung. Übertragung bedeutet, dass infantile Wünsche und Haltungen, die ursprünglich den primären Bezugspersonen galten, nicht nur erinnert, sondern dem Analytiker:der Analytikerin gegenüber in der Behandlungssituation wiederholt und wiedererlebt werden. Auf diese Weise wird die Vergangenheit in der Gegenwart emotional lebendig und dem Deutungsprozess zugänglich. Das führte unweigerlich zu dem ursprünglich als technisches Problem betrachteten Phänomen, dass diese Gefühlsstürme den Analytiker:die Analytikerin nicht unberührt lassen, sondern seine:ihre analytische Haltung gefährden und sein:ihr Urteil trüben. Diese unvermeidliche »Gegenübertragung«, die sich als heftige Gefühlsreaktion des Analytikers:der Analytikerin bemerkbar macht, wurde nun zum Gegenstand der Forschung und begründete einerseits die Notwendigkeit der lebenslangen systematischen Selbstanalyse des Analytikers:der Analytikerin, andererseits wurde die Gegenübertragung als Instrument der Erkenntnis genutzt. So wie der Klangkörper eines Instrumentes die Schwingungen der Saiten wiedergibt, kann die Gegenübertragung als Indikator für emotionale Zustände der Patient:innen verstanden werden. Dies erwies sich in späterer Folge sogar als einzige Möglichkeit, frühe, aus der vorsprachlichen Zeit stammende Konflikte und Defizite erkennbar und behandelbar zu machen.

Das bedeutendste Instrument der Beeinflussung ist das Deuten. Die Analytiker und Analytikerinnen verzichten auf Ratschläge, Erklärungen oder theoretische Auseinandersetzungen. Deuten meint, anhand der Einfälle der Patienten und Patientinnen, die Unterschiede zwischen dem eigenen unbewussten Fantasieleben und der äußeren Realität zu zeigen, sowohl was die Inhalte der unbewussten Fantasien als auch was die Funktionsweise des Fühlens und Denkens betrifft. Obwohl unsere Patienten und Patientinnen mit dem Wunsch nach einer Besserung ihrer Leiden in die Analyse kommen und viel Aufwand dafür in Kauf nehmen, wird auffällig, dass nach kurzer Zeit die Mitarbeit verweigert wird, das Interesse, sich selbst kennenzulernen, schwindet, das Vertrauen in die Analyse infrage gestellt wird und die Kur zum Stocken kommt. Was wie ein Paradox erscheint, ist das Phänomen des Widerstandes. Dieser zeigt sich unweigerlich in dem Moment, in dem durch den Prozess der Analyse Kontakt zu den unbewussten Anteilen der Persönlichkeit entsteht, was in der Folge eine heftige Abwehr der analytischen Arbeit auslöst. Dabei kann man den Kampf zwischen den inneren Systemen der Psyche beobachten, in dessen Verlauf ein zwiespältiges Verhältnis zur Analyse und zum Analytiker:zur Analytikerin entsteht. Während der bewusste Teil am Funktionieren der Behandlung interessiert ist, dem Analytiker:der Analytikerin vertraut wird und sich was von ihm:ihr erhofft, warnt der unbewusste Teil vor den schmerzhaften Empfindungen, die befürchtet werden, wenn vormals – aus gutem Grunde – Verdrängtes im Bewusstsein wieder auftauchen soll. Der Widerstand und die Beharrungstendenz einmal gefundener Modi der Befriedigung sind Gründe, warum Veränderungen schwer in Gang kommen.

In seiner technischen Schrift »Erinnern, Wiederholen, Durcharbeiten« (Freud, 1914b) und später noch eindringlicher in »Die endliche und die unendliche Analyse« (Freud, 1937c) beschäftigt sich Freud mit der Tatsache, dass Analysen eine lange Zeit brauchen, nie abgeschlossen sind und der therapeutische Erfolg stets von Neuem versichert werden muss.

Dazu hat Freud noch viel dunklere, theoretisch nur andeutungsweise ausgearbeitete Gründe vermutet, wie das Wirken des Todestriebes, eines primären Masochismus, und Beharrungskräfte, die aus der hereditären Anlage der Menschen herrühren. Letztlich zwingt der Prozess der Selbsterkenntnis zu schmerzlichen Trennungen, zur Trennung von Hoffnungen und Illusionen, zur Trennung von infantilen unrealistischen Wunscherfüllungen, von vielen gewohnten scheinbaren Sicherheiten und schließlich auch zur Trennung von der Analyse.

Tatsächlich ist die klassische Psychoanalyse ein lange andauernder Prozess, der dem Patienten:der Patientin viel an zeitlichen, materiellen und seelischen Ressourcen abverlangt. Schon früh wurde daher die Notwendigkeit gesehen, kürzere, weniger aufwendige Verfahren aus den Erkenntnissen der Psychoanalyse abzuleiten. Freud forderte 1919 für die kommende Friedenszeit psychoanalytische Behandlungsstätten für die Armen und eine Entwicklung der psychoanalytischen Psychotherapie, in der in das reine Verfahren der Psychoanalyse wieder direkte Suggestion, vielleicht auch hypnotische Beeinflussung und soziale Hilfe einfließen müsse (Freud, 1919, S. 193).

6. Die zweite Topik – das Strukturmodell

Freud legte ab etwa 1920 nochmals eine Revision seiner Theorie vor. Nach der Theorie der ersten Topik, die darauf gründet, dass unlustvolle Empfindungen nach außen abgeführt werden, war es schwer verständlich, wie selbstschädigendes Verhalten, vom Masochismus bis zum Suizid, befriedigend erklärt werden kann. Dazu führte Freud die hypothetische Konstruktion des Todestriebes ein, ein seitdem in der Psychoanalyse umstrittenes Konzept. Diese Annahme, dass die ursprüngliche Tendenz alles Lebenden die sei, in den anorganischen Zustand zurückzukehren, ermöglichte jedoch in der Folge, ein Modell zu entwickeln, das ein Verständnis erlaubte, wie die Aggression gegen das eigene Selbst gerichtet wird (Freud, 1920). Dieses zweite Modell wird auch Strukturmodell genannt.

Während der Lebenstrieb sowohl die Sexualtriebe als auch die Icherhaltenden Strebungen repräsentiert, die nach Wachstum streben, will der Todestrieb im Gegensatz dazu eine Rückkehr zu einem spannungslosen Ausgangszustand. »Das Ziel allen Lebens ist der Tod, und zurückgreifend: Das Leblose war früher da als das Lebende.« (Ebd., S. 40)

Die Beschreibung des seelischen Apparates durch das Strukturmodell verdeutlicht, wie sehr alle Bereiche des Seelischen vom Unbewussten determiniert und durchdrungen sind. Freud sucht einen neuen Sprachgebrauch, den er übrigens von Nietzsche entlehnt, und nennt die Bereiche jetzt Es, Ich und, als eine spezielle Unterabteilung davon, Über-Ich (ebd.). Es zeigt sich nun, dass sowohl Teile des Ichs als auch des Über Ichs unbewusst sind.

Das Es beinhaltet alles, was Freud als das Charakteristikum des Unbewussten beschrieben hat:

> »Es ist der dunkle, unzugängliche Teil unserer Persönlichkeit [...] und das meiste davon hat negativen Charakter, läßt sich nur als Gegensatz zum Ich beschreiben. Wir nähern uns dem Es mit Vergleichen, nennen es ein

> Chaos, einen Kessel voll brodelnder Erregungen [...] Von den Trieben her erfüllt es sich mit Energie, aber es hat keine Organisation, bringt keinen Gesamtwillen auf, nur das Bestreben, den Triebbedürfnissen unter Einhaltung des Lustprinzips Befriedigung zu schaffen. Für die Vorgänge im Es gelten die logischen Denkgesetze nicht, vor allem nicht der Satz des Widerspruchs. Gegensätzliche Regungen bestehen nebeneinander.« (Ebd., S. 39)

Das Ich dagegen ist nur teilweise mit dem Bewussten gleichzusetzen. Das heißt, ein guter Teil des Ichs ist unbewusst und wird von ihm selbst auch als etwas Fremdes behandelt. In der 31. Vorlesung findet sich das bemerkenswerte Bild: »[...] das Verdrängte ist aber für das Ich Ausland, inneres Ausland, so wie die Realität — gestatten Sie den ungewohnten Ausdruck — äußeres Ausland ist.« (Freud, 1933, S. 62)

Dies weist umgekehrt darauf hin, dass es Teile des Unbewussten gibt, die eher den strukturierten Formen des Ich und nicht jenen des Es folgen: »Sie erkennen die Möglichkeit, daß Teile vom Ich und Über-Ich unbewußt seien, ohne die nämlichen primitiven und irrationellen Charaktere zu besitzen.« (Ebd., S. 81)

In einer Grafik veranschaulicht Freud, wie er sich die seelischen Instanzen in ihrer Verschränktheit vorstellt. Nach dem Somatischen hin erscheint die Psyche offen, es bleibt also ganz unbestimmt, wo das Seelische beginnt. Am anderen Ende sehen wir das Bewusstsein - und auf dem Weg dorthin die verschiedenen Stadien, Systeme und Verfasstheiten des Unbewussten.

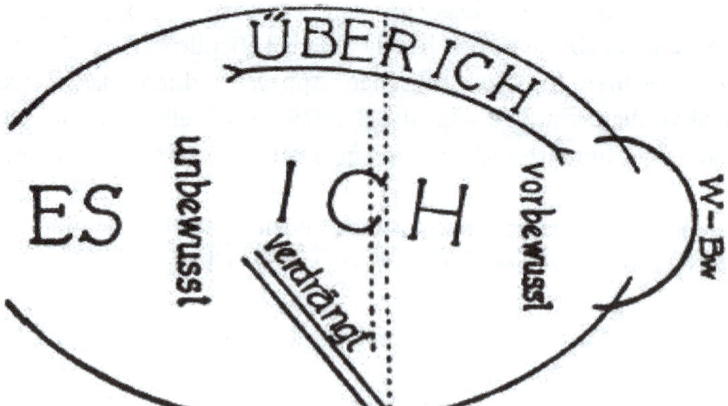

Abb. 1: Verschränkung der seelischen Instanzen (Freud, 1933)

In diesem Modell werden die Zustände, beginnend mit Triebrepräsentationen, aus dem Körperlichen bis hin zu bewussten seelischen Akten nicht als scharf getrennt, sondern als in einem Kontinuum verlaufend angenommen. Auch beinhaltet das Unbewusste Abkömmlinge des Todestriebes in Form von unbewussten Schuldgefühlen oder unbewussten Selbstbestrafungstendenzen.

Mit diesem Modell nahm Freud dem freien, bewussten Willen noch mehr von seinem Einflussbereich und beschrieb den Menschen als ein Wesen, das sich nur schwer und nur in Teilen von seiner ursprünglichen Triebhaftigkeit lösen kann und dessen Seelenleben zum größten Teil unbewusst bleibt. Er vermeinte auch den Widerstand, auf den die Psychoanalyse in weiten Kreisen traf, darauf zurückführen zu können, dass sie behaupte, dass das Ich nicht Herr im eigenen Hause sei (Freud, 1916–17, S. 294 ff.). In dieser »zweiten Topik« befasst sich Freud stärker mit den Bedingungen des Ich und dem Entstehen der inneren Objekte.

7. Schüler, Schülerinnen und Schulen

Schon zu Lebzeiten Freuds begannen einige seiner Schüler, verschiedene Punkte seiner Theoriebildung kritisch zu hinterfragen. Dies führte einerseits zu neuen Theoriebildungen, wie z. B. der Individualpsychologie Alfred Adlers oder der – später sogenannten – Analytischen Psychologie Carl Gustav Jungs. Beide, sowohl Adler als auch Jung, wichen in zentralen Punkten von den Anschauungen Freuds ab, sodass schließlich – auch aus persönlichen Gründen – eine Trennung von der Strömung der Psychoanalyse erfolgte.

Eine Reihe von Schülerinnen und Schülern Freuds blieb jedoch, trotz differenter Auffassungen innerhalb der psychoanalytischen »Bewegung«, und begründete theoretische und technische Veränderungen, Weiterentwicklungen und neue Schulen innerhalb der Psychoanalyse.

Sándor Ferenczi, Otto Rank, Karl Abraham, Wilhelm Reich, Melanie Klein, aber auch Anna Freud, die amerikanische Ich-Psychologie oder die französische Schule der Psychoanalyse entwickelten eigene Schwerpunkte und theoretisch-technische Gesichtspunkte, die die Psychoanalyse bereichert und erweitert haben. Dadurch wurden auch zunehmend Behandlungen von Patientinnen und Patienten möglich, die unter komplizierteren und weiter zurückreichenden Störungen ihres seelischen Geschehens leiden, als dies mit der Freud'schen Methode konzeptualisierbar und behandelbar war.

Bereits in den 1920er-Jahren kam es in Budapest und Berlin in den dort entstehenden psychoanalytischen Vereinigungen zu neuen Theorien, die das Freud'sche Theoriegebäude erweiterten. Freuds Schüler setzten Schwerpunkte auf die Erforschung des Ich und der Objektbeziehungen, was der psychoanalytischen Theorie und Behandlungstechnik neue Wege eröffnete.

8. Entwicklungen seit 1930 – Strömungen der zeitgenössischen Psychoanalyse

Die Zeit des Nationalsozialismus in Deutschland und Österreich brachte einen dramatischen Einbruch, der die Psychoanalyse in diesen Ländern praktisch auslöschte. Die Verfolgung der Psychoanalytiker und der Psychoanalyse und die daraus folgende Flucht der meisten Psychoanalytiker und Psychoanalytikerinnen hatte nicht nur für die Organisationsform, sondern auch für die Theoriebildung der Psychoanalyse und für ihre geografische Verankerung eine wesentliche Bedeutung. In verschiedenen Regionen und auf verschiedenen Kontinenten entwickelten sich nun neue Schwerpunktsetzungen.

Ein Großteil der Psychoanalytikerinnen und Psychoanalytiker, die dem Vernichtungsprogramm entkamen, ließ sich in den USA nieder, ein kleinerer Teil, auch die Familie Freud, in London. Dort hatte sich bereits die Schule von Melanie Klein etabliert, die den Schwerpunkt ihrer Forschung auf die vorödipale Zeit und die frühen Mutter-Kind-Interaktionen gelegt hatte.

8.1 Die englische Schule

Melanie Klein, eine Schülerin von Sándor Ferenczi, hatte sich nach ihrer Ausbildung in Berlin in London niedergelassen. Ihr Schwerpunkt war die Arbeit mit kleinen Kindern im »vorödipalen« Alter. Sie kam zu Ergebnissen, die viele von Freud ins vierte bis sechste Lebensjahr datierten seelischen Vorgänge ins erste Lebensjahr vorverlegten. Sie behauptete, die Kinder hätten schon am Beginn des zweiten Lebensjahres eine ausgeprägte Vorliebe für den andersgeschlechtlichen Elternteil, beim Mädchen setze der Ödipuskomplex als Folge der Entwöhnung und Sauberkeitserziehung ein, habe also oral- und analsadistische Ursprünge. Der Junge erlebe die orale Frustration traumatisch und sei deshalb gezwungen, seine Libidoposition der Mutter gegenüber als genitales Liebesobjekt zu verändern; diese frühen Traumata lösen eine konstitutionelle Geschlechtsentwicklung aus. Der Geschlechtsakt werde im

Grunde als oraler Akt aufgefasst. Dadurch würde die Mutter zum ersten Kastrator. Das war nun eine Gegenposition zu Freud: Nicht mehr die Kastrationsdrohung durch den Vater, sondern die Versagung und die Angst vor der Mutter ist der eigentliche Ursprung der Neurose.

Kleins Deutungen betreffen in der Folge weniger die Abwehr gegen verdrängte Triebimpulse, sondern eher die unbewusste Angst und die Abwehr des Angsterlebens.

Benutzte Melanie Klein bis Anfang der Dreißigerjahre noch die Terminologie Sigmund Freuds, so versuchte sie später, die seelische Entwicklung mithilfe von »Positionen« zu beschreiben. Dabei war ihre Grundlage, dass die Interaktion zwischen Mutter und Kind von Anfang an unter dem ständig drängenden Einfluss der Triebe, und zwar sowohl des Sexualtriebes als auch des Todestriebes, Verbindungen (Fantasien) erschafft, die im Unbewussten als innere Objekte in dynamischer Weise eine Repräsentanz der realen äußeren Welt darstellen. Diese Objekte interagieren untereinander und bestimmen die Qualität des seelischen Lebens, seiner Gefühle und Gedanken, seiner Möglichkeit, Neugierde zu entwickeln, die Welt zu verstehen und die ständig entstehenden Ängste zu bewältigen.

Klein unterscheidet dabei zwei Positionen, die paranoid-schizoide und die depressive Position, die ursprünglich eine Entwicklungsfolge darstellen und später einen wiederkehrenden Wechsel seelischer Zustände zur Folge haben. In der paranoid-schizoiden Position bleibt die Wahrnehmung von innen und außen ungetrennt, die Wahrnehmung von Schmerz oder Befriedigung kann nicht miteinander verbunden werden, sondern sie bleiben als sogenannte Teilobjekte in omnipotenten Fantasien eingebunden. Die Emotionen haben primitive Gewalt. Unerträgliche Gefühle wie Gier oder Neid, der bei Klein den Repräsentanten des Todestriebes darstellt, werden mittels projektiver Identifizierung ausgeschieden. Diese Gefühle, die primitive Angst auslösen, müssen durch ein äußeres Objekt, die »Mutter«, aufgenommen und bearbeitet werden, damit ein alles zerstörender Hass in erträgliche Gefühle umgewandelt werden kann. Gelingt dieser Vorgang, können die inneren Objektrepräsentanzen zunehmend Verbindungen miteinander eingehen, eine Koexistenz von Gut und Böse kann ertragen werden. Dies führt zu einem Organisationsprinzip, das Melanie Klein die »depressive Position« nennt, in der das äußere Objekt als ganzes Objekt erlebt wird, sowohl gut als auch böse. Die Zerstörungswut erzeugt unbewusste Schuld, und das Objekt muss geschützt und durch den Mechanismus der Wiedergutmachung in seiner Ganzheit erhalten werden. Dies hat zur Folge, dass ein differenzierteres Denken und Wahrnehmen entstehen kann; der Unterschied zwischen einer narzisstischen und einer objektbezogenen Wahrnehmung wird toleriert, der Unterschied zwischen sich und dem Objekt kann ertragen werden. Die Wahrnehmung und Akzeptanz der Getrenntheit von Liebesobjekten, Trauer, Trennung und Verlust werden möglich. (Vgl. Klein, 1955)

Nachdem Freud, seine Familie und einige seiner Kollegen nach London emigrieren mussten, entstand dort eine heftige Debatte über die Unterschiede der Freud'schen und der Klein'schen Theorie. Anna Freud, die Tochter von Sigmund Freud, und Melanie Klein wurden die Protagonistinnen in den sogenannten »Controversial Discussions« (King & Steiner, 1990), in deren Folge sich in England drei Gruppen innerhalb der Britischen Psychoanalytischen Vereinigung entwickelten: eine Freudianische Gruppe, eine Kleinianische Gruppe und eine »Independent Group«.

Die Kleinianische **Objektbeziehungstheorie** hat bedeutenden Einfluss auf die Psychoanalyse genommen. Besonders in Großbritannien, Italien, Spanien und Südamerika wurden die Arbeiten Melanie Kleins und ihrer Schüler und Schülerinnen wie Hanna Segal, Betty Joseph, Herbert Rosenfeld und Wilfred Bion, um nur einige zu nennen, mit großem Interesse aufgenommen.

Eine Gruppe britischer Analytiker, die als »unabhängige Gruppe« oder Middle Group bezeichnet wird, wollte sich weder dem Lager der Freudianer um Anna Freud noch dem der Kleinianer anschließen. Von beiden unterschied sie die Ablehnung des Todestriebes und die Abschwächung der Bedeutung des Sexualtriebes. Ronald Fairbairn, Michael Balint, John Bowlby und Donald Winnicott sind die einflussreichsten Vertreter dieser Richtung. Sie beschäftigten sich in besonderer Weise mit der Frühentwicklung des Säuglings. Aus ihrer Perspektive ist der Hauptantrieb der seelischen Entwicklung nicht die Triebbefriedigung, sondern die **Objektsuche** des Kindes. In dieser unabdingbaren Abhängigkeit des Kindes von der Mutter (»There is no such thing as a baby«) besteht die entwicklungspsychologische Aufgabe darin, ein kohärentes Selbst zu suchen. Entwickelt werden muss ein »true self«, das im Gegensatz zum »false self« steht. Dieses bezeichnet eine Abwehrformation, die kein selbstständiges und kreatives Leben ermöglicht, sondern eine Art Normopathie als Symptom erzeugt. (Vgl. Fonagy, 2001)

Diese Richtung der britischen **Objektbeziehungstheorie** gewann in der nordamerikanischen Psychoanalyse während der letzten dreißig Jahre des 20. Jahrhunderts großen Einfluss. Das Interesse am »Selbst« verband sich mit theoretischen Überlegungen Heinz Hartmanns, der den Narzissmus als »libidinöse Besetzung des Selbst« beschrieb und damit das Selbst in den Mittelpunkt der Untersuchung des Unbewussten rückte.

In der Konzeption des Unbewussten zeigte sich nun ein bedeutsamer Wandel. Die Aufmerksamkeit wurde auf die Probleme des Narzissmus gelegt, und auch hier wurde das triebtheoretische Konstrukt des Narzissmus durch ein affektpsychologisches Modell der Regulierung des Selbstwertes abgelöst.

8.2 Die amerikanische Ich-Psychologie

In den USA entstand während und nach dem Krieg unter dem Einfluss der Emigranten und Emigrantinnen das neue Zentrum der Psychoanalyse. Der bestimmende »Mainstream« wurde durch die Bezeichnung der amerikanischen Ich-Psychologie charakterisiert. Die Grundidee dieser Strömung war, dass es eine Zone im Ich gibt, die autonom funktioniert und von den Konflikten des seelischen Geschehens vorerst unberührt bleibt. Diese autonomen Ich-Kerne, zuständig für die Sinneswahrnehmung, die Urteilsfindung, die logischen Verknüpfungen und die Selbstbeobachtung, sind demnach angeborene Funktionen, die erst im Laufe der seelischen Entwicklung in die Dynamik der triebgesteuerten Konflikte einbezogen werden.

Die bekanntesten Vertreter dieser Strömung sind Heinz Hartmann, Ernst Kris und Rudolph Loewenstein (Hartmann, 1964). Ihre Auffassung hatte Veränderungen für die Konzeptualisierung des Unbewussten, für die Vorstellung der Kräfteverhältnisse im Unbewussten und schließlich für Technik und Behandlungsziele der Psychoanalyse zur Folge. Im Gegensatz zur Freud'schen Intention, Unbewusstes durch ein Verständnis der inneren Konflikte bewusst zu machen, wurde mehr Aufmerksamkeit auf die Fähigkeit des Ichs gelegt, durch zunehmende Anpassung an die Umwelt eine Reifung der Persönlichkeit zu erlangen. Das Konzept des Unbewussten rückte zunehmend von einem intrapsychischen Gegenstand zu einem interpersonellen Geschehen. Dies trug der amerikanischen Ich-Psychologie auch den Vorwurf ein, eine Anpassungspsychologie zu sein.

Dieses Modell führte zu einer Technik in der Behandlung, die auf ein stabiles Ich gründete, und setzte Patienten und Patientinnen voraus, die auf einem relativ reifen seelischen Niveau funktionierten und von vornherein imstande waren, ein Arbeitsbündnis einzuhalten. Diese Technik, die die Widerstandsanalyse in den Vordergrund stellte, führte zu einer ziemlich strengen und rigiden Vorgehensweise, die schwerer gestörten Patienten und Patientinnen die Behandlung oft unerträglich machte.

Diese Strenge in der Behandlung führte in Amerika zu Gegenbewegungen, wie z. B. der »Selbstpsychologie« Heinz Kohuts, in der die Notwendigkeit betont wurde, den Patienten und die Patientin zu lieben und gut zu behandeln. Kohut (1979) ging es um die Ausdifferenzierung des Begriffes »Selbst«. Im Unbewussten sind dabei Objektbeziehungsmuster bestimmend, die sich um die Aufrechterhaltung der Selbstwertregulation drehen. Selbstobjekte, die in der empathischen Spiegelung durch die Mutter entstehen, bestimmen in dieser Theorie die Konstellationen im Unbewussten. Die Triebtheorie wird abgelöst durch eine Psychologie des Selbst; es geht nicht mehr um Triebkonflikte im Unbewussten, sondern um Selbstwertregulation. Damit in Verbindung wird eine Zwei-Personen-Psychologie beschrieben, die das Unbewusste nicht nur als intrinsisch, sondern als interpersonell beschreibt. Bei Kohut und seinen Nachfolgern bestimmen nicht mehr die Konflikte mit Sexual- und Aggressionstrieben das Unbewusste, dementsprechend sind auch nicht unbewusste Schuld oder konflikthafte Wünsche zentral. Stattdessen geht es um frühe Enttäuschungen, die durch ein Ausbleiben empathischer elterlicher Resonanz entstanden sind. Dieses Unbewusste entwickelt sich nicht mehr aus der Freud'schen Libido, sondern aus dem Niederschlag früher Affektresonanzen und unbefriedigt gebliebener Selbstobjekterfahrungen (Kettner & Mertens, 2010). Dementsprechend ist auch nicht mehr das Bewusstmachen unbewusster Konflikte Ziel der Behandlung, sondern die Verbesserung der Selbstobjekterfahrungen, welche den zentralen Modus repräsentieren, der zwischen dem Selbst und den anderen besteht.

8.3 Die französische Psychoanalyse und Jacques Lacan

Obwohl die Psychoanalyse erst relativ spät (1921) nach Frankreich kam, ist Frankreich heute eines der Länder, in denen Psychoanalyse einen besonders hohen Status genießt. Dies hat auch damit zu tun, dass zu den Ersten, die sich für die Psychoanalyse begeisterten, die Künstler des Existenzialismus gehörten, die mithalfen, die Psychoanalyse populär zu machen. So interessierten sich Salvador Dalí, Pablo Picasso oder Luis Buñuel, um nur einige zu nennen, für die junge Wissenschaft und reflektierten sie in ihren Arbeiten.

Auch Frankreichs Literatur und nicht zuletzt Psychologie und Psychiatrie sind geprägt von der Psychoanalyse. Es stellte sich sehr schnell ein tiefgreifendes Interesse ein, das dazu führte, dass sich in Frankreich eine nationale Kultur der Psychoanalyse entwickelte. Zu den französischen Anhängern der klassischen Psychoanalyse zählen unter anderen Jacques Lacan, André Green, Jean Laplanche und Françoise Dolto, von denen einige Freuds Theorien neu interpretierten, weiterentwickelten oder psychoanalytische Institutionen gründeten, die in Frankreich sehr lebendig und einflussreich sind.

Jacques Lacan geriet durch seine neue Theoretisierung und vor allem durch seine von der klassischen Analyse abweichende Behandlungspraxis in starken Konflikt mit der Französischen Psychoanalytischen Gesellschaft und wurde aus der Internationalen Psychoanalytischen Assoziation ausgeschlossen. Dennoch übte seine »strukturale Analyse« großen Einfluss auf die Entwicklung der Psychoanalyse in Frankreich aus. Seine Schule verbreitete sich vor allem in Südamerika stark und kommt zunehmend auch wieder in Dialog mit den in der IPA (International Psychoanalytical Association) anerkannten Strömungen der Psychoanalyse (vgl. Lacan, 1966).

9. Integration verschiedener Ansätze

Bis etwa in die 1980er-Jahre war der Schulenstreit für die Psychoanalyse maßgeblich bestimmend. Seit dieser Zeit, unter der Präsidentschaft von Robert S. Wallerstein (Wallerstein, 1990) und Otto Kernberg (Kernberg, 1994), findet ein zunehmender Schulendialog statt, der eine Integration der verschiedenen theoretischen und technischen Positionen anstrebt. Weit entfernt davon, eine einheitliche Theorie zu sein, gibt es doch große Übereinstimmung, was die Standards der psychoanalytischen Ausbildung betrifft – im Hinblick auf die Grundlagen der Ethik, der Technik und des Settings.

Dabei stellen die Beachtung der Abstinenz, der Übertragung und Gegenübertragung, der Rolle der Deutung des Unbewussten und die Beschränkung auf verbale Kommunikation aus theoretischen und behandlungstechnischen Erwägungen heraus zentrale Eckpunkte dar.

10. Erweiterung der Indikation zur Psychoanalyse

Die Erweiterung der psychoanalytischen Theorie und die detaillierte Untersuchung der Vorgänge im Behandlungszimmer erlauben es zunehmend, immer schwierigere und kompliziertere seelische Störungen systematisch zu behandeln. Dies hat die Indikationsstellung maßgeblich erweitert und die genauere Konzeptualisierung nicht nur der klassischen Analyse, sondern auch der davon abgeleiteten psychoanalytischen Psychotherapie erlaubt. Hatte Freud die Psychoanalyse noch für die Behandlung der Neurosen reserviert, können heute nahezu alle Störungen psychoanalytisch verstanden und behandelt werden. Für viele Störungen, aber auch für viele Anwendungsbedingungen wird heute »Psychoanalytische Psychotherapie« gelehrt und angewendet, worunter verkürzte, eingeschränkte oder modifizierte Verfahren verstanden werden, die auf der Grundlage der Psychoanalyse konzipiert sind (siehe dazu den Abschnitt 1.2.1.5 über POP – »Psychoanalytisch orientierte Psychotherapie« in diesem Buch). Kurz aufgezählt seien nur: Kinderpsychoanalyse, Gruppenanalyse, Kurz- und Fokaltherapie, Paartherapie, spezielle Verfahren zur Behandlung von psychotischen Störungen und Borderline-Störungen oder Traumatherapie. Alle diese speziellen Anwendungen werden heute an den meisten psychoanalytischen Instituten gelehrt.

11. Diagnostik in der Psychoanalyse

Die psychoanalytische Diagnostik versucht, in ersten Gesprächen ein Bild über das Kräfteverhältnis der seelischen Instanzen eines Patienten:einer Patientin und die innere Dynamik der Beziehung zwischen diesen Instanzen zu erlangen. Das Ziel ist, abschätzen zu können, ob und wann welche psychoanalytische Behandlung sinnvoll und zielführend sein kann. Dabei sollen deskriptive, dynamische, ökonomische und strukturelle Aspekte beschrieben werden.

Dabei kann man Verfahren unterscheiden, die eine Beurteilung für äußere Belange erfordern, und Beurteilungen, die für die Behandlung selbst relevant erscheinen.

Diagnostik für äußere Belange ist notwendig, wenn Angaben für Kassenleistungen oder Forschungszwecke benötigt werden. Für die Krankenkassenleistungen ist eine Diagnostik erforderlich, die deskriptiv vom Symptom ausgeht und im ICD – einem psychiatrischen Diagnosemanual – festgehalten werden. Für Forschungszwecke und für institutionelle Belange (wie z. B. dokumentierbare Konferenzbeschlüsse in Kliniken) haben sich verschiedene Verfahren etabliert, die versuchen, in operationalisierter Form die Struktur der seelischen Organisation zu beschreiben. In Österreich werden vor allem das Verfahren nach OPD (Operationalisierte Psychodynamische Diagnostik)* und das »Strukturierte Interview zur Persönlichkeitsorganisation« nach Kernberg** gelehrt, wie an der Wiener Psychoanalytischen Akademie oder an der

* Operationalisierte Psychodynamische Diagnostik (OPD-2): https://psy-akademie.at/fortbildung/fortbildungen/operationalisierte-psychodynamische-diagnostik-opd-2-20192020/

** STIPO-D: https://www.meduniwien.ac.at/hp/fileadmin/psychoanalyse/pdf/STIPO-D.pdf

Klinik für Tiefenpsychologie. Es gibt auch andere, hierorts weniger angewandte Methoden zur Operationalisierung klinischer Daten, wie z. B. den an der Anna-Freud-Klinik in London entwickelten Hampstead-Index (Sandler, 1962) u. a. All diesen Verfahren ist gemeinsam, dass sie versuchen, entlang bestimmter psychoanalytischer Kategorien ein »objektives« und in seinen Teilen vergleichbares Bild der seelischen Struktur zu zeichnen.

Dagegen verlangt die Art von Diagnostik, die für die Behandlung mittels Psychoanalyse relevant ist, ein gänzlich anderes Vorgehen, so wie Freud es in seinen technischen Schriften grundgelegt hat (Freud, 1913). Diese Diagnostik geht weniger vom Symptom oder von der Krankengeschichte aus, obwohl diese Daten im Hintergrund relevante Informationen darstellen. Sie geht auch weniger von beschreibbaren Strukturen aus, obwohl auch diese für die Beurteilung wichtig sind. Diese Diagnostik verlässt sich auf den Prozess des Zuhörens in einer Haltung von Abstinenz und technischer Neutralität. Dabei werden Faktoren wichtig, die sehr individuell sind, wie: Kann ich als Therapeut:in mit dieser Person sprechen? Kann diese Person meine Gedanken aufnehmen? Hat diese Person ein Interesse an sich selbst? Hat sie genügend Stabilität, um auch schwierige Passagen der Behandlung ertragen zu können? Welches innere Bild entfaltet sich im Analytiker:in der Analytikerin und scheint es ausreichend, hoffnungsvolle Vorstellungen zu erlauben? Kann im Gespräch eine Beziehungssituation geschaffen werden, die es dem Patienten:der Patientin erlaubt, vergangene unbewusst gewordene Beziehungsmuster, Traumen, pathogene Situationen wieder erstehen zu lassen? Und ist es möglich, eine Übertragungssituation zu verstehen? Diese Art der Beurteilung wird eine Prognose für die Behandlung zulassen. Eine stichhaltige Diagnostik ergibt sich auf diese Weise aber eher gegen Ende der Behandlung, wenn sich der:die Patient:in besser kennengelernt hat, und nicht am Anfang. Die psychoanalytischen Konzepte von Theorie und Behandlungstechnik, die diese Art des Zuhörens leiten, erlauben es schließlich ebenso, die gewonnenen Eindrücke mit anderen Psychoanalytikern und Psychoanalytikerinnen zu diskutieren und gemeinsame Erfahrungen zu sammeln.

12. Psychoanalyse als Kulturtheorie

Da die Psychoanalyse nicht nur eine Theorie des kranken, sondern des allgemeinen Seelenlebens umfasst, hat bereits Freud in verschiedenen Schriften kulturkritische, gesellschaftskritische und religionskritische Untersuchungen angestellt und damit eine Tradition begründet, die es auch heute vielen Psychoanalytikern und Psychoanalytikerinnen erlaubt, ihre Disziplin auf gesellschaftliche Prozesse anzuwenden. Freuds Schriften zu Kultur und Sozialpsychologie umfassen nahezu sein halbes Werk. Er versuchte zu zeigen, wie das Verständnis der Psyche des Individuums Ansätze und Modelle ergibt, die es erlauben, soziale Systeme, die das Zusammenleben der Menschen regulieren, besser zu verstehen. (Freud, 1930)

13. Ausbildungsinstitute, Anforderungen und Schwerpunkte

Die Ausbildung zum Psychoanalytiker:zur Psychoanalytikerin ist in lokalen und regionalen Vereinigungen organisiert, diese orientieren sich an den Standards der International Psychoanalytical Association (IPA). Es gibt aber viele psychoanalytische Ausbildungsinstitute, die außerhalb der IPA stehen und ihre eigenen Ausbildungsstandards haben. Auch innerhalb der IPA gibt es, bedingt durch historische, theoretische und regionale Besonderheiten, durchaus differierende Ausbildungen. Derzeit werden drei verschiedene Ausbildungsmodelle innerhalb der IPA anerkannt. Grundlage jedes Ausbildungsmodells ist die Selbstanalyse, die je nach Region oder Schule drei, vier oder fünf Wochenstunden verlangt. Die zweite Säule der Ausbildung sind die theoretischen Seminare und die dritte Säule ist ein System von kontinuierlicher Supervision. Meist wird ein Abschlussvortrag mit theoretischem oder klinischem Inhalt zum Abschluss der Ausbildung verlangt. Das gegenwärtige Bild der Psychoanalyse ist weniger das einer festgefügten kanonisierten und einheitlichen »Schule«, sondern mehr das eines sich lebhaft entwickelnden wissenschaftlichen Forums, das, auf der Grundlage der Entdeckungen Freuds diese weiterentwickelt, für die modernen Bedürfnisse adaptiert, in einer weltweiten andauernden Diskussion ihre Grundlagen und Hypothesen überprüft und so eine sehr lebendige Diskussion über das Wesen des Seelischen aufrechterhält.

Fragen zur Evaluation

1. Welche Kriterien zur Unterscheidung verschiedener psychoanalytischer Schulen können Sie anführen?
2. Wie unterscheidet sich das kathartische Modell vom psychoanalytischen Modell?
3. Was versteht man unter Triebtheorie?

4. Wie ist die Unterscheidung zwischen Triebtheorie und Objektbeziehungstheorie?
5. Was sind die Grundbedingungen der psychoanalytischen Methode?
6. Nennen Sie Grundlagen des psychoanalytischen Settings und der Behandlungstechnik.

Literatur im Text

Fonagy, P. (2001). *Attachment Theory and Psychoanalysis*. New York: Other Press.

Freud, S. (1900). *Die Traumdeutung*. GW II/III.

Freud, S. (1905a [1901]). *Bruchstücke einer Hysterieanalyse*. GW V, 1–119.

Freud, S. (1905b). *Meine Ansichten über die Rolle der Sexualität in der Ätiologie der Neurosen*. GW V.

Freud, S. (1909a). *Analyse der Phobie eines fünfjährigen Knaben*. GW VII, 241–377.

Freud, S. (1909b). *Bemerkungen über einen Fall von Zwangsneurose*. GW VII, 379–463.

Freud, S. (1911 [1910]). *Psychoanalytische Bemerkungen über einen autobiographisch beschriebenen Fall von Paranoia (Dementia paranoides)*. GW VIII, 239–316.

Freud, S. (1912). *Ratschläge für den Arzt bei der psychoanalytischen Behandlung*. GW VIII, 376–387.

Freud, S. (1913). *Zur Einleitung der Behandlung*. GW VIII, 454–478.

Freud, S. (1914a). *Zur Einführung des Narzißmus*. GW X, 137–170.

Freud, S. (1914b). *Erinnern, Wiederholen und Durcharbeiten. Weitere Ratschläge zur Technik der Psychoanalyse II*. GW X, 126–136.

Freud, S. (1916–17). *Vorlesungen zur Einführung in die Psychoanalyse*. GW XI.

Freud, S. (1918 [1914]). *Aus der Geschichte einer infantilen Neurose*. GW XII, 27–157.

Freud, S. (1919 [1918]). *Wege der psychoanalytischen Therapie*. GW XII.

Freud, S. (1920). *Jenseits des Lustprinzips*. GW XIII, 1–69.

Freud, S. (1924). *Der Untergang des Ödipuskomplexes*. GW XIII, 395–402.

Freud, S. (1925). *Einige psychische Folgen des anatomischen Geschlechtsunterschieds*. GX XIV, 19–30.

Freud, S. (1926). *Psycho-Analysis: Freudian School*. GW XIV, 299–337.

Freud, S. (1930). *Das Unbehagen in der Kultur*. GW XIV, 419–505.

Freud, S. (1931). *Über die weibliche Sexualität*. GW XIV, 517–537.

Freud, S. (1933). *Neue Folge der Vorlesung zur Einführung in die Psychoanalyse*. GW XV.

Hartmann, H. (1972 [1964]). *Ich-Psychologie*. Stuttgart: Klett.

Kernberg, O. F. (1994). Der gegenwärtige Stand der Psychoanalyse. *Psyche – Zeitschrift für Psychoanalyse und ihre Anwendungen*, 48(6), 483–508.

Kettner, M., & Mertens, W. (2010). *Reflexionen über das Unbewusste*. Göttingen: Vandenhoeck & Ruprecht.

King, P. H. M., & Steiner, R. (1990). *The Freud-Klein Controversies in the British Psycho-Analytical Society, 1941–1945*. London: Routledge.

Klein, M. (1955). *Gesammelte Schriften*. Stuttgart, Bad Cannstadt: Frommann-Holzboog.

Kohut, H. (1979 [1977]). *Die Heilung des Selbst*. Frankfurt am Main: Suhrkamp.

Lacan, J. (1975 [1966]). *Schriften I.* Frankfurt am Main: Suhrkamp.
Sandler, J. (1962). Research in psycho-analysis: The Hampstead Index as an instrument of psychoanalytic research. *The International Journal of Psychoanalysis*, 43(4–5), 287–291.
Wallerstein, R. S. (1990). Psychoanalysis: The Common Ground. *The International Journal of Psychoanalysis,* 71, 3–20.

Kernliteratur

List, E. (2009). *Psychoanalyse.* Wien: Facultas.
Mertens, W. (1990). *Einführung in die psychoanalytische Therapie. Band 1–3.* Stuttgart, Berlin, Köln: Kohlhammer.
Mitscherlich, A., Strachey, J., & Richards, A. (Hrsg.). (1989). *Sigmund Freud. Studienausgabe in zehn Bänden mit einem Ergänzungsband.* Frankfurt: S. Fischer.

1.2.1.5 Psychoanalytisch orientierte Psychotherapie

Brigitte Grossmann-Garger

Was ist psychoanalytisch orientierte Psychotherapie?

In diesem Abschnitt wird Psychoanalytisch orientierte Psychotherapie (POP) als Anwendung der psychoanalytischen Methode mit einem modifizierten Setting dargestellt und an einem konkreten Fallbeispiel veranschaulicht.

Zusammenfassung

Psychoanalytisch orientierte Psychotherapie, kurz POP genannt, ist ein Therapieverfahren, das sich von der Psychoanalyse herleitet. Sie baut auf derselben Theorie, nämlich auf der psychoanalytischen Theorie der unbewussten Motivation, der psychischen Struktur und der Psychodynamik auf. POP stellt eine Anwendungsform der psychoanalytischen Methode dar. Der psychoanalytische Wissenskanon in Form von psychoanalytischer Persönlichkeits-, Krankheits- und Behandlungstheorie bildet den theoretischen und konzeptuellen Rahmen von POP.

Schlüsselwörter

Setting, Übertragung, Gegenübertragung, Enactment, Deutungsprozess, supportive Elemente, technische Neutralität, Indikation, Behandlungsziel

In der Technik charakterisieren folgende Schwerpunkte POP:

- Konflikte werden als innerpsychische Konflikte verstanden, die sich durch Projektion und Übertragung beständig in der Außenwelt reinszenieren und wiederholen.
- Sie zeigen sich daher auch in der Gegenübertragungsbeziehung im therapeutischen Setting.
- Ihre Behandlung erfolgt durch Fokussierung auf aktuell wirksame Konflikte und deren Symptombildung.
- Konkrete Deutungen im Hier und Jetzt sind ein wesentliches Element zur Milderung bzw. Aufhebung der Konflikte.
- Neben Deutungen werden stützende Elemente eingesetzt.

Die Technik charakterisierende Schwerpunkte

Info

POP wendet die gleichen Basistechniken an wie die Psychoanalyse, jedoch mit quantitativen Modifikationen. Daraus ergibt sich eine Behandlung mit qualitativen Unterschieden: Eine einzelne Sitzung POP mag sich von einer hochfrequenten psychoanalytischen Sitzung gar nicht unterscheiden, über die Zeit hinweg ergibt sich aber eine Differenz.

In der praktischen Durchführung unterscheidet sich die POP vom psychoanalytischen Standardverfahren vor allem durch

- die Stundenfrequenz (2, eventuell 1, versus 4 Wochenstunden). Es kommt dadurch zu einem weniger dichten Übertragungs-/Gegenübertragungsgeschehen und einem speziellen Umgang mit der Regression.
- das Setting. Ob die Behandlung auf der Couch stattfindet oder ob Patient:in und Psychotherapeut:in von Angesicht zu Angesicht kommunizieren, hat weitreichende Bedeutung. Im Gegenübersitzen sind Patient:in und Psychotherapeut:in der wechselseitigen Gestaltung der Interaktion und damit auch der Gestaltung der Beziehung mehr ausgesetzt. Das nonverbale Verhalten wird deutlicher, beide können sich den oft nicht bewusst eingesetzten sprachlichen und nichtsprachlichen Mitteln, mit denen dies geschieht, nicht entziehen. Die Dosierung der Regression durch den Therapeuten:die Therapeutin ergibt eine gewisse Sicherheit für den Patienten:die Patientin.

Info

Die therapeutische Beziehung und der aktive Umgang mit ebendieser erlangt im Therapiegeschehen eine große Bedeutung.
Die Beziehung zwischen Patient:in und Psychotherapeut:in bildet den Rahmen, innerhalb dessen beide Beteiligten miteinander kommunizieren. Was der eine oder andere Partner tut, findet innerhalb der therapeutischen Beziehung statt und konstituiert dieses Verhältnis.

Wenn ein Aspekt der Beziehung zwischen Patient:in und Psychotherapeut:in der aktuellen Situation und dem Kontakt von zwei erwachsenen Personen nicht angemessen erscheint, weil der Patient sich dem Psychotherapeuten gegenüber verhält wie gegenüber einer Person aus seiner Vergangenheit, dann nennt Freud das Übertragung (Freud, 1895).

Ist das Erleben und Verhalten von Übertragung bestimmt, nimmt der Patient den Psychotherapeuten verzerrt wahr. Er wird eben wie eine Person aus seiner Vergangenheit erlebt, die eine wichtige Rolle für ihn gespielt hat, und wiederholt eine frühere Beziehung in der Gegenwart. Die Erfahrung des Patienten kann im Hier und Jetzt der therapeutischen Beziehung untersucht und in der Folge der bewussten Erfahrung zugänglich gemacht werden. Durch diesen Prozess kann der Patient ein der Realität angemessenes Verhalten entwickeln und Wiederholungen vergangener Interaktionen in gegenwärtigen Beziehungen unterbrechen.

Gestaltet der Patient die therapeutische Beziehung nach dem Muster einer vergangenen Erfahrung, ohne diese Erfahrung mit Worten auszudrücken und ohne die Beweggründe für sein Verhalten zu erforschen, spricht man von **Agieren**. Patient:innen setzen auf diese Weise ihre unbewussten Wünsche in die Tat um und aktualisieren sie in der Übertragung.

Gelegentlich schließt sich das Verhalten der Psychotherapeut:innen mit dem von Patient:innen zu **Inszenierungen** bzw. **Enactments** zusammen (Tuckett, 2000). Dazu kann es kommen, wenn die Patientin die Psychotherapeutin durch nichtsprachliche Äußerungen dazu veranlasst, sich so zu verhalten, wie es ihren unbewussten Erwartungen entspricht. Die therapeutische Beziehung bildet sich dann in einer szenischen Darstellung ab. Solche Inszenierungen sind gemeinsame Schöpfungen des therapeutischen Paares und werden Enactments genannt. Patientin und Psychotherapeutin setzen sich in diesem Fall unmittelbar in bestimmter Weise zueinander ins Verhältnis, ohne dass sie selbst es in diesem Moment bemerken. Oft lässt sich erst im Nachhinein erkennen, was sich in ihrer Beziehung ereignet hat. In solchen Inszenierungen werden häufig Beziehungserfahrungen des Patienten kommuniziert, über die mit Worten nicht gesprochen werden kann. Die Gestaltung der therapeutischen Beziehung ist dann wichtiger als die inhaltliche Bedeutung dessen, was gesprochen wird. Der Psychotherapeut nimmt unvermeidlich Einfluss auf die Übertragung. Diese ist nur vor dem Hintergrund des Geschehens zwischen Patient und Psychotherapeut zu verstehen. Auch die Art und Weise, wie der Psychotherapeut die Übertragung handhabt, trägt die Spuren seiner eigenen Wahrnehmungen und Erfahrungen. Die Gesamtheit der unbewussten Reaktionen des Psychotherapeuten auf die Patientin – und ganz besonders die Reaktionen auf dessen Übertragung – versteht man als **Gegenübertragung**.

Übertragung und Gegenübertragung sind zwei Seiten eines bestimmten Verhältnisses von Patient:in und Psychotherapeut:in – ein Beziehungsphänomen, das von beiden Parteien unbewusst und bewusst gestaltet wird. Die Bearbeitung des zunächst unbewussten Übertragungs-/ Gegenübertragungsgeschehens und die Bearbeitung der verschiedenen Formen des Widerstands sind zentrale Themen in der Behandlung. Die Bearbeitung erfolgt unter Wahrung der Abstinenz in dem Sinn, dass der Psychotherapeut vermeidet, unbewusste Rollenerwartungen zu agieren (Clarkin et al., 2008).

Das entscheidende Mittel zum Verständnis ist der Deutungsprozess. Zur Technik der Deutung gehören die Klärung des (vor)bewussten Erlebens des Patienten, die taktvolle Konfrontation mit Widersprüchen (z. B. zwischen verbalen und nichtverbalen Mitteilungen) und die eigentliche Deutung der unbewussten Bedeutung.

Es hängt von der Schwere der Psychopathologie ab, aber in der Regel nehmen Klärung und Konfrontation mehr Raum ein. Deutungen werden bei POP fast nur im Hier und Jetzt gegeben. Sie stehen im Vordergrund und sind längerfristig eine wichtige Brücke zur unbewussten Bedeutung im Dort und Damals.

Veränderungen kommen in der Psychotherapie dadurch zustande, dass die Psychotherapeutin mit deutenden Methoden arbeitet. Eine psychotherapeutische Behandlung ist wirksamer, wenn die Patientin die Beziehung zur Therapeutin als hilfreich erlebt. Stützende, supportive Techniken tragen zu einer von der Patientin als hilfreich erlebten Beziehung bei. Daher werden deutende Elemente in der Behandlung in POP bewusst durch stützende Elemente ergänzt. Hier ist zu beachten, dass verbale oder nonverbale Zeichen des Verstehens, Mitfühlens oder Ermunterungen nicht einen suggestiven und pädagogischen Charakter erhalten und damit die Grenzen von psychoanalytischen Arbeiten überschreiten.

Die Absichtslosigkeit, die technische Neutralität, ist eine essenzielle Haltung des Therapeuten. Er kann bewusst oder unbewusst punktuell die technische Neutralität aufgeben – in dem Sinn, dass er die gleiche Distanz zu den inneren Instanzen Ich, Es, Über-Ich oder äußeren Konfliktpartner:innen verliert und sich kurzfristig mit den Wünschen oder den Normen des Patienten verbündet. Er muss die technische Neutralität aber rasch wiederherstellen.

Die Behandlungstechnik von POP stammt aus dem vielfältigen Wissen um den Umgang mit Übertragung, Gegenübertragung und Widerstand (Thomä & Kächele, 1996; Hinshelwood, 2007). In der ersten Hälfte des 20. Jahrhunderts dominierte eine Behandlungstechnik, die für Neurosen geeignet war, also für Erkrankungen auf einem relativ hohen psychischen Strukturniveau. In der zweiten Hälfte des 20. Jahrhunderts hat sich der Schwerpunkt von der klassischen Übertragungsneurose abgewendet und neueren Krankheitsbildern wie narzisstischen Störungen und Borderlinestörungen und damit auch verschiedenen Aspekten der therapeutischen Beziehung zugewendet. Es hat sich herausgestellt, dass Übertragungsdeutungen und die sich daraus ergebende emotionale Einsicht bedeutsam sind für die Beziehungswahrnehmung und -gestaltung. Für jenen Bereich, der von Beziehung, nonverbalen, sensorischen und affektiven Aspekten von Interaktion und Kommunikation geprägt wird, greift auch dieses Verständnis zu kurz (Sander, 2002; Stern et al., 1998). Deshalb wurden zur Ergänzung der zentralen Interventionstechniken wie Konfrontation und Deutung in den letzten Jahren spezialisierte und modifizierte Techniken eingebracht und z. T. in eigenen Behandlungssettings angewendet: TFP, MPT, fokussierte Psychotherapie etc.

POP ist aber eines nicht: ein Set von definierten Handlungsanweisungen. Vielmehr ist POP ein Set von Überlegungen, die aus der Besonderheit der reduzierten Setting-Möglichkeiten resultieren, die Patient:in und Therapeut:in zur Verfügung stehen.

Diagnostik in POP

POP als eine Anwendungsform der psychoanalytischen Methode geht in der Diagnostik ähnlich vor wie die Psychoanalyse. Die Diagnostik, die einer Therapie vorausgeht und die Behandlungsindikation begründet, erfolgt mithilfe einer halboffenen oder teilstrukturierten Interviewtechnik. Damit kann man über verbale, aber auch nonverbale Mitteilungen der Patientin bzw. des Patienten, das Übertragungsgeschehen und das Erkennen der eigenen Gegenübertragungsgefühle Informationen über Symptomatik, Psychodynamik, Persönlichkeitsstruktur und dominierende Beziehungsmuster erhalten. Zusätzliche Informationen bekommt man durch das Verstehen szenischer Interaktionsprozesse, indem die Symptome und Probleme, mit denen sich der.die Patient:in an die POP-Therapeutin bzw. den POP-Therapeuten wendet, vor dem aktuellen wie dem infantilen Hintergrund erlebbar werden. Dadurch können Hypothesen über die zentralen Störungsdimensionen aufgestellt und laufend überprüft werden.

Die psychoanalytische Diagnose umfasst die gesamte Persönlichkeit der Patientin bzw. des Patienten mit allen Ressourcen und Lösungsversuchen.

Ziel der Diagnostik ist es, folgende Aspekte herauszuarbeiten:

- ein klinisches Bild (Qualität, Schwere und Dauer der psychischen und somatischen Symptome),
- psychodynamische Aspekte bezüglich unbewusster Konflikte,

- das strukturelle Funktionsniveau,
- dysfunktionale Aspekte der Beziehungsgestaltung.

Durch diesen Prozess soll eine prognostische Einschätzung und eine Differenzialindikation ermöglicht werden.

Bei der **Klassifikation** psychischer Erkrankungen gibt es zwei grundsätzliche Herangehensweisen: ein deskriptiv-phänomenologisches Verfahren, das vorrangig für äußere Belange erforderlich ist, und eine psychodynamische Klassifikation, die für die Behandlung selbst relevant erscheint.

Die deskriptive Klassifikation dient hauptsächlich dazu, Symptome und sichtbare Verhaltensweisen zu erfassen (Arbeitskreis OPD, 1961). Diese Angaben sind z. B. eine Voraussetzung für die Genehmigung von Kassenleistungen. Sie gehen vom Symptom aus und werden im ICD- und DSM-Klassifikationssystem, das sind psychiatrische Diagnosemanuals, kategorisiert. Diese reine Beschreibung der Symptome ist für die psychoanalytische Diagnostik nicht ausreichend.

Ergänzend bezieht sich die psychodynamische Diagnostik auf die psychoanalytische Theorie, die verschiedenen Schulen und ihre Weiterentwicklungen. Gemeinsam ist allen Theorien die Rolle des Unbewussten generell, der unbewussten Konflikte bzw. Übertragung und Gegenübertragung. Eine wichtige Rolle spielt dabei die Strukturdiagnostik Kernbergs. Sie stützt sich auf Freuds Strukturmodell (Freud, 1913), wobei die Qualität der Objektbeziehungen und der Grad der Über-Ich-Integration wesentlich für sein Modell sind – diagnostisch und prognostisch. Als diagnostische und differenzialdiagnostische Methode dient das strukturelle Interview.

Mithilfe von Kernbergs Strukturdiagnostik (Kernberg, 1985) ist eine elaborierte Beschreibung des psychischen Funktionierens und der Persönlichkeitsstörungen möglich, die verschiedene dysfunktionale Aspekte der Beziehungsgestaltung beinhaltet.

Eine weitere Form der Diagnostik in POP ist zu erwähnen, wie sie schon in Freuds technischen Schriften grundgelegt ist. Diese geht zwar von beschreibbaren Strukturen aus, ihr zentrales Element ist aber der Prozess des Zuhörens mittels abstinenter und neutraler Haltung der Therapeutin:des Therapeut:en. Damit werden Fragen aufgeworfen und sollen einer Beantwortung zugänglich werden wie: Hat der:die Patient:in ein Interesse an sich, an ihrem Innenleben? Hat sie:er ausreichend Stabilität für schwierige Phasen der Behandlung? Können sich Beziehungsmuster in der Beziehung zur Therapeutin:zum Therapeuten durch Übertragung und Gegenübertragung entwickeln, die einem Verstehensprozess zugeführt werden können? Antworten auf diese Fragen sind wichtig für die Prognose einer Behandlung in den unterschiedlichen Phasen der Therapie und sollen in Supervisionen und Intervisionen reflektiert werden.

So sehr sich Diagnoseverfahren immer wieder der Kritik stellen müssen, so wichtig sind sie für prognostische und behandlungstechnische Überlegungen und die psychoanalytisch-therapeutische Arbeit.

Indikation

Patient:innen auf neurotischem Strukturniveau können mit POP behandelt werden, wenn ein klarer aktueller psychischer Konflikt feststellbar ist, oder Patient:innen, die aus inneren oder äußeren Gründen keine Möglichkeit oder Bereitschaft für eine höherfrequente psychoanalytische Behandlung mitbringen.

Die Indikation ist für schwerer persönlichkeitsgestörte Patient:innen auf niedrigem und mittlerem Strukturniveau zu stellen. Hierher gehört ein breites Spektrum von Persönlichkeitsstörungen, Suchterkrankungen und psychosomatischen Störungen.

Für Patient:innen mit psychotischen Störungen oder solchen mit Intelligenzminderungen sind jeweils angemessene Varianten mit stärker stützenden Elementen indiziert.

Mit POP kann somit eine große Zahl von Patient:innen mit den unterschiedlichsten Indikationsstellungen von der Adoleszenz bis ins höhere Lebensalter mit unterschiedlichem kulturellen Hintergrund behandelt werden.

Info

Behandlungsziel

In POP wird eine teilweise Reorganisation der psychischen Struktur angestrebt, sodass eine signifikante Verbesserung der Symptomatik stattfinden kann.

Info

Unterschiede klassische Psychoanalyse – POP

Unterschiede zwischen der klassischen Psychoanalyse und POP gibt es in der Technik, im Prozess und in den Zielen.

Auf der Technikebene:

- Die Durcharbeitung einer Übertragungsbeziehung ist in diesem Verfahren nicht vorrangig und die Rekonstruktion der Vergangenheit zählt nicht zu den zentralen Wirkfaktoren.
- POP findet vorzugsweise mit einer Frequenz von 2 Stunden pro Woche statt, im Ausnahmefall einmal wöchentlich, Therapeut:in und Patient:in sitzen sich gegenüber. Demgegenüber ist eine hohe Frequenz von 4 bis 5 Stunden dem Liegen auf der Couch mit der Therapeutin, die hinter der Patientin sitzt, vorbehalten.

Auf der Ebene des Prozesses:

- In POP bedeutet Prozess die Integration gespaltener und fragmentierter Partialobjektbeziehungen und die Aufhebung von Spaltungsübertragungen.
- Abwehrmechanismen, die die Anpassung aktiv fördern, werden gestärkt und solche, die mehr schaden als nützen, werden geschwächt, sodass es zu einem geringeren Spannungsverhältnis zwischen Impuls- und Abwehrkräften kommt.

Auf der Ebene der Ziele:

- Bei der stützenden Psychotherapie ist im Gegensatz zur Psychoanalyse eine strukturelle Veränderung ein erfreuliches, aber nicht notwendiges Ergebnis der Therapie.

Ein Beispiel zur Illustration

Eine 45-jährige Frau hat trotz eines intensiven Wunsches nach einem Partner seit neun Jahren keine feste Beziehung mehr. Sie habe zwar Männer kennengelernt, ihre Hoffnung auf eine liebevolle Beziehung sei aber immer zerstört worden, wenn sie dahinterkam, dass der jeweilige Mann sie betrogen und belogen hatte, verheiratet gewesen sei oder einfach ohne für sie ersichtlichen Grund verschwunden sei. In diesen krisenhaften Situationen musste sie einige Male wegen Medikamentenüberdosierung in der Psychiatrie stationär aufgenommen werden. Vor dieser Lebensphase war sie zehn Jahre mit einem Alkoholiker verheiratet gewesen, mit dem sie eigentlich keine Beziehung, aber eine Tochter hatte. Danach folgte eine weitere zehnjährige Lebensgemeinschaft, die dadurch gekennzeichnet war, dass sie ständig vergeblich um die Liebe und Zuneigung des Mannes gebettelt hatte.

Aktuell hätte sie eine gute Arbeit, ein tolles Kind und keine Schulden. Sie verstehe aber nicht, warum sie keinen Mann finde bzw. warum alles immer wieder in einer riesigen Enttäuschung ende. Die Vermutung des Therapeuten, die Patientin sehe keinen eigenen Anteil an diesen Entwicklungen, bejahte sie. Sie suche sich eben immer die falschen Männer aus.

In der zweiten Sitzung sagte ihr der Therapeut, sie gehe sehr rasch in eine passive Haltung, auch hier in der Therapie. Sie wolle, dass er das Problem für sie löse, da sie keine Ahnung hätte, was sie falsch mache. Der Therapeut sagte, indem sie von ihm eigentlich Unmögliches erwarte, nämlich dass er die Probleme für sie löse, mache sie vielleicht etwas Ähnliches wie in ihren Beziehungen, wo sie keine Möglichkeit sehe, sie mitzugestalten. Einige Tage später rief die Patientin an und meinte, es hätte keinen Sinn, zur nächsten Stunde zu kommen, da der Therapeut ihr gesagt hätte, sie erwarte Unmögliches von ihm. Sie habe den Eindruck, der Therapeut würde ihr nicht helfen. Er ermunterte sie, in die Stunde zu kommen, damit sie das besprechen können.

Tatsächlich kam die Patientin nicht, sie sagte wegen eines Migräneanfalls ab. Er gab ihr am darauffolgenden Tag einen Ersatztermin, weil er befürchtete, noch eine weitere Woche würde ihre Beziehung nicht halten. Sie kam zum vereinbarten Termin verweint und verzweifelt. Es war kaum möglich, die Situation rund um das Telefonat aufzuklären, aber offensichtlich konnte sie spüren, dass dem Therapeuten daran lag, dass ihre Beziehung weiterginge. Sie stimmte weiteren Terminen zu und sagte noch, dass sie immer wieder dazu neige, rasch die Flinte ins Korn zu werfen.

Die therapeutische Arbeit in den nächsten zwei Jahren machte deutlich, dass alle ihre Beziehungsversuche aus denselben Gründen gescheitert waren, die sich in der Anfangsinteraktion mit dem Therapeuten gezeigt hatten: Sie fühlte sich allein hilflos und abhängig, fühlte sich gegenüber Anforderungen in der Beziehung überfordert. Gleichzeitig entwickelte sie umso größere Erwartungen an den Mann, die sie ihm aber nicht mitteilte. Aus dieser emotionalen Falle flüchteten die Partner über kurz oder lang. Zusätzlich verschärft wurde der Mechanismus durch die selbstschädigende Art der Partnerwahl, die mit einem masochistischen Anteil ihrer Persönlichkeit zu tun hatte.

Was im ersten Moment wie ein klassisches Beziehungsproblem ausschaute, das oft in Beziehungen auftritt, zeigte sich bald als eine frühkindliche Störung mit Bindungsproblematik und masochistischen Anteilen. Zu spüren war das in der Geschwindigkeit, mit der die Patientin eine Übertragung entwickelte und Spannungen ausagierte. Diese mussten rasch angesprochen werden, da durch das Fehlen einer Bindung ein Abbruch drohte. Vom Konzept der technischen Neutralität, das eigene Interessen des Therapeuten untersagt, musste kurzfristig abgewichen werden, um hier die Sinnhaftigkeit der Therapie zu unterstreichen. Derartige Interventionen, die eigentlich stützenden Charakter haben und dem Erhalt der Therapie dienen, müssen danach allerdings ausführlich besprochen werden und die Neutralität muss rasch wiederhergestellt werden, um die Therapie nicht zu zerstören.

Die plötzliche Abbruchstendenz der Patientin machte eine Intervention am Telefon und die Vergabe eines Ersatztermins erforderlich. Die Untersuchung der Übertragung im Hinblick auf ihre Symptomatik war nur möglich, nachdem der Therapeut Partei für die Sinnhaftigkeit der Fortsetzung der Therapie ergriffen hatte.

In der Bearbeitung dieser Situationen sind die psychoanalytischen Konzepte wie technische Neutralität, Übertragungsbeziehung, Projektion und das Wissen um primitive Abwehrmechanismen unerlässlich, um nicht in das Beziehungsmuster der Patientin hineingezogen zu werden.

Wäre es dem Therapeuten nicht gelungen, ihre technische Neutralität wieder rasch herzustellen, hätte die Patientin die Therapie abgebrochen und sie hätte weiterhin mithilfe des Wiederholungszwangs vergeblich versucht, die Situation zu lösen.*

i Info

Die besondere Herausforderung für POP-Therapeut:innen besteht darin, dass in ihrer Arbeit die Unterstützung durch das hochfrequente Setting und das Sitzen hinter der Couch fehlt. Interventionen müssen berücksichtigen, dass die Regression nicht zu stark wird und der Schutz der nächsten Stunde recht weit weg liegt. Das Gegenübersitzen – wie im Alltagsleben – erschwert es der Therapeutin, über den latenten Inhalt des Gesprächs nachzudenken und diesen dem Patienten:der Patientin zu veranschaulichen. Aufgrund dieser Fakten hat die Supervision in der Ausbildung zum POP-Therapeuten:zur POP-Therapeutin einen besonderen Stellenwert und ist in der Ausbildung engmaschig angelegt.

Literatur im Text

Arbeitskreis OPD. (Hrsg.). (1961). *Operationalisierte Psychodynamische Diagnostik OPD-2. Das Manual für Diagnostik und Therapieforschung* (2., überarb. Aufl.). Bern: Huber.

Burian, W. & Grossmann-Garger, B. (Hrsg.). (2018). *Psychoanalytisch orientierte Psychotherapie. Ein Lehrbuch.* Wien: Mandelbaum.

* Unveröffentlichtes Fallbeispiel von Fritz Lackinger in einer Informationsveranstaltung von POP am 6.10.2012.

Clarkin J. F., Yeomans, F. E., & Kernberg, O. (2008). *Psychotherapie der Borderline-Persönlichkeit: Manual zur psychodynamischen Therapie. Mit einem Anhang zur Praxis der TFP im deutschsprachigen Raum.* Stuttgart: Schattauer Verlag.

Freud, S. (1913). *Zur Einleitung der Behandlung.* GW VIII, 454–478.

Freud, S. (1966 [1916]). *Erinnern, wiederholen, durcharbeiten. Gesammelte Werke. Band X* (4. Aufl.). Frankfurt: Fischer 1966.

Freud, S. (1969 [1910]). *Über Psychoanalyse. Gesammelte Werke. Band VIII* (5. Aufl.). Frankfurt: Fischer.

Freud, S. (1972 [1895]). *Studien über Hysterie. Gesammelte Werke. Band I* (4. Aufl.). Frankfurt: Fischer.

Hinshelwood, R. D. (2007). The Kleinian Theory of Therapeutic Action. *The Psychoanalytic Quarterly*, 76, 1479–1498.

Kernberg, O. F. (1985 [1984]). *Schwere Persönlichkeitsstörungen. Theorie, Diagnose und Behandlungsstrategie.* Stuttgart: Klett-Cotta.

Luborsky, L. (1988). *Einführung in die Analytische Psychotherapie. Ein Lehrbuch.* Berlin, Heidelberg: Springer.

Sander, L. W. (2002). Thinking Differently Principles of Process in Living Systems and the Specifity of Being Known. *The International Journal of Relational Perspectives*, Vol. 12, Issue 1, 11–42.

Spillius, E. (2002). Sich selbst verstehen und verstanden werden: Erfahrungen mit Supervision von Psychoanalytikern und Psychotherapeuten. *EPF Bulletin*, 56, 78–88.

Stern, D. N., Sander, L. W., Nahum, J. P., Harrison, A. M., Lyons-Ruth, K., Morgan, A. C., … Tronick, E. Z. (1998). Non-Interpretive Mechanisms in Psychoanalytic Therapy: The »Something More« Than Interpretation. The Process of Change Study Group. *The International Journal of Psychoanalysis*, 79, 903–921.

Thomä, H., & Kächele, H. (1996). *Lehrbuch der psychoanalytischen Therapie. Band 1: Grundlagen.* Berlin, Heidelberg: Springer.

Tuckett, D. (2000). *Theoretical Pluralism and the Construction of Psychoanalytic Knowledge. Changing Ideas in a Changing World: The Revolution in Psychoanalysis. Essays in Honour of Arnold Cooper*, 237–246.

Kernliteratur

Burian, W., & Grossmann-Garger, B. (Hrsg.). (2018). *Psychoanalytisch orientierte Psychotherapie. Ein Lehrbuch.* Wien: Mandelbaum.

Thomä, H., & Kächele, H. (1996). *Lehrbuch der psychoanalytischen Therapie. Band 1: Grundlagen.* Berlin, Heidelberg: Springer.

1.2.1.6 Psychoanalyse und Selbstpsychologie

Gerhard Pawlowsky

Psychoanalyse – Selbstpsychologie – Intersubjektivität – Ausbildung

Zusammenfassung

Die Selbstpsychologie ist eine Weiterentwicklung der Psychoanalyse. Sie wurde von Heinz Kohut in den 60er und 70er Jahren des 20. Jahrhunderts entwickelt. Er beschrieb die Übertragungen im Zusammenhang mit den angeborenen Bedürfnissen des Menschen neu und fand heraus, dass auch narzisstische Persönlichkeitsstörungen analysierbar sind. Die Intersubjektivität Robert Stolorows ist keine neue Schule der Psychoanalyse, sondern versteht die psychoanalytische Beziehung als einen wechselseitigen Prozess, an dem beide Teilnehmer gleichermaßen beteiligt sind.

Schlüsselwörter

Selbstpsychologie; subjektives Erleben des Patienten; Empathie; Spiegelübertragung; idealisierende und Alter-Ego-Übertragung; narzisstische Persönlichkeitsstörung; Entwicklung vom archaischen zum reifen Selbst; Intersubjektivität; Metatheorie; wechselseitige Beziehung von Patient und Analytiker

Selbstpsychologie

Die Selbstpsychologie versteht sich als Weiterentwicklung der klassischen Psychoanalyse Sigmund Freuds. Sie geht auf den Psychoanalytiker Heinz Kohut (1913, Wien – 1981, Chicago) zurück. Er war der Auffassung, dass nur das subjektive Erleben des Patienten, das über Empathie und Introspektion, d. i. stellvertretende Empathie, verstanden werden kann, den Inhalt der Psychoanalyse darstellt (Kohut, 1973). Er zeigte damit, dass auch narzisstische Störungen, insbesondere die narzisstische Persönlichkeitsstörung, die bis dahin nicht als analysierbar galten, psychoanalytisch behandelt werden können. Er beschrieb zugleich – aus der klinischen Erfahrung heraus – die Übertragung des Patienten auf den Analytiker als Spiegelübertragung, idealisierende oder Alter-Ego-Übertragung. Die Selbstpsychologie verließ damit das Persönlichkeitsmodell Sigmund Freuds als eines triebgesteuerten Wesens und ersetzte es durch das Persönlichkeitsmodell des entwicklungsorientierten Selbst, das die angeborenen Bedürfnisse des Menschen als Bestätigung der eigenen Strebungen (Spiegelung), als Streben nach Idealisierung als

Vorstufe zu eigenen Idealen (Idealisierung) und als Bekräftigung, einer oder eine wie die anderen Menschen seiner oder ihrer Bezugspersonen zu sein (Alter-Ego-Erleben), bestimmt. Die Selbstpsychologie geht damit von einer grundsätzlichen Bezogenheit des Menschen auf den Anderen aus (Pawlowsky, 2003; Bartosch, 2004), und zwar in der Form der Entwicklung vom archaischen zum reifen Selbst (Kohut, 1979). Wir alle brauchen durch das ganze Leben hindurch Selbstobjekte, von den Bezugspersonen der frühen Kindheit bis zu den Bezugspersonen im reifen Erwachsenenleben.

Intersubjektivität

Eine weitere Entwicklung geht auf Robert Stolorow, Bernard Brandchaft und George Atwood zurück. Sie beschrieben ab 1984 die Beziehung des Patienten:der Patientin zum Analytiker:zur Analytikerin als »intersubjektives« Geschehen (Stolorow et al., 2000). Patient:in und Analytiker:in sind gleichermaßen am psychoanalytischen Prozess beteiligt, auch die Persönlichkeit des Analytikers:der Analytikerin bestimmt die Analyse in vollem Umfang mit (Stolorow et al., 1996). Das Verhältnis der beiden Teilnehmer:innen am psychotherapeutischen Prozess ist wechselseitig, aber auch asymmetrisch, weil natürlich der Patient mit seinem Leiden im Vordergrund steht. Der:Die Analytiker:in ist nun mit seinem:ihrem Gewordensein und seiner:ihrer Lebens- und Berufserfahrung (seinen »organisierenden Prinzipien der Erfahrung«, Stolorow et al., 1996) kein abstinenter, neutraler Spiegel, auf dem sich die Übertragung der Patient:innen abbildet, wie Sigmund Freud das in seiner Zeit annahm, sondern durch seine:ihre Einfühlung, seine:ihre Präsenz und sein:ihr Verstehen ein teilnehmender Partner:eine teilnehmende Partnerin. Die Intersubjektivität ist jedoch keine neue Strömung der Psychoanalyse, sie versteht sich als Metatheorie, die die gleichrangige Beziehung zwischen Patient:in und Analytiker:in in den Blick nimmt. Sie stellt das subjektive Erleben des Patienten:der Patientin in einen unmittelbaren Zusammenhang mit dem Verstehen des Analytikers:der Analytikerin; nur wenn beide Teilnehmer:innen dieses Prozesses zu einer Verständigung finden, kann sich der:die Patient:in aus seiner:ihrer neurotischen Verfangenheit oder auch aus seiner:ihrer systematischen Verstrickung (Brandchaft et al., 2015) befreien.

Die Ausbildung im Wiener Kreis für Psychoanalyse und Selbstpsychologie

Der Wiener Kreis für Psychoanalyse und Selbstpsychologie (WKPS) ist der Selbstpsychologie Heinz Kohuts und der Intersubjektivitätstheorie Robert Stolorows seit seiner Anerkennung als fachspezifische Ausbildungseinrichtung im Jahr 1998 verpflichtet. Seit 2014 wird die Theorie der fachspezifischen Ausbildung des WKPS zusammen mit dem Österreichischen Verein für Individualpsychologie (ÖVIP) in einem Universitätslehrgang mit Masterabschluss an der Universität Wien vermittelt, die Zusatzbezeichnung der absolvierten Psychotherapieausbildung des WKPS ist weiterhin als »Psychoanalyse/Psychoanalytische Psychotherapie«, jene des ÖVIP als »Individualpsychologie« ausgewiesen.

Fragen zur Evaluation

1. Welche Übertragungsformen beschrieb Heinz Kohut in der Selbstpsychologie?
2. Welche angeborenen Bedürfnisse kennzeichnen das Selbst nach Heinz Kohut?
3. Was ist unter »organisierenden Prinzipien der Erfahrung« zu verstehen?
4. Was ist die Grundidee der Intersubjektivität?

Literatur im Text

Bartosch, E. (2004). *Vorlesungen zur Selbstpsychologie.* Wien: Verlag Neue Psychoanalyse.

Brandchaft, B., Doctors, S., & Sorter, D. (2015). *Emanzipatorische Psychoanalyse. Systeme pathologischer Anpassung – Brandchafts Konzept der Intersubjektivität.* Frankfurt a. M.: Brandes & Apsel (amerikanisches Original 2010).

Kohut, H. (1973). *Introspektion, Empathie und Psychoanalyse. Zur Beziehung zwischen Beobachtungsmethode und Theorie* (amerikanisches Original 1959). In H. Kohut, Introspektion, Empathie und Psychoanalyse. Aufsätze zur psychoanalytischen Theorie, zu Pädagogik und Forschung und zur Psychologie der Kunst (S. 9–35). Frankfurt a. M.: Suhrkamp.

Kohut, H. (1979). *Die Heilung des Selbst.* Frankfurt a. M.: Suhrkamp, auch stw 373 (1981) (amerikanisches Original 1977).

Pawlowsky, G. (2003). Der »Andere«. Die Entwicklung von Gegenseitigkeit. In E. Bartosch (Hrsg.), *Der »Andere« in der Selbstpsychologie* (S. 209–223). Wien: Verlag Neue Psychoanalyse.

Stolorow, R. D., Brandchaft, B., & Atwood, G. E. (1996). *Psychoanalytische Behandlung. Ein intersubjektiver Ansatz. Geist und Psyche.* Frankfurt a. M.: Fischer Taschenbuch 12565 (amerikanisches Original 1987).
Stolorow, R. D., & Orange, D. M. (2000). Stichwort »Intersubjektivität«. In G. Stumm, A. Pritz (Hrsg.), *Wörterbuch der Psychotherapie* (S. 327–328). Wien: Springer.

Kernliteratur

Kohut, H. (1973). *Introspektion, Empathie und Psychoanalyse: Aufsätze zur psychoanalytischen Theorie, zu Pädagogik und Forschung und zur Psychologie der Kunst.* Frankfurt a. M.: Suhrkamp.
Kohut, H. (1979). *Die Heilung des Selbst.* Frankfurt a. M.: Suhrkamp.
Stolorow, R. D., Brandchaft, B., & Atwood, G. E. (1996). *Psychoanalytische Behandlung. Ein intersubjektiver Ansatz.* Frankfurt a. M.: Fischer Taschenbuch.

1.2.2 Psychodynamisch fundierte Psychotherapie

1.2.2.1 Autogene Psychotherapie

Susanne Frei

Eine Kurzvorstellung der Methode der Autogenen Psychotherapie (ATP), Einführung in die Methode, ein geschichtlicher Kurzabriss und die Vorstellung der Grund-, Mittel- und Oberstufe der ATP. Indikationen, Kontraindikationen und Therapeutenverhalten.

Zusammenfassung

Die Autogene Psychotherapie hat sich vor knapp hundert Jahren aus der jahrtausendealten Methode der Hypnose entwickelt und stellt heute ein modernes tiefenpsychologisches Psychotherapieverfahren dar. Die verschiedenen aufeinander aufbauenden Abschnitte – Grundstufe (das eigentliche »Autogene Training«), Mittelstufe und Oberstufe – führen von Anfang an rasch in tiefe, unbewusste Schichten der menschlichen Seele, haben verschiedene Wirkungsweisen und werden mit unterschiedlichen Techniken vermittelt. Dabei bleiben stets das autogene Prinzip und das Aufdecken der unbewussten Psychodynamik wichtige therapeutische Ziele.

Schlüsselwörter

Autogene Psychotherapie, Grundstufe, Mittelstufe, Oberstufe, Standardformeln, formelhafte Vorsatzbildungen, Imagination

Geschichte und Entwicklung

Johannes Heinrich Schultz hat das Autogene Training aus der Heterohypnose entwickelt. Bereits 1909, während seiner Assistenzzeit an der Breslauer Medizinischen Poliklinik, wo er sich vor allem praktisch mit der Hypnose beschäftigte, fielen ihm bei Berichten von hypnotisierten Patienten eigenartige körperliche Erscheinungen auf. Die Patienten berichteten von Schwere und Wärme in den Extremitäten, verbunden mit wohliger Behaglichkeit. Diese Phänomene verstand Schultz als zentrale Umschaltung und betrachtete die Hypnose als psychophysiologisches, gesamtorganismisches Geschehen. Aus diesen Beobachtungen heraus entwickelte er die Konzeption des Autogenen Trainings, indem er schlussfolgerte, dass dieser Zustand durch eine gedankliche Vorstellung selbst herbeizuführen sei.

Am 3. April 1926 berichtete er in einem Vortrag bei der Medizinischen Gesellschaft in Berlin erstmals öffentlich über »autogene Organübungen«. 1927 bezeichnete er diese dann als »rationalisiertes autosuggestives Training«, bis 1928 erstmals der Name »Autogenes Training« auftauchte. In seinem Standardwerk über das Autogene Training verwendet Schultz den Untertitel »Konzentrative Selbstentspannung«. Diese Bezeichnung setzte er anstelle von »autosuggestiv«. Schultz legte dabei den Schwerpunkt auf »autogen«, das heißt: »aus sich selbst heraus entstehend«. Dies geschieht ohne heterogene Beeinflussung; jede Person lernt das Autogene Training selbstständig, ihrem Eigenrhythmus entsprechend, und es stellt sich bei jedem derjenige Entspannungszustand ein, der seiner Persönlichkeit entspricht. Das Autogene Training wird allgemein in drei Abschnitte eingeteilt:

1. das Autogene Training – Grundstufe
2. die Mittelstufe mit ihren formelhaften Vorsatzbildungen
3. das Autogene Training – Oberstufe (Autogene Imagination)

Grundstufe

Die Wirkungen des Autogenen Trainings in der Grundstufe bestehen vorerst auf der körperlichen Ebene in einem Abbau von Spannung und Verkrampfung. Mithilfe von sechs Standardformeln wird gelernt, die Muskulatur zu entspannen. Durch das Einüben dieser Formeln kommt es zu einer Lockerung der Muskulatur und gleichzeitig auch zu einer ganzheitlichen Entspannung. Da zwischen körperlicher Anspannung und psychischem Empfinden immer ein Zusammenhang besteht, kommt es durch die Entspannung auch zu einer Verminderung von psychischer Anspannung. Bei innerlicher Ruhe und Erholung kann mit Problemen des Alltags besser umgegangen werden. Die Grundvoraussetzung für das Erlernen ist das Selbstüben. In entspannter Körperhaltung sprechen Patienten sich selbst, nur in der Vorstellung, die Formeln vor. Jede Person wählt auch selbst die Tiefe und die Dauer ihres Entspannungszustandes. Während der Entspannung vollzieht sich ein Funktionswandel von einem ergotropen Aktivitätsniveau – vom Sympathikus getragen – zu einem trophotropen Entspannungszustand, in welchem die Funktion des Parasympathikus überwiegt. Blutgefäße erweitern sich, wir spüren dies subjektiv als Wärme, die Darmmotilität nimmt zu, Herz- und Atemfrequenz vermindern sich. Neurophysiologisch betrachtet, vollzieht sich die Umschaltung über das vegetative Nervensystem und über chemische Prozesse im Immunsystem (Dopaminausschüttung wird erhöht). Schultz spricht von »trophotroper Umschaltung«. Bei der

Entspannung verändert sich auch der Bewusstseinszustand. Indem die Aufmerksamkeit nach innen auf eine bestimmte Formel gelenkt wird, verlieren gleichzeitig damit Reize, egal, ob von außen oder innen kommend, ihre Bedeutung. Damit kann diese Methode auch wirksam in der Schmerztherapie angewandt werden. Körperlich stellt sich ein schlafähnlicher Zustand ein; auf psychischer Ebene entstehen angenehme, harmonische Gefühle und Empfindungen. Dieser Zustand kann auch, wie von Kris (1952) beschrieben, als eine »Regression im Dienste des Ichs« angesehen werden.

Durch die Zuwendung zu den körperlichen Vorgängen, die Schultz als »**Somatisierung**« bezeichnet, erfolgt im Autogenen Training der bewusste Zugang zu einer **differenzierten Körper- und Gefühlswahrnehmung**. Das führt auch zu einem Bewusstwerden von eigenen **körperlichen und emotionalen Bedürfnissen**. Dieses bewusste Erleben hat zudem **Auswirkungen auf die Persönlichkeitsentwicklung**. Schultz spricht in diesem Zusammenhang von einer »Erweiterung des Leib-Ichs«. Die Grundstufe des Autogenen Trainings kann somit nicht nur als rein somatisch orientiertes Entspannungsverfahren angesehen werden, sondern es ist bereits der erste Baustein einer Psychotherapiemethode, die eine **umfassende Rekonstruktion der Persönlichkeit** ermöglicht.

Mittelstufe

Zusätzlich zu den Standardformeln können zu einem späteren Zeitpunkt auch individuelle Formeln – sogenannte »formelhafte Vorsatzbildungen« –, die auf die Bedürfnisse der einzelnen Personen ausgerichtet sind, angeboten werden. Die Formeln werden mit dem Patienten gemeinsam erarbeitet. Sie basieren auf Gedanken, Gefühlen und Bildern aus einem inneren Zustand und werden im Nachgespräch therapeutisch zugänglich und für die einzelnen formelhaften Vorsatzbildungen genützt. Die formelhaften Vorsatzbildungen im Autogenen Training können analog zu den posthypnotischen Suggestionen in der Hypnose gesehen werden. Der Unterschied ist jedoch, wie bereits erwähnt, dass sich hier Patienten ganz allein, selbstständig entspannen und nicht, wie bei der Hypnose, heterosuggestiv geführt werden. Im Zustand der Entspannung, in einem veränderten Bewusstseinszustand, sind wir autosuggestiven Anweisungen gegenüber empfänglicher.

Sowohl bei den formelhaften Vorsatzbildungen als auch bei den sechs Standardformeln der Grundstufe müssen die Formeln für den Betreffenden **emotional stimmig** sein. Ein Vorsatz, der gefühlsmäßig nicht passt, wird Widerstände erzeugen und sich nicht bewähren. Günstig erweisen sich Formeln, die kurz und klar formuliert sind und in der Sprache des Patienten gehalten werden. Positiv dargebrachte Formeln eignen sich besser als negative.

Die Grund- und die Mittelstufe des Autogenen Trainings sind ein in sich geschlossenes therapeutisches Geschehen, das an sich bereits tiefgreifende psychotherapeutische Wirkung hat.

Oberstufe

Die Oberstufe des Autogenen Trainings setzt zusätzlich die Imagination ein. Dabei handelt es sich um eine Tagtraumtechnik. Für ihre Anwendung wird das Autogene Training – Grundstufe als Basiszustand verwendet. Die Patienten entspannen sich und beginnen zu meditieren. Schultz entwickelte die Oberstufe aus dem Autogenen Training – Grundstufe (damals noch »Unterstufe« genannt). Er betonte schon 1926, dass es bereits bei den prophylaktischen Ruhehypnosen von Oskar Vogt zur »Selbstanalyse« kommt. 1927 schrieb er von der mehr oder weniger elementaren »Psychoautoanalyse«, dann 1929 vom »freien Assoziieren« und von der Autopsychokatharsis sowie der Autopsychoanalyse bis zu oft überraschender Tiefe; er betonte überdies die Möglichkeit der eingehenden Bearbeitung des Widerstandsphänomens. Bezeichnete er die Oberstufe 1929 vorerst als eine »gehobene Aufgabenstufe« im Autogenen Training, so betonte er 1932 bereits den meditativen Charakter, indem er sie auch als »Autogene Bilderschau« bezeichnete. In seinen späteren Arbeiten bezeichnete er die Oberstufe als ein tiefenpsychologisch fundiertes, imaginativ-meditatives Verfahren, dessen Anwendung die »gründliche analytische Schulung des Arztes« voraussetzt (Schultz, 1973).

Schüler und Mitarbeiter von Schultz gaben je nach der eigenen wissenschaftlichen Ausrichtung der Oberstufe eine unterschiedliche Ausrichtung: Werden in der Grundstufe und in der Mittelstufe des Autogenen Trainings die Schwerpunkte auf die **bewusste Wahrnehmung der körperlichen und psychischen Empfindungen** gelegt, so ermöglicht das Aufkommen von Bildinhalten in der Oberstufe die **vertiefte Innenschau in den psychischen Bereich** und dessen therapeutische Bearbeitung.

Bilder und deren **Symbolik**, die im imaginativen Verfahren der Oberstufe des Autogenen Trainings zutage kommen, können immer als **Ausdruck subjektiver Erfahrungen** bzw. **Erlebnisse** angesehen werden. Sie sind die Summe unserer emotionalen Erfahrungen vom Beginn unserer Existenz an. Diese Bildinhalte aus dem **Unbewussten** kommen durch die Imagination in der Oberstufe des Autogenen Trainings zum Vorschein.

Die darauf gerichtete psychotherapeutische Technik bringt dieses unbewusste, tiefliegende psychische Material auf eine gehobene vorbewusste Ebene. In der nachträglichen assoziativen Beschäftigung damit werden diese Inhalte allmählich emotional bewusst und dienen somit zur Bewältigung von Konflikten. Die Behandlungstechnik der Oberstufe erfolgt nach tiefenpsychologischen Richtlinien mit den drei klassischen Schritten der analytischen Technik: Erinnern, Wiederholen, Durcharbeiten.

Das Wesentliche des Autogenen Trainings als Psychotherapieform ist daher nicht nur die Entspannung und die Autosuggestion, sondern die gestufte Heranführung an die Bearbeitung belastenden psychischen Materials. Die Oberstufe im Autogenen Training unterscheidet sich von der Katathym Imaginativen Psychotherapie (KIP) unter anderem dadurch, dass Patienten allein in der Entspannung imaginieren und erst in der Nachbesprechung ihre Bildinhalte der Gruppe und dem Therapeuten mitteilen. Deshalb sollte die Oberstufe des Autogenen Trainings bei eher psychisch stabileren Menschen oder nach vorhergehender therapeutischer Stabilisierung durch Grund- und Mittelstufe angewandt werden.

Therapeutenverhalten

Beim Erlernen des Autogenen Trainings – Grundstufe kommt es zu Übertragungsphänomenen, die einer sehr frühen Stufe der zwischenmenschlichen Beziehung (Objektbeziehung) entsprechen. Sie entspricht einer Mutter-Kind-Dyade in den ersten Lebensjahren, also noch im präverbalen Bereich. Durch die Herstellung einer Atmosphäre freundlichen Wohlwollens, bedingungsloser Akzeptanz, Empathie, in der aber auch Sicherheit vermittelt wird, kann ein Klima des Vertrauens entstehen. Es entspricht dem, was Winnicott (2015) als »holding function« bezeichnet hat.

Unter Widerstandsphänomenen im Autogenen Training verstehen wir diejenigen Schwierigkeiten, die der Patient beim Erlernen und Einüben dieser Entspannungsmethode erfährt, soweit sie ihren Ursprung in unbewussten, nicht gelösten Konflikten haben. Der Umgang mit Widerständen in der Psychotherapie mit Methoden des Autogenen Trainings setzt daher fundierte tiefenpsychologische Kenntnisse voraus. Damit in der Psychotherapie mit dem Autogenen Training nicht unkontrollierte Gegenübertragungsphänomene entstehen, ist eine ausreichende Selbsterfahrung und fundierte Ausbildung für diese Methode unumgänglich.

Setting

Autogenes Training kann sowohl als **Einzel- als auch als Gruppentherapie** angeboten werden. Die Entscheidung, in welcher Form es dem Patienten vermittelt wird, wird im vorbereitenden Einzelgespräch getroffen. Im Allgemeinen wird es jedoch in der Gruppe angeboten, da die Erfahrung gezeigt hat, dass die Gruppe für den Einzelnen beim Erlernen eine Verstärkerwirkung ausübt. Die Gruppe besteht aus etwa 7 bis 10 Teilnehmern. Da die Vermittlung in aufbauender Form erfolgt, wird mit geschlossenen Gruppen gearbeitet, d.h., es sind immer dieselben Personen in einer Gruppe. Nur in Einzelfällen, wenn es aufgrund der Symptomatik des Patienten nicht ratsam wäre, Autogenes Training in der Gruppe zu vermitteln, erfolgt eine Einzeltherapie. Die Therapie findet meist **einmal wöchentlich** statt und dauert für die Grundstufe ca. 7–8 Wochen und für die Mittelstufe ca. weitere 4 Wochen. Daran anschließend sind kontinuierliche Gruppen über einen längeren Zeitraum empfehlenswert, wo die Patienten immer wieder die Möglichkeit haben, über ihr Erleben zu berichten, und wo sie psychotherapeutisch geführt werden können. Die Oberstufe des Autogenen Trainings wird erst dann vermittelt, wenn die Grund- und gegebenenfalls die Mittelstufe schon längere Zeit praktiziert wurde (mindestens aber ein halbes Jahr). Die Psychotherapiedauer variiert je nach Symptomatik von 7 Therapiestunden bis hin zu einer Jahresgruppe oder jahrelanger tiefenpsychologischer Psychotherapie mit der Methode, je nach Leidensdruck und Bedürfnis der Patienten.

Indikation

Autogenes Training – Grund- und Mittelstufe: als Psychotherapie bei psychophysischen Leidenszuständen, in der Psychosomatik, zur Behandlung von Neurosen, als Hilfe bei der Bewältigung von Alltagsproblemen oder Ängsten, zur Steigerung der Konzentration und Leistungsfähigkeit, zur Stresskrankheitsprophylaxe, zur Schmerzreduktion, zur Unterstützung in der Suchttherapie, Autogenes Training als Psychohygiene (verringerte Krankheitsneigung).

Autogenes Training – Oberstufe: neurotische und strukturelle Störungen bei Patienten mit relativer Ich-Stärke, Bearbeitung und Veränderung der Persönlichkeit.

Kontraindikation

Schwere zwanghafte und histrionische Persönlichkeitsstörungen, akute Psychosen im Schub (allerdings ist ein Erlernen des Autogenen Trainings außerhalb der floriden Phasen möglich und stellt eine gute Hilfe zur psychischen Entlastung dar).

Fragen zur Evaluation

1. Aus welcher psychotherapeutischen Methode wurde Autogenes Training bzw. die Autogene Psychotherapie entwickelt und von wem?
2. Nennen und beschreiben Sie die drei Abschnitte der Autogenen Psychotherapie.
3. Beschreiben Sie die Wirkungsweise des Autogenen Trainings.

Literatur im Text

Brenner, H. (2010). *Autogenes Training Oberstufe/Autogene Meditation. Wege in die Meditation.* Lengerich: Pabst Science Publishers.

Derra, C. (1998). *Autogenes Training für Zwischendurch.* Stuttgart: Trias.

Gerber, G., & Sedlak, F. (1990). *Autogenes Training – mehr als Entspannung.* München: Ernst Reinhardt Verlag.

Hoffmann, B. (2009). *Handbuch Autogenes Training.* München: DTV.

Kraft, H. (2004). *Autogenes Training. Handbuch für die Praxis.* Köln: Deutscher Ärzte-Verlag.

Krapf, G. (1994). *Autogenes Training aus der Praxis. Ein Gruppenkurs.* Berlin: Springer.

Krapf, M., & Krapf, G. (2004). *Autogenes Training.* Berlin: Springer.

Kris, E. (1995). *Psychoanalytic Explorations in Art.* New York: International University Press.

Lindemann, H. (2004). *Autogenes Training. Der bewährte Weg zur Entspannung.* München: Mosaik.

ÖGATAP (2012). *Der ATP-Reader.* Wien: Eigenverlag.

Schultz, J. H. (1926). Über Narkolyse und autogene Organübungen – zwei neue psychotherapeutische Methoden. *Medizinische Klinik*, 22, 952–954.

Schultz, J. H. (1928). Über autogenes Training. *Deutsche Medizinische Wochenschrift*, 54, 1200–1201.

Schultz, J. H. (1929). Gehobene Aufgabenstufen im autogenen Training. In W. J. Cimbal (Hrsg.), *Bericht über den IV. Allgemeinen ärztlichen Kongress für Psychotherapie in Bad Nauheim, 11.–14.4.1929.* Leipzig: Hirzel.

Schultz, J. H. (1973). *Übungsheft für das autogene Training.* Stuttgart: Thieme.

Schultz, J. H. (1991). *Das autogene Training.* Stuttgart: Thieme.

Thomas, K. (2006). *Praxis des Autogenen Trainings. Selbsthypnose nach J. H. Schultz.* Stuttgart: Trias.

Wallnöfer, H. (1992). *Seele ohne Angst. Autogenes Training und Hypnose: Wege zur Entspannung.* Stuttgart: Naglschmid.
Wallnöfer, H. (2003). *Gesund mit Autogenem Training und Autogener Psychotherapie.* Neckenmarkt: Novum.
Winnicott, D. W. (2015). *Vom Spiel zur Kreativität.* Stuttgart: Klett-Cotta.

Kernliteratur

Kraft, H. (2004). *Autogenes Training. Handbuch für die Praxis.* Köln: Deutscher Ärzte-Verlag.
ÖGATAP (2012). *Der ATP-Reader.* Wien: Eigenverlag. Abgerufen von https://oegatap.at/sites/default/files/atp-reader.pdf (21.08.2020).
Thomas, K. (2006). *Praxis des Autogenen Trainings. Selbsthypnose nach I. H. Schultz.* Stuttgart: Trias.
Wallnöfer, H. (2003). *Gesund mit Autogenem Training und Autogener Psychotherapie.* Neckenmarkt: Novum.

Weiterführende Literatur: Autogenes Training für Kinder

Gerhartl, G. W. P. (2003). *Autogenes Training für Kinder und Jugendliche.* Schaffhausen: K2 Verlag.
Markert, M. (1999). *Autogenes Training für Dich.* Hemsbünde: Insel-Welt-Verlag.

1.2.2.2 Daseinsanalyse

Stephan Libisch & Charlotte Aigner

Theorie und Praxis der psychotherapeutischen Daseinsanalyse

Im ersten Teil des folgenden Textes wird die Menschensicht der Daseinsanalyse (DA) kurz erläutert. Anschließend werden die Auswirkungen dieser Menschensicht auf die psychotherapeutische Vorgangsweise der Daseinsanalyse beschrieben und durch ein Beispiel aus der psychotherapeutischen Praxis verdeutlicht.

Zusammenfassung

Daseinsanalyse ist eine tiefenpsychologische Therapieform und Forschungsrichtung mit phänomenologisch-hermeneutischer Ausrichtung, die im Rahmen einer existenzial-ontologisch fundierten Anthropologie die Frage nach dem Sein des Menschen in den Mittelpunkt stellt. Bei der therapeutischen Arbeit werden die Seinsmöglichkeiten und deren Behinderungen im Lichte der Beziehung zwischen Therapeuten und Patienten deutlich und können daher vom Therapeuten aufgezeigt werden. Hinweise auf noch verschüttete Seinsmöglichkeiten helfen den Patienten, sich zuzutrauen, sich diese im geschützten Rahmen der therapeutischen Beziehung immer mehr anzueignen und so zu einer freieren und reiferen, eigenständigen Lebensgestaltung zu gelangen.

Schlüsselwörter

Historische Entwicklung, Daseinsanalytisches Menschenverständnis, Existenzialien, Krankheit und Gesundheit, Therapiegeschehen und -setting, Grundregel, Seinsmöglichkeiten, Traumauslegung, Daseinsanalytische Psychosomatik

Historische Entwicklung

Die Bezeichnung »Daseinsanalyse« wurde erstmals von dem Schweizer Psychiater Ludwig Binswanger 1941 verwendet. Es handelt sich um eine Wortbildung, die Martin Heideggers Daseinsanalytik und Freuds Psychoanalyse verbinden möchte. Die Züricher Schule der Daseinsanalyse, auf die sich auch das Österreichische Daseinsanalytische Institut (ÖDAI) beruft, geht jedoch wesentlich auf den Schweizer Psychiater und Psychotherapeuten Medard Boss (u. a.: »Grundriss der Medizin und Psychologie«, 1971) zurück, der den Anwendungsbereich der Daseinsanalyse auf die Gebiete der Neurosenlehre, der Psychosomatik und der Traumlehre erweiterte, und wurde von dem Schweizer Psychiater und Psychotherapeuten Gion Condrau (u. a.: »Sigmund Freud und Martin Heidegger. Daseinsanalytische Neurosenlehre und Psychotherapie«, 1972) weiterentwickelt. Wichtige Heidegger-Schriften für die Daseinsanalyse sind »Sein und Zeit« (1993) und die ursprünglich von Boss herausgegebenen »Zollikoner Seminare« (Neuauflage Oktober 2017 im Rahmen der Heidegger-Gesamtausgabe, hrsg. von Peter Trawny), die Heidegger in Boss' Haus in Zollikon über ein Jahrzehnt lang regelmäßig hielt und bei denen er die Gelegenheit ergriff, seine Überlegungen zum Dasein auf der Grundlage von »Sein und Zeit« im direkten Kontakt mit Psychiatern, Psychotherapeuten und Psychoanalytikern zu erläutern. Weitere für die Daseinsanalyse wichtige Texte des Philosophen finden sich in seinen Werken verstreut und werden in diesen Ausführungen nicht näher erwähnt. Die Daseinsanalyse ist eine seit 2004 in Österreich vom Bundesministerium für Gesundheit anerkannte psychotherapeutische Richtung und Schule. Auch in der Schweiz, wo ihr Ursprung liegt, ist die Daseinsanalyse anerkannt.

Daseinsanalytisches Menschenverständnis

Grundlage des Zuganges, den die Daseinsanalyse dem Menschen und seiner Welt, der psychischen und somatischen Erkrankung und der Psychotherapie gegenüber hat, ist eine Haltung, die nach dem Philosophen Edmund Husserl »zu den Sachen selbst« vordringen möchte (Helting, 1999) und die von Husserls Schüler Martin Heidegger weiterentwickelt und in folgender Weise als phänomenologische Maxime formuliert wurde: »Das was sich zeigt, so wie es sich von ihm selbst her zeigt, von ihm selbst her sehen lassen« (Heidegger, 1993, S. 34).

Info

Die Daseinsanalyse versteht sich als tief in der Phänomenologie Martin Heideggers verwurzelte philosophisch-hermeneutische und psychotherapeutische Denkschule, Haltung und Praxis, die nach dem Sinn von Sein fragt und in der Weise dieses Fragens das menschliche Dasein in seinem Wesen zu verstehen trachtet. An der Stelle des Begriffes »Mensch« wird der von Heidegger verwendete Begriff Dasein gesetzt. Dies gründet in dem Versuch, das neuzeitliche Subjektdenken zu hinterfragen und an dessen Stelle einen angemesseneren, den Phänomenen gerechter werdenden Blick auf das Wesen des Menschen zu gewinnen.

Der Mensch wird als Dasein ausgelegt, welches wesentlich durch seine Offenheit der Welt und sich selbst gegenüber gekennzeichnet ist. Dasein ist weltoffen, ist In-der-Welt-Sein, das heißt, das Verhältnis des Daseins zur Welt wird nicht im Sinne einer Subjekt-Objekt-Beziehung verstanden, sondern als In-der-Welt-Sein. Damit ist gemeint, dass in der Lichtung, die das Dasein aussteht, es für sich selbst und die Welt offen ist, in dieser Lichtung also das Dasein selbst und alle Dinge dieser Welt anwesen, sich zeigen können. Das Sein dieses Da, das Ausstehen dieses je eigenen Da, also auch für Dinge und Mitmenschen da zu sein, ist das, worum es dem Dasein im Wesentlichen geht. Dieses Sein ist kein Ding, es ist vielmehr ein sich zeitigendes Geschehen, ein Anwesen. Dabei geht die Daseinsanalyse davon aus, dass die Phänomene sich von sich selbst her enthüllen und zu ihrem Verständnis keine Rückführung auf allenfalls hypothetisch angenommene dahinterliegende Strebungen oder Ursachen notwendig ist.

Neben der Weltoffenheit werden in der Daseinsanalyse weitere dem Dasein wesentlich zugehörende Grundstrukturen beschrieben, die von Heidegger Existenzialien genannt werden. Dazu gehören die Gestimmtheit, das Verstehen, die Leiblichkeit, die Sterblichkeit (auch als »Sein zum Tod« bezeichnet), die Sorge, das Mitsein, die Räumlichkeit und die Zeitlichkeit. Diese Existenzialien sollen im Folgenden kurz erläutert werden.

- Das Dasein ist sich selbst in der jeweiligen Gestimmtheit erschlossen, das heißt in der Weise, wie es sich je in seinem Da befindet. »Die Stimmung hat je schon das In-der-Welt-sein als Ganzes erschlossen und macht ein Sichrichten auf […] allererst möglich.« (Heidegger, 1993, S. 137) In dem Wort »Weise« klingt auch eine alte Bezeichnung für das Lied mit an, welches stets in einer bestimmten Stimmung erklingt. Die Stimmung wird als Weise verstanden, wie es einem ist. »Das Dasein wird durch die Stimmung angehbar, berührbar. Es wird betroffen, angegangen von Welt.« (Ebd.) Unsere Stimmung bestimmt die Weise, wie wir für die Welt offen sind. In der Trauer sind wir zum Beispiel für etwas ganz anderes offen als in der Langeweile, im Staunen oder in der Angst (die drei Letztgenannten werden auch als Grundstimmungen bezeichnet). In der Verstimmung dagegen ist das Dasein sich selbst gegenüber blind, die Umwelt, der seine Sorge (seine Fürsorge) gilt, verschleiert sich. So spricht die Daseinsanalyse beispielsweise von einer depressiven Verstimmung, im Gegensatz zur Stimmung der Trauer. »Auch wenn das Dasein im Glauben seines ›Wohin‹ sicher ist oder um das Woher zu wissen meint in rationaler Aufklärung, so verschlägt das alles nichts gegen den phänomenalen Tatbestand, daß die Stimmung das Dasein vor das Daß seines Da bringt, als welches es ihm in unerbittlicher Rätselhaftigkeit entgegenstarrt.« (Ebd., S. 136) Dieses Phänomen, dass wir zu sein haben, bestimmt den Lastcharakter des Daseins. In bestimmten Stimmungen wird dieser Lastcharakter besonders offenbar, in der Angst beispielsweise, in der Leere und im Hingehaltensein der tiefen Langeweile sowie in der anhaltenden, ebenmäßigen, faden Ungestimmtheit. »Und wiederum kann die gehobene Stimmung der offenbaren Last des Seins entheben; auch diese Stimmungsmöglichkeit erschließt, wenngleich enthebend den Lastcharakter des Daseins.« (Ebd., S. 134)

- Das Dasein als gestimmtes In-der-Welt-Sein ist verstehend, es versteht sich auf sein Sein. Dies ist ein Grundzug des Daseins, das heißt einem jeden Dasein im Grunde möglich. Der Mensch kann sich unmittelbar selbst verstehen und auch die ihm begegnenden Mitmenschen und Dinge in der »Einheit des Da, in der Weltoffenheit seiner Horizonte, die er seiner ekstatischen Wesensverfassung nach ist« (Heidegger, zit. n. Boss, 1957, S. 70; Herv. d. Verf.).
- Auch die Leiblichkeit gehört so untrennbar zum Dasein, dass alle Phänomene, die sich am Dasein zeigen, auch leiblich sind. So zeigt selbst das abstrakte Denken leibliche Phänomene, wie beispielsweise Anspannung, Konzentration, Ringen um Ausdruck oder die Formulierung von Gedanken in sprachlicher oder schriftlicher Form.
- Im Existenzial der Sterblichkeit, die von Heidegger auch als »Sein zum Tod« beschrieben wird, ist die Tatsache enthalten, dass der Mensch um seine Sterblichkeit weiß. Dieses Wissen wird nach Heidegger zumeist in der Abkehr verdunkelt. Erst in der Annahme der Sterblichkeit können sich der Wert und die Weite des Lebens entfalten.
- Im Begriff der Sorge versteht Heidegger nicht ein ängstliches Besorgtsein, sondern die dem Dasein wesensmäßige Sorge um sein Sein mit den Menschen und Dingen seiner Welt.
- Im Existenzial des Mitseins beschreibt Heidegger das Vermögen des Daseins, sich mit den Mitmenschen in der gemeinsamen Welt vorfinden zu können. Selbst in der höchsten Einsamkeit sind wir auf unsere Mitmenschen bezogen, unsere Kleidung, unsere Nahrung und unser Wissen von ihnen verweist uns stets auf sie.
- Die Räumlichkeit des Daseins ermöglicht dem Menschen das Einräumen in die Welt. Räumlichkeit wird in diesem Zusammenhang nicht im Sinn der Geometrie, sondern als wesentliches, dem Dasein immer schon gegebenes Vermögen verstanden. Nur weil Dasein räumlich ist, vermag es auch einen Raum in der Welt einzunehmen.
- Im Existenzial der Zeitlichkeit fasst Heidegger die Verwurzelung des Daseins in der Zeitstruktur, die sich in Gewesenheit, Gegenwart und

Zukunft ausspannt. Aus der Gewesenheit geben wir in der Gegenwart unserem Sein Zukunft.

Krankheit und Gesundheit

Was sich vom Menschen her aus dem Bereich Krankheit und Gesundheit zeigt, wird phänomenologisch, eben wie es sich von sich selbst her sehen lässt, in seinem Bedeutungsgehalt ausgelegt und ist immer auf das Ganze einer Lebensgeschichte zu beziehen. »Wesentlich ist […] insgesamt in der therapeutischen Arbeit der Vorblick auf den ›ganzen‹, gesunden Menschen.« (Foerster & Vetter, 1994, S. 194) Martin Heidegger äußerte sich in den Zollikoner Seminaren in dem Sinne, dass wir, »wenn wir es mit Krankheit zu tun haben, es in Wahrheit mit der Gesundheit zu tun haben, im Sinne von fehlender, wiederzugewinnender Gesundheit« (Heidegger, 2018, S. 724 f.)

Psychotherapeutische Diagnostik in der Daseinsanalyse

Zum Erfassen kranker und gesunder Anteile eines Menschen eignet sich nach Boss eine genaue Betrachtung der Beeinträchtigungen im Austrag von Grundzügen des jeweiligen Daseins, »so kann die Grundfrage einer daseinsgemäßen allgemeinen Pathologie in die folgende dreigliedrige Form gefügt werden: Auf welche Weise ist die freie Verfügung eines Menschen über den Vollzug welcher Verhaltensmöglichkeiten gegenüber welchen Gegebenheiten der Welt jeweils in ausgezeichneter Weise beeinträchtigt.« (Boss, 1999, S. 444 ff.) Boss schlägt von dieser Fragestellung ausgehend vor, Kranksein mit betonter Beeinträchtigung der Leiblichkeit als »Weisen des Krank-seins mit augenfälliger Beeinträchtigung des Leiblich-seins menschlichen Existierens« zu kennzeichnen. Weiters führt er dann »Weisen des Krank-seins mit betonten Beeinträchtigungen des sich Einräumens und des sich Zeitigens des In-der-Welt-seins, Weisen des Krank-seins mit betonten Störungen in den Vollzügen des wesensmäßigen Gestimmt-seins und Weisen des Krank-seins mit betonten Beeinträchtigungen im Vollzug des Grundcharakters des Offenständig-seins und der Freiheit des Da-seins« an (Boss, 1999, S. 444). Boss ist sich dessen bewusst, dass er mit diesen Einteilungen einen noch lückenhaften und vorläufigen Rahmen vorschlägt. Trotzdem bewährt sich der Blick auf Beeinträchtigungen von Seinsvollzügen menschlichen Existierens als hilfreich für das Verständnis menschlichen Krankseins, wie im letzten Abschnitt anhand eines praktischen Beispiels gezeigt werden soll. Bei einer solchen Vorgangsweise entsteht eine zunehmend tiefer gehende Erfassung der Beeinträchtigungen im Daseinsvollzug, bis schließlich die jeweils einmalige Persönlichkeit mit all ihren Beeinträchtigungen, aber auch gesunden Anteilen in den Blick genommen werden kann.

Gion Condrau erweitert diese Ansätze zur Beschreibung menschlichen Krankseins aus daseinsgemäßer Sicht, indem er jeweils anders gekennzeichnete »Weltverhältnisse« beschreibt. Dabei geht er auf die jeweiligen Besonderheiten in der Ausgestaltung der Existenzialien der Zeitlichkeit, Offenständigkeit, des Mitseins und der Sterblichkeit ein. Diese Vorgangsweise lässt treffende Darstellungen des depressiv gestimmten Weltverhältnisses, des hysterisch gestimmten Weltverhältnisses, des narzisstisch gestimmten Weltverhältnisses und des anankastisch gestimmten Weltverhältnisses entstehen. (Condrau, 1992)

Über diese allgemeinen Ansätze zum daseinsgemäßen Erfassen menschlichen Krankseins hinaus gibt es zahlreiche Arbeiten daseinsanalytischer Autorinnen und Autoren zu spezifischen Formen des Krankseins. Hans-Dieter Foerster beschreibt beispielsweise treffend anhand von Traumbeispielen die Entwicklung einer vom Kranksein im Sinne einer Borderlinestörung betroffenen Patientin im Rahmen einer daseinsanalytischen Psychotherapie und Charlotte Aigner setzt sich mit dem Kranksein Süchtiger in ihrer Arbeit mit dem Titel »Die Zauberlehrlinge des Seins« (Spitzer, 2017) auseinander.

Therapiegeschehen und -setting

In der daseinsanalytischen Psychotherapie kommt der tatsächliche Vollzug des In-der-Welt-Seins des Klienten in den Blick. Es geht nicht um dahinterliegende Strebungen, sondern um die Phänomene selbst. »Kernstück und tragendes Fundament« der Therapie ist aber die Beziehung zwischen dem kranken Menschen und dem Therapeuten.

> »Von Anfang an sind Therapeut und Analysand in eine ursprüngliche, mitmenschliche Beziehung eingelassen, zu der jeder das Seine beiträgt. Analytiker und Analysand sind aus dem Ganzen einer Welt eingefügt in ein Geschehen, das die Entwicklung der Beziehung beider bestimmt, den Analysanden zur Eigenständigkeit führt und ihm seinen Ort in der Welt zuweist.« (Foerster & Vetter, 1994, S. 194)

Die Entwicklung, welche der Patient in seinem bisherigen Leben vollziehen konnte, ist »gestört«, das heißt in Hinsicht auf den ursprünglich als frei angelegten Vollzug seiner ureigenen Möglichkeiten im Austrag eingeschränkt, und das zeigt sich in neurotischen, psychosomatischen und psychotischen Störungen. Es geht folgerichtig in der Therapie um die Befreiung zum eigentlichen Selbst.

> »Aufgabe des Analysanden ist es, sich in die entstehende Beziehung zum Therapeuten einzulassen, um in dieser nachzureifen. Aufgabe des Therapeuten ist es, 1. einen Einblick in die gelebten und leibhaften Austragungsweisen jener dem Menschen gegebenen Möglichkeiten zu erhalten, die konstitutiv für sein Wesen sind und von Heidegger als ›Existentialien‹ bezeichnet wurden, und 2. der sich entwickelnden Beziehung zum Analysanden zu entsprechen.« (Ebd.)

Was bedeuten diese Formulierungen für die Praxis? Zunächst wird der Patient aufgefordert, alles, was ihm einfällt, rückhaltlos mitzuteilen, auch wenn es ihm beschämend oder unwichtig erscheinen sollte, ganz der **Grundregel** Freuds folgend. Dieser Regel entsprechend kann er sich allmählich immer deutlicher und wahrhaftiger als der, der er ist, zeigen und sich so selbst mit seinen Beengtheiten, Begrenztheiten und noch nicht gelebten Möglichkeiten erkennen. Dieses Sichzeigen und So-Erkennen ist die Voraussetzung für eine Befreiung von Beschränkungen im Austragen von Seinsmöglichkeiten und bietet derart die Möglichkeit zur Nachreifung. Diese Entwicklung zum eigentlichen, dem jeweiligen Dasein möglichen Seinskönnen kann durch therapeutische Hinweise (zum Beispiel auf Einschränkungen) gefördert werden, erfolgt aber vor allem in der Geborgenheit der tragenden Beziehung zum Therapeuten. Der Beziehung zum Analysanden zu entsprechen, bedeutet nicht nur, ihn vorbehaltlos anzunehmen und ihm zugewandt zu sein und zu bleiben, sondern auch, seine noch verschütteten **Seinsmöglichkeiten** wahrzunehmen und deren Erprobung zu unterstützen, indem der Therapeut auf noch nicht gelebte Seinsmöglichkeiten hinweist und so dem Analysanden verdeutlicht, dass er ihm das Ergreifen dieser Seinsmöglichkeiten zutraut.

Ein fundamentaler Bestandteil der daseinsanalytischen Psychotherapie, die mehrmals die Woche im Liegen stattfindet, ist die **Traumauslegung**. Dabei wird ausschließlich bei dem geblieben, was sich vom Traumgeschehen her zeigt, und es werden keine Symboldeutungen vorgenommen. Es wird weder auf die Unterscheidung von manifestem und latentem Trauminhalt noch auf die Annahme, der Traum sei eine Wunscherfüllung, zurückgegriffen. Da es der Daseinsanalyse um Weltoffenheit und um gestimmtes, verstehendes In-der-Welt-Sein geht, fragen wir den Träumer nach der Welt, in die er sich träumt (es ist ein großer Unterschied, ob in der Traumwelt Krieg herrscht oder ein blühender Garten auftaucht, ob der Träumende sich stets allein, ohne andere Menschen träumt oder eingelassen in Beziehungen etc.). Wesentlich in der Traumauslegung ist die Frage nach der Stimmung, der Befindlichkeit im Traum, denn sie gibt Auskunft über die Gestimmtheit des Weltverhältnisses des Träumers (siehe Boss, 1974, 1991). Was sagen wir beispielsweise zu einem Traum, in dem der Träumende die geliebte Frau vor sich sieht, aber nicht zu ihr gelangen kann, sich ängstlich, hilflos, wie gelähmt fühlt? Weitere wichtige Fragen zur Auslegung eines Traumes sind, was oder wer dem Träumenden begegnet und in welcher Weise er entsprechen, das heißt, damit stimmig und eigenständig umgehen kann. Oft zeigt sich eine Entwicklung des Analysanden in der Psychotherapie zuerst in den Träumen, in denen auf einmal etwas möglich wird, was bisher undenkbar schien, in denen dem Träumer neue Vernehmens- und Verhaltensmöglichkeiten aufgehen und er Umstimmung erfährt.

Die daseinsanalytische **Psychosomatik** sieht funktionelle körperliche Symptome bei psychosomatischen Erkrankungen als den Austrag eines in seinem normgemäßen Austrag verhinderten Weltbezuges in der leiblichen Existenz eines Menschen. Verhindert wird das normgemäße, das heißt den jeweiligen Seinsmöglichkeiten entsprechende Austragen eines Weltbezuges durch krankhaftes Vermeiden eines dem gesunden Dasein möglich gewesenen Vollzugs. Das Leibliche ist verstanden als ein Bereich des Existierens selbst, der sich auf nichts anderes zurückführen lässt. Existieren ist das lebensgeschichtliche Sich-Entfalten eines Daseins in die es

> »ausmachenden, welterschließenden, umgänglich handelnden, wollenden, wünschenden, fühlenden, gedanklichen Ding-Bezüge hinein, so kann auch alles Leibliche des Menschen, als eigenster und der Existenz unmittelbar zugehöriger Wirklichkeitsbereich, nie etwas anderes als die leibhaftige Sphäre des jeweiligen Weltverhältnisses oder derjenigen Verhaltensmöglichkeiten zu den Dingen der Welt sein, in denen ein Dasein sich gerade aufhält, sie *ist*.« (Boss, 1978, S. 15)

In der daseinsanalytischen Psychotherapie werden seelische und psychosomatische Leiden des Menschen als die Weisen eingeengten, unfreien Existierens in Bezug auf die jeweilige Um- und Mitwelt des Patienten verstanden. Die Krankheitssymptome haben somit einen Sinn, dessen Verstehen und Klären den kranken Menschen zu sich selbst und zum Grund seines Leidens führen.

Ein Beispiel aus der praktischen Tätigkeit soll abschließend die daseinsanalytische Sicht psychosomatischer Beschwerden veranschaulichen:

zB

Beispiele

Eine Frau Anfang 40 wurde zur Psychotherapie mit der Diagnose chronische Kopfschmerzen bei ängstlich-depressiver Verstimmung von einem Neurologen, der sie ein Jahr lang behandelt hatte, zur Psychotherapie überwiesen, da sich die Beschwerden trotz medikamentöser Therapie mit Tranquilizern und Antidepressiva weiter verschlechtert hatten. Die Patientin vermittelte beim Erstgespräch den Eindruck, sehr unter ihren Beschwerden zu leiden; die Haltung war gebeugt; die Patientin hob den Blick kaum zum Therapeuten, die Stimme war leise, der Gesichtsausdruck der eines leidenden Menschen, die Stimmung war gedrückt, die Patientin wirkte gehemmt und unsicher. Als Hauptproblem klagte sie über heftige, andauernde Kopfschmerzen, die nur durch ständige Einnahme von Medikamenten gegen Kopfschmerzen einigermaßen erträglich seien. Die Kopfschmerzen waren vor einigen Jahren das erste Mal aufgetreten, als die Patientin einen Konflikt mit ihrem Arbeitgeber hatte. Sie wollte damals Urlaub nehmen, um ihren erkrankten Sohn, der bei Verwandten in ihrer Heimat lebte, zu betreuen, der Urlaub wurde ihr jedoch verwehrt. In weiterer Folge hatten sich die Kopfschmerzen verstärkt; die Patientin, die im Akkord und mit vielen Überstunden in der Industrie beschäftigt war, hatte immer wieder wegen der Schmerzen freinehmen müssen. Nach einem heftigen Konflikt mit einer Arbeitskollegin hatte die Patientin einen Selbstmordversuch mit Tabletten verübt und war nach der Entgiftung zur Weiterbehandlung in eine neurologische Abteilung überwiesen worden. Dort waren die Kopfschmerzen gründlich abgeklärt worden, es konnte keine organische Ursache gefunden werden. Dieses Ergebnis hatte die Patientin aber nicht beruhigt, sie fürchtete nach wie vor, an einer ernsthaften körperlichen Störung zu leiden.

Mit dem psychotherapeutischen Gespräch konnte sie zunächst wenig anfangen. Erst allmählich verspürte sie eine Erleichterung während der Therapiestunden, die aber zunächst flüchtig blieb. Bezüglich der Kopfschmerzen stellte sich heraus, dass diese verstärkt auftraten, wenn die Patientin in einer Konfliktsituation sich nicht entsprechend zur Wehr setzen konnte und sich verletzt und gedemütigt fühlte, ähnlich wie es beim erstmaligen Auftreten der Kopfschmerzen der Fall gewesen war. Die Kopfschmerzen erinnerten die Patientin auch immer wieder an ihre leidvolle Kindheit, in der sie oft misshandelt und auch mit Holzscheiten auf den Kopf geschlagen worden war und sich dann gedemütigt, ohnmächtig und schuldig gefühlt hatte.

Wenn wir nun nach dem Sinn der Kopfschmerz-Symptomatik für die Patientin fragen, so ergibt sich, dass sie durch die Kopfschmerzen schließlich ihre Arbeit aufgeben hatte müssen. Die Arbeit und möglichst viel Verdienst durch Überstunden waren ihr Lebensplan gewesen, um sich ein Haus in ihrer Heimat bauen lassen zu können. Dass diese extreme Arbeitsbelastung ihre Seinsmöglichkeiten überforderten, merkte sie nicht, erst die Kopfschmerzen beendeten schließlich diese Überlastung. Diese Kopfschmerzen hatte sie immer als das größte Unglück angesehen und wollte sie um alles in der Welt loswerden. Jahrelang hatte sie regelmäßig Tablet-

ten dagegen eingenommen, war in eine entsprechende Abhängigkeit von diesen Medikamenten geraten und hatte schließlich doch die Arbeit aufgeben müssen, was sie in große Verzweiflung und Angst um ihre Zukunft gestürzt hatte.
Die Frage, warum denn gerade Kopfschmerzen als Warnzeichen einer Überforderung der Seinsmöglichkeiten aufgetreten waren, kann aus daseinsanalytischer Sicht so beantwortet werden, dass der Kopf eben als Ort des Denkens gesehen werden muss. Der Lebensplan der Patientin, also planendes Denken, hatte sie veranlasst, sich übermäßig zu belasten. Man kann sagen, dass die Patientin zu »verkopft« gewesen war, anderen Möglichkeiten, als im Leben einen Plan durchzuführen, nicht genügend Platz eingeräumt hatte. Muße, Urlaub und Ausspannen hatte sie sich kaum gegönnt. Da sie diese Überlastung aber nicht wahrhaben konnte, mussten sie erst die unerträglichen Schmerzen an der weiteren Durchführung ihres Planes hindern, obwohl sie diesen zunächst unbeeindruckt davon weiter verfolgen wollte. Zusätzlich erinnerten sie die Kopfschmerzen an die Misshandlung in ihrer Kindheit, und sie erlebte auch die gleichen Gefühle der Demütigung, Ohnmacht und Schuld.
Unser Beispiel zeigt auch, wie während einer daseinsanalytischen Psychotherapie Kindheitserlebnisse ganz zwanglos auftauchen und zum Verständnis der gegenwärtig erlebten Gefühle wesentlich beitragen können.

Fragen zur Evaluation

1. Welche Sichtweise über den Menschen ist in der Daseinsanalyse wesentlich?
2. In welcher Weise wird in der Daseinsanalyse versucht, die Subjekt-Objekt-Spaltung des neuzeitlichen Denkens zu überwinden?
3. Was versteht die Daseinsanalyse unter dem Lastcharakter des Daseins?
4. Was ist in der daseinsanalytischen Psychotherapie ein wichtiges therapeutisches Instrument und wie wird es angewendet?
5. Wie werden in der Daseinsanalyse körperliche Symptome im Rahmen psychosomatischer Erkrankungen verstanden?

Literatur im Text

Boss, M. (1957). *Psychoanalyse und Daseinsanalytik.* Bern: Fischer.
Boss, M. (1974). *Der Traum und seine Auslegung.* München: Kindler.
Boss, M. (1978). *Praxis der Psychosomatik. Krankheit als Lebensschicksal.* Bern: Benteli.
Boss, M. (1991). *Es träumte mir vergangne Nacht.* Bern: Hogrefe.

Boss, M. (1999). *Grundriss der Medizin und Psychologie. Ansätze zu einer phänomenologischen Physiologie, Psychologie, Pathologie und Therapie und zu einer daseinsgemäßen Präventiv-Medizin.* Bern: Verlag Hans Huber (Ersterscheinung 1971).

Condrau, G. (1992). *Sigmund Freud und Martin Heidegger. Daseinsanalytische Neurosenlehre und Psychotherapie.* Freiburg (Schweiz): Univ.-Verl.; Bern, Stuttgart, Toronto: Huber.

Foerster, H.-D. (2019). Treatment of a Borderline Disorder from the viewpoint of DASEINSANALYSIS with an example from practice. *Daseinsanalyse*, 35, 77–86.

Foerster, H.-D., & Vetter, H. (1994). Daseinsanalyse. In G. Stumm & B. Wirth (Hrsg.), *Psychotherapie. Schulen und Methoden. Eine Orientierungshilfe für Theorie und Praxis* (S. 193–196). Wien: Falter.

Heidegger, M. (1993). *Sein und Zeit.* Tübingen: Max Niemeyer Verlag.

Heidegger, M. (2017). *Zollikoner Seminare* (GA Bd. 89). Hrsg. v. Peter Trawny. Frankfurt am Main: Vittorio Klostermann.

Helting, H. (1999). *Einführung in die philosophischen Dimensionen der psychotherapeutischen Daseinsanalyse.* Aachen: Shaker Verlag.

Spitzer, C. (2017). Die Zauberlehrlinge des Seins. *Daseinsanalyse*, 33, 142–155.

Kernliteratur

Heidegger, M. (1993). *Sein und Zeit.* Tübingen: Max Niemeyer Verlag.

Heidegger, M. (2017). *Zollikoner Seminare* (GA Bd. 89). Hrsg. v. P. Trawny. Frankfurt am Main: Vittorio Klostermann.

Helting, H. (1999). *Einführung in die philosophischen Dimensionen der psychotherapeutischen Daseinsanalyse.* Aachen: Shaker Verlag.

Reck, J. G. (2020). Sehen- und Hörenlassen, was ist. Der phänomenologisch-hermeneutische Ansatz in der Psychotherapie. In K. Neugebauer, F. Alfieri, P. L. Coriando & H. Seibert (Hrsg.), *Neue Phänomenologie. Band 5.* Berlin: LIT Verlag.

1.2.2.3 Dynamische Gruppenpsychotherapie

Karin Zajec & Silvia Korlath

Darstellung wesentlicher Aspekte, Prinzipien, Grundsätze, Wirkfaktoren sowie theoretischer Bezugsmodelle der Dynamischen Gruppenpsychotherapie

Zusammenfassung

Dynamische Gruppenpsychotherapie (DG) ist eine ganzheitliche und integrative Methode, welche die wirksamen Elemente psychoanalytischer Theorien (Bion, Klein, Heigl-Evers, Yalom) und gruppendynamischer/sozialpsychologischer Theorien (Lewin) mit dem vom Wiener Psychiater Raoul Schindler entwickelten Verfahren der Soziodynamischen Rangstruktur zu einem klinischen Modell vereint. Die Dynamische Gruppenpsychotherapie legt sowohl im Gruppensetting als auch im Einzelsetting den Fokus der therapeutischen Arbeit auf die Analyse der im Hier und Jetzt stattfindenden Wiederinszenierung der Beziehungs- und Konfliktdynamik, der Störungen, die aus der Primärgruppe und aus den Sekundärgruppen herrühren und sich im Person-Umwelt-Bezug zeigen. Zentraler therapeutischer Wirkfaktor ist das Bewusstmachen der Widerstände und Abwehrmechanismen, der inter- und intrapersonellen Konfliktinszenierungen sowie der Übertragungs- und Gegenübertragungsphänomene. Dadurch wird psychosoziale Reifung angeregt, die Autonomie gefördert, Beziehungs- und Kommunikationsstörungen sowie Einschränkungen im Denken und Handeln werden verbessert oder behoben. Dynamische Gruppenpsychotherapie führt im Einzel-, Paar- und Gruppensetting zur Selbstgesundung durch Erschließung der eigenen Gesundungspotenziale.

Schlüsselwörter

Gruppenpsychotherapie, Gruppendynamik, interpersonales Menschenbild, soziales Rollenverhalten, Gruppenmodelle

Einführung und Überblick

In der gruppentherapeutischen Herangehensweise wird zwischen Psychotherapie *in* der Gruppe und Psychotherapie *durch* die Gruppe unterschieden. Die verschiedenen Herangehensweisen lassen sich anhand der therapeutischen Interventionen erkennen. In der Dynamischen Gruppenpsychotherapie steht die Gruppe als Ganzes im Fokus der therapeutischen Intervention und damit die Psychotherapie *durch* die Gruppe im Vordergrund.

Die Dynamische Gruppenpsychotherapie ist eine integrative Therapiemethode, welche die Wirkfaktoren der Gruppe nützt und die Gruppe als *das* soziale Strukturelement, in Vergangenheit, Gegenwart und Zukunft der Person, ins Zentrum des therapeutischen Prozesses stellt. Basierend auf der Annahme, dass gruppendynamische Prozesse einen eigenen Wirkfaktor in Gruppen darstellen, werden gruppendynamische Theorien und daraus hervorgegangene Praxismodelle in die psychotherapeutische Arbeit integriert. Mithilfe der Methode der Gruppendynamik, des Modells der interpersonellen Gruppentherapie (Yalom & Leszcz, 2012) und auf Grundlage eines psychodynamischen Verständnisses geht es darum, wahrzunehmen und zu erkennen, *was* in einer und *mit* einer Gruppe geschieht, und Störungen, Behinderungen oder Hemmungen im Beziehungsgeschehen zwischen Personen zu untersuchen/reflektieren, um dann bewusst ins Geschehen einzugreifen, also zu intervenieren (Majce-Egger, 1999, S. 237), mit der Absicht, Zusammenhänge herzustellen und einen Impuls in Richtung Entwicklung zu geben. Dabei ist es wesentlich, ein:e Gruppenleiter:in zu sein, die:der sich *in* der Gruppe bewegt, wie Wolfgang Schmidbauer (1998, S. 26) es einmal benannt hat, wie ein Fisch im Wasser – und nicht die Gruppe unbewusst kontrollieren möchte, wie ein Schwimmer in Not.

Die Entwicklung der Methode ist eng mit Raoul Schindler verknüpft. »Schindlers Intention, alle mit dem Phänomen Gruppe arbeitenden Methoden in einem spezifisch gruppentherapeutischen Modell zu organisieren, führte Forschende auf dem Gebiet der Psychoanalyse, Rollen- und Feldtheorie sowie Gruppendynamik in einem Forum zusammen.« (Majce-Egger, 2014, S. 1) Es kam zu einer Verbindung von sozial- wie tiefenpsychologischen Theorien, woraus ein eigenständiges, interpersonelles psychotherapeutisches Verfahren entstand. Kurt Lewins Feldtheorie, seine Überlegungen und Forschung zur Gruppendynamik in Kleingruppen sowie Muzafer Sherifs Auseinandersetzung mit Gruppenqualitäten (Normen, Bezugssystemen) stellen wesentliche sozialpsychologische Wurzeln des Verfahrens dar. Ein Vertreter der tiefenpsychologischen Wurzeln und Aspekte der Methode ist Trigant Burrow, der bereits 1926 die Psychoanalyse in der Gruppe durch die Gruppe vorschlägt und sich »in einer Radikalität wie sonst nur Bion oder R. Schindler der Annahme verschreibt, dass Neurose nur im Zusammenhang gesellschaftlich kultureller Ordnung (Gruppe) – Individuum – Symptom verstehbar ist« (Fliedl & Krafft-Ebing, 1999, S. 39). Weitere wichtige Protagonisten und Protagonistinnen sind Samuel S. Slavson mit seinen Überlegungen, *wie* eine Gruppe therapeutisch wirksam wird; Wilfried R. Bion mit seinem Modell zum Containment sowie der Grundannahmen; Henry Ezriel (1950), welcher die Übertragungssituation als generelles Phänomen, das in jeder Beziehungsaufnahme zwischen Menschen auftritt, verstand; Dorothy Stock-Whitaker und Morton A. Lieberman (1965) mit dem Konzept des Gruppenfokalkonflikts sowie Irvin Yalom mit seinem Konzept der »parataktischen Verzerrung«. Weitere inhaltliche Bezüge finden sich zu anderen psychodynamisch-interaktionell ausgerichteten Gruppenmethoden, wie beispielsweise beim Göttinger Schichtmodell der Gruppenebenen von Wolfgang Heigl und Annelise Heigl-Evers (1973; Majce-Egger, 2014).

Was ist eine Gruppe?

Schindler (1957) bezeichnet Gruppe als ein primär psychologisches Phänomen, das entsteht, wenn sich Menschen aus einer unverbundenen Menge gegenüber einem Ziel zu einer gemeinsamen Aktion zusammenschließen. Sie arbeiten dann nicht nur an ihrem Thema/Ziel/Auftrag, sondern auch an ihrem Selbst. Das Phänomen erlischt, »wenn die verbindende Dynamik aufhört, gleichgültig ob die Menschen selbst nun auch räumlich auseinandergehen oder beisammen bleiben« (Schindler, 1957, S. 308).

> »Das theoretische Konzept sieht in der ›Gruppe‹ ein dynamisches Organisationsgeschehen einer Mehrzahl von Personen, gegenüber einem gemeinsamen ›Anderen‹ […] eine Ganzheit zu bilden, analog dem Organisationsbemühen des Ich, seine leiblichen und seelischen Elemente (Organe) gegenüber einer Umwelt zu einer Person zu integrieren. Dies geschieht durch Abgrenzung (Individuation) und Rollenbildung, die nach den Gesetzen der Rangdynamik und der Funktionalität erfolgt und sich im authentischen Handeln ausdrückt.« (Schindler, 1994, S. 252)

Dabei nutzt die Dynamische Gruppenpsychotherapie

> »die Gruppe als eigenes Therapieinstrument und geht davon aus, dass diese mit ihren vielfältigen Angeboten zur Übertragung und Rollengestaltung im aktuellen Beziehungsgeflecht optimale Möglichkeiten bietet. Durch im Hier und Jetzt stattfindende Wiederinszenierungen der Konfliktdynamik der einzelnen Personen im Kräftefeld des Gruppenprozesses entwickelt sich in einer wechselseitigen Dynamik ein Prozess der psychosozialen Reifung.« (Lehner & Goldmann, 2005, S. 79)

Ziele des therapeutischen Prozesses im Einzel-, Paar- und Gruppensetting sind psychosoziale Reifung, Förderung von Autonomie und Selbstgesundung durch Erschließung der eigenen Gesundheitspotenziale sowie insgesamt eine Entwicklung hin zu verbesserter Beziehungs- und Kommunikationsfähigkeit (GDDG, 2017).

Gruppendynamik

Info

Der Begriff Gruppendynamik wird erstmals von Kurt Lewin (1939) verwendet und bezeichnet die in der Gruppe nach innen und außen wirksam werdenden Kräfte, die Veränderungen verursachen oder ihnen Widerstand leisten, als Phänomen. Sogenannte Trainings-Gruppen (T-Gruppen) im Sinne Lewins dienen der Erforschung der Struktur, der Dynamiken und der Phänomene in zwischenmenschlichen Beziehungen. In seiner Feldtheorie geht er davon aus, dass menschliches Verhalten nur in der Gesamtheit von Person und Umwelt erfasst werden kann. Der Begriff Feld (Lebensraum) meint alle gleichzeitig bestehenden intrapsychischen und interpsychischen Kräfte, die in der jeweiligen Situation wirksam sind, aber auch die historische Dimension einschließen. Person und Umwelt bilden dabei »einen interdependenten, unauflöslichen Systemzusammenhang, in welchem der Zustand jedes Teiles von jedem anderen Teil abhängig ist« (Teutsch & Pölzl, 1999, S. 24).

Kräftefeld Gruppe

Lewin begreift die Gruppe als übersummativ, als überpersönliche Einheit eigener Art, die als Ganzes reagiert – mit eigenen Wirksystemen und Entwicklungsprozessen. Person und Gruppe verändern sich in dem Moment, in welchem eine Person die Gruppe betritt oder sie verlässt. Das heißt, eine Veränderung eines Elements verändert alle Elemente des Feldes und auch ihre übersummativen Eigenschaften. Nach der Veränderung stellt sich ein neues Gleichgewicht her. Diese Dynamiken sind in jeder Gruppe mit einer gewissen Regelhaftigkeit beobachtbar und beschreibbar (vgl. Antons & Stützle-Hebel, 2016).

Gruppenprozess

Unter Gruppenprozess wird das, was in einer Gruppe passiert und sich in verbalen und nonverbalen Interaktionen auswirkt, verstanden. Es besteht ein wechselseitiger Einfluss zwischen dem, was in der Gruppe geschieht, und dem, was in ihren einzelnen Mitgliedern vor sich geht. Die aktive Beteiligung Einzelner ist abhängig von ihren individuellen

Fähigkeiten *und* dem Geschehen, das für die Gruppe gerade ansteht. Jedes Ereignis in der Gruppe ist nicht nur die Wahrheit einer Person, sondern darüber hinaus auch Realität der Gruppe.

Gruppendynamik in Anwendung

Das bedeutet, den Prozess zu analysieren und zu reflektieren, Gesetzmäßigkeiten und Wechselwirkungen zu erkennen und zu benennen, um soziales Lernen zu unterstützen. Dies beinhaltet einerseits persönliche Reifung und andererseits, die Arbeitsfähigkeit der Gruppe zu fördern. Ziel der Arbeit ist es, Widerstände und Störungen im Austausch zwischen Personen, im Sinne einer Situationsanalyse, deutlich zu machen.

Info

Zwei klassische Settings (Anwendungsformen) gruppendynamischen Lernens sind:

- Sensitivity-Training: eine Gruppe, die an der jeweils persönlichen Weiterentwicklung der Individuen durch die Gestaltung zwischenmenschlicher Beziehungen und der freien Kommunikation in der Gruppe arbeitet.
- T-Gruppe (Trainingsgruppe): ein Verband von Trainingsgruppen, der neben dem Kleingruppenprozess auch die Wechselwirkungen, Durchlässigkeiten und Grenzen zwischen Gruppen untersucht. Die Struktur zwischenmenschlicher Beziehung und die experimentelle Kleingruppenforschung stehen im Zentrum.

Menschenbild, Prinzipien und Grundsätze

Die Dynamische Gruppenpsychotherapie vertritt ein interpersonales Menschenbild und beschäftigt sich mit den Beziehungen – mit dem, was zwischen Personen und sozialen Systemen passiert. Es besteht eine interpersonelle Theorie der Krankheitsentstehung und ein »Verständnis von Krankheit als sozialem Rollenverhalten, aus dem sich das therapeutische Ziel, die Herstellung von Ganzheit und Bewegung (Dynamik), ableitet« (Majce-Egger, 2014, S. 2). Spezielle Symptombildung und psychische Störung wird nur in der Wechselwirkung von Umwelt und Individuum und nur im Zusammenhang gesellschaftlich kultureller Ordnung verstehbar (Fliedl & Krafft-Ebing, 1999). Wesentlich sind die Beachtung der ständigen Wechselwirkung zwischen einzelnen Systemen, Mikro- und Makrokosmos (Schenk, 1999), sowie die Betrachtung der Gruppe als Ganzes, »im Sinne Lewins, anknüpfend an gestalttheoretische Konzepte, als übersummative Einheit« (Majce-Egger, 2014, S. 2). »Therapieziel ist keine Idealvorstellung von Gesundheit, sondern jeweils die

Optimierung der Lebensvorgänge gegenüber den als Krankheit erlebten Einschränkungen und Abwehrfiguren.« (Schindler, 1994, S. 253)

Folgende Aspekte bilden die Grundlage für das Menschenbild und die Grundsätze der Dynamischen Gruppenpsychotherapie (vgl. Korlath, 2017):

- **Der Mensch ist ein körperliches Wesen.** Der körperliche Organismus ist in die Struktur sozialer Interaktionen eingebunden. Leben ist immer Entfaltung am Widerstand und damit Bewegung in Schritten und Phasen (so wie sich Gruppen in Schritten und Phasen entwickeln).
- **Der Mensch ist ein soziales Wesen.** Gruppendynamische Settings sind interaktiv, d. h., sie sind eine spezielle Form sozialer Interaktion mit Verflochtenheit und Verantwortlichkeiten.
- **Der Mensch ist ein kommunikatives Wesen.** Die Mitteilungen über Sprache und Nonverbales (»Man kann nicht nicht kommunizieren«) bilden die Basis des Bewusstseins über sich selbst und die anderen.
- **Der Mensch ist ein lernfähiges Wesen.** Dies beinhaltet den Grundsatz der Veränderbarkeit des Menschen und somit unter anderem auch die Vorstellungen über »gesund« und »krank«. Die Dynamische Gruppenpsychotherapie »sieht psychische Krankheit nicht als individuelles Problem, sondern ausschließlich und vorwiegend als Ausdruck eines gestörten Systems oder Feldes, in dem eine Person eine Krankheitsrolle übernimmt und sie prinzipiell unter geänderten Bedingungen auch an andere innerhalb der Gruppe abgeben könnte« (Andreas, 1999, S. 209).
- **Nachvollziehbarkeit:** Jeder Mensch handelt in jeder Situation prinzipiell nachvollziehbar. Zum Verständnis der Handlung fehlen ggf. nur Informationen über die Situation des betreffenden Menschen.
- **Die Gruppe als Ganzes:** Die Gruppe ist mehr als eine Ansammlung von Individuen, ein eigenständiger Organismus. Die sich daraus ergebenden Modelle und Theorien fokussieren die Wechselwirkungen.
- **Ziel** der Therapie ist die Herstellung von Ganzheit und Bewegung (Dynamik).

Die Dynamische Gruppenpsychotherapie geht ressourcenorientiert davon aus, dass jeder Mensch Selbstorganisations- und Selbstgesundungskräfte in sich trägt, die für die eigene Entwicklung zur Verfügung stehen und die auch andere für ihre Entwicklung nutzen können. Durch den Austausch der Gruppenmitglieder und das entstehende Klima entwickelt sich eine Dynamik, die es dem Einzelnen ermöglicht, sein Entwicklungspotenzial und den Einfluss der anderen zu nutzen, um Selbstgesundung anzuregen.

Spezifische theoretische und methodische Prinzipien der Dynamischen Gruppenpsychotherapie (vgl. Majce-Egger, 1999, 2014)

Zwischenmenschliche Beziehung und Interaktion: »Das wechselseitig stimulierende Verhalten der in Beziehung stehenden Personen führt zur Steuerung des Verhaltens und zur inhaltlichen Gemeinsamkeit des Handelns. Interaktion realisiert sich in der Gruppe und ist beobachtbar.« (Majce-Egger, 2014, S. 2) Dabei stellt die Methode des Feedbacks eine wesentliche Technik dar. Feedback bezeichnet jede Mitteilung an eine Person, die diese darüber informiert, wie ihre Verhaltensweisen wahrgenommen, verstanden, erlebt werden und was sie im Gegenüber bewirken. Feedback enthält zum einen Beobachtung von Verhalten und zum anderen persönliche Deutung und Bezugnahme auf die Person.

Teilnehmende Beobachtung: Durch seine:ihre Teilnahme verändert der:die Beobachter:in das Beobachtete. Außerdem finden dadurch in der beobachtenden Person selbst Veränderungen statt.

Pluralität: *Jeder Mensch ist eine Gruppe*, da er über die Sozialisation die Gesamtheit der für ihn bedeutenden Bezugsgruppen in sich trägt (somit kommen auch im Einzelsetting gruppendynamische Prinzipien zum Tragen). Jede Person gestaltet den Lebensraum Gruppe mit ihrer sozialen »So-Gewordenheit« mit. In der Gruppe entstehen vielfältige Begegnungs- und Übertragungsmöglichkeiten. In der jeweiligen Gegenwart der Gruppe kann jedes Gruppenmitglied die Gesamtheit der sozialen Beziehungen und Bezüge seines Lebens in Szene setzen und reflektierend bearbeiten.

Hier und Jetzt Prinzip: Durch die Beachtung des Hier-und-Jetzt-Prinzips wird die aktuelle Beziehungsgestaltung deutlich. Die aktuellen Erfahrungen bilden die Grundelemente im Lernprozess. Nur solche Ereignisse können Einfluss auf aktuelle psychologische Prozesse nehmen, die im gegenwärtigen Lebensraum real vorhanden sind.

Relative Unstrukturiertheit: »Sie dient dazu, ein soziales Vakuum mit der damit verbundenen Spannung und Irritation zu erzeugen, um gewohntes konventionelles Verhalten zu unterbrechen. Führung und Thema wird der Gruppe vorenthalten, sodass diese eigene soziale Gestaltungskräfte mobilisieren muss und die ablaufenden Prozesse und das, was daraus an Selbsterfahrung gewonnen werden kann, zum Inhalt der Arbeit werden. Themen, die unweigerlich auftauchen, sind Macht/Autorität, Zugehörigkeit/Angst vor Ausschluss, Beziehung/Intimität, Anerkennung/Angst vor Entwertung.« (Majce-Egger, 2014, S. 3)

Gruppenentwicklung: Gruppen entwickeln sich nach Gesetzmäßigkeiten, die beobachtbar sind; die daraus abgeleiteten Modelle werden als Methodenrepertoire für Prozessanalyse, Diagnostik und Interventionsplanung genutzt.

Rahmenbedingungen, Funktion und Rolle: Zeit, Ort, Funktion, Inhalt und Ziel stehen fest. Sie werden zu Beginn vereinbart. In der Dynamischen Gruppenpsychotherapie unterscheiden wir Funktion, Rolle und Position. Die Funktion des Therapeuten:der Therapeutin definiert sich aus den Aufgaben, wobei es allgemein die Aufgabe von Psychotherapeut:innen ist, die:den Behandelte:n hilfreich zu unterstützen, sodass ein Entwicklungsprozess eingeleitet werden kann. Konkret bedeutet dies das Schaffen eines sicheren Rahmens für die Psychotherapie, die Verhütung von Schaden, die Leitung der Reflexionsebene (die Einführung von Reflexions- und Feedbackprozessen als therapeutische Gruppenkultur), die Vermittlung zwischen Innen- und Außenwelt der Gruppe sowie die Begleitung des Prozesses der Einzelperson sowie des Gruppenprozesses im Therapieverlauf (Schenk, 1999). Pechtl (1989) definiert Funktion und Rolle folgendermaßen: Funktion ist eine »erworbene, verliehene, vereinbarte oder festgelegte Rahmenbedingung in einer sozialen Gemeinschaft, die an beidseitig abgesprochene Tätigkeiten gebunden ist. Eine Rolle hingegen ist ein eigenes oder durch Fremderwartung gewähltes Verhaltensmuster, das abgesprochen oder unabgesprochen in der sozialen Gemeinschaft ausgeübt wird.« (Pechtl, 1989, S. 202)

Psychotherapeutische Diagnostik in der Dynamischen Gruppenpsychotherapie

Die Dynamische Gruppenpsychotherapie vertritt eine interpersonelle Theorie der Krankheitsentstehung und ein Verständnis von Krankheit als sozialem Rollenverhalten. Der Name der Methode beschreibt eine grundsätzliche Haltung, welche dafür steht, eine Person sowohl in ihrer innerpsychischen als auch in ihrer zwischenmenschlichen Dynamik sowie in realen Beziehungs- und Gruppenverhältnissen in der gerade stattfindenden Begegnung zu erfassen. Diese Betrachtungsweise gilt im dyadischen und gruppalen Setting. Psychotherapeutische Diagnostik in der Dynamischen Gruppenpsychotherapie geht damit inhaltlich weit über die klinische Diagnose (ICD, DSM) hinaus. Sie beinhaltet idealerweise eine strukturelle Diagnose (nach OPD-3; Arbeitskreis OPD, 2024), eine Diagnostik des Umfelds und erfasst relevante Beziehungsdynamiken im momentanen Lebensraum im Sinne Lewins (2012). Aufgrund wechselseitiger Beeinflussung wird implizit ständige Veränderung mitgedacht und damit gehen wir von einem dynamischen Geschehen aus. Die Diagnose ermöglicht eine momentane Verortung, eine Beschreibung beziehungsrelevanten Geschehens und damit ein besseres Verständnis dieses Geschehens. Damit ist sie handlungsleitend für die therapeutische Intervention.

Eine Gruppe folgt eigenen Gesetzmäßigkeiten und bietet im Vergleich zum dyadischen Setting eine Fülle an Beziehungsangeboten und Übertragungsmöglichkeiten. Vielgestaltiger als im dualen Kontakt ist Gruppendiagnostik hoch komplex und bezieht sich »auf die interpersonalen Beziehungen, auf die Ganzheit der Gruppe und ihre Bewegung (Dynamik), unter Einbeziehung des sozialen Umfelds (Lebensraum) und unter Beobachtung der Gruppenphasen« (Majce-Egger, 1999, S. 255).

Mithilfe von Modellen des sozialen Lernens, der Gruppenentwicklung und Strukturmodellen (s. Abschnitt Gruppenmodelle) werden soziale Interaktionen in der Gruppe diagnostisch, im Sinne einer Status- oder auch Verlaufsdiagnose, beschrieben. »Diagnostisch begründete Interventionen (personal oder gruppal) zielen darauf ab, Rollenfixierungen (Parsons) zu lösen, um damit die Handlungsfreiheit zu erweitern und eine Bewusstheit über soziale Interdependenzen zu schaffen.« (Korlath & Zajec, 2022, S. 198)

Im Hier und Jetzt, in der realen Beziehung zum Therapeuten:zur Therapeutin oder auch zu den anderen Gruppenteilnehmer:innen bilden sich Abwehr- und Konfliktmuster ab. Diese werden erkannt und benannt; dabei werden die Patient:innen darin unterstützt, sich selbst als handelnd und Einfluss nehmend zu begreifen.

> »Alle Möglichkeiten zur Kommunikation von Wünschen und Bedürfnissen bzw. Frustrationen sowie alle diesbezüglichen Einschränkungen werden interpersonal in Gruppenkontexten (Familie, Schule, Arbeit, Freundesgruppen) erworben. Durch die therapeutische Begegnung im Hier und Jetzt wird ermöglicht, dass die Beziehungs-, Abwehr- und Konfliktdynamiken wiederbelebt und damit sichtbar und bearbeitbar werden. Ausgehend von einer psychodynamischen interaktionellen Sichtweise werden im Gruppengeschehen bewusste und unbewusste Handlungsmotivationen aller Teilnehmenden angenommen. Wenn im gruppendiagnostischen Prozess nicht vorrangig auf die inhaltliche Auseinandersetzung fokussiert wird, sondern die Beobachtung sich auf die Gruppe als Ganzes bezieht, werden unbewusste Gruppenthemen diagnostizierbar und Interventionen werden gezielt eingesetzt, um das Geschehen für die Teilnehmenden zu verdeutlichen, reflektierbar und verstehbar zu machen.« (Korlath & Zajec, 2022, 189).

Wirkfaktoren

Gleichzeitig zu dem Aspekt, dass in bestimmten Entwicklungsphasen der »Peer-Effekt« enorme Bedeutung hat und deutlich bei der Überwindung von Entwicklungshemmnissen helfen kann, bestehen Wirkfaktoren, die nur im Gruppensetting zur Entfaltung gelangen und welche den Einsatz von Gruppenpsychotherapie zu einem höchst wertvollen Teil der Behandlung machen.

Als gesichert gelten kann, dass das Vorhandensein bestimmter Wirkfaktoren die Voraussetzung darstellt, damit andere Heilfaktoren auftreten können, und damit für therapeutische Veränderungen unverzichtbar ist. Wahrscheinlich ist eine Kaskade von aufeinanderfolgenden Wirkfaktoren notwendig: hohe initiale Kohäsion, erhöhte Öffnungsbereitschaft (Selbstöffnung), viel Feedback, Korrekturen intrapsychischer Selbst- und Objektrepräsentanzen, Verhaltensveränderungen (Tschuschke, 2001, S. 119). Irvin Yalom (2012) hat sich im Rahmen seiner Tätigkeit ausführlich mit der Frage der Heil- oder Wirkfaktoren in der Gruppenpsychotherapie beschäftigt. Hier eine kurze Übersicht der »11 Primärfaktoren« des Geschehens in Gruppenpsychotherapien nach Yalom (2012), die nicht als klar abgrenzbare Einheiten zu verstehen sind, sondern als sich gegenseitig beeinflussende Prozesse:

- Mitteilen von Information
- Einflößen von Hoffnung
- Universalität des Leidens
- Altruismus
- die korrigierende Rekapitulation des Geschehens in der primären Familiengruppe
- Entwicklung sozialer Kompetenz
- Imitation/Identifikation
- interpersonelles Lernen
- Gruppenkohäsion
- Katharsis
- existenzielle Faktoren

Die Dynamische Gruppenpsychotherapie sieht die Gruppe als spezifisches Kraftfeld, das mehr und etwas anderes ist als die Summe der Eigenschaften einzelner Mitglieder und deren Dynamik.

> »Die gezielte Untersuchung dieses Kraftfelds orientiert sich konsequent am Prozess und ermöglicht, die sich daraus ergebenden therapeutischen Möglichkeiten für die Gruppe als Ganzes und für die einzelnen Teilnehmer:innen zu nutzen. Der Gruppenprozess zeigt die Entwick-

lung der Gruppe und den dabei stattfindenden Wandel der Beziehungen. Durch Beachtung des Hier-und-Jetzt-Prinzips wird die aktuelle Gestaltung der interpersonellen Beziehungen deutlich. Verhalten vollzieht sich dabei in der Interdependenz von Einzelnen und Gruppe. Weitere Faktoren sind die gruppenbindenden Kräfte (Kohäsion), interpersonales Lernen, Wiederaufleben und Wiederholen unverarbeiteter Primär- und Sekundär-Gruppenerfahrungen und Abbildung sozialer Außenbeziehungen der Mitglieder innerhalb der Gruppe.« (Majce-Egger, 2014, S. 3)

Die Gruppe bietet den Raum, gemachte Erfahrungen auf- und durchzuarbeiten, ermöglicht Einsicht und Katharsis und bietet die Chance des Einübens von Alternativen. Wissenschaftliche Studien (Tschuschke, 2001) belegen die hohe Wirksamkeit von Gruppenpsychotherapie, wobei die Effektstärken deutlich über den üblichen Effektstärken in der Psychotherapieforschung liegen. Die Qualität der Beziehungsaufnahmefähigkeit im Sinne von interpersoneller Intelligenz und Sensibilität ist dabei ein signifikanter prognostischer Faktor für die Therapie.

Gruppenmodelle

In der praktischen Arbeit stellen Gruppenmodelle eine wesentliche methodische Hilfe für den Dynamischen Gruppenpsychotherapeuten: die Dynamische Gruppenpsychotherapeutin dar, um das komplexe Gruppengeschehen zu beobachten, zu beschreiben sowie den Prozess zu analysieren.

»In der Dynamischen Gruppenpsychotherapie erfolgt eine Unterscheidung in Modelle des sozialen Lernens, Gruppen-Entwicklungsmodelle bzw. Phasenmodelle und Gruppenstrukturmodelle, welche aus unterschiedlichen theoretischen Feldern stammen – aus der Sozialpsychologie, Soziologie, Gruppendynamik sowie aus der Tiefenpsychologie. Die verschiedenen Modelle stehen dabei nicht unmittelbar in Konkurrenz, sondern können als einander ergänzend verstanden und dementsprechend auch parallel verwendet werden.« (Zajec, 2017, S. 53)

Es bleibt Aufgabe der Dynamischen Gruppenpsychotherapeutin:des Dynamischen Gruppenpsychotherapeuten, das Geschehen einer Gruppe wahrzunehmen, zu beobachten und daraus geeignete Interventionen abzuleiten sowie umzusetzen und entwicklungsförderliches Handeln zu ermöglichen, »wobei die vorhandenen Modelle als Hintergrund-Methodenrepertoire zu verwenden sind, die einen allerdings nicht vom Bewußtmachen eigener Modelle und deren Entwicklung und Konzeption entheben« (Fliedl & Majce-Egger, 1999, S. 112). In Majce-Egger (1999) findet sich eine kompakte Zusammenfassung der wesentlichen Gruppenmodelle, mit denen in der Dynamischen Gruppenpsychotherapie gearbeitet wird:

Modelle sozialen Lernens

- JOHARI-Fenster (J. Luft, H. Ingham, 1955, 1973)
- Individuelles und gruppales Lernmodell (M. B. Miles, 1965, 1981)
- Mikado-Modell (W. Milowiz, L. Käfer, 1989)

Gruppenentwicklungsmodelle – Phasenmodelle

- Interaktionelles Phasenmodell der Gruppenentwicklung (W. G. Bennis, H. A. Shepard, 1956, 1972)
- Phasenmodell (B. W. Tuckmann, 1965)
- Soziologisch orientiertes Modell (W. Rechtien, 1997)

Struktur-Modelle

- Dynamische Rangstruktur (R. Schindler, 1957)
- Personalisationsphasen (M. L. Edelweiss, R. Tanco Duque, R. Schindler, 1964)
- Arbeitsgruppe-Grundannahmegruppe (W. R. Bion, 1961)

Anwendungsbereiche der Dynamischen Gruppenpsychotherapie (DG)

»Die DG ist besonders geeignet zur Bewältigung von interpersonalen Problemen, Krisen- und Konfliktsituationen, bei der Umstellung von Abhängigkeiten und Änderung von Lebensphasen« (Majce-Egger, 2014, S. 5). Sie findet Anwendung im klinischen, rehabilitativen, präventiven und ambulanten Bereich, wobei wöchentliche Gruppeneinheiten zu 90 Minuten ein übliches Setting darstellen. Je nach institutionellen Möglichkeiten und Zielsetzungen kommt es zur Durchführung von offenen oder geschlossenen Gruppen, Kurz- oder Langzeitgruppentherapien. Ist die Gruppe in ihrer Zusammensetzung homogen oder heterogen, findet die Therapie auch in einer höheren Frequenz statt und kann sowohl mit Kindern, Jugendlichen als auch mit Erwachsenen durchgeführt werden. Eine ausführliche Darstellung für die Anwendung im Kindes- und Jugendalter findet sich bei Zajec (2017).

»Obwohl die DG grundsätzlich als Gruppentherapiemethode konzipiert wurde, hat sie ihre theoretische Erweiterung und Anwendung auch im Einzelsetting gefunden. Dabei eignet sie sich besonders für Entwicklungsdefizite, die von interpersonellen Abwehrformen geprägt sind. Der Fokus liegt auf dem Beziehungsgeschehen in der dyadischen Situation im Hier und Jetzt, auf Reinszenierungen von Konfliktdynamiken unter besonderer Beachtung von Gegenübertragungsphänomenen wie z. B. Rollenzuschreibungen, die ihre Entstehungsgeschichte in den jeweiligen Bezugsgruppen bearbeitbar machen.« (Majce-Egger, 2014, S. 5)

Dynamische Gruppenpsychotherapie als fachspezifische Methode und Ausbildung

Das Fachspezifikum Dynamische Gruppenpsychotherapie, als renommierte Ausbildung des Österreichischen Arbeitskreises für Gruppendynamik und Gruppenpsychotherapie (ÖAGG), »bietet fundierte Selbsterfahrung in Verschränkung mit Theorie und Praxis. Dem Erwerb psychotherapeutischer Kompetenz wie Funktions- und Rollenklarheit, Wahrnehmungs- und Konfliktfähigkeit, der Reflexion der eigenen Person, ihrer Wirkung und der Wirkung psychotherapeutischer Intervention wird viel Raum gegeben« (GDDG, 2017). Ein Einstieg ist nach positiver Absolvierung des Aufnahmeverfahrens jederzeit möglich. Tempo und Intensität können selbst bestimmt werden, da die Ausbildung nicht in fixen Lehrgängen, sondern modular organisiert ist und zwei zentralen Prinzipien der Gruppendynamik folgt: eigenverantwortlichem Handeln und Selbstorganisation. Anhand des Curriculums wählen die Auszubildenden die Reihenfolge der Ausbildungsschritte selbst – wie es für ihre persönliche Entwicklung sowie der Erweiterung ihrer Kompetenz förderlich ist. Die Bildung von Peergroups wird angeregt und eine Begleitung durch Ausbildungsberater:innen wird angeboten. Zusätzlich bilden der Verein und die Ausbildungskolleg:innen ein soziales Netzwerk, das als Lernfeld genutzt werden kann.

Gesamtbetrachtung

Die Dynamische Gruppenpsychotherapie ist eine integrative Therapiemethode, welche die Wirkfaktoren der Gruppe nützt und die Gruppe als *das* soziale Strukturelement, in Vergangenheit, Gegenwart und Zukunft der Person, ins Zentrum des therapeutischen Prozesses stellt. Sie ist gekennzeichnet durch die Synthese psychoanalytischer und sozialpsychologischer Konzepte. Ausgezeichnet durch einen sehr hohen Selbsterfahrungsanteil von mindestens 560 Stunden Einzel- und Gruppenselbsterfahrung (gegenüber 200 Std. laut derzeit gültigem Psychotherapiegesetz), befähigt diese Ausbildung die Absolvent:innen, sowohl im Einzel-, Paar-, Familien- wie auch im Gruppensetting gleichermaßen psychotherapeutisch wirksam zu sein.

Information und Beratung

Kontaktadressen der Ausbildungsberater:innen sowie Informationen zum Curriculum und zu den Ausbildungsveranstaltungen finden sich auf der Homepage der Fachsektion: www.gddg.at.

Fragen zur Evaluation

1. Welche Methoden und Modelle stellen wesentliche Grundlagen in der Dynamischen Gruppenpsychotherapie dar?
2. Worin liegen wesentliche Ziele im Rahmen des therapeutischen Prozesses einer Dynamischen Gruppenpsychotherapie?
3. Welche Aspekte bilden die Grundlage für das Menschenbild und die Grundsätze der Dynamischen Gruppenpsychotherapie?
4. Welche spezifischen theoretischen und methodischen Prinzipien finden in der Dynamischen Gruppenpsychotherapie Anwendung?
5. Welche Rolle spielen Gruppenmodelle in der Dynamischen Gruppenpsychotherapie, wonach werden sie unterschieden?

Literatur im Text

Andreas, C. (1999). Störungen des Person-Umwelt-Bezuges. In M. Majce-Egger (Hrsg.), *Gruppentherapie und Gruppendynamik – Dynamische Gruppenpsychotherapie. Theoretische Grundlagen, Entwicklungen, Methoden* (S. 209–222). Wien: Facultas.

Antons, K., & Stützle-Hebel, M. (2016). *Feldkräfte im Hier und Jetzt.* Heidelberg: Carl Auer.

Arbeitskreis OPD. (2024). *Operationalisierte Psychodynamische Diagnostik Version 3* (2., überarb. Aufl.). Bern: Hogrefe.

Ezriel, H. (1950). A Psychoanalytic Approach to Group Treatment. *British Journal of Mental Science*, XCII, 774–779.

Fliedl, R., & Krafft-Ebing, I. (1999). Tiefenpsychologische Wurzeln und Aspekte der Methode – Psychoanalytische Tradition. In M. Majce-Egger (Hrsg.), *Gruppentherapie und Gruppendynamik – Dynamische Gruppenpsychotherapie. Theoretische Grundlagen, Entwicklungen, Methoden* (S. 35–57). Wien: Facultas.

Fliedl, R., & Majce-Egger, M. (1999). Gruppenmodelle. In M. Majce-Egger (Hrsg.), *Gruppentherapie und Gruppendynamik – Dynamische Gruppenpsychotherapie. Theoretische Grundlagen, Entwicklungen, Methoden* (S. 95–112). Wien: Facultas.

GDDG. (2017). *Dynamische Gruppenpsychotherapie.* Abgerufen von http://www.gddg.at/gddg/ausbildung/dynamischergruppenpsychot (26.11.2017).

Heigl-Evers, A., & Heigl, F. (1973). Gruppentherapie: interaktionell – tiefenpsychologisch fundiert (analytisch orientiert) – psychoanalytisch. *Gruppenpsychotherapie und Gruppendynamik*, 7, 132–157.

Korlath, S. (2017). *Dynamische Gruppenpsychotherapie – Eine kurze Einführung.* Unveröffentlichtes Manuskript.

Korlath, S. & Zajec, K. (2022). Diagnostik in der Dynamischen Gruppenpsychotherapie. In C. Höfner & M. Hochgerner (Hrsg.), *Psychotherapeutische Diagnostik* (S. 189–199). Wien, New York: Springer.

Lehner, L., & Goldmann, F. (2005). Dynamische Gruppenpsychotherapie. In H. Bartuska et al. (Hrsg.), *Psychotherapeutische Diagnostik. Leitlinien für den neuen Standard* (S. 79–84). Wien, New York: Springer.

Majce-Egger, M. (1999). Methodik der Dynamischen Gruppenpsychotherapie. In M. Majce-Egger (Hrsg.), *Gruppentherapie und Gruppendynamik – Dynamische Gruppenpsychotherapie. Theoretische Grundlagen, Entwicklungen, Methoden* (S. 237–254). Wien: Facultas.

Majce-Egger, M. (2014). *Dynamische Gruppenpsychotherapie.* Abgerufen von http://www.gddg.at/dl/tOqnJKJmNnJqx4KJK/DG_Majce-Egger_2014.pdf (01.05.2017).

Pechtl, W. (1989). *Zwischen Organismus und Organisation.* St. Pölten: Landesverlag.

Schenk, S. (1999). Rahmenbedingungen und Konzeptdarstellungen in der Dynamischen Gruppenpsychotherapie. In M. Majce-Egger (Hrsg.), *Gruppentherapie und Gruppendynamik – Dynamische Gruppenpsychotherapie. Theoretische Grundlagen, Entwicklungen, Methoden* (S. 293–299). Wien: Facultas.

Schindler, R. (1957). Grundprinzipien der Psychodynamik in der Gruppe. *Psyche*, 11(5), 308–314.

Schindler, R. (1994). Dynamische Gruppenpsychotherapie. In G. Stumm & B.Wirth (Hrsg.), *Psychotherapie. Schulen und Methoden* (S. 252–255). Wien: Falter.

Schindler, R. (2016). *Das lebendige Gefüge der Gruppe.* Hrsg. von C. Spaller. Gießen: Psychosozial Verlag.

Schmidbauer, W. (1998). Wie heilt die Gruppe? In R. Fliedl & D. Kölbl (Hrsg.), *Visionen und Wege: Wie heilt die Gruppe?* (S. 16–42). Innsbruck: Studienverlag.

Stock-Whitaker, D., & Lieberman, A. (1965). *Psychotherapy Through the Group Process.* London: Tavistock Publications.

Teutsch, H. D., & Polzl, G. (1999). Sozialpsychologische Wurzeln und Aspekte der Methode. Die Entwicklung der Gruppendynamik und deren Auswirkungen auf die Dynamische Gruppenpsychotherapie. In M. Majce-Egger (Hrsg.), *Gruppentherapie und Gruppendynamik – Dynamische Gruppenpsychotherapie. Theoretische Grundlagen, Entwicklungen, Methoden* (S. 17–34). Wien: Facultas.

Tschuschke, V. (2009). Wirksamkeitsforschung in der Gruppenpsychotherapie. In L. Lehner et al. (Hrsg.), *Prozesse verstehen und gestalten. Zur Praxis von Gruppendynamik und Gruppenpsychotherapie* (S. 115–124). Wien: Kramer.

Yalom, I. D. (2005). *Im Hier und Jetzt. Richtlinien der Gruppenpsychotherapie.* München: Btb.
Yalom, I. D., & Leszcz, M. (2012). *Theorie und Praxis der Gruppenpsychotherapie.* Stuttgart: Klett Cotta (engl. Original: The Theory and Practice of Group Psychotherapy, 1995; dt. Erstausg. 1996).
Zajec, K. (2017). *Gruppenpsychotherapie mit Kindern und Jugendlichen. Stationäre und teilstationäre Therapie in heterogenen Gruppen.* Wien: Facultas.

Kernliteratur

Majce-Egger, M. (Hrsg.). (1999). *Gruppentherapie und Gruppendynamik – Dynamische Gruppenpsychotherapie. Theoretische Grundlagen, Entwicklungen, Methoden.* Wien: Facultas.
Majce-Egger, M., Zajec, K., Pechtl, C., & Eckert, G. (Hrsg.). (2024). *Leben und Denken in Gruppen. Gruppendynamik und Dynamische Gruppenpsychotherapie.* Wien: Facultas.
Rudolf, G. (2018). *Strukturbezogene Psychotherapie. Leitfaden zur psychodynamischen Therapie struktureller Störungen.* Stuttgart: Schattauer.
Schindler, R. (2016). *Das lebendige Gefüge der Gruppe.* Hrsg. v. C. Spaller. Göttingen: Psychosozial Verlag.
Yalom, I. D., & Leszcz, M. (2012). *Theorie und Praxis der Gruppenpsychotherapie.* Stuttgart: Klett Cotta (engl. Original: The Theory and Practice of Group Psychotherapy, 1995; dt. Erstausg. 1996).
Zajec, K. (2017). *Gruppenpsychotherapie mit Kindern und Jugendlichen. Stationäre und teilstationäre Therapie in heterogenen Gruppen.* Wien: Facultas.

Weiterführende Literatur

Bion, W. R. (1962). *Lernen durch Erfahrung.* Frankfurt am Main: Suhrkamp.
Bion, W. R. (2001 [1971]). *Erfahrungen in Gruppen und andere Schriften.* Stuttgart: Klett-Cotta.
König, O., & Schattenhofer, K. (2006). *Einführung in die Gruppendynamik.* Heidelberg: Carl Auer.
Lewin, K. (2012). *Feldtheorie in den Sozialwissenschaften: ausgewählte theoretische Schriften.* Bern: Huber.
Strauß, B., & Mattke, D. (Hrsg.). (2012). *Gruppenpsychotherapie. Lehrbuch für die Praxis.* Berlin, Heidelberg: Springer.
Stützle-Hebel, M., & Antons, K. (2017). *Einführung in die Praxis der Feldtheorie.* Heidelberg: Carl Auer Verlag.
Tschuschke, V. (Hrsg.). (2001). *Praxis der Gruppenpsychotherapie.* Stuttgart: Thieme Verlag.

1.2.2.4 Hypnosepsychotherapie

Hans Kanitschar

Das psychotherapeutische Verfahren Hypnosepsychotherapie wird in seiner Entwicklung, seiner gegenwärtigen Struktur und seiner Wirkungsweise dargestellt.

Zusammenfassung

Ausgehend von dem Phänomen Hypnose und dessen wissenschaftsgeschichtlichem Verständnis werden die Besonderheiten von hypnotischer Trance und von Suggestion beschrieben. Es werden die Wurzeln der Hypnosepsychotherapie und die Struktur dieses tiefenpsychologisch-psychodynamisch fundierten Verfahrens dargestellt. Die Hypnosepsychotherapie lässt sich in drei therapeutische Interventionsstrategien gliedern, die je nach Diagnosestellung in verschiedener Gewichtung eingesetzt werden: Ressourcen- und Übungsmodus, hypnoanalytischer Modus sowie zukunfts- und lösungsorientierter Modus. Eine Fallvignette illustriert die Methodik.

Schlüsselwörter

Hypnotische Trance, Suggestion, Unbewusstes, hypnosetherapeutische Interventionsmodi

Geschichtlicher Überblick

Das Phänomen Hypnose findet sich schon in antiken Kulturen wie Ägypten, Indien und Zentralamerika. Spezielle Hinweise auf Heilbehandlungen mit hypnoseähnlichen Zuständen finden sich vor allem im alten Griechenland. Diese medizinischen Heilungsrituale waren in das damalige magisch-mystische Weltbild eingebettet.

Die wissenschaftliche Ära der Hypnose beginnt mit dem Wiener Arzt Franz Anton Mesmer, der seine Patienten mittels magnetischer Striche behandelte. Seine Behandlungserfolge führte er auf die Wirkung eines Fluidums zurück, das er »animalischer Magnetismus« nannte, dessen Existenz aber nicht nachgewiesen werden konnte. Seine Nachfolger formulierten im 19. Jahrhundert neue Theorien auf neurologischer und psychologischer Basis. 1846 prägte der schottische Arzt James Braid die Bezeichnung »Neurohypnologie« (»Nervenschlaf« von gr. »nevros«, der Nerv, und gr. »hypnos«, der Schlaf), woraus die Bezeichnung »Hypnotismus« bzw. »Hypnose« hervorging (Ellenberger, 2011).

Im ausgehenden 19. Jahrhundert wurde der »Hypnotismus« an mehreren europäischen Universitäten untersucht und praktiziert, so auch an der Psychiatrischen Klinik Salpêtriére in Paris unter Jean Martin Charcot und an der Universität von Nancy unter der Leitung von Hippolyte Bernheim.

Sigmund Freud hospitierte an beiden Universitäten, um Hypnose zu erlernen, übersetzte Berheims Buch »Die Suggestion und ihre Heilwirkungen« vom Französischen ins Deutsche und wendete in seiner Wiener Ordination selbst Hypnose an. Die Methode wurde zur damaligen Zeit als direkte Suggestionstherapie in autoritärer Form ausgeübt und führte daher rasch an ihre Grenzen. Freud stellte die Arbeit mit Hypnose wieder ein und suchte nach anderen Wegen, um in unbewusste Bereiche vorzudringen. Einige Diskussionsbeiträge deuten darauf hin, dass Freuds Erfahrungen mit Hypnose dazu beigetragen haben könnten, das Konzept der Übertragung zu entwickeln (Chertok, 2009).

Die Hypnose als Suggestionstherapie entwickelte sich in Psychiatrie und Medizin zur sogenannten »Klassischen Hypnose« weiter. In den folgenden Jahrzehnten hat sie weitere Differenzierungen erfahren. Erkenntnisse der Lerntheorie fanden Eingang und die Verwendung von Imaginationen und von indirekten Suggestionen erweiterte die Möglichkeiten der hypnotischen Behandlung (Bongartz & Bongartz, 2000). Da hypnotische Suggestionen direkt auf psychische und physiologische Systeme wirken, lassen sich durch Symptombehandlung bis zu einem gewissen Grad Erfolge erzielen. Die Grenzen des Suggestionsverfahrens sind erreicht, wenn psychodynamische Faktoren entgegenwirken.

Hypnoanalyse

In den Vierzigerjahren des 20. Jahrhunderts kombinierten amerikanische Psychoanalytiker im Zuge der Behandlung kriegstraumatisierter Soldaten Psychoanalyse mit Hypnose und legten so die Grundlage zur Entwicklung der Hypnoanalyse. Ein bedeutender Vertreter der Hypnoanalyse ist John Watkins (1913–2012). Gemeinsam mit seiner Frau Helen Watkins entwickelte er die sogenannte »Ego-State-Therapie«, eine genuin hypnoanalytische Methodik (Watkins & Watkins, 2019; Fritzsche, 2013).

Eine weitere bedeutende Vertreterin der Hypnoanalyse ist Erika Fromm (1910–2003). Fromm hatte in Frankfurt am Main bei Max Wertheimer, dem Begründer der Gestalttheorie, promoviert, musste 1938 aufgrund ihrer jüdischen Abstammung die Universität verlassen und emigrierte in die USA. Sie wirkte als Professorin für Psychologie und als Psychoanalytikerin an der Universität Chicago, wo sie unter anderem auch zu Selbsthypnose forschte. In ihrem Hauptwerk »Hypnosis and Hypnoanalysis« (Brown & Fromm, 1986) verwebt sie das tiefenpsychologisch-psychoanalytische Denken mit praktischen Hypnosetechniken. Eines ihrer Postulate lautet: »Die Hypnose ist ein weiterer Königsweg zum Unbewussten« – in Anspielung an das Postulat von Sigmund Freud, der den Traum als Königsweg zum Unbewussten bezeichnet hatte (Peter, 1992).

In Europa wurde die tiefenpsychologisch fundierte Hypnose in der zweiten Hälfte des 20. Jahrhunderts von Leon Chertok (Paris), Günther Krapf (München), Heinrich Wallnöfer (Wien), Günther Bartl (Hausbrunn), Erik Bölcs (Wien), J. Philip Zindel (Basel) und anderen weiterentwickelt.

Hypnotherapie nach Milton H. Erickson

Der amerikanische Psychiater Milton H. Erickson (1901–1980) hat der Hypnosetherapie im 20. Jahrhundert entscheidende Innovations- und Wachstumsimpulse gegeben. Erickson wurden geniale therapeutische Fähigkeiten zugeschrieben, was er mit der Feststellung kommentierte, dass viel konsequente Arbeit dahinterstecke. Seine therapeutischen Überzeugungen besagen, dass der Mensch zeitlebens lernt, d.h. sich positiv verändern kann, und dass er alle Fähigkeiten, die er zur Lösung seiner Probleme braucht, potenziell in sich trägt. Er betonte die Orientierung an Ressourcen und gesunden Anteilen im Menschen und erweiterte das Verständnis des Unbewussten, dessen Potenziale in der Hypnose besonders gut genutzt werden können. Das Prinzip der **Utilisation** eröffnet die Möglichkeit, individuelle Muster des Klienten für die Induktion von Hypnose und den therapeutischen Prozess zu nutzen. Durch **Reframing** lernt der Klient, hindernde Bedeutungszuschreibungen zu verändern und die Aufmerksamkeit auf seine Fähigkeiten, Chancen und Möglichkeiten zu richten. Erickson führte des Weiteren indirekte Suggestionsformen, innovative hypnotische Sprachmuster und die Arbeit mit Metaphern und Geschichten in die Hypnosetherapie ein (Erickson & Rossi, 2009). Erickson hat auch andere Methoden, wie beispielsweise die systemische Therapie, beeinflusst (Haley, 2010).

Was ist Hypnose?

In den letzten Jahrzehnten wurden verschiedene Theorien formuliert, um das Phänomen Hypnose zu erklären. Diese betonen verhaltenstheoretische, sozialpsychologische, lerntheoretische oder tiefenpsychologische Aspekte (Kossak, 2013). Jahrzehntelang wurden unter Wissenschaftern heftige Kontroversen über die Frage geführt, ob Hypnose ein eigener Bewusstseinszustand sei oder nicht. Diese Frage scheint durch die neurobiologische Forschung, für die neben dem EEG auch bildgebende Verfahren eingesetzt werden, beantwortet:

> »Es können konsistente Zunahmen langsamer Frequenzen im EEG und Anstiege der regionalen Hirndurchblutung, besonders in Teilen des anterioren cingulären Kortex, des frontalen Kortex und in Hirnstammregionen beobachtet werden, was die Beteiligung aufmerksamkeits- und bewusstseinsregulierender Strukturen des Gehirns an der Erzeugung bzw. Aufrechterhaltung von hypnotischen Trancezuständen nahe legt. […] Diese Veränderungen […] sind partiell auch vom Induktionsverfahren sowie dem spezifischen Inhalt der Suggestionen abhängig.« (Revenstorf, 2006, S. 42)

i Info

Hypnotische Trance stellt einen subjektiv veränderten Bewusstseinszustand dar, der sich von Wachbewusstsein, Schlaf und Entspannung unterscheidet. (Revenstorf, 2006, S. 13)

Hypnotische Trance, ihre Phänomene und Wirkungen

Die Fähigkeit, in eine hypnotische Trance zu gehen, differiert. Es wird aber angenommen, dass jeder Mensch die Möglichkeit hat, einen Trancezustand zu erreichen, wenn ein individueller Weg für ihn gefunden wird. Leichte Trancezustände sind uns aus eigenem Erleben bekannt. Beispiele von »Alltagstrancen« sind: Jogging-Trance, Tanztrance, Tagträumereien, »ins Narrenkastl schauen« (= Wienerisch für »gedankenverloren vor sich hinblicken«), Dämmerzustände vor dem Einschlafen u. a. m.).

Hypnotische Trance bewirkt eine vegetative Umschaltung. Es kommt zu einer Verminderung von Herzrate, Blutdruck, Atemfrequenz und Muskeltonus sowie zu einer Verminderung der Ausschüttung von Stresshormonen wie Adrenalin und Noradrenalin. Die Immunbereitschaft des Organismus ist in hypnotischer Trance erhöht (Bongartz & Bongartz, 2000; Revenstorf, 2006).

In der Hypnosepsychotherapie wird mit verbalen Induktionsmethoden gearbeitet. Hypnotische Trance ist mit einer Fokussierung der Aufmerksamkeit auf innere Vorgänge verbunden. Dabei ist die Wahrnehmung der Außenwelt meist vermindert oder wird weggeblendet. In der Trance sind die psychische Plastizität und die Empfänglichkeit für Suggestionen erhöht.

Aufgrund von veränderter zerebraler Verarbeitung treten Trancephänomene auf:

- veränderte Raum-, Zeit- und Körperwahrnehmung
- Imagination – Vorstellungstätigkeit
- Trancelogik – primärprozesshaft, widerspricht der wachbewussten Logik
- ideomotorische Reaktionen – unwillkürliche Reaktionen
- Hypermnesie – gesteigerte Erinnerungsfähigkeit
- Amnesie – Vergessen
- Analgesie – Verminderung oder Ausschaltung des Schmerzempfindens u. a. m.

Trancephänomene werden zur Unterstützung therapeutischer Prozesse genutzt. Beispielhaft zu nennen sind hier die Hypermnesie (zur Erinnerung bislang unzugänglicher Inhalte), ideomotorische Reaktionen (zur Kommunikation mit unbewussten Anteilen) und die Imagination (Durcharbeiten konflikthafter Szenen u. a. m.).

Suggestion

Suggestion ist ein allgemein psychologisches Phänomen, das jeder Kommunikation inhärent ist. Unter Suggestion versteht man die Richtungszuweisung, die in einer verbalen oder nonverbalen Botschaft enthalten ist (Gheorghiu, 2000). Man kann nicht »nicht suggerieren«. Ein:e Hypnosepsychotherapeut:in ist sich der suggestiven Mechanismen in hohem Maße bewusst und setzt sie reflektiert und verantwortungsvoll ein. Wir unterscheiden zwischen direkten (offen erkennbaren) und indirekten (verdeckten) Suggestionen und weiters zwischen Auto- und Heterosuggestion. Die Empfänglichkeit für Suggestionen hängt von personalen und situativen Gegebenheiten ab und ist im Zustand hypnotischer Trance erhöht.

Methodik der Hypnosepsychotherapie

In der Hypnosepsychotherapie wird der Mensch in seinem psychodynamischen, entwicklungs- und lerngeschichtlichen, systemischen und zukunftsorientierten Rahmen gesehen. Diese Einschätzung beginnt bereits bei der ersten Kontaktnahme, führt zur Bildung der diagnostischen Arbeitshypothesen, die dem Arbeitsbündnis zugrunde liegen, und verfeinert sich im Laufe des therapeutischen Prozesses.

Diagnostik in der Hypnosepsychotherapie

Die Symptomatik wird anhand der deskriptiven Diagnostik nach der ICD-10 klassifiziert. Dazu werden Informationen über den Beginn der Symptomatik, über auslösende Situationen, über Dauer und Häufigkeit erhoben, über Faktoren, die die Symptomatik begünstigen, hervorrufen oder verunmöglichen, über Reaktionen der Umwelt, über Auswirkungen auf das alltägliche Leben und die Beziehungen, über den sekundären Krankheitsgewinn u.a.m. (Kanitschar, 2005). Die deskriptive Diagnose nach der ICD-10 wird vor dem Hintergrund der psychodynamisch fundierten Strukturdiagnose betrachtet und zu ihr in Beziehung gesetzt. Als theoretische Grundlagen dienen die aktuellen psychoanalytisch-psychodynamischen Theorien wie Triebtheorie, Ich-Psychologie, Selbstpsychologie und Objektbeziehungstheorien, die in ein entwicklungsorientiertes Strukturmodell der Psyche einfließen (Ermann, 2016; Arbeitskreis OPD, 2014), sowie die Bindungstheorie, Ergebnisse der Säuglingsforschung, Mentalisierungstheorie u.a.m. Die gesunden Anteile, Ressourcen und hypnotischen Fähigkeiten der Klient:innen werden in die Diagnosestellung und Therapieplanung miteinbezogen (Harrer & Oswald, 2022). Die hypnosetherapeutischen Vorgangsweisen lassen sich anhand dreier Interventionsmodi beschreiben, die in der Praxis ineinanderfließen (Kanitschar, 2009):

1. Der Ressourcen- und Übungsmodus
   In diesem Interventionsmodus wird vorrangig an der Stärkung des Ich gearbeitet, um Voraussetzungen für Konfliktbearbeitung und Problemlösung zu schaffen. Es wird ressourcenhaftes Erleben in der Trance gefördert, z.B. ein sicherer Ort, Begegnungen mit helfenden Gestalten oder körperorientierte Trancen. Die Metaphern des »fähigen und weisen Unbewussten« und der »inneren Kraft« können zur Ich-Stärkung beitragen. Weitere Themen sind die Arbeit an Grenzen, an Selbstfürsorge und Psychohygiene, die Arbeit mit dem Ich-Ideal sowie das Probehandeln in Trance. Bei entsprechender Motivation

der Klienten kann das Üben von maßgeschneiderter Selbsthypnose (Revenstorf & Zeyer, 2016) sehr effektiv sein.

2. Der hypnoanalytische Modus
   Hier werden aktuelle Konflikte bearbeitet, die in die Vergangenheit weisen. Mit verschiedenen Techniken der Altersregression in Trance können Konfliktkerne und vergangene Szenen gefunden und bearbeitet werden, um mittels korrigierender emotionaler Erfahrungen den Weg für Weiterentwicklung frei zu machen. In hypnotischen Trancen ist narzisstisches Nachreifen möglich, eine wesentliche Basis für ein sicheres Selbstwertgefühl. Die strukturierende und haltgebende therapeutische Beziehung wird besonders in diesem Modus zu einer wichtigen Ressource. Eine zentrale hypnoanalytische Methodik ist die Arbeit mit Ego-States. Hier wird von der Annahme ausgegangen, dass das Ich aus verschiedenen Subsystemen/Ich-Zuständen besteht, von denen nur einige bewusst sind. Diese Anteile des Ich können miteinander kooperieren oder im Konflikt liegen. Manche Anteile können auch abgespalten sein. In der hypnotischen Trance können diese Ich-Zustände sichtbar und erlebbar gemacht und somit Integrationsschritte des Ich angeregt werden (Watkins & Watkins, 2019; Fritzsche, 2013). Hypnosepsychotherapie ist besonders auch für die Aufarbeitung von Traumen geeignet, da Ressourcen gezielt aufgebaut, unbewusste Konstellationen durch ideomotorische Signale eingeschätzt werden können und Vorgangsweisen wie die Bildschirmtechnik und andere Sicherungsmechanismen ein Überfluten und damit Retraumatisierung verhindern. Vielmehr ist eine kontrollierte Feinplanung therapeutischer Schritte möglich. Für Klient:innen mit schweren Persönlichkeitsstörungen wurden spezielle Vorgangsweisen entwickelt. Hier sei exemplarisch die Technik der »Introjektion des Therapeuten« angeführt (Zindel, 2015).

3. Der zukunfts- und lösungsorientierte Modus
   Hier werden mithilfe von Trance neue Perspektiven, Verhaltensweisen und Lösungswege erlebbar gemacht und dadurch therapeutische Veränderungen angeregt. Mittels Altersprogression können positive Zukunftsbilder aufgebaut werden, die stärkend und motivierend auf die gegenwärtige Lebenssituation wirken (Ich-Ideal). Es kann mit der Kreativität des Unbewussten gearbeitet werden, um neue, bessere Lösungswege und Entwicklungen zu öffnen. Der bisher beschriebene Prozess entspricht in etwa dem Verlauf einer hypnotherapeutischen Kurztherapie (vgl. Kaiser-Rekkas, 2013). Ein solcher Prozess, der nach Aktivierung von Ressourcen in Richtung Lösungsfindung führt, ist meist nur bei klar definierten Problemen und Symptomen

(wie z. B. Phobien oder Konversion) bei relativ stabilen Persönlichkeiten möglich.

Eine Fallvignette soll das Zusammenwirken der drei Interventionsmodi illustrieren. Es handelt sich um die Therapie mit einer 48-jährigen Frau, die an einem schweren neuralgischen Schmerzsyndrom litt, das sich ärztlich-medikamentösen Behandlungen gegenüber seit mehr als zehn Jahren resistent zeigte.

zB **Beispiel**

Erste Therapiephase mit dem Schwerpunkt auf Ressourcenarbeit:
Die Patientin hatte gute hypnotische Fähigkeiten. In therapeutischen Gesprächen und hypnotischen Trancen konnte sie persönliche Ressourcen (wieder)erwecken. Zum Beispiel erfreute sie sich an einer Landschaft mit einem besonders angenehmen Wind, der ihre Schmerzen mitnahm, oder sie genoss es, in heilendem Wasser zu schwimmen. Durch solche und weitere ressourcenbetonte hypnotische Trancen konnte sie kurzzeitige Schmerzfreiheit und Linderung erreichen, die ein bis zwei Tage anhielt. Doch dann kamen die Schmerzen wieder.

Zweite Therapiephase mit hypnoanalytischem Schwerpunkt:
In ihrem täglichen Leben war die Patientin sehr belastet. Im Büro übernahm sie die unattraktivsten Aufgaben, die die Kollegen gerne auf sie abwälzten. Nachdem eine langjährige Partnerbeziehung mit einer leidvollen Enttäuschung geendet hatte, schlugen ihre Versuche, eine neue Beziehung aufzubauen, bislang fehl. Sie berichtete auch von Albträumen, die sie zusätzlich quälten. Ihr Selbstwertgefühl war seit Jahren an einem Tiefpunkt.
Sie begann zu erkennen, wie sehr sie sich von anderen Menschen einengen und herabsetzen ließ bzw. sich selbst herabsetzte. Es war nötig, die Konflikte zu bearbeiten, die dieser Haltung zugrunde lagen. Mittels der hypnotischen »Affektbrücke« sowie der »Somatischen Brücke« fand die Patientin belastende Szenen aus Kindheit und Jugend, in die sie unter Anleitung des Therapeuten eingriff. Mit ihrem erwachsenen Ich und Helfergestalten konnte sie dem inneren Kind und der Jugendlichen, die sie selbst gewesen war, in schwierigen Situationen zu Hilfe kommen. Diese korrigierenden emotionalen Erfahrungen bildeten mit anderen Tranceerfahrungen die Grundlage für weitere Ich-Stärkung. Auch an den Auswirkungen eines transgenerationalen familiären Traumas, das die Patientin tangierte, wurde gearbeitet. So gelang es Schritt für Schritt, die hemmenden Einflüsse aus der Vergangenheit, die ihre Persönlichkeit mitgeprägt hatten, weitgehend aufzulösen.

Dritte Therapiephase: Zukunfts- und Lösungsorientierung
Die Aufarbeitung der unbewussten Belastungen brachten der Patientin einen Zuwachs an Energie und Selbstbewusstsein. Sie erkannte, dass sie selbst es war, die zuließ, dass sie schlecht behandelt und ausgenützt wurde, und arbeitete daran, das zu ändern. Sie lernte, ihre Aggression zuzulassen. Sie lernte, zu sich zu stehen

und ihre Grenzen zu verteidigen. Sie lernte, »Nein« zu denken und »Nein« zu sagen, was bedeutete, dass sie »Ja« zu sich selbst und ihren Wünschen und Bedürfnissen sagte. In der Hypnose erlebte sie sich selbst zunehmend als kompetent, stark und selbstbewusst. Ein Schlüsselerlebnis in hypnotischer Trance war die Begegnung mit ihrem »zukünftigen Ich«, das ihr zeigte, wie man »sich aufrichtet gegen den Zug nach unten«, wie man »in die Weite schaut« und wie man »sich bewegt, wenn man ein großes Herz hat.« Nach ca. achtzehn Monaten Therapie – ein Mal wöchentlich – waren die Schmerzen dauerhaft verschwunden. Die Patientin spürte nur ab und zu ein leichtes Stechen, das sie gerne behalten wollte, um sich daran zu erinnern, »worauf es im Leben ankommt.«

Anwendungsgebiete und Settings

Hypnosepsychotherapie ist bei affektiven, neurotischen, Belastungs- und somatoformen Störungen, bei Persönlichkeits- und Verhaltensstörungen, bei Entwicklungsstörungen, Störungen mit Beginn in der Kindheit und Jugend und bedingt auch bei psychotischen Störungen indiziert. Die Therapie wird an die Möglichkeiten der Patienten angepasst. Kontraindiziert ist die Anwendung in akut psychotischen Phasen, wie z. B. bei schwerer Paranoia; ebenso wenn die Unterscheidung zwischen innerer und äußerer Realität aus anderen Gründen nicht gegeben ist. Hypnose kann auch begleitend als Unterstützung bei schweren körperlichen Erkrankungen eingesetzt werden. Das Verfahren wird bei Kindern, Jugendlichen, Erwachsenen und alten Menschen angewendet. Settings: Einzel-, Paar- und Gruppensetting.

Fragen zur Evaluation

1. Auf welche Wurzeln geht die Hypnosepsychotherapie zurück?
2. Nennen Sie mindestens drei Trancephänomene.
3. Welche therapeutischen Interventionsmodi gibt es in der Hypnosepsychotherapie?

Literatur im Text & Kernliteratur

Brown, D., & Fromm, E. (1986). *Hypnotherapy and Hypnoanalysis.* Hillsdale, New Jersey, London: Lawrence Erlbaum Associates, Publishers.
Erickson, M., & Rossi, E. (2016). *Hypnotherapie: Aufbau, Beispiele, Forschungen.* Stuttgart: Klett-Cotta.
Ermann, M. (2016). *Psychotherapie und Psychosomatik.* Stuttgart: Kohlhammer.

Harrer, M. (2008). Wirkkonzepte in der Hypnosepsychotherapie. *Imagination*, 30(1), 5–37.

Kanitschar, H. (2005). Hypnosepsychotherapie (HY). In H. Bartuska et al. (Hrsg.), *Psychotherapeutische Diagnostik. Leitlinien für den neuen Standard* (S. 117–126). Wien: Springer.

Kanitschar, H. (2009). Hypnosepsychotherapie, ein integratives, tiefenpsychologisch fundiertes Verfahren. *Hypnose-ZHH*, 4(1+2), 153–175.

Ladenbauer, W. (2001). Hypnose und Bindungstheorie. *Imagination*, 23(2), 49–64.

Mende, M. (2009). Die Utilisierung von Übertragung und Gegenübertragung in der lösungsorientierten Hypnotherapie. *Hypnose-ZHH*, 4 (1+2), 127–152.

Philips, M., & Frederick, C. (2015). *Handbuch der Hypnotherapie bei posttraumatischen und dissoziativen Störungen*. Heidelberg: Carl Auer.

Revenstorf, D., & Peter, B. (Hrsg.). (2015). *Hypnose in Psychotherapie, Psychosomatik und Medizin*. Berlin, Heidelberg: Springer.

Signer-Fischer, S., et al. (2014). *Der kleine Lederbeutel mit allem drin. Hypnose mit Kindern und Jugendlichen*. Heidelberg: Carl Auer.

Watkins, J., & Watkins, H. (2012). *Ego States. Theorie und Therapie*. Heidelberg: Carl Auer.

Zindel, J. P. (1998). Träume und Hypnose. In G. Benedetti (Hrsg.), *Die Botschaft der Träume* (S. 233–290). Göttingen: Vandenhoeck & Ruprecht.

Zindel, J. P. (1999). Hypnose im Spannungsfeld zwischen Machtphantasien und abstinenter Nähe. *Imagination*, 21(4), 21–38.

Weitere Literatur im Text

Arbeitskreis OPD & Cierpka, M. (2014). *OPD-2. Operationalisierte Psychodynamische Diagnostik. Das Manual für Diagnostik und Therapieplanung*. Bern: Hans Huber.

Bongartz, W., & Bongartz, B. (2000). *Hypnosetherapie*. Göttingen: Hogrefe.

Chertok, L. (2009 [1968]). Die Entdeckung der Übertragung. *Hypnose – Zeitschrift für Hypnose und Hypnotherapie (Hypnose-ZHH)*, 4(1+2), 79–106.

Ellenberger, H. (2011). *Die Entdeckung des Unbewussten*. Zürich: Diogenes.

Fritzsche, K. (2013). *Praxis der Ego-State-Therapie*. Heidelberg: Carl Auer.

Gheorghiu, V. (2000). Suggestion. In G. Stumm & A. Pritz (Hrsg.), *Wörterbuch der Psychotherapie* (S. 679). Wien: Springer.

Haley, J. (2010). *Die Psychotherapie Milton Ericksons*. Stuttgart: Klett-Cotta.

Harrer, M., & Oswald, W. (2022). Diagnostik in der Hypnosepsychotherapie. In C. Höfner & M. Hochgerner (Hrsg.), *Psychotherapeutische Diagnostik* (S. 147–161). Wien, New York: Springer.

Kaiser-Rekkas, A. (2013). *Klinische Hypnose und Hypnotherapie*. Heidelberg: Carl Auer.

Kossak, H. (2013). *Hypnose. Lehrbuch für Psychotherapeuten und Ärzte*. Weinheim: Beltz PVU.

Peter, B. (1992). Hypnoanalyse. Der Beitrag von Erika Fromm. *Hypnose und Kognition*, 9, 58–84.

Revenstorf, D. (2006). Expertise zur Beurteilung der wissenschaftlichen Evidenz des Psychotherapieverfahrens Hypnotherapie. *Hypnose-ZHH*, 1(1+2), 7–164.

Revenstorf, D. (2015). Trance und die Ziele und Wirkungen der Hypnotherapie. In D. Revenstorf & B. Peter (Hrsg.), *Hypnose in Psychotherapie, Psychosomatik und Medizin* (S. 13–35). Berlin, Heidelberg: Springer.

Revenstorf, D., & Zeyer, R. (2016). *Hypnose lernen. Anleitungen zur Selbsthypnose* (12. Aufl.). Heidelberg: Carl Auer.

Zindel, J. P. (2015). Frühe und Borderline-Störungen. In D. Revenstorf & B. Peter (Hrsg.), *Hypnose in Psychotherapie, Psychosomatik und Medizin* (S. 516–525). Berlin, Heidelberg: Springer.

Weiterführende Literatur

Auer, P. (2019). Fokaltherapie in der Hypnosepsychotherapie. Ideen für Anknüpfungspunkte. *Imagination*, 41(1), S. 38–51.

Harrer, M. (2018). *Hypnose und Achtsamkeit.* Heidelberg: Carl Auer.

Kaiser-Rekkas, A. (2014). *Die Fee, das Tier und der Freund. Hypnotherapie in der Psychosomatik.* Heidelberg: Carl Auer.

Oswald, W. (2011). Hypnosepsychotherapie bei chronischen Psychosen. *Imagination*, 33(3), 15–34.

Peichl, J. (2015). *Hypnoanalytische Teilearbeit. Ego-State-Therapie mit inneren Selbstanteilen.* Stuttgart: Klett-Cotta.

Scherz, E. (2019). Das Gehen ist ein Schuhlöffel, um Dinge in Ordnung zu bekommen – zur Nutzung des Körpers in bewegender Hypnosepsychotherapie. *Imagination,* 41(3), 33–48.

Scheuchel, M. (2008). Wenn der eigene Körper fremd wird. Erfahrungen mit Hypnosepsychotherapie bei Autoimmunerkrankungen (Multipler Sklerose). *Imagination,* 30(3).

1.2.2.5 Katathym Imaginative Psychotherapie

Mathilde Pichler

Historische Darstellung und Weiterentwicklung, theoretische Grundlagen und konkrete therapeutische Vorgangsweisen

Zusammenfassung

Die Katathym Imaginative Psychotherapie (KIP) ist eine psychodynamisch fundierte Psychotherapiemethode, bei der Imaginationen einen zentralen Stellenwert im therapeutischen Geschehen einnehmen. Die Imaginationen werden durch Motivvorgaben therapeutisch eingeleitet und dialogisch begleitet. In ihnen kommen mehr oder weniger unbewusste Gefühle, Wünsche, Konflikte und Motivationen zum Ausdruck, die durch ihre symbolische Umsetzung im Tagtraum verschlüsselt wahrnehmbar, bewusstseinsfähig und bearbeitbar gemacht werden können. Auf diese Weise wird es nicht nur möglich, spezielle Konfliktlösungen zu entwickeln, sondern auch nachhaltige Persönlichkeitsveränderungen einzuleiten. Der therapeutischen Beziehung kommt auf Grundlage des Übertragungs- und Gegenübertragungsgeschehens eine zentrale Rolle zu.

Schlüsselwörter

Katathyme Imagination, Symbolisierung, theoretische Grundlagen, psychodynamisches Verständnis, Methodik, Motivvorgaben, Interventionstechniken, Indikationen, Setting, Wirkfaktoren

Historische Entwicklung

Mit der Entwicklung der Psychoanalyse wurde dem Nachttraum und seiner Beziehung zum Unbewussten große Beachtung geschenkt. Darauf nahm Hans Carl Leuner Bezug, als er in den 50er-Jahren des vorigen Jahrhunderts sein Augenmerk auf das Phänomen von frei in Patient:innen aufsteigenden inneren Bildern zu richten begann. Aufbauend auf diversen Publikationen zu imaginativen Phänomenen (z. B. Silberer, 1909; Jung, 1916; Schultz, 1932), machte sich Leuner daran, die psychotherapeutische Valenz von Tagträumen systematisch zu untersuchen, indem er gesunde und neurotische Versuchspersonen unter experimentellen Bedingungen imaginieren ließ. In der Arbeit »Experimentelles Katathymes Bilderleben als klinisches Verfahren der Psychotherapie« wurden die Untersuchungsergebnisse 1955 erstmals veröffentlicht. Experimentell konnte nachgewiesen werden, dass

Info

in den katathymen Tagträumen nicht nur unbewusste Inhalte symbolisch prägnant zum Ausdruck kommen, sondern dass auch das Imaginieren an sich therapeutische Wirkung zeigt und sich in verschiedenen sogenannten »Wandlungsphänomenen« bildhaft – entsprechend dem veränderten Erleben der Proband:innen – niederschlägt.

Konsequenterweise entwickelte Leuner eine eigenständige Psychotherapiemethode, die er damals Katathymes Bildereleben nannte.

Das Verfahren wurde in zahlreichen Untersuchungen weiterentwickelt. So konnten in Abhängigkeit von diversen Problemstellungen nicht nur verschiedenste Motivvorgaben erarbeitet, sondern auch die entsprechenden imaginativen Begleittechniken ausdifferenziert werden, sodass heute die Katathym Imaginative Psychotherapie über ein gut ausgearbeitetes Repertoire an Motivvorgaben und Interventionstechniken verfügt.

Info

Basierend auf einem psychodynamischen Verständnis von Symbolisierungsprozessen und getragen von der therapeutischen Beziehung samt dem darin enthaltenen Übertragungs- und Gegenübertragungsgeschehen wird mithilfe der KIP eine Aufarbeitung verschiedenster Symptomatiken und Problemstellungen ermöglicht.

Theoretische Grundlagen

Auf der Grundlage eines psychodynamischen Verständnisses des therapeutischen Prozesses arbeitet die KIP mit psychoanalytischen Konzepten wie z. B. Übertragung, Gegenübertragung, Holding oder Containing. In den therapeutischen Prozess werden laufend Imaginationssequenzen eingebunden, die eine Erweiterung des therapeutischen Geschehens um die symbolische Dimension ermöglichen. Dadurch können das aktuelle Erleben und die aktuelle Symptomatik bestimmende unbewusste Wünsche, Ängste, Konflikte oder Defizite symbolisch zum Ausdruck gebracht und therapeutisch bearbeitet werden.

Obwohl der Begriff »Imagination«, hergeleitet aus dem lateinischen »Imago«, mit »Bild« übersetzt werden kann, unterscheidet sich die Technik der katathymen Imagination wesentlich von anderen Visualisierungstechniken:

- Imaginationen beschränken sich nicht auf optische Eindrücke, sondern umfassen alle Empfindungen sinnlicher und körperlicher Art wie Hören, Riechen, Schmecken, Tasten oder Sehen.
- Imaginationen können sich auf Gefühle, auf unterschiedliche Beziehungen oder körperliche Empfindungen beziehen, auf Erinnerungen aus der Vergangenheit, Inhalte aus der Gegenwart oder Fantasien über die Zukunft.
- Imaginationen werden als subjektiv bedeutsam und realistisch erlebt, wobei während des Imaginierens die äußere Realität abgrenzbar und als solche wahrnehmbar bleibt.

Durch das motivinduzierte und therapeutisch unmittelbar begleitete Imaginieren, das generell mit einer kurzen Entspannungsvorgabe eingeleitet wird, wird den Betroffenen die Möglichkeit geboten, gleichsam eine innere Bühne zu errichten, auf der mithilfe und im Schutz der Therapeutin:des Therapeuten innere Prozesse und Problemstellungen einer symbolischen Darstellung und damit einer weiteren Entwicklung zugänglich gemacht werden können.

Es ist auch üblich, die imaginierten Vorstellungsbilder nachfolgend zeichnerisch darzustellen, sodass die Inhalte auf der bildhaften Ebene nochmals weitergestaltet und ausgedrückt werden können, bevor sie assoziativ und intellektuell zu einer tieferen Einsicht und einem Verständnis in eigene unbewusste Vorgänge führen. Diese kreativen Möglichkeiten in der KIP werden von den Betroffenen oftmals spielerisch verwendet und als sehr anregend erlebt.

Psychotherapeutische Diagnostik in der KIP

Um die Indikation für eine Psychotherapie mit katathymen Imaginationen stellen zu können, ist neben der deskriptiven Diagnostik mittels ICD-10 eine umfassende psychodynamische Diagnostik erforderlich. In diese finden Kriterien wie vorherrschender Grundkonflikt, struktureller Reifegrad, verinnerlichte prägende Beziehungserfahrungen und Ängste, Selbstwertregulation, Coping-Strategien und Abwehrmechanismen Eingang und ermöglichen unter Einbeziehung der momentanen Lebenssituation, der Familienanamnese und der aktuellen Symptomatik eine grundlegende Zuordnung zu folgenden ätiopathogenetischen Gruppen:

1. Konfliktstörungen, die auf Grundlage einer Konfliktpathologie entstehen. Damit gemeint sind Störungsbilder, die auf fixierten unbewussten Konflikten beruhen, die in der Kindheitsentwicklung wurzeln

und durch entsprechende Auslösesituationen und Überforderung der Bewältigungsmechanismen zur Symptombildung führen.
2. Strukturstörungen: Beeinträchtigungen auf struktureller Ebene beziehen sich auf frühkindliches Erleben von Mangelzuständen und Verletzung von Nähe-, Bindungs- und Sicherheitsbedürfnissen, die sich nachhaltig auf die Entwicklung von basalen strukturellen Fähigkeiten wie beispielsweise Bindungsfähigkeit, Nähe-Distanz-Regulation, Regulationsfähigkeit von Affekten und das eigene Selbstwerterleben auswirken.
3. Traumafolgestörungen: Hier rührt die pathogenetische Wirkung von äußeren traumatisierenden Ereignissen her, die das Selbst überwältigen und überfluten und daher psychisch nicht verarbeitet und integriert werden können.
4. Reaktive Störungen: Bei dieser Störungsgruppe führen gravierende Lebensereignisse und psychosoziale Konflikte ohne traumatisierenden Inhalt zu einer Überlastung der Bewältigungsmöglichkeiten und sind symptomauslösend wirksam.
5. Somatisierungsstörungen: Hierzu zählen alle Störungsbilder, bei denen es unter psychischer Mitbeteiligung zur Ausbildung von Körpersymptomen kommt.

Im Rahmen von einem bis mehreren Erstgesprächen wird eine ausführliche psychosoziale und biografische Anamnese erhoben, die dazu beitragen soll, die Beschwerden der Patient:innen in einen hypothetischen Zusammenhang mit lebensgeschichtlich prägenden konflikthaften Erfahrungen zu bringen. Natürlich werden auch Informationen aus dem Verhalten, dem Übertragungs- und Gegenübertragungsgeschehen und anderen sich szenisch darstellenden Phänomenen miteinbezogen. Klassifiziert werden diese erhobenen Inhalte zum einen anhand des von M. Ermann (1994/2016) verfassten Schemas der Strukturdiagnostik, in welchem der Zusammenhang zwischen der entwicklungsdynamischen, der strukturellen und der funktionalen Dimension der Persönlichkeit erfasst wird. Auch kann die Operationalisierte Psychodynamische Diagnostik (OPD-3) zur Anwendung kommen.

In der Katathym Imaginativen Psychotherapie erweitert die Durchführung einer Initialimagination das Spektrum der diagnostischen Möglichkeiten. Auf der bildhaften Ebene können hier unter anderem unbewusste innere Konflikte, Abwehrmechanismen oder strukturelle Gegebenheiten symbolisch zum Ausdruck gebracht werden. Dies kann die psychodynamische Hypothesenbildung, Indikationsstellung und Behandlungsplanung erheblich unterstützen. Als Motivvorgabe für die Initialimagination hat sich »Eine Blume« oder »Ein Baum« bewährt, weil diese Anteile des Selbst (z. B. Selbsterleben, Selbstwerterleben) zur Darstellung anregen. Diese Initialimaginationen können von den Patient:innen spontan mit sich selbst in Verbindung gebracht werden und liefern erste Rückschlüsse auf die Introspektions- und Mentalisierungsfähigkeit.

Therapeutisches Vorgehen

In der KIP stellt im kontinuierlich laufenden therapeutischen Prozess der Einstieg in die Imagination durch die Motivvorgabe ein zentrales Element dar. Hierbei ist bedeutsam, dass durch bestimmte Motive auch entsprechende Erlebnisbereiche beziehungsweise spezielle Konflikte bildhaft angeregt werden und so symbolisch zum Ausdruck gebracht werden können.

Die Erstellung bestimmter Motivvorgaben unterliegt einer ständigen Erprobung und Weiterentwicklung:

- Für die Anfangsphase einer Therapie kristallisierten sich relativ breit angelegte Motive (zum Beispiel Wiese, Bach, Berg, Haus) als hilfreich heraus. Diese sind eher unspezifisch und erleichtern auf Klient:innenseite den Einstieg in die »imaginative Welt«. Für die Therapeutin:den Therapeuten dienen sie zudem der Einschätzung der Problematik und der Erstellung einer psychodynamischen Diagnose. (Beispielsweise bringt eine imaginierte Wiese mit frei wachsendem, langem Gras in einer duftigen Sommerlandschaft andere innere Verhältnisse zum Ausdruck als eine kurz geschnittene Wiese ohne jegliches Unkraut, umgrenzt von einem regelmäßigen Zaun.)
- Für den weiteren Verlauf der Therapie wurde ein weites Repertoire an Motivvorgaben erstellt, das sich in der therapeutischen Bearbeitung spezifischer Problembereiche und Konfliktfelder äußerst bewährt hat. Die Motive können hier als Inputs der Therapeutin:des Therapeuten verstanden werden, als Kristallisationskerne, anhand derer sich die Problematiken und unbewussten Konflikte der Klient:innen frei und kreativ entfalten können. So gibt es verschiedenste Motivvorgaben zu
  - Problembereichen wie Beziehung, Sexualität, Aggression, Gewissen, Selbstbild etc.;
  - Gegenübertragungsgefühlen: spontan aus der therapeutischen Situation heraus entstehende Gegenübertragungsbilder der Therapeutin:des Therapeuten, die zur weiteren imaginativen Entfaltung der Klientin:dem Klienten zur Verfügung gestellt werden;
  - aktuellen Gefühlen, Befindlichkeiten oder Nachtträumen.

Info

Obwohl die klinische Erfahrung zeigt, dass bestimmte Motivvorgaben oftmals auch eine symbolische Ausgestaltung spezieller Inhalte und Problemfelder anregen (das Motiv »Berg« führt zum Beispiel häufig zu einer Auseinandersetzung mit dem eigenen Leistungsanspruch und dem inneren Anforderungsniveau), orientiert sich in der KIP das Symbolverständnis grundsätzlich an den subjektiven Assoziationen der Klient:innen.

Neben den Motivvorgaben stellen in der KIP natürlich auch die imaginativen Begleittechniken ein behandlungstechnisch wichtiges Instrumentarium dar, geben sie doch der Therapeutin:dem Therapeuten die Möglichkeit, mit verschiedensten Szenarien und Situationen im katathymen Panorama umzugehen und Veränderungen sowohl direkt auf der Symbolebene als auch im nachfolgenden allgemeinen Erleben der Klientin:des Klienten anzuregen. Zu den standardisierten Begleittechniken zählen etwa:

- mitfühlendes Begleiten
- differenzierte Sinneswahrnehmung
- Symbolfokussierung und Symbolkonfrontation
- assoziatives Vorgehen
- Aktivierung von Ressourcen
- Probehandeln

Zu Beginn einer Therapie liegt der Schwerpunkt der Interventionen üblicherweise auf einem mitfühlenden Begleiten und einer Förderung der differenzierten Wahrnehmung der katathymen Bildinhalte mit allen Sinnen. Dadurch soll ein Vertrautwerden mit der imaginativen Methode und der Aufbau einer tragfähigen therapeutischen Beziehung ermöglicht werden. Natürlich gestalten sich von Beginn an die Imaginationen gemäß der individuellen Persönlichkeit und der persönlichen Konflikte, die im weiteren Verlauf der Therapie mit spezifischen Interventionen bearbeitet werden können.

Mithilfe der Symbolfokussierung und -konfrontation können konflikthafte Szenen oder Bezugspersonen, die in symbolisch prägnanter Weise in den Imaginationen zum Vorschein kommen, im inneren Erleben der Klientin:des Klienten zu neuen Wahrnehmungs- und Beziehungsmustern führen.

zB **Beispiele**

Als es beispielsweise einer Probandin mit therapeutischer Unterstützung möglich wird, einem im Tagtraum unerwartet auftauchenden und laut brüllenden Löwen standzuhalten und ihn letztendlich auch anzuschreien, wird dieser kleiner und beginnt freundlicher zu werden. Im nachfolgenden Gespräch kann der Löwe mit dem brüllenden Vater der Kindheit in Verbindung gebracht werden, vor dem die Probandin immer Angst hatte und dem sie sich nicht zu widersprechen wagte.

Neben der Konfliktbearbeitung kann aber auch die Stärkung und die Aktivierung von Ressourcen ein wesentlicher Inhalt des therapeutischen Prozesses sein. So führt das imaginative Aufsuchen und Erleben wohltuender Szenen (z. B. Baden in einer Heilquelle) oder das Gewahrwerden eigener Fähigkeiten und Möglichkeiten oft zu einer erheblichen Stärkung des Selbstsystems. Durch die Förderung der sogenannten »Regression vor dem Konflikt« kann es so zu einer Aktivierung verinnerlichter guter Objekte kommen. Auch die psychophysische Entspannung, die generell mit den Imaginationen einhergeht, unterstützt dieses positive Erleben.

Bei der Technik des »imaginativen Probehandelns« bekommt die Klientin bzw. der Klient die Möglichkeit, sich mit bevorstehenden ängstigenden Ereignissen oder Szenen imaginativ auseinanderzusetzen (zum Beispiel Prüfungsangst). Hierbei werden häufig kreative Entfaltungen von inneren Bedeutungszuschreibungen und nachfolgenden Problemlösungen eingeleitet.

i **Info**

Diese Beispiele für Interventionstechniken, die im Rahmen der Imaginationssequenzen zur Anwendung kommen, sind aber natürlich auf der Grundlage des gesamten therapeutischen Geschehens zu verstehen. Sie beziehen sich grundsätzlich auf die zentralen Parameter einer psychodynamischen Psychotherapie. Phänomene wie Abwehr und Widerstand und vor allem auch Übertragung/Gegenübertragung finden während der Imagination dieselbe Beachtung wie im gesamten therapeutischen Prozess.

Wirkfaktoren

Die Katathym Imaginative Psychotherapie basiert auf der psychischen Bedeutung von Symbolisierungsprozessen und Symbolen. Durch die Imaginationen, in denen durch die Entspannungsinduktion und die Motivvorgabe der Symbolisierungsprozess im ständigen therapeutischen Dialog in ganz spezifischer Weise angeregt wird, wird so eine Umsetzung unbewusster oder vorbewusster Inhalte in »innere Bilder« ermöglicht. Diese werden als sehr plastisch und von hoher affektiver Intensität erlebt.

Die so entstehenden bildhaften Symbole stellen Vorläufer der Sprache dar und wirken unmittelbar auf das emotionale Erleben der Proband:innen zurück. Symbole zeichnen sich durch ihre Mehrdeutigkeit aus und beinhalten verdichtet verschiedenste Aspekte unbewusster Inhalte. Zugleich ermöglicht der selbsttätig ablaufende Symbolisierungsprozess eine Projektion eigener Gefühle (z. B. Angst) auf die Symbolgestalten, was zu einer Distanzierung und Angstbindung führt. Es kann ein imaginativer Raum entstehen, in dem im Schutze des Symbols eine Auseinandersetzung mit inneren Einschränkungen und Konflikten beginnt, die in eine weitere Bearbeitung auf der Verstehens- und Erkenntnisebene übergeht. Eine Erkenntnis- und Veränderungsspirale kann beginnen, wobei die Symbolbildung an sich schon die Möglichkeit beinhaltet, verändernd und strukturbildend zu wirken.

Setting

- Einzeltherapie
- Gruppentherapie
- Paar- und Familientherapie
- Erwachsene, Kinder und Jugendliche, ältere und alte Menschen

Von der zeitlichen Ausdehnung her kann KIP sowohl als fokussierte Kurzzeitpsychotherapie und in der Krisenintervention angewandt werden als auch als Langzeitpsychotherapie. Im Rahmen der fokussierten Kurzzeittherapie gilt die Aufmerksamkeit der therapeutischen Bearbeitung eines umschriebenen Problembereichs mit entsprechenden Motivvorgaben und Begleittechniken, wohingegen eine Langzeittherapie zumeist Veränderungen von verschiedensten Persönlichkeitsaspekten und Problemfeldern zum Ziel hat.

Indikationen

Für die Durchführung einer Katathym Imaginativen Psychotherapie muss die Fähigkeit zur Verbalisierung und Reflexion nicht so ausgeprägt sein wie in anderen psychodynamischen Verfahren. Dementsprechend eignet sie sich nicht nur für die Behandlung von »reiferen« konfliktbedingten neurotischen Störungen, sondern in besonderer Weise auch für Störungen mit Beeinträchtigungen der Ich-Struktur (z. B. Persönlichkeitsstörungen). In der Behandlung kommt hier gezielt die strukturgebende und -bildende Funktion des Symbolisierungsprozesses in der Imagination zum Tragen.

Schon früh wurden auch die vielfältigen Möglichkeiten der KIP bei psychosomatischen und somatoformen Störungen ausgearbeitet. Bei diesen Krankheitsgruppen stellt die bildhafte Symbolisierung einerseits einen wichtigen Zwischenschritt zwischen Körpersymptom und psychischem Erleben dar, in dem es zu einer prägnanten Darstellung des im Körpersymptom enthaltenen Konflikts kommen kann. Andererseits beinhaltet das Imaginieren und Erleben konfliktfreier Bereiche im psychophysisch entspannten Zustand an sich schon ein therapeutisches Agens, das zu einer Verbesserung der Körpersymptomatik führen kann. Auch gibt es vielfältige Erfahrungen in der Behandlung von Essstörungen.

Nicht zuletzt soll auf die verschiedenen Möglichkeiten in der Behandlung traumatisierter Patient:innen hingewiesen werden, für die ein breites Repertoire an imaginativen Behandlungstechniken zur Verfügung steht.

Kontraindikationen

Grundsätzlich hängt die Indikation davon ab, ob die Ich-Funktionen so weit intakt sind, dass die Realitätswahrnehmung aufrechterhalten und ein Überschwemmtwerden mit primärprozesshaften Inhalten kontrolliert werden kann. Kontraindiziert ist die KIP daher bei akuten Psychosen.

Fragen zur Evaluation

1. Nennen Sie die grundlegenden Charakteristika von Imaginationen.
2. Beschreiben Sie die wesentlichen Wirkfaktoren der KIP.
3. Auf welcher Grundlage wird der therapeutische Prozess verstanden?

Literatur im Text

Bahrke, U., & Nohr, K. (2013). *Katathym imaginative Psychotherapie.* Berlin, Heidelberg: Springer.

Bürgi-Kraus, M., Kottje-Birnbacher, L., Reichmann, I., & Wilke, E. (2008). *Entwicklung in der Imagination – Imaginative Entwicklung.* Lengerich: Pabst Science Publishers.

Dieter, W. (2001). Die Katathym Imaginative Psychotherapie – eine tiefenpsychologische Behandlungsmethode. *Imagination*, 23(3), 5–41.

Ermann, M. (2016). *Psychotherapie und Psychosomatik* (6. Aufl.). Stuttgart: W. Kohlhammer.

Leuner, H. C. (Hrsg.), fortgeführt von Wilke, E. (2005). *Katathym-imaginative Psychotherapie (KiP)* (6. Aufl.). Stuttgart: Georg Thieme Verlag.

Leuner, H. C. (2008). *Lehrbuch der Katathym-imaginativen Psychotherapie. Grundstufe – Mittelstufe – Oberstufe* (3. Aufl.). Bern: Huber.

Salvisberg, H., Stigler, M., & Maxeiner, V. (Hrsg.). (2000). *Erfahrung träumend zur Sprache bringen.* Bern: Huber.

Kernliteratur

Bahrke, U., & Nohr, K. (2013). *Katathym imaginative Psychotherapie.* Berlin, Heidelberg: Springer.

Honigl, D., & Pichler, M. (2025). *Katathym Imaginative Psychotherapie.* Wien: Facultas.

Leuner, H. C. (Hrsg.), fortgeführt von Wilke, E. (2011). *Katathym-imaginative Psychotherapie (KiP)* (7. Aufl.). Stuttgart: Georg Thieme Verlag.

Ullmann, H., & Wilke, E. (2012). *Handbuch Katathym Imaginative Psychotherapie.* Bern: Hans Huber.

Ullmann, H., Friedrichs-Dachale, A., Bauer-Neustädter, W., & Linke-Stillger, U. (2017). *Katathym Imaginative Psychotherapie (KIP).* Stuttgart: W. Kohlhammer GmbH.

1.2.2.6 Konzentrative Bewegungstherapie

Markus Hochgerner

Die KBT als psychodynamisch-interaktionelles Psychotherapieverfahren mit zentralem Ausgangspunkt im subjektiven Körpererleben

Zusammenfassung

Das psychotherapeutische Verfahren Konzentrative Bewegungstherapie (KBT) wird in seiner historischen Entwicklung als Zusammenführung von differenzierter Körperwahrnehmung (Elsa Gindler) und psychodynamisch-interaktionell fundierter Psychotherapie (Helmuth Stolze) beschrieben. Wahrnehmen/Bewegen, szenisches Erleben und Denken/Sprechen werden als gleichrangige Ebenen des psychotherapeutischen Prozesses verstanden, die durch sensomotorische Bewegung, affektive Bewegtheit und gedanklich-assoziative Prozesse in gleichschwebender (»konzentrativer«) Weise verbunden und in den therapeutischen Prozess eingebunden werden.

Schlüsselwörter

wahrnehmungsorientierte Psychotherapie, subjektives Körpererleben, psychodynamisch-interaktionelle Psychotherapie, körperorientierte Psychotherapie, Körpererleben

Historische Entwicklung

Die Konzentrative Bewegungstherapie (KBT) hat ihre Wurzeln in der bewegungspädagogischen Arbeit Elsa Gindlers (1885–1961). Sie begann in ihrem Unterricht ab 1911 dem subjektiven Körper- und Bewegungserleben jeder teilnehmenden Person jenseits von Übungen zur Körperertüchtigung Raum zu geben und damit die Differenzierung der individuellen Wahrnehmung körperlicher, affektiver und gedanklicher Prozesse in fortlaufenden wöchentlichen Selbsterfahrungsgruppen übend anzuregen. Die verbesserte Differenzierung und situationsgerechte Regulation von Spannung und Entspannung, die Atmung, Arbeit am Erleben der Schwerkraft in Ruhe und Bewegung und gezielte Aufmerksamkeit auf den eigenen Bewegungsablauf (ohne Wertung als »richtig« oder »falsch«) zur Förderung positiven Selbsterlebens in Kontakt mit sich und anderen standen im Mittelpunkt ihrer Arbeit, um innere Achtsamkeit und Selbstbewusstheit zu fördern. Bereits zu diesem Zeitpunkt wurde Teilnehmer:innen bei mangelndem Vermögen zur differenzierten Wahrnehmung, bei Atem- und Bewegungsblockaden und inadäquaten affektiven Reaktionen im Gruppenverlauf eine begleitende Psychoanalyse zur Bearbeitung seelischer Blockaden empfohlen. Ebenso wurden Patient:innen aus Psychoanalysen an Gindler zur Bewegungsarbeit zugewiesen, deren psychotherapeutischer Prozess zu wenig Fortschritt zeigte; diese erlebten die Verbesserung ihres Zuganges zum Körper- und Gefühlserleben als wesentliche Unterstützung des therapeutischen Prozesses.

Gertrud Heller, Schülerin Elsa Gindlers, wandte diese Bewegungsarbeit ab 1940 erstmals therapeutisch mit psychiatrischen Patient:innen zur Umstimmung von Spannungserleben (im Sinne von Spannungsregulation) und besseren Konfliktwahrnehmung am Crichton Royal Hospital (Schottland) in direkter Kombination mit psychoanalytischer Gruppentherapie an.

Im deutschsprachigen Raum wurde die KBT als Psychotherapieverfahren durch Helmuth Stolze (1917–2004) um die Dimension der psychodynamischen Bearbeitung des Wahrnehmungs- und Bewegungserlebens in Bezug zu sich und in Interaktion mit anderen erweitert und ab 1953 bei den Lindauer Psychotherapietagen vorgestellt. In den folgenden Jahrzehnten wurde die Methode besonders in stationärem psychosomatischem und psychiatrischem Behandlungskontext an deutschen Kliniken weiterentwickelt und ab 1975 als Ausbildung in Deutschland institutionalisiert. Die Ausbildungstätigkeit in Österreich wurde durch Christine Gräff, Sylvia Cserny und Gerda May eingeleitet, in der klinisch differenzierten Arbeit mit schwer Erkrankten durch Almuth Metzgolich (vormals Zielke) wesentlich erweitert und begann 1980.

Theoretische Grundlagen

- Konzentrative Bewegungstherapie ist ein psychodynamisch-interaktionelles Psychotherapieverfahren, bei dem Wahrnehmung und Bewegung als Grundlagen für Erfahrung und Handeln genützt werden. Auf der Basis entwicklungs- und tiefenpsychologischer Denkmodelle werden unmittelbare Sinneserfahrungen mit psychodynamisch fundierter Bearbeitung verbunden. Wichtige Aspekte dabei sind die Erschließung unbewusster Prozesse bei konflikthafter oder defizitärer Persönlichkeitsstruktur sowie die Arbeit an Widerstand und Abwehr unter besonderer Berücksichtigung von Übertragung und Gegenübertragung unter Bezugnahme auf aktuelles Körper- und Beziehungserleben in der therapeutischen Situation.

- Sensomotorische Wahrnehmung und affektiv getönte Bewegung (»Ich bewege mich, was nehme ich wahr, was bewegt mich dabei gefühlsmäßig und gedanklich?«) bilden die Basis unseres subjektiven Begreifens der eigenen Person und der umgebenden Welt.
- In der bewegungstherapeutischen Arbeit werden Denken und Sprechen mit Wahrnehmungs- und Bewegungsangeboten verbunden und verdeutlichen das körperliche, emotionale und kognitive »Begreifen« des eigenen Erlebens und Verhaltens, das damit der therapeutischen Bearbeitung und Veränderung besser zugänglich wird (vgl. Weizsäcker, 1940).

Die Betrachtung des Menschen in der KBT als Basis therapeutischen Verstehens und Handelns beinhaltet grundsätzliche Überlegungen, die die körperliche, seelische und soziale Dimension unserer Existenz reflektieren:

i Info

Die wechselseitige Bedingtheit von motorischer und seelischer Entwicklung wird in der KBT wie folgt thematisiert: Die Entwicklung des Menschen aus der engen und lebensnotwendigen sozialen Symbiose zu frühen Bezugspersonen hin zum eigenständigen Erleben und Verhalten erfolgt über Liegen, Sitzen, Krabbeln und Stehen hin zum In-die-Welt-Gehen als autonome Persönlichkeit und wird in reflektierenden Gesprächs- und konkreten Bewegungsangeboten therapeutisch aufgegriffen. Jean Piaget zeigt in seinen Arbeiten zu den ersten Lebensjahren die Verknüpfung der sensomotorischen Entwicklung mit der geistig-intellektuellen und emotional-sozialen Reifung des Menschen (vgl. Cserny & Paluselli, 2006).
Besonders die Säuglings- und Kleinkindforschung durch Daniel Stern (Stern, 1992; Dornes, 1993), Überlegungen zur Entwicklung des Selbst (Fonagy et al., 2002) und die Ergebnisse der Bindungstheorie werden in der KBT zur Grundlage entwicklungspsychologisch gestützter psychotherapeutischer Arbeitshaltung und Vorgehensweisen.

Das psychodynamische Grundverständnis ist Grundlage der KBT in ihrem Verständnis der Entwicklung des Kleinkindes. Überlegungen zur Organisation von Es, Ich und Über-Ich werden besonders durch Ich-psychologische und objektbeziehungstheoretische Überlegungen erweitert: Die Verinnerlichung positiver, ambivalent gefärbter und negativer Beziehungs- und Selbsterfahrung führt zu einer mehr oder weniger stabilen Selbststruktur, die unter negativen Bedingungen entweder konflikthaft oder vorrangig durch Defizite geprägt ist. Dadurch sind das gute, mäßige, geringe oder kaum differenzierte Strukturniveau der Persönlichkeit zur Erfassung und Verarbeitung des Erlebens, die Fähigkeit zur Regulation eigener Affekte und die Beziehungsgestaltung zu wichtigen anderen sowie die unterschiedliche Fähigkeit zur Verinnerlichung positiv getönter Beziehungserfahrungen bestimmt (Rudolf, 2006, 2019; Arbeitskreis OPD, 2023).

Je nach struktureller Gegebenheit und Belastbarkeit muss die therapeutische Arbeit folgerichtig mehr konfrontierend, begleitend oder stützend gestaltet werden (ebd.). Die psychodynamische Krankheitslehre (Mentzos, 2009) unter besonderer Berücksichtigung von Symptombildung und der dahinterliegenden konflikthaften oder strukturdefizitären Dynamik (Mentzos, 1988) sind Arbeitsgrundlagen der KBT-Therapeut:innen. Unter Berücksichtigung von Übertragung und Gegenübertragung werden in der therapeutischen Situation bewegungstherapeutische Angebote im Pendeln zwischen Erleben und Verbalisieren im therapeutischen Prozess im Gruppen- und Einzelsetting entwickelt.

Erik H. Erikson (1984) erweiterte in seinem Werk das auf die ersten Lebensjahre bezogene tiefenpsychologische Entwicklungsmodell und ermöglicht Sichtweisen auf die gesamte Lebensspanne bis zum hohen Alter.

Vorgangsweisen in der KBT

- Die therapeutische Arbeit in der KBT besteht zum einen aus Handlungsteilen, in denen durch Bewegungsangebote Möglichkeiten zum körperlichen Wahrnehmen und Erleben geschaffen werden. Die Bewegungsabläufe bleiben von der Patientin:vom Patienten bestimmt und erfolgen im Zustand wacher, entspannter Aufmerksamkeit.
- Diese so entstehende »konzentrative« Haltung als gleichschwebende Aufmerksamkeit für inneres und äußeres Erleben auf allen Ebenen der sensomotorischen Entwicklung (vom Liegen bis zum Gehen) im Kontakt mit sich und anderen ermöglicht auch den Zugang zu frühen, oft vorsprachlichen Erfahrungsebenen. Erinnerungen haben ihren Niederschlag als persönliche Haltung, emotionale und gedankliche Bewegung und im Ausdruck nach außen als »Verhalten« gefunden und können so wiederbelebt und der therapeutischen Bearbeitung zugeführt werden (Zielke, 1989).
- Zugleich wird in der verbalen Bearbeitung Erfahrenes besprechbar und vor dem Hintergrund der eigenen Lebensgeschichte besser verstehbar. Erkanntes und Erspürtes können in einem jetzt möglichen »Probehandeln« neu erlebt und verändert gelebt werden. Der differenziertere Umgang mit dem eigenen Körpererleben erweitert so auch

das Bewusstsein, kann zur Lösung konflikthafter emotionaler, motorischer, kognitiver und sozialer Einengungen beitragen oder hilfreiche neue Erfahrungen bei strukturellen Defiziten fördern.

In Abgrenzung zu anderen Psychotherapieverfahren, die das Körpererleben in ihre therapeutische Arbeit mit einbeziehen, ist die KBT besonders auf die Körperselbstwahrnehmung bedacht. Es ist Aufgabe der Therapeut:innen, sogenannte »therapeutische Angebote« (im Sinne von vorgeschlagenen Handlungsmöglichkeiten) vor dem Hintergrund der aktuellen Thematik unter Berücksichtigung der diagnostischen Einschätzung in der Gruppe und auch in der Einzeltherapie zu gestalten, die es den Patient:innen gestatten, ihre ganz individuelle Bewegungs-, Handlungs- und Beziehungsweise zu sich und ihrer Umgebung im Sinne einer freien Bewegungsassoziation (entsprechend der Gedankenassoziation in der klassischen Analyse) zu gestalten (Becker, 1981; Kirchmann, 1979).

Psychotherapeutische Diagnostik in der KBT

Als psychodynamisch-interaktionelles Psychotherapieverfahren wird in der KBT entsprechendes diagnostisches Denken entwickelt: Auf der Grundlage der

- Diagnose unbewusster Konflikte (OPD-3, Achse III) und der
- Erfassung der Struktur der Abwehrmechanismen lassen sich erste Aussagen zur psychischen Verfasstheit der Person treffen. Die Symptomatik wird auf dem Hintergrund entweder konflikthaften Geschehens oder struktureller Defizite oder auch traumabedingt eingeordnet und ist mit OPD-3, Achse V an die ICD-Diagnostik gekoppelt (Rudolf, 2006, 2019; Arbeitskreis OPD, 2023).
- Der Grad der strukturellen Integration misst sich 1. an der mehr oder weniger gelingenden Fähigkeit, differenzierte Wahrnehmung seiner selbst und wichtiger Personen zu entwickeln, 2. die eigenen Affekte und die Affekte in Beziehung mit anderen zu regulieren und 3. innere Anteile zu integrieren und gute Beziehungserfahrungen mit anderen Personen zu gestalten und zu verinnerlichen.

Die Graduierung in vier Niveaus struktureller Integration auf dem Hintergrund eines diagnostischen Interviews in ein gutes (neurotisches) oder – strukturell eingeschränktes – mäßiges, geringes oder destrukturiertes Persönlichkeitsniveau ermöglicht die Entwicklung hilfreicher therapeutischer Haltungen in einer mehr konfrontierenden (Strukturniveau gut) oder begleitenden bis stützenden Haltung (mäßig und gering) bis kompensierend/stützend bei destrukturiertem Niveau.

Die KBT mit einem am Körpererleben wahrnehmungsfokussierenden Ansatz kann hier auf die an die OPD anschließende Körperbildliste zurückgreifen (Küchenhoff & Argawalla, 2013), die diagnostisch reliable und valide Aussagen aus der Erfassung des Körpererlebens und des Umganges mit Körpererfahrung mit sich und anderen Personen treffen kann. Eine wesentliche Erweiterung gelang hier in der an die Körperbildliste angeschlossenen Entwicklung einer ersten klinisch robusten

- wahrnehmungs- und bewegungsbasierten KBT-Diagnostik in Zusammenarbeit mit Joachim Küchenhoff (DAKBT & ÖAKBT, 2016). Wir können damit erstmals von einer nachprüfbaren, klinisch reliablen, fundiert körperbezogenen psychotherapeutischen Diagnostik sprechen. Die Diagnostik führt zur
- Indikationsstellung und der Formulierung eines expliziten und impliziten Therapiefokus (Wöller & Kruse, 2005; Rudolf, 2014). Neben dem konflikt- und defizitorientierten Blick und Vorgehen werden auch die Ressourcen und Resilienzfaktoren in die Diagnose zur Verbesserung und dem Erhalt der Gesundheit gleichberechtigt mit einbezogen.

Die Praxis – ein Fallbericht

Die Wiederbelebung früher Erfahrungen und aktueller Lebenssituationen in der KBT und eine mögliche Veränderung mag folgender Fallausschnitt verdeutlichen:

---

zB **Beispiele**

Die Patientin, Frau K., betritt den Therapieraum, den sie schon gut kennt, und blickt sich um, »als sähe sie den Raum heute ganz neu«, wie sie sagt. Durch das Angebot des Therapeuten, den Raum im wörtlichen Sinn zu »begehen«, zu »besetzen/besitzen« oder auch zu »belegen/beliegen«, kommt in der Patientin Traurigkeit auf, »niemals so einen schönen Raum für sich gehabt« zu haben. Der Therapeut macht Frau K. den Vorschlag, sich »einen Platz zu nehmen, der Ihren Bedürfnissen entspricht«, und diesen Platz deutlich mit Seilen, die zur Verfügung stehen, abzugrenzen. Zuerst eifrig und mit Freude, dann immer zögernder nimmt Frau K. dieses Angebot wahr, grenzt letztendlich einen Platz für sich ab, der Sitzen mit angezogenen Knien ermöglicht, und stattet diesen Platz mit einer Decke aus.
Therapeut: »Probieren Sie aus, was Ihnen dieser Platz, den Sie gewählt haben, ermöglicht!« Frau K. versucht zu liegen, zu sitzen, erforscht ihren nicht allzu großen Raum mit zunehmender Spannung und Unruhe, auch auf allen vieren, und endet »wie erstarrt«, so Frau K. , im Stehen. Sie berichtet anschließend, dass sie als Kind

niemals ein Zimmer für sich allein besessen, in der geschwisterreichen Familie auch nie einen Platz für sich gehabt habe. Sie habe begonnen, lieber sich selbst einzuschränken als dauernd schmerzhaft an die ihr gesetzten Grenzen zu stoßen. Nach Rückfrage des Therapeuten erzählt sie, dass sie auch nicht gewagt habe, ihren Platz hier zu erweitern; es sei so wie in ihrer jetzigen Familie: Ihr Mann und ihre drei Kinder würden sich den räumlichen und emotionalen Platz nehmen, den sie brauchen, nur sie beanspruche keinen eigenen Raum und keine Zeit für sich. Frau K. und der Therapeut erweitern nun in einem Probehandeln in der therapeutischen Situation den ihr zur Verfügung stehenden Raum so weit, dass Frau K. den für sie notwendigen Handlungs-Spiel-Raum zur Verfügung hat. Die ganze Zeit über hat Frau K. Assoziationen zu ihrem täglichen Leben, und ihr werden Einschränkungen bewusst, die sie bislang »wie selbstverständlich« auf sich genommen hat. Das in dieser Stunde Erlebte ermöglicht im Anschluss ein Hinterfragen und beginnendes Umstrukturieren der Realität.

Ihr Handlungsspielraum erweitert sich auch in ihren Beziehungen in der Zeit nach dieser Stunde. Die Aufarbeitung der frühen Körperassoziationen zeigt einen gehemmten Expansionswunsch in der Bewegung – als oft kränkelndes Kind war die Patientin, wie sie sich jetzt erinnert, über lange Phasen ihrer Vorschulzeit hindurch einer sehr fürsorglichen Großmutter zur Obhut übergeben. Diese beantwortete die Bewegungslust von Frau K. mit übergroßer Kontrolle und Vorsicht, die auch von ihren anderen Bezugspersonen übernommen wurden. In der Erweiterung des jetzt positiv besetzten Bewegungsraumes zeigten sich nach anfänglicher ängstlicher Bezogenheit auf die Gebote und Verbote der Großmutter auch großer Ärger und Wut bezüglich dieser Einschränkungen. Das Bewusstwerden und Durchleben dieser bis dahin verdrängten Gefühle ermöglichten später eine neue und distanziertere Beziehung zu dieser frühen Bezugsperson, in der die schwierigen und auch liebevollen Seiten der so wichtigen Großmutter besser integriert werden konnten.

Die Rolle der Therapeut:innen in der KBT

i Info

Wie im oben angeführten Beispiel gezeigt, wechseln Wahrnehmen, Bewegen, Gespräch, assoziative Elemente, Erinnerungen, bearbeitendes Gespräch und Probehandeln einander situativ ab.

> »Der Therapeut muss also Situationen schaffen, die von den Patienten beispielhaft oder symbolisch erfahren werden können für die Art der Beziehung zu sich selbst, zu ihrem Lebensraum, zu den Menschen in ihrer nächsten Umgebung, zur Gesellschaft und zur Welt ihrer Arbeit. Seine [...] Aufgabe besteht einerseits darin, die Probleme seiner Patienten in den geschaffenen Situationen zu erkennen; andererseits muss er die Probleme in einfache, jetzt und hier erlebbare Interaktionen der Patienten innerhalb ihrer eigenen Körperlichkeit und zwischen dieser und der Umwelt – gegeben durch Raum, Gegenstände und [bei KBT in der Gruppe, Anm. d. Verf.] Mitübende – übersetzen.« (Stolze, 1984, S. 75)

Diese »Übersetzungsarbeit« bringt im direkten Bezug Patient:in–Therapeut:in oft ein nahes Miteinander, in dem sich Klient:in/Patient:in und Therapeut:in als zwei leibliche und fühlende Wesen einander zugewandt in therapeutischer Interaktion erleben. Besonders in der Einzelarbeit, die u. a. direkte Arbeit am Körper beinhaltet, entsteht auch Dialog über taktile Kommunikation.

Der:Die Therapeut:in begreift sich ressourcenorientiert als Begleiter:in der Patient:innen auf deren ganz persönlichem Weg zur Verwirklichung des eigenen Lebens. Die Begegnung in der Gegenwart und der Umgang mit dem Hier und Jetzt stehen gegenüber der steuernden verinnerlichten Lebens- und Lerngeschichte im Vordergrund, die psychodynamisch begründete verbale Bearbeitung des lebensgeschichtlichen Hintergrundes und des aktuellen Selbsterlebens unterstützt diesen Prozess.

Ziel des gemeinsamen Weges von Patient:in und Therapeut:in kann ein neues In-Bewegung-Kommen sein, um durch geänderte Wahrnehmung zu neuen Erfahrungen und einer Erweiterung der individuellen Möglichkeiten zu kommen.

Anwendungsbereiche, Arbeitssituationen und Arbeitsmittel der KBT

- KBT findet in Gruppen- und Einzeltherapien statt. Im klinischen Bereich ist KBT weitgehend in psychosomatischen und psychiatrischen Stationen und Spitälern im deutschen Sprachraum vertreten, da die körperzentrierte Vorgangsweise auch guten ressourcen- und konfliktzentrierten Zugang zu sehr frühen Erlebnisbereichen der Patient:innen ermöglicht.
- KBT wird häufig im klinisch-stationären und rehabilitativen Kontext psychosomatischer und psychiatrischer Institutionen, im Rahmen der Erwachsenenbildung als persönlichkeitserweiternde Selbsterfahrung sowie in der psychotherapeutischen Privatpraxis angeboten. Wie aus dem oben Dargestellten sichtbar wird, ist KBT geeignet für Menschen mit psychosomatischen, psychischen und körperlichen Leiden.
- Die Angebote beziehen sich (in Schwerpunkten) auf Erfahrungen im Umgang mit sich selbst, mit Gegenständen (wie zum Beispiel Ball, Stab, Seil, Decke), die auch symbolischen Gehalt bekommen können (Hochgerner, 2015), auf den Umgang mit Gruppenmitgliedern und dem Therapeuten:der Therapeutin (Gräff, 1983). Immer wieder werden auch Angebote des Therapeuten:der Therapeutin mit geschlossenen Augen umgesetzt, um den Wahrnehmungsbereich ohne Gesichtssinn zu erweitern.

Für Gruppenteilnehmer:innen ist überraschend, wie unterschiedlich das gleiche Angebot der Therapeutin:des Therapeuten von Teilnehmenden aufgenommen, gelebt und erlebt wird. Die Besprechung und die sich daraus oft ergebende neue Sicht auf das eigene Verhalten führt zur Verdeutlichung und Bestärkung von angenehm und zur möglichen Veränderung von unangenehm erlebten Verhaltensmustern.

Fragen zur Evaluation

1. Nennen Sie die zwei wesentlichen Wurzeln des Verfahrens KBT.
2. Was versteht man unter »konzentrativer Aufmerksamkeit«?
3. Welche entwicklungspsychologischen und psychodynamischen Konzepte sind für die KBT grundlegend?

Literatur im Text

Arbeitskreis OPD. (2023). *Operationalisierte Psychodynamische Diagnostik Version 3.* Bern: Hogrefe.

Bartuska, H., Buchsbaumer, M., Mehta, G., Pawlowsky, G., & Wiesnagrotzki, S. (2005). Psychotherapeutische Diagnostik. Wien, New York: Springer.

Becker, H. (1981). *Konzentrative Bewegungstherapie. Integrationsversuch von Körperlichkeit und Handeln in den psychoanalytischen Prozess.* Stuttgart, New York: Thieme.

Cserny, S., & Paluselli, C. (2006). *Der Körper ist der Ort des psychischen Geschehens.* Würzburg: Königshausen & Neumann.

DAKBT, & ÖAKBT. (2016). KBT-Diagnostik. *Zeitschrift Konzentrative Bewegungstherapie*, Sonderheft 2016 des DAKBT und ÖAKBT.

Dilling, H., Mombour, W., & Schmidt, M. H. (2014). *Internationale Klassifikation psychischer Störungen ICD-10.* Bern: Huber.

Dornes, M. (1993). *Der kompetente Säugling.* Frankfurt a. M.: Fischer.

Erickson, E. H. (1984). *Kindheit und Gesellschaft.* Stuttgart: Fischer.

Fonagy, P., Gergely, G., Jurist, E. L., & Target, M. (2002). *Affektregulierung, Mentalisierung und die Entwicklung des Selbst.* Stuttgart: Klett-Cotta.

Gräff, C. (1983). *Konzentrative Bewegungstherapie in der Praxis.* Stuttgart: Hippokrates.

Hochgerner, M. (2015). *Die Verwendung von Gegenständen in der Psychotherapie Erwachsener.* Saarbrücken: Akademiker Verlag.

Kirchmann, E. (1979). *Moderne Verfahren der Bewegungstherapie.* Paderborn: Junfermann.

Küchenhoff, J., & Argawalla, P. (2013). *Körperbild und Persönlichkeit.* Berlin, Heidelberg: Springer.

Mentzos, S. (1988). *Neurotische Konfliktverarbeitung.* Frankfurt a. M.: Fischer.

Mentzos, S. (2009). *Lehrbuch der Psychodynamik.* Göttingen: Vandenhoeck & Ruprecht.

Rudolf, G. (2006). *Strukturbezogene Psychotherapie*. Stuttgart, New York: Schattauer.

Rudolf, G. (2014). *Psychodynamische Psychotherapie*. Stuttgart, New York: Schattauer.

Rudolf, G. (2019). *Psychodynamisch denken – tiefenpsychologisch handeln*. Stuttgart, New York: Schattauer.

Schmidt, E. (2006). *Lehrbuch Konzentrative Bewegungstherapie*. Stuttgart, New York: Schattauer.

Stern, D. (1992). *Die Lebenserfahrung des Säuglings*. Stuttgart: Klett-Cotta.

Stolze, H. (1984). Über die Erweiterung des therapeutischen Raums durch Konzentrative Bewegungstherapie. In H. Stolze (Hrsg.), *Die Konzentrative Bewegungstherapie. Grundlagen und Erfahrungen* (S. 466–469). Berlin: Springer.

Weizsäcker, V. v. (1940). *Der Gestaltkreis*. Stuttgart, New York: Springer.

Woller, W., & Kruse, J. (2005). *Tiefenpsychologisch fundierte Psychotherapie*. Stuttgart, New York: Schattauer.

Zielke, A. (1989). *Selbsterfahrungs- und Weiterbildungsgruppe »Konzentrative Bewegungstherapie«*. Unveröffentlichtes Arbeitspapier an der Psychosomatischen Abteilung des Klinikums der Stadt Nürnberg.

Kernliteratur

Anders, S., & Hochgerner, M. (2024). *Konzentrative Bewegungstherapie*. Wien: Facultas.

Schmidt, E. (2015). *Lehrbuch Konzentrative Bewegungstherapie* (2. Aufl.). Stuttgart, New York: Schattauer.

Stippler-Korp, M. (2023). *Konzentrative Bewegungstherapie*. Stuttgart: Kohlhammer.

Weiterführende Literatur

Cserny, S., & Paluselli, C. (2006). *Der Körper ist der Ort des psychischen Geschehens*. Würzburg: Königshausen & Neumann.

Hochgerner, M. (2015). *Die Verwendung von Gegenständen in der Psychotherapie*. Saarbrücken: Akademiker.

Küchenhoff, J., & Argawalla, P. (2013). *Körperbild und Persönlichkeit*. Berlin, Heidelberg: Springer.

Pokorny, V., & Hochgerner, M. (2001). *Konzentrative Bewegungstherapie*. Wien: Facultas.

Rudolf, G. (2006). *Strukturbezogene Psychotherapie*. Stuttgart, New York: Schattauer.

Schreiber-Willnow, K. (2016). *Konzentrative Bewegungstherapie*. München: Reinhardt.

1.2.2.7 Transaktionsanalytische Psychotherapie

Karin Winkler & Rainer Dirnberger

Einführung in die Grundbegriffe der Transaktionsanalyse

Zusammenfassung

Diese kurze Einführung in die Grundbegriffe der Transaktionsanalytischen Psychotherapie bietet einen Überblick zu Theorie und Basismodellen dieser anerkannten Psychotherapieschule.

Schlüsselwörter

Transaktionsanalyse, Psychotherapie, Therapieschule

»Ich glaube, man muss schließlich das eigene Leben in die Arme nehmen.«
(Arthur Miller)

Was ist Transaktionsanalyse (TA)?

Die Transaktionsanalyse ist eine in Österreich anerkannte psychotherapeutische Schule mit einem Menschenbild, einem Erklärungsmodell für die Entstehung, Beschreibung und Veränderbarkeit von Krankheit und der damit verbundenen Praxeologie, auf der Basis von Persönlichkeitsanalyse, Bedürfnisanalyse, Beziehungsanalyse und Lebensplananalyse.

Historie

Die TA wurde vom amerikanischen Psychiater Eric Berne (1910–1970) in den 1950er- und 1960er-Jahren in ihren Grundzügen entwickelt. Berne entwarf die TA auf Basis seiner reichhaltigen psychiatrischen Erfahrung. Noch zu Lebzeiten Bernes wuchs die TA rasch zu einer internationalen Bewegung.

Menschenbild der TA

Die Basisannahmen über den Menschen sind tiefenpsychologischer Natur. Dies sind u. a.:

- die Vorstellung der Teilung der Psyche in einen bewussten Anteil (Neopsyche oder Erwachsenen-Ich) und unbewusste Anteile (Exteropsyche oder Eltern-Ich, Archeopsyche oder Kind-Ich);
- die Vorstellung, dass das Erleben in frühester und früher Kindheit wesentlichen Einfluss auf das Erleben im späteren Leben hat, wobei dieser Einfluss unbewusst ist und sich aus ihm Pathologien bzw. Denk-, Fühl- und Verhaltensweisen im Erwachsenenalter sowie Kommunikationsstrukturen, Bindungs- und Beziehungsstrukturen erklären lassen;
- die Vorstellung, dass in der Kindheit psychodynamische Verarbeitungs- und Abwehrprozesse zwischen biologischen (Grundgefühle, Grundbedürfnisse), sozialen (Bindung, Beziehung, Anerkennung, Zuwendung) und psychischen Bedürfnissen (Entwicklungsförderung, Sicherheit, Lernen) und erlebter Umweltrealität (Eltern) stattfinden, die im weiteren Erleben und Verhalten zu zugrunde liegenden »Annahmen« über sich selbst, die anderen und die Umwelt führen, die in einem unbewussten Lebensplan zusammengestellt werden.

Im Umgang mit den Menschen orientiert sich die TA am humanistischen Weltbild. Menschen sind ihrem Wesen nach in Ordnung (Grundhaltung des Therapeuten:der Therapeutin), befähigt zu denken, eigenverantwortlich und fähig, sich zu verändern.

Das Skript

Das Skript entsteht in den ersten Jahren des Lebens, wobei das Kind etwas höchst Erstaunliches und Kreatives macht. Es entwirft – unbewusst – eine Art Lebensplan oder Lebensdrehbuch, indem es unzählige Erfahrungen, sämtliche positive und negative Botschaften der Eltern und anderer wichtiger Menschen, seine Überzeugungen, magischen Ideen, aber auch seine Missverständnisse, Täuschungen und schädlichen Schlussfolgerungen zu einem kunstvollen Muster webt, um sich in seiner Welt zu orientieren und die Richtung für seine Zukunft festzulegen. In den folgenden Jahren ergänzt und glättet das Kind sein Skript, aber in den Grundzügen steht es fest.

Das Skript beruht auf drei Fragen:

- Wer bin ich und was mache ich hier?
- Wer sind die anderen?
- Wie ist die Welt?

Charakteristika des Skripts

- Das Skript ist ein unbewusster Lebensplan, nicht nur Weltbild, der dem Bewusstsein jedoch zugänglich gemacht werden kann.
- Das Skript ist beschlossen, nicht verhängt. Die Inhalte wurden vom Kind entsprechend seinen Fähigkeiten und seiner Umwelt als bestmögliche Lösungsstrategien entworfen. Was ich einmal beschlossen habe, kann ich auch wieder verändern, neu beschließen, neu entscheiden.
- Das Skript ist das Resultat von (realen oder fantasierten) Überlebensstrategien. Das Infragestellen des Skripts erzeugt Angst und Widerstand. Es kann als kindlicher Geheimplan verstanden werden, wie man am Schluss doch noch von den Eltern bedingungslose Liebe und Zuneigung erlangen kann.
- Das Skript ist ein sich selbst verstärkender Prozess im Ausagieren, d. h., die Realität wird dem Skript angepasst. Daraus folgt, dass der Klient versuchen wird, den Therapeuten skriptgerecht zu manipulieren und in sein Skript einzubauen. Gelingt ihm dies, ist die Therapie nicht nur wirkungslos, sondern das Verhalten des Therapeuten wird skriptfördernd, also schädlich.
- Der Mensch ist zu autonomen (= skriptfreien) Entscheidungen und Handlungen fähig (Lösen von alten »Gleisen«). Dabei ist Skriptfreiheit aber kein Status quo, ein Ziel, das es ein für allemal zu erreichen gilt, sondern ein Entwicklungsprozess für unser ganzes Leben.

Die Bausteine des Skripts (= Basis für Skriptentscheidungen)

Die folgende Auflistung möglicher Skriptbausteine hat nicht den Anspruch auf Vollständigkeit. Auch hier gilt, dass es wesentlich ist, wie das Kind die Dinge wahrgenommen hat, und nicht, wie sie wirklich waren.

- Die Introjekte (verinnerlichte Vorbilder) haben wir bereits kennengelernt. Sie können, müssen aber nicht im Skript eingebaut sein.
- Programmbotschaften (*sieh mal, das geht so …*),
- Antreiber (fünf typische: *sei perfekt, sei stark, sei schnell, sei gefällig [mach es recht], streng dich an [arbeite hart]*),
- Einschärfungen (die häufigsten: *sei nicht, sei nicht du, sei kein Kind, werde nicht erwachsen, schaffe es nicht, lass es bleiben [tu nichts], sei nicht wichtig, gehöre nicht dazu, sei nicht nahe, sei nicht gesund, denke nicht, fühle nicht, traue niemandem, sei nicht glücklich, hab keine Bedürfnisse*),
- Erlösungsbotschaften (*wenn das und das eingetreten ist, dann darfst du …*),

- Erlaubnisse und
- Freiräume.

In der TA gibt es eine ganze Reihe von Vorschlägen, wie man Skripts typisieren kann; auf eine weitere Ausführung wird an dieser Stelle verzichtet.

Das Stroke-Modell

Ein Stroke (engl. »stroke«: Streich, Schlag, Streicheln) ist definiert als Einheit der sozialen Anerkennung der Existenz des Mitmenschen. Das Bedürfnis nach Zuwendung, der Stroke-Hunger, ist eines der psychischen Grundbedürfnisse des Menschen. Strokes können sein:

- verbal/nonverbal
- positiv/negativ
- bedingt/bedingungslos

Jede Art von Stroke ist besser als überhaupt kein Stroke (= Missachtung der Existenz). Bedingungslose Strokes sind die Resonanz auf unser Sein, bedingte Strokes hingegen geben uns Auskunft über unser Verhalten, haben also regulative Feedbackfunktion. Jeder von uns hat in seiner Lebensgeschichte gelernt, wie, wann, wo und welche Strokes angenommen oder gegeben werden. Strokes, die nicht zu uns »passen«, filtern wir durch (wir werten sie ab, engl. »discount«).

Das Persönlichkeitsmodell (Analyse der Ich-Zustände)

Unter Ich-Zustand versteht man eine kohärente Einheit von Denken, Verhalten und Fühlen, wobei drei Ich-Zustände unterschieden werden: Neopsyche oder Erwachsenen-Ich (ER), Exteropsyche oder Eltern-Ich (EL) und Archeopsyche oder Kind Ich (K). Im Funktionsmodell wird die Funktionalität, im Strukturmodell der entwicklungsgeschichtlich historische Aspekt der Ich-Zustände im gegenwärtigen Prozess der therapeutischen Beziehung und Arbeit analysiert.

Info

Die grafische Darstellung der Ich-Zustände in drei übereinanderliegenden Kreisen wurde zum Markenzeichen der TA. Die Strukturanalyse zweiter Ordnung veranschaulicht die Entwicklung der Ich-Zustände, wobei EL und ER noch nicht voll entwickelt sind und im K-Ich ein K-ER- und K-EL- im Kind angenommen werden (auch K1, ER1, EL1).

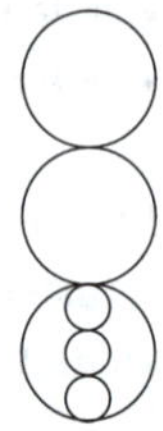

Das Kommunikationsmodell

Das Kommunikationsmodell der TA beruht auf der Analyse der Transaktionen zwischen den beteiligten Ich-Zuständen. Eine Transaktion ist dabei definiert als kleinste sinnvoll unterscheidbare Kommunikationseinheit, bestehend aus einem verbalen, nonverbalen und/oder taktilen Stimulus und der darauf folgenden Reaktion. In der TA werden drei Basistransaktionsformen, in Verbindung mit drei Kommunikationsregeln, definiert. Die Frage, welche Inhalte unsere Ich-Zustände jeweils auszeichnen und wie diese konkret durch die Kommunikation in Erscheinung treten, sind in der TA von zentraler Bedeutung.

Verträge

Vertragsarbeit im Sinne der TA basiert auf der Annahme, dass jeder menschlichen Beziehung offene wie verdeckte Verträge zugrunde liegen. Damit ein Vertrag auch »gültig« ist und Chancen hat, realisiert zu werden, sind folgende Bedingungen zu erfüllen:
- gleiche Definitionen (Wortverständnisse) liegen vor,
- gegenseitiges Einverständnis (*das will ich, damit bin ich einverstanden*),
- Deklaration (*ich bin bereit, meinen Teil für die Umsetzung aktiv beizutragen*),
- Kompetenz (*ich bin nicht nur willens, sondern auch in der Lage/kompetent, den Vertrag umzusetzen*),
- Legalität (*ich bin nicht nur kompetent, sondern auch legalisiert, das zu tun*),
- Sicherheit (die Vertragsumsetzung *und* Zielerreichung ist für alle Beteiligten sicher),
- angemessene Gegenleistung (Einsatz und Lohn sind für alle definiert und angemessen).

Vertragsarbeit ist kein starres Konzept (im Sinne von: »Was einmal festgelegt wurde, gilt«), sondern ein dynamisches Instrument der Prozessbegleitung und Prozessgestaltung.

Spiele und Maschen (Rackets)

Aufgrund von spezifischen familiären Settings kann es dazu kommen, dass Grundbedürfnisse und Grundgefühle eines Kindes nicht direkt befriedigt werden. Das Kind erlebt diese Gefühle und Bedürfnisse als nicht erlaubt, ja deren Äußerung wird als Gefahr der Stroke-Versorgung wahrgenommen, und diese Gefahr muss das Kind bannen. Dabei ist es für diesen Prozess unerheblich, ob die Wahrnehmung der Gefahr auf Realitäten, Fantasien oder Missverständnissen des Kindes beruht. Das Kind lernt, anstelle der »gefährlichen« Gefühle und Bedürfnisse andere zu zeigen und zu erleben. Diese kennen wir als Ersatzgefühle oder Maschengefühle und als Ersatzbedürfnisse oder Maschenbedürfnisse.

Mit der Genialität des Er im Kind (kleiner Professor) findet das Kind nicht nur den bestmöglichen Ersatz, sondern entwickelt auch Verhaltensweisen, die das Erhalten dieses Ersatzes sicherstellen. Diesen Ablauf nennen wir Masche. Im Erwachsenenleben ist uns diese Dynamik ebenso unbewusst wie die Entstehungsursachen. Die konkreten Verhaltensweisen werden als Spiele umgesetzt. Ein Spiel (destruktives, wiederkehrendes, psychologisches Muster) ist eine spezifische Abfolge gewisser Transaktionsmuster.

Psychotherapeutische Diagnostik in der Transaktionsanalyse

Die transaktionsanalytische Diagnostik ist eng an die Modelle der Analyse der Ich-Zustände, Spiele, Beziehungsgestaltung oder des Skripts gebunden. Die diagnostischen Informationen werden teilweise standardisiert sowie im offenen Gespräch zu Therapiebeginn erhoben, teilweise erfolgt die Differenzialdiagnostik phänomenologisch-prozessorientiert. Bereits Eric Berne (1983) entwickelte diverse, zum Teil sehr umfangreiche Fragebögen zur Differenzialdiagnose der Ich-Zustände und der Skriptanalyse.

Die TA-spezifische Diagnose erfolgt parallel auf vier Ebenen, die sich ergänzen und alle zur vollständigen Diagnose zu berücksichtigen sind:

- Die Verhaltensdiagnose: wird am unmittelbaren Verhalten im Hier und Jetzt erfasst.

- Die soziale Diagnose-Ebene: wird auf Basis von Übertragung und Gegenübertragung erfasst.
- Die historische Diagnose-Ebene: wird aufgrund der Analyse der Lebensgeschichte erfasst.
- Die phänomenologische Diagnose-Ebene: wird auf Basis regressiver/innerer Erfahrungsprozesse erfasst.

Je nach Modell können einzelne Diagnose-Ebenen schwerpunktmäßig im Vordergrund stehen, etwa die soziale Ebene bei der Analyse der Transaktionen im Kommunikationsmodell oder die historische und phänomenologische Ebene in der Diagnose und Arbeit mit dem Lebensskript. Letztendlich sind jedoch immer alle vier Diagnose-Ebenen zu berücksichtigen, um eine valide diagnostische Orientierung zu erhalten.

Die Diagnose in der transaktionsanalytischen psychotherapeutischen Ausbildung

Schwerpunkt im Fachspezifikum ist das Erlernen der TA-spezifischen Diagnostik in Theorie und Praxis. Darüber hinaus werden diverse standardisierte Diagnoseverfahren mit Schwerpunkt auf dem ICD vermittelt. Der ICD-10 ist gegenwärtig das Diagnoseschema, nach dem vorgegangen werden muss, wenn eine Rückverrechnung oder Abrechnung der Therapiekosten über die diversen Krankenkassen erfolgen soll.

Obligatorisch verwenden Ausbildungskandidat:innen des Wiener Institutes für Transaktionsanalyse, die (im zweiten Ausbildungsabschnitt) unter Supervision psychotherapeutisch arbeiten, zusätzlich einen speziellen Fragebogen. Dieser wurde aufbauend auf der Arbeit von Dirnberger und Berghold-Straka (2006) entwickelt. Dabei handelt es sich um ein ökonomisches Messinstrument zur Erfassung psychotherapeutischer Effekte. Diese werden anhand der drei Basiskategorien Leitsymptomatik, Fähigkeitsprofil und TA-methodenspezifische Diagnose unterschieden. Die diagnostische Datenerhebung erfolgt zu definierten Zeitpunkten in der Therapie, wobei auf einer sechsstufigen Ratingskala die Beurteilungen von Therapeut:in und Klient:in erfolgen.

Die Basiskategorie Leitsymptomatik wird auf den drei Dimensionen Symptomatik-Ebene, Beziehung/Soziale-Ebene und kulturell-ökonomische Ebene erhoben, wobei die Symptomatik-Ebene in vier Bereiche differenziert wird: psychisch-emotional, psychisch-kognitiv, psychosomatisch und verhaltensorientiert.

Das Fähigkeitsprofil wird auf Basis folgender Aspekte analysiert: Bewusstheit, Authentizität von Gefühlen und Bedürfnissen, Umgang mit Zuwendung, Spontaneitätsfähigkeit und Verfügbarkeit und Situationsangemessenheit unterschiedlicher Ich-Zustands-Besetzungen. Dieses Fähigkeitsprofil orientiert sich an der transaktionsanalytischen Vorstellung eines gesunden Menschen als Therapieziel und wird durch die abschließende Basiskategorie TA-methodenspezifischer Diagnose vertieft.

Ausbildung

In Österreich sind derzeit drei Vereine als ausbildungsberechtigte Fachspezifika für Transaktionsanalyse anerkannt.

Fragen zur Evaluation

1. Beschreiben Sie ein TA-Modell zur Analyse von intrapsychischen Phänomenen (Kommunikations- und Beziehungsgeschehen).
2. Beschreiben Sie ein TA-Modell zur Analyse von interpsychischen Phänomenen.
3. Beschreiben Sie das Menschenbild der TA.

Literatur im Text

Berne, E. (1983). *Was sagen Sie, nachdem Sie »Guten Tag« gesagt haben?* Frankfurt am Main: Fischer.

Berne, E. (2006). *Die Transaktions-Analyse in der Psychotherapie. Eine systematische Individual- und Sozial-Psychiatrie.* Paderborn: Junfermann.

Dirnberger, R., & Berghold-Straka, A. (2006). Wirkung Transaktionsanalytischer Psychotherapie – Entwicklung eines Messinstrumentes zur Meta-Analyse von Einzelfallstudien. *TA Transaktionsanalyse, Zeitschrift des Institutes für Transaktionsanalytische Psychotherapie*, S. 11–23.

English, F. (1981). *Transaktionsanalyse: Gefühle und Ersatzgefühle in Beziehungen.* Salzhausen: iskopress.

Hagehülsmann, U. (1992). *Transaktionsanalyse – wie geht denn das? Transaktionsanalyse in Aktion.* Paderborn: Junfermann.

Hennig, G., & Pelz, G. (2002). *Transaktionsanalyse. Lehrbuch für Therapie und Beratung.* Paderborn: Junfermann.

Rogoll, R. (2001). *Nimm Dich, wie Du bist. Eine Einführung in die Transaktionsanalyse.* Freiburg: Herderbücherei.

Steiner, C. M. (1998). *Wie man Lebenspläne verändert. Die Arbeit mit Skripts in der Transaktionsanalyse* (9. Aufl.). Innovative Psychotherapie und Humanwissenschaften. Band 13. Paderborn: Junfermann.

Stewart, I. (1991). *Transaktionsanalyse in der Beratung.* Paderborn: Junfermann.
Stewart, I., & Joines, V. (1990). *Die Transaktionsanalyse. Eine neue Einführung in die TA.* Freiburg: Herder.

Kern- & weiterführende Literatur

Berne, E. (1967). *Spiele der Erwachsenen.* Reinbek: Rohwolt.
Berne, E. (2005). *Grundlagen der Gruppenbehandlung, Gedanken zur Gruppentherapie & Interventionstechniken.* Paderborn: Junferman.
Dirnberger, R. (2012). *SELE – Selbsterkenntnis durch Leiberfahrung: Eine Synthese aus westlicher Psychotherapie (Transaktionsanalyse) und östlicher Kampfkunst (Aikido).* Norderstedt: Books on Demand.
Erskine, R. G., & Moursund, J. P. (1991). *Kontakt – Ich-Zustände – Lebenspläne.* Paderborn: Junfermann.
Jecht, G., & Kauka, E. (Hrsg.). (2017). *Spielerisch Arbeiten: Transaktionsanalytische Therapie mit Kindern und Jugendlichen.* Paderborn: Junfermann.
Kouwenhoven, M., et al. (2002). *Schwere Persönlichkeitsstörungen: Transaktionsanalytische Behandlung nach dem Cathexis-Ansatz.* Wien, New York: Springer.
Nowak, R. C. (2011). *Transaktionsanalyse und Salutogenese.* Münster: Waxmann.
Röhl, S. (2004). *Fanita English: Ein Leben mit der Transaktionsanalyse.* Salzhausen: iskopress.
Sejkora, K. (Hrsg.). (2018). *Eric Berne trifft Sigmund Freud: Transaktionsanalyse in Bewegung.* Lengerich: Pabst Science Publishers.
Sejkora, K., & Schulze, H. (2017). *Vom Lebensplan zum Beziehungsraum: Wie Sie mit Hilfe der Transaktionsanalyse einschränkende Muster überwinden.* Bielefeld: Fischer & Gann.

1.3 Humanistische Psychotherapie: Heilung durch Begegnung

1.3.1 Existenzanalyse und Logotherapie

Renate Bukovski, Doris Fischer-Danzinger & Anton Nindl

Die Existenzanalyse wird als umfassende Weiterentwicklung der Logotherapie V. E. Frankls beschrieben, in der motivationale, emotionale, biografische, selbst- und fremdwahrnehmungsbezogene Aspekte nun differenzierter betrachtet und bearbeitet werden.

Zusammenfassung

Existenzanalyse wird in ihrer historischen Entwicklung als Weiterentwicklung von Viktor Frankls Logotherapie und Existenzanalyse durch Alfried Längle zum psychotherapeutischen Verfahren Existenzanalyse (EA) beschrieben. Das Ziel der Existenzanalyse liegt darin, dem Menschen zu helfen, mit innerer Zustimmung zu leben (seine »Lebensaffirmation« durch eine innere, gefühlte Stellungnahme zu finden bzw. auszubauen). Die zugrunde liegende Anthropologie des dreidimensionalen Menschenbildes, die vier personal-existenziellen Grundmotivationen, die den »Willen zum Sinn« nach Frankl heute maßgeblich ergänzen, und die Methodik der Personalen Existenzanalyse werden einführend erläutert.

Schlüsselwörter

Dreidimensionales Menschenbild, personal-existenzielle Grundmotivationen, Personale Existenzanalyse, existenzielle Wende

Existenzanalyse und Logotherapie

Die Existenzanalyse ist eine vom Wiener Neurologen und Psychiater Viktor E. Frankl in Auseinandersetzung mit Sigmund Freud und Alfred Adler in den 1920er- und 1930er-Jahren begründete Forschungsrichtung, die er als Anthropologie und Theorie über die Möglichkeiten erfüllter Existenz sah und als praktische Anwendung in Form der Logotherapie, als sinnthematisierende Behandlungsmethode postulierte. »Logos« meint dabei so viel wie Sinn und Werte, und »Existenz« bezeichnet in der Tradition der Existenzphilosophie die spezifisch menschliche Seinsart. Während die Existenzanalyse den Menschen zu einer Selbstbesinnung auf Freiheit und Verantwortung hin und so zu einem Sein-Können führt, geht es der Logotherapie um eine Rückbesinnung auf Sinn und Werte, die ein Sein-Sollen eröffnet. Existenzanalyse und Logotherapie sind aber nach Frankl (1959) »je eine Seite ein und derselben Theorie« (zit. in Längle, 1988, S. 102).

i Info

Die Existenzanalyse wurde in den letzten Jahren vor allem durch Alfried Längle (z. B. 1993, 1994, 1997, 2002, 2008, 2016) zu einer eigenständigen psychotherapeutischen Methode erweitert, durch die motivationale, emotionale, biografische, selbst- und fremdwahrnehmungsbezogene Aspekte differenzierter betrachtet und bearbeitet werden.

Das Menschenbild

In der Existenzanalyse wird der Mensch als eine Einheit gesehen, an der drei voneinander unterschiedliche Seinsarten teilhaben. Frankl spricht von der menschlichen Existenz als »Koexistenz zwischen der anthropologischen Einheit und den ontologischen Differenzen«, von einer »Einheit *trotz* Mannigfaltigkeit« (ders. 1991, S. 46). Das Menschsein umfasst demnach drei Dimensionen: das Somatische, das Psychische und das spezifisch Humane (das Noetische).*

Zwischen den drei Dimensionen besteht nun aber kein additives Verhältnis, sondern die Einheit des Menschen konstituiert sich dahingehend, dass sich das Geistige (das Existenziell-Personale) in ihm mit dem Psychophysischen auseinandersetzen kann. Der Mensch kann zu sich selbst, zu seinem somatischen und psychischen Sein, Stellung beziehen.

Außerdem generieren die drei menschlichen Seinsarten spezifische Dynamiken, die sich als Motivationskräfte zeigen:

Als körperliches Wesen ist der Mensch zwischen die Pole gesund und krank eingespannt. Reibungsloses Funktionieren steht gestörten Abläufen gegenüber, das Erleben ist schmerzfrei und kräftig bis schmerzhaft und schwach. Erhaltung und Gesundheit werden durch biologische Prozesse und homöostatisch spannungssenkende Motive wie das Vermeiden von Hunger, Durst, Sauerstoffmangel, Ermüdung, überdehnte Muskeln etc. repräsentiert.

* Die Darstellung orientiert sich primär an Alfried Längles Artikel: »Das Ja zum Leben finden« (1997) und an einem unveröffentlichten Manuskript zur Einführung in die Existenzanalyse von Liselotte Tutsch.

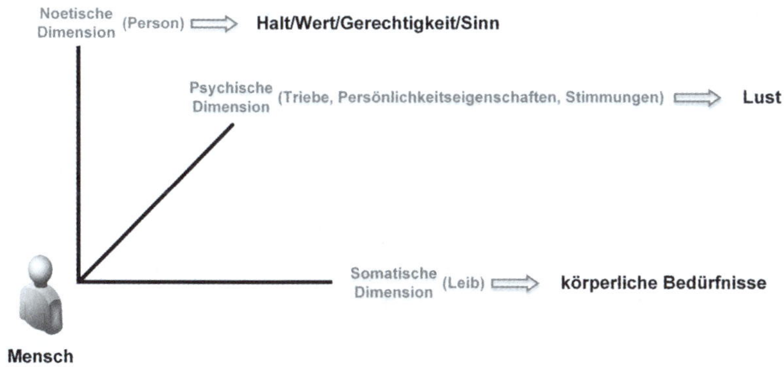
Noetische Dimension (Person)
Halt/Wert/Gerechtigkeit/Sinn
Psychische Dimension (Triebe, Persönlichkeitseigenschaften, Stimmungen)
Lust
Somatische Dimension (Leib)
körperliche Bedürfnisse
Mensch

Abb. 2: Das dreidimensionale Menschenbild
Der Mensch lebt auf drei Weisen, die eine untrennbare Einheit in ihm bilden, aber dennoch unterschiedliche Seinsformen darstellen. Dieses Modell veranschaulicht zusätzlich die Dynamiken des Menschen in den unterschiedlichen anthropologischen Dimensionen und symbolisiert das mögliche Auseinanderstreben der Motivationen. Dadurch können Spannungen und motivationale Konflikte entstehen.

Als psychisches Wesen spürt der Mensch die vitalen Triebkräfte als Bedürfnisse und entwickelt möglichst brauchbare Befriedigungsmechanismen. Es geht ihm um das Wohlbefinden in seinem Körper. Er befindet sich zwischen den Polen Lust und Unlust, spürt etwas als angenehm und spannungsfrei oder unangenehm und frustrierend. Die Triebspannung oder ein Mangelgefühl sollen beseitigt werden. Sowohl in der somatischen als auch in der psychischen Seinsart geht es dem Menschen um die Befindlichkeit, die im Zentrum der Aufmerksamkeit steht. Das Objekt der Bedürfnisbefriedigung ist dabei oft auswechselbar.

Die Sinnhaftigkeit der Differenzierung der beiden Bedürfnisdimensionen, die auseinanderstreben können, wird trotz meist vorhandener psychophysischer Parallelität an folgendem Beispiel sichtbar: Bei psychogener Alkoholabhängigkeit führt Alkoholkonsum in der psychischen Dimension zu Spannungsreduktion, während etwa die körperlichen Bedürfnisse nach Gesundheit und Erhaltung völlig ignoriert werden.

Als personal-existenzielles Wesen befindet sich der Mensch zwischen den Polen Erfüllung und Verzweiflung. Es geht ihm um Sinn und Werte, Freiheit und Verantwortung, Halt und Gerechtigkeit im Leben. Als Person kann er erkennen, worum es geht, kann er sich mit sich und der Welt auseinandersetzen, dazu Stellung nehmen, sich entscheiden und sich zu den situativen Gegebenheiten verhalten. Daraus resultiert, dass sich der Mensch als Person realisiert und nicht auf einem Reaktionsniveau verbleibt. Er reicht also über das reine »Funktionieren« in das Existieren hinaus. Er erlebt dann etwas als gut, kann zustimmen und Ja sagen. Es stellt sich ein Gefühl der Stimmigkeit ein.

Die Einheit des Menschen ist durch die ontologische Vielfalt keineswegs infrage gestellt. Jede Dimension setzt die andere unbedingt voraus. Allerdings steht die Existenzialität des Menschen in einer zumindest fakultativ antagonistischen Beziehung zum Leiblich-Seelischen, sie ermöglicht ein Gegenübertreten und Bejahen, aber auch ein Entgegentreten und Opponieren. Längle merkt bildhaft an, dass das Wesentliche an dieser Anthropologie der Sachverhalt ist,

> »daß sich der Mensch als ›Steuermann auf dem Boot des Psychophysikums‹ versteht, in welchem er für die Zeit seines Lebens untrennbar steht.« (Ders., 1997, S. 16)

Dies impliziert, dass der Mensch in Distanz zu sich selbst kommen kann, dass er fähig ist zur »Selbst-Distanzierung«:

> »Ex-sistenz geschieht im Geist. Und sich selbst gegenüber tritt der Mensch insofern, als er qua geistiger Person sich selbst qua psychophysischem Organismus gegenübertritt.« (Frankl, 1959, S. 665)

In der Fähigkeit, zu sich selbst Abstand nehmen und sich über sich selbst stellen und vom Psychophysischen in sich abrücken zu können, entsteht eine Offenheit zur Innenwelt, die dem Menschen einen Umgang mit sich selbst und ein Verhalten zu sich selbst ermöglicht. Die Offenheit zur Außenwelt wird in der »Selbst-Transzendenz« berücksichtigt, die das Gegenstück zur »Selbst-Distanzierung« darstellt:

> »Die Selbst-Transzendenz markiert das fundamental-anthropologische Faktum, daß menschliches Dasein immer auf etwas verweist, das nicht wieder es selbst ist – auf etwas oder auf jemanden, nämlich entweder auf einen Sinn, den es zu erfüllen gilt, oder aber auf mitmenschliches Dasein, dem es begegnet.« (Frankl, 1986, S. 20)

Durch die Fähigkeit zu Wertberührung und Wertfühlen überschreitet der Mensch sich selbst, er kann eine innere Beziehung zum Erlebten herstellen und wird offen für den dialogischen Austausch mit seiner Mitwelt. Somit ist die »Selbst-Transzendenz« eine Voraussetzung für das handelnde Sich-Einlassen auf die Lebenswelt.

Existenzanalyse als »Explikation personaler Existenz« geht es darum,

> »einem Menschen zur Entfaltung seiner spezifisch menschlichen Fähigkeiten – eben der Selbst-Transzendenz (›Geistigkeit‹), der Selbst-Distanzierung und freien Entscheidung, sowie der gewissenhaften Verantwortung – zu verhelfen. Mit ihrer Hilfe wird dem leidenden (nicht notwendig kranken) Menschen, der nicht selten von Gefühlen der Verzweiflung, der Ohnmacht und der Sinnlosigkeit umlagert ist, sein defizientes Selbstbild und seine verzerrte Weltanschauung anhand seiner konkreten Lebenssituation analysiert und – ähnlich der Staroperation am Auge – zu einem ganzheitlichen Blick verholfen.« (Längle, 1988, S. 109)

Um diesen Blick zu ermöglichen, ist noch ein wesentlicher Aspekt bezüglich der unabhängigen Entfaltung der Dynamiken der drei verschiedenen Dimensionen des Menschen zu berücksichtigen. Aus diesem Grund postuliert Längle (1997, S. 17) ein »existenzanalytisches Lust- und Realitätsprinzip«, indem er das oben dargestellte spezifische Verhältnis der drei Dimensionen des Menschseins zueinander beleuchtet:

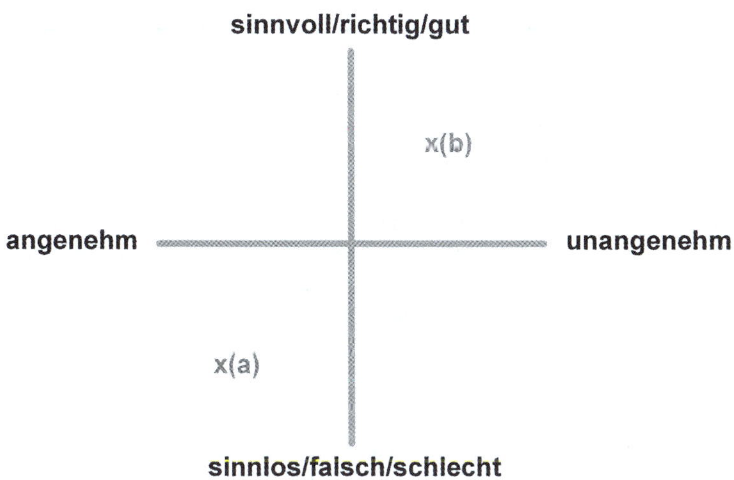

Abb. 3: Das existenzanalytische Lust- und Realitätsprinzip
Das psychische und personale (geistige) Erleben betrifft unterschiedliche Dimensionen und besteht unabhängig voneinander – was angenehm ist, muss nicht richtig sein (a), was wertvoll ist, muss nicht immer angenehm sein (b).

In der Weiterentwicklung der Existenzanalyse durch Alfried Längle (2009) wird die Ganzheitlichkeit des Ich statt seiner unterschiedlichen Dimensionen betont und dabei die Einheitlichkeit und Unterschiedlichkeit der Dimensionen ineinander verwoben gesehen. Jede Dimension enthält auch die andere und ist doch verschieden.

> »Dabei erscheint die menschliche Einheit mit einem ineinander verwobenen Schwingen der einzelnen Erscheinungsweisen ein und desselben, das jeweils spezifischen Aufgaben nachgeht: der Körper dem Weltbezug, die Psyche dem Lebensbezug, die Person dem Selbstbezug, bzw. Bezug zum anderen, das aktive Handeln der Entwicklung und dem Werden.« (Längle, 2009, S. 15)

Die geistige oder personale Kraft stellt als ein energetisches Feld das einheitsstiftende Personsein dar. Person und Psychisches sind dann auch im Körper, und das Körperliche bildet sich auch im Psychischen und Geistigen ab.

Die Motivationslehre (Längle, 2008, 2002)

i Info

Neben den körperlichen und psychischen Motivationskräften bewegen den Menschen als Person aus der Sicht der neueren Existenzanalyse vier personal-existenzielle Grundmotivationen. »Der Wille zum Sinn«, von Frankl (z. B. 1959) als die primäre Motivation des Menschen beschrieben, hat aus dieser Perspektive noch drei vorangehende personale Grundmotivationen (vgl. Längle, 1994, 1997, 2002).
Die Grundelemente der Existenz erscheinen als Grundmotivation zum physischen Überleben, zur psychischen Lebenslust und zum Werterleben, zur personalen Authentizität und zur Gerechtigkeit sowie zum existenziellen Sinn und zur Entwicklung des Wertvollen (Längle, 2008).

Die erste personal-existenzielle Grundmotivation: Dasein-Können

In diese Welt geworfen, lautet die existenzielle Frage: »Ich bin da – kann ich sein?« Das Dasein ist an die Frage nach dem Können geknüpft und nach dem Erkennen und Wahrnehmen der Möglichkeiten, um inmitten der Bedingungen des eigenen Daseins sein zu können. Basales Können ist Aushalten, sich dem Schweren, Ängstigenden, Problematischen … entgegenstellen zu können, zu tragen, was nicht zu ändern ist. Im Annehmen wird die Zustimmung zu dem, was ist, deutlicher. Etwas kann (in meinem Leben) sein, ich kann damit sein, ich kann damit leben, ich muss dagegen nicht ankämpfen. Eine Krebsdiagnose z. B. als gegeben annehmen zu können, ist möglich, wenn man dabei u. a. das Gefühl hat, als Person sein zu können. Um aushalten und annehmen zu können, was ist, um das Dasein zu »personifizieren«, muss man das Gegebene in seiner Faktizität und Bedingtheit wahrnehmen (erfassen, feststellen und annehmen), Gesetze, Regeln, Gemeinsamkeiten der Fakten erkennen sowie das Mögliche sehen, das dennoch offenbleibt, das, was nicht festgelegt ist. Voraussetzungen, um sein zu können, sind Raum, Schutz und Halt. Jedes Aushalten und Annehmen wirkt auf diese Voraussetzungen zurück, stärkt die existenzielle Basis; man erfährt sich weniger ausgeliefert, sondern geschützter, verankerter.

Psychischer Schutz kommt uns vor allem durch das Angenommensein durch andere und uns selbst zu. Wenn sich der Patient in der Therapie angenommen fühlt, bietet ihm dies Schutz und ermöglicht ihm, sich auch Unangenehmem zuzuwenden.

Raum braucht der Mensch nicht nur physisch, sondern auch psychisch. Orte, aber auch Menschen bieten Räume, um sein zu können. Für das Raumerleben ist insbesondere die Körpererfahrung wichtig. Der Körper stellt den ersten Lebensraum dar, in dem wir uns »befinden«. Körper- und Atemübungen spielen für das Raumerleben, aber auch für das Person-Sein eine wichtige Rolle und sind daher essenziell in der Psychotherapie. Halt bietet alles, was Festigkeit hat: etwas, das da ist; jemand, der da ist; ich selbst mit meinem Können, meinen Fähigkeiten; auch Übergeordnetes kann Halt geben, wenn sich der Mensch darauf einlässt. Information, Wissen gibt den Patient:innen wesentlichen Halt in der Psychotherapie, weshalb den Patient:innen immer erklärt werden sollte, welche Intervention wir aus welchem Grund anwenden.

Sind genügend Erfahrungen von Halt da, kann Vertrauen entstehen – in die Welt, in sich selbst, vielleicht sogar in andere oder in etwas Größeres, das uns übersteigt.

Um die Basis für das Dasein-Können zu schaffen, genügt es aber nicht, wenn Halt, Raum und Schutz da sind, von außen gegeben werden. Diese Angebote müssen stets auch personal zu eigen gemacht, also selbst ergriffen werden. Die Person muss sich aktiv dafür entscheiden, sich darauf einlassen, damit sie ihre Wirkung entfalten.

Die zweite personal-existenzielle Grundmotivation: Leben Mögen

Sich als ein »Lebendiger« zu erleben, sich des eigenen Lebens bewusst zu sein, wirft die Frage auf: »Ich lebe – mag ich leben?« Leben erfordert, auf das eigene Mögen zu achten; sich dem, was ist, zuzuwenden, es nicht einfach nur sein zu lassen. Dadurch entsteht eine emotionale Aufmerksamkeitsfokussierung, die eine Auswirkung auf das Erleben hat. Zuwendung ist eine Entscheidung, sich berühren zu lassen, im Leben für diese Zeit dabei zu sein. In der Zuwendung wird uns etwas als Wert fühlbar, wodurch Freude, Lust, gehobene Emotionalität entsteht, oder es wird uns etwas als Unwert, als Wertverlust fühlbar, was sich in der Trauer als Zuwendung zum Leid zeigt. Das Fühlen setzt das Erlebte erst in Beziehung zum Leben, es nimmt die Bedeutsamkeit der Situation für das eigene Leben wahr.

Voraussetzungen, um Zuwendung geben zu können, um das Leben trotz seiner Widrigkeiten zu mögen, sind Beziehung, Zeit und Nähe. Beziehung schafft den Kontakt und die Struktur, sie schafft Schutz für das Sich-berühren-Lassen. Zeit ist der Raum für die Gefühle und für die Beziehungen. Zuwendung braucht Zeithaben, braucht Verweilen. Wenn man keine Zeit hat, kommt kein Lebensgefühl auf.

Zuwenden bedeutet auch, Nähe aufzunehmen; die Nähe entfaltet die Dynamik der zweiten Grundmotivation. Nur durch Nähe kann ein inneres Bewegt-Sein ausgelöst werden. Nähe bringt das Leben in Beziehungen zum Fließen, in Beziehungen zu anderen, aber auch zu sich, zum eigenen Körper, zu den eigenen Gefühlen und Haltungen.

Durch die Gesamtheit unserer Zuwendungsakte entsteht eine Beziehung zum Leben selbst, ein Mögen, das sich auf das Leben als Ganzes bezieht. Der gefühlte Wert des Lebens, der Grundwert, schwingt in jedem Erleben im Hintergrund mit. Der Grundwert ist eine Einschätzung des Wertes des Lebens, »[…] eine phänomenologische, integrale Wahrnehmung vom Leben in seiner Ganzheit« (Längle, 2008, S. 44).

Auch in der zweiten Grundmotivation braucht es immer wieder eine personale Entscheidung, sich auf das Leben einzulassen. Beziehung, Zeit und Nähe zu erhalten, genügt allein nicht. Entwicklungspsychologisch gesehen, ist es auch in dieser Grundmotivation so, dass Erfahrungen, die hinsichtlich der Voraussetzungen der Grundmotivationen mit den bedeutenden Bezugspersonen gemacht wurden, die eigenen Fähigkeiten, sich später bewusst auf diese Voraussetzungen einzulassen, zumindest in hohem Maß bestärken.

Die dritte personal-existenzielle Grundmotivation: Selbst-sein-Dürfen

Die Erfahrung der eigenen Ich-Haftigkeit in ihrer Einmaligkeit und Einzigartigkeit führt zur Frage: »Ich bin ich – darf ich so sein?« Mit der Individualität betreten wir die Ebene der Identifikation, der Selbstfindung und der Ethik. Um so sein zu dürfen, muss man sich mit dem Eigenen identifizieren, zu dem stehen, was man ist und tut. Dann ist man offen für das »An-sehen« der anderen, kann sich sehen lassen und anderen begegnen. Um den eigenen Standort auszumachen und dem Einfluss eines anderen standzuhalten, dabei in der Begegnung im Kontakt mit dem eigenen inneren Grund zu bleiben und auch das Wesentliche des anderen zu erfassen, sind das Spüren und das Stellungnehmen die zentralen Aktivitäten. Authentisch ist eine Person, wenn sie sich auf das, was sie zum Sachverhalt oder zu Menschen zutiefst spürt, bezieht. Dieses Gewissensverständnis ist auch eine phänomenologische Fähigkeit der Person und nicht das Resultat eines Erziehungsverhaltens.

Um Selbstsein entwickeln zu können, braucht es Beachtung, Gerechtigkeit und Wertschätzung durch andere und durch sich selbst. Wir erleben unablässig mehr oder weniger Beachtung durch andere. Das (Nicht-)Gesehen-Werden durch andere verbindet sich mit dem Selbsterleben zum Bild von sich und schützt die Ich-Grenze, wenn die Person nicht übersehen wird und die nötige Distanz für das Hinsehen eingehalten wird. Eine gerechte Behandlung durch andere und auch durch sich selbst zu erfahren, heißt, dass einem das Eigene, das, was einem wichtig ist, gesehen und zugestanden wird. Man entwickelt dadurch ein Gefühl für sich und sein Wesen und kann als Grundlage für Authentizität das Echte spüren.

Für die Entwicklung und Festigung des Selbstwertes ist zudem Wertschätzung als ein Urteil, als eine persönliche Stellungnahme zur eigenen Person, die eine Anerkennung des Eigenen in seinem Wert enthält, wichtige Voraussetzung. Das Gefühl, »wer zu sein«, »sich sehen lassen« zu können, wird als Selbstwert erlebt und in der Authentizität realisiert, bei der sich das Ich in einer konkreten Situation in Empfang nimmt. Das Ich kann sich mit sich, mit der eigenen Person, mit der Welt und den anderen in eine Abstimmung bringen.

Die Ich-Struktur besteht in den personalen Aktivitäten: sich abgrenzen von sich und anderen, um sich selbst sehen, sich und seine Gefühle ernst nehmen, zu ihnen stehen und für sie eintreten zu können. Sie macht den Menschen begegnungsfähig, kritikfähig und gemeinschaftsfähig.

Dies beschreibt die Voraussetzungen und Fähigkeiten der zweiten und dritten personal-existenziellen Grundmotivation. Diese Ergebnisse bestärken auch die Tatsache, dass die therapeutische Beziehung als neue, gelingende Beziehungserfahrung für den Patienten einer der großen Wirkfaktoren der Psychotherapie ist.

Die vierte personal-existenzielle Grundmotivation: Sinnvolles-Sollen

Die Vergänglichkeit unseres Daseins und die Kontexte, in denen sich dieses abspielt, werfen die Frage auf: »Wofür ist es gut, dass ich da bin?« Der Mensch sieht eine Aufgabe, ein Gesolltes darin, mit seinen vorhandenen Mitteln und Fähigkeiten etwas zu verwirklichen. Dafür ist es nötig, sich in Übereinstimmung zu bringen und zu handeln, d.h., sich aktiv und entschieden für eine Veränderung einzusetzen, die abgestimmt ist zwischen den eigenen Möglichkeiten und der Sinnhaftigkeit für andere, für die Welt und für die Zukunft. Das verlangt eine Offenheit, sich anfragen zu lassen und in jeder Situation intuitiv zu spüren, was jetzt dran ist. Als Voraussetzungen, um Sinnvolles zu sollen, braucht der Mensch ein Tätigkeitsfeld, einen Strukturzusammenhang und einen Wert in der Zukunft.

Handeln bedarf eines Gebietes, das einem gehört, in dem man beheimatet ist, für das man sich zuständig fühlt, in welchem man aktiv werden kann, ein Tätigkeitsfeld.

Sieht man die Wichtigkeit einer Tätigkeit in ihrem Strukturzusammenhang, der vorgegeben oder selbst geschaffen sein kann, wird sie subjektiv zur eigenen Aufgabe. Man weiß dann, worum es geht und warum man es tut. Man fühlt sich auch in die größeren Zusammenhänge, in denen man damit steht, eingebunden und zumindest für eine Zeit dazugehörig.

Sinnvoll wird die Tätigkeit dann, wenn durch den Einsatz etwas Wertvolles entsteht, wenn es auch um das Werden oder den Erhalt von Werten in der Zukunft geht. Lebensziele sind große Werte, für die man in Abstimmung mit den Möglichkeiten, die man hat, sein Leben leben möchte.

So, in ein größeres Ganzes gestellt, in dem man aufgeht und fruchtbar wird, wird die jeweilige Aktivität zu einer »Hingabe« und führt zum Sinn-Finden in der jeweiligen Situation. Die vierte personal-existenzielle Grundmotivation mündet in den Existenzvollzug.

> »Mit Zustimmung leben bedeutet, mit Hingabe in seinem Leben involviert zu sein, mit aller Entschiedenheit und innerlich entschlossen.« (Längle, 2008, S. 56)

Sinn sah Viktor Frankl (1982, S. 255) als eine »Möglichkeit vor dem Hintergrund der Wirklichkeit, mit dem Ziel, die Wirklichkeit zu verändern«. Für die neuere Existenzanalyse definiert Alfried Längle (2008, S. 56) Sinn als »wertvollste Möglichkeit der Situation«, also was einem selbst, hier und jetzt, möglich ist, gebraucht wird oder was das Dringlichste, Wertvollste, Interessanteste, Bedeutsamste ist.

Sinn und Werte

Sind die Grundmotivationen erfüllt, stellt sich die Frage, wie Sinn gefunden werden kann. Frankl betont insbesondere die Bedeutung der Werte für die Sinnfindung, wenn er schreibt:

> »Den Sinn des Daseins erfüllen wir – unser Dasein erfüllen wir mit Sinn – allemal dadurch, daß wir Werte verwirklichen.« (Ders., 1990, S. 202)

Daraus folgt, dass der Mensch für ihn Wertloses als sinnlos erlebt, denn was er als Wert erfühlt, zieht ihn an. Als Wert wird hier nicht etwas Allgemeingültiges, eine Norm oder ein Besitz verstanden, sondern etwas, das den jeweiligen Menschen persönlich angeht, ihm zum Grund einer Bevorzugung eines Menschen, einer Sache oder einer Handlung wird. Dadurch entsteht ein Oszillieren zwischen dem Wert, der im Ja des Menschen zu sich fühlbar wird, und dem Wert in der Außenwelt, der den Menschen anzieht. Es entsteht Beziehung. Da das Leben ein dynamischer Prozess ist, soll immer wieder Wertvolles entstehen, erlebt werden oder zumindest nicht verloren gehen. Die eminente Bedeutung, mit den Werten in Verbindung zu bleiben, bewusst mit ihnen umzugehen und sie zu schützen, wird sichtbar. Daraus wird verständlich, dass der Sinn einer Situation im besonderen Umgang mit dem jeweiligen Wert besteht.

> »Sinnvoll leben heißt das tun, was als wertvoll empfunden und erkannt wird.« (Längle, 1997, S. 19)

Diese pragmatische Definition betont, dass es letztendlich vom Menschen selbst abhängt, ob sein Leben existenziell Sinn hat. Damit ist aber keineswegs ein Postulat für egozentrische Selbstverwirklichung aufgestellt – wo bliebe dann die Verantwortlichkeit – noch ein demütiges Sich-den-Umständen-Fügen gemeint, da sich die Person ja nicht in der Anpassung, sondern in der Stellungnahme optimal entfaltet.

Die existenzielle Wende

Das Finden des existenziellen Sinns erfordert eine durch Offenheit geprägte existenzielle Grundhaltung zu sich selbst (Selbstdistanzierung) und der jeweiligen Situation gegenüber (Weltoffenheit), die Frankl so beschreibt:

> »Holen wir zu einer Rückbesinnung auf die ursprüngliche Struktur des Welterlebens aus, dann müssen wir der Frage nach dem Sinn des Lebens eine kopernikanische Wendung geben: das Leben selbst ist es, das dem Menschen Fragen stellt. Er hat nicht zu fragen, er ist vielmehr der vom Leben her Befragte, der dem Leben zu antworten – das Leben zu ver-antworten hat. Die Antworten, die der Mensch gibt, können nur konkrete

> Antworten auf konkrete ›Lebensfragen‹ sein. In der Verantwortung des Daseins erfolgt ihre Beantwortung, in der Existenz selbst ›vollzieht‹ der Mensch das Beantworten ihrer eigenen Fragen.« (Frankl, 1947, S. 48)

Längle (1988, S. 11) stellt diesen Sachverhalt grafisch dar:

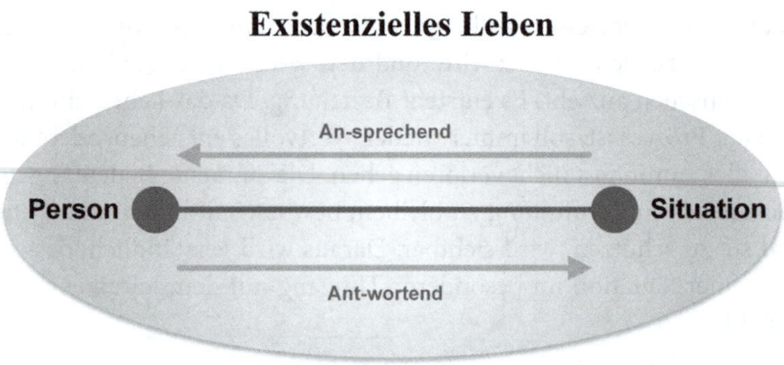

Abb. 4: Existenzielles Leben
Die Person ist immer mit einer Situation verbunden. In der praktischen Antwort auf den Sinn-Anspruch der Situation (logos) tritt der Mensch in Dialog mit seiner Welt. Es entsteht ein existenziell-sinnvoller Austausch.

Diese existenzielle Grundhaltung führt zu einer Differenzierung zwischen Wollen und Wünschen bzw. Handeln und Reagieren. Dies ist im vorliegenden Kontext von weitreichender Bedeutung. Wollen impliziert existenzanalytisch betrachtet das »Ja-Sagen« zu einem Wert, was ein Wertfühlen voraussetzt und den personalen Beitrag zum dialogischen Grundcharakter menschlicher Existenz beisteuert. Der Wille aktiviert den Menschen, während das Wünschen eine passive Erwartungshaltung nach sich zieht und die Tendenz, mit Projektionen an die Welt heranzugehen, symbolisiert. Analog zeigt sich das Verhältnis zwischen Handeln und Reagieren. Während Handeln die freie Entscheidung voraussetzt, bleibt Reagieren aus dieser Sichtweise vom äußeren Stimulus oder inneren Impuls abhängig. Sinnerfüllung verlangt aber einen entschiedenen und verantworteten Umgang mit sich und der Welt.

Zusammenfassung

Zusammenfassend kann formuliert werden (vgl. Längle, 1988, S. 40 ff.): Erfülltes Menschsein wird als existenzielles Sein auf Lebenswertes hin aufgefasst. Es ist grundsätzlich dialogisch gestaltet und stellt die Antwort der Person auf den Anspruch der Situation dar. Der Mensch ist also in der Position des von Lebenssituationen Befragten, die Sinnmöglichkeiten als Aufforderung oder auch als Herausforderung enthalten. Existenzielles Sein bedeutet demnach, dass der Mensch auf das, was ihn *an*geht, auch *ein*geht. Ein solcher dialogisch geführter Austausch des Menschen mit seiner Situationswelt führt zu wechselseitiger Bereicherung, nämlich zu einer Verbesserung und Aufwertung der Lebensumstände einerseits und zur Sinnerfüllung der Person andererseits.

Sinn meint in diesem Kontext also eine konkrete Möglichkeit, die die Situation des Menschen bietet. Die Frage bestimmt aber nicht die Antwort, da der Mensch in seiner Antwort frei ist. Allerdings ist er nicht frei, zu bestimmen, was die Wahrheit ist, d. h., ob die Antwort auf die Frage auch richtig ist. Eine Sinnmöglichkeit steht nie als absolute Forderung da, sondern erhält ihre Relativierung durch die Fähigkeiten und Bedingtheiten der jeweiligen Person, die die Sinnmöglichkeiten wahrnimmt. Nur für sie und für diese Situation stellt sich etwas als beste Möglichkeit ein.

Die Methode der Personalen Existenzanalyse (PEA)

Mit der Personalen Existenzanalyse hat Längle (1993, 2008) eine Methode entwickelt, die sich mit der Frage beschäftigt, wie die Person erreicht werden kann und wie es möglich ist, die Ressourcen der Person zu mobilisieren. Dabei spielen zwei Themen eine wichtige Rolle:

a) Wie kann die Person von außen erreicht werden?
b) Welche inneren Prozesse laufen ab, wenn die Person aktualisiert wird?

Die Person findet sich selbst in Eindruck, Stellungnahme und Ausdruck:

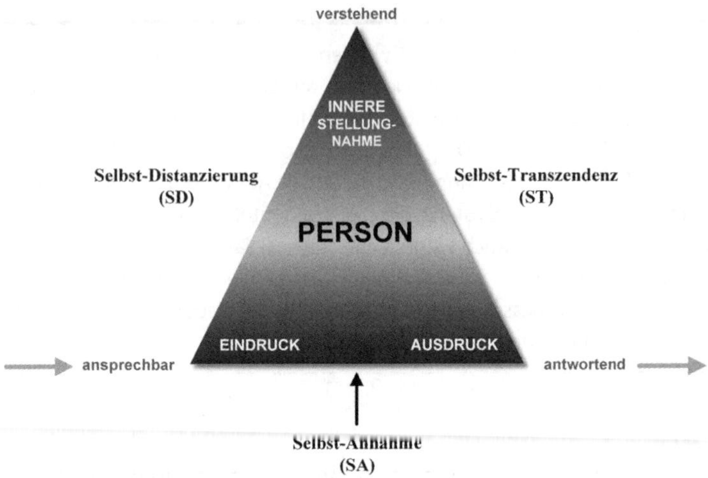

Abb. 5: Personale Existenzanalyse

Der Eindruck besteht aus einem Gefühl mit einer dynamischen Bewegung – beide bezeichnen wir in der Existenzanalyse als primäre Emotion – sowie aus einem phänomenalen Gehalt, der in Form des geistigen Inhalts die betroffene Person erreicht. Im Eindruck zeigt sich uns eine Offenheit für die Welt, die nie ganz geschlossen werden kann. Diese Offenheit kann durch Zuwendung, Übung, Kunst kultiviert werden. Dabei erreicht die betroffene Person ein Inhalt über den phänomenalen Gehalt, der ein Gefühl und einen spontanen Impuls erzeugt und als subjektives Erleben wahrgenommen wird. Der Eindruck ist primär rezeptiv und widerfährt der betroffenen Person.

Der Eindruck geht über in einen Verarbeitungsprozess, der zur Stellungnahme führt: Die Stellungnahme entsteht aus dem Verstehen, der Abstimmung mit dem Gewissen und der Bildung eines Urteils und führt zur Entwicklung des eigenen Willens. Dabei handelt es sich um einen aktiven Verarbeitungsprozess, in dem der neue Eindruck mit allem, was der betroffenen Person in diesem Zusammenhang wichtig ist, in Verbindung gebracht wird. In der Folge wird das Verstandene mit dem tiefen, intuitiven Gespür auf seine Stimmigkeit von dem:der Betroffenen als Person überprüft. Nun findet im Hinblick auf die Praxis der Lebensgestaltung eine Beurteilung statt, die in eine Stellungnahme mündet, in die auch das reflektierte Denken miteinfließt. Auf dieser Grundlage entsteht die Dynamik des Willens.

Nach vollzogener Stellungnahme geht es darum, wie diese zum Ausdruck gebracht werden kann: Der Ausdruck bzw. die Antwort wird über mehrere Filter vorbereitet. Aspekte der Scham beeinflussen die betroffene Person dahingehend, wie viel sie zum Ausdruck bringen will. Fragen der Modalität beinhalten strategisch-praktische Überlegungen, wie und auf welche Art und Weise der:die Betroffene seinen:ihren Willen wirksam machen kann. Die Adressat:innenwahl bestimmt, wem der:die Betroffene was sagen kann. Der Zeitfilter beachtet den besten Zeitpunkt für die betroffene Person, sich zum Ausdruck zu bringen.

i Info

Die Person wird von außen über ihre Ansprechbarkeit in Bewegung gebracht, was sie innerlich als Eindruck erlebt. Mit ihrer Fähigkeit des Verstehens fragt sich die Person, was das Vernommene in ihr auslöst, was sie im Grunde davon hält und was sie in ihrer Antwort zum Ausdruck bringen will. Wir sehen die Person als eine Kraft, die mit den Dingen umgeht und die etwas ganz Eigenes in die Welt bringt. Dieser Umgang erfolgt über die genannten drei Schritte. Die Person ist eine Potenz, die nicht festgeschrieben werden kann, sondern in der Fähigkeit gründet, mit den Bedingungen und Möglichkeiten einen Umgang zu finden, der bis in die personale, unbewusste Tiefe reicht.

Psychotherapeutische Diagnostik in der Existenzanalyse

Das existenzanalytische Störungskonzept ist in der subjektiven Freiheit verankert und mit dem Personbegriff verknüpft. Demnach sprechen wir von einer Störung, wenn sich ein Mensch trotz mehrerer Versuche von einer innerpsychischen Einengung (Fixierung) nicht befreien und sich als Person nicht realisieren kann. Es handelt sich zwar um ein anthropologisches, kein normatives oder statistisches Störungskonzept, dennoch ist es mit ICD-10 oder DSM-5 kompatibel und umfasst die darin beschriebenen Störungen (Längle, 2016).

Die existenzanalytische Psychopathologie wird prozesshaft-dynamisch auf der Grundlage der personal-existenziellen Grundmotivationen und der in der Folge behinderten personalen Prozessdynamik (PEA) verstanden (s. o.). Grundmuster der Psychopathologie sind das ängstliche, das depressive, das histrionische und das dependente Grundmuster. Fehlen zentrale Erfahrungen, mangelt es an authentischen Stellungnahmen, zeigen sich Mängel an Kompetenzen durch Traumatisierungen und sind Fixierungen der das Leiden definierenden

Copingreaktionen (Längle, 1998) beobachtbar, entsteht ein Symptombild, das eine Diagnose ermöglicht und in der Folge eine therapeutische Behandlung planbar macht.

Als Ziel der Diagnose wird das Erkennen der Störung mit ihrer Regelmäßigkeit, ihrer Struktur und ihrer individuellen Ausprägung für eine adäquate Behandlungsplanung als Erstdiagnose, im Behandlungsverlauf als Prozessdiagnose und als reflektierende Einschätzung am Ende der Behandlung als Abschlussdiagnose angesehen.

Die »Symptomatik in Relation zur Persönlichkeit« wird primär aufgrund von drei Strukturelementen diagnostiziert (vgl. auch Luss et al., 1999; Längle, 2005), an die sich als viertes Element auch noch eine nosologische Diagnose anschließt:

1. **Anthropologie:** Hier stellt sich die Frage, in welcher Dimension sich der Schwerpunkt der Störung befindet: somatisch – psychisch – personal/existenziell?
   → Substratdiagnose
2. **Strukturebene:** Hier fragt man sich, welche Grundbedingungen bzw. Grundmotivationen menschlicher Existenz vorwiegend betroffen sind: Halt/Dasein-Können – Wert/Leben-Mögen – Selbst/Sosein-Dürfen – Kontext/Sinnvolles-Sollen.
   → Ätiologische Diagnose
3. **Prozessebene:** Es stellt sich beim Diagnostizieren die Frage, welche Prozessstufe der Verarbeitung vorwiegend betroffen ist: Eindruck – Stellungnahme – Ausdruck.
   → Prozessdiagnose
4. **Grad der Störung:** Hier wird die Frage gestellt, ob es sich um eine Episode, Neurose, Persönlichkeitsstörung oder Psychose handelt.
   → Nosologische Diagnose

Da auch aus Sicht der Existenzanalyse die Diagnostik in der Psychotherapie auf die Therapie bezogen sein sollte, ergibt sich ein Bild mit zwei Kegeln, die in der Diagnose aufeinandertreffen (siehe Abb. 6). Die in der Anamnese phänomenologisch erarbeitete Information wird vor dem Hintergrund der Theoriebereiche Anthropologie, Grundmotivationen (GM), Personale Existenzanalyse (PEA) und Nosologie geordnet und zu einer existenzanalytischen Diagnose abstrahiert, die an Diagnosen nach ICD-10 oder DSM-5 und eine Operationalisierte Psychodynamische Diagnostik (OPD-2) angebunden werden kann. Aus der existenzanalytischen Diagnostik ergibt sich eine Diagnostik des therapeutischen Zugangs, der eine konkrete Vorgehensweise im Sinne einer Therapieplanung ermöglicht.

Die folgende Abbildung verdeutlicht den Zusammenhang zwischen Theorie und Praxis, indem das dialektische Verhältnis von existenzanalytischer Diagnostik und Therapie aufgezeigt wird:

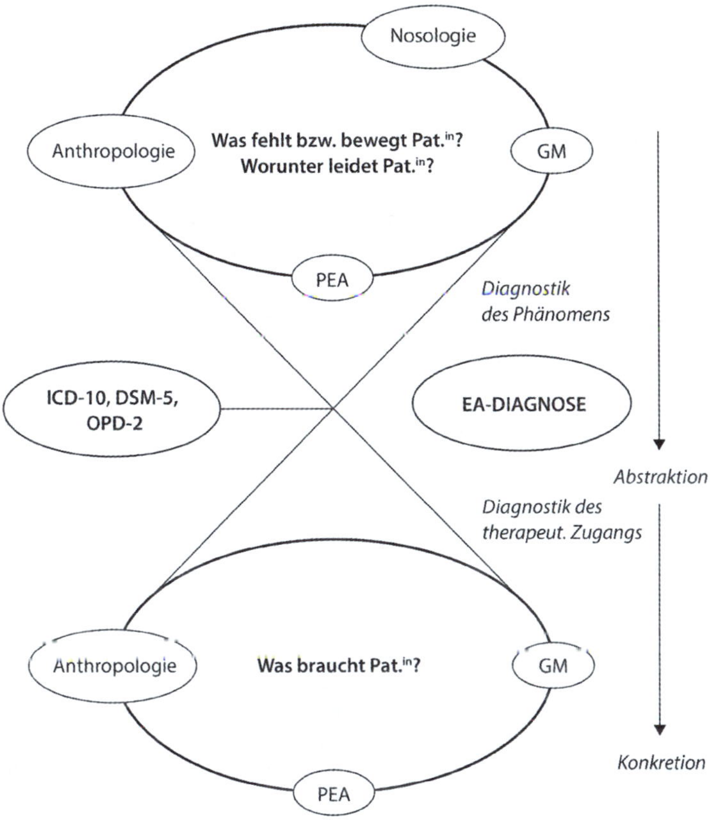

Abb. 6: Existenzanalytische Diagnostik

Zusätzlich werden im Bereich »Diagnostik« Aspekte der »Gestaltung der psychotherapeutischen Beziehung« (z. B. Elemente der Gesprächsführung; Gesprachsaufbau; Phänomene wie Widerstand, Abwehr erkennen und verstehen; Übertragung – Gegenübertragung etc.) fokussiert und in den diagnostischen Prozess miteinbezogen.

Ergänzend zu diesem diagnostischen Vorgehen können auch existenzanalytische Tests zu spezifischen existenziellen Themen vorgegeben werden. Die Existenzskala (ESK; Längle, Orgler & Kundi, 2000) ist ein Self-Rating-Test zur Messung der »existenziellen Erfülltheit« nach dem Sinnkonzept Frankls. Der »Test zur Existentiellen Motivation (TEM)« von Eckhardt (2001) misst auf der Grundlage der personal-existenziellen Grundmotivationen die »existenzielle Erfüllung«. Die »Existentielle Lebensqualität (ELQ)« von Görtz (2004) ist ein Befindlichkeitsfragebogen, der auf das subjektive Wohlbefinden im Sinne einer eudämonistischen Auffassung von Lebensqualität abzielt.

Fragen zur Evaluation

1. Beschreiben Sie das Menschenbild der Existenzanalyse im Überblick.
2. Nennen Sie die vier personal-existenziellen Grundmotivationen mit ihrer jeweiligen Hauptfrage.
3. Beschreiben Sie, was unter der existenziellen Wende gemeint ist.
4. Beschreiben Sie die Methode der Personalen Existenzanalyse in ihren Grundschritten.
5. Nach welchen Strukturelementen wird in der Existenzanalyse diagnostiziert?

Literatur im Text

Eckhardt, P. (2001). Skalen zur Erfassung von existentieller Motivation, Selbstwert und Sinnerleben. *Existenzanalyse,* 18(1), 35–39.

Frankl, V. E. (1947). *Ärztliche Seelsorge.* Wien: Deuticke.

Frankl, V. E. (1959). Grundriß der Existenzanalyse und Logotherapie. In V. E. Frankl, V. v. Gebsattel & J. H. Schultz (Hrsg.), *Handbuch der Neurosenlehre und Psychotherapie. Band III* (S. 655–732). München, Berlin: Urban & Schwarzenberg.

Frankl, V. E. (1986). *Psychotherapie in der Praxis.* München: Piper.

Frankl, V. E. (1990). *Der leidende Mensch. Anthropologische Grundlagen der Psychotherapie.* München: Piper.

Frankl, V. E. (1991). *Ärztliche Seelsorge* (4. Aufl.). Frankfurt am Main: Fischer.

Längle, A. (Hrsg.). (1988). *Entscheidung zum Sein. Viktor E. Frankls Logotherapie in der Praxis.* München: Piper.

Längle, A. (1988). Wende ins Existentielle. In A. Längle (Hrsg.), *Entscheidung zum Sein. Viktor E. Frankls Logotherapie in der Praxis* (S. 40–52). München: Piper.

Längle, A. (1993). *Wertbegegnung. Phänomene und methodische Zugänge. Tagungsbericht der GLE.* Wien: Gesellschaft für Logotherapie und Existenzanalyse.

Längle, A. (1994). Sinn-Glaube oder Sinn-Gespür? Zur Differenzierung von ontologischem und existentiellem Sinn in der Logotherapie. *Bulletin der GLE,* 11(2), S. 15–20.

Längle, A. (1997). Das Ja zum Leben finden. In A. Längle & C. Probst (Hrsg.), *Süchtig sein* (S. 13–32). Wien: GLE-Verlag.

Längle, A. (1998). Verständnis und Therapie der Psychodynamik in der Existenzanalyse. *Existenzanalyse,* 15(1), 16–27.

Längle, A. (2002). Die Grundmotivationen menschlicher Existenz als Wirkstruktur existenzanalytischer Psychotherapie. *Fundamenta Psychiatrica*, 1, 5–13.

Längle, A. (2005). Handhabung und Verwendung der Diagnostik aus Sicht der Existenzanalyse. In H. Bartuska, M. Buchbaumer, G. Metha, G. Pawlowsky & S. Wiesnagrotzky (Hrsg.), *Psychotherapeutische Diagnostik. Leitlinien für den neuen Standard* (S. 85–92). Wien: Springer.

Längle, A. (2008). Existenzanalyse. In A. Längle & A. Holzey-Kunz, *Existenzanalyse und Daseinsanalyse* (S. 21–179). Wien: Facultas.

Längle, A. (2009). Das eingefleischte Selbst. Existenz und Psychosomatik. *Existenzanalyse,* 26(2), 13–34.

Längle, A. (2016). *Existenzanalyse. Existentielle Zugänge der Psychotherapie.* Wien: Facultas.

Längle, A., Orgler, C., & Kundi, M. (2000). *Die Existenzskala ESK.* Göttingen: Hogrefe-Beltz.

Luss, K., Freitag, P., Längle, A., Tutsch, L., Längle, S., & Görtz, A. (1999). Diagnostik in Existenzanalyse und Logotherapie. In H. Laireiter (Hrsg.), *Diagnostik in der Psychotherapie* (S. 205–215). Wien: Springer.

Tutsch, L. (1997). *Einführung in die Existenzanalyse.* Unveröffentlichtes Manuskript.

Kernliteratur

Frankl, V. E. (1998). *Trotzdem Ja zum Leben sagen*. München: Deutscher Taschenbuch Verlag.

Längle, A. (2008). Existenzanalyse. In A. Längle & A. Holzey-Kunz, *Existenzanalyse und Daseinsanalyse* (S. 21–179). Wien: Facultas.

Längle, A. (2011). *Sinnvoll leben. Eine praktische Anleitung zur Logotherapie.* St. Pölten, Salzburg: Residenz Verlag.

Längle, A. (2013). *Lehrbuch zur Existenzanalyse*. Grundlagen. Wien: Facultas.

Längle, A. (2016). *Existenzanalyse. Existentielle Zugänge der Psychotherapie.* Wien: Facultas.

Längle, S., & Gawel, B. (Hrsg.). (2016). Themen der Existenz Existenz in Themen. Wien: Facultas.

1.3.2 Gestalttheoretische Psychotherapie

Angelika Böhm & Gerhard Stemberger

Der Beitrag stellt die Gestalttheoretische Psychotherapie in ihren theoretischen und praktischen Grundkonzepten vor.

Zusammenfassung

Die Gestalttheoretische Psychotherapie (GTP) hat sich als integrativer psychotherapeutischer Ansatz aus der klinisch-psychotherapeutischen Anwendung der Gestalttheorie der Berliner Schule (Max Wertheimer, Kurt Köhler, Kurt Koffka, Kurt Lewin) unter Einbeziehung von damit kompatiblen Erkenntnissen anderer psychotherapeutischer Schulen entwickelt. GTP spricht den Menschen auch in Krise und Krankheit in seiner Ganzheitlichkeit und in seiner Fähigkeit zur Selbstorganisation an, in seinem Willen und seiner Fähigkeit zu einem sinnvollen und verantwortlichen Leben in der mitmenschlichen Gemeinschaft. Im Mittelpunkt der therapeutischen Arbeit im Sinne der GTP stehen nicht spezifische Techniken, sondern die verlässliche therapeutische Beziehung und die bedingungslose Anerkennung der Würde und Eigenart des hilfesuchenden Menschen. Die Arbeitsweise ist phänomenologisch, dialogisch und einsichtsorientiert und nutzt die forschungsbasierten Erkenntnisse der Gestalttheorie.

Schlüsselwörter

Integrativer Therapieansatz, Gestaltpsychologie, Kritischer Realismus, Beziehungszentrierung, Prägnanztendenz

Die Gestalttheoretische Psychotherapie (GTP) ist die psychotherapeutische Anwendung der Gestaltpsychologie bzw. genauer der Gestalttheorie der Berliner Schule. Diese entstand Anfang des 20. Jahrhunderts als ganzheitlich-systemische Antwort auf die damals in der Psychologie vorherrschende atomistische und mechanistische Orientierung. In den 1920er- und 1930er-Jahren wurde sie zur führenden psychologischen Schule im deutschsprachigen Raum mit starker internationaler Ausstrahlung. Die Gestalttheorie findet bis heute in vielen Bereichen von Wissenschaft und Forschung Anwendung (vgl. Metz-Göckel, 2008, 2011).

Mit der Perls'schen Gestalttherapie, die sich in einigen Aspekten ebenfalls auf die Gestalttheorie beruft, ist die Gestalttheoretische Psychotherapie zwar verwandt, aber nicht ident.

Geschichtliche Entwicklung

Als kennzeichnend für die Gestalttheorie gilt: »Das Ganze ist etwas anderes als die Summe seiner Teile.« Ändert man einen Teil oder eine Eigenschaft eines Ganzen, so können sich dadurch auch andere, nicht unmittelbar betroffene Teile oder auch die Eigenschaften des Ganzen ändern. Andererseits können Teile eines Ganzen Eigenschaften annehmen, die sie nur als Teil dieses Ganzen haben (z. B. Funktionen, Rollen), die nicht mehr vorhanden sind, wenn die Teile als vom Ganzen isolierte Einzelsachverhalte untersucht werden (Rausch, 1967).

Ursprünglich wurde die Gestalttheorie hauptsächlich in der Erforschung des Wahrnehmens, Erinnerns, Denkens und Problemlösens entwickelt. Kurt Lewin (1890–1947) erweiterte diese Fragestellungen umfassend auf das Verhalten, der Neurologe Kurt Goldstein (1878–1965) auf die ganzheitliche Funktionsweise des Organismus. Dem Aufstieg der Berliner Schule machte der Machtantritt der Nationalsozialisten in Europa vorerst ein Ende. Die meisten ihrer Repräsentanten mussten emigrieren, Ziel war vor allem die USA. Erst nach Ende des Zweiten Weltkrieges entwickelte sich in Europa allmählich wieder eine Renaissance der Gestalttheorie.

Die Gestalttheorie strahlte von Anfang an auch auf den psychotherapeutischen Bereich aus (vgl. Kästl & Stemberger, 2005). Schon früh entstanden Pionierarbeiten zum gestalttheoretischen Verständnis gesunder und pathologischer psychischer Entwicklung (vgl. Stemberger, 2002). Die Gestalttheorie beeinflusste auch die Entwicklung einiger psychotherapeutischer Schulen, so unter anderem der Gestalttherapie, der Gruppenpsychoanalyse und anderer gruppendynamisch-psychotherapeutischer Ansätze sowie später auch der Katathym Imaginativen Psychotherapie. Die höchste inhaltliche Übereinstimmung in der Auffassung vom Menschen bestand im psychotherapeutischen Bereich seit jeher zwischen Gestalttheorie und Individualpsychologie (vgl. Soff & Ruh, 1999). Auch Vertreter der Psychoanalyse erhielten von der Gestalttheorie schon früh wesentliche Anstöße und versuchten, sie in die Psychoanalyse zu integrieren (vgl. Waldvogel, 1992).

Die von Hans-Jürgen P. Walter und dem Arbeitskreis Psychotherapie in der GTA (Gesellschaft für Gestalttheorie und ihre Anwendungen) Ende der 1970er-Jahre formulierte Gestalttheoretische Psychotherapie im engeren Sinn verstand sich ursprünglich als Vorschlag zur Integration von grundlegenden Konzepten der Psychoanalyse, Individualpsychologie, Analytischen Psychologie, Gesprächspsychotherapie, des Psychodramas, der Gestalttherapie, der Verhaltenstherapie und weiterer Verfahren auf den Grundlagen der Gestalttheorie (vgl. Walter, 1994,

1996). In weiterer Folge festigte sich die GTP als eigenständige Methode, wenn auch weiterhin mit dem Anspruch eines integrativen Ansatzes.

Therapietheorie

Für die Therapietheorie der GTP ist kennzeichnend, dass in ihrer »konzeptionellen Architektur« nicht eine bestimmte Praxeologie, Krankheitslehre oder dergleichen den Grundstein bildet, sondern eine spezifische erkenntnistheoretische Position, die dem gesamten Beziehungs- und Therapieverständnis in der GTP zugrunde liegt. Von dieser, dem sogenannten Kritischen Realismus (Köhler, 1933, 1968; Bischof, 1966), sind letztlich alle Kernkonzepte der GTP geprägt. Damit ist auch eine grundlegende anthropologische Position verbunden – eine differenzierte Aussage über den Menschen und seine Welt:

Kernstück des **Kritischen Realismus** ist die Unterscheidung zwischen

- der **anschaulichen, phänomenalen Welt** des Menschen, die sein phänomenales Ich und seine phänomenale Umwelt (inklusive der anderen Menschen) miteinschließt, einerseits (die Welt, wie wir sie erleben) und
- der **transphänomenalen Welt** (die physikalische Welt in ihrer absoluten und objektiven Beschaffenheit) andererseits, die seinen eigenen physikalischen Organismus umfasst sowie die gesamte physikalische Welt einschließlich aller anderen Organismen.

Kurt Koffka (2008, S. 124f.) erläutert den Unterschied zwischen phänomenaler und physikalischer Welt anhand des legendären Ritts über den Bodensee – ein Mann reitet nachts unbesorgt über die endlos weiße Fläche; er erschrickt zu Tode, als er erfährt, dass diese nur Eis auf dem Bodensee war. Vor und nach dieser Nachricht war die physikalische Welt dieselbe, aber wie sehr unterschied sich seine phänomenale Welt!

Unter anderem ergibt sich aus dieser Position für die GTP auch das in der folgenden Abbildung veranschaulichte grundlegende Verständnis der psychotherapeutischen Situation:

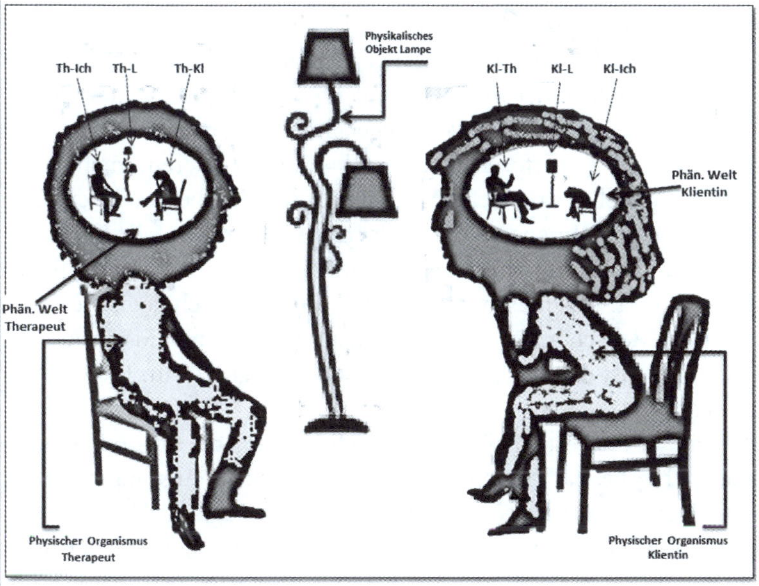

Therapie-Situation aus kritisch-realistischer Sicht.
Th-Ich: Phänomenales Ich d. Therapeuten. Th-L: Lampe in der phänom. Welt d. Therapeuten. Th-Kl: Phänomen. Klientin d. Therapeuten.
Kl-Ich: Phänomenales Ich d. Klientin. Kl-Th: Phänomenaler Therapeut d. Klientin. Kl-L: Lampe in der phänom. Welt d. Klientin.

Abb. 7: Therapiesituation aus kritisch-realistischer Sicht (aus Stemberger, 2016, S. 33)

Der Gestaltpsychologe Wolfgang Metzger trifft noch einige weitere Differenzierungen von Wirklichkeit (vgl. Metzger, 2001). Diese haben in der GTP unmittelbar praktische Relevanz. Als psychotherapeutisch besonders wichtig gilt die Unterscheidung zwischen Wirklichkeit im Sinne des unmittelbar anschaulich Angetroffenen einerseits und Wirklichkeit im Sinne des bloß Gedachten, Erinnerten, Gewussten, Konstruierten andererseits. In der Regel wird in der GTP dem anschaulich Angetroffenen (Erlebten) praxeologisch der Vorrang eingeräumt. Über die phänomenale Welt des Menschen trifft der Kritische Realismus eine Reihe weiterer Aussagen:

Systemtheoretischer Ansatz

Diese Welt ist ein dynamisches System im Fließgleichgewicht, das sich nach bestimmten Gesetzmäßigkeiten selbst und ohne äußere Eingriffe immer wieder ordnen kann. Diese Selbstregulierung unterliegt nach den Befunden gestalttheoretischer Forschung bestimmten Gesetzmäßigkeiten, den sogenannten »Gestaltgesetzen«. Als deren übergeordnetes Prinzip gilt die Prägnanztendenz, das Streben nach der »guten Gestalt« (der einfachsten, ökonomischsten, zweckmäßigsten Ordnung).

Phänomenologisch-experimenteller Ansatz

Die phänomenale Welt des Menschen besteht nicht aus neutralen Fakten. Der Mensch findet in ihr sowohl im Bereich der eigenen Person als auch in dem seiner Umwelt Gegebenheiten vor, die ihn anziehen oder abstoßen (»Aufforderungscharaktere«), Barrieren, mehr oder weniger zugängliche Bereiche usw., die auf sein Erleben und Verhalten wirken. Die phänomenale Welt stellt in diesem Sinn ein Kraftfeld dar, das Befindlichkeit und Verhalten des Menschen in seiner anschaulichen Welt bestimmt. Das methodische Mittel, um die psychologische Situation eines Menschen, seine Verhaltenstendenzen und Möglichkeiten zu erkennen, ist demnach die Kraftfeldanalyse (vgl. Lewin, 1963; Soff & Zabransky, 2004; Stemberger, 2016).

So wie für die gestaltpsychologische Forschung die unvoreingenommene Erlebnisbeobachtung oder Phänomenologie der Ausgangspunkt ist, so ist es für die GTP das gemeinsame phänomenologische Vorgehen von Patient:in und Psychotherapeut:in in der Psychotherapie. Dabei geht es nicht nur um die sogenannten »inneren Erlebnisse« (wie in früheren Schulen der Phänomenologie), sondern um die gesamte vorgefundene phänomenale Welt. Die Kraftfeldanalyse des Lebensraums der Patientin:des Patienten steht in diesem Sinn im Mittelpunkt des psychotherapeutischen Vorgehens in der GTP. Erleben und Verhalten des Menschen werden als Funktion von Person und Umwelt in wechselseitiger Abhängigkeit in einem psychischen Feld begriffen. Diese Sichtweise bestimmt auch das Verständnis von diagnostischem und therapeutischem Prozess als Prozesseinheit (Stemberger, 2005, 2024a [2009], 2024b [2016]).

Ethischer Ansatz

Eine auch ethisch relevante Kernaussage der Gestalttheorie über die phänomenale Welt ist, dass diese nicht in sich abgeschlossen, sondern an allen Punkten offen ist für Einwirkungen »von außen«, aus dem physiologischen Organismus und der ihn umgebenden physikalischen Welt, und umgekehrt, dass das Verhalten des Menschen in seiner phänomenalen Welt auch »hinauswirkt« auf seinen physiologischen Organismus, über diesen in die umliegende physikalische Welt – und auf diesem Wege im Weiteren auch in die phänomenalen Welten anderer Menschen (siehe dazu auch den nachfolgenden Punkt »Sozialpsychologischer Ansatz«). Nach Auffassung der GTP enthält jede Situation bestimmte Forderungen an den Menschen, die er grundsätzlich erkennen und denen er entsprechen kann, wenn er sich dafür empfänglich macht und wenn er die Bereitschaft – und den oft auch notwendigen Mut – aufbringt, der Gefordertheit der Lage zu entsprechen (vgl. Wertheimer, 1991; Galli, 1999).

Sozialpsychologischer Ansatz

Damit in Verbindung steht eine weitere Aussage über die phänomenale Welt des Menschen: Sie ist eine genuin soziale Welt, in der sich die Mitmenschen und die mitmenschlichen Gemeinschaften für die Person besonders hervorheben. Das anthropologische Modell dieses Ansatzes ist also nicht monopersonal, sondern hat schon strukturell Beziehungscharakter. Der Akzent liegt nicht einseitig auf den »inneren Komponenten« des Menschen, sondern auf der Beziehung zwischen Person und Umwelt, wie sie für den Menschen erlebens- und verhaltenswirksam gegeben ist. Darin unterscheidet sich der Ansatz der GTP grundsätzlich von anthropologischen Modellen, die primär monopersonal ausgerichtet sind, indem sie alle psychisch wesentlichen Kräfte und Ereignisse in das »Innere« der Person verlegen und in denen andere Menschen oder allgemeiner die Umwelt erst sekundär als Objekte von Trieben und Bedürfnissen, als Anstoßgeber oder als sonstige äußere Einflussfaktoren erscheinen. Diese phänomenale soziale Welt ist damit aber auch keine nur individualistische Welt, sondern eine gesellschaftlich geprägte, durch die jeweiligen konkreten gesellschaftlichen Strukturen und Gegebenheiten, Macht und Politik beeinflusste und auf diese wieder zurückwirkende Welt.

Psychophysischer Ansatz

Schließlich trifft die Gestalttheorie auch eine grundsätzliche Aussage zum Verhältnis der phänomenalen Welt des Menschen zur transphänomenalen, erlebnisjenseitigen Welt. Es handelt sich hier um die sogenannte »Isomorphie-Annahme«. Diese besagt im engeren Sinn, dass allen Wirkzusammenhängen im phänomenalen Bereich strukturgleiche (= isomorphe) Wirkzusammenhänge im neurophysiologischen Bereich zugeordnet sind. Im weiteren Sinn besagt sie, dass eine strukturelle Übereinstimmung auch zwischen Prozessen in der Wahrnehmungswelt des Menschen und deren neuronalem Substrat einerseits, den Sachverhalten in der transphänomenalen physikalischen Welt andererseits besteht. Diese schon Anfang des vorigen Jahrhunderts formulierte Hypothese, für die die Gestalttheorie zeitweise heftig als »materialistisch« und »physikalistisch« kritisiert wurde, scheint sich in neueren neurowissenschaftlichen Untersuchungen zu bestätigen, zuletzt in der Entdeckung der Spiegelneuronen (vgl. Eagle & Wakefield, 2010).

Veränderungsrelevante Persönlichkeitstheorie

Nach dem persönlichkeitstheoretischen Ansatz der GTP ist der Mensch grundsätzlich so ausgestattet, dass sich seine phänomenale Welt mithilfe der Prägnanztendenz als dynamischem Ordnungsprinzip den wechselnden Lebensanforderungen immer wieder neu bestmöglich anpasst. Diese Anpassung gelingt, wenn der Lebensraum des Menschen je nach situativer Anforderung angemessen differenziert, geordnet, weit und flüssig ist, ein angemessenes Verhältnis zwischen den Realitäts- und Irrealitätsebenen und eine situativ passende Ausdehnung der psychologischen Zeitperspektive aufweist und es so ermöglicht, dass die aus seinen Bedürfnissen und Vorhaben aufgebauten Spannungssysteme immer wieder ein neues lebbares Fließgleichgewicht finden.

Theorie der Therapiepraxis (Praxeologie)

Für die Prozesseinheit von Entdecken und Verändern in der Psychotherapie sehen gestalttheoretische Psychotherapeut:innen die von Wolfgang Metzger (1962) ausgearbeiteten und von Hans-Jürgen P. Walter (1994) auf die Psychotherapie übertragenen »Kennzeichen der Arbeit mit dem Lebendigen« als wegweisend an. In diesen kommen prägnant die bereits angeführten epistemologischen, anthropologischen und ethischen Grundpositionen der Gestalttheorie zum Ausdruck. Sie werden zunehmend auch über die GTP hinaus als methodenübergreifend relevant anerkannt (Kriz, 1985):

1. Wechselseitigkeit des Geschehens: Psychotherapie ist ein gemeinschaftliches Entdeckungs- und Veränderungsverfahren im lebendigen Beziehungsgeschehen zwischen Menschen. In der GTP wird dieses Geschehen als Feldgeschehen mit bestimmten Gesetzmäßigkeiten aufgefasst. Der:Die Psychotherapeut:in wird zum Teil des Lebensraums der Patientin:des Patienten und umgekehrt. Damit bildet sich ein beide Seiten umfassendes phänomenales soziales Feld – Erleben und Verhalten beider Menschen stehen im Feldzusammenhang (eingehender dazu Stemberger, 2024a [2009], 2024b [2016]); siehe Abb. 7 auf S. 229).
2. Gestaltung aus inneren Kräften: Diagnostische Klärung und therapeutische Veränderung können nur auf in der betroffenen Person selbst angelegte innere Kräfte gestützt gelingen. Auch der:die scharfsinnigste und erfahrenste Psychotherapeut:in steht auf verlorenem Posten, wenn es ihm:ihr nicht gelingt, die betroffene Person wirksam dabei zu unterstützen, in konstruktiver Weise ihre eigene Diagnostikerin und Therapeutin zu werden.

3. **Nichtbeliebigkeit der Form:** Dem Lebendigen lässt sich auf Dauer nichts gegen seine Natur aufzwingen. Es kann nur zur Entfaltung gebracht werden, was in der Person selbst angelegt ist. Jede Vorgangsweise im Zusammenwirken von Psychotherapeut:in und Patient:in muss daher den individuellen Möglichkeiten und Fähigkeiten beider beteiligten Seiten in der jeweiligen konkreten Situation angemessen sein.
4. **Nichtbeliebigkeit der Arbeitszeiten:** Jeder Mensch hat seine eigenen fruchtbaren Zeiten für Entdeckungen und Veränderungen. Planmäßiges Vorgehen in der Psychotherapie kann daher nicht heißen, nach einem starren Schema ohne Rücksicht darauf vorzugehen, ob die Zeit für einzelne Schritte für die betroffene Person schon da ist.
5. **Nichtbeliebigkeit der Arbeitsgeschwindigkeit:** Auch die mögliche Ablaufgeschwindigkeit diagnostischer Entdeckungs- und therapeutischer Veränderungsprozesse ist weder bei allen Menschen gleich, noch kann sie beliebig beschleunigt oder verlangsamt werden.
6. **Duldung von Umwegen:** Nicht alle bedeutsamen Fragen lassen sich direkt ansteuern. Oft ist es notwendig, Umwege in Kauf zu nehmen oder sie aus der Einsicht, dass solche Umwege notwendige Zwischenschritte sein können, auch bewusst vorzusehen.

Diesen »Kennzeichen der Arbeit mit dem Lebendigen« werden von H.-J. P. Walter **sechs weitere Merkmale** zur Seite gestellt (Walter, 1994, S. 148–160), die maßgeblich dafür sind, dass die psychotherapeutische Situation zu einem »Ort schöpferischer Freiheit« werden kann (die ersten drei gehen auf K. Lewin zurück, die weiteren drei auf C. R. Rogers):

- der Beziehungscharakter der verursachenden Faktoren,
- die Konkretheit der wirkenden Faktoren,
- die Gegenwärtigkeit der wirkenden Faktoren,
- die Authentizität und Transparenz der Therapeutin:des Therapeuten,
- die Akzeptierung und Wertschätzung der Klientin:des Klienten sowie
- die Einfühlung.

In der GTP ist für die Therapeutin:den Therapeuten die Beachtung dieser Kennzeichen vorrangig, nicht die Anwendung bestimmter Techniken oder Interventionsformen (siehe dazu auch Kästl, 2011). Es wird davon ausgegangen, dass bei Beachtung dieser Kennzeichen die psychotherapeutische Situation als Ort schöpferischer Freiheit für die Patientin:den Patienten, aber auch für die Therapeutin:den Therapeuten gestaltet werden kann. Auf dieser Grundlage sucht der:die Psychotherapeut:in mit der betroffenen Person die jeweils tauglichsten Vorgangsweisen, um mit ihr ihren Lebensraum und die in diesem gerade dynamisch wirksamen

Faktoren zu explorieren und die darin angelegten nächsten Veränderungsschritte zu vollziehen. Dies kann durch eine erlebnisaktivierende Gesprächsführung geschehen, es können dafür aber auch passende »Experimente« vorgeschlagen oder mit der Patientin:dem Patienten gemeinsam »erfunden« werden. Dazu gehören die aufmerksamkeits- und erlebnisorientierten Interventionstechniken und Methoden, die aus der gestalttheoretischen Forschung abgeleitet werden können, ebenso wie solche, die z. B. auch aus Gestalttherapie und Psychodrama bekannt sind, von der »Arbeit mit dem leeren Stuhl« bis zur psychodramatischen Inszenierung.

Psychotherapeutische Diagnostik in der Gestalttheoretischen Psychotherapie

Das Diagnoseverständnis in der GTP beruht auf einer Gesundheits- und Krankheitslehre, die davon ausgeht, dass psychopathologisches Verhalten und Erleben aus problematischen oder gescheiterten Versuchen zur Bewältigung von Lebensherausforderungen (insbesondere im zwischenmenschlichen Bereich) erwachsen und dabei den gleichen Gesetzmäßigkeiten der dynamischen Ordnung von Erleben und Verhalten folgen wie gesundes. Es ist als Teilgeschehen in der gesamten Lebensbewältigung und -ausrichtung zu sehen und nicht als Glied einer unendlichen Kausalkette von Ursache und Wirkung (vgl. Stemberger, 2002, S. 17 f.). Diagnostisches und therapeutisches Vorgehen werden in der GTP als Prozess-Einheit betrachtet, in der es vor allem darum geht, die Klient:innen dabei zu unterstützen und anzuleiten, ihre eigenen Diagnostiker:innen zu werden. Für die Klientin:den Klienten wie auch für die Therapeutin:den Therapeuten stehen dabei das Erfassen der Gefordertheiten in der jeweiligen Situation der Klientin:des Klienten – in ihrem:seinem Lebensraum, der auch die gegenwärtig erlebte Umwelt miteinschließt – und die Ermutigung und Ermächtigung zu den sich daraus ergebenden Konsequenzen im Mittelpunkt (vgl. Stemberger, Lustig & Beneder, 2018, S. 221 f.). Diagnostischer Entdeckungs- und psychotherapeutischer Veränderungsprozess gehen insofern Hand in Hand, als jede neue diagnostische Einsicht bereits selbst mit einer Veränderung im Therapiegeschehen verbunden ist und damit Ausgangspunkt für weitere Veränderungen werden kann, die wiederum ihrerseits selbst zu neuen diagnostischen Sichtweisen führen, usw. (vgl. Stemberger, 2005, S. 107). Methodisch orientiert sich das diagnostische Vorgehen in der GTP also am phänomenologisch-experimentellen Verfahren der veränderungsaktivierenden Kraftfeld- bzw. Lebensraumanalyse nach Kurt Lewin unter Berücksichtigung der »Sechs Kennzeichen der Arbeit am Lebendigen« nach Wolfgang Metzger (vgl. Stemberger, 2005, S. 109). Das Verhältnis zu den Psychotherapie-fremden Klassifikationssystemen ICD und DSM ist dabei kritisch, was deren metatheoretische Position und Ausrichtung betrifft, und zugleich pragmatisch, was die Notwendigkeit betrifft, dass sich Psychotherapeut:innen damit vertraut machen müssen, um sich im Austausch mit anderen Gesundheitsberufen und Einrichtungen bewegen zu können. Darüber hinaus wird die Notwendigkeit gesehen, dass sich Therapeut:in und Klient:in mit den Wirkungen solcher Klassifikationen auf ihr Erleben und Verhalten auseinandersetzen (vgl. Beneder, 2011).

Fragen zur Evaluation

1. Auf welche psychologische Theorie bezieht sich die GTP? Beschreiben Sie diese in einigen Stichworten.
2. Was sind die Kernauffassungen des Kritischen Realismus und deren praktische Bedeutung für die Psychotherapie?
3. Erläutern Sie die Abbildung zur psychotherapeutischen Situation und ihre Konsequenzen für die psychotherapeutische Beziehung und die psychotherapeutischen Vorgangsweisen.

Literatur im Text

Beneder, D. (2011). »ICD-10-Diagnose? Das mache ich doch nur für die Kasse!« *Phänomenal*, 3(1), 3–7.

Beneder, D. (2015). Gestalttheorie und Diagnostik in der Psychotherapie. Eine kommentierte Auswahlbibliographie. *Phänomenal*, 7(2), 51–55.

Bischof, N. (1966). Erkenntnistheoretische Grundlagenprobleme der Wahrnehmungspsychologie. In W. Metzger & H. Erke (Hrsg.), *Handbuch der Psychologie. Band 1/1* (S. 21–78). Göttingen: Verlag für Psychologie.

Eagle, M. N., & Wakefield, J. C. (2010). Die Gestaltpsychologie und die Entdeckung der Spiegelneuronen. *Phänomenal*, 2(1), 3–8.

Galli, G. (1999). *Psychologie der sozialen Tugenden.* Wien: Böhlau.

Kästl, R. (2011). Zur Therapeutin-Klientin-Beziehung in der Gestalttheoretischen Psychotherapie. *Phänomenal*, 3(2), 19–21.

Kästl, R., & Stemberger, G. (2005). Gestalttheorie in der Psychotherapie. *Journal für Psychologie*, 13(4), 333–371.

Koffka, K. (2008). *Zu den Grundlagen der Gestaltpsychologie. Ein Auswahlband.* Hrsg. v. Michael Stadler. Wien: Krammer.

Köhler, W. (1933). *Psychologische Probleme.* Berlin: Springer.

Köhler, W. (1968). *Werte und Tatsachen.* Berlin: Springer.

Kriz, J. (1985). *Grundkonzepte der Psychotherapie.* Weinheim: PVU.

Lewin, K. (1963). *Feldtheorie in den Sozialwissenschaften.* Bern: Huber.

Metzger, W. (1962). *Schöpferische Freiheit.* Frankfurt am Main: Waldemar Kramer.

Metzger, W. (2001). *Psychologie* (6. Aufl.). Wien: Krammer.

Metz-Göckel, H. (Hrsg.). (2008). *Gestalttheorie aktuell. Handbuch zur Gestalttheorie, Band 1.* Wien: Krammer.

Metz-Göckel, H. (Hrsg.). (2011). *Gestalttheoretische Inspirationen. Handbuch zur Gestalttheorie, Band 2.* Wien: Krammer.

Rausch, E. (1976). *Über Summativität und Nicht-Summativität.* Darmstadt: Wissenschaftliche Buchgesellschaft Darmstadt.

Soff, M., & Ruh, M. (1999). Gestalttheorie und Individualpsychologie – Eine fruchtbare Verbindung. *Gestalt Theory,* 21, 256–274.

Soff, M., & Zabransky, D. (2004). Gestalttheorie und Feldtheorie. In M. Hochgerner, H. Hoffmann-Widhalm, L. Nausner & E. Wildberger (Hrsg.), *Gestalttherapie* (S. 13–36). Wien: Facultas.

Stemberger, G. (Hrsg.). (2002). *Psychische Störungen im Ich-Welt-Verhältnis. Gestalttheorie und psychotherapeutische Krankheitslehre.* Wien: Krammer.

Stemberger, G. (2005). Gestalttheoretische Psychotherapie. In H. Bartuska, M. Buchsbaumer, G. Mehta, G. Pawlowsky & S. Wiesnagrotzki (Hrsg.), *Psychotherapeutische Diagnostik* (S. 105–116). Wien, New York: Springer.

Stemberger, G., Lustig, B., & Beneder, D. (2018). Gestalttheoretische Beiträge zur Krankheits- und Gesundheitslehre der Psychotherapie. In M. Hochgerner, H. Hoffmann-Widhalm, L. Nausner & E. Wildberger (Hrsg.), *Gestalttherapie* (S. 206–225). Wien: Facultas.

Stemberger, G. (2024a [2009]). Feldprozesse in der Psychotherapie. Der Mehr-Felder-Ansatz im diagnostischen und therapeutischen Prozess. In G. Stemberger (Hrsg.), *Grundkonzepte der Gestalttheoretischen Psychotherapie* (S. 257–273). Wien: Krammer.

Stemberger, G. (2024b [2016]). Phänomenologie treiben. In G. Stemberger (Hrsg.), *Grundkonzepte der Gestalttheoretischen Psychotherapie* (S. 241–250). Wien: Krammer.

Waldvogel, B. (1992). *Psychoanalyse und Gestaltpsychologie.* Stuttgart: Frommann-Holzboog.

Walter, H.-J. P. (1994 [1977]). *Gestalttheorie und Psychotherapie* (3. Aufl.). Opladen: Westdeutscher Verlag.

Walter, H.-J. P. (1996). *Angewandte Gestalttheorie in Psychotherapie und Psychohygiene.* Opladen: Westdeutscher Verlag.

Wertheimer, M. (1991). *Zur Gestaltpsychologie menschlicher Werte. Aufsätze 1934–1940.* Hrsg. v. H.-J. P. Walter. Opladen: Westdeutscher Verlag.

Kernliteratur

Galli, G. (1999). *Psychologie der sozialen Tugenden.* Wien: Böhlau.

Galli, G. (2017). *Der Mensch als Mit-Mensch. Aufsätze zur Gestalttheorie in Forschung, Anwendung und Dialog. Herausgegeben und eingeleitet von Gerhard Stemberger.* Wien: Krammer.

Phänomenal – Zeitschrift für Gestalttheoretische Psychotherapie (Hrsg.: A. Böhm, B. Lindorfer, G. Stemberger & K. Sternek). Wien: Krammer (erscheint halbjährlich).

Stemberger, G. (Hrsg.). (2002). *Psychische Störungen im Ich-Welt-Verhältnis. Gestalttheorie und psychotherapeutische Krankheitslehre.* Wien: Krammer.

Stemberger, G. (Hrsg.). (2024). *Grundkonzepte der Gestalttheoretischen Psychotherapie.* Wien: Krammer.

Walter, H.-J. P. (1994 [1977]). *Gestalttheorie und Psychotherapie* (3. Aufl.). Opladen: Westdeutscher Verlag.

Weiterführende Literatur

Lewin, K. (2009). *Schriften zur angewandten Psychologie: Aufsätze, Vorträge, Rezensionen. Herausgegeben und eingeleitet von H. E. Lück.* Wien: Krammer.

Metzger, W. (1962). *Schöpferische Freiheit.* Frankfurt am Main: Waldemar Kramer.

Metzger, W. (2001). *Psychologie* (6. Aufl.). Wien: Krammer.

Metz-Göckel, H. (Hrsg.). (2008). *Gestalttheorie aktuell. Handbuch zur Gestalttheorie, Band 1.* Wien: Krammer.

Metz-Göckel, H. (Hrsg.). (2011). *Gestalttheoretische Inspirationen. Handbuch zur Gestalttheorie, Band 2.* Wien: Krammer.

Tholey, P. (2018). *Gestalttheorie von Sport, Klartraum und Bewusstsein. Ausgewählte Arbeiten, herausgegeben und eingeleitet von Gerhard Stemberger.* Wien: Krammer.

1.3.3 Integrative Gestalttherapie

Petra Klampfl

Entwicklung der Methode, theoretische Grundlagen, Diagnostik und therapeutisches Vorgehen in der Praxis.

Zusammenfassung

Die Integrative Gestalttherapie ist ein phänomenologisch-hermeneutisches Psychotherapieverfahren. Der ganzheitlichen Orientierung entsprechend wird der Mensch als untrennbare Einheit körperlicher, seelischer und geistiger Aspekte und in komplexer Verbundenheit mit seiner ökologischen und sozialen Umwelt verstanden. Neben Phänomenologie und Hermeneutik sind Gestalttheorie, Feldtheorie und beziehungstheoretische Ansätze für die Integrative Gestalttherapie konzeptionell bedeutsam. Im therapeutischen Prozess sind die dialogische Beziehungsgestaltung, phänomenologisch-hermeneutisches Vorgehen und ganzheitliche Evidenzerfahrung von zentraler Bedeutung.

Schlüsselwörter

Integrative Gestalttherapie, phänomenologisch-hermeneutisches Verfahren, Ganzheitlichkeit, Dialog, therapeutische Beziehung, kreative Medien

1.3.3.1 Historische und aktuelle Entwicklung

Die Integrative Gestalttherapie (IG) zählt zu den humanistischen Verfahren in der Psychotherapie. Die Methode wurde, aufbauend auf ihren tiefenpsychologischen Wurzeln, durch die Integration gestaltpsychologischer Wahrnehmungstheorie und philosophischer bzw. erkenntnistheoretischer Grundsätze zu einem phänomenologisch-hermeneutischen und dialogischen Verfahren entwickelt.

Als Begründer sind vor allem Fritz Perls (1893–1970), seine Frau Lore Perls (1905–1990) und Paul Goodman (1911–1972) zu nennen. Neben den Einflüssen der psychoanalytischen Ausbildung von Fritz und Lore Perls spielte besonders ihre Auseinandersetzung mit Existenzialismus (Heidegger, Tillich, Marcel), Phänomenologie (Husserl), der Dialogphilosophie (Buber) und der Gestaltpsychologie (Goldstein, Lewin) eine wichtige Rolle. Wesentlich war von Anfang an die Aufmerksamkeit auf den Körper und die Einbeziehung künstlerischer und expressiver Elemente in die Methode. Paul Goodman steuerte zur weiteren Entwicklung unter anderem sozialphilosophische Bezüge bei und stellte die Analyse krank machender gesellschaftlicher Verhältnisse bzw. die Verantwortung des Einzelnen in den Mittelpunkt seiner Überlegungen.

Die persönliche Lebensrealität der Begründer, aber auch das Aufkommen neuer politischer, philosophischer und künstlerischer Strömungen in der damaligen Zeit spiegelten sich in der Theorie und im Menschenbild der Gestalttherapie wider. Man versuchte, den Menschen als Ganzes und in seiner Bezogenheit zur Umwelt zu verstehen.

1932 emigrierten die Perls nach Südafrika und 1946 in die USA, wo sie schließlich die Methode in ihrer ursprünglichen Form entwickelten. In den USA bildeten sich die sogenannte »Ostküstenschule« mit starker klinischer Orientierung und eine stärker an der humanistischen Psychologie orientierte »Westküstenschule« heraus. Ende der 1960er-Jahre kehrte die Gestalttherapie nach Europa zurück.

In Österreich wird die fachspezifische gestalttherapeutische Ausbildung seit 1979 angeboten. Seit 2004 besteht eine Kooperation zwischen ÖAGG/IG und Universität für Weiterbildung Krems (Universitätslehrgang Psychotherapie, Fachspezifikum Integrative Gestalttherapie – Abschluss Master of Science [MSc.] oder akademische:r Psychotherapeut:in). Ab 2021 wird die Ausbildung mit neuen Kooperationspartner:innen durchgeführt. Auf europäischer Ebene besteht seit 2008 eine Akkreditierung der Fachsektion ÖAGG/IG als Ausbildungsinstitut von der European Association for Gestalt Therapy (EAGT). Des Weiteren wird durch das Institut für Integrative Gestalttherapie Wien (IGW) eine Ausbildung in Kooperation mit der Sigmund Freud Privatuniversität (SFU) mit der Möglichkeit eines akademischen Abschlusses der Psychotherapiewissenschaften durchgeführt.

Der Begriff »integrativ« wird in der IG mehrdimensional verstanden:

- auf der Ebene von Persönlichkeitstheorie sowie Gesundheits- und Krankheitslehre im Sinne eines integrierenden Reifens unter Einbeziehung unterschiedlicher Lebenserfahrungen,
- im therapeutischen Vorgehen im Sinne von theorie- und methodenintegrativ. Auf Basis gestalttherapeutischer Theorie und Praxis wurden Erweiterungen (z.B. Elemente aus Psychodrama, Integrativer Therapie, Gestaltpsychologie, Existenzphilosophie u.a.) einbezogen. In weiteren Schritten wurden sowohl aktuelle Forschungsergebnisse (z.B. Säuglingsforschung, Hirnforschung) als auch psychodynamische Konzepte (z.B. Operationalisierte psychodynamische Diagnostik, OPD) aufgegriffen und zu einem zeitgemäßen integrativen Konzept zusammengefügt (vgl. Neumayr & Klampfl, 2016; Hutterer-Krisch, Klampfl & Stadler, 2017).

1.3.3.2 Theoretische Grundlagen

Ein grundlegendes Konzept in der IG ist die ganzheitliche Orientierung. Der Gestaltbegriff meint eine Ganzheit, die nicht zerlegt werden kann, ohne ihre Natur zu zerstören: »Das Ganze ist de facto nicht mehr, sondern vor allem anders als die Summe seiner Teile« (Ehrenfels, 1890, S. 19). Die Bedeutung einzelner Komponenten ergibt sich jeweils aus dem Kontext des Ganzen und nicht isoliert (vgl. Fuhr, Sreckovic & Gremmler-Fuhr, 2015, S. 484). Dieses Verständnis spiegelt sich in der IG auf verschiedenen Ebenen (vgl. Nausner, 2018):

- Der Mensch als »Ganzer«, als Körper-Seele-Geist-Einheit in komplexer Bezogenheit zur Umwelt (bio-psycho-soziale Sicht),
- Erleben und Erkenntnis als »ganzheitlicher« Vorgang und
- der therapeutische Prozess als »ganzheitliches« Geschehen, mehr als die Summe von Techniken und Interventionen.

Der Begriff Gestalt stammt aus der Gestaltpsychologie. Gestalt wird als eine strukturierte Ganzheit aus Figur und Hintergrund gesehen (vgl. Theorien von Ehrenfels, Wertheimer, Goldstein, Lewin u. a.). Der Mensch nimmt nicht zusammenhanglose Einzelreize wahr, sondern organisiert sie im Wahrnehmungsprozess zu einem sinnvollen Ganzen. Sinneswahrnehmungen/Phänomene erlangen erst durch ihre Organisation ihre besondere Bedeutung und werden nicht schon durch einzelne Bestandteile definiert – Figur und Hintergrund sind aufeinander bezogen. Dazugehörende Konzepte sind:

- Gestalt als übersummative und transponierbare Ganzheit (vergleichbar einer Melodie) und Tendenz zur Vollendung einer offenen/unabgeschlossenen Gestalt (vgl. Gestaltgesetze),
- Figur-Hintergrund-Konzept bzw. Organismus/Umwelt-Feld (vgl. Feldtheorie Lewin).

Eine philosophische Grundannahme der IG ist das dialogische Prinzip. »Der Mensch wird am Du zum Ich.« (Buber, 1995, S. 18) Menschen sind aufeinander bezogen und leben im ständigen Austausch miteinander. Für die Beziehungsgestaltung bestimmend sind sowohl aktuelle Kontaktsituationen als auch lebensgeschichtliche Erfahrungen und Werte des sozialen Kontextes. Dementsprechend wird der dialogischen therapeutischen Beziehung große Bedeutung beigemessen. Aspekte sind:

- Begegnung zwischen Klient:in und Therapeut:in im Hier und Jetzt als grundlegende Haltung und Praxis mit einer existenzialistisch begründeten Bedeutung.

- Dialog entsteht »aus dem Zwischen zweier Menschen, die in Kontakt treten«, er entsteht in der Interaktion (Yontef, 1999, S. 60).

IG ist ein phänomenologisch-hermeneutisches Verfahren. Der Prozess der Erkenntnis beginnt bei der Wahrnehmung dessen, was ist. Erst nach einer »phänomenologischen Bestandsaufnahme« ist eine dialogisch-hermeneutische Einordnung und Verständigung möglich. Es geht um ein erweitertes Erleben und Verstehen (z. B. von Verhaltensweisen) vor dem Hintergrund der Lebens- und Lerngeschichte der Person. Im phänomenologisch-hermeneutischen Vorgehen ist es ein Anliegen, eine möglichst ganzheitliche Beteiligung der Person zu ermöglichen. Konzepte dafür sind:

- Hermeneutische Spirale: wahrnehmen – erfassen – verstehen – erklären (vgl. Petzold, 2003);
- Miteinander in therapeutischen Dialog und Kontakt zu kommen, heißt, »dass wir gemeinsame Bedeutungswelten schaffen müssen, denn die Bedeutungswelt jeder Person unterscheidet sich von der einer anderen ebenso wie es keine völlig gleichen Blätter eines Baumes gibt« (Fuhr, Sreckovic & Gremmler-Fuhr, 2015, S. 507).

Einige Aspekte zum Menschenbild in der IG

Info

Bio-psycho-soziale Sicht: der Mensch als körperlich-seelisch-geistige Einheit in einem sozialen und ökologischen Kontext und Kontinuum (vgl. Petzold in Ansuchen auf Anerkennung, ÖAGG, 1993).
Leiblichkeit: der Mensch als ein Leib-Subjekt in der Lebenswelt (vgl. Merleau-Ponty, 1966).
Die IG betrachtet den Menschen in und mit seiner Welt, mit seinen Beziehungen, Gebundenheiten und Möglichkeiten, aber auch mit seiner Kultur und Sozialisation. Wichtig sind die psychischen Ereignisse an der Kontaktgrenze Mensch (Organismus)–Umwelt.

Der Persönlichkeitsbegriff in der IG ist dynamisch und in die Lebenswelt eingebunden zu verstehen. Das Selbst wurde von den Begründer:innen prozessural aufgefasst, d. h., die ganze Person – das Selbst – gestaltet sich in Auseinandersetzung von Organismus und Umwelt. Das *Selbst* ist leiblich zu verstehen und reicht von den ursprünglichsten biologischen Lebensprozessen als frühes, auftauchendes Selbst (Stern, 2016) bis zu differenzierten Identitätskonstruktionen (Petzold, 2003; Hochgerner et al., 2018). Es entfaltet sich in ständiger Auseinandersetzung mit der Umwelt, wobei dieser Prozess mit Hilfe sich immer weiter differenzierender Ich-Funktionen verstehbar ist (das »Ich« erlebbar als das Selbst in Aktion). Die Person entwickelt sich durch Kontaktprozesse weiter und bildet so überdauernde Strukturen und Merkmale aus, deren Gesamtheit als Persönlichkeit verstanden werden können.

Kontakt wird dabei als Tätigkeit an der Grenze zwischen der Person und ihrer Umwelt verstanden, wobei diese Grenze gleichzeitig Ort der Berührung und der Trennung ist – Ort, wo vormals nicht wahrgenommenes und undeutliches Erleben als prägnante Gestalt in den Vordergrund tritt (vgl. L. Perls in Sreckovic, 2005).

Wachstum und Selbstentwicklung des Menschen erfolgen durch Integration unserer Erfahrungen und sind im Sinne eines differenzierenden Reifens als lebensbegleitender Veränderungsprozess zu verstehen. Menschliche Entwicklung und Sein spielen sich in mitmenschlichen Beziehungen ab und sind nicht davon zu trennen (vgl. Dornes, 1999; Stern, 2016). Auch strukturelle Fähigkeiten entwickeln sich im Beziehungsgeschehen mit wichtigen Bezugspersonen und prägen zeitlich überdauernd die Möglichkeiten des Selbst zu Differenzierung, Integration und Regulation von Bedürfnissen, Gefühlen, Erfahrungen etc. im Umgang mit sich und anderen, also im Organismus/Umwelt-Feld (vgl. Rudolf, 2013; Arbeitskreis OPD, 2014).

Voraussetzung für gesunde Entwicklung und Wachstum ist ein lebendiges und kreatives Ausbalancieren von Bedürfnissen und Interessen zwischen Person und Umwelt. Gesundheit hängt eng mit dem laufenden Kontakt zur Umwelt und eigenen Innenwelt, zum Gewahrsein, zur Begegnung im Hier und Jetzt zusammen. Gesundheit stellt nichts Statisches dar, sondern ist geprägt von einem komplexen, dynamischen Geschehen. Krankheit wird als dauerhafte oder wiederholte Störung/Unterbrechung dieser Kontakt- und Regulationsprozesse verstanden. Formen von Kontaktstörungen sind z. B. Konfluenz, Introjektion, Projektion, Retroflektion (vgl. Polster & Polster, 1993). Bedeutsam sind in diesem Zusammenhang pathogen wirkende Einflussfaktoren im Entwicklungsverlauf und das Verständnis der Komplexität des Entwicklungsgeschehens hin zu Symptomatik und Krankheit im Sinne eines multifaktoriellen Geschehens mit jeweils individuellen bio-psycho-sozialen Faktoren. Krankheitsentwicklung wird sowohl aus einer beziehungsdynamischen Perspektive im aktuellen Organismus/Umwelt-Feld als auch aus einer entwicklungsbezogenen strukturellen Perspektive im Lebensverlauf betrachtet (Petzold, 2003; Richter, 2011; Rudolf, 2013).

1.3.3.3 Psychotherapeutische Diagnostik in der Integrativen Gestalttherapie

Die Integrative Gestalttherapie ist als anerkanntes Psychotherapieverfahren einer bio-psycho-sozialen Krankheitssicht und damit auch umfassender Diagnostik verpflichtet. Aus ihren theoretischen Konzeptionen, ihrer grundsätzlichen Haltung und als anerkanntes Psychotherapieverfahren ergibt sich für die IG die Aufgabe, verschiedene diagnostische Perspektiven einzunehmen und zu integrieren (vgl. Klampfl & Hochgerner, 2022).

Aufgrund ihrer Grundkonzepte nahm die IG lange Zeit in Zusammenhang mit kategorialer Diagnostik eine relativ kritische Position ein. Aus einer prozessorientierten Perspektive gab und gibt es allerdings verschiedene Konzepte gestalttherapeutischer Diagnostik, welche beispielsweise auf Besonderheiten im Kontaktprozess als diagnostische Marker fokussieren. Gleichzeitig wurde schon von den Gründerpersönlichkeiten auf die Notwendigkeit diagnostischer Einschätzungen zur Orientierung und Interventionswahl hingewiesen (Perls et al., 2019). Mit der Weiterentwicklung hin zu einem klinisch orientierten Verfahren wurden Erweiterungen und Differenzierungen diagnostischer Zugänge und Perspektiven im Verfahren notwendig und möglich, welche heute als mehrperspektivisches prozessuales und strukturbezogenes Vorgehen im Kontext der therapeutischen Beziehung etabliert sind (vgl. Hochgerner et al., 2018).

Diese mehrperspektivische diagnostische Herangehensweise – unter Einbeziehung der in der Diagnostik-Leitlinie des Bundesministeriums für Gesundheit (2020) vorgesehenen Diagnoseschritte – ist im Beziehungskontext zu verstehen und ermöglicht eine differenzierte Sicht auf die ganze Person im therapeutischen Kontext und im Lebensumfeld. Aus gestalttherapeutischer Perspektive wird Diagnosestellung als fortschreitender Prozess des Erkennens und der Erkenntnis verstanden, als phänomenologisches Vorgehen im Beziehungsgeschehen. Das unterstützt eine auf die Person und ihre Verarbeitungsfähigkeit abgestimmte therapeutische Vorgehensweise, Schwerpunktsetzung und Beziehungsgestaltung, welche im therapeutischen Prozess dialogisch den jeweiligen Möglichkeiten und Bedürfnissen der Person angepasst werden kann. Wesentlich für eine differenzierte diagnostische Erfassung sind auch verschiedene kreative Zugänge in der IG. Beispiele dafür sind die Gestaltung von Lebenssituationen über das Malen und bildnerische Gestalten (z. B. Lebenspanorama oder 5 Säulen der Identität) oder mithilfe von Gegenständen bzw. auch szenisches Gestalten mit soziometrischen Darstellungen (z. B. Zeitlinie oder »Familienrelief«).

Die Verschränkung von beschreibender, erklärender und handlungsleitender Diagnostik unter Einbeziehung spezifisch gestalttherapeutischer Elemente ermöglicht eine mehrdimensionale diagnostische Erfassung, welche folgende Ebenen einbezieht:

- Erfassung des Lebensfeldes der Person (zentrale Ressourcen und Belastungen) mit Einschätzung fraglicher akuter Krisenhaftigkeit
- Einschätzung der klinischen Symptomatik nach ICD-10/DSM-5
- Einschätzung der strukturellen Fähigkeiten und Defizite bzw. lebensbestimmender Konfliktthemen nach OPD-2 und damit verbundener Abwehrmechanismen (vgl. Diagnostik-Leitlinie)
- Erfassung des Kontaktgeschehens und zentraler Beziehungsszenen aus gestalttherapeutischer Perspektive (vgl. Kontaktprozesse)
- Einbeziehung kreativer Elemente der IG in den diagnostischen Prozess

Diagnostik und therapeutische Herangehensweise sind demnach als phänomenologisches, feldbezogenes, ganzheitliches Vorgehen im Kontext unmittelbaren dialogischen Beziehungsgeschehens und als fortlaufender kontinuierlicher Prozess verstehbar (Klampfl & Hochgerner, 2022). Menschen auf gutem Strukturniveau mit konflikthafter Thematik profitieren von anderen therapeutischen Angeboten als Personen mit strukturellen Defiziten.

Therapeutisches Vorgehen in der Praxis

Der Grundsatz der therapeutischen Arbeit lautet: von den Phänomenen zu den Strukturen zu den Entwürfen (vgl. Wheeler & Petzold in Rahm et al., 1993). Anliegen ist eine möglichst ganzheitliche Beteiligung der Person. Auswahl und Dosierung der therapeutischen Angebote ergeben sich aus dem Prozess und der therapeutischen Beziehung und haben immer den ganzen Menschen im Blick.

- Die dialogische therapeutische Beziehung ermöglicht heilsame Beziehungserfahrung und Begegnung im Hier und Jetzt. Die therapeutische Haltung (konfrontierend, begleitend, stützend) orientiert sich an den individuellen Möglichkeiten des Gegenübers (z. B. aktuelle Situation und Persönlichkeitsstruktur).
- Phänomenologisch-hermeneutisches Vorgehen ermöglicht ganzheitliche Evidenzerfahrung und fördert Einsicht (Bewusstheit) und Sinnerleben (»awareness«). Die Arbeitsweise ist wahrnehmungsorientiert und erlebnisaktivierend, Übungs- und Probehandeln unterstützen Erkenntnis, Wachstum und Veränderungsprozesse.

- Der therapeutische Prozess wird durch die Bearbeitung »offener Gestalten« (z. B. biografische Themen) geprägt, die sich durch Störungen im Hier und Jetzt (z. B. Ängste) zeigen.
- Interventionen unterstützen eine phänomenologische Haltung der Person. Selbstwahrnehmung wird durch schlichte Hinweise (z. B. auf Atmung, Körperhaltung) oder durch Interventionen, welche den Bewusstseinsprozess situationsangemessen unterstützen, gefördert. Angebote können z. B. das Aufmerksammachen (auf bestimmte Verhaltensweisen oder Bewegungen) sein, das Wiederholen/Übertreiben (von Aussagen oder Gesten), um bestimmte Gedanken, Gefühle oder Handlungen prägnanter wahrnehmbar zu machen, aber auch Übungen zu Körperwahrnehmung, Bewegung oder Kontakt.
- Der therapeutische Umgang mit kreativen Medien (z. B. Farben, Gegenstände, Musik, Naturmaterialien, Schreiben) unterstützt Ausdruck und Bearbeitung von Gefühlen und innerem Erleben auf symbolischer Ebene. So werden Möglichkeiten eröffnet, die Dynamik der »inneren Landschaft« in die Außenwelt zu übertragen und dadurch einen Abstand zu schaffen, der erneute Hinwendung aus der Distanz erlaubt (vgl. Hartmann-Kottek, 2012).
- Unter szenischem Arbeiten wird die therapeutische Arbeit mit dem leeren Stuhl oder mittels Dialogen und Rollenspielen bzw. die Arbeit mit Träumen verstanden. Das Erzählen und Inszenieren von erlebten oder fantasierten Situationen, innerem Geschehen oder die Identifikation mit Körperbereichen können das Erleben verstärken und bestimmte Aspekte fassbarer und bewusst machen. So können z. B. unterschiedliche Persönlichkeitsanteile dargestellt oder Trauminhalte ebenso bearbeitet werden wie konkrete Szenen aus dem Alltag. Szenisches Arbeiten ermöglicht damit auch Experimentieren und Probehandeln.
- Die Körperarbeit hat in der IG große Bedeutung. Ausgehend von verschiedenen Einflüssen in der Gründungszeit der Methode (Bioenergetik, Ausdruckstanz, »sensory awareness« u. a.) reicht das Spektrum heute von einfachen Körperinterventionen (z. B. das Bewusstmachen von Haltung oder Angebote zur Atmung und Bewegung) über fokussierte Interventionen (z. B. mit direkter Berührung oder zur Ausdrucksförderung) bis zur »Integrativen Bewegungs- und Leibtherapie« als gesondertem Verfahren (vgl. Petzold, 1996).

Die Bedeutung heilsamer Beziehungserfahrung und ganzheitliches Evidenzerleben zählen zu den wesentlichen Wirkfaktoren in der Integrativen Gestalttherapie. Die therapeutische Beziehungsgestaltung, Schwerpunktsetzung und Auswahl der Interventionen variieren je nach Prozess und orientieren sich an den strukturellen Möglichkeiten der Klient:innen.

1.3.3.4 Anwendungsbereiche und Arbeitssituationen

IG findet meist in Einzel- oder Gruppentherapien statt, wird aber auch im Paar- und Familiensetting angeboten. Gestalttherapeut:innen arbeiten sowohl in der freien Praxis als auch im stationären Setting, wobei die Methode grundsätzlich für Menschen aller Altersstufen und unterschiedlicher Diagnosegruppen geeignet ist. Wesentlich dabei sind entsprechende Modifikationen in der methodischen Herangehensweise sowie in der therapeutischen Haltung und Beziehungsgestaltung.

In der therapeutischen Arbeit mit strukturell gut integrierten Menschen steht z. B. die Erlebnisaktivierung im Hier und Jetzt und ein eher konfliktzentriert-aufdeckendes Vorgehen im Vordergrund. Bei Menschen mit strukturellen Defiziten oder Vulnerabilitäten ist v. a. die Arbeit an Regulationsmöglichkeiten indiziert; das Vorgehen ist mehr stützend, übend und strukturierend.

Über den klinisch-psychotherapeutischen Bereich hinaus haben gestalttherapeutische Konzepte in Selbsterfahrung und Persönlichkeitsentwicklung, aber auch in Pädagogik, Supervision und Organisationsberatung Eingang gefunden.

Zentrales Anliegen in der gestalttherapeutischen Arbeit ist in allen Bereichen, die Person in ihrer Lebenswelt mit den individuellen Ressourcen und Leidenszuständen wahrzunehmen und mit den Möglichkeiten der IG hilfreich als Gegenüber zur Verfügung zu stehen.

Fragen zur Evaluation

1. Wer sind die Gründerpersönlichkeiten der Integrativen Gestalttherapie und was sind ihre wesentlichen Beiträge?
2. Was ist unter »ganzheitlicher Orientierung« zu verstehen?
3. Beschreiben Sie drei grundlegende Aspekte zum therapeutischen Vorgehen in der IG.

Literatur im Text

Arbeitskreis OPD. (Hrsg.). (2023). *Operationalisierte Psychodynamische Diagnostik OPD-3*. Bern: Hogrefe.

Buber, M. (1995). *Ich und Du*. Stuttgart: Reclam.

Bundesministerium für Soziales, Gesundheit, Pflege und Konsumentenschutz. (Hrsg.). (2020). *Diagnostik-Leitlinie für Psychotherapeutinnen und Psychotherapeuten. Begriffserklärungen und Leitlinien zur psychotherapeutischen Diagnostik*. Wien.

Dornes, M. (1999). *Der kompetente Säugling*. Fischer: Frankfurt.

Ehrenfels, C. (1890). Über Gestaltqualitäten. *Vierteljahresschrift für wissenschaftliche Philosophie*, 14.

Fuhr, R., Sreckovic, M., & Gremmler-Fuhr, M. (2015). Das Menschenbild der Gestalttherapie von Frederick S. Perls, Laura Perls und Paul Goodman. In H. G. Petzold (Hrsg.), *Die Menschenbilder in der Psychotherapie. Interdisziplinäre Perspektiven und die Modelle der Therapieschulen* (S. 481–516). Bielefeld: Aisthesis Verlag.

Fuhr, R., Sreckovic, M., & Gremmler-Fuhr, M. (Hrsg.). (2017). *Handbuch der Gestalttherapie*. Göttingen: Hogrefe.

Hartmann-Kottek, L. (2012). *Gestalttherapie*. Berlin, Heidelberg: Springer.

Hochgerner, M., Hoffmann-Widhalm, H., Nausner, L., & Wildberger, E. (Hrsg.). (2018). *Gestalttherapie*. Wien: Facultas.

Hochgerner, M., Klampfl, P., & Nausner, L. (2018). Diagnostische Perspektiven der Integrativen Gestalttherapie. In M. Hochgerner, H. Hoffmann-Widhalm, L. Nausner & E. Wildberger (Hrsg.), *Gestalttherapie* (S. 179–205). Wien: Facultas.

Höfner, C., & Hochgerner, M. (2022). *Psychotherapeutische Diagnostik*. Wien, New York: Springer.

Hutterer-Krisch, R., Klampfl, P., & Stadler, B. (2017). Integrative Gestalttherapie. In T. Slunecko (Hrsg.), *Psychotherapie. Eine Einführung* (S. 202–239). Wien: Facultas (UTB).

Klampfl, P., & Hochgerner, M. (2022). Diagnostik in der Integrativen Gestalttherapie. In C. Höfner & M. Hochgerner (Hrsg.), *Psychotherapeutische Diagnostik* (S. 287–305). Wien, New York: Springer.

Merleau-Ponty, M. (1966). *Phänomenologie der Wahrnehmung*. Berlin: de Gruyter.

Nausner, L. (2018). Anthropologische Grundlagen der Integrativen Gestalttherapie. In M. Hochgerner, H. Hoffmann-Widhalm, L. Nausner & E. Wildberger (Hrsg.). *Gestalttherapie* (S. 44–60). Wien: Facultas.

Neumayr, H., & Klampfl, P. (Hrsg.). (2016). Integrative Gestalttherapie im klinischen Feld. *Reihe Gestalt aktuell*, 1. Wien: Facultas.

Österreichischer Arbeitskreis für Gruppentherapie und Gruppendynamik (ÖAGG). (1993). *Ansuchen auf Anerkennung als psychotherapeutische Ausbildungseinrichtung*. Wien: BM für Gesundheit.

Perls, F. S. (2016). *Das Ich, der Hunger und die Aggression*. Stuttgart: Klett-Cotta.

Perls, F. S., Hefferline, R. F., & Goodman, P. (2019). *Gestalttherapie. Grundlagen / Praxis*. Stuttgart: Klett-Cotta/dtv.

Petzold, H. G. (1996). *Integrative Bewegungs- und Leibtherapie. Ein ganzheitlicher Weg leibbezogener Psychotherapie*. Paderborn: Junfermann.

Petzold, H. G. (2003). *Integrative Therapie. Modelle, Theorien und Methoden für eine schulenübergreifende Psychotherapie*. 3 Bände, Paderborn: Junfermann.

Polster, E., & Polster, M. (1993). *Gestalttherapie. Theorie und Praxis der integrativen Gestalttherapie.* Frankfurt: Geist und Psyche / Fischer.

Rahm, D., Otte, H., Bosse, S., & Ruhe-Hollenbach, H. (1993). *Einführung in die Integrative Therapie. Grundlagen und Praxis.* Paderborn: Junfermann.

Rudolf, G. (2013). *Strukturbezogene Psychotherapie.* Stuttgart: Schattauer.

Sreckovic, M. (2005). *Laura Perls. Leben an der Grenze.* Köln: Edition Humanistische Psychologie.

Staemmler, F.-M. (2009). *Was ist eigentlich Gestalttherapie? Eine Einführung für Neugierige.* Köln: EHP.

Stern, D. (2016). *Die Lebenserfahrung des Säuglings.* Stuttgart: Klett-Cotta.

Yontef, G. M. (1999). *Awareness, Dialog, Prozess. Wege zu einer relationalen Gestalttherapie.* Köln: Edition Humanistische Psychologie.

Kernliteratur

Hochgerner, M., Hoffmann-Widhalm, H., Nausner, L., & Wildberger, E. (Hrsg.). (2018). *Gestalttherapie.* Wien: Facultas.

Hutterer-Krisch, R., Klampfl, P., & Stadler, B. (2017). Integrative Gestalttherapie. In T. Slunecko (Hrsg.), *Psychotherapie. Eine Einführung* (S. 202–239). Wien: Facultas (UTB).

Staemmler, F.-M. (2009). *Was ist eigentlich Gestalttherapie? Eine Einführung für Neugierige.* Köln: Edition Humanistische Psychologie.

Weiterführende Literatur

Neumayr, H., & Klampfl, P. (Hrsg.). (2016). Integrative Gestalttherapie im klinischen Feld. *Reihe Gestalt aktuell,* 1. Wien: Facultas.

Richter, K. F. (2011). *Erzählweisen des Körpers. Kreative Gestaltarbeit in Therapie, Beratung, Supervision und Gruppenarbeit.* Göttingen: Vandenhoeck & Ruprecht.

Rudolf, G. (2013). *Strukturbezogene Psychotherapie.* Stuttgart: Schattauer.

1.3.4 Integrative Therapie

Anton Leitner

Integrative Therapie ist ein Behandlungsansatz, der auf die Grundlagen integrativer Therapietheorien und Methoden rekurriert.

Zusammenfassung

Integrative Therapie ist ein therapeutisches Verfahren, das neben dem verbalen Austausch auch Ansätze nonverbaler Kommunikation sowie kreative Methoden, Techniken und Medien miteinbezieht.
Das Ziel ist, Heilungsprozesse bei psychischen, psychosomatischen und psychosozialen Erkrankungen in Gang zu setzen, Besserungen von seelischen Leidenszuständen zu erwirken sowie die Beseitigung von Krankheitssymptomen zu erreichen.
Die Neuorganisation des Denkens, Erlebens und Verhaltens des Patienten:der Patientin wird mittels therapeutischen Kontakts, Begegnung und Beziehung unter Bearbeitung aktueller Lebensprobleme, Netzwerksituationen sowie unbewusster Konflikte erreicht.

Schlüsselwörter

Integrative Therapie, Leib-Subjekt, Tree of Science, Ko-respondenzmodell, informierter Leib

Historische Entwicklung

Zum einen wurde die Integrative Therapie (IT) als praktisches Verfahren aus Elementen verschiedener Therapieströmungen entwickelt, zu denen sie auch theoretische und klinische Arbeiten beisteuerte: aus der aktiven und elastischen Psychoanalyse, der ungarischen Schule der Psychoanalyse (Sandor Ferenczi, 1970), der Gestalttherapie (Friedrich S. Perls, 1976; H. G. Petzold, 1973a), aus dem Psychodrama (Jacob Moreno, 1946), dem therapeutischen Theater (Vladimir Iljine, 1972a) sowie aus der Leib- und Bewegungstherapie (Hilarion G. Petzold, 1988), dem systemischen Modell nach Niklas Luhmann (Johannes F. K. Schmidt & André Kieserling, 2017) und der Verhaltensmodifikation (Frederick Kanfer, 1989).

Zum anderen wurde die IT als theoretischer Ansatz systematischer Methodenintegration auf der Basis eines anthropologischen Konzeptes begründet.

Weiters wurde die IT durch klinisch relevante empirische Forschung, etwa zum Überforderungserleben und Burn-out, zur stressbedingten

Psychosomatik (Heinl, 1997), zur überforderungsbedingten Depression, zur netzwerkpathologisch bedingten Multimorbidität etc., weiterentwickelt.

Unter den heute im europäischen Raum bestehenden Richtungen des Integrierens (z. B. Bastine, Grawe, Heim) ist die IT die wohl älteste und eine der elaboriertesten, dies sowohl in theoretischer als auch in praxeologischer Hinsicht. Als theoriegeleitete Verbindung verschiedener Methoden, Techniken und Medien im Rahmen eines konsistenten Verfahrens hat sie seit den 1980er-Jahren eine originelle, klar identifizierbare Praxis.

Die IT erweist ihre Eigenständigkeit als psychotherapeutische Methode in der Einzel- und Gruppentherapie: durch das Einbringen erlebnisaktivierender Methoden, eine dialogzentrierte Praxis, den Einbezug projektiver »kreativer Medien« und insbesondere leiborientierter und sozial-/netzwerktherapeutischer Faktoren in das Therapiegeschehen.

Theoretische Grundlagen

In dem nachstehenden Metamodell eines »Tree of Science« (Petzold, 1993, S. 457 ff., und in 2003a, siehe Kernliteratur) wird die Wissensstruktur der Integrativen Therapie als psychotherapeutische Disziplin umrissen. Dabei handelt es sich um eine wissenssoziologisch angelegte, ordnende und zugleich offene Systematik von Theorien, die in der IT relevant sind:

I) Metatheorie
Erkenntnistheorie
Wissenschaftstheorie
Kosmologie
Anthropologie
Gesellschaftstheorie
Ethik
Ontologie

II) Therapietheorien
Allgemeine Theorie der Therapie
Persönlichkeitstheorie
Entwicklungstheorie
Gesundheits- und Krankheitslehre
Spezielle Theorie der Therapie

III) Praxeologie
Interventionslehre
Methodenlehre
Theorie des Settings
Theorien zu spezifischen Patient:innensystemen
Theorien zu spezifischen Institutionen und Feldern

IV) Praxis
in Dyaden
in Gruppen und Netzwerken
in Organisationen, Institutionen

Dieser »Tree of Science« ist ein formales Gerüst, das Reichweite wie Volumen einer wissenschaftlichen Disziplin umreißt. Er bildet eine metahermeneutische Folie zur systematischen Reflexion, Diskussion und permanenten – wo immer möglich forschungsgestützten – Revision von Psychotherapie.

In der konkreten Umsetzung der Arbeit mit der IT unterstützt uns dieses Erkenntnis- und Erklärungsmodell im konsequenten Bemühen um Integration in philosophischer Reflexion, wissenschaftlicher Forschung, praktischer Therapie und kontinuierlicher Arbeit an uns selbst.

Da menschliche Wirklichkeit immer komplex, vielfacettig, vieldeutig ist und Ambiguität impliziert, kann sie nur mehrperspektivisch erfasst werden. Der mehrperspektivische Blick auf diese unterschiedlichen Theorien, die Möglichkeit, mit der Betrachtungsweise verschiedener Theorien auf dieses Verfahren und in der konkreten Arbeit mit Menschen auf diese zu schauen, eröffnet die Chance, Wirklichkeit in einem weiten Bezugsrahmen zu erleben.

---

i Info

Ein Kernstück der theoretischen Grundlagen in der Integrativen Therapie ist das Ko-respondenzmodell.
Ko-respondenz ist ein zusammenführender Prozess direkter und ganzheitlicher Begegnung und Auseinandersetzung zwischen Subjekten auf der Körper-, Gefühls- und Vernunftebene über ein Thema (Krankheit, Störung) unter Einbeziehung des jeweiligen Kontextes.
Ziel von Ko-respondenz ist die Konstituierung von Konsens, der in Konzepten Niederschlag finden kann, die von Konsensgemeinschaften getragen und für diese zur Grundlage von Kooperation werden. Die Voraussetzung für Ko-respondenz ist die wechselseitige Anerkennung subjektiver Integrität.

Aufgrund einer Sicht des Menschen, der »die eigene Existenz mit anderen« in der Welt erkennt, zu verstehen sucht und kreativ für sich mit anderen, d.h. ko-kreativ entwirft, verwendet die Integrative Therapie eine anthropologische Grundformel, nach der der Mensch ein »Körper-Seele-Geist-Subjekt« in einem sozialen, ökologischen, ökonomischen und kulturellen Umfeld ist – im Zeitkontinuum; oder: »Der Mensch ist Leib-Subjekt in der Lebenswelt.« (Petzold, 1988, S. 185f.) Gegenwärtig spricht man in der IT von einem »Körper-Seele/Geist-Welt Problem« (siehe weiterführende Literatur Stefan, 2020).

Der Leib ist hier gemeint als der belebte, lebendige Körper, und zwar nicht nur im Hinblick auf eine Lebendigkeit schlechthin, sondern auf eine Lebendigkeit, die Bewusstheit und Personalität hat.

i Info

Ein weiteres Kernkonzept der Integrativen Humantherapie ist der informierte Leib des Subjekts in Bezug zum Kontext/Kontinuum.
Zu den neurobiologischen Aspekten des lernfähigen Organismus, auf dessen Basis sich der informierte Leib eines Subjekts durch »embodiment« aufgrund seiner Einbettung in die Welt, seine »embeddedness« in Kontext und Kontinuum ausbilden kann, haben Petzold und Sieper (2012a) ausführlich publiziert.

Verfahrensweise der psychotherapeutischen Arbeit mit IT

Die Grundregel der Integrativen Therapie lässt sich zunächst als prozessual und konsekutiv charakterisieren, d.h., es gilt das Prinzip des Geschehenlassens, Wirkenlassens und Handelns – in dieser Reihenfolge.

Abweichungen von diesem Prinzip wären jeweils gesondert therapeutisch zu begründen, etwa im Fall erforderlicher Stütze, Strukturierung, Grenzziehung, Krisenintervention, Verwendung therapiedidaktischer Strukturierungen (z.B. kreativer Medien, Rollenspiel, IT-Techniken), verhaltensbezogener Übungen oder der Entwicklung von Coping- und Creating-Strategien.

Eine wesentliche Dimension des Geschehenlassens, Wirkenlassens und Handelns liegt im Gewahrsein des Augenblicks. So geht man davon aus, dass eine Szene der anderen folgt, ein Wort das andere ergibt, ein Gefühl das andere hervorruft, eine emotionale Berührung zur anderen führt.

Der:Die Therapeut:in versucht, den Prozess des von ihm:ihr so wahrgenommenen, intersubjektiven Geschehens zunächst topologisch prägnant zu machen, indem er:sie die relevanten Phänomene der kontinuierlichen Aufmerksamkeit des Patienten:der Patientin zugänglich macht und mit ihm:ihr darüber Übereinkunft erzielt. Anschließend beginnt er.sie, gemeinsam mit dem Patienten:der Patientin, die Phänomene zu klären und ansatzweise zu interpretieren.

Die IT bezieht sich auf das Hier und Jetzt. Dem Hier und Jetzt sind stets Strukturen des »Dort und Dann« inhärent, sowohl im Hinblick auf die Vergangenheit als auch auf die Zukunft (Schuch, 2000).

Die IT spricht vom Leibgedächtnis. Im Leib sind kognitive, emotionale und volitive Inhalte im Kontext gespeichert, d.h. stets im Kontext von Atmosphären, Bildern, Szenen, Szenenfolgen, Worten und Sätzen samt ihren dazugehörigen leiblichen Phänomenen (sensumotorische, propriozeptive und autonome Körperreaktionen) und den sie begleitenden emotionalen Bewertungen, kognitiven Einschätzungen, subjektiven Sinnstrukturen und Bedeutungen.

Das Leibgedächtnis funktioniert atmosphärisch und szenisch. Szenen sind hier als leiblich sedimentierte Strukturen zu verstehen, die sich in Bewegung, Haltungen, Gesten, Atmosphären äußern. Eine der bevorzugten Arbeitsweisen der IT ist die holografische Evokation leiblich sedimentierter Szenen aus Haltungen, Gesten, Atmosphären.

Zur Grundregel der IT gehört weiters: Im psychotherapeutischen Prozess realisiert der:die Therapeut:in mit dem Patienten:der Patientin – in einer intersubjektiven Ko-respondenz stehend – bewährte Modellvorstellungen von Lebensprozessen und Lebenssituationen des Patienten:der Patientin bezogen auf seine:ihre soziale Einbettung und Entwicklung.

Zentraler Faktor bei der Auswahl und Gestaltung der jeweiligen Kombination ist die gemeinsame (durch Patient:in/Therapeut:in) Reflexion und in der Folge eine gemeinsame Auslegung des sprachlichen und nichtsprachlichen therapeutischen Prozesses.

Darüber hinaus bedient sich der Therapeut:die Therapeutin zur Klärung und Sondierung der Mitteilungen des Patienten:der Patientin sowie des eigenen Erlebens und Verhaltens aus einem Fundus bewährter Modellvorstellungen von Lebensprozessen und Lebenssituationen.

Eine generelle, zentrale Heuristik der IT ist die Vorstellung des sich lebenslang entwickelnden Menschen, im Kontext bestimmter Bezugspersonen und sozialer Netzwerke, durch bestimmte gesellschaftliche Institutionalisierungen hindurch (z.B. Kindergarten, Schule, Lehre, Studium, Beruf), in bestimmten Milieus, mit spezifischen Atmosphären und kulturellen Bräuchen, zu einer konkreten Zeit, im jeweiligen sozioökonomischen Umfeld mit bestimmten politischen Vorgaben.

Entsprechend dieser Heuristik hat sich der Therapeut:die Therapeutin eine allgemeine Modellvorstellung von dem Prozess der Entwicklung und der dabei typischerweise zu absolvierenden gesellschaftlichen Institutionalisierungen, Sozialisations- und Enkulturationsprozesse zu bilden. Vor diesem Hintergrund entwirft er:sie spezifischere Modellvorstellungen von der konkreten Erlebenswelt und Lebenswelt des sich in die Welt hinein entwickelnden Menschen. Er:Sie hat dabei die Milieus, Lebensstile, sozialen Welten und die in ihnen realisierten, spezifischen Atmosphären zu berücksichtigen, die der sich entwickelnde Mensch in einer bestimmten Kultur, mit einem bestimmten Lebensstil, zu einer bestimmten Zeit üblicherweise erlebt bzw. durchlebt und auf der jeweiligen Entwicklungsstufe mit Bedeutung versehen hat.

Die in diesem Verfahren liegenden und sich daraus ergebenden Interventionen erfolgen diagnose- und indikationsspezifisch. Sie umfassen eine offene, szenisch-kreative Gestaltung des therapeutischen Settings. Therapietechnisch ist die IT also nicht auf ein bestimmtes Therapiesetting, auf die Anwendung bestimmter therapeutischer Techniken (Elemente s. u.) oder bestimmte manualisierbare, regelhaft zu befolgende Abläufe festzulegen.

Psychotherapeutische Diagnostik in der IT

Ausgangs- und Anknüpfungspunkte der therapeutischen Zusammenarbeit zwischen Patient:in und Therapeut:in sind die verbalen und nonverbalen Mitteilungen des Patienten:der Patientin über sich selbst, ihre:seine aktuelle Lebenssituation und über die ihres:seines sozialen Netzwerkes. Besonders zu beachten sind einerseits die szenischen und atmosphärischen Realisierungen und zum anderen die phänomenale Realität der therapeutischen Beziehung (Hofer-Moser, 2018). Dabei erfolgt eine gemeinsam erstellte (intersubjektive) Diagnose und/oder Prozessdiagnose (Osten, 2019). Unter Prozessdiagnose wird die Gesamtheit aller Maßnahmen verstanden, die erforderlich ist, um einen Menschen in seiner Lebenssituation und Lebensspanne unter Einbeziehung seiner subjektiven Sichtweise wahrzunehmen, zu erfassen und zu verstehen (Petzold, 2003a).

Integrative Therapie beginnt schon mit der Art der Anamneseerhebung und Diagnostik. Der prozessual verlaufende intersubjektive Behandlungsweg fängt an mit der Kontaktaufnahme zwischen Therapeut:in und Patient:in und schließt die Befunderhebung, die Anamnese, die Diagnose und die Therapie ein. Demnach werden Krankheit oder gesundheitliche Störung als Status im Sinne einer Momentaufnahme erhoben, aber nicht als Status diagnostisch festgeschrieben, sondern prozessual intersubjektiv ko-respondierend zwischen Therapeut:in und Patient:in ermittelt: das heißt dynamisch, von Situation zu Situation, im Lichte des sich wandelnden Verständnisses und mit der sich verändernden Befundlage sowie mit den emotionalen Gehalten und sinnhaften Bedeutungen.

In der Ko-respondenz zwischen Therapeut:in und Patient:in werden die Befunde und Einschätzungen der Therapeutin:des Therapeuten dem Patienten:der Patientin mitgeteilt und überprüft, damit eine Auseinandersetzung und Abstimmung zwischen beiden darüber erfolgen kann. Das phänomenale und prozessuale Vorgehen ist kompatibel mit der strukturell-kategorialen Diagnostik der *International Statistical Classification of Diseases and Related Health Problems* (ICD), des *Diagnostic and Statistical Manual of Mental Disorders* (DSM) und der *Operationalisierten Psychodynamischen Diagnostik* (OPD) und wird stets mit diesen verbunden (Petzold & Osten, 1998).

Das von Renate Frühmann visualisierte Mehrperspektiven-Analysemodell (Frühmann, 2013) zur multidiagnostischen und multitheoretischen Betrachtung von Krankheitsverläufen ermöglicht, die vielfachen Quellen von Krankheiten besser in den Blick zu bekommen.

Der damit erweiterte mehrperspektivische Blick bietet die Herstellung von Sinnstrukturen an. In einem Interaktionsprozess von Therapeut:in und Patient:in wird aufgezeigt, was gegenwärtig für den Patienten:die Patientin bedeutungsvoll ist oder gerade war. Ko-respondierend werden die Zusammenhänge unter subjektiver und externaler Perspektive herausgearbeitet und in der Folge behandelt.

Konsequenterweise verlangt der »Ansatz einer multitheoretisch ausgelegten, komplexen und differentiellen Theorie der Pathogenese in der Lebensspanne« (Petzold, 2003a, S. 479) eine prozessuale Diagnostik, die wiederum eine prozessuale Therapeutik einfordert. Die Handlungspraxis ist dabei ausgerichtet auf:

- die rückblickende Darstellung der persönlichen Vergangenheit,
- die gegenwärtige Bestandsaufnahme aller kognitiven und emotionalen Bewertungen und
- die vorausschauende Erfassung der in die Zukunft gelegten Ängste, Hoffnungen, Sehnsüchte, Wünsche, Pläne und Ziele.

Zu den immer wieder verwendeten Verfahrensweisen in der Diagnostik zählt die Fülle kreativer mediengestützter Techniken in der IT. Exemplarisch sei hier die Panoramatechnik mit ihren unterschiedlichen Möglichkeiten genannt, wie z. B. das Lebenspanorama, das Gesundheits- und Krankheitspanorama, das Arbeitspanorama … oder das dreizügige Karrierepanorama (Petzold, 2003a; Leitner & Höfner, 2020).

Die Praxis mit IT

Der:Die Therapeut:in bringt die engagierte Bereitschaft mit, sich aus einer intersubjektiven Grundhaltung mit dem Patienten:der Patientin als Person, mit seiner:ihrer Lebenslage und Netzwerksituation partnerschaftlich auseinanderzusetzen: mit seinem:ihrem Leiden, seinen:ihren Störungen, Belastungen, aber auch mit seinen:ihren Ressourcen, Kompetenzen und Entwicklungsaufgaben, um mit ihm:ihr gemeinsam an Gesundung, Problemlösungen und Persönlichkeitsentwicklung zu arbeiten, wobei er.sie ihn.sie nach Kräften »lege artis« professionell unterstützt und fördert.

Der:Die Patient:in erklärt seine:ihre prinzipielle Bereitschaft, sich mit sich, seiner:ihrer Störung, ihren Hintergründen und seiner:ihrer

Lebenslage sowie (problembezogen) mit dem:der Therapeut:in und seinen:ihren Anregungen partnerschaftlich auseinanderzusetzen. Er:Sie hat – seinen:ihren Möglichkeiten entsprechend – seine:ihre Kompetenzen/Fähigkeiten und Performanzen/Fertigkeiten, Probleme und subjektiven Theorien einzubringen sowie Verantwortung für das Gelingen der Therapie mitzuübernehmen.

Therapeut:in und Patient:in erkennen die Prinzipien der »doppelten Expertenschaft« an – die des Patienten:der Patientin für seine:ihre Lebenssituation und die des Therapeuten:der Therapeutin für klinische Belange –, des Respekts vor der »Andersheit des Anderen« (Levinas, 1995, S. 186) und vor ihrer jeweiligen »Souveränität«. Sie vereinbaren und bemühen sich, auftretende Probleme im therapeutischen Prozess und in der therapeutischen Beziehung ko-respondierend zu bearbeiten.

Das therapeutische Setting muss gewährleisten, dass Patient:innenrechte, Fachlichkeit und die Würde des Patienten:der Patientin gesichert sind und der:die Therapeut:in die Bereitschaft hat, seine:ihre Arbeit (die Zustimmung des Patienten:der Patientin vorausgesetzt, im Krisenfall unter seiner:ihrer Teilnahme) durch Supervision fachlich überprüfen und unterstützen zu lassen.

Nicht zuletzt geht es hier auch darum, kontinuierlich den sogenannten »informed consent« herzustellen. Das bedeutet u. a., den Patienten:die Patientin über die Befunde und Vorgehensweise des Therapeuten:der Therapeutin von vornherein partnerschaftlich, unter Berücksichtigung seines:ihres Verständnishorizontes, in einer geeigneten Weise so zu informieren, dass dem Patienten:der Patientin durch Transparenz die Möglichkeiten der qualifizierten Zustimmung zum und der Mitwirkung am therapeutischen Vorgehen eröffnet werden. Es ist die Bildung einer kooperativen Partnerschaft anzustreben, die auf Heilung, Unterstützung und Bekräftigung der persönlichen Souveränität des Patienten:der Patientin abzielt. Die Erfahrung in der Corona/COVID-19-Pandemie zeigt, dass dies auch in einem telefon-/internetbasierten Format weitgehend möglich ist.

Anwendungsbereiche der IT

Diese finden sich in der Kinder- und Jugendlichenpsychotherapie, Familientherapie, Paartherapie, Gerontotherapie, Neurologie, Psychiatrie, Psychosomatik, Orthopädie, Suchttherapie, Traumatherapie usw., in Einzel- und Gruppentherapie. Ausführlicheres dazu siehe im »Handbuch der Integrativen Therapie« von Leitner und Höfner (2020), vgl. Kernliteratur.

Fragen zur Evaluation

1. Beschreiben Sie die wesentlichen Quellen des Psychotherapieverfahrens IT.
2. Was wird im Metamodell eines Tree of Science in der IT erfasst?
3. Wie lautet die anthropologische Grundformel (das Menschenbild) der IT?

Literatur im Text

Ferenczi, S. (1970). *Schriften zur Psychoanalyse.* 2 Bände. Hrsg. v. M. Balint & J. Dupont. Frankfurt/M.: Fischer.

Frühmann, R. (2013). *Gemeinsam statt einsam. Grundlagen der Integrativen Gruppentherapie.* Kröning: Asanger.

Heinl, H. (1997). Ein integriertes Kurzzeit-Gruppenpsychotherapiemodell zur Behandlung chronischer, psychosomatischer Schmerzsyndrome des Bewegungssystems. *Integrative Therapie,* 23(3), 316–330.

Hofer-Moser, O. (2018). *Leibtherapie. Eine neue Perspektive auf Körper und Seele.* Gießen: Psychosozial.

Iljine, V. N. (1993 [1972]). Therapeutisches Theater. In H. G. Petzold (Hrsg.), *Angewandtes Psychodrama in Therapie, Pädagogik, Theater und Wissenschaft* (4. Aufl., S. 168–172). Paderborn: Junfermann.

Kanfer, F. H. (1989). Basiskonzepte in der Verhaltenstherapie: Veränderungen der letzten 30 Jahre. In I. Hand & H. U. Wittchen (Hrsg.), *Basiskonzepte in der Verhaltenstherapie.* Berlin: Springer.

Lèvinas, E. (1995). *Zwischen uns: Versuche über das Denken an den Anderen.* München, Wien: Carl Hanser.

Moreno, J. L. (1964 [1946]). *Psychodrama* (3. Aufl.). Band 1. Beacon: Beacon House.

Osten, P. (2019). *Integrative Psychotherapeutische Diagnostik (IPD).* Wien: Facultas (UTB).

Perls, F. S. (1976). *Grundlagen der Gestalt-Therapie.* München: Pfeiffer.

Petzold, H. G. (1973). *Gestalttherapie und Psychodrama.* Kassel: Nicol.

Petzold, H. G. (1988). *Integrative Bewegungs- und Leibtherapie.* 2 Bände. Paderborn: Junfermann.

Petzold, H. G. (1993). *Integrative Therapie. Modelle, Theorien und Methoden für eine schulenübergreifende Psychotherapie.* Paderborn: Junfermann.

Petzold, H. G., & Osten, P. (1998). Diagnostik und mehrperspektivische Prozeßanalyse in der Integrativen Therapie. In A. Laireiter (Hrsg.), *Diagnostik in der Psychotherapie.* Wien, New York: Springer; erweitert in: Petzold, H. G. (1998h). *Identität und Genderfragen in Psychotherapie, Soziotherapie und Gesundheitsförderung* (S. 118–141). 2 Bde. Sonderausgabe Gestalt und Integration. Düsseldorf. FPI-Publikationen.

Petzold, H. G., & Sieper, J. (2012a). »Leiblichkeit« als »Informierter Leib« embodied and embedded – Körper-Seele-Geist-Welt-Verhältnisse in der Integrativen Therapie. Quellen und Konzepte zum »psychophysischen Problem« und zur leibtherapeutischen Praxis. In H. G. Petzold (2012f), *Die Menschenbilder in der Psychotherapie. Interdisziplinäre Perspektiven und die Modelle der Therapieschulen* (S. 243–321). Wien: Krammer.

Schmidt, J. F. K., & Kieserling, A. (2017). *Niklas Luhmann. Systemtheorie der Gesellschaft*. Berlin: Suhrkamp.

Schuch, H. W. (2000). Grundzüge eines Konzepts und Modells Integrativer Psychotherapie. *Integrative Therapie*, 26(2–3), 145–202.

Kernliteratur

Leitner, A., & Höfner, C. (2020). *Handbuch der Integrativen Therapie* (2. Aufl.). Berlin, New York: Springer.

Petzold, H. G. (2003a). *Integrative Therapie.* 3 Bände. Paderborn: Junfermann.

Reichel, R., & Hintenberger, G. (2013). *Die Praxis der Integrativen Therapie.* Wien: Facultas.

Weiterführende Literatur

Orth, I., Sieper, J., & Schuch, W. (Hrsg.). (2007). *Neue Wege Integrativer Therapie: Klinische Wissenschaft, Humantherapie, Kulturarbeit – Polyloge.* Bielefeld: Aisthesis, Edition Sirius.

Petzold, H. G., Leeser, B., & Klempnauer, E. (Hrsg.). (2018). *Wenn Sprache heilt.* Bielefeld: Aisthesis.

Stefan, R. (2020). *Zukunftsentwürfe des Leibes. Integrative Psychotherapiewissenschaft und kognitive Naturwissenschaften im 21. Jahrhundert.* Wien: Springer.

1.3.5 Personzentrierte Psychotherapie

Wolfgang W. Keil

Zusammenfassung

Personzentrierte Psychotherapie gründet auf der (durch Forschung bestätigten) revolutionären Hypothese, dass ein selbstgesteuerter Prozess von Entwicklung und Veränderung in Gang kommt, wenn eine Beziehung, die von Echtheit, bedingungsfreier Wertschätzung und empathischem Verstehen geprägt ist, zur Verfügung gestellt werden kann. Die wesentlichen Konzepte wurden dabei von Carl R. Rogers und Eugene T. Gendlin entwickelt. Rogers bezeichnete die Therapieform als Klientenzentrierte Therapie. Weil deren Konzepte und Vorgehensweisen sich in vielen weiteren Bereichen (schülerzentriertes Unterrichten, gruppenzentriertes Führen usw.) als wirksam erwiesen, wurden sie dann als Personzentrierter Ansatz gefasst. In der Folge wurde zunehmend auch die Therapie als Personzentrierte Psychotherapie bezeichnet; daneben sind im deutschen auch die Bezeichnungen Gesprächspsychotherapie und Personenzentrierte Psychotherapie erhalten.

Schlüsselwörter

Aktualisierungstendenz, Organismus und Selbst, Experiencing, Kongruenz, bedingungsfreie Wertschätzung, empathisches Verstehen

1. Das Menschenbild und seine Grundlagen

Das Menschenbild einer Therapieschule liefert meist einen wesentlichen Wegweiser für die psychotherapeutische Praxis. Rogers' Menschenbild zeigt sich gut in folgender Aussage: »Der innerste Kern der menschlichen Natur, die am tiefsten liegenden Schichten seiner Persönlichkeit, die Grundlage seiner animalischen Natur ist von Natur positiv, von Grund auf sozial, vorwärtsgerichtet, rational und realistisch.« (Rogers, 1961/2020, S. 99) Hier sollte nicht übersehen werden, dass Rogers die Kernnatur des Menschen meint, nicht aber alle verhaltensmäßigen Manifestationen, die – wie wir oft bestürzt erkennen müssen – unendlich grausam, feindselig, negativ und antisozial sein können.

Das Menschenbild des Personzentrierten Ansatzes hat eine Reihe von Wurzeln, wobei hier neben dem Pragmatismus, der Gestaltpsychologie und der analytischen Schule Rank'scher Prägung vor allem drei philosophische Traditionen genannt sein sollen:

- Der Existenzialismus mit seiner Betonung von Authentizität, Wahlfreiheit und Selbstverantwortung.
- Die Phänomenologie: Gemäß der Devise, dass jeder Mensch in seiner eigenen Welt und Wirklichkeit lebt, ist eine möglichst große Unvoreingenommenheit in der Betrachtung von – auch klinischen – Phänomenen gefragt. Diese sollen sozusagen aus sich heraus, aus dem Bezugsrahmen des Klienten:der Klientin heraus verstanden werden.
- Die Begegnungsphilosophie: Vor allem von Bubers Ich-Du-Begegnung war Rogers (Psychotherapie als persönliches *Encounter*, »a way of being with«) sehr beeindruckt.

Aktualisierungstendenz und Beziehungsangewiesenheit

Grundlegend für das Menschenbild des Personzentrierten Ansatzes ist die Annahme einer Aktualisierungstendenz als Prinzip der Entwicklung und der Selbstorganisation. Darunter ist das dem Organismus innewohnende Streben zu verstehen, sich zu erhalten und sich in Richtung von Wachstum, Differenzierung, Autonomie und sozialkonstruktiver Werthaltung weiterzuentwickeln. Dieses Streben kann nicht von außen erzeugt und die Richtung nicht von außen gesteuert werden.

Neben der Aktualisierungstendenz wird im Personzentrierten Ansatz ein weiteres übergeordnetes verhaltensbestimmendes Grundprinzip angenommen: das lebenslange Bedürfnis nach positiver Beachtung durch wichtige Andere. Die Erfüllung dieses Bedürfnisses ist Bedingung für wesentliche Entwicklungsschritte, die Frustration dieses Bedürfnisses ist für die Stagnation in der persönlichen Entwicklung verantwortlich. Wir sind daher, wie Rogers es formuliert hat, »unheilbar sozial«.

Ist mit dem Axiom der Aktualisierungstendenz zunächst eine individualistische Perspektive akzentuiert, so ist mit dem Bedürfnis nach positiver Beachtung die Beziehungsangewiesenheit als zutiefst menschliche Kondition einbezogen.

2. Persönlichkeitstheorie (Rogers, 1959/2016)

Zur Grundausstattung des Menschen als eines lebenden, d. h. Erfahrungen machenden Organismus zählen die eben zuvor charakterisierte Aktualisierungstendenz und das mit ihr gegebene Kriterium der organismischen Bewertung. Die Aktualisierungstendenz beinhaltet aber auch das Gewahrwerden des eigenen Seins und Handelns, d. h. die Entwicklung eines Selbst.

Organismus und Selbst

Mit Organismus ist beim Menschen die gesamte Person in ihrer psychischen, geistigen und somatischen Einheit bezeichnet, wobei der innere, biologische Kern von besonderer Relevanz ist. Der Organismus hat die Fähigkeit, als innere Bewertungsinstanz autonom zu beurteilen, ob die Erfahrungen der Erhaltung und konstruktiven Weiterentwicklung des Organismus als Ganzes dienen oder nicht (organismische Bewertung). Der organismischen Weisheit kann somit immer vertraut werden, sofern alle relevanten Informationen, Sinneserfahrungen von außen (sensorische Kanäle) und Körperfahrungen von innen (viszeraler Kanal) zur Verfügung stehen.

Im Sinne der Aktualisierungstendenz möchte der Organismus von Anfang an die erlebten Erfahrungen in einem Bewusst- und Gewahrsein des eigenen Seins und Handelns symbolisieren. Zugleich mit diesem kontinuierlichen Heraufdämmern der Bewusstheit »ich erfahre« stellt sich dabei immer auch die erlebte Bewertung »mag ich / mag ich nicht« ein.

Das Selbst ist somit die Bewusstheit des eigenen Seins und Funktionierens. Eingeschlossen in den Selbstbegriff sind aber auch die Wahrnehmungen der Beziehungen mit anderen und der Umwelt sowie die Bewertungen der Erfahrungen der Person. Für das Selbst werden synonym die Begriffe Selbstkonzept (Sicht von innen) oder (von außen betrachtet) Selbststruktur verwendet.

Kongruenz und Inkongruenz

Das Gewahrwerden des eigenen Seins und Handelns entwickelt sich von Anfang an und immer weiter durch die Interaktion mit der Umwelt, v. a. mit den relevanten Bezugspersonen. Dabei gilt, dass die Interaktion des Menschen mit seiner Umwelt aufgrund des zentralen »Bedürfnisses nach positiver Beachtung« davon geprägt ist, sich die positive Beachtung durch relevante Andere möglichst zu sichern. Dies führt dazu, dass Erfahrungen und Bewertungen Anderer (»Bewertungsbedingungen«) übernommen werden und diese die eigenen Erfahrungen und Bewertungen überdecken, verzerren oder überhaupt verdrängen. Weiters gilt bei der gesamten Selbst-Entwicklung, dass alle organismischen Erfahrungen und Bewertungen nur dann exakt und hindernisfrei symbolisiert werden können, wenn diese (v. a. beim Kind) von den Bezugspersonen bestätigt, d.h. bedingungsfrei wertgeschätzt und empathisch verstanden werden. Das Kind kann sich seiner selbst nur dann (und nur in der Färbung) bewusst werden, wenn (und wie) es von seinen Bezugspersonen empathisch verstanden und bedingungsfrei wertgeschätzt wird. In den Bereichen und in dem Maß, in denen das Kind nicht verstanden und wertgeschätzt wurde, kann es auch sich selbst nicht verstehen und wertschätzen.*

Wenn eigene Erfahrungen und Bewertungen nicht exakt symbolisiert oder gar abgewehrt werden, entsteht Inkongruenz. Sobald eine derartige Inkongruenz entstanden ist, werden die weiteren eigenen Erfahrungen und Bewertungen selektiv wahrgenommen. Das Selbst möchte sich ja in seiner jeweils gegebenen Gestalt erhalten und weiterentwickeln. Jedes weitere organismische Erleben im Bereich einer schon gegebenen Inkongruenz würde das Selbst gefährden und wird daher abgewehrt.

Das Erleben des Individuums beinhaltet nunmehr Elemente, die nicht im Bild seines Selbst enthalten sind; es ist nicht mehr eine einheitliche Person. Die Inkongruenz zwischen Selbst und organismischem Erleben erzeugt latente Spannung oder bewusst gespürte diffuse Angst. Alle psychischen Störungen werden daraus abgeleitet.

Das Experiencing-Konzept von Gendlin

Eugene T. Gendlin (1925–2017), aus Wien stammend und 1938 in die USA geflüchtet, war der wichtigste Mitarbeiter von Rogers, der wesentlichste Beiträge zum Personzentrierten Ansatz geleistet hat. Gendlin (1964/2010) versteht das Selbst nicht als eine inhaltlich strukturierte, gestalthafte Konfiguration von Selbsterfahrungen, sondern als (mehr oder weniger intensiven) Selbstprozess, der im »Auf-sich-selbst-Antworten«, d.h. in der direkten Bezugnahme auf das eigene innere Erleben (»experiencing«) besteht. Je nach dem Ausmaß des »Auf-sich-Antwortens« gibt es demnach ein Selbst, das mehr oder weniger »sich selbst ist« bzw. »nicht sich selbst ist«.

* Das Bedürfnis nach positiver Beachtung entspricht den Forschungsergebnissen im Rahmen der Bindungstheorie. Bindung bedeutet, dass Säuglinge und Kleinkinder das angeborene Bedürfnis haben, sich 1. an eine eng begrenzte Zahl vertrauter Personen zu binden und 2. sich der zuverlässigen Verfügbarkeit und Zuwendung dieser Bindungspersonen zu versichern.

- »Experiencing« und »Felt Sense«
  Beim »Experiencing« handelt es sich um ein präkonzeptuelles und im Körperlichen (»in der eigenen Mitte«) spürbares, noch undifferenziertes, aber vieldimensionales Erleben, aus dem in der Folge (persönliche) Bedeutungen, Gefühle und Kognitionen expliziert werden können. Das einzelne Element dieses Erlebens, auf das man sich im jeweiligen Moment bezieht, wird »Felt Sense« genannt. Diese »gefühlten Bedeutungen« müssen in der Folge symbolisiert, exploriert werden. Hier gilt, dass jeder Felt Sense noch viele andere mögliche Bedeutungen enthält, die unter anderen Umständen eben ganz anders symbolisiert werden. Für jede stimmige Explikation gibt es aber ein Signal: eine stimmige Symbolisierung äußert sich im »Felt Shift«, d. h. in einer körperlich spürbaren Entspannung.
- »Carrying forward« als Authentizitätskriterium für das Erleben
  Der laufende Strom des Erlebens hat seine spezifische Ordnung, nach welcher sein authentisches oder »falsches« Weiterströmen unterschieden werden kann. Das spontane und authentische Fühlen zeichnet sich dadurch aus, dass es die nächsten Entwicklungsschritte schon in sich impliziert. Ein »given feeling« ist somit nie »purely present«, sondern trägt ein »carrying forward« in sich. (Beispiel: Ein unbehagliches Hitze-Empfinden impliziert Impulse wie etwa: das Unbehagen auszudrücken, sich eine kühle Brise zu fantasieren, ein Fenster zu öffnen, sich zu bewegen, die Jacke auszuziehen u. v. a. m.)
- Strukturgebundenes Erleben
  Wenn man sich nicht direkt dem eigenen Experiencing zuwendet und sich darauf einlässt, also wenn man nur oberflächlich erlebt, bleibt dieses Erleben »strukturgebunden«, wie Gendlin es als Gegenteil von authentischem Erleben nennt. Es handelt sich dann um starre, immer von Neuem wiederholte Erlebensmuster oder um Erleben, das jedenfalls nicht wirklich berührt oder sogar Ich-fremd anmutet. Es fühlt sich zwar wie der (fließende) Erlebensstrom an, ist aber ohne »implizite Wirksamkeit«, ohne »carrying forward«. Neurotisches und psychotisches Erleben sowie Erleben unter Hypnose oder im Traum haben eine ähnliche Struktur.
- Wiederherstellung des authentischen Erlebensprozesses
  Direktes Bezugnehmen auf Experiencing ist grundsätzlich – Ausnahmen bestätigen die Regel! – immer möglich. Gendlin hat dafür eine eigene Vorgehensweise entwickelt, die unterrichtet werden bzw. in die Psychotherapie integriert werden kann: das Focusing (Gendlin, 1978/2012).

3. Störungslehre

Zum Verständnis von Gesundheit und Krankheit

Alle Momente des Mit-sich-selbst-kongruent-Seins lassen »personal power« erleben. Rogers (1977/1985, S. 23) hat »personal power« u. a. so beschrieben: »In politischen Kategorien ausgedrückt: Indem er auf seine inneren Gefühle achtet, verringert der Klient die Macht anderer, Schuldgefühle, Ängste und Hemmungen in ihn einzupflanzen, und erweitert allmählich sein Verständnis für bzw. seine Herrschaft über das eigene Selbst. [...] Der Klient gehört sich in einem Maße selbst, das nie zuvor möglich war.«

Alle psychischen Krankheiten beruhen auf Inkongruenz zwischen Selbst und Organismus. Dabei können Störungen der eigenen Erlebnisverarbeitung (Neurosen) und Stagnationen der Selbstentwicklung (frühe Störungen) unterschieden werden. Störung ist aber nicht allein als Defizit zu verstehen. Es »meldet sich« dabei vielmehr unverstandenes und nicht akzeptiertes Erleben, das nach Verstanden- und Wertgeschätzt-Werden drängt.

Zur Entstehung von psychischen Störungen

Im Rahmen der Rogers'schen Persönlichkeitstheorie werden alle psychogen entstandenen Störungen auf Inkongruenz zurückgeführt. Dies gilt nicht umgekehrt. Nicht jede Inkongruenz führt zu einer psychischen Störung: Es gibt genug »harmlose Fehlanpassungen«, wie sie jeder von uns aufweist.

Eine problematische Selbstentwicklung lässt sich demgemäß so begreifen: Je früher und umso durchgängiger der Mangel an Verstanden- und Wertgeschätzt-Werden bei den zu verarbeitenden Erfahrungen ist, desto verunsicherter und verletzlicher wird eine Person sein, zumal sie sich dann ja auch selbst nicht verstehen und positiv beachten kann. Dies muss nicht als solches in Erscheinung treten, sondern kann sich in kompensierter Form z. B. in narzisstischer Überhöhung, kontrollierter Selbstbeherrschung oder kontraphobischem Übermut äußern. Ungeachtet spezifischer Störungsbilder, wie z. B. generalisierte Angst, chronische Bedrücktheit (Depression) oder zwängliche Rigidität (Zwänge), haben Personen mit psychischen Störungen gemeinsam, dass sie defensiv organisiert sind, gilt es doch, Erfahrungen, die mit ihrem bestehenden Selbstkonzept nicht übereinstimmen, in Schach zu halten, sei es durch Verzerrung oder Verleugnung der jeweils bedrohlichen Erfahrung.

Darüber hinaus können auch traumatische Erfahrungen und prekäre Lebensbedingungen bei an und für sich gesunden Personen Inkongruenz bewirken, und zwar dadurch, dass sie aufgrund von Massivität und Heftigkeit psychische Erschütterungen auslösen, die nicht verarbeitet, d. h. nicht in das Bild von sich selbst integriert werden können. Erfahrungen z. B. von Flucht aus der Heimat, von kollektiver Unterdrückung oder von (politischer) Ohnmacht sind allemal dazu angetan, das eigene Selbstkonzept zu schwächen, d. h. ein Erleben von z. B. beschämender Hilflosigkeit und Unzulänglichkeit hervorzurufen.

Trotz all dieser Entwicklungen besitzt der Mensch aber grundsätzlich die Fähigkeit, die Inkongruenzen zwischen seinem Selbstkonzept und seinen organismischen Erfahrungen wahrzunehmen. Er hat also die Fähigkeit, sein fehlangepasstes Selbstkonzept zu reorganisieren. Diese Fähigkeit kann in jeder zwischenmenschlichen Beziehung zur Wirkung kommen, in der der Partner kongruent bleiben und bedingungsfreie positive Beachtung und empathisches Verstehen für den Anderen erleben kann. (Vgl. Pkt. 5. Therapietheorie)

4. Entwicklungslehre

Den Kern einer personzentrierten Entwicklungslehre stellt das Modell der Selbst-Entwicklung von Biermann-Ratjen (2012, 2016) in drei Phasen dar.

In einer ersten Phase – vor dem Entstehen des bewussten Selbst – geht es darum, dass alle Bedürfnisse und alle Affektäußerungen des Säuglings adäquat verstanden und beantwortet werden, damit sich der Säugling in den eigenen Affekten zurechtfinden und damit sein Selbst überhaupt entwickeln kann. Wird mit dem Säugling nicht adäquat umgegangen, erlebt er Verlassensein und Angst vor Vernichtung. Hier können (spätere) psychotische Depression und Vernichtungsangst grundgelegt werden. Im ärgsten Fall von Verlassenheit werden alle Affekte eingestellt und es kommt zum Tod.

In einer zweiten Phase wird die Bewertung der (ersten) Selbsterfahrungen relevant. Heikel sind hier Selbsterfahrungen, die mit ohnmächtiger Wut, Trauer, Scham, Ekel, aber auch Überraschung oder Freude über sich selbst verbunden sind, sowie Erfahrungen von Abgelehnt- und Nicht-verstanden-worden-Sein. Werden diese Selbsterfahrungen von den Bezugspersonen adäquat »verstanden«, kann das entstehende Selbst auch diese Erfahrungen bewältigen und als zu sich gehörig integrieren. Werden diese nicht »verstanden«, dann lernt das Kind, sich und andere bei diesen Impulsen und Erfahrungen als wertlos oder böse zu erleben. Die Selbstentwicklung ist blockiert, das Kind kann diese Erlebensformen nicht genügend als zu sich passend integrieren. »Frühe« Störungen, Narzissmus, Borderline, Psychosen und schwere Depressionen werden so grundgelegt.

In einer dritten Phase, wenn ein (erstes) Selbst sich entwickelt hat, das Wut, Scham, Zweifel, Abgelehnt-Werden, aber auch Freude oder Stolz auf sich u. Ä. bzgl. seiner selbst integrieren konnte, kann das Kind sein Interesse darauf richten, was es sein und werden kann (seine eigene Identität gewinnen) – speziell im Zusammenhang mit seinem Geschlecht als Mann oder Frau. Werden hier alle Erfahrungen des Kindes ohne Bedingungen und um ihrer selbst willen anerkannt und »verstanden«, kann das Selbst sich kongruent zu den organismischen Erfahrungen und der organismischen Bewertung entwickeln.

Werden diese Erfahrungen des Kindes nur unter Bedingungen oder gar nicht anerkannt und verstanden (z. B. nur »männliches« oder leistungsorientiertes Verhalten), entstehen Inkongruenzen bzgl. der eigenen Identität. Spätere neurotische Störungen werden hier grundgelegt, etwa

- Misstrauen in die Fähigkeit des Kindes: → Phobie
- Massive Elternemotionen, wobei das Kind völlig unwichtig bleibt → Hysterie
- Strenge Elternkontrolle → Zwänge
- Von den Eltern übersehen worden sein → Neurotische Depression

5. Therapietheorie

Rogers hat sein Konzept oftmals in Form einer zusammenfassenden Grundhypothese formuliert. »Der oder die Einzelne besitzt in sich selbst unermessliche Hilfsmittel für das Verständnis seiner oder ihrer selbst, für die Änderung des Selbstkonzepts, der Einstellungen und des selbst bestimmten Verhaltens – und: Diese Mittel können erschlossen werden, wenn nur ein definierbares Klima förderlicher psychologischer Haltungen zur Verfügung gestellt werden kann.« (Rogers, 1986/1991, S. 239) Es war Rogers äußerst wichtig, dieses »Klima förderlicher psychologischer Haltungen« möglichst genau und umfassend zu beschreiben sowie empirisch-wissenschaftlich nachweisbar zu machen.

Die notwendigen und hinreichenden Bedingungen für Persönlichkeitsentwicklung durch Psychotherapie (Rogers, 1957/1991, 1959/2020)
Wenn (und je besser) diese Bedingungen gegeben sind, (umso eher) kommt ein bestimmter (Erlebens-)Prozess in Gang; wenn (und je besser) dieser Prozess läuft, (umso intensiver) kommt es zu persönlichen Veränderungen.

- **Zwei Personen haben wirklichen psychologischen Kontakt miteinander.**
  Psychologischer Kontakt ist hier gemeint im Sinne einer intensiv erlebten Beziehung.
- **Eine Person (Klient:in) ist im Zustand der Inkongruenz, d. h. mit einem Erleben beschäftigt, das nicht zu ihrem Selbstbild passt; die Person ist daher generell in Spannung oder in Angst.**
  Der Zustand der Inkongruenz kann bewusst (Angst) oder unbewusst (generelle Spannung) sein; der Klient muss jedoch wenigstens eine Ahnung von seiner Inkongruenz haben. Nur dann ist Psychotherapie indiziert.
- **Die andere Person (Therapeut:in) ist mit sich selbst kongruent (d. h. mindestens im Bereich der Beziehung zur Klientin:zum Klienten offen für das wirkliche eigene Erleben).**
  Der:Die Therapeut:in soll »ohne Täuschung und Fassade« sich seiner:ihrer gegenwärtigen organismischen Erfahrungen exakt gewahr sein. Dies schließt das Gewahrsein auch aller »negativen« Resonanzen auf den Klienten:die Klientin mit ein, wobei in diesen ein Zugang zum Verstehen und zum Wertschätzen des Klienten:der Klientin gefunden werden muss.
- **Die:Der Therapeut:in erlebt unbedingte Wertschätzung für das gesamte Erleben der Klientin:des Klienten.**
  Bedingungsloses Wertschätzen meint weder eine »Laisser-faire«-Haltung noch ein Gutheißen und Zustimmen i. S. einer Beurteilung. Es geht dabei nicht um ein Akzeptieren des Verhaltens und Handelns, sondern primär um ein Akzeptieren des Erlebens des Klienten:der Klientin. Unbedingte Wertschätzung enthält zwei Elemente: emotionales Zugewandt-Sein (»caring«) und interessierten Respekt für jeden Impuls.
- **Die:Der Therapeut:in kann die Klientin:den Klienten von deren:dessen inneren Bezugsrahmen her empathisch verstehen.**
  Empathie ist weder Identifikation noch Sympathie; sie besteht nach Rogers darin, »den inneren Bezugsrahmen des anderen möglichst exakt wahrzunehmen, […] gerade so, als man die andere Person wäre, jedoch ohne jemals die ›Als-ob‹-Position aufzugeben«. Empathie enthält zwei Elemente: emotionales Mitschwingen und wirkliches Verstehen.

- Die:Der Klient:in kann wenigstens ansatzweise wahr- und annehmen, dass die:der Therapeut:in sie:ihn ohne Bedingungen wertschätzt und empathisch versteht.
  Die Grundhaltungen bewirken nichts, wenn sie von Klient:innen nicht als solche erlebt werden.

Die Notwendigkeit dieser Bedingungen wurde oftmals bestätigt, während die Frage, ob sie auch wirklich hinreichend seien (oder ergänzt werden müssen), immer noch umstritten ist. Ein diesbezügliches Missverständnis besteht darin, dass die therapeutischen Grundeinstellungen (= Bedingungen 3, 4, und 5) oft als Beschreibung konkreten therapeutischen Vorgehens angesehen werden. Sie stellen jedoch »nur« Prinzipien dafür dar.

Ein weiteres Merkmal

In einigen Spätschriften schildert Rogers nach der Darstellung der drei Grundhaltungen ein »weiteres Merkmal« der therapeutischen Beziehung, das er »presence«, Gegenwärtigkeit nennt. »Ich stelle fest, daß von allem, was ich tue, eine heilende Wirkung auszugehen scheint, wenn ich meinem inneren, intuitiven Selbst am nächsten bin, wenn ich gewissermaßen mit dem Unbekannten in mir in Kontakt bin, wenn ich mich vielleicht in einem etwas veränderten Bewusstseinszustand befinde. Dann ist allein schon meine Anwesenheit für den anderen befreiend und hilfreich.« (Rogers, 1980/1981, S. 80). Diese Gegenwärtigkeit stellt keine vierte Grundhaltung dar, sie bildet vielmehr die unverzichtbare Basis bzw. Ausprägungsform der drei Grundhaltungen.

Hermeneutische Empathie und prozessuale Diagnostik der Inkongruenzdynamik

Klient:innen haben einen Umgang mit sich und der Umwelt, den sie selbst und/oder andere als defizitär, unbefriedigend, rigid usw. erleben. Dies bewirkt bei den Therapeut:innen, dass sie nicht durchgängig kongruent bedingungslos wertschätzend und empathisch verstehend sein können. Kongruenz, Wertschätzung und Empathie sind ja auch nicht »Input-Variablen«, obwohl ein gewisses Ausmaß davon gegeben sein muss, um eine Therapie beginnen zu können. Die in den sechs Bedingungen von Rogers beschriebene Qualität der therapeutischen Beziehung muss im Verlauf der Therapie immer erst hergestellt werden. Wenn die:der Therapeut:in sich der Klientin:dem Klienten gegenüber kontinuierlich kongruent, bedingungslos wertschätzend und empathisch verstehend erleben kann, dann ist die Therapie erfolgreich beendet.

Das fortlaufende Bemühen des Personzentrierten Therapeuten:der Personzentrierten Therapeutin, über die achtsame Wahrnehmung der eigenen (gerade auch der »negativen«) Resonanzen auf die Klientin:den Klienten zu einem kongruenten Wertschätzen und Verstehen zu kommen (Hermeneutische Empathie, Keil W., 1997, 2012), wird auch als prozessuale Diagnostik der Inkongruenzdynamik (Keil S., 2014) bezeichnet.

6. Psychotherapeutische Diagnostik in der Personzentrierten Psychotherapie

Rogers hat eine explizite psychologische Diagnostik (im Sinn einer umfangreichen testpsychologischen Untersuchung und/oder anamnestischen Exploration) als für Psychotherapie unnötig bis schädlich empfunden, da dabei »der Ort der Wertung« einseitig in den Expert:innen liegt. Er versteht die Psychotherapie jedoch als einen ausgesprochen diagnostischen Prozess, bei welchem es weniger um kognitives Erkennen, sondern um einen ganzheitlichen Prozess des Selbsterlebens und der Selbstentwicklung geht. »In einem sehr bedeutungsvollen Sinn *ist* die Therapie Diagnose, und diese Diagnose ist ein Prozeß, der eher in der Erfahrung des Klienten abläuft als im Intellekt des Klinikers.« (Rogers, 1951/1983, S. 208) Damit wird eine zeit- und situations*in*variante psychologische Statusdiagnose abgelehnt, jedoch eine zeit- und bedingungsvariable Prozessdiagnostik grundgelegt. Bei dieser Prozessdiagnostik geht es darum, die eigenen Befindlichkeiten wahrzunehmen und zu spüren und sie weiter zu explorieren, um in einen Prozess des tieferen Verstehens seiner selbst einzutreten. Eine solche Diagnostik ist nicht einseitig feststellend oder klassifizierend, sie wird vielmehr von Therapeut:in und Klient:in prozesshaft miteinander und gemeinsam entwickelt.

Indikation

Vor dem Einstieg in den therapeutischen Prozess ist es erforderlich, zunächst abzuklären, ob im gegebenen Fall eine Psychotherapie bzw. eine Personzentrierte Psychotherapie indiziert oder kontraindiziert ist. Für eine differenzielle Indikation haben Biermann-Ratjen et al. (2016) ein eigenes Modell entwickelt, das vier Kriterien für die Indikation einer Personzentrierten Psychotherapie vorsieht. Dabei geht es darum, dass

- die Störung/das Leiden psychisch ist und eine Inkongruenz zur Grundlage hat,
- Klient:innen die Inkongruenz mindestens ansatzweise und verbunden mit einem Veränderungswunsch wahrnehmen,
- Klient:innen eine Beziehung zu sich selbst (zum eigenen Erleben) aufnehmen können,
- Klient:innen das therapeutische Beziehungsangebot mindestens ansatzweise wahr- und annehmen können.

Das letzte Kriterium wird zugleich als Prognosekriterium aufgefasst, weil gesichert ist, dass die Reaktionen der Klientin:des Klienten bzw. die Ansprechbarkeit auf das erlebte therapeutische Modell im Erstgespräch bzw. in den probatorischen Sitzungen die verlasslichsten Pradiktoren für eine erfolgreiche Therapie darstellen.

Hermeneutische Empathie

Personzentrierte Therapeut:innen haben bei ihrer Arbeit ein Paradoxon zu bewältigen: Sie wollen für die Klient:innen nichts anderes als kongruentes, bedingungsfreies Wertschätzen und empathisches Verstehen empfinden, sind zugleich aber mit Personen befasst, deren Erleben und Verhalten als defizitär, unbefriedigend, rigide, gestört usw. erlebt wird. Demnach wird die therapeutische Resonanz also immer wieder eine »negative« sein, wenn man sich z. B. im Moment verärgert, gelangweilt oder überstrapaziert fühlt, zu starkes Mitleid empfindet, mit Strenge eingreifen möchte, in Ohnmacht versinkt u. a. m. Aber auch scheinbar »positive« Resonanzen wie etwa große Begeisterung, drängende Parteinahme oder aufkommende Verliebtheit stellen eine »negative« Resonanz im Sinne der personzentrierten Grundhaltungen dar. Das (Noch-)Nicht-Wertschätzen und (Noch-)Nicht-Verstehen der Therapeutin:des Therapeuten werden hier nicht als therapeutische Fehler gesehen, sie sind vielmehr als Hinweise zu verstehen, welche die Inkongruenzen der Klientin:des Klienten spürbar machen können.

Die hermeneutische Empathie (Keil W., 1997, 2012) besteht nun darin, dass die:der Therapeut:in von der gesamten eigenen Resonanz und von ihren:seinen Ahnungen vom lebensgeschichtlichen Gewordensein der Klientin:des Klienten ausgehend sowie mithilfe ihres:seines Wissens von störungsspezifischen Erlebensformen Verstehenshypothesen darüber bildet, warum der:die Klient:in von seiner:ihrer inneren Dynamik her so geworden ist bzw. in der momentanen Situation so sein muss, wie er:sie erlebt wird. Es soll dabei die persönliche Bedeutung der inkongruenten Erlebens- und Verhaltensweisen sowie deren lebensgeschichtliche Entwicklung annähernd verstanden werden. Dieses »probeweise« Verstehen wird in den weiteren therapeutischen Interventionen »gecheckt« und die Verstehenshypothesen werden dabei so lange verändert, bis der:die Therapeut:in die Klientin:den Klienten kongruent unbedingt wertschätzen und empathisch verstehen kann. Die Abfolge der Schritte ist dabei nicht linear, sondern als immer von Neuem zu durchlaufender (Feedback-geleiteter) Kreislauf zu verstehen.

Prozessuale Diagnostik der Inkongruenzdynamik

Um zu einem adäquaten Verstehen der Klientin:des Klienten zu kommen, braucht es neben den aus der eigenen Resonanz intuitiv entwickelten Verstehenshypothesen natürlich auch die achtsame und umfassende Wahrnehmung des konkreten Erlebens und Verhaltens und der diesen zugrunde liegenden Selbststrukturen. Sylvia Keil (2014) hat dafür das Modell der »prozessualen Diagnostik der Inkongruenzdynamik« entworfen. Dabei werden die aus der eigenen Resonanz entwickelten Verstehenshypothesen zunächst mit den konkreten »Fakten« der Klientin:des Klienten, nämlich ihren:seinen Erlebens- und Verhaltensstrukturen, in Beziehung gesetzt bzw. an diesen überprüft und weiterentwickelt. Es geht hier um Fakten wie Anlass oder Motiv für die Therapie, die Symptomatik und das ausgesprochene Therapieziel; es gehören aber auch sämtliche Erzählungen, Handlungsweisen, Kompetenzen, Lebensverhältnisse und biografischen Daten der Person dazu. Auf jeden Fall sind bei der prozessualen Diagnostik der Inkongruenzdynamik die folgenden Faktoren einzubeziehen:

- die eigene Resonanz der Therapeutin:des Therapeuten und die daraus entwickelten Verstehenshypothesen,
- von daher vermutetes organismisches Erleben der Klientin:des Klienten, das aber abgewehrt wird,
- von der Klientin:dem Klienten geäußerte Selbstdefinitionen,
- die wichtigsten Verhaltensmuster bzw. Handlungsstrategien der Klientin:des Klienten,
- wichtige Erfahrungen der Klientin:des Klienten, die zugleich abgelehnt oder bekämpft werden,
- die psychisch relevanten Symptome der Klientin:des Klienten.

Die Inkongruenzdiagnose besteht somit aus der empathischen Beschreibung des Problems, das die Person dabei hat, sich von ihrem Selbstkonzept geleitet mit spezifischen Strategien zu aktualisieren. Im Fokus stehen Selbstbilder und Strategien, die eine adäquate Symbolisierung von organismischem Erleben ermöglichen oder behindern.

Es ist dabei wichtig, Inkongruenz nicht als statischen Begriff, sondern als dynamisches Phänomen zu verstehen, wobei es durchaus sein kann, dass ein- und dasselbe Erleben in einer bestimmten inneren oder äußeren Konstellation einmal kongruent und ein andermal inkongruent wird. In diesem Sinn definiert Keil Inkongruenz(dynamik) als Verhältnis zwischen Organismus, organismischem Erleben und Selbstkonzept.

Krankheitswertig wird eine Inkongruenzdynamik erst dann, wenn systematisch keine aktuellen Symbolisierungsprozesse möglich sind bzw. wenn mit dem Felt Sense keine Kommunikation und keine Interaktion stattfinden, obwohl sie notwendig wären. Der Organismus hat in all diesen Fällen ein Selbstkonzept entwickelt, mit dem er sich überlastet. Dennoch gilt auch in diesen Fällen, dass das Ziel der Inkongruenzdynamik immer in der Aufrechterhaltung der bedingungslosen Selbstachtung besteht bzw. vom Bedürfnis nach dieser Selbst-Wertschätzung bestimmt ist.

Die Reorganisation des Selbstkonzepts geschieht bei krankheitswertiger Inkongruenz kaum durch eine Veränderung der Selbstbilder, sondern durch ein langsames Erkennen der zu den Selbstbildern entwickelten passenden Verhaltensstrategien. Diese können zunächst so weit verändert werden, dass sie wieder zur Selbstachtung führen. Dadurch entstehen wieder positive Kreisläufe in der (In-)Kongruenzdynamik.

7. Entwicklungen der personzentrierten Psychotherapie

Weiterentwicklungen in der Personzentrierten Psychotherapie

In der Entwicklung der Personzentrierten Therapie lassen sich drei große Strömungen unterscheiden:

- Eine orthodoxe Ausrichtung, bei welcher die Therapeut:innen im Vertrauen auf die Selbstheilungskräfte strikt nur die therapeutischen Grundhaltungen verwirklichen wollen und Methoden generell ablehnen: J. Bozarth oder B. Brodley beachten besonders die therapeutische Nondirektivität; P. F. Schmid betont den Charakter der personalen Begegnung; D. Mearns und D. Cooper zentrieren auf die Arbeit at relational depth.
- Klinisch orientierte Ausrichtungen: Die therapeutischen Grundhaltungen werden als funktionale Arbeitshaltungen verstanden (E. M. Biermann-Ratjen, J. Eckert, D. Höger u. a.), wobei die Arbeit an den Inkongruenzen bzw. an deren Gewahrwerden wesentlich ist (J. Finke, G. Stumm, G. Lietaer u. v. a.). Dabei wird der eigentliche Wirkfaktor im hermeneutischen Verstehen des Noch-nicht-Verstehbaren (prozes-

suale Diagnostik) gesehen (Keil S., 2014; Keil W., 1997, 2012). Hier dominiert oft eine störungsspezifische Ausrichtung mit der Betonung der Wichtigkeit störungsspezifischen Wissens (U. Binder; J. Finke & L. Teusch; G.-W. Speierer), während andererseits die »Arbeit mit der Beziehung« (Interaktionelle Orientierung nach van Kessel & van der Linden) besonders betont wird. Hierzu zählt auch die existenzialistische Ausrichtung von H. Swildens (2015), bei welcher die klassischen psychischen Störungen als Blockaden und Stagnationen des existenziellen Prozesses verstanden werden. Die Blockaden haben dabei störungsspezifisch typische Formen, die als »Alibi« (gegenüber der Existenz) und als »Mythe« (der Rechtfertigung für die Stagnation des existenziellen Prozesses) beschreibbar sind.

Wenn der existenzielle Prozess blockiert ist, reicht empathisches Mitschwingen nicht aus. Dann sind störungsadäquate und den jeweiligen Phasen des Therapieprozesses entsprechende Vorgehensweisen erforderlich.

Für die Kontaktaufnahme mit psychotischen oder geistig behinderten Menschen hat G. Prouty (2015) seine »Prä-Therapie« entwickelt, ein Konzept dafür, wie diese Menschen wieder zum Kontakt mit sich und der Umwelt kommen können. Konzepte für das Verständnis präexpressiver Erlebensformen, z. B. bei Demenz, finden sich bei T. Kitwood oder I. Morton.

- Experienzielle Ausrichtungen, bei welchen das Hauptaugenmerk dem Ermöglichen, Vertiefen und Explizieren des inneren Erlebens (»Experiencing«) gilt. Hierzu zählt v. a. die Focusing-orientierte Psychotherapie von E. T. Gendlin, eine »Personzentrierte Psychotherapie mit Focusing«. Diese wurde im Weiteren von M. Hendricks oder A. Weiser-Cornell ausgestaltet und im deutschen Sprachraum von J. Wiltschko, K. Renn u. a. als Focusing-Therapie weiter ausgebaut.

  Eine bedeutsame Weiterentwicklung international stellt hier aber auch die Prozess Experienzielle Therapie von L. S. Greenberg und Mitarbeiter:innen dar, die mittlerweile zur emotionsfokussierten Therapie ausgebaut wurde.

Spezielle Settings und Bereiche der Personzentrierten Psychotherapie

Personzentrierte Therapie findet gewöhnlich im Einzelsetting statt, wobei Konzepte für Kurzzeittherapie (bis max. 20 Std.) und für längerfristige Therapien (60–100 Std. und mehr) entwickelt wurden. Darüber hinaus wurden personzentrierte Therapiekonzepte für viele weitere Settings und Bereiche entwickelt.

- Pz. Gruppentherapie: mehrtägige Intensivgruppen in »Klausur« oder längerfristige, fraktionierte Gruppen, z. B. wöchentliche Jahresgruppe (P.F. Schmid; J. Eckert & E.M. Biermann-Ratjen; H. Snijders & G. Lietaer).

- Pz. Kinder- und Jugendlichentherapie: Spieltherapie (V.M. Axline), orientiert an den Prinzipien der Nondirektivität und der Grenzensetzung zugleich (M. Behr; C. Boeck-Singelmann et al.; K. Fröhlich-Gildhoff et al.; u.v.a.). In der Arbeit mit Familien mit Kindern hat sich die integrative Form der Familien-Spieltherapie (F. Kemper) entwickelt.
- Pz. Familientherapie: Hier geht es nicht um individuelles Experiencing und individuelle Inkongruenz, sondern um das interpersonelle Erleben in seiner Kongruenz und Inkongruenz mit den Familienkonzepten der Familienmitglieder (U. Hollik, M. Lieb, A. Renger & T. Ziebertz, 2018).
- Pz. Paartherapie: A. Auckenthaler; S. Johnson; H.W. Linster.
- Pz. Kunsttherapie, Arbeit mit kreativen Medien: N. Rogers; N. Groddeck; L. Silverstone; R.E. Klemm; B. Egger.
- Pz. Körpertherapie: E. Kern; Chr. Geiser & E. Juchli; J. Wiltschko.

Personzentrierter Ansatz – Anwendungen außerhalb von Psychotherapie

Während Rogers und seine Mitarbeiter:innen jahrzehntelang die Grundlagen und Dynamiken von Psychotherapie erforscht haben, hat sich gleichzeitig ergeben, dass viele Konzepte und Vorgehensweisen der Personzentrierten Psychotherapie auch in vielen anderen Bereichen (wie Beratung, Coaching, Supervision, Unterricht und Pädagogik, Familienleben usw.) verwendet und weiterentwickelt werden können. Die dabei jeweils entwickelten personzentrierten Philosophien und Methoden werden unter dem Begriff Personzentrierter Ansatz subsummiert. Einige der bekannteren Konzepte dabei sind:

- Encounter: Gruppen für persönliche Begegnung, persönliches Wachstum (C. Rogers, P.F. Schmid, Ch. Devonshire u.v.a.)
- Pz. Beratung: K. Sander & T. Ziebertz; S. Weinberger & H. Lindner; S. Gahleitner et al.; u.v.a.
- Pz. Kommunikation, Pz. Gesprächsführung: F. Schulz von Thun; R. Motschnig & L. Nykl; u.v.a.
- »Familienkonferenz«, »Managerkonferenz«, »Lehrer-Schüler-Konferenz« u.v.a. von Th. Gordon
- Schülerzentriertes Unterrichten: Th. Fleischer; H. Teml; u.a.

- Pz. Coaching und Organisationsentwicklung: C. Seewald; U. Straumann & C. Zimmermann-Lotz
- Motivierende Gesprächsführung (MI): W. R. Miller & S. Rollnick
- Gewaltfreie Kommunikation: M. B. Rosenberg

8. Fachspezifikum Personzentrierte Psychotherapie

Eine fachspezifische Ausbildung in Personzentrierter Psychotherapie wird in Österreich von vier Vereinigungen angeboten:

- Forum der APG (Arbeitsgemeinschaft für Personzentrierte Psychotherapie, Gesprächsführung und Supervision), www.apg-forum.at
- IPS der APG (Institut für Personzentrierte Studien der Arbeitsgemeinschaft für Personzentrierte Psychotherapie, Gesprächsführung und Supervision), www.apg-ips.at
- ÖGWG (Österreichische Gesellschaft für wissenschaftliche, klientenzentrierte Psychotherapie und personorientierte Gesprächsführung), www.oegwg.at
- VRP (Vereinigung Rogerianische Psychotherapie), www.vrp.at

Die ÖGWG ist (mit ihren Ausbildungsgängen und mit Regionalzentren) in ganz Österreich gut vertreten, die Geschäftsstelle der ÖGWG befindet sich in Linz (0732/784630). Die anderen drei Vereinigungen haben ihren Sitz jeweils in Wien. Die ÖGWG bietet die fachspezifische Ausbildung in Kooperation mit der Donau-Universität Krems als Weiterbildungslehrgang an, mit der Möglichkeit, mit dem Mastergrad (MSc für Psychotherapie) abzuschließen. Die einzelnen Lehrveranstaltungen finden zum größten Teil in den Bundesländern statt, wo sich die Teilnehmer:innen der jeweiligen Ausbildungsgruppe befinden. Die anderen drei Vereine sind derzeit in Vorbereitung eines Ausbildungslehrgangs und eines Master Lehrgangs an der Universität Wien.

Bei allen vier Vereinigungen muss vor dem Eintritt in das Fachspezifikum ein Auswahlverfahren absolviert werden; alle Fachspezifika bieten laufend Informationsveranstaltungen in Wien bzw. die ÖGWG auch in Linz, Salzburg, Innsbruck, Graz und Klagenfurt an.

Fragen zur Evaluation

1. Wie entsteht Inkongruenz?
2. Was meint Gendlin mit dem Experiencingprozess?
3. Was soll eine personzentrierte Therapeutin:ein personzentrierter Therapeut tun, wenn sie:er statt wertschätzendem Mitfühlen negative Resonanzen auf Klient:innen empfindet?

Literatur im Text

Biermann-Ratjen, E.-M., Eckert, J., & Schwartz, H.-J. (2016). *Gesprächspsychotherapie. Verändern durch Verstehen* (10. Aufl.). Stuttgart: Kohlhammer.

Eckert, J., Biermann-Ratjen, E.-M., & Höger, D. (Hrsg.). (2012). *Gesprächspsychotherapie. Lehrbuch für die Praxis* (2. Aufl.). Heidelberg: Springer.

Gendlin, E. T. (2010 [1964]). Experiencing-Theorie. Teil I, II, III. In J. Wiltschko, *Hilflosigkeit in Stärke verwandeln. Focusing als Basis einer Metapsychotherapie* (S. 163–171, 208–215, 246–253). Münster: Ed. Octopus. (Orig. ersch. 1964: A theory of personality change. In P. Worchel, & D. Byrne (Eds.), *Personality change*).

Gendlin, E. T. (2012 [1978]). *Focusing. Selbsthilfe bei der Lösung persönlicher Probleme* (11. Aufl.). Reinbek: Rowohlt (Orig. ersch. 1978: Focusing).

Hollik, U., Lieb, M., Renger, A., & Ziebertz, T. (2018). *Personzentrierte Familientherapie und -beratung.* München: Reinhardt.

Keil, S. (2014). Die prozessuale Diagnostik der Inkongruenzdynamik (PID) – Ein Modell zur Orientierung und Förderung im Therapieprozess. *PERSON,* 18(1), 31–43.

Keil, W. W. (1997). Hermeneutische Empathie in der Klientenzentrierten Therapie. *PERSON,* 1(1), 5–13.

Keil, W. W. (2012). *Hermeneutische Empathie. Über die eigene Resonanz zum wertschätzenden Verstehen kommen.* Vortrag Zürich 2012. Verfügbar unter http://www.pca-acp.ch/de/Personzentrierter-Ansatz/Bibliothek/Vortraege.199.html

Prouty, G., Van Werde, D., & Pörtner, M. (2015). *Prä-Therapie* (5. Aufl.). Stuttgart: Klett-Cotta.

Rogers, C. R. (1983 [1951]). *Die klientenzentrierte Gesprächspsychotherapie. Client-centered therapy* (22. Aufl.). Frankfurt/M.: Fischer (Orig. ersch. 1951: Client-centered therapy. Its current practice, implication, and theory. Boston: Houghton Mifflin).

Rogers, C. R. (1991 [1957]). Die notwendigen und hinreichenden Bedingungen für Persönlichkeitsveränderung durch Psychotherapie. In C. R. Rogers & P. F. Schmid, *Personzentriert. Grundlagen von Theorie und Praxis* (S. 165–184). Mainz: Grünewald (Orig. ersch. 1957: The necessary and sufficient conditions of therapeutic personality change).

Rogers, C. R. (2020 [1959]). *Eine Theorie der Psychotherapie, der Persönlichkeit und der zwischenmenschlichen Beziehungen* (3. Aufl.). München: Reinhardt (Orig. ersch. 1959: A theory of therapy, personality, and interpersonal relationsship, as developed in the client-centered framework. In S. Koch (Ed.), Psychology. A study of a science).

Rogers, C. R. (2020 [1961]). *Entwicklung der Persönlichkeit. Psychotherapie aus der Sicht eines Therapeuten* (22. Aufl.). Stuttgart: Klett (Orig. ersch. 1961: On becoming a person. A therapists view of psychotherapy).

Rogers, C. R. (1985 [1977]). *Die Kraft des Guten. Ein Appell zur Selbstverwirklichung.* Frankfurt/M.: Fischer-Tb. (Orig. ersch. 1977: On personal power. Inner strength and its revolutionary impact).

Rogers, C. R. (1981 [1980]). *Der neue Mensch.* Stuttgart: Klett (Orig. ersch. 1980: A way of being).

Rogers, C. R. (1991 [1986]). Ein klientenzentrierter bzw. personzentrierter Ansatz in der Psychotherapie. In C. R. Rogers & P. F. Schmid, *Personzentriert. Grundlagen von Theorie und Praxis* (S. 238–256). Mainz: Grünewald (Orig. ersch. 1986: A client-centered / person-centered approach to therapy. In I. L. Kutash & A. Wolf (Eds.), Psychotherapist's casebook. Theory and technique in the practice of modern times).

Kernliteratur

Biermann-Ratjen, E.-M., Eckert, J., & Schwartz, H.-J. (2016). *Gesprächspsychotherapie. Verändern durch Verstehen* (10. Aufl.). Stuttgart: Kohlhammer.

Finke, J. (2019). *Personzentrierte Psychotherapie und Beratung.* München: Reinhardt.

Gendlin, E. T. (2012 [1978]). *Focusing. Selbsthilfe bei der Lösung persönlicher Probleme* (11. Aufl.). Reinbek: Rowohlt (Orig. ersch. 1978: Focusing).

Rogers, C. R. (2020 [1959]). *Eine Theorie der Psychotherapie, der Persönlichkeit und der zwischenmenschlichen Beziehungen* (3. Aufl.). München: Reinhardt (Orig. ersch. 1959: A theory of therapy, personality, and interpersonal relationsship, as developed in the client-centered framework. In S. Koch (Ed.), Psychology. A study of a science).

Rogers, C. R. (2020 [1961]). *Entwicklung der Persönlichkeit. Psychotherapie aus der Sicht eines Therapeuten* (22. Aufl.). Stuttgart: Klett-Cotta (Orig. ersch. 1961: On becoming a person. A therapists view of psychotherapy).

Stumm, G., Keil, W. W. (Hrsg.). (2018). *Praxis der Personzentrierten Psychotherapie* (2. Aufl.). Berlin: Springer.

Swildens, H. (2015). *Prozessorientierte Gesprächspsychotherapie. Einführung in eine differentielle Anwendung des klientenzentrierten Ansatzes bei der Behandlung psychischer Erkrankungen.* Köln: GwG.

Weiterführende Literatur

Eckert, J., Biermann-Ratjen, E.-M., & Höger, D. (Hrsg.). (2012). *Gesprächspsychotherapie: Lehrbuch.* Berlin: Springer.

Gendlin, E. T. (2018 [1996]). *Focusing-orientierte Psychotherapie. Ein Handbuch der erlebens-bezogenen Methode* (4. Aufl.). Stuttgart: Pfeiffer bei Klett-Cotta (Orig. ersch. 1996: Focusing-oriented psychotherapy: A manual of the experiential method).

Keil, S. (2022). Diagnostik in der Personzentrierten Psychotherapie. In C. Höfner & M. Hochgerner (Hrsg.), *Psychotherapeutische Diagnostik* (S. 323–335). Wien, New York: Springer.

Renn, K. (2016). *Magische Momente der Veränderung. Was Focusing bewirken kann*. München: Kösel.

Rogers, C. R. (1983). *Therapeut und Klient. Grundlagen der Gesprächspsychotherapie*. Frankfurt/M.: Fischer.

Stumm, G., Wiltschko, J., & Keil, W. W. (Hrsg.). (2003). *Grundbegriffe der Personzentrierten und Focusing-orientierten Psychotherapie*. Stuttgart: Pfeiffer bei Klett-Cotta.

1.3.6 Psychodrama

Sonja Hintermeier

Historische Entwicklung und zeitgenössische Form von Theorie und Methodik des Psychodramas

Zusammenfassung

Psychodrama ist ein aktions- und ressourcenorientiertes Verfahren. Der Mensch wird als Gruppen- und Begegnungswesen gesehen, dessen Gesundheit wie Krankheit eng mit seiner sozialen Einbettung und den erlebten Beziehungsqualitäten zusammenhängen. Der Methodenkoffer des Psychodramas ist umfangreich und theoretisch fundiert. Auf der Psychodramabühne werden Interaktionen szenisch erforscht, Rollen ausprobiert, geübt und es wird an der Entwicklung einer für alle Beteiligten stimmigen Rollengestaltung gearbeitet. Ziel psychodramatischer Arbeit ist sowohl die Verbesserung der spontan-kreativen Fähigkeiten als auch der Tele- und Begegnungsfähigkeit.

Schlüsselwörter

Szene, Rolle, Kreativität, Spontaneität, Tele, Begegnung

Historische Entwicklung

Psychodrama (PD) wurde vor mittlerweile fast hundert Jahren, nämlich ab den 1920er-Jahren, vom jüdischen Arzt Jakob Levy Moreno entwickelt, zuerst in Österreich, nach seiner Emigration dann in den USA.

Psychodrama ist Teil des sogenannten Triadischen Systems – Psychodrama, Soziometrie und Rollenspiel – und in seiner Komplexität durch die vielschichtige Persönlichkeit Morenos geprägt: Moreno hat in seinem Leben viele Rollen gespielt: als junger Mann jene eines religiösen »Propheten«, Sozialrevolutionärs und Dichters, dann jene als Arzt, Theatergründer und Pionier der Gruppentherapie (vgl. Kern, 2014). Die Wurzeln des Psychodramas werden in der Religion (v. a. im Judentum), in der Philosophie (v. a. Bergson und Buber) und im Theater (v. a. im Stegreiftheater) gesehen (vgl. Buer, 1989). Moreno entwarf psychologische und soziologische Konzepte, die heute als selbstverständlich empfunden werden und von verschiedensten Therapierichtungen übernommen wurden (vgl. Kern, 2014). Morenos Grundannahme, dass der Mensch zuallererst ein soziales Wesen ist und auf andere Menschen orientiert funktioniert, wird aktuell in der Gehirnforschung intensiv beforscht.

Seit der Gründung des Psychodramas durch Moreno ist viel passiert. Psychodrama wird heute in vielen Ländern der Welt und in den verschiedensten Formaten eingesetzt: in der sozialen Arbeit, in der Pädagogik, Seelsorge, Beratung, Supervision, Personal- und Organisationsentwicklung, Mediation und natürlich in der Psychotherapie (Stadler, 2013; Kern, 2010, S. 32).

Das zeitgenössische therapeutische Psychodrama wird im Gruppensetting, im Einzelsetting, in der Arbeit mit Paaren und mit Familien angewandt. Für Kinder- und Jugendlichen-Psychotherapie, für die Psychodrama aufgrund seines spielerischen Ansatzes besonders gut geeignet ist, wurden altersspezifische Modifikationen der üblichen Vorgehensweisen entwickelt (vgl. Biegler & Wicher, 2017).

Im Zuge der theoretischen Weiterentwicklung haben sich verschiedene Richtungen von Psychodrama-Psychotherapie entwickelt: eine psychodynamisch orientierte Form, die psychoanalytische Theoriebildung integriert (Analytisches Psychodrama), und eine Form des Psychodramas, die wesentlich auf den humanistischen Wurzeln Morenos, seinem Menschenbild und Metatheorien aufbaut (Humanistisches Psychodrama).

In Österreich wird Psychodrama der humanistischen Grundströmung der Psychotherapie zugerechnet. Die fachspezifische Ausbildung wird durch die Fachsektion Psychodrama im ÖAGG seit 2005 in Kooperation mit der Donau-Universität Krems, seit 2020 in Kooperation mit der Paris Lodron Universität Salzburg als Universitätslehrgang (MSc Psychotherapie) und seit 2022 in Kooperation mit der Bertha von Suttner Universität durchgeführt.

Humanistisches Psychodrama besteht aus einem komplexen System von Metatheorien, Interpretationsfolien und einer ebenso fundierten Praxeologie, welche im Folgenden vorgestellt werden.

Grundbegriffe und zentrale Konzepte des Psychodramas

Psychodrama ist »diejenige Methode […], welche die Wahrheit der Seele durch Handeln ergründet« (Moreno, 2008, S. 77). Psychodramatheorie und Methodik bauen auf folgenden Grundbegriffen auf:

- Szenisches Denken, szenisches Handeln: Im Mittelpunkt jeder psychodramatischen Arbeit steht das Denken in und Bearbeiten von Szenen (der seelischen Innenwelt, Fantasieszenen oder reale Lebensszenen der Gegenwart, Vergangenheit oder Zukunft).

- Die Rollentheorie: Der Mensch wird als »Actor«, als von Beginn seines Lebens an Handelnder, betrachtet. Handlungen erfolgen in Rollen und innerhalb von komplementären Rollenkonfigurationen (z. B. Lehrer:in, Schüler:in). Menschliche Interaktion wird als Austausch von Rollenerwartungen betrachtet, komplexe Interaktionen beruhen auf Schleifen (Konfigurationen) von »role-giving« und »role-receiving«.
- Die Kreativitäts- und Spontaneitätstheorie: Handeln wird als spontan-kreativer Akt begriffen, als zyklischer Prozess (kreativer Zirkel) des Problemlösens (Hutter & Schwehm, 2012). Rollen müssen laufend neu kreiert werden, der Mensch fungiert immer als »role-creator«. Der Prozess der Entwicklung einer neuen Rolle wird mit dem Begriff Spontaneitäts-Kreativitäts-Zyklus zusammengefasst, welcher folgenden typischen Ablauf hat: gewohnheitsmäßiges Handeln (in Rollenkonserven) – ein Handlungsproblem tritt auf – es kommt zur Erwärmung (für einen neuen Umgang damit) – es folgt eine Spontaneitätslage mit einem sogenannten Status nascendi (der Geburtsmoment einer neuen Handlungsweise/Rollengestaltung) – in der kreativen Phase wird die neue Handlungsweise/Rolle bestätigt und konsolidiert – eine neue Rollenkonserve entsteht (vgl. Schacht, 2009). Bei der Kreation neuer Rollen kommt der individuellen Kreativität eine große Bedeutung zu, welche durch die Fähigkeit zur Spontaneität (Angemessenheit) moderiert werden muss.
- Tele und Begegnung: Ein Grundprinzip des menschlichen Miteinanders ist die Regelung von Annäherung und Vermeidung. Das psychodramatische Konzept zum Verständnis emotionaler Prozesse ist das Konzept des »Tele«: Moreno meinte damit »Zweifühlung«, d. h. wechselseitige Einfühlungsfähigkeit und -bereitschaft. Mithilfe des Konzepts der Teleprozesse lässt sich zwischenmenschliche Interaktion als wechselseitige Regulation von Anziehung und Abstoßung begreifen. »Auto-Tele« meint die Beziehung zu sich selbst. Unter Begegnung wird in der Psychodramatheorie eine authentische »Ich-Du-Begegnung« verstanden (vgl. Schacht, 2003, 2009; Pruckner, 2010). Tele – als wechselseitige Einfühlungsfähigkeit und -bereitschaft – ist Voraussetzung für »gelingende Begegnung«, welche ein wichtiges Ziel jeder psychodramatischen Arbeit darstellt.

Die psychodramatischen Metatheorien und Interpretationsfolien

1. Soziometrie – die Lehre von den Beziehungen

Von Beginn seines Lebens an lebt und handelt der Mensch in sozialen Beziehungen, in großer Abhängigkeit von anderen Menschen. Soziale

Beziehungen kommen durch Zufall, Nähe oder Wahl zustande. Im Zentrum der Soziometrie stehen die Begriffe Wahl, Anziehung und Abstoßung, Tele und Begegnung.

In Gruppen können mithilfe von soziometrischen Arrangements und Tests die (emotionalen) Beziehungen der Gruppenmitglieder zueinander erforscht werden, und durch die Berücksichtigung dieser soziometrischen Wahlen kann sowohl die individuelle Zufriedenheit als auch die Tragfähigkeit der sozialen Struktur verbessert werden (vgl. Stadler, 2013).

Das höchstpersönliche Beziehungsnetz eines Menschen, das in einem inneren Kern die engen Beziehungen, in einem äußeren Kern die gewünschten Beziehungen und im äußersten Ring das Bekanntschaftsvolumen beinhaltet, war für Moreno die kleinste soziale Einheit. Da diese unteilbar ist, nannte er diesen »Nukleus menschlicher Beziehungen« soziales Atom. Der reale oder gedankliche Einbezug des individuellen sozialen Atoms ist ein wichtiger Teil jeder psychodramatischen Einzelarbeit. Auf Morenos Idee des sozialen Atoms wurde die soziale Netzwerktheorie aufgebaut (vgl. Stadler, 2013).

2. Persönlichkeitstheoretisches Konzept

Moreno ging davon aus, dass das »Selbst« im Laufe der individuellen Entwicklung aus den Rollen entwickelt wird (Moreno, 1982, zit. n. Schacht, 2003). Persönlichkeit ist das, was das Selbst eines Menschen in seiner individuellen Eigenart charakterisiert und von anderen abhebt (Hintermeier, 2016). Um die Persönlichkeit eines Menschen aus psychodramatischer Sicht zu erfassen, benötigt man seine Rollenmatrix und sein soziokulturelles Atom. In der Rollenmatrix werden die Rollen, die ein Mensch im Laufe seiner Biografie entwickelt und zur Verfügung hat, sein Rollenrepertoire, abgebildet. Im soziokulturellen Atom werden diese Rollen im Zusammenhang mit den Bezugspersonen, mit denen diese gelebt und ausgeübt werden, dargestellt. Hier zeigen sich die charakteristischen Beziehungsqualitäten und Rollenkonfigurationen eines Menschen (Hintermeier, 2016).

3. Entwicklungstheoretisches Konzept

Die Persönlichkeitsentwicklung aus der Sicht des Psychodramas beschreibt die Entwicklung der Handlungskompetenzen einer Person traditionellerweise über drei Entwicklungsphasen (vgl. Schacht, 2003):

- Psychosomatische Rollenebene: somatische Sensationen und affektive Empfindungen, Rhythmuskoordination, Erlebnisintensitäten, Bindung, implizites Wissen

- Psychodramatische Rollenebene: benennbare Gefühle, Wünsche, Bedürfnisse, Realität und Fantasie, Vorstellungsvermögen; tun können, »als ob«; Zauber der Magie, konkret-anschauliches Denken; Subjektivität des Erlebens wird verstanden, Rollenwechsel mit Figuren (nicht mit Subjekten) ist möglich.
- Soziodramatische Rollenebene: Einordnung in soziale Gefüge mit Regeln.
  - Niveau 1: die Erkenntnis der Subjektivität des Erlebens wird handlungsrelevant, (selbst)reflexives Denken, Rollenwechsel mit anderen Personen wird möglich, »entweder – oder«, Eindeutigkeit;
  - Niveau 2: reflexives und reziprokes Denken, Zwei-Personen-Perspektive wird entwickelt, Rollentausch wird möglich, psychisches Erleben kann geteilt werden, »sowohl – als auch«;
  - Niveau 3: Dritte-Person-Perspektive auf eigenes Handeln, Selbstempathie, Berücksichtigung von Interessen mehrerer Personen wird möglich;
  - Niveau 4: systemübergreifende Perspektive.

  Die Handlungsniveaus beschreiben mit den zunehmend komplexeren Handlungskompetenzen die Entwicklung der Persönlichkeitsstruktur.

  Schacht (2009) geht davon aus, dass in jeder Entwicklungsphase und auf jedem Entwicklungsniveau in drei Bereichen Fähigkeiten entwickelt werden müssen:
  - im Bereich des Autoteles (Beziehung zum Selbst)
  - in Bezug auf die Handlungs- und Selbstregulation,
  - in Bezug auf Rolleninteraktion.

  Entwicklung bedeutet immer die Entwicklung der psychischen Struktur wie auch die Bewältigung der Lebensthemen: Nähe, Bindung, Autonomie und Identität. Eine gesunde Persönlichkeitsentwicklung ist mit einer Zunahme der Tele- und Begegnungsfähigkeit und mit der Entwicklung von Rollendistanz (Reflexionsfähigkeit) verbunden (vgl. Schacht, 2003).

4. Psychodramatische Gesundheits- und Krankheitslehre

Alle oben definierten Begriffe fließen in den psychodramatischen Gesundheits- und auch Krankheitsbegriff ein: Psychische Gesundheit äußert sich aus psychodramatischer Sicht in der Fähigkeit zu angemessenem Denken, Fühlen und Handeln, welche sich in spontanen, situationsgerechten Rollengestaltungen zeigt. Ein Mensch gilt aus psychodramatischer Sicht als umso »gesünder«, je mehr Rollen er besitzt und einzunehmen in der Lage ist, je angemessener (spontaner) diese ausgefüllt werden (Strukturniveau), je besser seine Tele- und Begegnungsfähigkeit entwickelt ist und je besser er sozial eingebettet ist, d. h., dass er viele und vor allem positive Beziehungen hat. Psychische Erkrankung zeigt sich aus psychodramatischer Sicht in der Einschränkung der Fähigkeit zu Kreativität, Spontaneität, in Einschränkungen der Rollenflexibilität und des Rollenrepertoires, in einer Beeinträchtigung der Tele- und Begegnungsfähigkeit und in einem schlechten soziometrischen Status. Kommt es bereits während der kindlichen Rollenentwicklung zu Rollenentwicklungsstörungen, dann wird von einer strukturellen Störung gesprochen. (Hintermeier, 2016).

Schachts strukturbezogenes psychodramatisches Störungsmodell (Schacht, 2009) baut auf Morenos Basiskonzepten auf und ist zugleich mit der OPD (Rudolf, 2006) kompatibel. Schacht führt psychische Störungen je nach ihrem Schweregrad entweder mehr auf strukturelle Defizite (der kindlichen Rollenentwicklung) oder mehr auf sogenannte perfekte Ziele zurück, welche die Rollenentwicklung beeinträchtigen (Schacht, 2009).

Diagnostik im Psychodrama

Moreno stand der Klassifikation von Krankheitsbildern skeptisch gegenüber (vgl. Kern, 2020): Da er jeden Menschen als ein einzigartiges Wesen sah, konnte es seiner Meinung nach streng genommen keine zwei Personen geben, welche die gleiche Diagnose haben (Moreno, zit. n. Burmeister, 2004). Die fachspezifischen Diagnosestrategien und -instrumente, welche Moreno entwickelte oder welche auf seine Überlegungen zurückgehen, versuchen daher, den Menschen immer sowohl in seiner Eingebundenheit in soziale Netze wie auch in seiner Individualität zu erfassen.

1. Szenisches Denken als Basis psychodramatischer Prozessdiagnostik

Wie jedem psychodramatischen Handeln liegt auch der psychodramatischen Diagnostik szenisches Denken zugrunde. Hochreiter (2018) nennt als Orientierungsfolie für psychodramaspezifische Diagnostik die »theoretische Landkarte« von Christof Hutter (2009 und 2018), welche sechs Inhaltsdimensionen von Szenen unterscheidet:

- Die physiodramatische Dimension beinhaltet körperliche Phänomene und biografisch erworbene körperliche und zwischenleibliche Erfahrungen (vgl. Hochreiter, 2018).
- Die psychodramatische Dimension, welche lebensgeschichtlich bedingte psychische Erfahrungen und biografisch erworbene Verhaltensweisen beinhaltet, erfordert die Einschätzung des Entwicklungs-

niveaus, der Entwicklungsbedingungen und Entwicklungsthemen, biografischer Verläufe und von Lebensthemen und perfekten Zielen (ebd.).

- Die soziometrische Dimension fokussiert auf das Beziehungsnetz eines Menschen. Hier geht es um Einschätzungen zu Fragen wie: In welchen (Beziehungs-)Konstellationen befindet sich eine Person? Welche Qualität haben diese Konstellationen? (Ebd.)
- Die soziodramatische Dimension beinhaltet die gesellschaftlichen Umstände, die einer Szene zugrunde liegen, wie z. B. kulturelle Hintergründe, ökonomische Verhältnisse oder auch die Gender-Zugehörigkeit (ebd.).
- Bei der axiodramatischen Dimension geht es um Fragen zu Werten, welche der Handlung zugrunde liegen: z. B. bezüglich existenzieller oder religiöser Themen (ebd.).
- Die Stegreif-Dimension der Singularität setzt an der Diagnose-kritischen Grundeinstellung Morenos an: Hier wird daran erinnert, dass »jedes Individuum und damit auch jede Szene einmalig ist« (Kern, 2022, S. 344).

Diese Diagnostik mittels Betrachten der Inhaltsdimensionen von geschilderten oder inszenierten Szenen findet im Sinne der Prozessdiagnostik während der gesamten Therapie statt und bezieht sich auf die Lebensrealität des Klienten:der Klientin wie auch auf die therapeutische Beziehung (vgl. Pruckner, 2018; Schacht, 2018). Prozessdiagnostik begleitet das therapeutische Handeln, unabhängig davon, ob es auf der Spiel-/Aktions-Bühne, der Begegnungsbühne oder bei der »Arbeit im Sitzen im Gespräch« stattfindet (siehe Abschnitt »Praktische Grundlagen der Psychodramatherapie«).

Zusätzlich stehen psychodramatische Diagnoseinstrumente für Status- und Veränderungsdiagnostik zur Verfügung, welche sich aus den Strukturtheorien zur Erfassung von Szenen (siehe Abschnitt »Die psychodramatischen Metatheorien und Interpretationsfolien«) ableiten.

2. Psychodramatische Diagnoseinstrumente

Die psychodramatischen Diagnoseinstrumente lassen sich danach unterscheiden, auf welcher theoretischen Basis sie ansetzen.

- Diagnoseinstrumente auf Basis der Soziometrie: Das soziale Atom (siehe Abschnitt »Die psychodramatischen Metatheorien und Interpretationsfolien«, 1 »Soziometrie«) kann mittels Zeichnen oder über eine figurative Aufstellung auf der Tischbühne abgebildet werden. Soziometrische Wahlen (siehe 1 »Soziometrie«) werden über soziometrische Tests erfragt und in Soziogrammen abgebildet.

- Diagnoseinstrumente auf Basis der Rollentheorie: Zur Untersuchung des individuellen Rollensystems (siehe 2 »Persönlichkeitstheoretisches Konzept«) werden in der individuellen Rollenmatrix die vorhandenen Rollen und ihre Vielfalt (Rollenrepertoire) erfasst. Im kulturellen Atom werden die Rollen eines Menschen in Bezug auf eine Person oder mehrere Personen abgebildet (Kern, 2020). Mit dem kulturellen Atom können auch Rollenkonflikte herausgearbeitet werden. Das soziokulturelle Atom zeigt auf, in welchen Rollen Menschen mit Personen aus dem eigenen sozialen Atom in Beziehung treten. Damit können charakteristische Rollenkonfigurationen erfasst werden (ebd.).
- Diagnostik auf Basis der Spontaneitäts-Kreativitäts-Theorie: Die spontan kreativen Fähigkeiten eines Menschen zeigen sich darin, ob v. a. in rigiden Rollenkonserven gehandelt wird oder ausreichend Kreativität vorhanden ist, um in neuen Lagen angemessene, neue Rollen gestalten zu können. Geringe spontan-kreative Fähigkeiten gehen meist mit Rollenentwicklungsstörungen (= strukturellen Störungen) einher.

3. Psychodramatische Strukturdiagnostik

Während für die Diagnostik des Entwicklungsstandes bei Kindern und Jugendlichen die Rollenebenen (siehe 3 »Entwicklungstheoretisches Konzept«) verwendet werden, wird bei Erwachsenen Schachts Modell der psychodramatischen Strukturdiagnostik (Schacht, 2009) herangezogen. Dieses wurde aufbauend auf der psychodramatischen Entwicklungstheorie und angelehnt an die Achse »Struktur« der Operationalisierten Psychodynamischen Diagnostik (OPD-2) entwickelt.

Schacht definiert die »Störungsniveaus« 1–2, 0–1 und 0, welche er auf dem Übergang zwischen den verschiedenen Rollenebenen und Entwicklungsniveaus ansetzt. Gestörtes Erleben und Verhalten führt er darauf zurück, dass die Handlungskompetenzen der jeweils niedrigeren Rollenebene (siehe 3 »Entwicklungstheoretisches Konzept«) nur unzureichend oder dysfunktional ausgebildet wurden und deshalb die Voraussetzungen dafür fehlen, dass die Kompetenzen der nächsthöheren Entwicklungsebene oder Entwicklungsniveaus integriert werden können (Schacht, 2009, S. 181, zit. n. Kern, 2022, S. 346).

Praktische Grundlagen der Psychodramatherapie

1. Merkmale von Psychodramatherapie

Da der Mensch zuallererst als Gruppenwesen gesehen wird, wird im Psychodrama immer in Bezug auf das individuelle soziale Atom gearbeitet. Die Bearbeitung von Fragestellungen erfolgt in erster Linie szenisch, auf der sogenannten Surplus Reality. Die szenische Arbeit auf der Psychodramabühne erschafft einen symbolischen Erlebnisraum, der die subjektive Wirklichkeit der Protagonistin:des Protagonisten (siehe Punkt 4 »Instrumente des Psychodramas«) in ihren wesentlichen Elementen abbildet (Ameln et al., 2005). Typisch für Psychodramatherapie ist weiters eine Zurücknahme der Leitungsfunktion. Von Psychodramatherapeut:innen wird anstelle einer direktiven Haltung eine emanzipatorische Haltung eingenommen, die neben der Therapeut:in-Klient:in-Beziehung auch eine Begegnung als Menschen ermöglicht.

2. Ziele von Psychodramatherapie

Folgende Ziele sind für Psychodramatherapie zentral:

- Steigerung der Kreativität, Spontaneität und Flexibilität
- Aufhebung von Blockaden; Abbau unflexibler, rigider Handlungen (Rollenkonserven)
- Steigerung der Rollenvielfalt und -flexibilität durch Rollen(nach)entwicklung
- Verbesserung der Tele- und Begegnungsfähigkeit – und damit auch der Beziehungen zu sich selbst und anderen Menschen
- Verbesserung des soziometrischen Status

3. Struktur und Ablauf psychodramatischer Sitzungen

Jede psychodramatische Sitzung (PD-Sitzung) hat folgenden phasischen Ablauf:

- Erwärmungsphase: Diese erste Phase jeder PD-Sitzung hat zum Ziel, alle Beteiligten zu aktivieren und für das Erreichen einer Spontaneitätslage vorzubereiten, die es ermöglichen würde, neue Lösungsansätze erstmalig zu probieren.
- Spiel-/Aktionsphase: Hauptphase einer jeden PD-Sitzung; hier geht es um Konkretisierung und (meist) szenische Bearbeitung einer individuellen oder gemeinsamen Fragestellung mit dem Ziel, eine Lösung oder Teillösung zu finden.
- Integrationsphase: Abschluss einer jeden PD-Sitzung; besteht in verbaler Nachbearbeitung der Aktion, in der Verbalisierung von Erkenntnissen.

4. Instrumente des Psychodramas

In der Literatur werden folgende typische Instrumente des Psychodramas unterschieden:

- Bühne(n): Im Drei-Bühnen-Modell von Pruckner (Pruckner, 2001) werden die Spiel-Aktions-Bühne, die soziale Bühne und die Begegnungsbühne unterschieden: Die Spiel-/Aktions-Bühne meint jenen

Raum, auf dem szenische Aktionen durchgeführt werden. Die Begegnungsbühne ist jene Handlungsebene, auf der sich Therapeut:in und Patient:in als Menschen begegnen und zueinander eine Beziehung entwickeln. Auf der sozialen Bühne hingegen werden Bezugspersonen des Patienten:der Patientin in die Therapie einbezogen.

- Psychodrama-Therapeut:in/Leiter:in: hat direktive und perzeptive Aufgaben, führt auf der Spiel-/Aktions-Bühne gemeinsam mit der Protagonistin:dem Protagonisten Regie über evtl. Inszenierungen, auf der Begegnungsbühne ist sie:er selbst Protagonist:in.
- Protagonist:in: ist die Hauptperson, deren Thema gerade bearbeitet wird.
- Gruppe: Psychodrama-Gruppentherapie ist »Therapie in der Gruppe, durch die Gruppe, für die Gruppe und der Gruppe« (Moreno, 1959).
- Mitspieler:innen/Hilfs-Ichs: sind die anderen Gruppenmitglieder, die in einer Psychodramagruppe an der Therapie mitwirken, indem sie in einem Protagonist:innenspiel »Hilfs-Ich«-Rollen einnehmen, z. B. Mutter, Vater, Tochter, Chef usf. »spielen«.

In der Familien- und Paartherapie gibt es zwar keine Gruppe, wohl aber potenzielle Hilfs-Ichs. Im Monodrama (psychodramatisches Einzelsetting) hat der:die Therapeut:in eine Hilfs-Ich-Funktion.

Der psychodramatische Methodenkoffer

Bei psychodramatischen Inszenierungen werden relevante Szenen der seelischen Innenwelt, Fantasieszenen oder reale Szenen der Vergangenheit oder der Zukunft auf einer sogenannten »Bühne« aufgebaut bzw. nachgespielt und mithilfe verschiedener Arrangements und Techniken bearbeitet. Durch die psychodramatische Inszenierung werden zwischenmenschliche, intrapsychische oder auch gesellschaftliche Problematiken oder Konflikte sichtbar, wiedererlebbar und veränderbar. Hohe Bedeutung kommt dabei dem Umstand zu, dass auf der Psychodramabühne mehr möglich ist als auf der Bühne des Alltagslebens. Durch die szenische Bearbeitung in der Surplus Reality kann der persönliche Handlungsspielraum erweitert, die Regiekompetenz im eigenen Leben verbessert werden.

Im psychodramatischen Methodenkoffer werden folgende Formen von Methoden unterschieden:

- Arrangements: Arrangements sind die Designs für Inszenierungen. Sie stellen den »szenischen Rahmen von Erlebnisräumen« für die Protagonistin:den Protagonisten bzw. die Gruppe dar (Ameln et al., 2005,

S. 26). Die vielen verfügbaren psychodramatischen Arrangements lassen sich danach unterscheiden, ob sie protagonist:innenzentriert (szenisches Protagonist:innen-Spiel) oder gruppenzentriert (Stegreifspiel) orientiert sind und für welche Phasen der Psychodrama-Sitzung sie geeignet sind.

- Bühnen- und Handlungstechniken: Bühnen- und Handlungstechniken werden innerhalb der gewählten Inszenierung verwendet, um den Spielverlauf zu lenken. Auch von ihnen gibt es eine hohe Anzahl (vgl. Ameln et al., 2005). Sie lassen sich dahingehend unterscheiden, ob sie in der Erwärmungsphase, Aktionsphase oder Integrationsphase angewandt werden: Erwärmungstechniken sind Übungen, die je nach Intention für die Spiel-/Aktionsphase auf psychosomatischer, psychodramatischer oder soziodramatischer Rollenebene die Spontaneitätslage erhöhen. Die bekanntesten Handlungstechniken der Aktionsphase sind: Szenenaufbau, Doppeln, Spiegeln, Rollenwechsel und Rollentausch (vgl. Hintermeier, 2016). Sie beruhen auf entwicklungspsychologischer Theorie und müssen situationsangemessen eingesetzt werden. Techniken für die Integrationsphase sind: Rollenfeedback, Identifikations-Feedback, Sharing, Processing. Diese Techniken schließen jede psychodramatische (Gruppen-)Sitzung ab.

Anwendungen von Psychodrama

1. **Anwendungsfelder:** Psychodrama kann im klinischen Bereich bei allen Störungen nach ICD-10 bzw. DSM-IV angewendet werden. Für viele Störungen oder Störungsgruppen werden störungsspezifische Modifikationen beschrieben: bei Angsterkrankungen, Traumafolgestörungen, Psychosen, Persönlichkeitsstörungen usf.; ebenso für bestimmte Klient:innengruppen: z. B. für Kinder oder Jugendliche, alte Menschen, unheilbar Kranke, Menschen aus unterschiedlichen Kulturen, Menschen mit körperlichen oder intellektuellen Beeinträchtigungen usf.
2. **Themenspektrum:** Szenen der Vergangenheit, der Gegenwart bis zu Zukunftsvorstellungen, von der persönlichen Biografie bis zur Geschichte von Gruppen oder Organisationen; gesellschaftliche, politische, berufliche wie auch private Probleme und Konflikte; Krankheitssymptome, innere Repräsentanzen, einfache oder globale Lebenssituationen, Träume, Märchen, Mythen, Fantasiegeschichten, biblische Geschichten – alle finden Platz auf der Psychodramabühne.

3. **Grenzen** des psychodramatischen Handlungs(spiel)raumes: ergeben sich durch Begrenztheiten der Zeit, des Raumes, des Leiters:der Leiterin, der Mitspieler:innen und anderer Realitäten.

Zusammenfassung: Besonderheiten des Psychodramas

- Denken und Handeln in Rollen, wodurch das Psychodrama über die Imagination von Situationen hinausgeht und Leibhaftigkeit und sinnliche Wahrnehmung ermöglicht. Morenos Aussage »Handeln ist heilender als Reden« gilt als Leitsatz des Psychodramas (Leutz, 1974, S. 145)
- Ablauf einer Sitzung in drei Phasen: Anwärmung, Aktion, Integration.
- »In-Szene-Setzen« von Erlebnissen, Träumen, Fantasien – mithilfe der Gruppenmitglieder, welche Rollen übernehmen, oder im Einzelsetting mithilfe von Intermediärobjekten.
- Soziometrische Dimension: Wahl der Protagonistin:des Protagonisten, Wahlen der Hilfs-Ichs.
- Spontanes szenisches Spiel als therapeutisches Medium, um Gefühls- und Handlungsblockaden aufzuheben: ähnlich wie Kinder sich ausprobieren, »Spiel mit Möglichkeiten«, Neues versuchen, üben, »Lebensprobe«, Zukunftsprobe …
- Unverarbeitete Erlebnisse werden durch Rekonstruktion einer vergangenen Situation in szenischer Darstellung im Hier und Jetzt, als »Meta-Spiel« zum früheren Erlebnis, wiederbelebt und zufriedenstellend neu gestaltet. Moreno: »Jedes wahre zweite Mal ist die Befreiung vom ersten.« (Moreno, 2008)
- Besondere Vielfalt der Techniken, die der Einfühlung, Spontaneität und Kreativität des Leiters:der Leiterin und der Gruppenmitglieder viel Gestaltungsspielraum bietet.
- Rollenwechsel und Rollentausch ermöglichen eine Erweiterung der Perspektiven.
- Spezifischer Umgang mit Autorität: Das Psychodrama vertritt vom Ansatz her einen egalitären und emanzipatorischen Umgang. Nicht nur, dass Protagonist:in und Leiter:in gemeinsam Regie führen, wird zusätzlich von Psychodramaleiter:innen viel von ihrer Autorität an andere Gruppenmitglieder abgeben. Sie fördern das Gelingen der Begegnung der Gruppenmitglieder und *organisieren* die selbstregulatorischen und heilenden Kräfte der Gruppenmitglieder.
- Konsequente Umsetzung des Begegnungsgedankens bzw. permanente Anleitung zur Entwicklung der Begegnungsfähigkeit.

Info

Kurzbiografie von Jakob Levy Moreno

geboren 1889 in Bukarest, als Sohn sephardischer Juden.

1895–1925 Aufenthalt in Österreich; Studium in Wien, Arbeit als Gemeindearzt in Bad Vöslau. Begründer eines Stegreiftheaters, freies Theaterspiel mit psychisch Kranken, Prostituierten und Flüchtlingen. Entstehung der Grundidee zur Entwicklung von Gruppenpsychotherapie.

1925 Emigration in die USA, Entwicklung der Soziometrie, soziometrische Untersuchungen, z. B. im Gefängnis Sing.

1932 Vorstellung seines Konzeptes von Gruppenpsychotherapie bei der »American Psychiatric Association«.

1935 Gründung des Beacon Hill Sanatoriums, in dem Moreno stationäre Psychodrama-Gruppenpsychotherapie anbot und gemeinsam mit seiner Frau Zerka die Methode systematisch weiterentwickelte.

1949 Gründung der »Weltakademie für Psychodrama, Gruppenpsychotherapie und Soziometrie«.

Seit 1951 Vortrags- und Lehrtätigkeit in vielen Staaten Europas, der USA, Australiens, des Nahen Ostens, in denen dann Psychodrama-Institute gegründet wurden.

1961 erster internationaler Psychodramakongress in Paris.

1974 Tod von Moreno mit 85 Jahren in Beacon N. Y. (USA).

1993 Errichtung eines Ehrengrabs für Moreno am Wiener Zentralfriedhof mit dem Text: »Hier ruht der, der das Lachen in die Psychiatrie gebracht hat!«

Fragen zur Evaluation

1. Was sind die zentralen theoretischen Begriffe im Psychodrama?
2. Welche Entwicklungsphasen werden im PD-Entwicklungsmodell beschrieben?
3. Woran wird im PD Gesundheit, woran Krankheit festgemacht?
4. Was unterscheidet PD wesentlich von anderen Therapieformen?

Literatur im Text

Ameln, F. v., Gerstmann, R., & Kramer, J. (2005). *Psychodrama.* Berlin: Springer.

Biegler, G., & Wicher, M. (2014). *Psychodrama-Psychotherapie mit Kindern und Jugendlichen.* Wien: Facultas.

Biegler, G., & Wicher, M. (2017). *Theorie und Praxis der Psychodrama-Psychotherapie. In der Anwendung mit Eltern, Kindern und Jugendlichen.* Wien: Facultas.

Buer, F. (Hrsg.). (1989). *Morenos therapeutische Philosophie. Eine Einführung in ihre kultur- und ideengeschichtlichen Kontexte.* Opladen: Leske und Budrich.

Hintermeier, S. (2016). *Psychodrama-Psychotherapie bei Persönlichkeitsstörungen.* Wien: Facultas.

Hochreiter, K. (2018). Diagnostik im Monodrama. In S. Kern & S. Hintermeier (Hrsg.), *Psychodrama-Psychotherapie im Einzelsetting. Theorie und Praxis des Monodramas* (S. 127–143). Wien: Facultas.

Höfner, C., & Hochgerner, M. (Hrsg.). (2022). *Psychotherapeutische Diagnostik.* Wien, New York: Springer.

Hutter, C., & Schwehm, H. (Hrsg.). (2012). *J. L. Morenos Werk in Schlüsselbegriffen.* Wiesbaden: Verlag für Sozialwissenschaften.

Kern, S. (2022). Diagnostik in der Psychodramatherapie. In C. Höfner & M. Hochgerner (Hrsg.), *Psychotherapeutische Diagnostik* (S. 337–349). Wien, New York: Springer.

Leutz, G. (1974). *Das klassische Psychodrama nach J. L. Moreno.* Heidelberg. Springer.

Moreno, J. L. (2008 [1959]). *Gruppenpsychotherapie und Psychodrama.* Stuttgart: Thieme.

Pruckner, H. (2001). *Das Spiel ist der Königsweg der Kinder.* München: Inszenario Verlag.

Pruckner, H. (2018). Aufgaben und Rollen für MonodramatherapeutInnen. Zur konkreten Arbeit nach dem Dreibühnenmodell. In S. Kern & S. Hintermeier (Hrsg.), *Psychodrama-Psychotherapie im Einzelsetting. Theorie und Praxis des Monodramas* (S. 154–171). Wien: Facultas.

Rudolf, G. (2006). *Strukturbezogene Psychotherapie. Leitfaden zur psychodynamischen Therapie struktureller Störungen.* Stuttgart: Schattauer.

Schacht, M. (2003). *Spontaneität und Begegnung. Zur Persönlichkeitsentwicklung aus der Sicht des Psychodramas.* München: InScenario.

Schacht, M. (2009). *Das Ziel ist im Weg. Störungsverständnis und Therapieprozess im Psychodrama.* Wiesbaden: VS Verlag für Sozialwissenschaften.

Schacht, M. (2018). Der therapeutischen Beziehung eine Bühne. In S. Kern & S. Hintermeier (Hrsg.), *Psychodrama-Psychotherapie im Einzelsetting. Theorie und Praxis des Monodramas* (S. 172–187). Wien: Facultas.

Schacht, M., & Pruckner, H. (2010). Beziehungsgestaltung in der Psychodramatherapie. *Zeitschrift für Psychodrama und Soziometrie,* 2/2010. Themenheft Tele, Begegnung, 239–254.

Stadler, C. (Hrsg.). (2013). *Soziometrie. Messung, Darstellung, Analyse und Intervention in sozialen Beziehungen.* Wiesbaden: Springer VS.

Kernliteratur

Fürst, J., Ottomeyer, K., & Pruckner, H. (2004). *Psychodrama-Therapie. Ein Handbuch.* Wien: Facultas.

Kern, S., & Hintermeier, S. (2018). *Psychodrama-Psychotherapie im Einzelsetting. Theorie und Praxis des Monodramas.* Wien: Facultas.

Stadler, C., & Kern, S. (2010). *Psychodrama. Eine Einführung.* Wiesbaden: VS Verlag für Sozialwissenschaften.

Stadler, C., & Spitzer, S. (Hrsg.). *Zeitschrift für Psychodrama und Soziometrie (ZPS).* Wiesbaden: VS Verlag für Sozialwissenschaften. Alle Ausgaben der ZPS sind zu finden unter: http://www.psychodramazeitschrift.com/

Weiterführende Literatur

Marineau, R. (1989). *Jacob Levy Moreno 1889–1974. Father of psychodrama, sociometry and group psychotherapy. International Library of Group Psychotherapy and Group Process.* London, New York: Tavistock/Routledge.

Moreno, J. L. (1996). *Die Grundlagen der Soziometrie* (4. Aufl.). Opladen: Leske & Budrich.

Zeintlinger-Hochreiter, K. (1996). *Kompendium der Psychodrama-Therapie.* München: InScenario.

1.4 Systemische Psychotherapie: Heilung durch Beziehung

1.4.1 Systemische Familientherapie

Karin Brem-Gintenstorfer & Margarete Mernyi

Die wichtigsten Theorienbildungen und Entwicklungen

Zusammenfassung

Der Artikel beschreibt die wesentlichen Merkmale der »Systemischen Familientherapie« und erklärt damit auch, warum diese Methode einem eigenen Cluster (systemischer Ansatz) zuzuordnen ist. Am Beginn wird ausgeführt, in welchem Kontext sich die Methode in den 1950er-Jahren in den USA entwickelte und was der Fokus auf den Zusammenhang zwischen sozialer Beziehungsgestaltung und Verhaltensauffälligkeiten oder psychischen Leiden verändert hat. Die unterschiedlichen Richtungen der Systemtheorie werden erläutert und gleichzeitig wird dargelegt, welche Bedeutung diese Überlegungen für die Gestaltung von psychotherapeutischen Prozessen haben. Diese beziehen sich auf das Verständnis der Wirksamkeit. Zum Schluss werden die Auswirkungen auf die Gestaltung von Interventionen und die systemische Position zur Diagnostik erläutert.

Schlüsselwörter

Systemische Familientherapie, Konstruktivismus, Neutralität, Kybernetik, Systemtheorie

Geschichte der Systemischen Familientherapie

Vielleicht erzählt die Entwicklungsgeschichte der Systemischen Familientherapie schon einiges über das Wesen dieser Methode. Sie hat weder eine »Gründermutter« noch einen »Gründervater«, sondern entwickelte sich in unterschiedlichen Kontexten als versuchte Antwort auf ungelöste Fragen der Psychotherapie. Ein diesbezügliches Dilemma bestand um 1950 in den USA darin, dass psychotische Jugendliche, die nach langen Aufenthalten in psychoanalytisch orientierten Kliniken, in denen sie getrennt von ihren Familien erfolgreich behandelt worden waren, unerwartet schnell einen Rückfall der Symptomatik entwickelten, sobald sie sich wieder in ihren vertrauten Beziehungskontexten bewegten. Diese Beobachtung legte einen Zusammenhang zwischen krank machenden Beziehungskonstellationen und psychischen Erkrankungen nahe. Das führte dazu, dass man damit begann, die Familien in die Behandlung einzubeziehen und nach »pathologischen« Beziehungskonstellationen zu forschen, die sich über die Symptomatik des sogenannten »identifizierten Patienten« ausdrücken. Diese Perspektive etablierte eine neue psychotherapeutische Methode. Der Fokus der Aufmerksamkeit wurde weniger auf die Person und auf Konzepte über intrapsychische Prozesse gelegt, sondern auf das »Dazwischen«, auf die Form der Interaktion der Mitglieder des Familiensystems und in weiterer Folge auf Kommunikation.

Wesentlich für die Entwicklung der ersten Behandlungskonzepte der Familientherapie waren die Forschungsergebnisse der Palo-Alto-Gruppe (Gregory Bateson, Paul Watzlawick, Don Jackson und Virginia Satir), die sich am Beginn vorrangig mit der Behandlung von Schizophrenie beschäftigten. Aus dieser Zeit stammt auch die bekannte »Double-bind«-Konzeption (Bateson, 1985). Im Zusammenhang mit dieser Symptomatik wurden die Auswirkungen gleichzeitiger, aber widersprüchlicher Botschaften untersucht. Eine Aussage wie z. B. »Ich möchte auf mein Kind so einwirken, dass es später ein eigenständiges Leben führen kann«, ist paradox, denn sie beinhaltet den verwirrenden Widerspruch der Gleichzeitigkeit von Bindung und Autonomie. Die Idee, beim Verstehen und bei der Behandlung der Schizophrenie nicht bei den Patientinnen anzusetzen, sondern bei der familiären Kommunikation, war in dieser Zeit einigermaßen revolutionierend im Feld der Psychotherapie.

Etwa zur gleichen Zeit entwickelten Salvador Minuchin und sein Team in Philadelphia bei der Arbeit mit unterprivilegierten Einwandererfamilien das Konzept der strukturellen Familientherapie, das von Jay Haley und Cloe Madanes weiterentwickelt wurde. Dieses beschreibt die Entwicklung von psychischen Erkrankungen als Ausdruck von nicht gewahrten und verschobenen Funktionen und Grenzen in der Familie, insbesondere von nicht gelungenen Ablösungsprozessen. (Minuchin, 1983)

Die zweite Wurzel der Methode wuchs aus den sogenannten »Macy Conferences«, die ab 1940 die Erforschung und Verbesserung von Kommunikationsstrukturen im militärischen Bereich zum Ziel hatten. Die Entwicklung der »first-order-cybernetics« (Norbert Wiener, Ludwig von Bertalanffy) veranlasste einen weiteren Teilnehmer an den Konferenzen, nämlich Gregory Bateson, kybernetische Denkmodelle auf soziale Kommunikationsprozesse und deren Zusammenhang auf die Entstehung von psychischen Krankheiten zu übertragen, und beeinflusste damit maßgeblich die Arbeit der Palo-Alto-Gruppe. Durch die sich in weiterer Folge entwickelnden Systemtheorien bekam die Methode ihre theoretische Ausrichtung und auch den heute verwendeten Namen »systemische Therapie«. Allerdings haben sich die drei Fachspezifika in Österreich darauf verständigt, den Namen »Systemische Familientherapie« zu verwenden, um damit auch auf die Entstehungsgeschichte der Methode hinzuweisen.

Revolutionierend im systemischen Feld wirkten die Thesen über »Hypothetisieren, Zirkularität und Neutralität« des Mailänder Teams (Selvini-Palazzoli, Boscolo, Cecchin & Prata, 1977). Dieser Ansatz, auch als Mailänder Schule bezeichnet, ist bekannt für die Entwicklung der paradoxen Interventionen. In der Folge trennte sich das Team an der Debatte über den Konstruktivismus und auch daran, dass Boscolo und Cecchin ein eigenes Ausbildungsinstitut für Familientherapie in Mailand gründeten, während sich der übrige Teil des Teams der Forschung widmete.

Diese Sichtweisen beeinflussten wiederum die Familientherapie in den USA. In Deutschland verlieh Helm Stierlin dem Institut für psychoanalytische Grundlagenforschung in Heidelberg eine neue Denkrichtung. Das erste Heidelberger Team (Helm und Satu Stierlin, Gunthard Weber und Ingeborg Rücker-Emden-Jonasch) nahm Abschied vom psychoanalytischen Paradigma und widmete sich den Sichtweisen der systemischen Therapie auf der Basis wissenschaftlicher Forschung. Die zweite Generation des Heidelberger Teams, verbunden mit den Namen Fritz Simon, Gunther Schmidt und Arnold Retzer, gründete in weiterer Folge die Internationale Gesellschaft für Systemische Therapie (IGST), die mit Publikationen und Kongressen im deutschsprachigen Raum großen Einfluss hat.

In den USA inspirierten die Arbeiten des Mailänder Teams Karl Tomm, der als Leiter des Familientherapieinstituts der Universität in Calgary die zirkuläre Fragetechnik mit der Entwicklung der »reflexiven Fragen« erweiterte.

Tomm kann auch als der Förderer von Michael White bezeichnet werden, der sich insbesondere mit der Thematik der Therapie als einem Prozess beschäftigte, in dem die Betroffenen ihr Leben und ihre Erfahrungen »erzählen« und/oder »neu erzählen«. Daraus entwickelte sich der narrative Ansatz der systemischen Therapie.

Wesentlich für den derzeitigen Entwicklungsstand der Methode ist die Definition von »Problemsystemen« (Anderson & Goolishian, 1990), die gegenüber den bisherigen Erklärungsmodellen zur Entstehung und Aufrechterhaltung von Problemen, Symptomen und psychischen Erkrankungen einen Unterschied markiert. Die Hypothese der krank machenden Strukturen in Familien und anderen sozialen Systemen wurde durch die der »problemdeterminierten Systeme« abgelöst. Diese entwickeln sich, indem Menschen bestimmte belastende und beunruhigende Situationen als Problem definieren und sich darum ein spezielles soziales System organisiert, das wiederum das Problem aufrechterhält. Wie noch erläutert werden wird, werden »Problemsysteme« durch sprachliche Bedeutungsgebungen erschaffen und können daher auf dieser Ebene auch wieder aufgelöst werden.

Eine weitere wichtige Entwicklung fand an der Universität in Tromsö statt, wo Tom Andersen und sein Team das »reflektierende Team« kreierten, eine »Erfindung«, aus der sich ein reger Dialog zum Familientherapieinstitut in Galveston (Harry Goolishian, Harlene Anderson und Lynn Hoffman) entwickelte.

Großen Einfluss auf die systemische Therapie hat auch die Entwicklung der lösungsorientierten Kurzzeittherapien (Steve de Shazer und Insoo Kim Berg). Sie hat alle neuen systemischen Konzeptionen maßgeblich beeinflusst, ist aber nicht eindeutig unter die systemischen Schulen einzuordnen.

Systemtheorien

Ganz allgemein bedeutet »**Systemtheorie**« (griechisch »systema« = zusammengesetzt) eine Form der Beschreibung und Erklärung von komplexen Phänomenen in verschiedenen Bereichen des Lebens.

Der Begriff der »allgemeinen Systemtheorie« wurde vom Biologen Ludwig von Bertalanffy erstmals verwendet. Als Kritiker eines reduktionistischen physikalisch-mechanistischen Weltbilds seiner Zeit setzte er diesem »ein Verständnis von Organismen als in Bezug auf Austausch von Energie, Materie und Information offenen Systemen gegenüber« (Levold, 2014, S. 47). Gemeinsam mit dem Mathematiker Norbert Wiener, der die Theorie der Kybernetik entwickelte, formte er die zentralen Überlegungen dieses Wissenschaftsansatzes.

Kybernetik 1. Ordnung

Diese beschäftigt sich mit Funktionen und strukturellen Gesetzmäßigkeiten von Systemen, die sich in ihrer Ganzheit anders verhalten als die Summe der Wirkungsweisen der Einzelteile. Dies ist nur erklärbar durch die Einführung einer zirkulären (Zirkularität/Rekursivität) Betrachtungsweise. Damit werden Ursachen und Wirkungen auf einzelne Ursachen und Wirkungen zurückgeführt, die diese wiederum bestätigen oder verändern. Diese Prozesse der Steuerung und Regelung des

Informationsaustausches und der Informationsverarbeitung in Systemen wurden zuerst unter der Annahme untersucht, dass diese bei Maschinen, Organismen und sozialen Gebilden nach ähnlichen Mustern ablaufen. Die Aufrechterhaltung eines Gleichgewichtszustandes (Homöostase) eines Systems wird mit einem internen, regelnden Prozess erklärt, der eine Selbstregulation organisiert, die das Überleben des Systems sichert.

Es war das Anliegen der Kybernetik 1. Ordnung, objektive (beobachterunabhängige) Aussagen über Systeme zu machen und damit feststellen zu können, wie sich ein System »wirklich« organisiert. Daher wurden auch Begriffe wie Kontrolle, Steuerung und Regelung verwendet.

Durch die Konzeption der Zirkularität, die ja auch die Auswirkungen des Beobachtens auf die Beobachterin mitberücksichtigen muss, musste sich dieses Projekt verändern. Die Aufgabe des Anspruchs auf Objektivität führte zur Entwicklung der Kybernetik 2. Ordnung oder der »Kybernetik der Kybernetik«, ein Begriff, der von Heinz von Foerster formuliert wurde.

Kybernetik 2. Ordnung

Diese berücksichtigt besonders die Rolle und den Einfluss der Beobachterin auf das beobachtete System. Eine solche teilnehmende Beobachterin beschreibt ein System im Bewusstsein der Abhängigkeit der eigenen Erkenntnisfähigkeit. Damit wird eine sogenannte »Objektivität« dekonstruiert. Die Beobachterin und ihre Erkenntnismöglichkeiten müssen somit als Teil des Kontextes, der beobachtet wird, mitkonzeptualisiert werden. (Simon, 2006) Für die psychotherapeutische Praxis relativiert diese Sichtweise radikal die objektivistische diagnostische Idee, dass Psychotherapeutinnen »das Problem« erkennen könnten, um daraus treffsichere Interventionen zu planen und umzusetzen.

Biologische Systemtheorie

Die Biologen Humberto Maturana und Francisco Varela entwickelten erstmalig das Konzept der Autopoiese. »Autopoietische Systeme – Lebewesen – unterscheiden sich von Nichtlebendigen dadurch, dass sie die Bestandteile, aus denen sie bestehen, selbst erzeugen und gegen die Umwelt abgrenzen.« (Ludewig, 2013, S. 61) Lebende Systeme sind autopoietisch organisiert, d. h., dass sie als operational geschlossen und strukturdeterminiert zu betrachten sind. Beim Bewahren der eigenen Struktur und damit ihres Überlebens ordnen sich Lebewesen intern nach ihrer eigenen Gesetzlichkeit. Das macht sie prinzipiell autonom, gegenüber einer äußeren, kausal determinierenden Einwirkung unzugänglich, jedoch nicht für Interventionen, die für die Funktionsweise des Organismus passend sind. Autopoiese meint somit, dass damit bestimmt wird, welche äußeren Einwirkungen auf welche Weise wirksam werden können und welche nicht. Dieses Phänomen wird als strukturelle Koppelung bezeichnet und hat weitreichende und noch zu beschreibende Auswirkungen auf das Verständnis von Veränderung und die Planung von systemischen Interventionen.

Konstruktivismus und Konstruktionismus

Diese Erkenntnisse werden auf der philosophischen Ebene durch den (radikalen) Konstruktivismus (E. von Glasersfeld) auf der Grundlage physikalischer und biologisch-empirischer Theorien so beschrieben, dass Menschen als autopoietische Systeme nur in ihrem Kognitionsbereich handeln können. Die Wirklichkeit als solche ist nicht erkennbar. Alle Beschreibungen sind Beschreibungen einer Beobachterin (»Alles, was gesagt wird, wird von jemandem gesagt«). H. v. Foerster formuliert, dass die Umwelt so, wie wir sie wahrnehmen, unsere Erfindung und damit unsere Konstruktion ist (Foerster, 1993).

Der im Bereich der systemischen Therapie und Beratung viel gebrauchte Begriff »Konstruktivismus« hat sich als theoretischer Bezugsrahmen durchgesetzt. »Es kann aber von einem einheitlichen Verständnis konstruktivistischer Theorie nicht wirklich die Rede sein«. Eher handelt es sich um einen »inkohärenten Diskurs mit ziemlich unterschiedlichen Stimmen und Verzweigungen«. (Levold, 2014, S. 58) Der wesentlichste Fokus besteht darin, Aussagen nicht als die Wirklichkeit, sondern grundsätzlich als eine Perspektive der Beobachterin und damit subjektgebunden aufzufassen.

Diese Gedanken werden im sozialen Konstruktionismus (Gergen, 1996) erweitert, indem postuliert wird, dass menschliche Wirklichkeiten in Prozessen sozialer Kommunikation gesellschaftlich konstruiert und somit gemeinsam erschaffen werden.

Soziogische Systemtheorie

Als Soziologe war Niklas Luhmann an einer Gesellschaftstheorie interessiert und fokussierte damit fast ausschließlich auf soziale Systeme und auf Kommunikation. Er definiert Systeme als durch Beobachtung »erschaffen«, nämlich durch die Unterscheidung von System/Umwelt. Damit ist ein System definiert durch die Differenz von System und Umwelt und aneinander anschließende Operationen (Luhmann, 2002). Im Fall der sozialen Systeme sind diese Kommunikation, im psychischen System Bewusstsein und im biologischen System die Funktionen des Körpers. Diese Systeme bezeichnet Luhmann als operational geschlossen, da sie nur in ihrer eigenen Logik operieren können. Trotzdem kann aber kein System ohne die anderen Systeme existieren, denn jedes ist für das andere eine unbedingte Voraussetzung. »Ohne Bewusstsein ist Kommunikation unmöglich. Kommunikation ist in jeder Operation auf Bewusstsein angewiesen – allein schon deshalb, weil nur das Bewusstsein, nicht aber die Kommunikation selbst, sinnlich wahrnehmen kann.« (Luhmann, 1997, S. 103)

In der Umsetzung der Aspekte der Systemtheorien auf die psychotherapeutische Praxis bedeutet das, dass Systeme nicht »an sich« und damit ontologisch zu verstehen sind, sondern dass sie Einheiten sind, die eine Beobachterin durch Unterscheidung als zusammengesetzt und abgegrenzt konstituiert. Ist einmal ein System durch Unterscheidung einer Beobachterin entstanden, dann kann es für alle weiteren Belange als selbstreferenziell betrachtet werden. Das bedeutet, dass ein System, seine Komponenten, Relationen und die Umwelt wechselseitig bedingt sind. (Ludewig, 2005)

Systemische Psychotherapie

Im Sinne moderner Systemtheorien kann man systemische Therapie als Schaffen von Bedingungen für die Möglichkeit selbstorganisierter Ordnungsübergänge in komplexen Systemen unter professionellen Bedingungen definieren. Zur Konstruktion von Bedingungen für gelingende Übergänge/Veränderungen fokussiert systemische Therapie auf folgende Bereiche (Schiepek, 1999, S. 30 ff.):

- Autonomie und Eigendynamik von Systemen (Autopoiese)
- System-Umwelt-Relation (Denken, Fühlen und Handeln aus der Perspektive der Unterschiedsbildung)
- Veränderung der Wirklichkeitskonstruktionen
- wechselseitiger Bezug zwischen individuellen Problemen und interpersoneller Kommunikation

Damit werden Thematisierung, Veranschaulichung und Veränderung kommunikativer Strukturen zu einem wesentlichen Mittel und Ziel systemischer Therapie. Sie (re)konstruieren Probleme/Störungen/Krankheiten sowohl auf der Ebene interpersoneller Beziehungsdefinitionen als auch persönlicher und sozialer Wirklichkeitskonstruktionen. In diesem Sinne werden Symptome/Krankheiten als kohärente Funktionsmuster in sozialen, psychischen und biologischen Systemen betrachtet – also nicht als statische Zustände, sondern als dynamische Prozessmuster.

Haltung der Psychotherapeutin

Die theoretische Konzeption der Systemtheorie hat auf der Ebene der psychotherapeutischen Praxis erhebliche Konsequenzen für die Haltung von Psychotherapeutinnen und ihr Verstehen von Wirksamkeit. Die Erkenntnis der Selbstorganisation (Autopoiese) von Systemen und der eigenen Position als teilnehmende Beobachterin stellt die Bedeutsamkeit der Psychotherapeutin im Sinne des Zugangs zu objektivem Wissen und der Fähigkeit, verändernd beeinflussen zu können, infrage. Dies führt konsequenterweise dazu, den Anspruch auf die eigene Wirksamkeit bescheidener zu betrachten und eine Haltung der aufmerksamen, nicht wertenden Neugier einzunehmen. In dieser sogenannten Neutralität kann dem einzelnen Menschen in seinem Eingebundensein in die Interaktionsprozesse des Systems mit Respekt und Wertschätzung begegnet werden. Systemische Familientherapeutinnen haben daher nicht den Anspruch, verändernd wirken zu können, sondern durch ihre Vorgehensweisen einen Kommunikationsraum zu eröffnen, der es Klientinnen ermöglicht, zu sich selbst und zu ihrer Umwelt anders in Beziehung zu treten, um daraus Veränderungen zu generieren. Ihr Menschenbild ist geprägt von der Anerkennung der Klientinnen als Expertinnen für ihr Problem, aber auch schon für dessen Lösung (Anderson & Goolishian, 1992).

Verständnis von Problemen, Symptomen und psychischen Erkrankungen

Aus einer systemischen Perspektive werden Phänomene, die als Problem/Symptom, psychische Erkrankung oder Störung definiert werden, in ihren Auswirkungen im Beziehungssystem betrachtet. Somit ist die Funktion psychischer Störungen im zentralen Fokus der Aufmerksamkeit (Schleiffer, 2012). Das führt dazu, dass ihre »Intervention« oder ihr »Lösungsversuch« im sozialen und psychischen System gemeinsam mit den Klientinnen erforscht wird.

Die Konzeption, das »Symptom als Lösungsversuch« für andere nicht geglückte Problemlösungen zu definieren, ist eines der Herzstücke der systemischen Psychotherapie. Diese Sichtweise führt zu einem spezifischen Verständnis störungsspezifischer Psychotherapie, da damit ein Denkmodell in Kategorien von »gesund/krank« oder »gestört/nicht gestört« an Bedeutung verliert. Psychotherapie wird damit zu einer Entdeckungsreise für alternative Lösungsversuche.

Daher gibt es in der systemischen Therapie im Unterschied zu anderen Methoden kein Ätiologiemodell psychischer »Störungen«, da sich diese Lösungsversuche nicht an einer generellen Entwicklungsstruktur orientieren, sondern sich permanent und unvorhersagbar zwischen der Person und dem Beziehungssystem entwickeln. So werden psychische

Erkrankungen (Symptome) oder Verhaltensauffälligkeiten weniger mit ihrer Entstehungsgeschichte/Entwicklung erklärt, sondern mit den selbstreferenziellen System-Umwelt-Prozessen (im Denken, Fühlen und Verhalten), die im Zusammenhang mit der Symptombildung und deren weiterer Aufrechterhaltung stehen.

Daraus ergibt sich logisch, dass es sinnvoll sein kann, die Person, die an einer Krankheit leidet oder eine Verhaltensauffälligkeit zeigt, auch gemeinsam mit ihrem sozialen System zu behandeln. Familienmitglieder oder andere wichtige Bezugspersonen sind in der Sitzung anwesend oder der Lebenskontext des in der Sitzung anwesenden Klienten bekommt im psychotherapeutischen Gespräch große Bedeutung.

Formen der systemischen Intervention

Reduziert man die Komplexität, so kann die Ausrichtung der systemischen Interventionen folgendermaßen beschrieben werden: Interaktions- und Kommunikationsmuster, die mit der Entstehung und Erhaltung von Problemen oder Symptomen in Zusammenhang gebracht werden können, sollen »gestört« werden; Interaktions- und Kommunikationsmuster, die mit der Entstehung und Erhaltung von Lösungen in Zusammenhang gebracht werden, sollen angeregt werden. (Rech & Simon, 1999)

Als relativ »junge« Methode im Bereich der Psychotherapie haben sich einige Interventionstechniken entsprechend dem Fokus der Aufmerksamkeit auf Interaktion und Kommunikation neu entwickelt, andere wurden und werden immer wieder von anderen Methoden mit Respekt übernommen und entsprechend der eigenen theoretischen Konzeption verstanden und verwendet. Als methodenspezifische Interventionen können folgende beschrieben werden:

- Ressourcenorientiertes Vorgehen: Bereits am Beginn der Entwicklung der Methode war der Fokus auf Stärken und Ressourcen von Personen und Systemen ein zentraler Fokus der Familientherapie, der vor allem mit der Person Virginia Satir verbunden ist. Das aus der humanistischen Tradition stammende Konzept der Beachtung des Selbstwerts beeinflusste maßgeblich die Entwicklung der Methode (Satir, 1994). Später untermauerte die Sichtweise, dass Klientinnen die Expertinnen ihrer Leiden und Probleme sind, die Ausdifferenzierung von Interventionstechniken, die Klientinnen im Erleben ihrer Selbstwirksamkeit fördern und stärken sollen.
- Zirkuläres Fragen/systemische Fragetechniken: Das Grundprinzip der systemischen/zirkulären Befragung beruht auf der Erkenntnis

der Kybernetik, dass nur ein Unterschied die erste Voraussetzung für Informationsgewinnung darstellt. Diese besteht darin, durch Fragen die Wechselwirkungen im System sowie zwischen dem Problem/Symptom und den Interaktionen im System zu erforschen. Diese oft auch ungewöhnliche Form, über Leiden und schwieriges Verhalten zu kommunizieren, verhilft dazu, das eigene soziale, psychische und biologische System anders beobachten zu können, sodass vertraute, aber bisher problemaufrechterhaltende Muster irritiert und damit verändert werden können. Die Entwicklung dieser Fragetechniken ist vor allem dem Mailänder Team zu verdanken.

- Ziel- und lösungsorientierte Fragetechniken wurden von Steve de Shazer und Insoo Kim Berg entwickelt und beeinflussten ab ca. 1990 maßgeblich die systemische Therapie. Diese Vorgehensweise geht von der Prämisse aus, dass es hilfreicher und effektiver ist, auf Wünsche, Ziele, Ressourcen und Ausnahmen vom Problem zu fokussieren statt auf Probleme und ihre Entstehung. (de Shazer, 1992)
- Externalisierungstechniken und Techniken der räumlichen Repräsentation folgen der Idee, dass psychische Systeme in Analogie zu sozialen Systemen betrachtet werden können. Damit können die Person und ihr Problem oder ihre Symptome voneinander getrennt gesehen und in Beziehung zueinander betrachtet werden. Diese Perspektive kann ermöglichen, dass mehr Einflussnahme als bisher auf Veränderung erkannt werden kann. All das, worunter Klientinnen leiden, kann räumlich oder in der Vorstellung mit Gegenständen/Symbolen, oder im Falle eine Gruppentherapie mit Personen, externalisiert und aufgestellt werden. Besonders bekannt geworden ist die Technik der Aufstellungsarbeit, die sich aus der Familienskulptur entwickelt hat. Unter diesem Namen verbergen sich aber auch vielfältige Zugangsweisen, die mit einer systemischen Konzeption nichts zu tun haben,
- Interventionen auf der Handlungsebene fokussieren auf die Veränderung von problemaufrechterhaltenden Beziehungsmustern. Durch (Haus-)Aufgaben und Rituale soll neues Verhalten zueinander angeregt werden und es soll überprüft werden, wie sich diese neuen Erfahrungen auf bisherige Einstellungen und Emotionen auswirken und damit die erwünschte Veränderung anstoßen können.

Behandlungssettings und Indikationen zur Systemischen Familientherapie

Da der Name »Systemische Familientherapie« die Bezeichnung eines bestimmten Settings in sich trägt, wird oft irrtümlich angenommen, dass diese Methode vor allem für die Behandlung von schwierigen Beziehungskonstellationen geeignet sei. Die systemische Konzeption gibt hingegen keine Vorgaben, für welche Systeme die theoretischen Überlegungen gelten sollen. Somit ist diese Methode für die Behandlung von einzelnen Personen, Paaren, Familien und Gruppen sinnvoll.

In Bezug auf die Indikation zeigen die Erkenntnisse der derzeitigen Wirksamkeitsforschungen nicht, dass diese Methode nur für Symptombildungen im Zusammenhang mit Beziehungskonflikten besonders geeignet ist (Sydow & Borst, 2018). Allerdings hat sie sich in Österreich mehr im psychosozialen als im klinischen Kontext als Form der psychotherapeutischen Behandlung durchgesetzt. Möglicherweise spiegelt sich darin die Geschichte der Entwicklung der Methode, aber auch, dass es vielleicht ungewöhnlich ist, Symptome und psychische Erkrankungen nicht nur als Merkmal einer Person zu betrachten.

Diagnosen – Gedanken aus systemischer Perspektive

Im Sinne einer systemischen Konzeption sind Diagnosen ebenfalls etwas, was eine Beobachterin durch Unterscheidung hervorbringt. Daher können Diagnosen nie objektive Aussagen über Patientinnen sein und auch keine existierenden Sachverhalte, auch wenn sprachliche Formulierungen, wie Depression, Angststörungen oder Schizophrenie, dies nahelegen könnten. Mit jeder Unterscheidung wird im Sinn der Leitdifferenz »krank/gesund« markiert, auf welcher Seite angeschlossen wird (vgl. Luhmann, 1994). Somit wird die Vergabe einer Diagnose zu einer wesentlichen und verantwortungsvollen Entscheidung der Psychotherapeutin – sowohl für die Patientin als auch für den weiteren Verlauf der Psychotherapie. Es kann nämlich eine wesentliche Bedeutung haben, ob man eher an Leiden oder Probleme oder an andere Seiten – wie gelingende Lebensbezüge oder Ressourcen der Klientinnen – anschließt. Ist eine Diagnose einmal formuliert, so vergrößert das die Wahrscheinlichkeit, dass in der Folge vor allem an diese eine Seite der Unterscheidung angeschlossen wird. Somit besteht die Gefahr, dass die »kranke« Seite der Unterscheidung immer weiter ausdifferenziert wird und alles andere weniger beachtet wird.

In der Tradition der Systemischen Familientherapie entwickelte sich daher schon früh eine kritische Haltung gegenüber der Vergabe von Diagnosen. Karl Tomm warnte vor der Gefahr, dass Menschen auf Etikettierungen reduziert werden könnten, obwohl dies niemals die Absicht der Diagnoseverfahren war. Wenn aber eine Person von Expertinnen z. B. mit der Diagnose »Schizophrenie« versehen wird, dann wird sie in ihrem sozialen Beziehungsnetz nie wieder wie vorher betrachtet und behandelt werden. Aber auch die Person selbst wird sich vermutlich nachher als eine Andere erleben. (Tomm, 1994)

Diagnosen – egal, ob sie aus gängigen Diagnoseschemata wie ICD oder DSM oder aus anderen diagnostischen Schemata stammen – werden einer systemischen Konzeption folgend als Basis für die Hypothesenbildung genützt. Hypothesen können jederzeit erweitert, verändert, aber auch wieder verworfen werden. Diese Vorgehensweise lädt zu vielschichtigen Überlegungen ein, wie psychisches Leiden und Probleme als Lösungsversuch verstanden werden können.

In diesem Sinn wird Diagnoseerstellung nicht als ein besonderer Akt im Rahmen der psychotherapeutischen Behandlung gesehen, sondern als ein permanentes Einnehmen einer Beobachterinnenperspektive im therapeutischen Dialog. Dieser Dialog – sowohl mit Kolleginnen im Behandlungssystem als auch mit Klientinnen – ist als ein freier Austausch von Meinungen (Hypothesen) zu verstehen. Er soll frei sein von Bewertungen und hierarchischen Ansprüchen und soll ein differenzierteres und tieferes Verstehen der Situation ermöglichen. Diese Form des Diagnostizierens kann als »dialogisches Diagnostizieren« bezeichnet werden.

Fragen zur Evaluation

1. Benennen Sie mindestens drei Kriterien, die die Systemische Familientherapie kennzeichnen und sie von anderen Ihnen bekannten Psychotherapiemethoden unterscheiden.
2. Stellen Sie die Konsequenzen systemischer Theorienbildung auf Haltung, Einstellung und Vorgehensweise der Psychotherapeutin dar.
3. Warum verzichtet die systemische Therapie auf ein Ätiologiemodell der Entstehung psychischer Erkrankungen?

Literatur im Text

Anderson H., & Goolishian, H. A. (1990). Menschliche Systeme als sprachliche Systeme. *Familiendynamik*, 15(3), 212–241.
Anderson, H., & Goolishian, H. A. (1992). Ein therapeutischer Ansatz des Nicht-Wissens. *Zeitschrift für systemische Therapie*, 10(2), 176–189.
Bateson, G. (1985). *Ökologie des Geistes.* Frankfurt: Suhrkamp.
deShazer, S. (1992). *Das Spiel mit Unterschieden.* Heidelberg: Carl-Auer.

Foerster, H. v. (1993). *Wissen und Gewissen. Versuch einer Brücke.* Frankfurt: Suhrkamp.
Gergen, K. (1996). *Das übersättigte Selbst. Identitätsprobleme im heutigen Leben.* Heidelberg: Carl-Auer.
Levold, T., & Wirsching, M. (Hrsg.). (2014). *Systemische Therapie und Beratung – das große Lehrbuch.* Heidelberg: Carl-Auer.
Ludewig, K. (2005). *Einführung in die theoretischen Grundlagen der systemischen Therapie.* Heidelberg: Carl-Auer.
Ludewig, K. (2013). *Entwicklungen systemischer Therapie. Einblicke, Entzerrungen, Ausblicke.* Heidelberg: Carl-Auer.
Luhmann, N. (1997). *Die Gesellschaft der Gesellschaft.* Frankfurt: Suhrkamp.
Luhmann, N. (2002). *Einführung in die Systemtheorie.* Heidelberg. Carl-Auer.
Minuchin, S., & Fishman, H. C. (1983). *Praxis der strukturellen Familientherapie.* Freiburg im Breisgau: Lambertus.
Satir, V. (1994). *Kommunikation – Selbstwert – Kongruenz.* Paderborn: Junfermann
Schiepek, G. (1999). *Die Grundlagen der Systemischen Therapie.* Göttingen: Vandenhoeck & Ruprecht.
Schleiffer, R. (2012). *Das System der Abweichungen. Eine systemtheoretische Neubegründung der Psychopathologie.* Heidelberg: Carl-Auer.
Selvini-Palazzoli, M., Boscolo, L., Checchin, G., & Prata G. (1977). *Paradoxon und Gegenparadoxon: ein neues Therapiemodell für Familien mit schizophrener Störung.* Stuttgart: Klett-Cotta.
Simon, F. (2006). *Einführung in Systemtheorie und Konstruktivismus.* Heidelberg: Carl-Auer.
Simon, F., & Rech-Simon, C. (1999). *Zirkuläres Fragen.* Heidelberg: Carl-Auer.
Sydow, K. v., & Borst, U. (Hrsg.). (2018). *Systemische Therapie in der Praxis.* Weinheim, Basel: Beltz.
Tomm, K. (1994). *Die Fragen des Beobachters. Schritte zu einer Kybernetik zweiter Ordnung in der systemischen Therapie.* Heidelberg: Carl-Auer.

Kernliteratur

Levold, T., & Wirsching, M. (Hrsg.). (2014). *Systemische Therapie und Beratung – das große Lehrbuch.* Heidelberg: Carl-Auer.
Ludewig, K. (2005). Einführung in die theoretischen Grundlagen der systemischen Therapie. Heidelberg: Carl-Auer.
Schlippe, A. v., & Schweitzer, J. (2013). *Lehrbuch der systemischen Therapie und Beratung I: Das Grundlagenwissen.* Göttingen: Vandenhoeck & Ruprecht.
Simon, F. (2006). *Einführung in Systemtheorie und Konstruktivismus.* Heidelberg: Carl-Auer.
Simon, F., & Rech-Simon, C. (1999). *Zirkuläres Fragen.* Heidelberg: Carl-Auer.

Weiterführende Literatur

Grossmann, K. P. (2005). *Die Selbstwirksamkeit von Klienten. Ein Wirkverständnis systemischer Therapien.* Heidelberg: Carl Auer.
Lieb, H. (2014). *Störungsspezifische Systemtherapie. Konzepte und Behandlung.* Heidelberg: Carl Auer.

1.5 Verhaltenstherapeutische Psychotherapie: Heilung durch Lernen

1.5.1 Kognitive Verhaltenstherapie

Gerhard Lenz

Geschichte und aktuelle Entwicklungen, Diagnostik und Fallkonzeption, therapeutische Beziehung und therapeutischer Prozess, Anwendungsbereiche, Praxis mit Fallbericht

Zusammenfassung

Die Kognitive Verhaltenstherapie (VT) ist ein wissenschaftlich fundiertes Psychotherapieverfahren zur Behandlung von Menschen mit psychischen Störungen. Durch das Bestreben der Einbeziehung neuester Erkenntnisse und Entwicklungen aus Psychologie, Neurobiologie, Soziologie und anderen Grundlagenwissenschaften ist die Verhaltenstherapie eine Therapierichtung, die sich ausgehend von lerntheoretischem, kognitivem, emotionsbasiertem und schemaorientiertem Wissen in einer kontinuierlichen Weiterentwicklung befindet. Im Rahmen einer einfühlsamen und wertschätzenden therapeutischen Beziehung kommen störungsspezifische und störungsübergreifende Therapieverfahren zur Anwendung.

Schlüsselwörter

Kognitive Verhaltenstherapie, Kognitive Therapie, Verhaltenstherapie, Psychotherapie

Historische Entwicklung

Die Ausgangspunkte der Verhaltenstherapie (VT) finden sich Anfang des 20. Jahrhunderts einerseits in den Tierstudien zu bedingten Reflexen von Iwan P. Pawlow in Russland und andererseits mit dem Aufbau »experimenteller Neurosen« durch John B. Watson in den USA. Beide Traditionen werden heute dem Konzept der Klassischen Konditionierung zugerechnet.

Erst in der Zeit zwischen den beiden Weltkriegen wurden die vorliegenden Forschungsergebnisse systematisiert, zu den Lerntheorien (erste wichtige Grundlage der Verhaltenstherapie) verdichtet und fanden vor allem in der Arbeit mit Angstpatient:innen Anwendung.

Nach dem Zweiten Weltkrieg entstanden an mehreren Orten neue Entwicklungsimpulse: In Südafrika erweiterte Joseph Wolpe (1958) mit der Technik der Systematischen Desensibilisierung die bisherigen Behandlungsmöglichkeiten. Er setzte den Angstzuständen seiner Patient:innen den physiologisch inkompatiblen Zustand der Entspannung entgegen, welcher mittels progressiver Muskelrelaxation trainiert werden konnte. Die in den USA von B. F. Skinner (1953) entwickelten Theorien der operanten Konditionierung (Zusammenhang zwischen Verhalten und seinen Konsequenzen) beeinflussten die verhaltenstherapeutische Praxis ebenso wie die in den 1960er-Jahren in London von Michael Gelder, Isaac Marks u. a. (Mathews et al., 1988) entwickelten Konfrontationstherapien bei Angststörungen. Konfrontationstherapie bzw. Expositionstherapie bewirkt eine Veränderung des Furchtnetzwerks, wenn das Netzwerk möglichst vollständig aktiviert wird (deswegen: sich der Angstsituation aussetzen, Angst akzeptieren, ohne Vermeidungs- oder Fluchtverhalten) und gleichzeitig korrektive Informationen eingespeist werden.

Kognitive Verhaltenstherapie

Michael Mahoney, Donald Meichenbaum und Aaron Beck (Beck, 1976) leiteten die kognitive Wende der Verhaltenstherapie als zweite wichtige Grundlage der Kognitiven Verhaltenstherapie (KVT) ein. Beginnend mit der Selbstbeobachtung eigener Gedanken, dem anschließenden Hinterfragen sowie der Einübung gegengerichteter Selbstverbalisationen werden die zum Leidensdruck führenden individuellen Denkgewohnheiten verändert. Die Selbstmanagement-Therapie von Frederick Kanfer (Kanfer, 1972) legt eine Rückkoppelungsschleife von Selbstbeobachtung, Selbstbewertung und Selbstverstärkung nahe.

Ein weiterer, dritter Entwicklungsimpuls entsprang der Emotionsforschung: Die emotionale Wende der Verhaltenstherapie wurde durch die Arbeiten von Leslie S. Greenberg (Greenberg, 2000, 2011) eingeleitet. Vor dem Hintergrund der emotionalen und kognitiven Entwicklung des Menschen kam eine dezidiert entwicklungspsychologische Perspektive hinzu. Dabei wurde auch wiederholt auf die von John Bowlby (Bowlby, 1975) ausformulierte Bindungstheorie verwiesen, welche einen geeigneten Rahmen zur Integration sowohl der Schema- und Selbstregulationstheorien als auch der Emotionstheorien bildet.

Schematherapie

Aus einer solchen Perspektive entstand der in der weiteren Folge immer bedeutsamer werdende Ansatz der Schematherapie (ST) von Jeffrey Young in den USA (Young, 1994, 2008): Sie verbindet als Weiterentwicklung der Kognitiven Therapie psychodynamische und verhaltenstherapeutische Ansätze, wobei nach Young vor allem bei Persönlichkeitsstörungen (Borderline-Störung, narzisstische Störung u. a.) die Missachtung von sogenannten Grundbedürfnissen in der Kindheit zu dysfunktionalen Schemata führen würde, die im Erwachsenenleben in spezifischen Situationen getriggert werden. Mit dem Einsatz neuer Techniken – erst der Imagination von frühen Erlebnissequenzen, später auch der Arbeit mit verschiedenen Persönlichkeitsanteilen (z. B. Stühletechnik mit verschiedenen Anteilen) und einer Therapiebeziehung, die als »begrenzte Nachbeelterung« bezeichnet werden kann – gelingt es, negative Schemata aufzudecken und positiv zu verändern.

Zur selben Zeit wurde von Marsha Linehan in den USA (1996) unabhängig von der Schematherapie ein anderer Ansatz zur Behandlung von Borderline-Störungen und selbstverletzendem Verhalten entwickelt, die Dialektisch-Behaviorale Therapie (DBT). Im Vordergrund steht der Grundsatz: Stabilisierung geht vor Traumaverarbeitung. Hier spielt neben den kognitiv-verhaltenstherapeutischen Techniken auch ein sogenanntes Skillstraining (Fertigkeitentraining) zur Emotionsregulation eine Rolle – mit Modulen wie innere Achtsamkeit, Belastbarkeit (Stresstoleranz), zwischenmenschliche Fertigkeiten, Umgang mit Gefühlen und Selbstwert.

Schließlich wurden auf Basis der Achtsamkeitsbasierten Stressbewältigung von Jon Kabat Zinn (Kabat Zinn, 2013) weitere achtsamkeitsbasierte Therapieansätze entwickelt, die dann ebenso wie die Schematherapie und die Dialektisch-Behaviorale Psychotherapie (DBT) zur dritten Welle der KVT gezählt werden: die Akzeptanz- und Commitment-Therapie (ACT) von Steven Hayes und Kolleg:innen (Hayes et al., 2014), die Achtsamkeitsbasierte Depressionstherapie von Zindel Segal, Mark Williams und John Teasdale (Segal et al., 2008) und die Metakognitive Therapie von Adrian Wells (Wells, 2011). Aus der Anwendung verhaltenstherapeutischer Strategien bei körperlichen Erkrankungen entwickelte sich schließlich die Verhaltensmedizin (Ehlert, 2003), die auf ähnliche Probleme zielt wie die eher psychodynamisch konzipierte Psychosomatik.

Die Rolle der Therapeutin:des Therapeuten in der Verhaltenstherapie

Eine gute Beziehung zwischen Klient:in und Therapeut:in ist einer der potentesten Wirkfaktoren von Psychotherapie. Das hat sich in vielen Therapiestudien schulenübergreifend bestätigt. Aus der Sicht der Verhaltenstherapie ist eine gute therapeutische Beziehung eine notwendige, aber nicht hinreichende Bedingung für den Therapieerfolg.

In einem ausführlichen diagnostischen Prozess zu Therapiebeginn, der aufgrund seiner klärenden Wirkung auch therapeutische Effekte hat, nimmt die Analyse der Bindungsaspekte eine entsprechend wichtige Rolle ein. Es geht in erster Linie um Überlegungen, mit welchen Beziehungsangeboten der Patientin geholfen werden kann und mit welchen Schwierigkeiten und Ressourcen beim Aufbau des Arbeitsbündnisses in der Therapie zu rechnen ist. Die Ergebnisse fließen in die Therapieplanung mit ein: in die Festlegung der Schwerpunkte (woran wird gearbeitet?) sowie in die Wahl der Methoden im Verlauf (womit wird wann gearbeitet?).

Während die Verhaltenstherapie in ihren frühen Schriften (nicht in der Praxis) das Beziehungsthema vernachlässigt hat, finden sich heute ausreichend Vorschläge für eine adäquate Beziehungsgestaltung: Im Konzept von Klaus Grawe (Grawe, 1992) zur »komplementären Beziehungsgestaltung« (komplementär im Sinne von »bedürfnisbefriedigend« oder »motivbefriedigend«) wird die Therapeutin aufgefordert, ihr Beziehungsangebot den wichtigsten interaktionellen Plänen ihrer Patientin anzupassen (z. B. den Plan »Achte auf genügend Anerkennung« inhaltlich thematisieren und prozessual aktivieren, z. B. indem viel Anerkennung gegeben wird). Es wird davon ausgegangen, dass Pläne, die soziale Beziehungen betreffen, auch in der Therapiesituation sichtbar werden (sechs zentrale Beziehungsmotive: Anerkennung, Wichtigkeit, Verlässlichkeit, Solidarität, Autonomie, Grenzen). Die Therapeutin wird versuchen, mithilfe von Empathie und Perspektivenübernahme die aktuellen Bedürfnisse zu erfassen. Dabei ist es wesentlich, sich nicht ausschließlich am offen beobachtbaren Verhalten zu orientieren, sondern die dahinter liegenden Motive aufzuspüren.

Neben den Basisvariablen (emotionale Zuwendung und Empathie, Wertschätzung, Kongruenz, Sanktionsfreiheit) betont die Verhaltenstherapie vor allem die Transparenz ihres Vorgehens. Dies betrifft sowohl die Aufklärung zu Beginn als auch Einzelentscheidungen während der Behandlung.

Der therapeutische Prozess in der Verhaltenstherapie

Jede Verhaltenstherapie besteht aus mehreren ineinandergreifenden Teilen: Üblicherweise steht ein erster Teil im Dienste der Diagnostik sowie eines Beziehungs- und Motivationsaufbaus. Dann folgen ohne starre Reihenfolge Therapieplanung, Psychoedukation, die Anwendung der geplanten Strategien, die Umsetzung der neu erworbenen bzw. verbesserten Kompetenzen in die Lebensrealität und die Ergebnisevaluation.

Klinische und psychotherapeutische Diagnostik in der Verhaltenstherapie

Im ersten Schritt wird die Diagnose entsprechend gängiger Klassifikationsschemata (kategoriale Diagnostik nach ICD-10) erstellt. Das oft störungsspezifische Vorgehen der Verhaltenstherapie ist an eine exakte Diagnose gebunden, da für unterschiedliche Störungen spezifische Behandlungskonzepte entwickelt wurden.

Als zweiter Schritt erfolgt eine spezifisch verhaltenstherapeutische Diagnostik im Sinne einer individuellen Problem- und Verhaltensanalyse (Knappe et al., 2017; Tuschen-Caffier & Van Gemmeren, 2018; Roediger, 2016).

Je nach Problemlage wird der Schwerpunkt entweder auf einer Makroanalyse (Verständnis der Symptomatik aus der Lebensgeschichte) und einer Mikroanalyse (Bedingungsanalyse der vordergründigen Symptomatik, wie z. B. selbstverletzendes Verhalten am konkreten Beispiel) oder auch auf einer Schemaanalyse (dysfunktionale Schemata, die durch mangelnde Erfüllung von Grundbedürfnissen in der Kindheit entstanden sind) oder einer Interaktionsanalyse (was löst der Patient durch sein Verhalten bei mir aus, was er möglicherweise bei anderen relevanten Menschen auch auslöst?) liegen.

Die zentrale Frage einer Mikroanalyse lautet: Wie kommt es zum typischen Problemverhalten (z. B. Essanfall, Selbstverletzung, Angstanfall etc.) in einer konkreten Situation? Das sogenannte S-O-R-K-C-Modell (auslösender Stimulus – Organismusvariable – Reaktionen – Kontingenzen – Konsequenzen) beschreibt die Abhängigkeit einzelner Verhaltensweisen von unmittelbar ablaufenden kognitiven und emotionalen Prozessen, situativen und interpersonellen Einflüssen sowie stabilen Eigenschaften der Betroffenen.

Die zentrale Frage der Makroanalyse lautet: Wie ist das Problem im Laufe des Lebens entstanden? Hier geht es um Prädispositionen (genetische, biologische und psychosoziale), auslösende Faktoren (belastende oder kritische Lebensereignisse, Traumata) und aufrechterhaltende Faktoren (biologische, psychosoziale). Mit diesen aus der Anamnese erforderlichen Informationen erfasst man gleichzeitig auch die Organismusvariable (situationsübergreifende körperliche und psychische Faktoren wie körperliche Beeinträchtigungen, vegetative Erregbarkeit, Kompetenzen, Defizite, Wahrnehmungsfilter über mich oder andere; typische Denk-, Gefühls- und Verhaltensmuster). In der Schemaanalyse (Roediger, 2016; vor allem wichtig bei Schwierigkeiten in der Persönlichkeitsentwicklung bis hin zu Persönlichkeitsstörungen) geht es um die Erfassung von frühen maladaptiven Schemata (Abgetrenntheit und Ablehnung, Beeinträchtigung von Autonomie und Leistung, Fremdbezogenheit, übertriebene Wachsamkeit und Gehemmtheit, Beeinträchtigung im Umgang mit Begrenzungen), die in der Kindheit aus Mangel an der Erfüllung wichtiger Grundbedürfnisse entstanden sind und die in Triggersituationen im Erwachsenenleben aktiviert werden und dann zu Problemen führen.

Die individuelle Fallkonzeption – gemeinsame Zielsetzungen

Die Resultate der erhobenen Daten münden schließlich in eine individuelle Fallkonzeption. Zieldefinitionen beruhen auf der Verhaltensanalyse/Problemanalyse sowie dem problemrelevanten Veränderungswissen, wobei Ziele und Zieltiefe sich im Verlauf der Therapie auch ändern können.

Für die Erstellung eines individuellen Therapiekonzepts wird zunächst überlegt, ob mit einem störungsspezifischen Konzept gearbeitet werden kann (in der KVT liegen zu vielen Störungsbildern evaluierte Interventionsmodelle vor), oder es fällt die Entscheidung zum Einsatz transdiagnostischer Interventionen (störungsübergreifend). Letztere Interventionen würden an dysfunktionalen Mechanismen ansetzen, die als gemeinsame Grundlage der aktuellen Störungen gesehen werden (z. B. Affektregulationsprobleme bei Bulimie und bei Borderline-Störungen).

Elemente einer Kognitiven Verhaltenstherapie

Die wichtigsten Elemente einer Kognitiven Verhaltenstherapie sind:

1. Psychoedukation
2. Ressourcenaktivierung

3. Problemaktualisierung und Einsatz spezifischer Methoden zur Problembewältigung
4. Transfer
5. Stabilisierung der erworbenen Fähigkeiten

Psychoedukation

Durch das Verstehen der Störungsbedingungen wird eine Außenbetrachtung des Problemverhaltens ermöglicht. Zusätzlich lernt der Patient auch zu verstehen, auf welchen Grundlagen die Veränderungsansätze aufgebaut sind. Eine Aufklärung über den Wirksamkeitsmechanismus soll ihn motivieren, auch belastende Teile der Behandlung auf sich zu nehmen.

Ressourcenaktivierung

Es ist wichtig, vorhandene Ressourcen transparent zu machen und nicht nur den Blick des Therapeuten, sondern vor allem auch des Patienten darauf zu lenken. Als **Ressourcen** bezeichnet man Wünsche und stabile Interessen, kognitive und soziale Kompetenzen, Selbstregulation und Belastbarkeit, körperliche Merkmale, beruflichen finanziellen Status, das soziale Netzwerk, Beziehungsbereitschaft – Merkmale des Patienten also, die auch sein Selbstwertgefühl und seine Identität wesentlich ausmachen.

Problemaktualisierung und Einsatz spezifischer Methoden zur Problembewältigung

Der Grundsatz der Problemaktualisierung lautet, dass Veränderungen nur stattfinden können, wenn ein Problem aktualisiert, d. h. erlebt wird. Angst kann sich nur verändern, während sie empfunden wird, Misstrauen kann sich nur verringern, wenn ich mich der Gegenwart anderer Menschen aussetze. Sich den Problemen auszusetzen und bisheriges Vermeidungsverhalten aufzugeben, ist eine der schwierigsten Therapiepassagen für den Patienten. Das Therapieklima während der Sitzung muss Schutz gewährleisten, wenn emotionsprovozierende Strategien verwendet werden. Automatische Gedanken, Rollenspiele, imaginative Techniken, In-vivo-Expositionen, die Patient-Therapeut-Beziehung – all das sind potente Methoden zur Aktualisierung. Parallel dazu lernt der Patient, die aktualisierten Schwierigkeiten zu meistern. Dafür steht eine Reihe bekannter Methoden zur Verfügung. Ein wichtiger Prozess in diesem Behandlungsmodul ist die vertiefte Auseinandersetzung mit der Biografie. Gravierend sind vor allem jene Erfahrungen, die bis heute das Leben der Betroffenen belasten, immer wieder aktiviert werden, dysfunktionales Verhalten auslösen und die Lebensqualität mindern.

Im Rahmen der Problemaktualisierung werden diese Prozesse deutlich; das fordert Wiedererinnern, Wiedererleben, Neuinterpretationen und Neubewertungen vergangener Ereignisse.

Transfer und Stabilisierung der erworbenen Fähigkeiten

Die Verhaltenstherapie geht davon aus, dass die Einsicht in vergangene und gegenwärtige Konflikte, pathogene Grundannahmen und Schemata nicht ausreicht, um dauerhafte Veränderungen zu etablieren. Die Übertragung des Gelernten in die Lebensumwelt wird gelingen, wenn durch die Therapieerfahrungen und durch erste Erfolge die Selbstwirksamkeitserwartungen gestiegen sind. Im Verlauf der Therapie ist es wesentlich, erworbene Kompetenzen zu stabilisieren und in unterschiedlichsten Situationen zu erproben. Durch den Transfer des Gelernten in das Alltagsleben löst sich der Patient allmählich vom Therapeuten.

Der Abschied von der Therapie

Im Sinne des Selbstmanagementansatzes hat die KVT stets im Auge, dass es sich um ein zeitlich begrenztes Bündnis zwischen Therapeut und Patient handelt. Wünschenswerterweise planen und entscheiden Patient und Therapeut gemeinsam die Beendigung der Therapie, wobei als erstes Kriterium das Erreichen definierter Ziele gilt. Im Sinne der Transfersicherung werden im letzten Teil der Therapie die Stundenintervalle bereits vergrößert, wobei Beziehungsaspekte miteinzubeziehen sind (bisherige Trennungserfahrungen, Beziehungsabbrüche etc.).

Wichtige Therapietechniken in der Kognitiven Verhaltenstherapie

Konfrontation mit emotionalen Erfahrungen:

- die klassischen Verfahren (Systematische Desensibilisierung, Angstbewältigungstraining, Reizkonfrontation mit Reaktionsverhinderung)
- die emotionsorientierte Therapie
- die Familienskulptur

Der kognitive Ansatzpunkt:

Identifikation und Veränderung problematischer Gedanken und Gefühle durch Sokratischen Dialog

Schematherapie:
Schemaveränderung durch emotive (imaginäre Dialoge), interpersonelle (therapeutische Beziehung, »limited reparenting«) und kognitive Techniken sowie Modifikation der schemabedingten Verhaltensweisen

Die Veränderung des Bezuges zu sich selbst:
Aufbau von Selbstkontrollfertigkeiten, Einübung von selbstsicherem Verhalten (z. B. Gruppentraining sozialer Kompetenzen), Aufbau von Selbstwertgefühl, Förderung selbstfürsorglichen Verhaltens durch euthyme Verfahren; Einübung von Achtsamkeit, Empathie und Mitgefühl

Therapeutische Beziehung als Raum für neue Erfahrungen:
- *Arbeit mit dem Körper:* progressive Muskelentspannung, Bauchatmung
- *Nutzung von lerntheoretischem Wissen:* operante Methoden (Therapieverträge mit Borderline-Patient:innen, Kontingenzmanagement, Skillstraining), Modelllernen durch Rollenspiele
- *Stärkung allgemeiner Gesundheitsfaktoren:* Aktivierung von Ressourcen, Stressbewältigung, Förderung von Resilienz

Anwendungsbereiche der Kognitiven Verhaltenstherapie

Die KVT findet in einem breiten Bereich psychischer Störungen sowohl in der ambulanten als auch in der stationären psychosomatischen und psychiatrischen Therapie Anwendung. Die Wirksamkeit ist bei einer großen Zahl psychischer Störungen und Probleme nachgewiesen (Hofmann et al., 2012).

Die Praxis – ein Fallbericht

Eine 58-jährige Patientin kommt wegen einer jahrelangen chronischen subdepressiven Verstimmung (Dysthymie), die sich manchmal zu einer typischen Depression mit niedergeschlagener Stimmung, Antriebslosigkeit, Konzentrationsschwierigkeiten und Freudlosigkeit verstärkt, in Behandlung.

Unmittelbarer Auslöser für die Verstimmung war vor einigen Jahren eine Veränderung der Arbeitszeiten durch den Arbeitgeber, wodurch die Patientin wichtige soziale Kontakte in einer Freizeitgruppe verlor.

Lebenssituation: Die Patientin ist Verkäuferin, verheiratet, lebt in der Stadt, hat erwachsene Kinder, die außer Haus sind und gut im Leben zurechtkommen, der Gatte ist wegen einer körperlichen Erkrankung frühpensioniert und lebt in seinem ursprünglichen Elternhaus am Land. Die Patientin fährt am Wochenende immer zu ihm, um vorzukochen und zu putzen, und kann dadurch auch ihre früheren Bekannten nicht mehr sehen (Gatte liebt die gemeinsame Zurückgezogenheit, möchte auch am Wochenende nicht in die Stadt fahren). Beispiel für Mikroanalyse: Die Patientin kann ihre Wünsche nach mehr Kontakten mit anderen Menschen gegenüber dem Gatten nicht artikulieren, hat große Angst vor Streit, fühlt sich in der Paarbeziehung nicht wahrgenommen und unglücklich, vermeidet aber jede Auseinandersetzung aus Angst vor Konflikten. Ein anderes Beispiel für eine Mikroanalyse ist eine Situation am Arbeitsplatz, wobei die Patientin ganz vorsichtig berechtigte Kritik an einer offensichtlich arbeitsfaulen Kollegin, die sie immer mit der Arbeit alleine lässt, äußert und daraufhin von der Arbeitskollegin niedergeschrien wird, was die Patientin vor Angst erstarren lässt. Sie vermeidet dann jede weitere Kritik.

Aus der Lebensgeschichte der Patientin ist erwähnenswert (Beispiel für Makroanalyse), dass sie als jüngstes von sechs Geschwistern bei der alleinerziehenden Mutter (Vater früh verstorben) und der Großmutter (mütterlicherseits) unter ärmlichen Verhältnissen aufwuchs. Die Großmutter war herrisch und autoritär, wertete sowohl die Mutter als auch die Patientin ab (sagte sogar einmal zur Mutter in Gegenwart der Patientin: »Wozu hast du noch ein sechstes Kind gebraucht, das war wirklich nicht notwendig, kommst eh so schon nicht zurecht!«). Die Mutter war zur Patientin liebevoll, konnte sich aber gegen die eigene Mutter nicht durchsetzen, wodurch es oft zum Streit kam, bei dem die Mutter dann immer nachgab. Die Patientin erlebte die Streitigkeiten und Schreiereien als bedrohlich und lernte früh, dass nur Anpassung und Aufopferung die Konflikte reduzieren konnten und sie damit ihr Recht auf Leben sichern konnte (Frühes maladaptives Schema der Fremdbezogenheit: Unterwerfung, Selbstaufopferung, Streben nach Zustimmung und Anerkennung).

In der Therapiebeziehung erlebt die Therapeutin die Patientin als sehr kooperativ und sehr angepasst, sie möchte offenbar eine »gute« Patientin sein und von der Therapeutin gemocht werden. (Wichtigkeit der »komplementären« Beziehungsgestaltung: Die Therapiebeziehung sollte eine emotionale Neuerfahrung ermöglichen, in dem Sinn, dass eigene Bedürfnisse wahrgenommen und geäußert werden können, dass eigene Meinung, Widerstand und Konflikte sanktionsfrei möglich sind etc.).

Als differenziertere störungsübergreifende und störungsspezifische Therapieziele (Patientin anfangs: »Ich möchte, dass es mir besser geht«) werden schließlich gemeinsam ins Auge gefasst: Förderung der Wahrnehmung und Äußerung eigener Bedürfnisse und Meinungen, Förderung von Selbstwert, Umgang mit Konflikten, Förderung von als positiv erlebten Aktivitäten, Veränderung dysfunktionaler Kognitionen und Schemata.

Als Therapiestrategien werden gewählt: eine Einzel-Schematherapie zur Bearbeitung dysfunktionaler Schemata, ein soziales Kompetenztraining in der Gruppe (lernen, Rechte durchzusetzen, Gefühle wahrzunehmen und zu äußern, Umgang mit Konflikten) und eine Ressourcenaktivierung und Aktivitätenplanung.

Therapieverlauf: Eine zu erwartende Hauptschwierigkeit waren die Schuldgefühle und Ängste bei der Förderung der Wahrnehmung und Äußerung eigener Bedürfnisse, die eine mehrmonatige Schematherapie notwendig machten. Das Prinzip ist hier, in Vorstellungsübungen in relevante Kindheitssituationen zu gehen, in denen emotionale Grundbedürfnisse verletzt wurden, die entsprechenden damaligen Emotionen wieder zu aktivieren und in diesem Zustand in geleiteter Vorstellungsarbeit ersehnte Alternativen anzudenken und zu durchleben. Visualisierte Hilfspersonen aus dem damaligen Umfeld (Patientin visualisiert den verstorbenen Vater – wenn der noch gelebt hätte, wie hätte der mich unterstützt und gegen die Großmutter verteidigt), heutige »gesunde Erwachsenenanteile« oder gar die Therapeut:innen selbst können sowohl klarer Partei ergreifen als auch dem emotional irritierten Kind Trost und Unterstützung zukommen lassen. Die explizit fürsorgliche Zuwendung und ersatzweise Befriedigung kindlicher Bedürfnisse durch die Therapeut:innen im Rahmen der »begrenzten Nachbeelterung« ist ein zentrales schematherapeutisches Wirkprinzip und ermöglichte auch bei dieser Patientin in der gesamten therapeutischen Beziehung gezielt korrektive Neuerfahrungen (z. B. Wahrnehmung und Äußerung eigener Bedürfnisse und Meinungen gegenüber der Therapeutin). Diese Bereiche und auch der Umgang mit Kritik, das Neinsagen und Grenzenziehen wurden im sozialen Kompetenztraining in der Gruppe in Rollenspielen praktisch geübt. Die Patientin lernte, dies auch gegenüber dem Gatten und der Arbeitskollegin mit Erfolg anzuwenden. Durch diese Veränderungen konnte sich die Patientin auch wieder mehr Freiräume schaffen, um wichtige alte und auch neue Sozialbeziehungen ohne Schuldgefühle gegenüber dem Gatten wieder aufnehmen zu können. Damit konnten sowohl auf der Symptomebene als auch auf der Ursachenebene deutliche Besserungen erreicht werden.

Fragen zur Evaluation

1. Was sind die drei wichtigsten Grundlagen der modernen Verhaltenstherapie?
2. Was sind die zwei grundlegenden Komponenten einer Verhaltensanalyse/Problemanalyse?
3. Welche frühen maladaptiven Schemata nach Young können unterschieden werden?
4. Nennen Sie drei Verfahren der »dritten Welle« der Verhaltenstherapie.

Literatur im Text

Beck, A. (1976). *Cognitive therapy and the emotional disorders*. New York. International Universities Press.

Bowlby, J. (1975). *Bindung*. Frankfurt: Fischer.

Ehlert, U. (2003). *Verhaltensmedizin*. Berlin: Springer.

Grawe, K. (1992). Komplementäre Beziehungsgestaltung zur Herstellung einer guten Therapiebeziehung. In J. Margraf & J. C. Brengelmann (Hrsg.), *Die Therapeut-Patient-Beziehung in der Verhaltenstherapie* (S. 215–244). München: Röttger.

Greenberg, L. (2000). Von der Kognition zur Emotion in der Psychotherapie. In S. Sulz & G. Lenz (Hrsg.), *Von der Kognition zur Emotion* (S. 77–110). München: CIP-Medien.

Greenberg, L. (2011). *Emotionsfokussierte Therapie*. München: Ernst Reinhardt Verlag.

Hayes, S., Strohsal, K. D., & Willson, K. (2014). *Akzeptanz- & Commitment-Therapie*. Paderborn: Junfermann.

Hofmann, S. G., Asnaani, A., Vonk, I. J., Sawyer, M. A., & Fang, A. (2012). The Efficacy of Cognitive Behavioral Therapy: A Review of Metaanalyses. *Cognitive Therapy and Research*, 36(5), 427–440.

Kabat-Zinn, J. (2013). *Gesund durch Meditation*. München: Knaur.

Kanfer, F. (1972). Self-control: a behavioristic excursion into the lion's den. *Behavior Therapy*, 3, 398–416.

Knappe, S., & Härtling, S. (2017). *Diagnostik und Verhaltensanalyse: Techniken der Verhaltenstherapie*. Weinheim: Beltz.

Linehan, M. M. (1996). *Dialektisch-Behaviorale Therapie der Borderline-Persönlichkeitsstörung*. München: CIP-Medien.

Mathews, A., Gelder, M., & Johnston, D. (1988). *Agoraphobie*. Berlin: Springer.

Roediger, E. (2016). *Praxis der Schematherapie. Lehrbuch zu Grundlagen, Indikationen, Kommunikation, Vorgehen*. Stuttgart: Schattauer.

Segal, Z. V., Williams, J. M. G., & Teasdale, J. D. (2008). *Die Achtsamkeitsbasierte Kognitive Therapie der Depression*. Tübingen: DGVT.

Skinner, B. F. (1953). *Science and human behaviour*. New York: Macmillan (Dt.: *Wissenschaft und menschliches Verhalten*. München: Kindler, 1973).

Tuschen-Caffier, B., & Van Gemmeren, B. (2018). Problem- und Verhaltensanalyse. In J. Margraf & S. Schneider (Hrsg.), *Lehrbuch der Verhaltenstherapie, Band 1* (S. 287–298). Berlin: Springer.

Wells, A. (2011). *Metakognitive Therapie bei Angststörungen und Depression*. Weinheim: Beltz.

Wolpe, J. (1958). *Psychotherapy by reciprocal inhibition*. Stanford: Stanford University Press.

Young, J. E. (1994). *Cognitive therapy for personality disorders: a schema-focused approach*. Sarasota: Professional Resource Press.

Young, J. E., Klosko, J. S., & Weishaar, M. E. (2008). *Schematherapie*. Paderborn: Junfermann.

Kernliteratur

Margraf, J., & Schneider, S. (2018). *Lehrbuch der Verhaltenstherapie, Band 1*. Heidelberg: Springer.

Parfy, E., Schuch, B., & Lenz, G. (2016). *Verhaltenstherapie. Moderne Ansätze für Theorie und Praxis* (2. Aufl.). Wien: Facultas UTB.

Roediger, E. (2016). *Praxis der Schematherapie: Lehrbuch zu Grundlagen, Indikationen, Kommunikation, Vorgehen*. Stuttgart: Schattauer.

Weiterführende Literatur

Beck, J. S. (2013). *Praxis der Kognitiven Therapie.* Weinheim: Beltz.

Grawe, K. (1998). *Psychologische Therapie.* Göttingen: Hogrefe.

Kanfer, F. H., Reinecker, H., & Schmelzer, D. (1996). *Selbstmanagement-Therapie.* Berlin: Springer.

Linden, M., & Hautzinger, M. (2016). *Verhaltenstherapiemanual* (7. Aufl). Berlin: Springer.

Neudeck, P. (2015). *Expositionsverfahren.* Weinheim: Beltz.

Siegel, D. J. (2010). *Wie wir werden, die wir sind. Neurobiologische Grundlagen subjektiven Erlebens & die Entwicklung des Menschen in Beziehungen.* Paderborn: Junfermann.

2. PERSÖNLICHKEITSTHEORIEN

Hans Pettermann

Der Persönlichkeitsbegriff in verschiedenen psychotherapeutischen Paradigmen

Zusammenfassung

Darstellung der Grundlagen verschiedener psychotherapeutischer Schulen und des sich daraus ergebenden Menschenbildes als Theorie der Persönlichkeit

Schlüsselwörter

Psychoanalyse, Verhaltenstherapie, humanistische Therapieformen, systemische Therapie

2.1 Einleitung

Den Begriff »Persönlichkeit« gibt es erst seit dem 6. Jh. n. Chr.; er stammt von scholastischen Philosophen, die damit eine begriffliche Abgrenzung zu dem in der Antike verwendeten Begriff »Persona« herstellten. Bedeutete »Persona« die Maske, die der Schauspieler im antiken griechischen Theater trug, später, in der römischen Antike, die Rolle, die jemand im öffentlichen Leben hat, sein Ansehen, seine Würde, verstand Boethius »Persönlichkeit« in einem völlig konträren Sinn. Von ihm stammt die klassische Definition: »persona est naturae rationalis individua substantia« (Person ist die individuelle Substanz einer vernünftigen Natur) (Prechtl & Burkard, 2008, S. 431). Dabei geht es um die Seele des Einzelnen im Zusammenhang mit einer individuellen Verantwortlichkeit vor einem personalen Gott. Hier sehen wir gleich grundlegende Unterschiede und damit im Zusammenhang stehende Fragen auftauchen: Persönlichkeit als bloße Maske bzw. Rolle oder als quasi substanzieller Kern unseres Wesens? Dieses fundamental unterschiedliche Verständnis von Persönlichkeit finden wir auch heute noch, und zwar in Form gänzlich konträrer Grundannahmen der gegenwärtigen Therapieschulen.

Ziel der folgenden Überlegungen ist, die Relativität des Begriffes der Persönlichkeit in den verschiedenen Hauptströmungen der Psychotherapie zu verdeutlichen. Er bezeichnet je nach Therapieschule etwas ganz Spezifisches bzw. wird überhaupt abgelehnt.

In einer kurzen Darstellung wie dieser können die hier behandelten Ansätze selbstverständlich nur in sehr groben Zügen nachgezeichnet werden. Der Komplexität der einzelnen Theorien wird dies in keiner Weise gerecht. Um eine Persönlichkeitstheorie im jeweiligen theoretischen Begriffsfeld zu verorten, ist dies allerdings auch nicht unbedingt nötig.

2.2 Psychoanalyse

Nach den Worten ihres Begründers, Sigmund Freud (1856–1938), ist die Psychoanalyse »der Name 1) eines Verfahrens zur Untersuchung seelischer Vorgänge, welche sonst kaum zugänglich sind; 2) eine Behandlungsmethode neurotischer Störungen, die sich auf diese Untersuchung gründet; 3) einer Reihe von psychologischen, auf solchem Wege gewonnenen Einsichten, die allmählich zu einer neuen wissenschaftlichen Disziplin zusammenwachsen« (Freud, 1923, S. 211).

Eine von den zwei wichtigsten historischen Wurzeln der Psychoanalyse war der Nachweis des französischen Neurologen Jean-Martin Charcots (1825–1893), dass den hysterischen Lähmungen unbewusste Vorstellungen zugrunde liegen. Zu jener Zeit war der Gedanke, es gebe Vorstellungen, die wir zwar haben, von denen wir aber nichts wissen, sehr ungewöhnlich, setzte man doch das Psychische und das Bewusstsein gleich. Was nicht bewusst war, war auch nicht psychisch. Zu den Leistungen Charcots, die am meisten beeindrucken, gehören seine Forschungen zu den traumatischen Lähmungen. Zur Zeit Charcots nahm man an, Lähmungen seien immer die Folge von Läsionen des Nervensystems, etwa in der Folge von Unglücksfällen, wie z. B. Eisenbahnunfällen. Charcot konnte in seinen klinischen Demonstrationen gegen diese Annahme beweisen, dass es in bestimmten Fällen psychische Gebilde waren, welche die Ursache für (hysterische) Lähmungen waren, indem er, gleichsam experimentell, mittels Hypnose und Suggestion die gleichen Symptome erzeugen konnte, wie sie bei den spontanen hysterischen Lähmungen und bei den posttraumatischen Lähmungen zu beobachten waren. Genauso wie ihr Erscheinen konnte er auch das Verschwinden der verschiedenen Lähmungen suggerieren.

Die zweite historische Wurzel der Psychoanalyse war die Behandlung der an schwerer Hysterie erkrankten Berta Pappenheim durch den Wiener Arzt Josef Breuer (1842–1925). Die für Freud wegweisende Erfahrung Breuers war, dass bei Berta Pappenheim ein Symptom immer dann verschwand, wenn sie im Zustand der Hypnose das Erlebnis, das ursprünglich das Symptom verursacht hatte, erinnern und dem mit diesem Erlebnis verbundenen Affekt – im Sinne eines Abreagierens – Worte geben konnte.

Um an die dem Symptom zugrunde liegenden, unbewussten Vorstellungen zu kommen, ersetzte Freud die Methode der Hypnose bald durch die Technik der freien Assoziation und nannte sein neues Verfahren »Psychoanalyse«. Ließ man die Patient:innen zu ihren Symptomen assoziieren, dann führten die Fantasien regelmäßig zu sexuellen Verführungserlebnissen, sodass Freud zunächst annahm, dass in diesen die Ursache der Neurose zu sehen sei. Die Abkehr von dieser Annahme vollzog Freud, als er die außerordentliche Bedeutung der Fantasietätigkeit im Seelenleben erkannte und feststellte, dass die unbewusste Fantasie nicht zwischen Vorstellung und Wirklichkeit unterscheiden kann. Aus der Erforschung des Fantasiematerials heraus kam ihm schließlich die Erkenntnis der infantilen Sexualität. Dies bedeutet eine Abkehr von dem damals vorherrschenden Glauben, dass die Sexualität erst mit der Pubertät als genitale Sexualität beginne. Aus seiner analytischen Arbeit mit Patient:innen erkannte Freud, dass sich die Sexualität des Menschen bis zu ihrer endgültigen, genitalen Ausgestaltung in einer charakteristischen Entwicklung vollzieht. Ein Zuviel oder Zuwenig an Befriedigung auf diesem Entwicklungsweg führt zu dem Wunsch, eine bestimmte infantile Befriedigungsform immer wieder erleben zu wollen. Gleichzeitig sind diese Wünsche für das bewusste Ich mit seinen ethischen Ansprüchen unannehmbar und werden aus diesem Grunde verdrängt. Daraus entsteht ein Symptom, das aus psychoanalytischer Sicht immer die Folge eines Konflikts zwischen einem infantil-sexuellen oder aggressiven Wunsch und einem Verbot ist und einen Kompromiss aus beiden darstellt. Ziel der psychoanalytischen Behandlung ist, diesen Konflikt bewusst zu machen und den infantilen Wunsch – im Sinne einer Nachreifung – in die Erwachsenenpersönlichkeit zu integrieren.

Eine behandlungstechnisch wichtige Entdeckung ist das Phänomen der Übertragung. In den analytischen Behandlungen tauchen regelmäßig Gefühlseinstellungen zärtlicher, sinnlicher oder aggressiver Natur gegenüber dem Analytiker auf, die nicht der realen Behandlungssituation entspringen. Freud stellte fest, dass diese dem Analytiker entgegengebrachten Gefühle ursprünglich wichtigen Personen der Vergangenheit des Patienten galten, es sich also um Übertragungen handelte. Nach Entdeckung dieses Phänomens wurde es bald zum mächtigsten therapeutischen Instrument der Analyse. Die systematische Handhabung der Übertragung im Rahmen einer psychoanalytischen Behandlung ist jenes Moment, das die Psychoanalyse von anderen Therapieformen am wesentlichsten unterscheidet.

Waren für Freud die Begriffe Trieb und Konflikt für die Auffassung des menschlichen Seelenlebens grundlegend, gab es seitdem bedeutende Vertiefungen und Erweiterungen der psychoanalytischen Theorie. Die psychoanalytische Ich-Psychologie trägt dem Umstand Rechnung, dass sich in der historischen Entwicklung der Psychoanalyse die Aufmerksamkeit – nach der systematischen Erforschung der Triebrepräsentanzen im Es – auf das Ich und seine Funktionen verschob. Die Objektbeziehungstheorie wiederum verlagerte das Interesse von der Triebseite auf das, worauf sich die Triebe richten, nämlich auf Objekte, Partialobjekte und deren psychische Repräsentanzen.

Für das Verständnis und die Behandelbarkeit schwerer Störungen wurden neben der Ich-Psychologie und der Objektbeziehungstheorie die Weiterentwicklungen des psychoanalytischen Konzepts des Narzissmus essenziell.

Wie wird nun »Persönlichkeit« im Rahmen der analytischen Theorie verstanden?

Entsteht ein Symptom aus einem sexuellen oder aggressiven Wunsch und dessen Abwehr und stellt einen Kompromiss aus beiden dar, so gilt für Charakterzüge (bzw. für die »Persönlichkeit« eines Menschen) zunächst das Gleiche. Der Unterschied besteht darin, dass ein Symptom situationsspezifisch auftritt und ich-dyston ist, Charakterzüge hingegen sind situationsunabhängiger und ich-synton. Sie sind die ursprünglichen Abwehr-Antworten des Ichs auf Triebimpulse, die aber lebensgeschichtlich so früh und so massiv wirksam waren, dass sie im Extremfall Verhärtungen und Beeinträchtigungen des Ichs verursachten, was sich, in Abhängigkeit von verschiedenen Trieb-Abwehr-Konstellationen, in spezifischen Charakterstrukturen niederschlug und verfestigte. Als solche verfestigten Strukturen sind sie, im Gegensatz zu den neurotischen Symptomen, relativ unabhängig von aktuell auftretenden (und abzuwehrenden) Triebimpulsen.

2.3 Lerntheorie – verhaltensorientierte Psychotherapie

Die Grundannahme der Lerntheorie ist, dass nahezu alles Verhalten gelernt ist. Konsequenterweise gilt dies auch für psychopathologisches Verhalten: Es ist Ergebnis von Lernprozessen gestörten Verhaltens. In einer Verhaltenstherapie ist der einem bestimmten Verhalten zugrunde liegende Lernprozess zu erforschen. Dies bedeutet eine klare Zurückweisung des »medizinischen Modells« von Psychopathologie, wonach ein Symptom Ausdruck der ihm zugrunde liegenden Vorgänge ist. Dem Symptom liegt nichts »Dahinterliegendes« oder »Darunterliegendes« zugrunde, es ist gewissermaßen es selbst, ein Verhalten wie jedes andere auch – und wie jedes andere Verhalten auch wurde es gelernt. Im Erlernen von Symptomen (besser: Verhalten) und im Verlernen von Verhalten spielen grundlegende Lernprinzipien, wie die klassische Konditionierung und die operante Konditionierung, die entscheidende Rolle. Zumindest die klassische Verhaltenstherapie ist ein radikal situativer Ansatz: Jegliche Konstanz im Verhalten ist nicht Ausdruck von Konstrukten wie den »Traits« oder »Persönlichkeit« oder »Charakter«, sondern Ergebnis ähnlicher Umweltbedingungen.

Streng am naturwissenschaftlichen Ideal der exakten Beobachtung orientiert, lehnte die klassische Verhaltenstherapie durch Introspektion gewonnene Daten als Grundlage therapeutischen Handelns ab, weil diese als unzuverlässig gelten. Schließt man (innerpsychische) kognitive Daten aus, entsteht notwendigerweise ein Black-Box-Modell der menschlichen Psyche. Wenn die menschliche Psyche als Black Box aus der Beobachtung ausgeschlossen wird, bleibt nur mehr die Beobachtung der Situation, in der sich das Individuum befindet, welche ein bestimmtes Verhalten auslöst. Zunächst interessiert also die Situation selbst, insofern sie als Reiz (Stimulus) auf ein Lebewesen wirkt.

S (Stimulus) → **R** (Reaktion)

Dies bedeutet, dass eine bestimmte Reizkonstellation ein bestimmtes Verhalten auslöst. Der Stimulus könnte beispielsweise eine mündliche Prüfung sein, welche Angst als Reaktion auslöst.

Wenn wir nun S und R genauer betrachten, dann kommen wir zu den zwei Lernarten, die für die klassische Verhaltenstherapie jene Grundlagen bilden, die es ihr ermöglicht haben, die Entstehung sämtlicher Neurosen als gelerntes Verhalten zu erklären und damit auch behandelbar zu machen, nämlich als Verlernen eines unerwünschten und als Neulernen eines erwünschten Verhaltens. Aus verhaltenstherapeutischer Sicht lässt sich nicht zwischen normalem und pathologischem Verhalten unterscheiden, weil diese Unterscheidung immer eine Frage normativ angelegter Kriterien ist und mit wissenschaftlichen Methoden aus dem Verhalten selbst nicht ableitbar ist. Es gibt keine Neurosen, es gibt nur Verhalten; die Unterscheidung, ob dieses als pathologisch oder normal betrachtet wird, wird gewissermaßen von außen an dieses Verhalten herangetragen und hat nichts mit diesem selbst zu tun. Jedes

Verhalten, sofern es nicht eine automatische Reaktion (Reflex) ist, ist gelernt. Was gelernt wurde, kann auch wieder verlernt werden. Voraussetzung ist die Kenntnis der Lerngesetze der beiden für die klassische Verhaltenstherapie grundlegenden Lernprinzipien: das klassische Konditionieren und das operante Konditionieren.

Um es noch einmal zusammenzufassen: Ursprünglich lag der Fokus der Aufmerksamkeit in der Verhaltenstherapie allein auf äußerlich beobachtbarem Verhalten. Dies hatte den Sinn, ein naturwissenschaftliches Vorgehen auf psychotherapeutischem Gebiet zu etablieren, das auf unüberprüfbare spekulative Annahmen über psychische Abläufe völlig verzichtete. Was also wurde beobachtet? Die Untersuchung bezog sich auf beobachtbare vorausgehende (klassisches Konditionieren) und nachfolgende Bedingungen (operantes Konditionieren).

2.3.1 Pawlows Theorie des klassischen Konditionierens

Der russische Physiologe Iwan Petrowitsch Pawlow (1849–1936) entdeckte am Beginn des 20. Jahrhunderts bei Untersuchungen zur Verdauung ein Phänomen, das eine tiefreichende Wirkung auf die wissenschaftliche Psychologie haben sollte. Bei seinen Forschungen ging es u. a. um den Zusammenhang zwischen Futterverabreichung und produzierter Speichelmenge bei Hunden. Dabei fiel Pawlow auf, dass nicht nur das Futter den Speichelfluss beim Tier auslöste, sondern auch solche (ursprünglich neutralen) Reize, die assoziativ mit der Futtergabe gekoppelt waren, etwa der Anblick des Versuchsleiters, der gewöhnlich das Futter brachte, die Wahrnehmung des Fressnapfes usw. Die Feststellung, dass ein ursprünglich neutraler Reiz bestimmte Reaktionen auszulösen vermag, wenn dieser neutrale Reiz mit einem Reiz gekoppelt worden ist, der diese bestimmte Reaktion unbedingt – automatisch – auslöst, wurde unter dem Namen klassische Konditionierung bekannt.

Die Idee beim klassischen Konditionieren ist also zunächst, dass bestimmte Reize vor jeder Lern- bzw. Konditionierungserfahrung bestimmte Reaktionen auslösen, z. B. löst der Geruch von Futter bei einem hungrigen Tier Speichelfluss aus. Fachsprachlich ausgedrückt: Ein unkonditionierter Stimulus löst eine unkonditionierte Reaktion aus – UCS (unconditioned stimulus) → UCR (unconditioned reaction), so löst z. B. ein plötzliches, unerwartetes, lautes Geräusch vor jeder Lernerfahrung – automatisch – Angst aus. Die weitere Bedingung beim klassischen Konditionieren ist, dass ein neutraler Reiz (ein Reiz, der zunächst keine Reaktion auslöst; NS) mit einem UCS assoziativ gekoppelt wird. Diese Koppelung kann etwa durch zeitliche Nähe des Auftretens der beiden Reize (NS und UCS) oder auch durch deren Ähnlichkeit hergestellt werden. Ist diese Koppelung hergestellt, wird von nun an der ursprünglich neutrale Stimulus (NS) die ursprünglich unkonditionierte Reaktion (UCR) auslösen. Damit ist aber aus dem ursprünglich neutralen Reiz (NS) ein konditionierter Reiz (CS) geworden, der nun eine konditionierte Reaktion (CR = conditioned reaction) auslösen wird.

2.3.2 Skinners Theorie des operanten Konditionierens

Im Black-Box-Modell der klassischen Verhaltenstherapie haben wir zunächst die Stimulus-Seite genauer unter die Lupe genommen und konnten darin ein Modell sehen, wie die Lerntheorie etwa die Entstehung von Angststörungen erklären kann. Wenn wir nun die Reaktionsseite genauer betrachten, dann interessieren wir uns insbesondere für die Frage, was nach erfolgter Reaktion in der Umwelt des betreffenden Individuums passiert. Dabei wird unter Reaktion sehr Unterschiedliches verstanden: Reaktion kann ein einfacher Reflex sein, eine bestimmte Form des Gefühlsausdrucks, sie kann aber auch ein komplex zusammengesetztes Verhalten darstellen. Lernen im Sinne des operanten Konditionierens bedeutet, dass eine Reaktion mit bestimmten Ereignissen in der Umwelt in Verbindung gebracht wird. Werden Umweltereignisse – sie werden als Verstärker bezeichnet – auf eine Reaktion als positiv erlebt, dann wird sich die Wahrscheinlichkeit dieser Reaktion erhöhen; werden sie als negativ erlebt, wird sich die Wahrscheinlichkeit eines bestimmten Verhaltens bzw. einer bestimmten Reaktion verringern.

Was, so können wir uns jetzt fragen, ist ein verhaltenstherapeutisches Subjekt oder, anders gefragt, wie lässt sich »Persönlichkeit« aus klassisch verhaltenstherapeutischer Sicht verstehen? Die Antwort ist: Wir verhalten uns gemäß unserer individuellen Lerngeschichte auf Basis der grundlegenden Lerngesetze. Dies geschieht ohne unser bewusstes Wissen und sehr oft gegen unsere Intention. Häufig stellen die Gründe, die wir für unser Verhalten angeben, nur Rationalisierungen dar, weil wir die eigentlichen Gründe, die in unserer Lerngeschichte liegen, oftmals nicht kennen.

2.3.3 Kognitive Therapie

Zirka in den 1950er Jahren tauchte in der akademischen Psychologie der kognitive Ansatz auf, der sich genau mit dem beschäftigte, was vorher aus wissenschaftlichen Gründen, die mit der Unzuverlässigkeit introspektiver Daten zu tun hatten, zur Black Box erklärt worden war. Trotz dieser Unzuverlässigkeit wurde kognitiv-therapeutisches Vorgehen, ergänzend zum klassischen und operanten Konditionieren, schließlich in den Kanon verhaltenstherapeutischer Techniken aufgenommen. Beim Versuch, Licht in die Black Box zu bringen, wurde davon ausgegangen, dass das, was sich in der Psyche ereignet, Kognitionen sind, wobei Kognitionen, allgemein gesagt, psychische Prozesse der begrifflichen und symbolischen Strukturierung von Sinnesdaten aus der Umwelt sind. Etwas einfacher ließe sich formulieren: Kognitionen sind Gedanken und Vorformen von Gedanken, die unsere Weltwahrnehmung strukturieren.

Der grundlegende theoretische Gedanke des kognitiven Ansatzes bzw. der kognitiven Therapie ist also, dass wir Ereignisse nicht erleben, wie sie an sich sind, sondern immer vermittelt durch die Gedanken bzw. Kognitionen, die wir mit diesen Ereignissen oder Situationen verbinden. Der Gedanke, wonach es nicht Geschehnisse sind, die bestimmte Gefühle in uns auslösen, sondern vielmehr unsere Sichtweise auf diese Geschehnisse, findet sich bereits bei mehreren antiken Autoren, u. a. bei Seneca und Epikur.

Affekte, Emotionen und Verhalten eines Menschen sind weitgehend von der Art bestimmt, wie er die Welt kognitiv strukturiert. Die dieser kognitiven Strukturierung zugrunde liegenden Kognitionen gilt es, sofern sie in einem Zusammenhang mit einem psychischen Leiden stehen, im therapeutischen Prozess herauszufinden und durch geeignete Interventionen einer Veränderung zuzuführen.

Ein Therapieverfahren, welches dieser Grundidee folgt und damit zu den kognitiven Methoden zählt, heißt Rational-Emotive Therapie. Ihr theoretisches Modell, das nun in einfacher Form kurz dargestellt werden soll, sieht folgendermaßen aus:

SITUATION → KOGNITIONEN → GEFÜHL

Diese Formel drückt aus, dass wir Situationen nicht erleben, wie sie an sich sind, sondern immer vermittelt durch Gedanken bzw. gedankliche Bewertungen. Nicht Situationen an sich erzeugen unsere Gefühle, sondern die Gedanken, die durch bestimmte Situationen in uns ausgelöst werden. Eine Studentin, die unter Prüfungsangst litt, hatte z. B. folgenden »dysfunktionalen« angstauslösenden Gedanken: »Wenn ich besser bin als andere, dann bin ich präpotent.« Es ist klar, dass sich dieser Gedanke hemmend auf die Leistungsfähigkeit der Studentin in der Prüfungssituation auswirkte, woraus sich in der Folge eine starke Angstreaktion ergab.

Ganz im Sinne einer verhaltenstherapeutischen Orientierung interessiert im Rahmen der Rational-Emotiven Therapie nun nicht, ob der angstauslösende Gedanke Ausdruck von einem »darunterliegenden« psychischen Geschehen ist (etwa, dass hinter »den anderen« eine Mutter stehen könnte, welche die Studentin aus einem ödipalen Schuldgefühl heraus nicht übertreffen darf, um nur ein Beispiel zu nennen), sondern die dysfunktionalen Gedanken sind »es selbst«, und diese wiederum sind Ergebnis von irrationalen Annahmen und Schlussfolgerungen in den Lernprozessen, die zu einer kognitiv verzerrten strukturierten Auffassung der Realität geführt haben. Wenn einem bestimmten Verhalten bestimmte irrationale und dysfunktionale Gedanken zugrunde liegen, dann geht es in der Therapie zunächst darum, diese zu identifizieren und zu sammeln. Auf diese Weise entsteht eine Liste von irrationalen und dysfunktionalen Gedanken, die das unerwünschte Gefühl in einer Situation, z. B. Angst in einer Prüfungssituation, auslösen. Jeder einzelne dieser Gedanken muss in der Folge so umformuliert werden, dass er a) der Realität entspricht und b) als hilfreich empfunden wird. Auf diese Weise entsteht eine Liste von rationalen und hilfreichen Gedanken. Diese müssen dann Schritt für Schritt mit verschiedenen Methoden geistig eingeübt werden, bis diese schließlich so automatisch ablaufen wie ursprünglich die irrationalen Gedanken.

2.4 Humanistische Grundorientierung – am Beispiel der personzentrierten Psychotherapie

Psychotherapie am Beispiel der personzentrierten Psychotherapie

Gemeinsames Merkmal der humanistischen Therapieformen ist die Annahme einer dem Menschen innewohnenden Tendenz, sich selbst zu vervollkommnen – eine Annahme, die den anderen hier besprochenen Therapieschulen und deren Menschenbild völlig fremd wäre. Therapie im Sinne des humanistischen Ansatzes heißt dann im Wesentlichen, diese Bewegung zur Selbstverwirklichung von störenden Einflüssen freizubekommen. Stellvertretend für die humanistische Richtung wird hier die klientenzentrierte Therapie von Carl Rogers hinsichtlich ihrer Annahmen zur Persönlichkeit dargestellt.

Anders als in der Medizin verstehen sich Therapeut:innen dieser Richtung nicht als Expert:innen, die den Grund für die Probleme der Patient:innen und deren Lösung kennen, wie wir das im Idealfall von Ärzt:innen annehmen. In dieser Hinsicht gibt es aus meiner Sicht keinen Unterschied zur Psychoanalyse und zum systemischen Ansatz, sehr wohl aber zur Verhaltenstherapie, die ein Expertensystem darstellt, in dem die Therapeut:innen »wissen«, worin die Probleme der Patient:innen begründet liegen und was zu tun ist, um diese zu mildern oder zu lösen. In der klientenzentrierten Therapie geht es im Gegensatz dazu nicht um Problemlösung, sondern um persönliche Entwicklung, wobei die Therapeut:innen, wie gesagt, keine Expert:innen für psychische Probleme und deren Lösung sind, sondern Förder:innen und Begleiter:innen einer Entwicklung, die sich unter geeigneten Bedingungen spontan entfaltet.

2.4.1 Persönlichkeitstheorie der klientenzentrierten Therapie

2.4.1.1 Aktualisierungstendenz und Organismus

Einer der Grundpfeiler in der Persönlichkeitstheorie von Rogers ist die im Grunde unbewiesene Annahme der sogenannten Aktualisierungstendenz. Diese ist eine dem Menschen innewohnende Tendenz, sich zu entfalten/entwickeln, sich selbst zu verwirklichen, d. h., seine Möglichkeiten konstruktiv in die Wirklichkeit umzusetzen. Wie es in jedem Organismus einen Antrieb gibt, sich selbst zu vervollkommnen, so ist auch der menschliche Organismus bestrebt, seine Potenz auf eine Weise zu aktualisieren, die seiner Erhaltung, Entfaltung und Steigerung dient.

Der Organismus – so spricht Rogers von der »Natur des Menschen« – ist der »innere Kern der menschlichen Persönlichkeit«, das organisierte Ganze körperlichen, seelischen und geistigen Erlebens, der Ort der Erfahrungen und des inneren Bewertens. Er steht in Interaktion mit der Umgebung (Beziehung) und wird, wenn wenigstens ein Minimum förderlicher Umgebungsbedingungen gegeben ist, von der Aktualisierungstendenz in Richtung aufzunehmende Reife gesteuert.

Der Mensch tendiert also von Natur aus aktiv zur Entwicklung seiner Fähigkeiten, zu Reife und Lebensbereicherung. Rogers gebraucht gerne das Beispiel des Kleinkindes, das trotz aller Misserfolge schrittweise gehen lernt, obwohl Krabbeln zunächst einfacher und schneller zum Ziel führen würde.

2.4.1.2 Erfahrung und Symbolisierung

Phänomenologisch betrachtet, lebt der Mensch als Mittelpunkt einer sich ständig verändernden Welt, auf deren Einflüsse er mit seinem Organismus so reagiert, wie er sie subjektiv erfährt. Diese Erfahrungswelt stellt für ihn die »Realität« dar. Erfahrung (oder Erleben) ist alles, was sich innerhalb des Organismus in einem bestimmten Moment abspielt und prinzipiell gewahr, d. h. bewusst werden kann. Sie macht das aus, was wir gemeinhin meinen, wenn wir vom Leben und Erleben des Menschen sprechen. Dazu gehören auch Einflüsse aus der Erinnerung und damit vergangener Erfahrungen. Erfahrung kann, muss aber nicht, bewusst sein und ist somit der gegenüber dem Erleben weitere Begriff. (Beispielsweise kann man hungrig sein, ohne es zu merken, weil man mit einer anderen Tätigkeit beschäftigt ist.)

Bewusst kann eine Erfahrung nur werden, wenn sie symbolisiert, d. h. mit einem Zeichen versehen wird. Symbolisierte Erfahrung bedeutet, dass es eine symbolische Repräsentation (mittels eines Zeichens oder Symbols) gibt, mit der die Erfahrung verknüpft ist. Nur wenn dies der Fall ist, kann eine Erfahrung bewusst werden. Veränderung geschieht in dem Moment, in dem ein zuvor nicht zugelassenes, d. h. nicht symbolisiertes Erleben in die Aufmerksamkeit eines offenen und akzeptierenden Bewusstwerdens kommt und symbolisiert werden kann.

2.4.1.3 Selbst und Selbstaktualisierungstendenz

Dem Menschen ist die Fähigkeit zur Reflexion der eigenen Person gegeben. Durch die Fähigkeit, sich auf sich selbst zu beziehen, entsteht ein Selbstbild, eine Vorstellung von sich selbst. Dem Kleinkind werden aus der Fülle seiner Erfahrungen allmählich solche bewusst, die es einem »Ich«, im Sinne eines Bildes von sich selbst, zuordnet.

Das Selbst entsteht, entwickelt und verändert sich aus den Erfahrungen mit der eigenen Person (Selbsterfahrungen) in Beziehungen, insbesondere solchen zu bedeutsamen anderen Personen, wobei der Motor dieser Entwicklung des Selbst ebenfalls in der dem ganzen Entwicklungsstreben zugrunde liegenden Aktualisierungstendenz zu sehen ist, die hinsichtlich der Entwicklung des Selbst als Selbst-Aktualisierungstendenz bezeichnet wird.

2.4.1.4 Kongruenz und Inkongruenz zwischen Selbst und Erfahrung

Je mehr ein Mensch neue Erfahrungen, die er macht, zulässt und in sein Selbst integrieren kann, umso flexibler wird sein Selbst. Das Selbst der Person stimmt dann mit ihrem Erleben überein; die Person ist kongruent (integriert, echt, authentisch). Für den hypothetischen Zustand, dass eine Person in diesem Sinne immer und ganz ihre Erfahrungen »ist«, psychisch also voll integriert, völlig reif bzw. gesund wäre, hat Rogers den Grenzbegriff »fully functioning person« bzw. »optimal person« geprägt, im Sinne einer sich selbst voll verwirklichenden Person. Als reif bezeichnet Rogers einen Menschen, der unter anderem die Verantwortung dafür übernimmt, dass er ist, wie er ist, und sich damit von anderen unterscheidet, und der sich selbst und andere für ihr So-Sein wertschätzt.

Je rigider das Selbst aber ist, umso mehr tendiert es dazu, neue Erfahrungen abzuwehren, sie also nur verzerrt zu symbolisieren oder ganz zu verleugnen. Abwehr ist im Gegensatz zur Offenheit gegenüber Erfahrungen eine defensive Reaktion auf Erfahrungen, die das Selbst bedrohen könnten. Die Abwehr soll die alte Selbst-Struktur dadurch aufrechterhalten, indem sie die Bedeutung einer Erfahrung so abändert, dass sie möglichst mit dem alten Selbst übereinstimmt, und die Erfahrung daher nur selektiv ins Bewusstsein aufgenommen wird (Verzerrung), ihre Wahrnehmung für bedeutungslos erklärt (Verleugnung) oder überhaupt verweigert wird (Verneinung).

2.4.1.5 Beziehungstheorie

Ein zweites Axiom des personenzentrierten Ansatzes ist die Beziehungsangewiesenheit des Menschen. Für Rogers ist der Mensch ein soziales Tier, dem das Bedürfnis nach Zuneigung und Liebe angeboren ist. Im theoretischen System des klientenzentrierten Konzepts wird ein Bedürfnis nach Anerkennung angenommen. Erfahrungen können nur dann zu Selbsterfahrungen werden, wenn diese Erfahrungen von wichtigen Anderen (in der Regel die Eltern) empathisch verstanden und wertgeschätzt werden. Nur wenn dies der Fall ist, kann eine Erfahrung in das Selbstkonzept integriert werden. Wenn wir also von den basalen Affekten (Freude, Interesse, Überraschung, Trauer, Furcht, Ekel, Wut, Scham) ausgehen, die als Empfindungs- und Ausdrucksprogramm angeboren sind, können diese nur dann zu bewussten Empfindungen des Selbst werden, wenn sie anerkannt und bestätigt werden. Werden sie von den Eltern abgelehnt, können sie keine bewusste (Selbst-)Erfahrung werden und werden als unverstandene Spannung oder als psychosomatische Symptome Ausdruck finden. Das Kind wird sich den Erwartungen der Eltern anpassen und ein falsches Selbst (Winnicott) entwickeln, das mit den eigentlichen Affekten nur mehr eingeschränkt zu tun hat, aber den Idealvorstellungen der Eltern entspricht.

Wie wird eine Beziehung gestaltet, die dem Menschen als Person gerecht wird? Das kann zweifellos nur eine Beziehungsform sein, die einerseits den Anderen ganz so nimmt, wie er ist, und ihn in diesem So-Sein respektiert, und bei der man sich andererseits auch selbst als Person ins Spiel bringt, statt sich in neutraler Distanz zu halten.

2.4.2 Die personenzentrierten Grundhaltungen

Authentizität

Unter Authentizität (Kongruenz, Echtheit, Wahrhaftigkeit, Aufrichtigkeit) ist die Haltung einer Person zu verstehen, die frei und tief sie selbst ist. Ihre gegenwärtige Erfahrung wird exakt von ihrem Bewusstsein, das sie von sich selbst hat, repräsentiert. Sie ist sich ihres Selbst bewusst. Die Person ist also offen für alles, was in ihr vorgeht, sie macht sich nichts vor.

Bedingungsfreie Wertschätzung

Die nicht an Bedingungen gebundene Wertschätzung (bedingungsfreie positive Zuwendung bzw. Beachtung, Akzeptieren, Anteilnahme, Achtung, Anerkennung) meint eine Haltung, die den Anderen in seinem Wesen bejaht und ihn annimmt, wie er ist. Er wird nicht bewertet oder beurteilt; die herzliche Zuwendung wird nicht an Bedingungen geknüpft, etwa daran, dass der Andere sich so verhält und entwickelt, wie man es gerne sähe.

Empathie

Mit Empathie ist gemeint, zu erfühlen und zu verstehen, was im Anderen gefühlsmäßig und gedanklich vorgeht, und dies mitzuteilen.

Für die meisten Psychotherapierichtungen gelten diese Einstellungen heute als selbstverständliche Grundvoraussetzung für das Gelingen einer Therapie, erst auf deren Basis kann sich die eigentliche therapeutische Arbeit verwirklichen. Oft werden sie auch als Basistraining empfohlen, womit dem personenzentrierten Ansatz so etwas wie eine propädeutische Funktion (als allgemeine Grundlage von Psychotherapie) zukäme. Gerade darin liegt aber der fundamentale Unterschied: Der personenzentrierte Ansatz versteht die geschilderten Grundhaltungen nicht als Vorbedingung, sondern bereits als das Entscheidende der Therapie.

2.4.3 Menschenbild

Rogers' Bild vom Menschen ist, dass dieser von Natur aus im Wesentlichen gut ist und er sich grundsätzlich auf Selbstverwirklichung, Reife und Sozialisation hinbewegt.

Im Verständnis des personenzentrierten Ansatzes ist Psychotherapie der Versuch, psychisches Leiden zu mindern oder zu heilen, indem Bedingungen geschaffen werden, die ein seelisches Nachreifen ermöglichen, indem Symbolisierungen zuvor abgewehrten Erlebens ermöglicht und zugelassen werden, womit eine Minimierung der Inkongruenzen zwischen Selbst und Erfahrung erreicht werden soll. Dies vollzieht sich in einer Psychotherapie, die Persönlichkeitsentwicklung durch Selbsterfahrung in Beziehungen, verstanden als personale Begegnung, ermöglicht.

2.5 Systemtheorie – systemisch orientierte Psychotherapie

Die Systemtheorie – Grundlage moderner systemischer Therapien – ist eine äußerst komplexe Theorie, die hier nur in einer kurzen Zusammenfassung dargestellt werden kann. Wir werden uns dabei mit jenen Grundzügen begnügen, die wir brauchen, um mit ihnen einen Umriss einer Persönlichkeitstheorie darstellen zu können. Eine Schwierigkeit der Darstellung – und des Verständnisses – liegt darin begründet, dass dieser theoretische Ansatz weit weg von unserem gewohnten Denken liegt.

Normalerweise gehen wir davon aus, dass wir Menschen eine Art biopsychosoziale Einheit sind, d. h., wir bestehen aus einem Körper und einer Psyche und treten sprechend mit anderen Menschen in sozialen Kontakt. Luhmann lässt diese uralte europäische Denktradition hinter sich, weil sie die Probleme in einer komplexen Welt nicht mehr angemessen beschreiben und lösen kann, und beginnt mit der Feststellung, dass »es Systeme gibt« (als ontologische Aussage gemeint), genauer gesagt: Systeme in ihrer Umwelt. Die Unterscheidung zwischen System und Umwelt löst die uns vertraute Unterscheidung von Subjekt und Objekt ab. In dieser Theorie sind wir also nicht ein biopsychosoziales Erkenntnissubjekt, das den Erkenntnisobjekten gegenübersteht, sondern befinden uns gewissermaßen im Schnittpunkt der Systeme »Leben« (biologisches System), »Bewusstsein« (psychisches System) und »Kommunikation« (soziales System). Diese drei Systeme werden bei Luhmann als operativ geschlossen, autopoietisch und selbstreferenziell gedacht. Luhmann unterscheidet vier Arten von Systemen: Maschinen, lebende Systeme, psychische Systeme und soziale Systeme.

Beginnen wir beim Körper, dem System »Leben«: Ausgangspunkt für Luhmann waren die Arbeiten der beiden chilenischen Biologen Humberto Maturana und Francisco Varela. Als Maturana sein Konzept der Autopoiesis formulierte, waren die Vorgänge, die in menschlichen Zellen abliefen, im Wesentlichen erforscht. Das Konzept der »Autopoiesis« war nicht Folge oder Ableitung neuerer Forschungsergebnisse, sondern es war die Formulierung eines Prinzips auf Basis schon lange bekannter Daten.

Autopoiesis besagt, dass die Zelle ihre Bestandteile und Grenzen selbst produziert, und zwar mithilfe der Bestandteile, aus welchen sie besteht. Einfacher formuliert: Die Zelle produziert sich selbst. Wie das die Zelle macht, ist seit langem bekannt. Die Operation, die sich, egal, ob es sich um eine Leberzelle, Muskelzelle oder Nervenzelle handelt, ständig wiederholt und die im Prinzip das ist, was Leben ist, ist – sehr vereinfacht ausgedrückt – das Aufwickeln des DNS-Stranges und dessen Replikation. Alles Leben lässt sich von Beginn dieser »biochemischen Einmalerfindung« an im Prinzip als eine Wiederholung dieser ein und derselben biochemischen Operation beschreiben.

Weiter müssen lebende Systeme als operativ geschlossene Systeme gedacht werden. Veränderungen im System können niemals von außen gezielt herbeigeführt werden. Ein System kann von außen lediglich irritiert werden, intern wird es nach Maßgabe seiner inneren Strukturen und inneren Zustände reagieren. Systeme sind also autonom, aber nicht autark. Autopoietische Systeme (Leben, Bewusstsein, soziale Systeme) sind operativ geschlossen, sind aber auf ihre Umwelt angewiesen.

Niklas Luhmann hat das von Maturana in Bezug auf die Zelle formulierte Konzept der Autopoiesis auf psychische und soziale Systeme übertragen. Auch psychische und soziale Systeme sind operativ geschlossen, autopoietisch und selbstreferenziell. Die das System erzeugende und aufrechterhaltende Operation des psychischen Systems ist die Kognition, die Operation des sozialen Systems ist die Kommunikation.* Als operational geschlossene Systeme operieren sie völlig

* »Um den unit act in sozialen Systemen besser verstehen zu können, stellen wir uns vor, dass Person A etwas sagt. Person B versteht das Verhalten von Person A nicht als bloßes Verhalten, sondern als Mitteilung einer Information, was voraussetzt, daß Person B zwischen Information und Mitteilung unterscheiden kann, andernfalls würde es nur um die Beobachtung sprachlichen Verhaltens gehen, außerhalb des Mediums von Sinn. Als weitere Voraussetzung (neben Information und Mitteilung) muß das Verstehen (was ein Nichtverstehen mit-

unabhängig voneinander. So merkt das Bewusstsein beispielsweise nur wenig vom Leben des Körpers, und alle neurophysiologische Forschung bringt keine Erkenntnis darüber, was wir unter Bewusstsein verstehen. »Das Leben lebt sein Leben, ohne daß ihm Bewußtsein oder Kommunikation hinzugefügt werden könnte.« (Luhmann, 1988, S. 48)

Die verschiedenen autopoietischen Systeme stellen füreinander Umwelten dar. Sie können sich wechselseitig anstoßen, irritieren, aber nicht gezielt beeinflussen. Da Systeme sich selbst konstruieren, wird aus der Komplexität realen Geschehens in der Umwelt des Systems nur dasjenige aufgenommen, das zu den bevorzugten Sinnkonstruktionsmustern passt.

Fassen wir zusammen: Es gibt Systeme und deren Systemumwelten. Wir beobachten nicht mit der in der europäischen Philosophie verankerten und uns im Alltag vertrauten Subjekt-Objekt-Unterscheidung, sondern mit der Unterscheidung von System und Umwelt. Systeme sind umweltoffen, aber operativ geschlossen. Keine Operation aus der Systemumwelt kann eine systeminterne Operation gezielt beeinflussen. Das heißt, Systemoperationen können immer nur an interne Operationen anschließen. Was aus der Systemumwelt an das System herankommt, kann systemintern nur als systemspezifische Operation wirksam werden. Die systemspezifische Operation in psychischen Systemen sind Kognitionen, die von sozialen Systemen sind Kommunikationen. Daraus ergibt sich z. B., dass ein psychisches System nicht gezielt durch Kommunikationen beeinflusst werden kann, es kann nur irritiert werden. Was das psychische System intern daraus macht, hängt vom Systemzustand und den zur Verfügung stehenden Anschlussoperationen des psychischen Systems ab. Deshalb spricht etwa Sigmund Freud von den »unmöglichen Berufen« der Psychotherapeuten, des Lehrers und des Politikers.

Betrachten wir die hier auf einem relativ abstrakten Niveau abgehandelte Materie an einem konkreten Beispiel: Um die Systemtypen in ihrer Autonomie und in ihrem Zusammenspiel exemplarisch zu beschreiben, stellen wir uns als soziales System eine Organisation, eine Firma, einen Verein etc. vor. Stellen wir uns beispielsweise einen psychoanalytischen Verein vor. Er besteht nur, solange es spezifische (psychoanalytische) Kommunikationen gibt. Es gibt eine Ausbildung, Lehranalyse, Theorieseminare, Supervisionen, Fachbücher, Journale –

einschließt) gegeben sein, damit Kommunikation entstehen kann.« (Luhmann, 1988) all dies setzt eine spezifische Kommunikation in Gang und setzt sie fort. Man bezieht sich auf alte Theorien und erfindet neue, die man publiziert; andere greifen sie (kommunikativ) auf, geben sie weiter. Solange diese Kommunikation fortläuft, gibt es das soziale System des psychoanalytischen Vereins.

Wie können wir nun an unserem Beispiel plausibel machen, dass – so sagt es uns ja die Systemtheorie – Psyche und Körper Umwelten der Organisation sind? Psyche und Körper der Psychoanalytiker:innen sind zwar notwendige Umweltvoraussetzungen für das soziale System des psychoanalytischen Vereins, greifen aber nicht gezielt und direkt in die Kommunikation ein. Ein müder Kollege wird vielleicht langsamer sprechen, vielleicht schläft er sogar ein, sodass er sich gar nicht mehr an der Kommunikation beteiligen wird (andere werden weitersprechen), aber sein Einschlafen hat nur eine »destruktive« Wirkung auf die Kommunikation, setzt nichts Spezifisches hinzu. Genauso verhält es sich mit der Psyche, die Luhmann mit Bewusstsein gleichsetzt. Ein Bewusstsein ist notwendig, damit überhaupt Kommunikation stattfinden kann, aber die Operationen des Bewusstseins sind von völlig anderer Natur. Gedanken/Kognitionen sind sehr flüchtig und sehr schnell, und wie wenig davon geht in die Kommunikation ein!

Psychische Vorgänge (Kognitionen) und körperliche Vorgänge sind keine Kommunikationen – und nur Kommunikationen können kommunikativ wirksam werden, auch wenn natürlich ein Körper und eine Psyche Voraussetzungen sind, dass Kommunikation überhaupt zustande kommt. Nur ein geringer Bruchteil dessen, was sich kognitiv in einer Psyche ereignet, gelangt in die Kommunikation. Zahlreiche körperliche Vorgänge sind Voraussetzungen für Kommunikation – Gehirn, Sprechapparat, Blutdruck usw. –, aber nichts von alledem gelangt in die Kommunikation. Es handelt sich tatsächlich um operativ getrennte Systeme: Der Körper – solange er lebt – operiert im Sinne seiner operativen Eigenlogik – und keine Kommunikation kann als Kommunikation in diesen Ablauf körperlicher Vorgänge eingreifen.

2.5.1 Was ist wirklich?

Was wirklich ist, sind sozial (kommunikativ) hergestellte Sinnkonstruktionsmuster. Wir leben in einer durch und durch sprachlich vermittelten Welt, die völlig abgekoppelt ist vom »Ding an sich«. Zu einem Jenseits der Sprache, einer Wahrnehmung noch vor jeder symbolischen Vermittlung, haben wir keinen Zugang mehr. Wir sind völlig gefangen im Register der Sprache. Was wir als Wirklichkeit bezeichnen, ist in einem versprachlichenden Prozess der Sozialisation entstanden. Der erste Schrei des Säuglings, der noch reiner Ausdruck ist, wird von den Eltern zur Bitte sublimiert und damit in ein kommunikatives Geschehen eingefügt. Der nächste Schrei des Säuglings ist vielleicht schon ein Appell, also Kommunikation.

2.5.2 Persönlichkeit im Verständnis der Systemtheorie I

Wenn wir hier von »Persönlichkeit« sprechen, dann ist zu sagen, dass »Persönlichkeit« im Verständnis der Systemtheorie nicht mehr sein kann als ein kommunikativ hergestelltes soziales Konstrukt. Wenn in einer Familie über ein Familienmitglied gesprochen wird, etwa wie: »Er hat so eine sensible Persönlichkeit«, dann bedeutet dies nicht mehr, als dass man sich kommunikativ darauf geeinigt hat, ein bestimmtes familiäres Sinnkonstruktionsmuster zu teilen. Die »sensible Persönlichkeit« gehört also nicht zum Familienmitglied als ihm zugehörendes Strukturmerkmal, sondern ist ein Effekt der familiären Kommunikation. Wir wissen, dass solche kommunikativen Zuschreibungen enorme Auswirkungen auf die Betroffenen haben, die in der Regel diese kommunikativ vermittelten Sinnkonstruktionen schließlich übernehmen (man denke nur an die Macht, die Eltern über ihre Kinder haben) und über sich selbst auch nicht mehr anders sprechen werden.

2.5.3 Systemisches Verständnis von Problemen

Aus dem Bisherigen geht hervor, dass eine Familie, eine Firma oder eine Klinik nicht ein Problem an sich hat, gleichsam als dem Ding zugehöriges Strukturmerkmal, sondern – und das ist das Einzige, was wir sagen können – dass es eine Kommunikation über ein Problem gibt.

2.5.4 »Erzeugung« von Problemen

2.5.4.1 Problementdeckung – Problemerfindung

Das streitende Ehepaar »entdeckt« eines Tages ein spontan aufgetretenes Verhalten bei ihrem Sohn, dass sie beide als Problem etikettieren und welches dazu führt, dass sie sich in gemeinsamer Sorge plötzlich wieder besser verstehen. Was wird passieren? Auch wenn das zufällig aufgetauchte Verhalten spontan wieder verschwinden würde – in diesem Fall bekommt es eine bedeutsame Verstärkung. Das Kind lernt: »Wenn ich Probleme habe, verstehen sich die Eltern«; bzw. die Eltern registrieren bewusst oder unbewusst: »Wenn unser Kind ein Problem hat, verstehen wir uns besser.«

2.5.4.2 Entstehung eines problemdeterminierten Kommunikationssystems = Problemsystem

Im sorgenvollen Gespräch und in gemeinsamen Aktionen (Besuche bei Ärzt:innen, Therapeut:innen etc.) sind sich die Eltern nahe. In gewisser Weise »brauchen« sie das Problem des Kindes – und das Kind wird dies unbewusst spüren und danach handeln.

2.5.4.3 Problemerklärung (siehe Kausalität)

Die Expert:innen sagen beispielsweise: »Das Kind hat ADHS.« Wenn uns von wichtigen Bezugspersonen oder von Autoritäten bestimmte Rollen zugeschrieben werden, hat dies eine ungeheure Macht.

2.5.5 Systemisches Fragen

Bei dieser Art der Informationsgewinnung geht es um das Erkennen von kommunikativen Mustern (Diskursen), nicht von Dingen. Beispiel: »Was tut Ihr Mann, wenn Ihr Sohn das tut, was Sie ›verrückt‹ nennen?«

Hinter der Idee des zirkulären Fragens steht die grundlegende Überzeugung, dass in sozialen Systemen gezeigtes Verhalten immer (auch) als kommunikatives Verhalten gezeigt wird.

Wird ein bestimmtes Verhalten ursprünglich aus reiner »Innerlichkeit«, als spontaner Ausdruck des Gefühls gezeigt, dann kann eine bestimmte Reaktion des Gegenübers dazu führen, dass das gleiche Verhalten beim nächsten Mal bereits kommunikativen Charakter hat, etwa im Sinne eines Appells. Deshalb kann es interessanter sein, diese kommunikativen Bedeutungen sichtbar zu machen, als den Betreffenden nach seinen Empfindungen zu befragen.

2.5.6 Persönlichkeit im Verständnis der Systemtheorie II

So gesehen, sind Probleme, Symptome, aber auch Personen letztlich Konstruktionen der Kommunikation. Luhmann (2000, S. 90) stellt hierzu fest: »Personen entstehen also durch Teilnahme von Menschen an Kommunikation [...] Sie leben nicht, sie denken nicht, sie sind Konstruktionen der Kommunikation für Zwecke der Kommunikation.«

In der Systemtheorie bezeichnet das Wort »Persönlichkeit« also nicht einen ganzen Menschen und auch nicht seine Psyche, sondern eine fiktive Einheit. Es ist eine rein soziale Konstruktion der Kommunikation zum Zwecke der Kommunikation. Das Wort bezieht sich somit auf nichts, was in der realen Welt tatsächlich vorfindbar wäre. Von der realen Welt ist die Kommunikation über Dinge, die sich in einem rein symbolischen Register sprachlicher Unterscheidungen vollzieht, völlig abgekoppelt.

Fragen zur Evaluation

1. Wie wird »Persönlichkeit« in der psychoanalytischen Theorie verstanden?
2. Warum ist es nicht sinnvoll, im Rahmen der klassischen Verhaltenstherapie von »Symptomen« zu sprechen?
3. Was versteht man unter »Aktualisierungstendenz« in der humanistischen Tradition?
4. Warum sind »Personen« im systemischen Verständnis letztlich nur Konstruktionen der Kommunikation?

Literatur im Text

Freud, S. (1923). *Psychoanalyse und Libidotheorie.* GW XIII. Frankfurt am Main: Fischer.

Freud, S. (1999). *Zur Geschichte der psychoanalytischen Bewegung.* GW X. Frankfurt am Main: Fischer.

Luhmann, N. (1993). *Soziale Systeme. Grundriß einer allgemeinen Theorie.* Frankfurt am Main: Suhrkamp.

Luhmann, N. (1988). Selbstreferentielle Systeme. In F. B. Simon (Hrsg.), *Lebende Systeme* (S. 47–53). Berlin, Heidelberg: Springer.

Luhmann, N. (2000). *Organisation und Entscheidung.* Opladen, Wiesbaden: Westdeutscher Verlag.

Pervin, L. A. (1993). *Persönlichkeitstheorien: Freud, Adler, Jung, Rogers, Kelly, Cattell, Eysenck, Skinner, Bandura u. a.* München, Basel: Reinhardt.

Pettermann, H. (2007). *Die Beobachtung des Unbewussten. Texte. Psychoanalyse. Ästhetik. Kulturkritik.* Wien: Passagen Verlag.

Pettermann, H., & Weghaupt, A. (1997). Wenn ich bei dieser Prüfung durchfalle ist alles aus. In H. Turrini & M. Schilling (Hrsg.), *Wi(e)der die studentischen Probleme.* Schriftenreihe der psychologischen Studentenberatung des Bundesministeriums für Wissenschaft und Verkehr. Wien.

Prechtl, P. & Burkard, F.-P. (Hrsg.). *Metzler-Philosophie-Lexikon: Begriffe und Definitionen.* Stuttgart, Weimar: Metzler.

Schlippe, A. v., & Schweitzer, J. (1998). *Lehrbuch der systemischen Theorie und Beratung.* Göttingen: Vandenhoeck und Ruprecht.

Simon, F. B. (2015). *Einführung in die systemische Organisationstheorie.* Heidelberg: Carl-Auer Verlag.

Kernliteratur

Kriz, J. (2014). *Grundkonzepte der Psychotherapie.* Weinheim, Basel: Beltz.

3. PSYCHOTHERAPIESPEZIFISCHE PSYCHOLOGIE

3.1 Psychotherapierelevante Aspekte der Psychologie

Gerd Mantl

Zusammenfassung

Dieses Buchkapitel analysiert die Schnittmenge zwischen Klinischer Psychologie und Psychotherapie und arbeitet Gemeinsamkeiten, Schwerpunkte sowie Unterschiede heraus. Auf Basis des PlG 2013 und PThG 2024 werden gesetzliche Rollen und komplementäre Versorgungsaufträge definiert. Der psychotherapierelevante Kern psychologischer Teildisziplinen wird betrachtet bzw. isoliert, um die sozialkommunikativen und selbstreflexiven Fertigkeiten und Kompetenzen der Psychotherapie-Ausbildungs-, Approbationsprüfungs- und Qualitätssicherungs-Verordnung 2024 theoretisch zu fundieren und deren Bedeutung für die therapeutische Praxis zu erklären.

Schlüsselwörter

Psychotherapiegesetz 2024 (PThG 2024); Psychotherapie; Psychologengesetz 2013 (PlG 2013); klinisch-psychologische Behandlung; gemeinsame psychische Versorgung; psychotherapierelevante Aspekte der Psychologie; Psychotherapie-Ausbildungs-, Approbationsprüfungs- und Qualitätssicherungs-Verordnung 2024; sozialkommunikative Fertigkeiten und Kompetenzen; selbstreflexive Fertigkeiten und Kompetenzen

3.1.1 Klinische Psychologie und Psychotherapie: Gemeinsamkeiten, Schwerpunkte, Unterschiede

Bevor wir uns dem zentralen Thema dieses Kapitels – den psychotherapierelevanten Aspekten der Psychologie – zuwenden können, müssen die Unterschiede und Gemeinsamkeiten zwischen Klinischer Psychologie sowie Psychotherapie geklärt werden. Das Ziel ist es, die Psychotherapie in ihrem rechtlichen und methodenspezifischen Rahmen zu fassen.

In einem ersten Schritt muss hierfür eine Brücke geschlagen werden: von der rechtlichen (bzw. berufspolitischen) Regulierung der Gesundheitsberufe der Klinischen Psychologie durch das Psychologengesetz 2013 (PlG 2013) zur Psychotherapie durch das Psychotherapiegesetz 2024 (PThG 2024). Die Frage, welche Inhalte der Psychologie für die Psychotherapie wesentlich sind, ist nur beantwortbar, wenn wir zuvor die Unterschiede im gesetzlichen Auftrag geklärt und somit eine klare Rollen- sowie Auftragsdefinition erarbeitet haben. Nur so lässt sich der überschneidende und zum Teil komplementäre Arbeitsauftrag beider Berufsbilder verstehen und der psychotherapierelevante Kern der Psychologie isolieren.

3.1.1.1 Die Rechtslage in Österreich

In Österreich ist der Abschluss eines Psychologie-Studiums (der Beruf des »Psychologen« ohne Spezialisierung und Berechtigung zur Heilbehandlung psychisch Erkrankter) oder das Studium der Psychotherapie allein nicht ausreichend für die selbstständige Behandlung psychischer Störungen. Die Heilkompetenz und Behandlungsbefugnis im Umgang mit psychisch Erkrankten erfordert eine postgraduelle Fachausbildung in Klinischer Psychologie (geregelt durch das Psychologengesetz 2013) bzw. eine postgraduelle Ausbildung zum Psychotherapeuten:zur Psychotherapeutin (geregelt durch das Psychotherapiegesetz 2024). Diese beiden Berufsgruppen sind neben der Medizin und Musiktherapie eigenständige Gesundheitsberufe, die unterschiedliche Schwerpunkte in der Versorgung psychischer Störungen setzen.

In Österreich verfügen Klinische Psycholog:innen nach Abschluss der postgraduellen Fachausbildung gemäß dem Psychologengesetz 2013 über eine gesetzlich verankerte, eigenständige Behandlungsbefugnis (Heilkompetenz) im psychischen Bereich. Die Klinische Psychologie fußt auf der wissenschaftlichen Erkenntnis der Psychologie. Psychologie wird definiert als die »wissenschaftliche Untersuchung des Verhaltens von Individuen und ihren mentalen Prozessen« (Gerrig & Zimbardo, 2008, S. 2), wobei das Beschreiben, die Erklärung, die Vorhersage und die Kontrolle menschlichen Verhaltens im Vordergrund stehen. Die wissenschaftliche Psychologie liefert mit Hilfe ihrer verschiedenen Teildisziplinen und Hauptströmungen ein theoretisches und empirisches Fundament für das Verständnis menschlichen Leidens und Wohlbefindens. Für die Psychotherapie waren und sind hier vor allem psychodynamische, behavioristische, humanistische, kognitionspsychologische, biologisch-neurophysiologische, evolutionäre, kulturvergleichende sowie subjektivistische/phänomenologische Ansätze bzw. Hauptströmungen relevant (Becker-Carus & Wendt, 2017; Gerrig

& Zimbardo, 2008; Myers & DeWall, 2023). Zugleich sind psychologische Theorien und Methoden sowie Modelle und Erkenntnisse oftmals wichtige Bestandteile für die Entwicklung eines Gesundheits- und Krankheitsverständnisses sowie für die Durchführung von psychotherapeutischen Interventionen.

Die Psychotherapie – als angewandte Humanwissenschaft – ist ein auf Erkenntnissen unterschiedlicher geistes-, human- und naturwissenschaftlicher Disziplinen begründetes, eigenständiges und interdisziplinäres Fachgebiet, das die komplexen biopsychosozialen Dimensionen menschlichen Daseins gemeinsam mit psychologischen Einsichten nutzt, um die Phänomene menschlichen Seelen- und Soziallebens ganzheitlich zu verstehen (Petzold, 2003a).

Die Psychotherapie ist in Österreich durch das Psychotherapiegesetz 2024 (PThG 2024) geregelt und zielt explizit auf die tiefgreifende Heilung und Änderung psychischer Leidenszustände ab: Sie wird als »bewusste, geplante und umfassende Anwendung von wissenschaftlichen Methoden der psychotherapiewissenschaftlichen Ausrichtungen […] mit dem Ziel, [Störungen] vorzubeugen, diese festzustellen, zu lindern, zu stabilisieren und zu heilen« (§ 6 Abs. 1 PThG 2024), definiert. Weitere Ziele sind, »behandlungsbedürftige Verhaltensweisen und Einstellungen zu ändern« und die »Entwicklung, Reifung und Gesundheit […] zu fördern, zu erhalten oder wiederherzustellen« (ebd.).

Als ein gemeinschaftlich gestalteter und primär prozessorientierter Vorgang im Rahmen einer psychotherapeutisch gelenkten Kommunikation umfasst die Psychotherapie typischerweise die Exploration der Lebensgeschichte, die Analyse des gegenwärtigen Alltags und die Gestaltung des zukünftigen Horizonts der Patientin:des Patienten (Petzold, 2003a). Der Prozess zielt darauf ab, menschliches »Seelen- und Sozialleben, […] Gesundheit, Krankheit, Beziehungen, Leid, Lebensglück und Sinn« (Petzold, 2003a, S. 58) zu verstehen und zu beeinflussen. Dies beinhaltet oft die Arbeit an unbewussten Konflikten und die Erfassung und Veränderung tiefer verwurzelter Persönlichkeitsstrukturen und handlungsleitender negativer Überzeugungen sowie die Erarbeitung neuer, hilfreicher Erlebens- und Verhaltensmuster und erfordert daher einen mittel- bis langfristigen Zeitrahmen.

Die Klinische Psychologie hingegen legt den zentralen Fokus auf die Befunderstellung und die zielorientierte Intervention. Ihr gesetzlicher Auftrag nach Psychologengesetz 2013 (§ 22 PlG 2013) gliedert sich wie folgt:

- **Fundierte Diagnostik:** Sie zeichnet sich durch die Durchführung einer wissenschaftlich basierten klinisch-psychologischen Diagnostik aus. Mithilfe von Tests und Interviews erstellen Klinische Psycholog:innen detaillierte Befunde, die die Grundlage für alle weiteren Behandlungsentscheidungen bilden – oft auch als Zuweisungsbasis für eine Psychotherapie.

- **Fokussierte Behandlung:** Die klinisch-psychologische Behandlung ist seit 2024 eine eigenständige Kassenleistung. Sie ist dezidiert als »fokussiert, ziel- und lösungsorientiert« (§ 22 Abs. 3 PlG 2013) definiert. Dies impliziert einen Schwerpunkt auf kurz- bis mittelfristige Interventionen zur Linderung und Stabilisierung.
- **Kernaufgaben:** Speziell hervorgehoben sind die Krisenbegleitung von Betroffenen und Angehörigen sowie die Beratung in Bezug auf gesundheitliche Beeinträchtigungen und deren Veränderungsmöglichkeiten.

Der Fokus liegt oft auf der Anwendung evidenzbasierter psychologischer Interventionen und Techniken, die direkt aus der Diagnostik abgeleitet werden, die akute und situative Hilfe bieten, etwa für eine Symptomreduktion oder das Erarbeiten von Bewältigungsstrategien (Copingstrategien). Konkrete Probleme und Lösungen werden hier kurz- bis mittelfristig anvisiert.

Die Psychotherapie verfolgt somit grundsätzlich einen gesetzlich weiter gefassten Behandlungs- und Heilauftrag, der explizit auf die tiefgreifende, strukturelle Veränderung von Leidenszuständen, aber auch auf die Ressourcenarbeit bei der Person als psychotherapeutische Beratung, Begleitung und Betreuung abzielen kann. Die Psychotherapie wird – wie bereits weiter oben erwähnt – als »bewusste, geplante und umfassende Anwendung von wissenschaftlichen Methoden der psychotherapiewissenschaftlichen Ausrichtungen […] mit dem Ziel, [Störungen] vorzubeugen, diese festzustellen, zu lindern, zu stabilisieren und zu heilen« (§ 6 Abs. 1 PThG 2024), definiert. Die Arbeit ist traditionell stärker auf mittel- bis langfristige Prozesse ausgelegt und prozessorientiert sowie auf Heilung, Entwicklung und Reifung ausgerichtet (Eller & Stumm, 2024; Petzold, 2003a; Reimer et al., 2007), obwohl die meisten psychotherapeutischen Prozesse zwischen 20 und 30 Stunden dauern. Dies weist auch auf die Durchführung kurz- und mittelfristiger Psychotherapien mit beratendem und begleitendem Schwerpunkt hin. In Österreich fußt die Psychotherapie auf 23 anerkannten psychotherapeutischen Methoden, welche sich psychotherapiewissenschaftlich in vier übergeordnete Ausrichtungen bzw. Cluster einordnen lassen:

- psychoanalytisch-psychodynamisch,
- humanistisch,
- systemisch,

- verhaltenstherapeutisch (Bundesministerium für Soziales, Gesundheit, Pflege und Konsumentenschutz [BMSGPK], 2024).

Während Klinische Psycholog:innen die wissenschaftliche, empirische Psychologie als Basis nutzen, erwerben Psychotherapeut:innen im Rahmen ihrer Ausbildung die umfassende Methodik einer dieser Schulen und nutzen als wissenschaftlich eigenständige angewandte Humanwissenschaft die Erkenntnisse verschiedener Wissenschaften. Psychotherapeutische Prozesse mit mittel und schwer erkrankten Personen sind in der Regel mittel- bis langfristig ausgerichtet, prozessorientiert und umfassend in der Behandlung.

Die eben dargelegte Differenzierung ist ein Versuch der Akzentuierung in der Anwendung und stützt sich primär auf die österreichischen Gesetze, die nicht nur die eigenständigen Berufsbilder und deren unterschiedliche Ausbildungen festlegen, sondern auch die Berufsausübung, und die somit die Grundlage für die Kassenabrechnung bilden.

Die Abgrenzung der beiden Berufsbilder ist komplex (siehe Kap. 13.5 im Buch), da die Übergänge oft den Krankheitsbildern entsprechend fließend sind: Dies zeigt sich z. B. in der Existenz von fokussierten krisenbegleitenden Kurzzeittherapien und mittelfristig begleitenden Psychotherapien (vgl. z. B. de Shazer & Dolan, 2024; oder auch Petzold, 2003b) mit eigenständiger Diagnostik (Höfner & Hochgerner, 2022) oder von auch längerfristigen Behandlungen in der Klinischen Psychologie (Beiglböck et al., 2006). Unterschiede könnten somit primär in der Behandlungsintensität, dem Behandlungsfokus und den gesetzlich festgelegten unterschiedlichen Zielen liegen (siehe Kap. 13.5).

3.1.1.2 Psychotherapie als spezifische klinisch-psychologische Behandlungsform?

Nach der Definition von Baumann und Perrez (2006) bildet die Klinische Psychologie den wissenschaftlich fundierten Oberbegriff, der die Psychotherapie als spezifisches Anwendungsgebiet einschließt. Sie definieren den traditionellen Psychotherapiebegriff als jene klinisch-psychologische Teilmenge, deren Fokus auf die Behandlung gestörter Funktionsmuster (Syndrome) sowie gestörter interpersoneller Systeme bei psychischen Störungen gerichtet ist (Freedheim, 1992, zitiert nach Baumann & Perrez, 2006). Damit sind psychotherapeutische Methoden, die auf psychologischen Theorien basieren, integraler Bestandteil der klinisch-psychologischen Behandlungsformen (Baumann 1995, 1996, zit. n. Baumann & Perrez, 2006). Darüber hinaus erläutern Baumann und Perrez (2006), dass klinisch-psychologische Intervention »keine neue Therapieschule« oder »allgemeine Therapietheorie« darstellt, sondern dass sie »ein fachpolitischer Identitätsbegriff für Technologien [ist], die sich auf das Gesamt der empirischen Psychologie stützen« (S. 8). Sie sehen in diesem Ansatz einen Aspekt der Qualitätssicherung, da er die verschiedensten Interventionsformen einbezieht.

An einzelnen Psychotherapieschulen wird kritisiert, dass sie wesentliche Behandlungsmöglichkeiten ausblenden würden, was eine optimale Versorgung beeinträchtigen könnte. Das Fehlen einer übergreifenden Metatheorie in der Klinischen Psychologie wird von den Autoren nicht als Mangel, sondern als wissenschaftstheoretische Realität und technologische Notwendigkeit betrachtet, da therapeutisches Handeln nicht direkt aus einer einzigen psychologischen Grundlagentheorie ableitbar ist, weshalb Interventionen primär auf technologischen Theorien basieren, deren Legitimation sich aus der empirischen Effektivität und dem technologischen Pluralismus, also Eklektizismus, und somit einer Kombination bewährter Regeln ergibt (Baumann & Perrez, 2006).

3.1.1.3 Mehrwert schulenspezifischer Methoden und Qualitätssicherung der Psychotherapie

Kritisieren könnte man den eben genannten Zugang, indem man argumentiert, dass die schulenspezifischen Methoden der Psychotherapie einen Mehrwert bieten, der über den behaupteten technologischen Eklektizismus – also eine Vorgehensweise, bei der gezielt die als am besten geeignet erachteten bzw. wirksamsten Technologien, Methoden oder Komponenten aus unterschiedlichen und oft konkurrierenden Systemen ausgewählt und kombiniert werden, um ein optimales Ergebnis zu erzielen – hinausgeht. Im Idealfall gibt es im Kontext des psychotherapeutischen Verfahrens ein kohärentes, umfassendes Erklärungsmodell für die Entstehung und Aufrechterhaltung psychischer Störungen, das für Patient:innen und Psychotherapeut:innen eine größere Orientierung und Sicherheit bieten kann als eine rein eklektizistische Kombination von Techniken. Die psychotherapeutische Ausbildung legt außerdem oft einen expliziten und zentralen Fokus auf die therapeutische Beziehung als wirksamsten Heilfaktor; die Beziehung zwischen Patient:in und Psychotherapeut:in wird oft selbst als therapeutisches Werkzeug gesehen, was in dieser Tiefe sicherlich eine Kernkompetenz und hauptsächlicher Wirkfaktor der Psychotherapie ist (Grawe, 2005; Horvath et al., 2011; Orlinsky et al., 1994; Petzold et al., 2014d; Wampold et al., 2017).

Das Psychotherapiegesetz 2024 legt vier Cluster fest und ermöglicht damit einen Methodenpluralismus. Dies stellt sicher, dass für verschiedene Störungsbilder und unterschiedliche Patient:innen-Präferenzen eine selektiv passende, umfassende Behandlungsmethode gewählt werden kann, was eine personalisiert vielfältigere und bedarfsgerechtere Versorgung der Erkrankten ermöglicht.

Die anerkannten psychotherapeutischen Verfahren haben ihre Wirksamkeit in zahlreichen empirischen Studien bewiesen. Um die Qualität der Krankenbehandlung zu gewährleisten, setzt die Anerkennung eines psychotherapeutischen Verfahrens als eigenständige Psychotherapiemethode in Österreich außerdem ein positives Gutachten des Psychotherapiebeirates voraus. Als Grundlage des Anerkennungsverfahrens werden folgende Standards herangezogen (BMSGPK, 2020):

- eine zusammenhängende, konsistente Theorie und Praxis (philosophische Grundannahmen, theoretische Vorstellungen, praktische Anwendung); Nachvollziehbarkeit der problemgeschichtlichen Entwicklung von Theorie und Anwendung;
- eigenständige theoretische Perspektiven und praktische Elemente, die im Kontrast zu anderen Schulen stehen oder eine begründete Weiterentwicklung/Differenzierung darstellen;
- Theorie der Persönlichkeit und Persönlichkeitsentwicklung, Ätiologiemodell, Theorie der praktischen Anwendung, Technik und Wirkweise;
- Transparenz und Nachvollziehbarkeit der Praxis in Form von Dokumentation durch Publikationen, Fallstudien, Transkripte und Anwendbarkeit bei verschiedenen Klient:innen- und Symptomgruppen;
- Publikation und Diskussion in der Fachliteratur, unter anderem eine ausreichende Abstützung durch Wirksamkeitsforschung (empirische, qualitative Studien; Methodenvergleiche).

Das bedeutet, dass in Österreich nur wissenschaftlich anerkannte Psychotherapieverfahren zulässig sind, die in einem Zulassungsprozess ihre wissenschaftliche Fundierung nachweisen mussten. Hiermit geschieht also keine Legitimation durch die Breite der empirischen Psychologie und der Vernetzung von allgemeinen psychologischen Theorien; vielmehr legitimiert sich die Psychotherapie durch die Wirksamkeit des spezifischen Verfahrens als Ganzes, wobei mit z.B. Wampold et al. (2017) methodenübergreifende, gemeinsame Faktoren identifiziert werden konnten, aber die Unterstützung der Legitimation auch durch die innere Konsistenz des jeweiligen theoretischen Modells geschieht.

Auf Basis der Überlegungen von Baumann und Perrez (2006) und der eben genannten Aspekte stellt sich oft die Frage nach der wissenschaftlichen Legitimation von umfassenden theoretischen Modellen, die nicht direkt durch strenge empirisch-psychologische Tests überprüfbar sind. So ist z. B. das Konzept der »multiplen Entfremdung« (Petzold, 1996) in der Integrativen Therapie historisch in der Philosophie verwurzelt, bekam in der Soziologie eine gewisse gesellschaftskritische Schärfe und unterstützt u. a. in der Sozialpsychologie oder in humanistischen Ansätzen bei der Analyse individueller und gruppendynamischer Prozesse. Hilarion G. Petzold integrierte es als ein Element in seine Integrative Therapie und liefert mit diesem Konzept einen breiten, existenziellen Rahmen für das Verständnis menschlichen Leidens. Seine Legitimation stützt sich darauf, dass es grundlegenden psychologischen Gesetzen nicht widerspricht und erfolgreich im Rahmen eines anerkannten psychotherapeutischen Verfahrens angewandt wird, dessen Gesamtwirksamkeit empirisch belegt ist. Die Wissenschaftlichkeit solcher Modelle manifestiert sich demnach in ihrer therapeutischen Bewährung (z. B. in der Erklärungskraft, der Passung von Patient:innen und Psychotherapeut:innen und als Basis für Interventionen) und ihrer Fähigkeit, ein umfassendes und komplexes Verständnis der menschlichen Existenz zu ermöglichen. Dieses Verständnis von Wissenschaftlichkeit wurde zur Grundlage für die theoretische und Handlungspraxis der Anerkennung psychotherapeutischer Methoden in Österreich ab dem ersten Psychotherapiegesetz (1990) in der Anerkennungsrichtlinie für psychotherapeutische Methoden des Bundesministeriums für Gesundheit.

3.1.1.4 Gemeinsame psychische Versorgung

Berufspolitische Streitigkeiten sind angesichts des Versorgungsnotstands in der psychischen Gesundheitsversorgung in Österreich, der durch die COVID-19-Pandemie verschärft wurde und besonders Kinder, Jugendliche, ältere sowie sozial benachteiligte Menschen betrifft, wenig sinnvoll. Ein Ausbau, bessere Integration und niedrigschwellige, kostenfreie Angebote sind dringend notwendig, um die Versorgungslücke zu schließen (Dale et al., 2022; Łaszewska et al., 2020; Probst et al., 2020; Wagner et al., 2017). Klinische Psychologie und Psychotherapie sollten nicht in Konkurrenz stehen, sondern als komplementäre und sich ergänzende Berufsgruppen betrachtet werden, deren Zusammenarbeit für eine effiziente Versorgungskaskade unerlässlich ist. Das multiprofessionelle System, das auch Psy-III-Ärzt:innen und Fachärzt:innen für Psychiatrie umfasst (zuständig u. a. für medizinische Diagnostik und Medikation), zielt auf die bestmögliche personalisierte Versorgung ab.

Die Klinische Psychologie trägt hierzu essenziell durch die klinisch-psychologische Diagnostik bei, mit der Art und Schweregrad einer Störung fundiert festgestellt werden können. Dies wird auch im Psychotherapiegesetz unterstrichen, das explizit vorsieht, dass Psychotherapeut:innen Patient:innen begleitend zur psychotherapeutischen Behandlung zur klinisch-psychologischen Diagnostik und Behandlung überweisen können (§ 7 Abs. 2 PThG 2024). In Akutsituationen sorgen beide Berufsfelder – die Klinische Psychologie sowie die kurzfristig stützende Psychotherapie – mit fokussierten Interventionen für rasche Stabilisierung und Symptomreduktion sowie das Erarbeiten von Bewältigungsstrategien und Ressourcenaktivierung.

Während die Psychologie als Wissenschaft mit empirischen Daten, Experimenten und psychologischen Tests (Becker-Carus & Wendt, 2017) die unverzichtbare evidenzbasierte Grundlage für die Klassifikation psychischer Störungen und die Indikationsstellung liefert, nutzt die Psychotherapie – gestützt auf ihre eigenständige psychotherapeutische Diagnostik und damit Ergänzung um verfahrensspezifische Aspekte – die therapeutische Beziehung als zentrale Basis und Medium für den therapeutischen Entwicklungsprozess (Apfalter et al., 2023; Höfner & Hochgerner, 2022). Dieser Beziehungsansatz ist insbesondere bei komplexen und chronischen Störungsbildern (wie Persönlichkeitsstörungen) entscheidend, um eine tiefgreifende, strukturelle Veränderung maladaptiver Muster zu ermöglichen, da hier ein Ziel der nachsozialisierende Charakter der Beziehungserfahrungen ist, der über die rein kognitive Einsicht hinausgeht und auch nachhaltigen Einfluss auf Impulskontrolle sowie selbst- und fremdschädigendes Verhalten hat (siehe hierzu unter anderem: Fiedler & Herpertz, 2022; Kernberg, 2019; Renneberg & Herpertz, 2020; Sachse & Sachse, 2024).

Zusammenfassend lässt sich festhalten, dass die beiden Disziplinen überschneidende Arbeitsbereiche in der begleitenden, beratenden und betreuenden Versorgung psychisch erkrankter Personen aufweisen. Gleichzeitig gewährleisten ihre berufsspezifischen Kernkompetenzen und die daraus resultierenden inhaltlichen Schwerpunkte die notwendige Komplementarität, die für eine effiziente Versorgungskaskade und eine nachhaltige Behandlung unerlässlich ist. Dabei ist stets zu betonen, dass der Erfolg aller Hilfsangebote – sowohl der klinisch-psychologischen als auch der psychotherapeutischen – die notwendige Kooperation (Compliance) und Motivation der Erkrankten voraussetzt und davon abhängt, dass negative Erlebens- und Verhaltensweisen die angebotenen therapeutischen Prozesse nicht behindern oder zerstören.

3.1.2 Psychotherapierelevante Teilgebiete der Psychologie im Allgemeinen

Trotz der im vorherigen Kapitel herausgearbeiteten Unterschiede in der rechtlichen Definition, im Behandlungsfokus und jeweiligen Selbstverständnis existieren zahlreiche Verbindungen und Überschneidungen, die die Durchlässigkeit und die gemeinsame Wissensbasis beider Berufsgruppen unterstreichen. Die gemeinsame Wissensbasis umfasst Erkenntnisse von Teildisziplinen der Psychologie (z. B. Allgemeine Psychologie, Entwicklungspsychologie, Sozialpsychologie, Persönlichkeitspsychologie, Klinische Psychologie). Die Gesetze benennen außerdem explizit die Überweisung von Patient:innen zwischen den Berufsgruppen, was letztlich einem kooperativen Ansatz entspricht (§ 7 Abs. 2 bzw. § 44 Abs. 1 PthG 2024; § 35 Abs. 1 PlG 2013). Außerdem können Klinische Psycholog:innen direkt in den dritten Ausbildungsabschnitt (also die postgraduelle Fachausbildung) der Psychotherapie einsteigen, was die Anerkennung ihrer Vorbildung und somit die gemeinsame Wissensbasis unterstreicht: »Dem Abschluss der ersten beiden Ausbildungsabschnitte gemäß Abs. 1 Z 1 und 2 [...] [ist die] Eintragung in die Liste der Klinischen Psychologinnen und Klinischen Psychologen gemäß § 26 Psychologengesetz 2013 [...] gleichgestellt« (§ 10 Abs. 3 PthG 2024).

Mit der Erkenntnis der untrennbaren gemeinsamen Wurzeln wenden wir uns nun der zentralen Frage zu: Welche spezifischen Teilgebiete der Psychologie stellen das Wissensfundament für die psychotherapeutische Tätigkeit dar? Im Rahmen der Psychotherapieausbildung und der theoretischen Fundierung von Konzepten sowie Modellen werden zahlreiche Teilgebiete der Psychologie herangezogen, um das menschliche Erleben und Verhalten, seine Gesetzmäßigkeiten und seine Störungen zu beschreiben, zu erklären und vorherzusagen (Becker-Carus & Wendt, 2017). Nun sollen ausgewählte psychologische Teilgebiete kurz vorgestellt werden, einschließlich der Empfehlung von Literatur für das genauere Studium (Kernliteratur). Diese gemeinsamen Wissensinhalte (z. B. Entwicklungspsychologie, Sozialpsychologie) sind für alle psychotherapeutischen Zugänge unverzichtbar und sollten nicht ›ausgeblendet‹ werden. Dieser Kern stellt das Fundament dar, das verhindert, dass sich Therapieverfahren in theoretischen Nischen verlieren, ein Anliegen, das auch von Baumann und Perrez (2006) formuliert wurde.

Es gilt zu beachten, dass dies lediglich eine Auswahl von möglichen Teilgebieten darstellt und die Komplexität der psychotherapeutischen Arbeit in der Praxis weit über diese isolierte Darstellung hinausgeht. Die Klinische Psychologie wurde bereits weiter oben angeführt, weshalb sie hier nicht nochmals erwähnt wird; allerdings sollte sie immer aufgrund der fließenden Grenzen mitbedacht werden. Das reale Verständnis integriert all diese Teildisziplinen fließend, was eine reine Auflistung nur annähernd abbilden kann.

3.1.2.1 Allgemeine Psychologie

Die Allgemeine Psychologie ist die Teildisziplin, die nach grundlegenden psychischen Prozessen, Mechanismen und Funktionen menschlichen Erlebens und Verhaltens fragt, die für alle Menschen allgemein gültig sind. Sie strebt somit nach einem universalistischen Ansatz (Becker-Carus & Wendt, 2017; Strobach & Wendt, 2019). Wenn wir die Psychotherapie als komplexen Lernprozess betrachten (Petzold, 2003a; Reimer et al., 2007), so kann die Allgemeine Psychologie mit ihren Teilgebieten als wesentliche Grundlage jeder Psychotherapie gesehen werden.

Wahrnehmung und Aufmerksamkeit

Wahrnehmung und Aufmerksamkeit sind eng miteinander verknüpft und auf ein spezifisches Handlungsziel ausgerichtet. Die Aufmerksamkeit ist die Selektivität, die das Informationsangebot auf das handlungsrelevante Maß einschränkt (Hagendorf et al., 2011). Sie ist letztlich die Voraussetzung für die Speicherung von Eindrücken. Hierunter fallen auch Begriffe wie das Arbeitsgedächtnis oder Langzeitgedächtnis, die wir ein wenig später beleuchten. Der Prozess der Wahrnehmung generiert Repräsentationen (im Dienste der Erkennung und des Handlungsvollzugs) und Empfindungen (Ansorge & Leder, 2017). Selektive Aufmerksamkeitsprozesse sind hier psychotherapeutisch von hoher Relevanz. Auch die Wahrnehmung von Reizen, dysfunktionalen Gedanken oder Körperempfindungen in spezifischen Situationen könnten hier gemeinsam mit den Patient:innen anvisiert werden.

Bewusstsein

Der Begriff Bewusstsein dient als Sammelbegriff für unser waches Erleben, Wahrnehmen, Denken und Erinnern. Psychische Prozesse und das Bewusstsein werden in der akademischen Psychologie heute weitgehend als Funktionen des Gehirns verstanden. Die Psychologie unterscheidet verschiedene Klarheitsgrade und Zustände des Bewusstseins, darunter

Schlaf, Traum und veränderte Zustände wie Hypnose. Das Unbewusste ist ein Bereich der Psyche, der dem Bewusstsein nicht direkt zugänglich ist, aber Handlungen und Erleben motiviert oder beeinflusst (Becker-Carus & Wendt, 2017).

Therapeutisch relevant wird das Bewusstsein, wenn wir ›Unbewusstes bewusst machen‹ wollen, was ein wichtiges Ziel vieler psychotherapeutischer Ansätze darstellt. Bewusstseinsarbeit und die Förderung von Bewusstseinsprozessen sind hier zentrale Aspekte (Petzold, 2003a). Eng damit verknüpft kann die psychotherapeutische Selbsterfahrung gesehen werden, welche auf die Erweiterung der Selbstwahrnehmung, also Introspektionsfähigkeit, durch Selbstexploration abzielt (§ 4 Abs. 1 PthG 2024).

Lernen

Lernen wird definiert als »die durch Erfahrung entstandenen, relativ überdauernden Verhaltensänderungen« (Becker-Carus & Wendt, 2017, S. 293) bzw. Verhaltensänderungsprozesse. In der Literatur zur Allgemeinen Psychologie werden die klassische und operante Konditionierung, aber auch Imitationslernen bzw. Lernen am Modell angeführt (Becker-Carus & Wendt, 2017; Gerrig & Zimbardo, 2008). Verschiedene kognitive Faktoren und Einsicht spielen eine zunehmende Rolle (Becker-Carus & Wendt, 2017).

In verschiedenen psychotherapeutischen Verfahren kommt es hier zu keiner isolierten Betrachtung von Lernprozessen, sondern einem Zusammenspiel von kognitiven, emotionalen, sozialen (und eventuell auch ökologischen) Prozessen. So definiert z. B. Petzold im Rahmen der Integrativen Therapie einen »komplexen Lernbegriff«, welcher über allgemeine psychologische Lerntheorien hinausgeht (Sieper & Petzold, 2011).

Gedächtnis

Die Psychologie untersucht im Kontext des Gedächtnisses die Strukturen und Prozesse für das Speichern und Verändern von aufgenommenen Informationen. In der Kognitionspsychologie ist weithin anerkannt, dass Gedächtnisinhalte in verschiedenen »Speichern« existieren, darunter der sensorische Speicher, das Kurzzeit-/Arbeitsgedächtnis und das Langzeitgedächtnis (Strobach & Wendt, 2019). Zusätzlich kann man explizites (deklaratives) Fakten-/Ereigniswissen und implizites (prozedurales) Fähigkeits- oder Gewohnheitswissen unterscheiden. Das prozedurale Gedächtnis, das auch klassische und operante Konditionierungseffekte umfasst, wird üblicherweise im Rahmen der Lernpsychologie behandelt (Becker-Carus & Wendt, 2017).

Auch hier existieren, abhängig vom psychotherapeutischen Verfahren, spezifische Zugänge. In der Integrativen Therapie nach Petzold betrachtet man das Gedächtnis als Leibgedächtnis, welches komplexe, vieldimensional verbundene Informationen archiviert, die synergetisch zusammenfließen (Leitner & Höfner, 2020; Petzold, 2003a). In der Analytischen Psychologie nach Carl G. Jung besagt die Komplextheorie, dass »emotional bedeutsame Ereignisse als Funktionseinheiten von Erwartungen, Denken, Fühlen und Handeln im Gedächtnis« (Eller & Stumm, 2024, S. 46) abgespeichert werden. Auch der Umgang mit traumatischen Erinnerungen oder die Veränderung von negativen autobiografischen Schemata (also Gedächtnisverzerrungen) könnten psychotherapeutisch fokussiert werden.

Motivation und Volition

Motivation ist der psychologische Prozess, der unser Verhalten auslöst, steuert und aufrechterhält. Die Motivationspsychologie untersucht dabei, welche Ziele Menschen verfolgen (Ausrichtung), wie beharrlich sie dabei sind (Ausdauer) und wie viel Energie sie investieren (Intensität). Volition (Wollen) bezieht sich auf die Prozesse, die das zielgerichtete Handeln gegen potenzielle Widerstände durchsetzen. Die Forschung fokussiert auf das Zielkonzept und die Selbstregulation (Becker-Carus & Wendt, 2017; Brandstätter et al., 2018).

Für die Psychotherapie zentral ist hier z. B. Motivationsarbeit, denn ohne Motivation kommt es zu keinen Veränderungsprozessen bzw. zu keiner psychotherapeutisch wirksamen Arbeit.

Emotion

Emotionen sind affektive Zustände, die sich in Form einer körperlichen Reaktion, im Erleben und im Ausdruck vollziehen. Emotionen beeinflussen die Wahrnehmung und Speicherung von Informationen bzw. Kognitionen. Emotionen und Motivation sind nur bedingt voneinander abgrenzbar (Becker-Carus & Wendt, 2017; Brandstätter et al., 2018; Strobach & Wendt, 2019).

Psychotherapeutisch relevant sind hier u. a. die Regulierung überwältigender Emotionen und die Förderung von emotionaler Klarheit und Akzeptanz.

Kognition und Denken

Der kognitive Ansatz betrachtet die mentalen kognitiven Prozesse (wie u. a. Wissensrepräsentation, Denken, Konzeptbildung, Vorstellungen) und Strukturen als Grundlage menschlichen Verhaltens. Das menschliche Verhalten wird durch die Art und Weise bestimmt, wie wir Informationen verarbeiten und die Realität innerlich abbilden. Diese persönlichen mentalen Repräsentationen funktionieren wie ein Steuerungssystem und sind die Grundlage unserer Handlungen (Becker-Carus & Wendt, 2017).

Für die Psychotherapie steht hier z. B. die Identifikation und Korrektur von dysfunktionalen Denk- und Bewertungsmustern im Fokus. Die Art und Weise, wie Patient:innen über sich selbst, andere und die Zukunft denken, ist hier ein zentraler Ansatzpunkt.

Kernliteratur

Becker-Carus, C., & Wendt, M. (2017). *Allgemeine Psychologie: Eine Einführung.* Berlin, Heidelberg: Springer. DOI: 10.1007/978-3-662-53006-1.

Strobach, T., & Wendt, M. (2019). *Allgemeine Psychologie: Ein Überblick für Psychologiestudierende und -interessierte.* Berlin, Heidelberg: Springer. DOI: 10.1007/978-3-662-57570-3.

3.1.2.2 Entwicklungspsychologie

Kenntnisse der Entwicklungspsychologie sind im Rahmen der psychotherapeutischen Ausbildung explizit gefordert (§ 15 der Psychotherapie-Ausbildungs-, Approbationsprüfungs- und Qualitätssicherungs-Verordnung 2024). Die Konzepte sind nicht nur für die Kinder- und Jugendlichenpsychotherapie wesentlich, sondern für die gesamte Lebensspanne, da Entwicklungs- und Veränderungsprozesse sowie Verhalten, Denken und Erleben über die gesamte Lebensspanne untersucht werden (Berk, 2019).

Die Entwicklungspsychologie betrachtet das Individuum als aktiven Gestalter seiner Entwicklung und Beziehungen. Psychotherapie als Lernprozess setzt auf erfahrungsbedingte Verhaltensänderung und fördert die aktive Auseinandersetzung mit der Umwelt, auch um Fehlentwicklungen zu korrigieren oder zu verhindern (Rothgang & Bach, 2021; Seiffge-Krenke, 2008). Die Entwicklungspsychopathologie als Teilgebiet untersucht den Zusammenhang von gesundheitsfördernden und potenziell pathogenen oder belastenden Faktoren sowie die Entwicklung von Resilienzen. Die Klinische Entwicklungspsychologie zielt darauf ab, die Bedingungen für das Entstehen von Gesundheit und Krankheit zu erklären, oft auch unter Berücksichtigung von Gender- und Diversitätsaspekten (Leitner & Höfner, 2020; Osten, 2000; Reimer et al., 2007).

Zentral für die Psychotherapie sind im Rahmen der Entwicklungspsychologie vor allem bindungstheoretische Überlegungen, hier vor allem die von John Bowlby und Mary Ainsworth begründeten revolutionären psychoanalytischen Thesen zu frühen Bindungen, welche empirisch untersucht worden sind (Rothgang & Bach, 2021; Seiffge-Krenke, 2008). Neuere psychodynamische Ansätze, z. B. von Daniel Stern und Peter Fonagy, integrieren Erkenntnisse der Säuglingsforschung, der Bindungstheorie sowie Überlegungen zur Entwicklung des Selbst (Eller & Stumm, 2024).

Weitere, detailliertere Ausführungen finden sich im Kapitel zur Entwicklungspsychologie von Sandra Anders (siehe Kapitel 3.2).

Kernliteratur

Berk, L. E. (2019). *Entwicklungspsychologie*. München: Pearson.

Rothgang, G.-W., & Bach, J. (2020). *Entwicklungspsychologie (Psychologie in der Sozialen Arbeit, Band 1)*. Stuttgart: Kohlhammer.

Seiffge-Krenke, I. (2008). *Psychotherapie und Entwicklungspsychologie. Beziehungen: Herausforderungen – Ressourcen – Risiken*. Berlin, Heidelberg: Springer. DOI: 10.1007/978-3-540-68300-1.

3.1.2.3 Sozialpsychologie

Die Sozialpsychologie untersucht den Einfluss der sozialen Situation auf das individuelle Verhalten und die psychischen Prozesse im Kontext sozialer Interaktionen. Sie fokussiert auf das, was zwischen Personen und sozialen Systemen passiert. Die Forschung zur sozialen Kognition ist eine Anwendung der kognitiven Psychologie auf das Gebiet der Sozialpsychologie. Sie beschäftigt sich damit, wie wir über uns selbst und andere denken (Enkodierung, Speicherung und Abruf sozialer Informationen). Begriffe wie Einstellungen, Überzeugungen und Absichten sind zentrale kognitive Konstrukte der Sozialpsychologie (Jonas et al., 2014; Strobach & Wendt, 2019).

Psychotherapie kann als eine spezifische Form sozialer Interaktion und somit auch als sozialpsychologisches Phänomen betrachtet werden, wobei Therapietheorien den Menschen als soziales Wesen immer im Kontext anderer Menschen sehen müssen. Die Sozialpsychologie liefert Wissen zur Beantwortung von Fragen der Macht, Kommunikation, Erwartungshaltungen, Stereotypisierung und somit auch Etikettierung von Krankheit. Das soziale Netzwerk einer Person und seine Ressourcen müssen immer in die therapeutischen Überlegungen einfließen (Leitner & Höfner, 2020; Petzold, 1982). Die Sozialpsychologie ist zentral für das Verständnis von Beziehungsdynamiken, Gruppenprozessen und sozialen Rollen. Sie hilft, die Phänomene in der therapeutischen Beziehung (z.B. die therapeutische Allianz, Erwartungen, Projektionen) sowie Aspekte des sozialen Leidens (z.B. Stigmatisierung, Entfremdung) zu verstehen.

Kernliteratur

Jonas, K., Stroebe, W., & Hewstone, M. (Hrsg.). (2014). *Sozialpsychologie*. Berlin, Heidelberg: Springer. DOI: 10.1007/978-3-642-41091-8.

3.1.2.4 Persönlichkeitspsychologie

Die Persönlichkeitspsychologie »ist die empirische Wissenschaft von der individuellen Besonderheit des Verhaltens, Erlebens und der äußeren Erscheinung von Menschen« (Neyer & Asendorpf, 2018, S. V). Individuelle Besonderheiten im Selbstkonzept, Selbstwertgefühl und in der Gestaltung sozialer Beziehungen sind hier im Fokus. Reimer und Kollegen (2007) definieren Persönlichkeit als überdauernde, konsistente und damit situationsunabhängige, verhaltensrelevante, individuelle Besonderheiten von Menschen. Am bekanntesten ist hier wohl das Persönlichkeitsmodell der Psychoanalyse, in dem die psychischen Strukturen Es, Ich sowie Über-Ich unterschieden werden, deren Dynamik den Schlüssel zum Verständnis der Persönlichkeit darstellt (Neyer & Asendorpf, 2018). Neuere Strömungen betonen die Rolle früher Objektbeziehungen für die Entwicklung der Persönlichkeit und der sozialen Beziehungen, wobei jedes psychotherapeutische Verfahren implizit oder explizit formulierte Theorien zur Persönlichkeit und zu ihrer Entwicklung aufweist (Eller & Stumm, 2020; Neyer & Asendorpf, 2018).

Kernliteratur

Aigner, M., Paulitsch, K., Berg, D., & Lenz, G. (2020). *Psychopathologie: Anleitung zur psychiatrischen Exploration*. Wien: Facultas (UTB).

Asendorpf, J. B. (2024). *Persönlichkeitspsychologie für Bachelor* (5. Aufl.). Berlin, Heidelberg: Springer. DOI: 10.1007/978-3-662-68451-1.

Neyer, F. J., & Asendorpf, J. B. (2018). *Psychologie der Persönlichkeit*. Berlin, Heidelberg: Springer. DOI: 10.1007/978-3-662-54942-1.

3.1.3 Psychotherapierelevante Aspekte der Psychologie

Nun werden in einem weiteren Schritt anhand der Psychotherapie-Ausbildungs-, Approbationsprüfungs- und Qualitätssicherungs-Verordnung (2024) (Anlage 4, Sozialkommunikative und selbstreflexive Fertigkeiten und Kompetenzen einschließlich Selbstkompetenzen [Dritter Ausbildungsabschnitt]) gezielt die sozialkommunikativen und selbstreflexiven Fertigkeiten und Kompetenzen beleuchtet, um die Brücke von der allgemeinen psychologischen Theorie zu den konkreten psychotherapeutischen Kernkompetenzen zu schlagen. Die Kompetenzen sind tief in verschiedenen Teildisziplinen der Psychologie verankert. Im Folgenden wird dargelegt, welche psychologischen Facetten diese Kompetenzanforderungen der Verordnung widerspiegeln.

Der Text ist jeweils wortwörtlich der Verordnung entnommen, der Unterpunkt beschreibt dann die dazugehörigen psychotherapierelevanten Aspekte der Psychologie exemplarisch. Es ist von zentraler Bedeutung, hervorzuheben, dass sowohl die Entstehung von psychischen Störungen als auch die Entwicklung von Kompetenzen und Fähigkeiten stets auf multifaktoriellen Entstehungsbedingungen beruhen. Das bedeutet, dass ein komplexes Zusammenspiel aus biologischen, psychologischen, sozialen und umweltbedingten Aspekten vorliegt. Die nachfolgenden Überlegungen und die exemplarische Beschreibung der psychotherapierelevanten Aspekte dienen daher dazu, einen spezifischen Beitrag – etwa ein psychologisches Modell, einen Wirkmechanismus oder einen Einflussfaktor – herauszugreifen und zu beleuchten. Es wird also immer nur ein Aspekt präsentiert, wobei dieser einen Teil von vielen darstellt, die in ihrer Gesamtheit die spezifische Kompetenz bilden.

Der:Die Absolvent:in …

1. »ist sich der eigenen psychischen Struktur und ihrer interpersonellen Dynamik, der eigenen Lebensführung sowie der Besonderheiten des eigenen Erlebens und Verhaltens weitgehend bewusst und kann sie bearbeiten;«

- Diese Teilkompetenz ist die Basis der Selbstreflexion und Selbstwahrnehmung. Die Ausbildung fördert die Erweiterung der Selbstwahrnehmung (Introspektionsfähigkeit) durch Selbstexploration und Selbstreflexion. Dies ist notwendig, da die eigenen Erfahrungen das Denken, Fühlen, Verhalten und Handeln im beruflichen Kontext bedeutsam beeinflussen (§ 4 Abs. 1 PthG 2024). Das Erleben und Verhalten wird in der Allgemeinen Psychologie hinsichtlich grundlegender psychischer Prozesse, Mechanismen und Funktionen untersucht (Strobach & Wendt, 2019).

  Die psychische Funktionalität selbst wird dabei oft in Relation zu den Funktionen des zentralen Nervensystems und des Gehirns gesehen (Becker-Carus & Wendt, 2017). Ein fundiertes Wissen über die neurologischen und psychischen Mechanismen der Wahrnehmung und Aufmerksamkeit (Ansorge & Leder, 2017) hilft Psychotherapeut:innen, die physiologischen Aspekte von Angst, Panik oder Dissoziation bei Patient:innen besser zu verstehen und entsprechende Interventionen zu wählen.

  Die Persönlichkeitspsychologie befasst sich mit den überdauernden, konsistenten und damit situationsunabhängigen, verhaltensrelevanten, individuellen Besonderheiten von Menschen (Reimer et al., 2007). Viele psychische Störungen (z. B. Persönlichkeitsstörungen, wie von Kernberg, 2019, oder Fiedler & Herpertz, 2022, beschrieben) sind durch eine gestörte Affektregulationskompetenz gekennzeichnet. Die Selbstkenntnis der eigenen emotionalen Verarbeitungsmuster ermöglicht es Psychotherapeut:innen, in hochemotionalen Situationen ko-regulierend zu wirken, ohne selbst dysreguliert zu werden.

  Erst wenn wir wissen, wie grundlegende psychische Prozesse, Mechanismen und Funktionen des Menschen zustande kommen, sowie durch die Annahme eines theoretischen Persönlichkeitskonstrukts, das als ordnender Rahmen für Erleben und Verhalten fungiert, können wir unsere Selbstwahrnehmung fokussieren. Im Rahmen dieses Prozesses werden eigene unbewusste Muster, Gefühle und Erfahrungen bewusst, die eventuell unser Denken und Fühlen beeinflussen. Die in der Allgemeinen Psychologie erforschten kognitiven Verzerrungen und Urteilsfehler sind für die Psychotherapie äußerst wichtig, weil sie das objektive Urteil und die therapeutische Neutralität der behandelnden Person direkt bedrohen (Becker-Carus & Wendt, 2017; Döring & Bortz, 2016). Letztere muss sich dieser Fehler bewusst sein und sie durch Selbstreflexion aktiv ›kontrollieren‹, um die diagnostische und therapeutische Beziehung nicht unbeabsichtigt durch eigene Verzerrungen zu verfälschen. Die Selbstreflexion stellt sicher, dass der:die Psychotherapeut:in die eigenen inneren Prozesse schnell erkennt, ›beiseitelegt‹ und den Fokus vollständig auf das Erleben und die Bedürfnisse der Patientin:des Patienten richten kann.

2. »hat im Rahmen fortlaufender Selbstreflexion ihre bzw. seine eigene Biografie und Persönlichkeitsentwicklung vertiefend bearbeitet;«
   - Diese Teilkompetenz fokussiert auf die historische Fundierung der eigenen Persönlichkeit und die Fähigkeit zur biografischen Reflexion.
     Das Wissen um die subjektive Natur der Wahrnehmung (Ansorge & Leder, 2017) hilft Psychotherapeut:innen, das eigene Erleben als eine mögliche Realität zu verstehen.
     Die Entwicklungspsychologie der Lebensspanne (Life-span developmental approach) ist relevant, da sie sich mit den »Veränderungen psychischer Funktionalität im Verlauf des Lebens« (Strobach & Wendt, 2019, S. 3) beschäftigt und Psychotherapeut:innen erlaubt, prägende Einflüsse von kritischen oder sensitiven Entwicklungsphasen (z. B. Bindungsentwicklung, Adoleszenzkrisen) auf die eigene heutige Persönlichkeit zu identifizieren (Berk, 2019; Seiffge-Krenke, 2009). Konzepte wie Bindungsmuster (in der frühen Kindheit geformt) oder die Bewältigung von altersspezifischen Entwicklungsaufgaben (Rothgang & Bach, 2020) helfen, zu verstehen, wann und warum bestimmte Denk- oder Beziehungsmuster in der eigenen Biografie entstanden sind. Des Weiteren liefert die Entwicklungspsychologie Normen, um zu unterscheiden, welche eigenen Verhaltensweisen Ausdruck normaler Entwicklung sind und welche möglicherweise durch frühe Stressoren oder traumatische Erfahrungen geprägt wurden (Osten, 2000).
     Die Sozialpsychologie hilft, eigene Rollen in verschiedenen sozialen Kontexten zu analysieren (Jonas et al., 2014). Im Kontext der Persönlichkeitsentwicklung wird sie auch relevant, da es hier um sozialen Einfluss, Normen und Rollenerwartungen gehen kann.
     Modelle zu Persönlichkeitsstörungen (Fiedler & Herpertz, 2022; Kernberg, 2019) sind nicht nur für Patient:innen relevant; im Rahmen der Ausbildung können auch eigene maladaptive Muster (z. B. in der Affektregulation) als potenzielle ›Schwachstellen‹ identifiziert werden, die unter Stress in der Therapiebeziehung reaktiviert werden könnten.

3. »kann ihre bzw. seine intrapsychischen Verarbeitungsmuster, sozialen und kommunikativen Verhaltensweisen, Kognitionsmuster,

Affektregulationsmodelle, Emotions- und Motivationslagen konstruktiv einschätzen und einsetzen;«

- Diese Teilkompetenz setzt bei den eben genannten Ausführungen (1 und 2) an. Zusätzlich kann hier die Kognitionspsychologie genannt werden, da sie die mentalen kognitiven Prozesse und Strukturen als Grundlage menschlichen Verhaltens betrachtet (Zimbardo & Gerrig, 2008). Kognitionen sind Prozesse des »Wahrnehmens, Schlussfolgerns, Verstehens, Erinnerns, Denkens, Problemlösens und Entscheidens« (Becker-Carus & Wendt, 2017, S. 8). Die Kenntnis dieser Prozesse ist wesentlich für kognitive Aspekte in Therapieansätzen. Emotionen entstehen durch die kognitive Bewertung (Appraisal) von Situationen, Ereignissen und Erlebnissen (Brandstätter et al., 2018; Zimbardo & Gerrig, 2008). Motivation wird durch bewertete Zielzustände (Valenzen) und die Erwartung, diese zu erreichen, geleitet (Becker-Carus & Wendt, 2017). In diesem Kontext müssen wieder kognitive Verzerrungen betrachtet werden, die die Wahrnehmung von Psychotherapeut:in und Patient:in färben.
  Die Persönlichkeitspsychologie (z. B. Neyer & Asendorpf, 2018; Asendorpf, 2024) liefert die Struktur, um die eigenen Muster als stabile, wiederkehrende Tendenzen zu begreifen. Anhand persönlichkeitspsychologischer Modelle können wir uns eine Einschätzung darüber erlauben, inwieweit die eigenen Persönlichkeitsbereiche (z. B. Extraversion, Gewissenhaftigkeit) mit den Anforderungen an die therapeutische Rolle (z. B. Fähigkeit zur Strukturierung, Empathie) kompatibel sind. Da außerdem Störungen der Emotionsregulation Symptome bei den meisten Störungen sind, ist die Stabilität der eigenen Affektregulation die wichtigste Voraussetzung von Psychotherapeut:innen, um Patient:innen in ihrer Dysregulation zu begleiten.
  Die Sozialpsychologie fokussiert auf das interpersonelle Feld und liefert Modelle für die tatsächliche Anwendung der Muster im sozialen Kontakt (Jonas et al., 2014). Dies umfasst die Frage, welche Wirkung die eigene verbale und nonverbale Kommunikation (z. B. Macht, Nähe, Distanz) auf die Patientin:den Patienten hat. Psychotherapeut:innen lernen, kommunikative Verhaltensweisen bewusst als therapeutisches Werkzeug einzusetzen.

4. »ist in der Lage[,] im psychotherapeutischen Prozess zwischen eigenen und fremden Anteilen, zwischen Impulsen und Affekten sowie assoziativen oder impliziten Wahrnehmungen zu unterscheiden und danach zu handeln;«

- Dies ist die Fähigkeit zur Differenzierung, die Überlappungen und Störungen in der intersubjektiven Beziehung vermeidet und damit der Kern der professionellen therapeutischen Haltung ist. Sie stützt sich maßgeblich auf die in der Selbstreflexion gewonnenen Erkenntnisse.

  Die Entwicklungspsychologie liefert die theoretische Grundlage dafür, wie die Fähigkeit zur Unterscheidung zwischen »eigen« und »fremd« überhaupt entsteht, und erklärt, wie die Unterscheidung zwischen dem Selbst und dem Objekt (der Bezugsperson) in der frühen Kindheit gelernt wird. Eine mangelhafte Abgrenzungsfähigkeit der Psychotherapeutin:des Psychotherapeuten kann zum Beispiel auf eigene frühe Bindungserfahrungen zurückzuführen sein, die in der Therapie reaktiviert werden. Die Entwicklungspsychologie beleuchtet außerdem, wie Kinder lernen, ihre eigenen Impulse und Affekte zu benennen und zu regulieren (Berk, 2019; Seiffge-Krenke, 2009).

  Die Allgemeine Psychologie liefert die notwendigen Modelle, um Impulse, Affekte und implizite Wahrnehmungen als universelle psychische Mechanismen zu verstehen und zu verorten. Die Kognitionspsychologie befasst sich mit impliziten Prozessen (Strobach & Wendt, 2019), die die assoziativen Wahrnehmungen der Psychotherapeutin:des Psychotherapeuten generieren können. Psychotherapeut:innen lernen, intuitive Reaktionen und ›Bauchgefühle‹ nicht als objektive Wahrheit, sondern als hypothesengeleitete Signale des eigenen Systems zu behandeln.

  Die Persönlichkeitspsychologie (Neyer & Asendorpf, 2018) kann das Verständnis dafür stützen, dass eigene Anteile sich in stabilen, wiederkehrenden Mustern manifestieren, die es zu erkennen gilt. Eigene dispositionelle Tendenzen (wie z. B. eine hohe Gewissenhaftigkeit, die zur Überverantwortlichkeit führen könnte) können so als »eigene Anteile« erkannt werden.

  Die Sozialpsychologie beleuchtet die interpersonellen Mechanismen, die zur Vermischung von »eigen« und »fremd« in der psychotherapeutischen Dyade führen können. Sie untersucht auch, wie soziale Rollen und die gegenseitigen Erwartungen das Verhalten in einer Beziehung strukturieren (Jonas et al., 2014).

5. »kann sich anteilig in die Rolle und Wahrnehmung eines anderen Menschen hineinversetzen, besitzt empathische Fähigkeiten, ist achtsam im Umgang mit Antworten und Interpretationen und ist sich in ihrem bzw. seinem Verhalten eines möglichen Modellcharakters bewusst;«

– Diese Teilkompetenz kann als die Anwendung aller psychologischen Grundlagen im zwischenmenschlichen Kontakt gesehen werden. Sie stützt sich auf die Erkenntnis, dass der:die Psychotherapeut:in eine therapeutisch wirksame Beziehung herstellen muss.
  Eine förderliche Beziehungsgestaltung ist eine unabdingbare Voraussetzung für spezifische Interventionen und Techniken (Petzold, 2003a; Wampold et al., 2017). Das einfühlende (empathische) Verstehen ist eine der Kernbedingungen. Es ermöglicht, die Gefühlslage einer anderen Person unmittelbar zu verstehen (Röhner & Schütz, 2020).
  Die Entwicklungspsychologie untersucht auch, wie Kinder schrittweise die Theory of Mind entwickeln – also die Erkenntnis, dass andere Menschen eigene Gedanken, Gefühle und Perspektiven haben, die von den eigenen abweichen (Berk, 2019). Eine vertiefte biografische Arbeit hilft Psychotherapeut:innen außerdem zu klären, ob die eigene Empathiefähigkeit sicher entwickelt wurde oder durch eigene Defizite beeinträchtigt ist. Die Entwicklungspsychologie erklärt gemeinsam mit der Lernpsychologie und dem Lernen am Modell, dass das menschliche Verhalten stark durch Beobachtung und Nachahmung geprägt wird (Berk, 2019; Zimbardo & Gerrig, 2008). Dieses Verständnis untermauert das Bewusstsein der Psychotherapeut:innen für den eigenen möglichen Modellcharakter, da als wichtige Bezugsperson unbewusst Verhaltensweisen und Strategien vermittelt werden.
  Die Forschung zur Wahrnehmung und Aufmerksamkeit (Ansorge & Leder, 2017) ist direkt relevant für die geforderte Achtsamkeit im Umgang mit Antworten und Interpretationen. Die Kognitionspsychologie erklärt, wie Emotionen durch die kognitive Bewertung (Appraisal) von Situationen entstehen (Brandstätter et al., 2018; Zimbardo & Gerrig, 2008). Um empathisch zu sein, müssen die Psychotherapeut:innen nicht nur die Emotionen der Patient:innen spüren, sondern auch die jeweiligen Bewertungsprozesse (Kognitionsmuster) nachvollziehen können.
  Die Sozialpsychologie untersucht unter anderem die Dynamik von Kommunikation, Einfluss und Attribution, also die Zuschreibung von Ursachen (Jonas et al., 2014). Dieses Wissen hilft, eigene Antworten und Interpretationen nicht nur als fachliche Äußerung, sondern als soziale Intervention mit potenziell tiefgreifenden Wirkungen zu betrachten.

6. »kann gegenüber interpersonellen Konflikten und Spannungen neutral bleiben, deren Ursachen einschätzen und ausreichend Distanz wahren sowie Hilfestellung durch andere Personen oder Supervision einholen;«
   - Diese Teilkompetenz zielt auf die Selbstregulation, Neutralität, Distanzwahrung und die professionelle Abgrenzung ab.
     Die Entwicklungspsychologie erklärt, wie in der frühen Entwicklung die Fähigkeit erworben wird, widersprüchliche Gefühle, also Ambivalenz, gegenüber einer Bezugsperson zu integrieren. Ist dieser Prozess gestört, wird oft dazu geneigt, Konflikte zu vermeiden oder sich unreflektiert in sie hineinziehen zu lassen, statt neutral zu bleiben (Seiffge-Krenke, 2009). Die Bewältigung von Autonomie- und Abgrenzungsphasen (Berk, 2019) ist die Basis für die Fähigkeit zur ausreichenden Distanzwahrung. Wer selbst früh Schwierigkeiten mit Autonomie hatte, wird in der Psychotherapie möglicherweise unbewusst zu nah an das Gegenüber herantreten oder überverantwortlich handeln.
     Die Forschung zu Emotion und Motivation (Brandstätter et al., 2018) ist direkt relevant dafür, neutral zu bleiben. Sie befähigt Psychotherapeut:innen, die physiologischen und emotionalen Reaktionen auf Konflikte nicht ungefiltert oder unreflektiert in die Interaktion mit Patient:innen einzubringen.
     Das Wissen um möglicherweise auftretende kognitive Fehler hilft, die Ursachen des Konflikts objektiv einzuschätzen und nicht vorschnell Schuld für die Spannung zuzuschreiben (Becker-Carus & Wendt, 2017).
     Die Persönlichkeitspsychologie kann helfen, eigene Konfliktdispositionen bzw. eigene Stressanfälligkeit und die bevorzugten Konfliktlösungsstile zu erkennen.
     Konzepte zu Macht, Einfluss und Rollendruck der Sozialpsychologie (Jonas et al., 2014) helfen, eigene Rollen im Konflikt zu reflektieren. Sie unterstreichen, dass die Neutralität kein passiver Zustand, sondern eine aktive, professionelle Haltung ist, deren Aufrechterhaltung auch eine regelmäßige Konsultation Dritter, also den Einbezug der Person der Supervisorin:des Supervisors, erfordert.

7. »hat die Fähigkeit und Bereitschaft sowie die Vorstellungs- und Abstraktionsfähigkeit entwickelt, sich selbst und sich in Bezug auf andere Menschen zu reflektieren und vertieft einzuschätzen;«
   - Diese Teilkompetenz beschreibt die (metakognitive) Fähigkeit, über das eigene Denken, Fühlen und Handeln im Kontext der Beziehung nachzudenken.

Entwicklungspsychologie und Persönlichkeitspsychologie liefern die Modelle, um die eigene Identitätsentwicklung, als Korrelation zwischen Selbst- und Fremdwahrnehmung, als komplexes Konstrukt zu sehen. Die Reflexion der eigenen Biografie ermöglicht, die verschiedenen Facetten der Persönlichkeit abstrakt zu begreifen und vertieft einzuschätzen (Berk, 2019; Neyer & Asendorpf, 2018; Rothgang & Bach, 2019; Seiffge-Krenke, 2009). Die Erkenntnis, dass Wahrnehmung subjektiv ist (Ansorge & Leder, 2017), ist die Basis für die Reflexion des eigenen Blickwinkels in Bezug auf andere Menschen. In der allgemeinen Psychologie erforschte Prozesse der Selbstüberwachung und Selbstbewertung der eigenen kognitiven Fähigkeiten und Wissensbestände führen zur Fähigkeit, sich selbst zu reflektieren und vertieft einzuschätzen (Strobach & Wendt, 2019). Das in der Sozialpsychologie erarbeitete Wissen um soziale Rollen und Identitäten hilft, die eigene Position in der therapeutischen Beziehung abstrakt zu reflektieren und zu verstehen, wie diese Rolle die Wahrnehmung beeinflusst. Die Sozialpsychologie untersucht außerdem, wie das Selbst in sozialen Kontexten entsteht und wie wir das Verhalten anderer erklären (Jonas et al., 2014).

8. »ist bereit und in der Lage, sich auf einer Symbol- und Kommunikationsebene mit anderen Menschen in Beziehung zu setzen und diese therapeutisch wirksam einzusetzen;«

- Diese Teilkompetenz, die die Beziehungsfähigkeit und den therapeutisch wirksamen Einsatz von Symbol- und Kommunikationsebene beschreibt, kann als der praktische Höhepunkt der therapeutischen Ausbildung gesehen werden.
  Psychotherapien sind spezifische Formen sozialer Interaktion (Petzold, 1982). Die Kognitions- und die Sprachpsychologie erforschen, wie Sprache, Kognitionen und Problemlösen funktionieren (Strobach & Wendt, 2019). Psychotherapeut:innen nutzen dieses Wissen, um z. B. formale Denkstörungen, Fehlschlüsse oder Argumentationsketten, die auf dysfunktionale Kognitionsmuster (z. B. Übergeneralisierung, katastrophisierende Gedanken) hindeuten, zu erkennen. Konzepte der Wahrnehmungspsychologie (Ansorge & Leder, 2017) schulen die Achtsamkeit für nonverbale und implizite Signale. Nur wer Kenntnisse über die Komplexität von Wahrnehmungsprozessen hat, ist in der Lage, die Kommunikationsebenen des Gegenübers zu erfassen und darauf gezielt therapeutisch zu reagieren. Symbolische Darstellung (Malen, Imagination) ist eine Form der expliziten Mentalisierung, die verborgene, unbewusste Aspekte sichtbar machen kann. Die Kompetenz, diese

Ebene zu nutzen, ist essenziell, wenn verbale Zugänge an Grenzen stoßen (Reimer et al., 2007; Schuster, 2014).

9. »kann die eigenen Fähigkeiten hinsichtlich fachlicher, organisatorischer, koordinierender sowie administrativer Berufsanforderungen korrekt und realistisch einschätzen;«

- Laut den berufsethischen und berufsrechtlichen Kenntnissen, Fertigkeiten und Kompetenzen der Psychotherapie-Ausbildungs-, Approbationsprüfungs- und Qualitätssicherungs-Verordnung (2024) müssen sich die Absolvent:innen der Grenzen ihres psychotherapeutischen Handelns bewusst sein und diese wahren. Die realistische Selbsteinschätzung schützt Patient:innen und Psychotherapeut:innen selbst vor Überforderung und unethischem Handeln. Die Allgemeine Psychologie (z. B. Strobach & Wendt, 2019) liefert Konzepte zur Analyse der Urteils- und Entscheidungsmechanismen bei der Selbsteinschätzung, außerdem kommt das Wissen um Urteilsfehler zum Tragen, die eine korrekte und realistische Einschätzung verhindern können. Die korrekte Einschätzung der eigenen organisatorischen und administrativen Fähigkeiten basiert auf der Reflexion der eigenen Gewissenhaftigkeit, also einem persönlichkeitspsychologischen Konstrukt.

10. »kann Informations- und Aufklärungsgespräche professionell führen und den Rahmen für das Entstehen einer Vertrauensbasis zur Patientin bzw. zum Patienten oder den Angehörigen herstellen;«

- Diese Teilkompetenz basiert auf der Anwendung aller psychologischen Grundlagenfächer. So können Erkenntnisse über die frühe Bindungsentwicklung ein Verständnis dafür schaffen, wie Vertrauen entsteht und warum es bei manchen Menschen gestört ist. Das Wissen über die Entwicklungsstufen ist essenziell, um gut verständliche Aufklärungsgespräche mit den Angehörigen von Kindern oder mit Jugendlichen – hier in altersgerechten Formulierungen – zu führen (Berk, 2019). Die Kognitionspsychologie erforscht, wie Menschen Informationen verarbeiten, verstehen und erinnern. Dieses Wissen ermöglicht es, Aufklärungsinhalte strukturiert, logisch und nicht überfordernd zu präsentieren, um kognitive Überlastung oder Missverständnisse zu vermeiden (Strobach & Wendt, 2019). Sozialpsychologisch gesehen, kann die professionelle, ruhige und klare Gesprächsführung der Psychotherapeutin:des Psychotherapeuten als Modell für eine funktionale Kommunikation dienen, was das Vertrauen in die psychotherapeutische Kompetenz festigt.

11. »ist in der Lage[,] unterschiedliche Bedürfnisse, Lebensweisen und Wertehaltungen, insbesondere in Bezug auf Kultur, Religion, sexuelle Orientierung, Geschlecht, zu reflektieren und im psychotherapeutischen Kontext verantwortungsvoll damit umzugehen.«
    - Die Fähigkeit zur Reflexion von Diversität und zum verantwortungsvollen Umgang damit kann als ethische und fachliche Anforderung gesehen werden. Sie erfordert die Integration aller oben genannten psychologischen Aspekte. Hier kommen erneut Entwicklungsnormen bzw. kulturelle Normen (Berk, 2019), kulturelle bzw. soziale Identitätsentwicklung (Jonas et al., 2014; Petzold, 2003a; Rothgang & Bach, 2019; Seiffge-Krenke, 2009), kognitive Verzerrungen (Becker-Carus & Wendt, 2017; Döring & Bortz, 2016), Persönlichkeitsmerkmale sowie -entwicklung (Asendorpf, 2024; Neyer & Asendorpf, 2018), aber auch Rollenerwartungen, Stigmatisierungs- und Diskriminierungsaspekte zum Tragen (Jonas et al., 2014).

Fragen zur Evaluation

1. Was unterscheidet die Klinische Psychologie von der Psychotherapie?
2. Welche Teilgebiete der akademischen/wissenschaftlichen Psychologie kommen im Rahmen der Psychotherapie zum Einsatz?
3. Nennen Sie mindestens vier »sozialkommunikative und selbstreflexive Fertigkeiten und Kompetenzen einschließlich Selbstkompetenzen«, die Absolvent:innen einer psychotherapeutischen Ausbildung vorweisen können müssen. Auf welchen psychologischen Modellen bzw. Erkenntnissen beruhen diese?

Literatur im Text

Aigner, M., Paulitsch, K., Berg, D., & Lenz, G. (2020). *Psychopathologie: Anleitung zur psychiatrischen Exploration.* Wien: Facultas (UTB).

Ansorge, U., & Leder, H. (2017). *Wahrnehmung und Aufmerksamkeit* (Basiswissen Psychologie). Berlin, Heidelberg: Springer. DOI: 10.1007/978-3-658-12912-5.

Asendorpf, J. B. (2024). *Persönlichkeitspsychologie für Bachelor.* Berlin, Heidelberg: Springer. DOI: 10.1007/978-3-662-68451-1.

Baumann, U., & Perrez, M. (2006). Grundlagen der Klinisch-psychologischen Behandlung. In W. Beiglböck, S. Feselmayer & E. Honemann (Hrsg.), *Handbuch der klinisch-psychologischen Behandlung* (S. 1–16). Berlin, Heidelberg: Springer. DOI: 10.1007/3-211-36649-0_1.

Becker-Carus, C., & Wendt, M. (2017). *Allgemeine Psychologie: Eine Einführung.* Berlin, Heidelberg: Springer. https://doi.org/10.1007/978-3-662-53006-1
Beiglböck, W., Feselmayer, S., & Honemann, E. (Hrsg.). (2006). *Handbuch der klinisch-psychologischen Behandlung.* Berlin, Heidelberg: Springer. DOI: 10.1007/3-211-36649-0.
Berk, L. E. (2019). *Entwicklungspsychologie.* München: Pearson.
Brandstätter, V., Schüler, J., Puca, R. M., & Lozo, L. (2018). *Motivation und Emotion* (Allgemeine Psychologie für Bachelor). Berlin, Heidelberg: Springer. DOI: 10.1007/978-3-662-56685-5.
Bundesministerium für Soziales, Gesundheit, Pflege und Konsumentenschutz. (BMSGPK). (2020). *Anerkennungsrichtlinie: Kriterien für die Anerkennung als psychotherapeutische Ausbildungseinrichtung gemäß § 7 Psychotherapiegesetz, BGBl. Nr. 361/1990.* Abgerufen von: https://www.sozialministerium.gv.at/dam/jcr:7175da61-6a91-47a2-b3d0-021b833c837d/Anerkennungsrichtlinie,_Stand_14.02.2020_(BMSGPK).pdf (14. 12. 2025).
Bundesministerium für Soziales, Gesundheit, Pflege und Konsumentenschutz. (BMSGPK). (2024). *Patientinnen- und Patienten-Information über die psychotherapiewissenschaftlichen Ausrichtungen.* Abgerufen von: https://www.sozialministerium.gv.at/dam/jcr:067ed3c8-aaea-4c84-84c2-a3afb9cef836/Patienteninformation_(BMGSPK),_Stand_29.04.2020.pdf (14. 12. 2025).
Dale, R., Jesser, A., Pieh, C., O'Rourke, T., Probst, T., & Humer, E. (2022). Mental health burden of high school students, and suggestions for psychosocial support, 1.5 years into the COVID-19 pandemic in Austria. *European Child & Adolescent Psychiatry,* 32, 1015–1024. DOI: 10.1007/s00787-022-02032-4.
de Shazer, S., & Dolan, Y. (2024). *Mehr als ein Wunder: Lösungsfokussierte Kurzzeittherapie heute.* Carl-Auer.
Döring, N., & Bortz, J. (2016). *Forschungsmethoden und Evaluation in den Sozial- und Humanwissenschaften.* Berlin, Heidelberg: Springer. DOI: 10.1007/978-3-662-64762-2.
Eller, N., & Stumm, G. (2024). *Psychotherapieausbildung in Österreich: Überblick, Methoden, Entscheidungshilfen.* Berlin, Heidelberg: Springer. DOI: 10.1007/978-3-662-67068-2.
Fiedler, P., & Herpertz, S. (2022). *Persönlichkeitsstörungen.* Weinheim: Beltz.
Gerrig, R., & Zimbardo, P. (2008). *Psychologie.* München: Pearson Studium.
Grawe, K. (2005). (Wie) kann Psychotherapie durch empirische Validierung wirksamer werden? *Psychotherapeutenjournal,* 1, 4–11.
Hagendorf, H., Krummenacher, J., Müller, H.-J., & Schubert, T. (2011). *Wahrnehmung und Aufmerksamkeit* (Allgemeine Psychologie für Bachelor). Berlin, Heidelberg: Springer. DOI: 10.1007/978-3-642-12710-6.
Höfner, C., & Hochgerner, M. (2022). *Psychotherapeutische Diagnostik: Kompendium für alle in Österreich anerkannten Therapieverfahren.* Berlin, Heidelberg: Springer. DOI: 10.1007/978-3-662-61450-1.
Horvath, A. O., Flückiger, C., Del Re, A. C., & Symonds, D. (2011). Alliance in individual psychotherapy. *Psychotherapy,* 48(1), 9–16. DOI: 10.1037/a0022186.
Jonas, K., Stroebe, W., & Hewstone, M. (Hrsg.). (2014). *Sozialpsychologie.* Berlin, Heidelberg: Springer. DOI: 10.1007/978-3-642-41091-8.
Kernberg, O. F. (2019). *Schwere Persönlichkeitsstörung: Theorie, Diagnose, Behandlungsstrategien.* Stuttgart: Klett-Cotta.

Łaszewska, A., Wancata, J., Jahn, R., & Simon, J. (2020). The excess economic burden of mental disorders: findings from a cross-sectional prevalence survey in Austria. *The European Journal of Health Economics,* 21, 1075–1089. DOI: 10.1007/s10198-020-01200-0.

Leitner, A., & Höfner, C. (2020). *Handbuch der Integrativen Therapie.* Berlin, Heidelberg: Springer. DOI: 10.1007/978-3-662-60594-3.

Myers, D. G., & DeWall, C. N. (2023). *Psychologie.* Berlin, Heidelberg: Springer. DOI: 10.1007/978-3-662-66765-1.

Neyer, F. J., & Asendorpf, J. B. (2018). *Psychologie der Persönlichkeit.* Berlin, Heidelberg: Springer. DOI: 10.1007/978-3-662-54942-1.

Orlinsky, D. E., Grawe, K., & Parks, B. K. (1994). Process and outcome in psychotherapy. In A. E. Bergin & S. L. Garfield (Hrsg.), *Handbook of psychotherapy and behavior change* (pp. 270–378). New York: Wiley.

Osten, P. (2000). *Die Anamnese in der Psychotherapie: Klinische Entwicklungspsychologie in der Praxis.* München, Basel: Ernst Reinhardt.

Petzold, H. G. (Hrsg.). (1982). *Methodenintegration in der Psychotherapie* (Vergleichende Psychotherapie, Band 5). Paderborn: Junfermann.

Petzold, H. G. (1996). *Integrative Bewegungs- und Leibtherapie: Ein ganzheitlicher Weg leibbezogener Psychotherapie* (Bd. I, 2; 3. Aufl.). Paderborn: Junfermann. (Auch online erschienen unter: https://www.fpi-publikation.de/download/18731/).

Petzold, H. G. (2003a). *Integrative Therapie.* 3 Bde. Paderborn: Junfermann.

Petzold, H. G. (2003b). Integrative fokale Kurzzeittherapie (IFK) und Fokaldiagnostik – Prinzipien, Methoden, Techniken. In H. G. Petzold, *Integrative Therapie* (Bd. 3, S. 985–1049). Paderborn: Junfermann. (Auch online erschienen unter: https://www.fpi-publikation.de/download/14253/).

Petzold, H. G., Orth, I., & Sieper, J. (2014d). »14 plus 3« Einflussfaktoren und Heilprozesse im Entwicklungsgeschehen: Belastungs-, Schutz- und Resilienzfaktoren – Die 17 Wirk- und Heilfaktoren in den Prozessen der Integrativen Therapie. *Textarchiv H. G. Petzold et al., Jahrgang 2014.* FPI-Publikationen, Verlag Petzold + Sieper. Abgerufen von: https://www.fpi-publikation.de/download/21336/ (03. 10. 2025).

Probst, T., Stippl, P., & Pieh, C. (2020). Changes in Provision of Psychotherapy in the Early Weeks of the COVID-19 Lockdown in Austria. *International Journal of Environmental Research and Public Health,* 17(11), 3815. DOI: 10.3390/ijerph17113815.

Reimer, C., Eckert, J., Hautzinger, M., & Wilke, E. (2007). *Psychotherapie: Ein Lehrbuch für Ärzte und Psychologen.* Berlin, Heidelberg: Springer. DOI: 10.1007/978-3-540-29988-2.

Renneberg, B., & Herpertz, S. C. (2020). *Persönlichkeitsstörungen* (Fortschritte der Psychotherapie). Bern: Hogrefe.

Röhner, J., & Schütz, A. (2020). *Psychologie der Kommunikation.* Berlin, Heidelberg: Springer. DOI: 10.1007/978-3-662-61338-2.

Rothgang, G.-W., & Bach, J. (2020). *Entwicklungspsychologie* (Psychologie in der Sozialen Arbeit, Band 4). Stuttgart: Kohlhammer.

Sachse, R., & Sachse, M. (2024). *Persönlichkeitsstörungen verstehen: Zum Umgang mit schwierigen Klienten.* Köln: Psychiatrie Verlag.

Schuster, M. (2014). *Kunsttherapie in der psychologischen Praxis.* Berlin, Heidelberg: Springer. DOI: 10.1007/978-3-642-44923-9.

Seiffge-Krenke, I. (2008). *Psychotherapie und Entwicklungspsychologie: Beziehungen: Herausforderungen – Ressourcen – Risiken.* Berlin, Heidelberg: Springer. DOI: 10.1007/978-3-540-68300-1.

Sieper, J., & Petzold, H. G. (2011). »Komplexes Lernen« in der Integrativen Therapie und Supervision - seine neurowissenschaftlichen, psychologischen und behavioralen Dimensionen. *Supervision: Theorie – Praxis – Forschung, 4.* Abgerufen von: https://www.fpi-publikation.de/download/11144/ (03. 10. 2025).

Strobach, T., & Wendt, M. (2019). *Allgemeine Psychologie: Ein Überblick für Psychologiestudierende und -interessierte.* Berlin, Heidelberg: Springer. DOI: 10.1007/978-3-662-57570-3.

Wagner, G., Zeiler, M., Waldherr, K., Philipp, J., Truttmann, S., Dür, W., Treasure, J., & Karwautz, A. (2017). Mental health problems in Austrian adolescents: a nationwide, two-stage epidemiological study applying DSM-5 criteria. *European Child & Adolescent Psychiatry*, 26, 1483–1499. DOI: 10.1007/s00787-017-0999-6.

Wampold, B. E., Imel, Z. E., & Flückiger, C. (2017). *Die Psychotherapie-Debatte: Was Psychotherapie wirksam macht.* Bern: Hogrefe.

Gesetzestexte

Psychologengesetz (2013). *Bundesgesetz über die Führung der Bezeichnung »Psychologin« oder »Psychologe« und über die Ausübung der Gesundheitspsychologie und der Klinischen Psychologie* (Psychologengesetz 2013 – PlG 2013). BGBl. I Nr. 182/2013. Fassung vom 03. 10. 2025. Rechtsinformationssystem des Bundes (RIS). Abgerufen von: www.ris.bka.gv.at (03. 10. 2025).

Psychotherapiegesetz 2024. *Bundesgesetz über die Ausübung der Psychotherapie* (Psychotherapiegesetz 2024 – PThG 2024). BGBl. I Nr. 49/2024. Fassung vom 22. 09. 2025. Rechtsinformationssystem des Bundes (RIS). Abgerufen von: www.ris.bka.gv.at (22. 09. 2025).

Psychotherapie-Ausbildungs-, Approbationsprüfungs- und Qualitätssicherungs-Verordnung (2024). *292. Verordnung des Bundesministers für Soziales, Gesundheit, Pflege und Konsumentenschutz über die Psychotherapie-Ausbildung, Approbationsprüfung und Qualitätssicherung 2024 (Psychotherapie-Ausbildungs-, Approbationsprüfungs- und Qualitätssicherungs-Verordnung – PTh-AAQV 2024).* BGBl. II Nr. 292/2024. Rechtsinformationssystem des Bundes (RIS). Abgerufen von: https://www.ris.bka.gv.at/Dokumente/BgblAuth/BGBLA_2024_II_292/BGBLA_2024_II_292.html (03. 10. 2025).

3.2 Entwicklungspsychologie

Sandra Anders

Teilbereich der Psychologie zur Beschreibung und Erfassung menschlicher Entwicklung über die gesamte Lebensspanne

Zusammenfassung

Entwicklungspsychologie stellt einen Überbegriff für eine Vielzahl an Theorien, Forschungsansätzen und Blickwinkeln auf menschliche Entwicklung dar. Die hier beschriebenen psychotherapierelevanten Ansätze erstrecken sich über psychoanalytische Theoriebildung, psychologische Forschungsarbeit, die Bindungs- und Säuglingsforschung bis hin zu aktuellen Ansätzen wie dem Mentalisieren.

Schlüsselwörter

Psychoanalytische Entwicklungstheorie, Bindungstheorie, Säuglingsforschung, Mentalisierungstheorie

Einleitung

Die Entwicklungspsychologie als Teilgebiet der Lehre vom Erleben und Verhalten des Menschen (Psychologie) beschreibt Veränderungsprozesse im Laufe der menschlichen Entwicklung auf physischer, psychischer, kognitiver und sozialer Ebene sowie deren Verschränkungen. Oerter und Montada (1998) benennen als Spezifikum der Entwicklungspsychologie die Beschäftigung mit Stabilitäten und Veränderungen: Vor allem nachhaltige Veränderungen, die auf die zeitliche Dimension des Lebensalters bezogen sind und »prospektiv und retrospektiv auf die gesamte Lebensspanne« (ebd., S. 24) ausgerichtet sind, stehen im Zentrum. Gemeint ist die Untersuchung der Zusammenhänge zwischen Vergangenem und Gegenwärtigem: Wie wirken kindliche Erfahrungen ins spätere Leben hinein bzw. worauf lassen sich aktuelle Erfahrungen aus früheren Entwicklungsphasen zurückführen? Auch die Kontinuität von Entwicklung bzw. einem speziellen Entwicklungsschritt vorausgehende, vorher notwendigen Schritten sind Interessenschwerpunkt der Entwicklungspsychologie. Man spricht demnach von Entwicklungsphasen, wenn die Abfolge der Schritte unumkehrbar ist, wenn vorherige Schritte notwendig für die Erlangung folgender sind und wenn die Veränderung eine qualitative Transformation im Unterschied zum vorherigen Zustand beschreibt.

Aufgrund der Komplexität des Forschungsfeldes lässt sich daher nicht von *der* Entwicklungspsychologie an sich sprechen, sondern es handelt sich hierbei vielmehr um eine Fülle sich ergänzender (und teilweise sich widerlegender) Theorien, die in ihrer Weiterentwicklung über die letzten hundert Jahre einen zunehmend differenzierteren Blick auf den Menschen ermöglichten. Dabei näherten sich Forschende aus unterschiedlichen Richtungen und mit je eigenen Interessenschwerpunkten dem Gebiet der Entwicklung an und setzten sich mit vielfältigen Themen auseinander. Das Gebiet wurde sozusagen auf verschiedene Arten erschlossen – und erst in der Summe all dieser Beiträge zeigt sich das breite Feld *der* Entwicklungspsychologie. Zum einen wurden Lebensphasen (z.B. Säuglingsalter, Pubertät, hohes Alter) bis hin zur gesamten Lebensspanne untersucht, zum anderen wurden einzelne Entwicklungsbereiche (z.B. motorische, emotionale, soziale, kognitive, moralische Entwicklung oder auch die Wahrnehmungs- und Gedächtnisentwicklung) bzw. die Entwicklung spezifischer psychologischer Konstrukte (z.B. Bindungsstil, Mentalisierungsfähigkeit) beforscht und beschrieben. Historisch betrachtet (vgl. Seiffge-Krenke, 2009), passierte dies zunächst in zwei parallelen Strängen (vgl. Abschnitt 3.2.2), die allmählich Berührungspunkte untereinander entwickelten (vgl. Abschnitte 3.2.3, 3.2.4) und schließlich auch heute in therapeutischen Konzepten weiterentwickelt werden (vgl. Abschnitt 3.2.5):

Aus der psychoanalytischen Tradition kommend, begann die Suchbewegung um Entwicklungserkenntnisse aus einer retrospektiven Sicht heraus. Sigmund Freud beispielsweise schloss aus der Analyse Erwachsener auf deren – und die allgemeine – frühkindliche Entwicklung. Vor allem zu Beginn handelte es sich dabei um Analysen von Patientinnen und Patienten, was eine gewisse Verzerrung zwischen den Polen von gesunder und kranker Entwicklung mit sich brachte und eher einen defizitären Blick auf Entwicklung zur Folge hatte. Als zweiter historischer Strang lässt sich die akademische Entwicklungspsychologie nachzeichnen, die an der Erforschung »normaler« Entwicklung interessiert war, Kinder in der jeweiligen Entwicklungsphase beobachtete und sich dazu experimenteller Forschungsmethoden aus der Psychologie bediente, wie beispielsweise Jean Piaget. Während die einen also aus dem intensiven Verständnis weniger Fallstudien (Erwachsener) Theorien zu Fehlentwicklungen ableiteten und postulierten, untersuchten die anderen mittels standardisierter Verfahren vieler (Kinder) die »normale« Entwicklung. Wichtige Pionierinnen und Pioniere dieser Zeit sollen im folgenden Kapitel angeführt und ihr jeweils wesentlicher Beitrag umrissen werden. Für eine bessere zeitliche Orientierung zum Wirkzeitraum der im Folgenden erwähnten Persönlichkeiten finden sich in der folgenden Abbildung die Lebensspannen grafisch dargestellt.

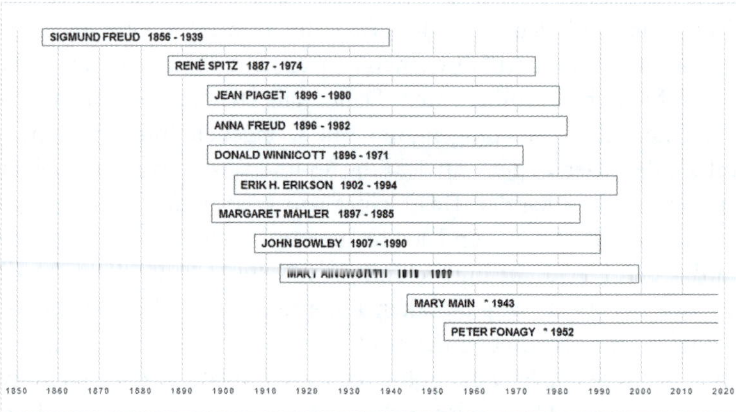

Abb. 8: Lebensspannen entwicklungspsychologisch Forschender

3.2.1 Pionierinnen und Pioniere der Entwicklungspsychologie

Der Wiener Arzt und Begründer der Psychoanalyse Sigmund Freud (1856–1939) legte in seinen »Drei Abhandlungen zur Sexualtheorie« (1905) ein bahnbrechendes Werk menschlicher Entwicklung vor. Darin beschreibt er die Entstehung des Sexualtriebs über Stufen der Libidoentwicklung, die später zu folgenden psychosexuellen Phasen formuliert wurden: orale Phase, anale Phase, urethrale Phase, frühe genitale Phase, phallisch-genitale Phase (in die auch die ödipalen Konflikte fallen), Latenzzeit, Pubertät, Sexualität des Erwachsenen (vgl. Schuster & Springer-Kremser, 1997, S. 100). Ausgehend von unterschiedlichen Körperregionen (erogenen Zonen), welche in der jeweiligen Phase für die Triebbefriedigung mehr im Vordergrund stehen, werden dabei auch ganz unterschiedliche psychische Themen durchlaufen: So zeigen sich beispielsweise für die Oralität (mit dem Mund als erster erogener Zone) die Themen »Einverleibung, Verschlingen und Verschlungenwerden«, wohingegen der Analität (mit den Ausscheidungsorganen als erogener Zone) mehr die Themen »Festhalten und Loslassen« zuzuordnen sind (vgl. Quindeau, 2005).

In jeder dieser Phasen steht das Kind also im Spannungsfeld von triebhaften Strebungen, die auf Lustgewinn ausgerichtet sind, und sozialen Kräften, die ebenfalls auf das Kind wirken (vor allem Normen und Gebote der Eltern). Wie es gelingt, diese oft gegensätzlichen Anforderungen psychisch auszubalancieren (oder eben nicht), formt maßgeblich die Persönlichkeit eines Menschen und wird gleichzeitig zur Grundlage für spätere psychische Erkrankungen (neurotische Störungen). Das enorme entwicklungspsychologische Potenzial, das Sigmund Freud mit seiner Theorie zur infantilen Sexualität zur Verfügung stellte, ist demnach weitreichender, als es die Begrifflichkeiten auf den ersten Blick vermuten ließen, denn »das Begehren, das Streben nach Lust und Befriedigung, wird somit zu einer zentralen Antriebskraft menschlichen Handelns. Diese bezieht sich nicht nur auf sexuelle Aktivitäten im engeren Sinne, sondern liegt jeder menschlichen Tätigkeit zugrunde« (Quindeau, 2005, S. 200).

Anna Freud (1896–1982) war die jüngste Tochter Sigmund Freuds und prominenteste Pionierin der Kinderpsychoanalyse. Sie wandte sich der direkten Kinderbeobachtung zu und entwickelte erstmals eine besondere Psychotherapie für Kinder und Jugendliche. Sie konzipierte gemeinsam mit Heinz Hartmann die sogenannte »Ich-Psychologie«, die sich mit der gesunden Entwicklung von Kindern in einer hinreichend guten Umgebung beschäftigt. Sie ging damit nicht von einer vorrangig krankheitswertigen Sicht auf den Menschen aus, sondern beschrieb Entwicklungsbedingungen, wie gesunde und normale Entwicklung möglich ist. Ihr Schwerpunkt in der Beobachtung lag auf dem Wechselspiel, also der Interaktion, zwischen Erwachsenen und Kindern, die zur gesunden oder kranken Entwicklung führt. Bereits 1927 schrieb sie das Buch »Einführung in die Technik der Kinderanalyse« und 1930 »Einführung in die Psychoanalyse für Pädagogen«.

Anna Freud war selbst Lehrerin und Psychoanalytikerin und eröffnete in Wien auch einen reformpädagogischen Kindergarten, der zur Grundlage ihrer Beobachtungsergebnisse und Forschungstätigkeit wurde. 1938 emigrierte Anna Freud mit ihrem Vater nach London und gründete dort eine kindertherapeutische Klinik, Kindergärten und Mutterberatungsstellen sowie spezielle Gruppen für die Frühförderung von Kleinkindern. Ihre Forschungsergebnisse fasste sie in einem Buch »Wege und Irrwege in der Kindesentwicklung« (1965) zusammen. Durch Anna Freud und Heinz Hartmann wurde also die Entwicklung des Kindes in ihrem normalen Weg besonders beachtet und der normale Austausch zwischen Kind und Umwelt in den Mittelpunkt der Betrachtung gerückt.

René Spitz (1887–1974) war Arzt, wuchs in Budapest auf, studierte Medizin und absolvierte eine psychoanalytische Ausbildung bei Sigmund Freud. Ab 1924 lebte und arbeitete er in Wien und ging 1930 nach Berlin. In seiner Zeit als Arzt war er auch Schüler Anna Freuds und besuchte das von ihr geleitete »Kinderseminar« am Wiener Psychoanalytischen Institut. 1932 zog er nach Paris und unterrichtete Psychoanalyse und Entwicklungspsychologie an einer Universität. Ab 1935 arbeitete er in Wien an der sogenannten Kinderübernahmestelle der Gemeinde Wien. Hier begann seine Erforschung des Säuglingsalters, bis er 1938 nach New York emigrierte, um dort weiter zu arbeiten und zu forschen.

René Spitz war der erste Forscher, der das Säuglingsalter systematisch erforschte und besonders die geistige und emotionale Entwicklung des Kindes in Kontakt und Austausch mit seiner Umwelt analysierte. Er verwendete erstmals systematisch die direkte Kinderbeobachtung, machte Filmaufnahmen zur Dokumentation seiner Arbeit und versuchte, in Langzeitstudien die Auswirkungen früher Kindheitserlebnisse auf späteres Alter zu erfassen. Seine Schwerpunkte waren also die menschliche Kommunikation, die Entwicklung der Sprache und die Beziehung zwischen Mutter und Kind.

Seine zentrale Theorie fußt darauf, dass bereits im ersten Lebensjahr die menschliche Entwicklung grundlegend festgelegt wird. Dazu beschrieb er drei wesentliche Stadien der Entwicklung: Das Stadium des sozialen Lächelns (im 2. und 3. Lebensmonat) leitet die Kommunikation zwischen Eltern und Kind ein und ermöglicht ein Wechselspiel in wohlwollender Begleitung und Beobachtung. Die Fremdenangst, umgangssprachlich als »Fremdeln« bezeichnet, tritt als Furcht gegenüber unbekannten und nicht vertrauten Menschen im Zuge der normalen Entwicklung um das 7. bis 8. Lebensmonat ein. Durch die Geste des Nein (15. bis 18. Lebensmonat) kann das Kind aktiv Abstand nehmen von Dingen, die es nicht mag. Er beschrieb somit ein Modell der grundlegenden Beziehungsaufnahme in der Unterscheidung von bekannten und unbekannten Menschen und der ersten Möglichkeit des Kindes, sich aktiv von seiner Umwelt durch Nein-Sagen distanzieren zu können.

Der schweizerische Biologe und Psychologe Jean Piaget (1896–1980) schuf ein enorm umfassendes entwicklungspsychologisches Werk, aufgrund dessen er neben Sigmund Freud zum zweiten großen Systembauer des 20. Jahrhunderts in diesem Bereich gezählt wird. Als Psychologe erforschte er die normale kindliche Entwicklung und entwickelte dazu eine Vielzahl anspruchsvoller Versuchsanordnungen im Labor, wobei sein Hauptinteresse der geistigen Entwicklung galt. Er beobachtete, dass Kinder zuerst ihre Umwelt wahrnehmen und nachahmen und sich in den Spielhandlungen mit den konkreten Dingen beschäftigen, die sie umgeben. Diese Handlungen, die also spielerisch (motorisch) durchgeführt werden und von den Sinnen (lat. »sensus«) des Kindes gesteuert sind, bezeichnete er als sensomotorische Intelligenz, die allen intellektuellen späteren Vorgängen vorausgeht. Somit ist die sensomotorische (handelnd-spielende Intelligenz) ein Vorläufer der sprachlichen und später abstrakten Intelligenz.

Die Adaption (Anpassung) des Individuums an seine Umwelt ist für Piaget ein grundlegendes, entwicklungsorganisierendes Prinzip, bei dem zwei antagonistische Funktionen in Wechselwirkung zueinander stehen: Die Assimilation stellt die Aufnahme bzw. Aneignung der Umwelt dar, d.h., die Umwelt wird durch nachahmendes Verhalten angeeignet. Auf der anderen Seite steht die Akkommodation als Anpassung der vorhandenen Strukturen an die Umweltanforderungen. Wenn Assimilation nicht mehr möglich ist, wenn das Kind an seine Grenzen stößt, wird die individuelle Struktur akkommodiert, um die Umwelt wieder neu assimilieren zu können. Der ständige Wechsel von Assimilation und Akkommodation (also die Adaption) führt zur Entwicklung der kognitiven Struktur, welche in Form innerer Schemata, also fixierter Strukturen, abgebildet wird: Zuerst entwickelt das Kind sensomotorische Schemata (es betrachtet, betastet, begreift die Umwelt), danach begriffliche Schemata (es findet Worte zu den Dingen und Handlungen) sowie schließlich operatorische Schemata (es kann bestimmte Dinge einander zuordnen, verschiedene Dinge als gemeinsame Klasse, z.B. der Blumen, bezeichnen oder verschiedene Dinge mit Rädern als Fahrräder verstehen).

Die Stadien sind für Piaget kulturübergreifend gültig, zeichnen sich durch jeweils einen qualitativen Sprung in der geistigen Entwicklung aus und deren Abfolge hat invarianten Charakter, findet also immer in genau derselben Reihenfolge statt. Mit seiner Theorie zur kognitiven Entwicklung des Kindes unterscheidet er sich damit grundlegend »von der traditionellen psychoanalytischen Auffassung, derzufolge das Denken aus der Abwesenheit der Objekte hervorgeht« (Seiffge-Krenke, 2010, S. 21). Piaget wies in jahrzehntelanger empirischer Forschungstätigkeit nach, dass sich das Denken im Kind eben aus der Anwesenheit der Objekte und dem unmittelbar erfahrenden (sensomotorischen) Umgang des Kindes mit seiner es umgebenden Umwelt entwickelt.

Margaret Mahler (1897–1985) war Kinderärztin sowie Psychoanalytikerin und eröffnete 1933 eine psychoanalytisch orientierte Kinderklinik in Wien. In Anlehnung an die Arbeiten von Anna Freud und René Spitz beschäftigte sie sich besonders mit der gesunden Entwicklung des Kindes. In ihrem Buch »Die psychische Geburt des Menschen« (1980) beschreibt sie, wie sich die frühkindliche Entwicklung in Stufen vollzieht: In der autistischen Phase (Geburt bis 6. Lebenswoche) ist die

Hauptaufgabe der Mutter, das Kind vor zu starken Reizen abzuschirmen und es so vor Reizüberflutung zu bewahren. Darauf folgt die symbiotische Phase (2. bis 6. Lebensmonat), in der sich das Kind als untrennbare Einheit mit der Mutter erlebt und noch nicht zwischen sich und anderen unterscheiden kann. In der Lösungs- und Individuationsphase (5. bis 12. Lebensmonat) entstehen erstmals ein kindliches Selbstgefühl, ein vertieftes Körpergefühl sowie kognitive Fähigkeiten, die eine Distanzierung und Abgrenzung anderen gegenüber ermöglichen. In der Übungsphase (11. bis 18. Monat) ist das Kind bereits in der Lage, sich motorisch von der Mutter zu entfernen, und hat zunehmendes Interesse an der Umgebung. Neues wird erprobt und lustvoll in die Lebensmöglichkeiten miteinbezogen. Die Vermittlung von Sicherheit und Vertrauen ist entscheidend für die positive Stimmungslage und ermutigt das Kind, frustrierende Situationen besser auszuhalten. Zugleich übernimmt der Vater eine wichtige Rolle im Spielen, sodass das Kind in dieser Phase mehrere Bezugspersonen bekommt und damit auch unabhängiger von der ausschließlich mütterlichen Zuwendung wird. In der Wiederannäherungsphase (18. bis 24. Monat) erlebt das Kind ein Pendeln zwischen Sich-Loslösen und Wiederannähern. Durch seine erweiterten kognitiven Fähigkeiten erkennt das Kind nunmehr die Getrenntheit von der Mutter und eröffnet sich damit neue Möglichkeiten, die Welt selbst zu entdecken, wird aber andererseits immer wieder daran erinnert, wie abhängig es auch noch von der Zuwendung der wichtigen Bezugspersonen ist. Die noch große dahinterliegende Unsicherheit wird oft in Trennungsangst sichtbar, die das Kind immer wieder die mütterliche Zuwendung suchen lässt. Somit entsteht eine starke Spannung zwischen zunehmender Autonomie und dem Gefühl der Abhängigkeit von der Umwelt. Schließlich wird in der Phase von Individualität und emotionaler Objektkonstanz (24. bis 36. Monat) die innerpsychische Autonomie gefestigt und die wichtigen Bezugspersonen werden psychisch verfügbar erlebt, sodass ihre andauernde direkte Anwesenheit nicht mehr so dringend erforderlich ist. Diese Fähigkeit wird Objektkonstanz genannt.

Der deutsch-amerikanische Psychoanalytiker Erik H. Erikson (1902–1994) war Vertreter der Ich-Psychologie und zeitlebens an der Erforschung fremder Kulturen interessiert. Gemeinsam mit seiner Ehefrau Joan beschrieb er ein Phasenmodell zur Darstellung der Persönlichkeitsentwicklung bis ins hohe Alter (vgl. Erikson, 1973). Ohne die Triebtheorie aufzugeben, fokussierte Erikson dabei jedoch auf einen ganz anderen Aspekt der Entwicklung, nämlich jenen der Identität. Er spricht von altersspezifischen, aufeinander aufbauenden und universell gültigen psychosozialen Entwicklungsaufgaben, die jeweils das Potenzial des Scheiterns oder Reifens in sich tragen. Die positive Bewältigung einer Entwicklungsphase stellt nach Erikson einen Schritt in Richtung Ich-Identität und gleichzeitig die notwendige Basis für die jeweils nächste Phase dar.

Bei Nichtbewältigung bleibt aus dieser Phase eine Beeinträchtigung in der Entwicklung einer stabilen Ich-Identität zurück, die auch das Bewältigen der späteren Phasen erschwert. Erikson beschreibt daher jede Phase über ein Gegensatzpaar von Komponenten: Im Säuglingsalter geht es um das Erlangen von Urvertrauen gegen Urmisstrauen, im Kleinkindalter um Autonomie gegen Scham und Zweifel, im Spielalter um Initiative gegen Schuldgefühl, im Schulalter um Werksinn gegen Minderwertigkeitsgefühl, in der Adoleszenz um Identität gegen Identitätsdiffusion, im frühen Erwachsenenalter um Intimität gegen Isolierung, im mittleren Erwachsenenalter um Generativität gegen Stagnierung und im reifen Erwachsenenalter um Ich-Integrität gegen Verzweiflung. An dieser Beschreibung des menschlichen Lebenszyklus zeigt sich bereits das heute selbstverständliche Grundverständnis von lebenslanger Entwicklung, die auch bei anderen Ansätzen später wieder aufgegriffen wird.

Donald W. Winnicott (1896–1971), britischer Kinderarzt und Psychoanalytiker, lässt sich der Objektbeziehungstheorie zuordnen. Er erlangte über seine 40-jährige klinische Tätigkeit einen enormen Erfahrungsschatz in der Behandlung von Kindern und legte mit seinem Buch »Vom Spiel zur Kreativität« (1971) einen wichtigen Beitrag zur kindlichen Entwicklung des ersten Lebensjahres vor: Winnicott ging dabei noch von einem verschmolzenen Erleben des Kindes mit der Mutter in dessen ersten Lebensmonaten aus. Zwischen viertem und zwölftem Lebensmonat taucht schließlich im Leben des Kindes das sogenannte Übergangsobjekt auf. Dabei handelt es sich konkret um einen weichen Gegenstand der kindlichen Umgebung (z. B. eine Schmusedecke oder ein Stofftier), den das Kind für das Ertragen der Abwesenheit der Mutter verwendet, indem es ihn emotional besetzt. Das Übergangsobjekt wird zum ersten wichtigen Besitz: Es symbolisiert zwar die Mutter (kann somit in deren Abwesenheit das Kind trösten), hat aber gleichzeitig die wichtige Funktion, eben nicht die Mutter zu sein! Denn das Übergangsobjekt ist weder inneres Objekt (also Teil des Selbst) noch rein äußeres Objekt (Teil der Welt), sondern es liegt für das Kind an der Grenze zwischen innen und außen. Damit spannt sich also zwischen Mutter und Kind ein intermediärer Raum auf, in dem Verlust und Separation verarbeitet werden können. Dieser Übergangsraum liegt zwischen Individuum und Umwelt und dient lebenslang für das Teilen von Erfahrungen in den Bereichen von Kunst, Imagination und schöpferischer Arbeit.

Winnicott betonte neben der Rolle der Fantasie vor allem auch die reale Erfahrung, die das Kind mit der Mutter macht, als wesentliches Entwicklungsmerkmal. So beschrieb er, wie die sogenannte »good enough mother« mittels der »holding function« (physisches und psychisches Halten) ihr Kind über einen gemeinsamen Illusions-Desillusionierungs-Prozess (gemeint ist ein wohl dosiertes Wechselspiel von Zur-Verfügung-Stehen für kindliche Bedürfnisse und einem Frustrieren dieser Bedürfnisse) sachte aus der Welt des Lustprinzips in die des Realitätsprinzips überführt. Versagt die Mutter in dieser Aufgabe, führt das beim Kind zur Ausbildung eines falschen Selbst (vgl. Winnicott, 2010). In dieser Konzeption hört man also klare psychoanalytische Konzepte ebenso anklingen wie schon die Wegbereitung für die Bindungstheorie.

3.2.2 Bindungstheorie

Als Erweiterung von Freuds dualer Triebtheorie wies bereits Sandor Ferenczi, ein Wegbegleiter Freuds, damals auf ein grundlegendes Bedürfnis nach Bindung beim Menschen hin. Auf diese Idee bezog sich der britische Kinderarzt, Psychiater und Psychoanalytiker John Bowlby (1907–1990), als er in den 1970er-Jahren die Bindungstheorie begründete. Bowlbys Ansatz speiste sich vor allem aus seinen Beobachtungen von Müttern im Umgang mit ihren Kindern. Er verstand Bindung als besondere Art einer sozialen Beziehung zwischen dem Kind und seiner Fürsorgeperson, die sich vor allem aus den real gemachten Erfahrungen ergibt. Diese Betonung der realen Erfahrung ist eine Abweichung von früheren Konzepten, die mehr Gewicht auf die Fantasietätigkeit des Kindes für dessen Entwicklung legten. Bowlby beschreibt in seiner Theorie hingegen, wie die »drei Verhaltenssysteme – das der Bindung, der Exploration und der Furcht« (Fonagy, 2001, S. 15) – gemeinsam die Entwicklungsanpassung von Kindern regulieren. Damit stellte Bowlby die bindungsorientierten Verhaltensweisen des Säuglings als eigenes Motivationssystem abseits des Sexualtriebes dar und beschrieb Bindung als ein angeborenes (biologisch angelegtes), kulturunabhängiges menschliches Grundbedürfnis nach intensiver Nähe zu anderen Menschen.

In der Folge untersuchte die Bindungsforschung detailliert, welche mütterlichen Verhaltensweisen bindungsförderlich sind, und beschrieb im Konzept der Feinfühligkeit, mit welchem Interaktionsangebot die Bindungsperson positiv auf die Entwicklung des Kindes einwirken kann: Eine Bindungsperson mit hoher Feinfühligkeit kann (1) die kindlichen

Signale wahrnehmen, (2) sie richtig interpretieren sowie (3) prompt und (4) angemessen darauf reagieren. Ein Kind, das sich sicher fühlt (desaktiviertes Bindungssystem), kann frei seine Umgebung erkunden (aktiviertes Explorationssystem), bis es durch das Erleben von Furcht (beispielsweise, wenn sich die Bindungsperson zu weit entfernt) seine Aufmerksamkeit verschiebt (von der Umwelt hin zur Bindungsperson), das Spielen beendet (Explorationssystem wird deaktiviert) und versucht, Nähe zur Bindungsperson herzustellen (Bindungssystem wird aktiviert): Das Kind sucht seinen sicheren Hafen (die Bindungsperson) und versucht, sie durch Rufen oder Weinen herbeizuholen. Die feinfühlige Bindungsperson reagiert mit bindungsförderlichem Verhalten, nähert sich dem Kind und tröstet es, bis es sich beruhigt hat (Bindungssystem deaktiviert). Das Kind kann sich nun wieder seinem Spiel widmen (Explorationssystem aktiviert). Abbildung 9 veranschaulicht das Zusammenspiel dieser Systeme, das im Rahmen einer gelingenden Bindungsbeziehung stetig aufs Neue realisiert wird.

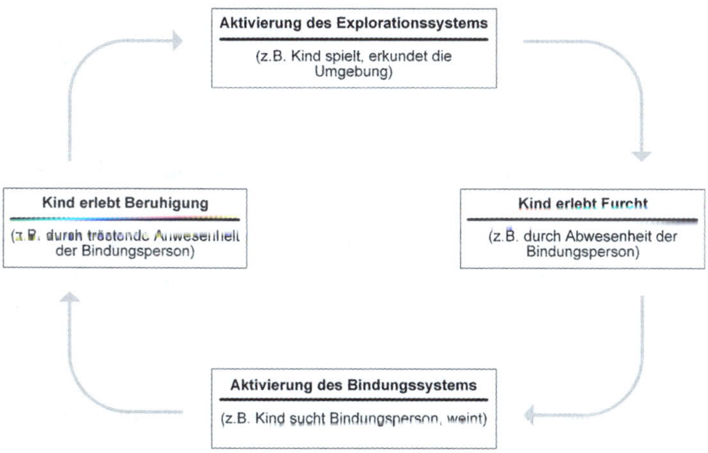

Abb. 9: Zusammenspiel von Bindungs- und Explorationssystem

In den 1970er-Jahren entwickelte die britische Psychologin Mary Ainsworth (1913–1999) mit dem Strange Situation Test (deutsch: Fremde Situation) ein Setting zur systematischen Untersuchung des Bindungsverhaltens bei Kindern im Alter von neun Monaten bis eineinhalb Jahren. In einer zwanzig Minuten dauernden, standardisierten Laborsituation betreten Mutter und Kind den Untersuchungsraum (ein mit Kameras ausgestattetes Zimmer mit Spielsachen) und können sich an die neue Umgebung gewöhnen. Dann tritt eine fremde Person ein und nimmt Kontakt zu den beiden auf. Die Mutter verlässt den Raum und kehrt nach ein paar Minuten zurück, woraufhin die fremde Person den Raum verlässt. Die Mutter geht ein zweites Mal hinaus, das Kind bleibt allein zurück und die fremde Person tritt erneut ein. Kommt die Mutter nach ein paar Minuten wieder zurück, verlässt die fremde Person das Zimmer. In dieser Versuchsanordnung wird also genau jene Situation provoziert, die das Bindungssystem am besten aktiviert: die Trennung von der Bindungsperson. Das Trennungs- und Wiedervereinigungsverhalten des Kindes wird beobachtet und gibt Aufschluss über die Art der Bindung.

Ainsworth konnte auf diese Weise eine sichere Bindung sowie zwei Arten von Bindungsunsicherheit beschreiben: Sicher gebundene Kinder beginnen in Anwesenheit der Mutter zu explorieren (spielen) und reagieren auf die Trennung von der Mutter mit einer Aktivierung des Bindungssystems: Sie unterbrechen ihr Spiel, suchen nach der Mutter, werden unruhig, weinen und rufen nach ihr. Die fremde Person kann das Kind nicht beruhigen, beim Wiedereintreten der Mutter suchen sie jedoch sofort die körperliche Nähe zur ihr, werden dadurch beruhigt und können so wieder ihr Spiel aufnehmen. Unsicher-vermeidend gebundene Kinder vermeiden die durch eine Trennung aktivierte Angst weitestgehend: Sie ignorieren, wenn die Mutter den Raum verlässt und zeigen auch bei deren Rückkehr (sowie gegenüber der fremden Person) wenig nennenswertes Bindungsverhalten. Unsicher-ambivalent gebundene Kinder zeigen zwar deutliche Reaktionen auf die Trennung von der Mutter, können jedoch bei der Wiedervereinigung keine schnelle Beruhigung bei ihr finden, reagieren eher ambivalent, ärgerlich auf die Mutter. Ihr Explorationsverhalten ist aufgrund der hohen emotionalen Verstrickung mit der Mutter eingeschränkt. Strauß (2014, S. 48) betont, dass diese Verhaltensweisen jenes Muster zum Ausdruck bringen, »das sich für die Kinder als das anpassungsfähigste in Bezug auf die Regulation der Bindungsbedürfnisse und der dazugehörigen Affekte erwiesen hat«.

Die Entwicklungspsychologin und Bindungstheoretikerin Mary Main (geb. 1943) führte ergänzend eine vierte Klassifikation ein: Desorganisiert gebundene Kinder können auf keine gute Bindungsstrategie zurückgreifen, um Trennungssituationen gut zu bewältigen (»hoch unsichere Bindung«). Die Kinder kehren beispielsweise bei der Wiedervereinigung mit der Mutter auf halbem Weg wieder um oder erstarren in der Bewegung hin zur Mutter (»freezing«).

Was die drei letztgenannten Gruppen verbindet, ist das – unabhängig vom beobachtbaren Verhalten – erhöhte Stresserleben in bindungsrelevanten Situationen im Vergleich zu sicher gebundenen Kindern.

Schließlich wurden in Abgrenzung zu diesen Bindungsmustern auch Kinder mit Bindungsstörungen beschrieben, »die häufig im Kontext schwerer Deprivation und Vernachlässigung bzw. Misshandlung beobachtbar sind« (Strauß, 2014, S. 48). Das in der Kindheit beobachtbare Bindungsmuster entwickelt sich durch die Wiederholung der Interaktion zu einer verinnerlichten Beziehungserfahrung, einer sogenannten Bindungsrepräsentanz. Diese Bindungsrepräsentanzen beeinflussen lebenslang, mit welcher Grundhaltung Menschen in zwischenmenschliche Beziehungen eintreten und was sie darin mit hoher Wahrscheinlichkeit erleben.

Analog zur Messung des Bindungsmusters in der frühen Kindheit durch den Strange Situation Test (bzw. anderer Verfahren für Schulkinder) liegt mit dem Adult Attachment Interview (AAI) ein strukturiertes Interview zur Erfassung der Bindungsrepräsentationen bei Erwachsenen vor. Erkenntnisse werden über die Analyse der sprachlichen Darstellung bindungsrelevanter biografischer Sequenzen gewonnen. In Weiterführung der vier kindlichen Bindungsmuster wurden folgende vier Gruppen beschrieben: Erwachsene mit sicher-autonomer Repräsentation (entspricht der sicheren Bindung) haben gute und schlechte Erfahrungen sowie Gefühle integriert, haben eine positive Sicht auf sich selbst und andere und können dadurch vertrauensvolle Beziehungen aufbauen. Menschen mit unsicher-distanzierter Repräsentation (entspricht der unsicher-vermeidenden Bindung) zeigen weniger Affekte, werten die Bedeutung von Bindungen oder Hilfe durch andere generell ab und betonen Unabhängigkeit übermäßig. Eine unsicher-verstrickte Repräsentation (entspricht der unsicher-ambivalenten Bindung) beschreibt Personen, die Bindung an sich überbewerten und sich in nahen Beziehungen affektreich und unterreguliert verstricken. Menschen der vierten Gruppe, ungelöstes Trauma/Verlust (entspricht der desorganisierten Bindung), haben große Probleme, Beziehungen und ihr Erleben darin in einer kohärenten Erzählung darzustellen.

Über die Anwendung solcher Testverfahren zur Erfassung von Bindung bei Kleinkindern, Jugendlichen und Erwachsenen werden aktuell für die Psychotherapie wichtige Zusammenhänge im Bereich der Risikofaktoren für psychische Erkrankungen, der intergenerationalen Weitergabe von Bindungssicherheit sowie der Möglichkeiten zur Veränderung durch psychotherapeutische Prozesse erforscht. Bindungstheoretisches Wissen führte außerdem zur Entwicklung von bindungsfördernden Interventionen und Programmen, wie beispielsweise dem SAFE®-Programm (Sichere Ausbildung für Eltern) oder dem STEEP-Programm (»Steps Towards Enjoyable, Effective Parenting«) (vgl. Brisch, 2010; Seiffge-Krenke, 2009).

3.2.3 Säuglingsforschung

Der US-amerikanische Psychiater, Psychoanalytiker und Kinderpsychiater Daniel Stern (1934–2012) gilt als Vorreiter der modernen Säuglingsforschung, indem er seine psychoanalytische Grundorientierung mit einem experimentellen Zugang verband. Er konnte anhand verschiedener Experimente, die sich mit den Wahrnehmungskanälen des Neugeborenen beschäftigten, nachweisen, dass bereits Neugeborene ein Selbstgefühl haben, das mit dem Gefühl der Ganzheit, einem einfachen Gefühl von Zeitverständnis, von zielgerichteter Aktivität und einer willentlichen Handlung (Intentionalität) verbunden ist. In seinem Buch »Die Lebenserfahrung des Säuglings« (2016 [1992]) beschreibt Stern folgende Entwicklungsphasen des Selbst.

Von der Geburt bis zum 2./3. Lebensmonat spricht er von der Phase des auftauchenden Selbst, in die der Säugling bereits eine Grundausstattung von Wahrnehmungsmöglichkeiten zur Kontaktaufnahme mit der Welt mitbringt. Diese Grundausstattung wurde in Sterns Experimenten zur Beantwortung der Frage, was Säuglinge von Geburt an »wissen«, genutzt, indem sie selbst nach ihrer Präferenz »gefragt« wurden. »Antworten« können Säuglinge nämlich über jene Verhaltensweisen, die ab der Geburt unter ihrer Kontrolle stehen: Sie saugen (z. B. länger oder kürzer an einem Schnuller), wenden ihren Kopf (hin zu einer Reizquelle oder auch weg von z. B. einem Bild, einer Person, einem Geruch etc.) und betrachten (mit längerer oder kürzerer Fixationsdauer) Objekte, die durch ihr Gesichtsfeld ziehen. Diese Experimente zeigten, dass Säuglinge bereits mit bis zu fünf unterschiedlichen Bezugspersonen differenziert Kontakt aufnehmen und diese unterscheiden können. Sie können außerdem bei Gegenständen, die sie ohne Sichtkontakt berühren, Rückschlüsse auf deren Form ziehen bzw. wissen sie umgekehrt, wie Dinge sich anfühlen, wenn sie sie gesehen haben. Auf diese Weise können bereits in den ersten Lebenswochen Strukturen, Ordnungen und Beziehungen ansatzhaft erkannt werden und erste Regelmäßigkeiten entstehen.

In der Phase des Kernselbst vom 2./3. bis zum 7./9. Lebensmonat steht die Entwicklung des körperlich-seelischen Erlebens als Ganzheit mit dem Gefühl der Einheit und Urheberschaft im Selbsterleben im Mittelpunkt. Dabei entwickelt das Kind ein Gefühl für die eigene Urheberschaft (Selbstwirksamkeit), also beispielsweise selbst Urheber dessen zu sein, dass es dunkel wird, wenn es die Augen schließt, und hell, wenn es sie öffnet. Der Säugling erfährt Selbstkohärenz, empfindet also ein körperliches Ganzheitsgefühl, erlebt sich als physische Einheit mit Grenzen. Weiters entwickelt der Säugling ein Gefühl für Selbstaffektivität, indem er einen bestimmten Affekt (beispielsweise Freude) wiederholt in verschiedenen Situationen (mit der Mutter, dem Vater, dem Geschwister) erlebt. Das Kind erfährt über sich selbst: »Die Affekte gehören zum Selbst, sie sind nicht Teil der Person, die sie vielleicht ausgelöst hat.« (Stern, 2016, S. 133) Schließlich entsteht auch eine Art Gedächtnis. Säuglinge haben ein hervorragendes nichtsprachliches und auditives Erinnerungsvermögen. Daraus resultieren Erfahrungen, die sich affektiv und sensorisch im autobiografischen Gedächtnis niederschlagen. Es entsteht ein Gefühl des fortwährenden Seins, das erlaubt, sich zu verändern und dennoch dieselbe Person zu bleiben, die Selbst-Geschichtlichkeit. Damit wird der psychoanalytische Blick auf den Säugling als verschmolzen mit den anderen aufgegeben und die Interaktion(sfähigkeit) des Kindes rückt in den Vordergrund. Denn das Erleben als abgegrenztes Selbst ermöglicht dem Kind in der Interaktion mit anderen Menschen Gemeinsamkeitserlebnisse, ohne Auflösung des Kern-Selbst.

Im Alter vom 7./9. bis zum 15./18. Lebensmonat entsteht das subjektive Selbst, bei dem das Gegenüber noch mehr in den Vordergrund rückt. Aus der Erfahrung intersubjektiver Bezogenheit konstituiert sich das subjektive Selbst: Über die Affektabstimmung zwischen Mutter und Kind, also die Fähigkeit, sich auf die Gefühle, den Rhythmus und das Verhalten des anderen einzuschwingen, entdeckt das Kind, dass es seine subjektiven Erfahrungen mit anderen teilen kann (Interaffektivität). Denn während die reine Nachahmung eines Gefühlszustandes lediglich die Form der Äußerung widerspiegeln würde, hat die Affektabstimmung die Funktion, »eine Verbindung zu innerlichen Zuständen zu schaffen und der Gemeinsamkeit des inneren Erlebens Ausdruck zu verleihen« (ebd., S. 204).

Zwischen dem 15. und 18. Lebensmonat taucht das verbale Selbst auf, um den Menschen bis zum Ende seines Lebens zu begleiten. Erfahrungen und Handlungen können nun auch sprachlich zunehmend repräsentiert und vermittelt werden. Durch die Versprachlichung beginnen eine starke Beschleunigung und Differenzierung des Kommunikationsprozesses, die das Selbsterleben und die Selbstreflexivität stark verändern. Denn Sprache ermöglicht nicht nur Trennungserfahrungen (Differenzierungen zwischen sich selbst und dem Anderen), sondern stellt immer auch eine »Vereinigung zweier Subjektivitäten in einem gemeinsamen Symbolsystem« (ebd., S. 244) dar – und dieser Eintritt in ein großes gemeinsames Symbolsystem ermöglicht das Teilen von Erfahrungen.

Später wird die Entwicklung des Selbst noch um die Phase des narrativen Selbstempfindens ergänzt. Kinder zwischen drei und vier Jahren entwickeln durch immer bessere sprachliche Fertigkeiten neue Fähigkeiten, die weit über die Beschreibung von Zuständen hinausgehen: Sie können nun über sich und die eigenen Erlebnisse eine kohärente Geschichte erzählen.

Mit seiner Theorie zur Entwicklung des Selbstempfindens widerlegte Stern frühere psychoanalytische Vorstellungen davon, dass Neugeborene lange sich und die anderen als fragmentierte Teile (Teilobjekte) wahrnehmen sowie Mahlers Vorstellungen von autistischer und symbiotischer Phase. Stern weist im Gegensatz dazu nach, dass das Kind bereits mit einem Ich-haften Selbstgefühl auf die Welt kommt und sich aktiv mit diesem Selbsterleben in Beziehung zu anderen Menschen bringt, also die Beziehung aus dem schon grundgelegten Selbstgefühl heraus aktiv mitentwickelt. Durch die Betonung der aktiven Rolle des Säuglings mit all seinen mitgebrachten Fähigkeiten von Anfang an ist an dieser Stelle der Paradigmenwechsel innerhalb der Entwicklungspsychologie vom rekonstruierten, fantasierenden hin zum realen (und real wahrnehmenden und interagierenden) und kompetenten Säugling mit Stern vollzogen (vgl. Dornes, 1993).

Ein weiterer wichtiger Beitrag zum Verständnis frühkindlicher Erfahrungen ist Sterns Theorie zur Verinnerlichung von Beziehungserfahrungen. Dabei wendet er das Konzept von Piagets (kognitiven) Schemata auf die affektbesetzte Mutter-Kind-Interaktion an, um den Zusammenhang zwischen frühen Beziehungserfahrungen und späteren Beziehungserwartungen zu erklären: Das Baby sammelt in den wichtigen Beziehungen eine Menge sogenannter **RIGs** (»representation of interaction generalized«), also **prototypische Repräsentationen individueller Interaktionserfahrungen**, und speichert diese ab. In der Folge färben diese alten Erfahrungen die Erwartungen dessen, was später im Leben im Kontakt mit anderen Menschen zu erwarten ist, sowie die Beurteilung ablaufender Episoden. Je mehr Erfahrungen (also Wiederholungen) in einer solchen Repräsentation gespeichert sind, desto widerständiger ist diese Haltung gegenüber Veränderungen. Wird hingegen öfters eine »neue, andere« Beziehungserfahrung gemacht, kann dies auch im späteren Leben zur Bildung neuer Repräsentationen führen. Dieses Modell ist wichtig für das Verständnis dessen, was in therapeutischen Prozessen Veränderung bewirken kann. Auch die neuropsychologische Forschung bestätigt diesen Ansatz über die Beschreibung der »Plastizität des Gehirns«. Neue Erfahrungen bilden neue Bahnen im Gehirn, was bedeutet, dass sich die Gehirnstruktur lebenslang durch Beziehungserfahrungen verändern kann. Für erlebnisorientierte Ansätze wie die Psychotherapie (sich in Beziehung mit anderen erleben) liefert dies auf neuropsychologischer Ebene die Erklärung für die positiven Effekte therapeutischer Behandlung.

3.2.4 Entwicklungspsychologische Kompetenz und psychotherapeutisches Handeln

Abschließend soll eine Idee dafür vermittelt werden, wie entwicklungspsychologisches Wissen für Psychotherapeutinnen und Psychotherapeuten zum hilfreichen Arbeitsinstrument werden kann, weswegen sich also die intensive Auseinandersetzung mit einer solchen Fülle an Theorien wie oben angeschnitten lohnen kann. Für die Arbeit mit Kindern selbst mag die Notwendigkeit, über entsprechende Kenntnis zu verfügen, auf der Hand liegen, um Phänomene richtig einordnen zu können. Aber auch der auf den ersten Blick nicht sofort ersichtliche Nutzen von entwicklungspsychologischen Erkenntnissen für die Arbeit mit Erwachsenen sei hier erwähnt: So wie man von der Theorie einer gesunden Entwicklung ausgehend über individuelle Abweichungen davon auf eine spezifische Symptomatik schließen kann, so kann man umgekehrt auch von einer Symptomatik auf mögliche Entwicklungsschwierigkeiten und in weiterer Folge darauf schließen, was es damals gebraucht hätte – und dies für die Arbeit im Heute nutzen (vgl. in den verschiedenen Methoden Ansätze von Lernen, Nachreifung, korrigierender emotionaler Erfahrung, Bewusstmachen von inneren Konflikten etc.). Karl-Heinz Brischs Buch »Bindungsstörungen: Von der Bindungstheorie zur Therapie« (2020) deutet diese Idee bereits im Titel an.

Auch die um Fonagy und Target entwickelte Mentalisierungstheorie (2004) ist ein Beispiel für den Nutzen entwicklungspsychologischen Wissens für die psychotherapeutische Behandlung (vgl. ebd.). Das Konzept fußt auf Ansätzen der Psychoanalyse, der Bindungstheorie sowie der Theory-of-Mind-Forschung, einem psychologischen Forschungsfeld zur »Theorie des Mentalen«. Die Fähigkeit zur Mentalisierung entwickelt sich über die ersten sechs Lebensjahre hinweg in mehreren Phasen – und erst ab dem fünften Lebensjahr ist die Abkoppelung von innerem Zustand und äußerer Realität tatsächlich vollzogen. Unter Mentalisierung wird die psychische Fähigkeit verstanden, sich selbst, aber auch allen anderen Menschen bewusste und unbewusste Gefühle sowie Gedanken zuzuschreiben und diese auch zu verstehen. Eine integrierte Mentalisierungsfähigkeit unterstützt daher im Umgang mit sich selbst die Affektregulation und erleichtert die Beziehungserfahrungen mit anderen. Deren Verhalten lässt sich nämlich durch die Zuschreibung innerpsychischer Zustände besser interpretieren, erklären und auch vorhersagen. Studien bestätigen die Relevanz des Einbezugs der Mentalisierungsfähigkeit der Patient:innen in die Therapieplanung und auch, dass Mentalisierung sowohl als Moderator- als auch als Erfolgsvariable im Zusammenhang mit psychotherapeutischer Veränderung betrachtet werden kann (vgl. Taubner, 2015). Mit der Mentalisierungsbasierten Therapie (MBT) wurde versucht, dieses Wissen direkt in der therapeutischen Praxis umzusetzen. Das Mentalisierungskonzept zeigt damit exemplarisch auf, wie unmittelbar entwicklungspsychologische Theoriebildung in die psychotherapeutische Praxis einfließen kann.

So stellt das breite Gebiet der Entwicklungspsychologie keine einheitliche Theorie, aber auch keine Theorien in ständigem Widerstreit dar, sondern setzt sich aus einer Fülle einander ergänzender Konzepte und Forschungsansätze zusammen, die über die letzten hundert Jahre enorm weiterentwickelt, differenziert, miteinander verknüpft und für die Praxis nutzbar gemacht wurden und weiterhin werden.

Fragen zur Evaluation

1. Welche Phasen der Entwicklung des Selbst beschrieb Daniel Stern?
2. Welche frühere Vorstellung über Neugeborene widerlegte die moderne Säuglingsforschung?
3. Welches System steht mit dem Explorationssystem in Wechselwirkung?
4. Was kann in der Strange-Situation beobachtet werden?
5. Was wird unter Mentalisierungsfähigkeit verstanden?

Literatur im Text

Benecke, C., & Brauner, F. (2017). *Motivation und Emotion. Psychologische und psychoanalytische Perspektiven.* Stuttgart: Kohlhammer.

Brisch, K.-H. (2010). *SAFE® – Sichere Ausbildung für Eltern: Sichere Bindung zwischen Eltern und Kind.* Stuttgart: Klett-Cotta.

Brisch, K.-H. (2011). *Bindungsstörungen. Von der Bindungstheorie zur Therapie.* Stuttgart: Klett-Cotta.

Dornes, M. (1993). *Der kompetente Säugling. Die präverbale Entwicklung des Menschen.* Frankfurt a. M.: Fischer.

Erikson, E. H. (1973). *Identität und Lebenszyklus.* Frankfurt am Main: Suhrkamp.

Fonagy, P. (2001). *Bindungstheorie und Psychoanalyse.* Stuttgart: Klett-Cotta.

Fonagy, P., Gergely, G., Jurist, E., & Target, M. (2004). *Affektregulierung, Mentalisierung und die Entwicklung des Selbst.* Stuttgart: Klett-Cotta.

Freud, S. (1905). *Drei Abhandlungen zur Sexualtheorie.* In S. Freud, *Sexualleben.* Studienausgabe. Band V. Frankfurt a. M.: Fischer.

Mahler, M. S., Pine, F., & Bergmann, A. (1980). *Die psychische Geburt des Menschen. Symbiose und Individuation.* Frankfurt a. M.: Fischer.

Oerter, R., & Montada, L. (Hrsg.). (1998). *Entwicklungspsychologie* (4. Aufl.). Weinheim: Psychologie Verlags Union Beltz.

Piaget, J. (1973). *Das Erwachen der Intelligenz beim Kinde.* Stuttgart: Klett-Cotta.

Quindeau, I. (2005). Braucht die Psychoanalyse eine Triebtheorie? In I. Quindeau & V. Sigusch (Hrsg.), *Freud und das Sexuelle. Neue psychoanalytische und sexualwissenschaftliche Perspektiven* (S. 193–208). Frankfurt/New York: Campus.

Schuster, P., & Springer-Kremser, M. (1997). *Bausteine der Psychoanalyse. Eine Einführung in die Tiefenpsychologie* (4. Aufl.). Wien: WUV.

Seiffge-Krenke, I. (2009). *Psychotherapie und Entwicklungspsychologie. Beziehungen: Herausforderungen – Ressourcen – Risiken* (2. Aufl.). Heidelberg: Springer.

Stern, D. (2016 [1992]). *Die Lebenserfahrung des Säuglings* (11. Aufl.). Stuttgart: Klett-Cotta.

Strauß, B. (2014). *Bindung.* Gießen: Psychosozial.

Taubner, S. (2016). *Konzept Mentalisieren. Eine Einführung in Forschung und Praxis* (2. Aufl.). Gießen: Psychosozial.

Winnicott, D. W. (2010). *Vom Spiel zur Kreativität* (12. Aufl.). Stuttgart: Klett-Cotta.

Kernliteratur

Dornes, M. (1993). *Der kompetente Säugling. Die präverbale Entwicklung des Menschen.* Frankfurt a. M.: Fischer.

Dornes, M. (1997). *Die frühe Kindheit. Entwicklungspsychologie der ersten Lebensjahre.* Frankfurt a. M.: Fischer.

Dornes, M. (2000). *Die emotionale Welt des Kindes.* Frankfurt a. M.: Fischer.

Seiffge-Krenke, I. (2009). *Psychotherapie und Entwicklungspsychologie. Beziehungen: Herausforderungen – Ressourcen – Risiken* (2. Aufl.). Springer: Heidelberg.

Weiterführende Literatur

Brisch, K.-H. (2020). *Bindungsstörungen: Von der Bindungstheorie zur Therapie.* Stuttgart: Klett-Cotta.

4. SONDER- UND HEILPÄDAGOGIK, REHABILITATION

Sandra Wiesinger

Sonder- und Heilpädagogik – eine spezialisierte Pädagogik

Ziel heilpädagogischen Handelns ist es, Entwicklung und Lernen unter erschwerten Bedingungen zu ermöglichen und zu fördern. Dabei kommen ganzheitliche ressourcenorientierte Methoden zur Anwendung.

Zusammenfassung

Der folgende Beitrag soll einen Einblick in die heil- und sonderpädagogischen Grundlagen bieten und die Diversität der heilpädagogischen Behandlungsmethoden beschreiben. Die Ressourcenorientiertheit steht im Mittelpunkt heilpädagogischer Fördereinheiten, ebenfalls wird auf die Bedeutung des Spiels hingewiesen. Neben der Erläuterung des Begriffs »Behinderung« werden die grundlegenden Arbeitsfelder der Rehabilitation erörtert.

Schlüsselwörter

Sonderpädagogik, Heilpädagogik, Behinderung, Inklusion, ganzheitliche Förderung, Ressourcenorientierung, heilpädagogische Diagnostik, heilpädagogisches Spiel, Rehabilitationspädagogik

4.1 Was ist Pädagogik, Sonder- und Heilpädagogik?

Der Begriff »Pädagogik« leitet sich ab von altgriechisch »pais« (Kind) und »agein« (leiten, führen), übersetzt bedeutet das: Erziehung und Unterricht des Kindes. Pädagogik steht als Sammelbegriff für all jene Bemühungen, mit denen Erwachsene Kindern und Jugendlichen bei ihrem Aufwachsen und Lernen zu helfen trachten, darüber hinaus geht es auch um jede Höherentwicklung des Menschen durch Bildungs- und Erziehungsprozesse, unabhängig von seinem Alter. Die Pädagogik, mit ihrer langen Geschichte, wird seit Ende des 18. Jh. auch als Wissenschaft der Erziehung und Bildung bezeichnet. Eine Wissenschaft, die Entwicklungsprozesse der Erziehung, der Bildung, des Lernens und der Sozialisation beobachtet, analysiert, deutet, erklärt und Prognosen über deren Auswirkungen erstellt. Ziel ist es u. a., pädagogische Konzepte zu entwickeln, die je nach Lebenssituationen und Institutionen Anwendung finden. (Vgl. Stein, 2009)

Die jahrhundertelange Geschichte der Pädagogik zeigt, dass die Vorstellungen über Erziehung und Bildung von den jeweiligen politischen, philosophischen, gesellschaftlichen und wirtschaftlichen Strömungen und Positionen der jeweiligen Zeit abhängig sind. Unterschiedliche Menschenbilder führten und führen zu unterschiedlichen Erziehungs- und Bildungskonzepten. Beispielsweise sind Immanuel Kants Ideen auch vor dem Hintergrund der Aufklärung zu sehen, wenn er formuliert: »Der Mensch ist das einzige Geschöpf, das erzogen werden muß.« (Kant, 1803, S. 7) Und er verstärkt diese Aussage wie folgt: »Der Mensch kann nur Mensch werden durch Erziehung. Er ist nichts, als was die Erziehung aus ihm macht.« (Ebd., S. 11) Alice Miller hingegen weist auf die verborgenen Manipulationen in der Erziehung und auf deren verheerende Folgen hin (Miller, 1983).

Selbst die Pädagogik der letzten Jahrzehnte bot ein vielfältiges Erscheinungsbild von Richtungen – von der autoritären Erziehung bis hin zur Laissez-faire-Erziehung. Bis heute bestehen unterschiedliche Sichtweisen über den Menschen und daher auch vielfältige Erziehungsstile und Bildungsmethoden.

»Sozialisation, Erziehung, Bildung und Lernen werden als die vier Säulen der Pädagogik bezeichnet, welche die Entwicklung des Menschen ausmachen.« (Stein, 2009, S. 17) Eine der wichtigsten Grundvoraussetzungen für eine gesunde Entwicklung eines Menschen ist eine sichere, stabile Beziehung, welche geprägt ist durch Liebe, Geborgenheit und Fürsorge. Das Kind benötigt einfühlsame Bezugspersonen, die für eine adäquate Bedürfnisbefriedigung sorgen und die eine gesunde Grundversorgung (beispielsweise Ernährung, Schlaf, Bewegung) sicherstellen. Indem das Kind in dem Bewusstsein aufwächst, ein einzigartiger Mensch zu sein, nimmt es sich als solcher zunehmend wahr und fühlt sich letztlich als selbstbestimmtes Individuum. In jeder Altersstufe sind entwicklungsgerechte Erfahrungen notwendig. Im Spiel lernt das Kind, sich und die Umwelt entsprechend zu erkunden. Liegen allerdings erschwerte Bedingungen vor, aufgrund einer Beeinträchtigung im körperlichen, kognitiven, sozialen oder psychischen Bereich oder auch aufgrund erschwerter Lebensumstände wie Armut, sind spezielle pädagogische Maßnahmen notwendig. Paul Moor verdeutlichte, dass Heilpädagogik nichts anderes als Pädagogik unter erschwerten Entwicklungsbedingungen ist (vgl. Haeberlin, 2005). Heilpädagogische Maßnahmen sind erforderlich, damit ein Mensch trotz psychischer, physischer und/oder sozialer Hindernisse und Erschwerungen ein Erziehungs-, Bildungs- oder Therapieziel erreichen kann. Die besonderen

Akzentuierungen einer speziellen Erziehung, Bildung und Förderung erfordern eine eigene professionelle Qualifikation und eine entsprechende Erfahrung im Umgang mit derartigen Herausforderungen.

i Info

Die **Heilpädagogik**

- beschäftigt sich als eigenständige Wissenschaft in Forschung, Theorie, Lehre und Praxis mit Menschen, deren Entwicklungen unter erschwerten Bedingungen verlaufen;
- versucht, die Erschwernisse in ihren Zusammenhängen zu erkennen, zu erklären und zu verändern;
- umfasst Diagnostik, Umsetzung und Evaluation von Maßnahmen und Methoden der Förderung, Erziehung, Bildung und Beratung;
- zielt darauf ab, Entwicklungsmöglichkeiten von Menschen zu fördern, ihre Entwicklungsprozesse zu begleiten sowie den Menschen die Teilhabe an der Gesellschaft zu ermöglichen;
- beinhaltet die geplante Betreuung und Behandlung von Kindern, Jugendlichen und Erwachsenen im Einzel-, Gruppen- und Familiensetting. Darüber hinaus werden Angehörige betreut und begleitet. (Vgl. Eitle, 2008)

Im Jahre 1861 wurde erstmals der Begriff »Heilpädagogik« von Georgiens und Deinhardt verwendet. 1931 wurde in Europa der erste Lehrstuhl für Heilpädagogik an der Universität Zürich eingerichtet. Heinrich Hanselmann definierte damals Heilpädagogik als »die Lehre vom Unterricht, von der Erziehung und Fürsorge aller jener Kinder, deren körperlich-seelische Entwicklung dauernd durch individuale und soziale Faktoren gehemmt ist« (Hanselmann, 1976; zit. n. Haeberlin, 2005, S. 11). Das Wort »heil« bedeutet sprachgeschichtlich »ganz« (griech. »holos«), im Sinne von Ganz-werden, die Ganzheitlichkeit ist somit der Leitgedanke der Heilpädagogik.

In den 1960er-Jahren etablierte sich der Begriff »Sonderpädagogik«, er sollte die besondere Pädagogik kennzeichnen. Anthropologisch wurde mit der Sonderstellung des Menschen mit Beeinträchtigung argumentiert. Zu dieser Zeit gab es einen intensiven Ausbau, v. a. im Schulbereich, für Menschen mit besonderen Bedürfnissen; es entstanden viele sonderpädagogische Einrichtungen (Sonderkindergärten, Sonderschulen, Behindertenheime). Kritisch betrachtet wurde die Sonderpädagogik durch die Hervorhebung der »Besonderung«, was den wachsenden Bemühungen um Integration entgegenstand. Außerdem entstand der Eindruck, dass Sonderpädagogik in erster Linie mit dem Sonderschulsystem in Verbindung gebracht wurde und das breite Spektrum der Heilpädagogik, beispielsweise im außerschulischen Bereich, zu wenig Beachtung fand. Gegenwärtig wird meist der Begriff der Heilpädagogik verwendet, er ist der ältere Begriff und stößt auf keine unwiderlegbare Kritik. (Vgl. Speck, 2003)

4.2 Methodenvielfalt der Heilpädagogik

Heilpädagogisches Handeln orientiert sich an Ressourcen, Systemzusammenhängen und an Lösungsmöglichkeiten. Paul Moor formulierte bereits 1965 in seinem Werk zur »Heilpädagogik«: »Nicht gegen den Fehler, sondern für das Fehlende« engagiert sich heilpädagogisches Handeln (ebd., S. 16 ff.). Es ist einer der wichtigsten Grundsätze der Heilpädagogik, eben nicht nur die Symptome rasch zu beseitigen, sondern die zu betreuende Person zu heilen, zu unterstützen bzw. zu fördern, indem man alles tut, dass es ihr wieder besser geht.

i Info

Moors heilpädagogische Grundregeln

1. »Wir müssen das Kind verstehen, bevor wir es erziehen ...«
2. »Nicht gegen den Fehler, sondern für das Fehlende«
3. »Nicht nur das Kind, auch seine Umgebung ist zu erziehen.«
4. »Es ist ein Irrtum, zu glauben, man behandle alle gleich, indem man alle gleich behandelt.«

(Moor, 1965)

Als Methoden gelten vielfältige Formen von Erziehung (Begleitung und Unterstützung der:des Heranwachsenden), Unterricht (gezielte Vermittlung von Wissen), Beratung und Therapie (heilungsfördernde Maßnahmen) (vgl. Gruntz-Stoll & Zurfluh, 2008).

Durch das umfangreiche Aufgabengebiet gibt es diverse praktizierte Verfahren. Wesentlich ist jedoch, dass jeder methodische Ansatz hinsichtlich seines heilpädagogisch-therapeutischen Sinnes und Zweckes sowie seiner Wirksamkeit und Praktikabilität überprüft wird. Zugleich sind objektivierbare Gesichtspunkte erforderlich, um diese Konzeptvielfalt verantwortbar zu sichern. Konzeptualisiertes heilpädagogisches Handeln bezieht sich auf eine offene interpersonale Begegnung und ist gebunden an Zielvorstellungen. Die angewendeten Vorgehensweisen sind fachlich-theoretisch begründet und sie respektieren und wahren die Autonomie und Eigensituation des Menschen, der wirksame Hilfe braucht. Folgende verbindliche Kriterien sollen u. a. Wirkungslosigkeit und Willkürlichkeit vermeiden (vgl. Speck, 2003; siehe Abb. 10):

- **Professionalität:** Professionelles Arbeiten erfordert einerseits die fachliche Qualifikation (Wissen und Können) und Erfahrung, anderseits auch soziale, emotionale und reflexive Kompetenzen.
- **Personalität:** Die Selbstbestimmung und die Eigenaktivität der Betroffenen sind zu beachten und zu fördern. Ein möglichst autonomes Handeln des Gegenübers steht im Mittelpunkt, es soll nur so viel Unterstützung geboten werden, wie notwendig ist.
- **Kommunikativität:** »Mit Kommunikativität ist ein Handeln gemeint, das sich emotional auf Beziehungen stützt, sich auf die systemische Bedingtheit und Wechselwirkung (Vernetztheit) von Verhalten und Erleben im gegebenen sozialen Feld einstellt und auf gegenseitige Verständigung im Sinne gemeinsamer Interessen und Intentionen ausgerichtet ist. Der Verständigungsprozess lebt von fortlaufenden gegenseitigen Rückmeldungen und bleibt insofern offen.« (Speck, 2003, S. 377)
- **Ganzheitlichkeit:** Der Mensch wird als **bio-psycho-geistig-soziale Einheit** und als integraler Teil umfassenderer Systeme gesehen, dessen Lebenszusammenhänge, Ideale, Wertvorstellungen und Lebensweise es zu berücksichtigen gilt.
- **Wissenschaftlichkeit:** Evidenzbasierte Ansätze, d.h. wissenschaftlich überprüfte Verfahren, sowie konzeptualisierte und theoretisch begründete Vorgehensweisen sind relevant, um den hohen Qualitätsanspruch im Bereich »Heilpädagogik« transparent zu machen.
- **Ethische Verantwortlichkeit:** »Heilpädagogisches Handeln reicht tief in die Sinndimension des Lebens hinein, wie sie in jeglicher Begegnung mit Anderen berührt wird.« (Speck, 2003, S. 378) Die Art und Weise des respektvollen gegenseitigen Umgangs im heilpädagogischen Setting gilt es zu verantworten, speziell die Würde, die Achtung vor dem Wertsein, die Akzeptanz und Wertschätzung des Gegenübers.

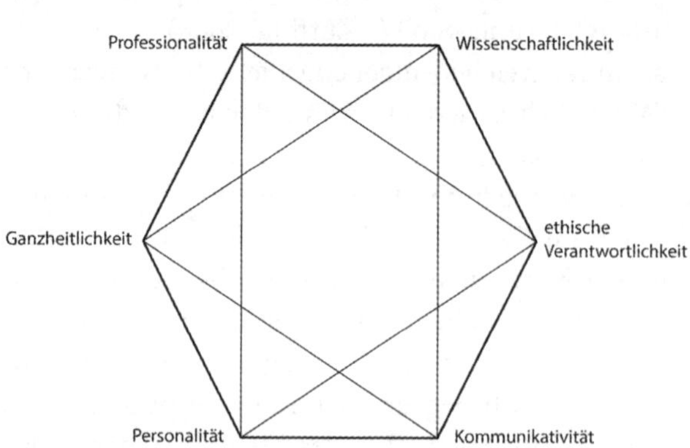

Abb. 10: Rahmenkriterien für professionelles Handeln (Speck, 2003, S. 378)

4.3 Der Wirkfaktor Beziehung

Heilpädagogisches Handeln impliziert immer eine Beziehung zwischen einer fördernden und einer geförderten Person. Beziehungen dieser Art bringen Entwicklungschancen, aber auch ein gewisses Risiko mit sich. Die Chancen liegen im Aufspüren der Stärken und Fähigkeiten des Gegenübers. Nicht nur die Ausschau nach den Ressourcen, sondern auch, welche Kompetenzen und Kräfte dem Gegenüber zugetraut werden, zeigen positiven Einfluss auf die Entwicklung der zu betreuenden Person. Eine ressourcenorientierte Haltung bedeutet, das Vorhandene und auch das Mögliche zu sehen. Es braucht eine besondere Qualifikation, Erfahrung, Feinfühligkeit und Selbstreflexion, damit u. a. keine Fremdbestimmung und keine Über- oder Unterforderung entstehen. Von den handelnden Personen wird eine sorgfältige Balance zwischen Helfen und Fordern verlangt; die Person soll einerseits unterstützt werden, andererseits soll sie aber die Möglichkeit haben, selbstständig zu handeln. Zudem verfügen sie über ein breites Repertoire an Interventionsformen und über eine gute Beziehung zu sich selbst, denn nur dann ist es möglich, sich auf das Gegenüber einzulassen und die Welt mit dessen Augen zu sehen. Erst durch die echte Begegnung mit dem Anderen wird der Einzelne ein eigener, Martin Buber drückte dies mit den Worten aus: »Der Mensch wird am Du zum Ich.« (Buber, 1995, S. 18) Personen, die Hilfe suchen, spüren, wie die Heilpädagogin bzw. der Heilpädagoge es mit ihnen meint und welche Interessen sich hinter ihrem:seinem (professionellen) Verhalten verbergen. Sie schätzen Verbindlichkeit, Teilhabe, Achtsamkeit, Halt, Verlässlichkeit, Echtheit und persönliches Interesse für ihre individuelle Situation bzw. ihre Herausforderungen. Beziehungsangebote können allerdings nicht als methodisches Mittel eingesetzt werden, denn Versuche, mittels bewusster Hinwendung Interesse des Gegenübers zu erwerben, wirken sich nicht positiv aus. Gemeint ist eine wirkliche Begegnung, wie sie auch Carl Rogers beschreibt, wenn sich beide so gegenübertreten, wie sie wirklich sind. Dies setzt eine starke Persönlichkeit der Heilpädagogin bzw. des Heilpädagogen voraus, denn man kann sich nicht hinter Rollen und Floskeln verstecken. Es geht im heilpädagogischen Setting nicht um Distanz, es geht um professionelle Nähe. (Vgl. Gruntz-Stoll & Zurfluh, 2008) »Erst in den Spiegelungen der Erwachsenen kann ein Kind nach und nach erkennen, wer es selbst ist.« (Bauer, 2006, S. 119)

4.4 Das Spiel im heilpädagogischen Kontext

Der Einsatz des Spiels nimmt in der heilpädagogischen Praxis eine zentrale Rolle ein. Es gibt sogar ein eigenständiges heilpädagogisches spieltherapeutisches Konzept, die heilpädagogische Spieltherapie, die von Hildegard Just entwickelt wurde. Im heilpädagogischen Setting lernen Menschen sich einerseits spielerisch mit dem eigenen Körper und andererseits mit verschiedensten Materialien auseinanderzusetzen und darüber hinaus mit anderen Personen zu interagieren.

Bereits Platon wusste um die Bedeutung des Spiels, er sagte: »Der Mensch ist gut damit beraten, das Leben spielend zu verbringen.« (zit. n. Schirm-Gasser, 2019, S. 7) In allen Kulturen spielen Kinder aus eigenem Antrieb, Spielen ist ein menschliches Grundbedürfnis. Spielen fördert die Entwicklung des Kindes in allen Bereichen, es ist laut Gehirnforscher Gerald Hüther »Dünger für das Gehirn und Kraftfutter für Kinderseelen« (ebd., S. 6).

Über das Spiel erlangen Kinder eine Kontrolle über die äußere Wirklichkeit, die sie im alltäglichen Leben noch nicht erreichen können. Dazu ist Fantasie notwendig, die Kinder nahezu ausschließlich im Spiel entwickeln. Beim Spielen richtet sich das Kind mit zunehmendem Alter an ein Du, somit wird auch die soziale Kompetenz gefördert. In Spielprozessen regen sich Kinder zur gegenseitigen Entwicklung an, sie lernen voneinander. Durch das Spiel entwickelt das Kind eine größere Offenheit für Gefühle und Gedanken anderer und lernt, das eigene Selbst durch Wahrnehmungs- und Bewegungserfahrungen, durch Gefühle und Fantasien differenzierter zu erfassen. Weiters übernimmt das Kind zunehmend Verantwortung für sein Verhalten. Es wird ihm zunehmend bewusst, über sich selbst verfügen zu können. (Vgl. Vopel, 1991) Die Spieltätigkeit ist somit eine multidimensionale Tätigkeit und kann mit Lerntätigkeiten gleichgesetzt werden.

i Info

Merkmale des Spiels:

- Intrinsisch motivierte und freudvolle Tätigkeit
- Kreative, fantasievolle Auseinandersetzung mit der Umwelt
- Verbundenheit und Freiheit
- Inszenierung (innere Prozesse werden externalisiert)
- Selbstwirksamkeit (Akteur:in und/oder Regisseur:in)
- Ausdruck des individuellen Selbst
- Selbsteinschätzung, Selbstbestimmung und Selbstkontrolle
- Kommunikation (Spiel wird als Sprache des Kindes verstanden)
- Affektregulation
- Sozialisierungsprozess, Perspektivenwechsel und Mitbestimmung

- Auseinandersetzung mit und Ausdrucksform von Erlebtem, aber auch von Wünschen und Sorgen
- Projektion und Identifikation

Kinder suchen sich in jeder Lebensphase die Spiele, die zu ihnen passen bzw. die sie weiterbringen. Menschen mit Beeinträchtigungen sind genauso auf vielfältiges Spielen angewiesen, sie brauchen jedoch entsprechende Unterstützung, um umfangreich spielen zu können. In den ersten zehn Lebensjahren eines Kindes erweitert sich das Spektrum der kindlichen Spielformen zunehmend, jede Spielphase bereitet die nächste vor.

Info

Formen des Spiels:
- Explorationsspiel (in den ersten beiden Lebensjahren; sich und die Umwelt erkunden)
- Experimentier- und Funktionsspiel (ab dem 1. Lj.; Spiele mit Gegenständen)
- Bewegungsspiel (ab dem 2. Lj.)
- Bau- und Konstruktionsspiel (ab dem 2. Lj.)
- Symbolspiel (ab 2 ½ Jahren; magisches Denken)
- Rollenspiel (ab dem 4. Lj.; Nachspielen von Szenen und komplexer Handlungsabläufe)
- Regelspiel (ab dem 4. Lj.)
- Gruppenspiel (ab dem 4. Lj.)
- Wettkampfspiel (ab dem Vorschulalter)

Im Spiel entdeckt das Kind seinen Körper und seine Umwelt und lernt, diese wahrzunehmen. Kinder können somit zahlreiche soziale und materielle Erfahrungen sammeln und sich in ihren Fähigkeiten üben. Eine entspannte Umgebung regt zum Spielen an; eine stressige, befremdende Atmosphäre hemmt hingegen den Spielfluss des Kindes. Bei Hunger, Ängsten oder Müdigkeit beendet das Kind meist sein Spiel. Kindern, die beispielsweise unter schmerzhaften Krankheiten, psychischen Belastungen, Anspannungen oder Ängsten leiden, bleiben somit wertvolle Spielerfahrungen vorenthalten. Dies wirkt sich wiederum negativ auf die gesamte Entwicklung des Kindes aus. Die Selbstständigkeit und Kreativität sowie die physischen, psychischen, kognitiven, sozialen und emotionalen Kompetenzen können dadurch beeinträchtigt werden. (Vgl. Haug-Schnabel & Bensel, 2000)

Kinder drücken sich gerne über spielerische Handlungen aus. Meist sind es die eigenen Lebensthemen, beispielsweise Erlebnisse, Wünsche oder Ängste, die im Spiel dargestellt und somit bearbeitet werden. Bei Kindern mit psychischen Problemen können sich beispielsweise besondere Verhaltensweisen im Spiel zeigen. Das (scheinbar) auffällige Verhalten eines Kindes (z. B. ritualisiertes, stereotypes, sprunghaftes oder impulsives Spielverhalten oder verminderte Symbolisierungsfähigkeit) kann eine individuelle Bedeutung haben. Das Kind möchte durch sein Verhalten Aufmerksamkeit gewinnen und auf sein Problem hinweisen. Es liegt nun beim Empfänger, die Botschaft des Kindes richtig zu verstehen und aufzugreifen. Es gilt, zu hinterfragen, was das Kind mit seinem Verhalten beabsichtigt. (Vgl. Zimmer, 1999) Wird auf dieses Verhalten nicht eingegangen, können sich die Auffälligkeiten verstärken, da sich das Kind nicht verstanden fühlt. Mittels einer achtsamen Begleitung und des Einsatzes entsprechender Hilfen können heilende spielerisch-szenische Prozesse angeregt werden, von denen Menschen mit diversen Beeinträchtigungen profitieren können.

Spiele tragen dazu bei, dass sich Kinder auf Konflikte einlassen und sich auf die Suche nach Ansätzen zur Problemlösung begeben. Es werden so Probleme mit dem eigenen Körper (z. B. Langsamkeit), der Psyche (z. B. Ängste), mit dem Material oder mit Spielpartner:innen in Angriff genommen. Im heilpädagogischen Setting lernt das Kind spielerisch, aktuelle Konflikte und Probleme zu verstehen und zu bewältigen, zugleich wird es auf mögliche zukünftige Herausforderungen vorbereitet. Den bewussten Aspekt des Lernens und Problemlösens im Spiel gibt es nur in der Gedankenwelt der Erwachsenen. (Vgl. Badegruber, 1994) Kinder spielen aus Freude am Tun, sie wollen sich verwirklichen, sie wollen experimentieren und Spannung erleben. In der Heilpädagogik steht die spielerische Förderung im Mittelpunkt, da die Kinder – unbewusst – mit großem Einsatz bereit sind, Neues zu erfahren, Schwächen auszugleichen und Stärken aufzubauen.

Im heilpädagogischen Setting wird somit das Spiel genutzt, um einen Begegnungsraum zu schaffen und einen Zugang zur Innenwelt des Spielenden zu bekommen. Es können die Spielprozesse beobachtet werden oder es kann auch direkt in die Spielsituationen eingegriffen werden. Beispielsweise in Form eines Parallelspiels kann die Heilpädagogin bzw. der Heilpädagoge neben dem Kind spielen und dabei Spielmittel und Spielthemen aufgreifen. Sie:Er kann aber auch eine zugeteilte oder freie Rolle einnehmen und etwas anregen. Weiters kann sie:er von außen das Spiel kommentieren.

4.5 Heilpädagogik, eine ganzheitliche Förderung

Wichtiger Grundgedanke der Heilpädagogik ist die Ganzheitlichkeit – der Mensch als »bio-psycho-geistig-soziale Einheit«. Ganzheitlichkeit bedeutet nicht die Summation von einzelnen Fähigkeiten und Funktionsebenen, sondern dass die Entwicklung der Gesamtpersönlichkeit in einem integrativen Prozess erfolgt (vgl. Eggert, 2000). Der Mensch wird als integraler Teil umfassenderer Systeme gesehen, mit denen er in ständiger Wechselwirkung steht. Bei der heilpädagogischen Behandlung richtet sich der Blick auf den ganzen Menschen; all seine Fähigkeiten, sein soziales Umfeld, seine Ressourcen und seine Probleme werden berücksichtigt.

In der Geschichte der Pädagogik finden sich unterschiedliche Sichtweisen über den Menschen. Die Heilpädagogik fühlt sich grundsätzlich einem ganzheitlich-humanistischen Menschenbild verpflichtet und geht davon aus, dass jeder Mensch lernfähig ist. Grundgedanke dieses Menschenbildes ist einerseits das Streben des Menschen nach Autonomie. Mit zunehmendem Alter entwickelt das Kind ein aktives Selbst und lernt, Verantwortung zu übernehmen. Andererseits wird der Mensch in seiner psychischen, kognitiven, emotionalen, somatischen und sozialen Gesamtheit gesehen.

Im Folgenden wird das Konzept des Entwicklungsmodells »Spüren-Fühlen-Denken« von Reinelt und Gerber (1985) vorgestellt, welches eine ganzheitliche Sichtweise auf den Menschen vertritt (siehe Abb. 12). Es soll anhand dessen ersichtlich werden, warum unser Körper als Ganzes betrachtet wird und nicht als nach seinen Funktionen geltende Einheit. Das Konzept dient der Prävention, Diagnostik, Therapie und Rehabilitation. Es wird davon ausgegangen, dass in der Entwicklung des Menschen zuallererst hauptsächlich das »Spüren« verankert ist. Die Ebene des »Spürens« kann als Ausgangsbasis bezeichnet werden, über der aufbauend die »Fühl«- und darüber die »Denk«-Ebenen liegen. Diese drei Ebenen stehen in ständiger Wechselwirkung und bilden ein sogenanntes steigendes Abstraktionsniveau (siehe Abb. 11).

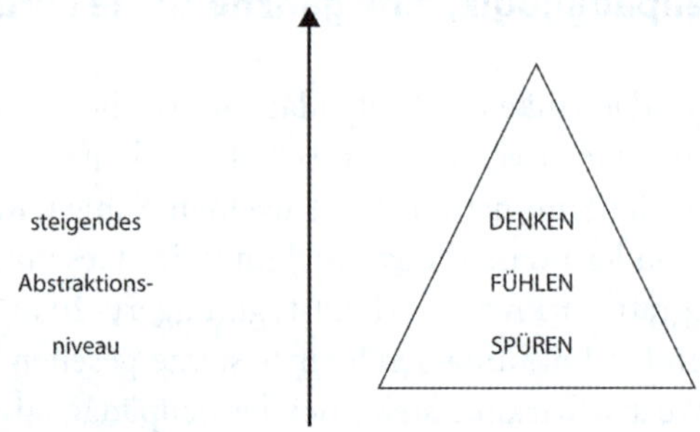

Abb. 11: Steigendes Abstraktionsniveau (Gerber, 1994, S. 85)

Für die Diagnostik ist es relevant, auf welcher dieser Ebenen Beeinträchtigungen entstanden sind. Es ist notwendig, dass die betroffene Person bereits im Vorstörungsbereich bei ihren möglichen Fähigkeiten und Leistungen abgeholt wird. (Vgl. Gerber, 1992)

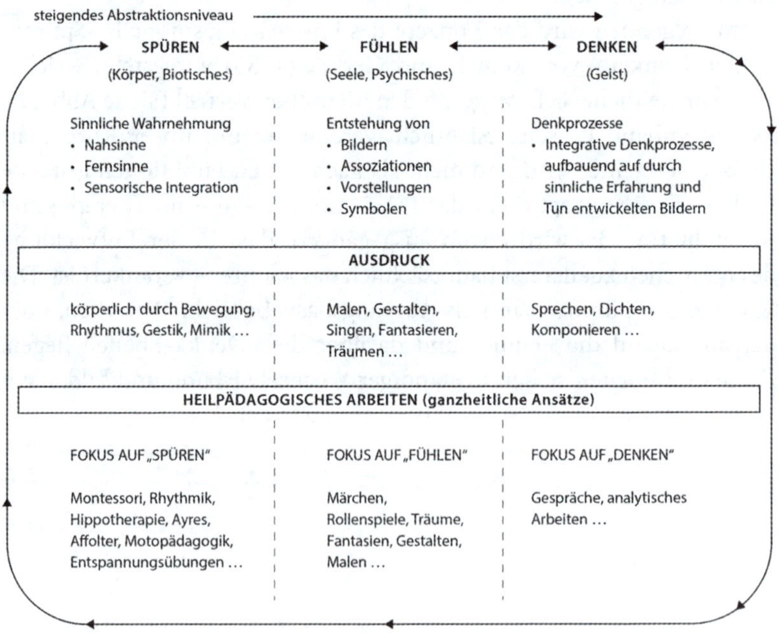

Abb. 12: Modell »Spüren-Fühlen-Denken« (Gerber, 1994, S. 87)

Auf der ersten Ebene erwirbt der Mensch über das Spüren basale Informationen über sich und seine Umwelt. Die Sinne liefern uns unzählige Informationen über unsere Umgebung. Wir nehmen einerseits unsere Umwelt mit den Nahsinnen (Wahrnehmung der Bewegung, des Rhythmus, des Gleichgewichts, des Schmeckens, des Betastens und Berührens u. Ä.) und andererseits mit den Fernsinnen des Riechens, des Sehens und des Hörens wahr. Wichtig für das Kind ist auf dieser Ebene das »aktive« Tun im Kontakt mit der objektalen und personalen Welt. Es braucht dazu genügend Zeit, um spielerisch seine Umwelt zu erkunden und seine Experimente durchzuführen. Das Kind verknüpft im Laufe seines Lebens immer mehr Sinne miteinander und erwirbt über das Intermodale die Fähigkeit zur Serialität, die es bei Tätigkeitsabfolgen braucht, beispielsweise um sich anzuziehen. Sensorische Integration ist der Prozess des Ordnens und Verarbeitens aller sinnlichen Eindrücke, das heißt, das Kind ist im Stande, viele sinnliche Eindrücke zu vereinigen. Wenn es zum Beispiel die Farben, Formen, Gerüche und Geschmäcke von Äpfeln vereinigt, dann hat es ein Bild eines Apfels als Ganzes vor sich.

Die Ebene des Spürens ist für die heilpädagogische Arbeit bedeutsam, denn hier ist die Ausgangsbasis für Denkprozesse – vom Greifen zum Begreifen – zu suchen. Heilpädagogisch-rehabilitativ-therapeutische Ansätze mit sinnesphysiologischem Schwerpunkt sind u. a. (vgl. Gerber, 1994):

- Montessori-Pädagogik
- Basale Stimulation (Andreas Fröhlich)
- Felicitas Affolters Wahrnehmungstraining
- Jean Ayres' Sensorische Integration
- Rhythmisch-musikalische Erziehung
- Motopädagogik

Unter der »Fühl-Ebene« verstehen Gerber und Reinelt »Gefühlsqualitäten, die an die Welt und ihre ›Objekte‹, an Bildrepräsentanzen, Assoziationen, Symbole und Symbolwelten geknüpft sind« (Gerber, 1994, S. 86). Sie werden als der emotionale Teil der Spürqualitäten gesehen. Das Kind spielt beispielsweise mit einem Apfel, es hat diesen in der Hand und spürt die glatte Schale. Es merkt, wie sich der Apfel erwärmt, wenn es diesen für längere Zeit in den Händen hält. Das Kind macht somit Erfahrungen auf der »Spür-Ebene«, um hieraus Gefühle und mögliche Erinnerungsbilder und Assoziationen auf der »Fühl-Ebene« zu entwickeln. Hört das Kind später von einem Apfel, so weiß es, wie ein realer Apfel ausschaut. Es erinnert sich, diesen in der Hand gehabt und geschmeckt zu haben. Wir können ohne unseren Körper nichts wahrnehmen, das heißt, der Körper vermittelt uns das Erleben unserer Gefühle. Die Erfahrungen des Spürens sind von größter Bedeutung für die Entwicklung der Gefühlswelt. In unseren Gefühlen stecken Erfahrungen, die wir mit der Objektwelt gemacht haben. Zu den Objekten entwickeln wir sogenannte »biopsychische Repräsentationen«, diese sind innere Repräsentanzen unserer Erfahrungen. So zum Beispiel verziehen wir bei der Vorstellung an den Saft einer Zitrone den Mund. Erst in der direkten Auseinandersetzung (im Tun) kann etwas verinnerlicht werden. Werden die biopsychischen Repräsentanzen reaktiviert, kommen beispielsgemäß das Bild einer Zitrone und die dazugehörigen Emotionen hoch. (Vgl. Reinelt & Gerber, 1985)

Unter die heilpädagogischen Verfahren mit dem Fokus auf »Fühlen« fällt u. a. die heilpädagogische Spieltherapie. Im heilpädagogischen Setting wird mit Rollenspielen, Märchen, Fantasien, Träumen und kreativen Gestaltungsmöglichkeiten gearbeitet. Wenn wir beispielsweise eine Situation in einem Märchen wiedererkennen, weil sie vielleicht sogar unsere eigene Lebensgeschichte betrifft, so erzeugt diese Vorstellung Resonanz.

Auf der »Denk-Ebene« erreicht der Mensch die höchste Kategorie an Bewusstsein. Zuvor ist es jedoch notwendig, die Ebenen des Spürens und Fühlens ausgebildet zu haben, nur dann ist der Schritt zur Selbstreflexion möglich. Gerber und Reinelt unterteilen diese Ebene in integrative Denkprozesse und tradiertes Denken. »Die integrativen Denkprozesse sind aufgebaut auf sinnlicher Erfahrung, Symbolen und Denkprozessen. Demgegenüber steht das tradierte Denken, welches vornehmlich ›Worthülsen‹ produziert.« (Gerber, 1994, S. 86) Sinneseindrücke, Gefühle und Gedanken können nun verbal ausgedrückt werden. Heilpädagogische Ansätze sind in diesem Bereich u.a. Gespräche und analytisches Arbeiten. Sie fördern vor allem kognitiv-intellektuelle Fähigkeiten.

Im heilpädagogischen Setting ist es oft erforderlich, auf die Spür-, Fühl- und Denkebene einzugehen. Die zu unterstützende Person hat somit die Möglichkeit, alle drei Ebenen intensiv zu erleben. (Vgl. Reinelt, 1996)

4.6 Diagnostische Beobachtung und Einschätzung – »Beeinträchtigung«

Die heilpädagogische Diagnostik legt den Fokus auf die Schatzsuche, d.h., was gelingt trotz der widrigen Umstände bzw. trotz der Erkrankung noch alles gut. Im Vordergrund steht nicht die Zuordnung von Symptomen zu einem Krankheitsbild, sondern die Einschätzung der resilienten Faktoren und das Erkennen der Ursachen einer Störung und deren Auswirkungen auf die Entwicklung. Auf Grundlage von freien und standardisierten Beobachtungen (Analysieren von Berichten und Unterlagen, Fragebögen, Entwicklungsraster) lassen sich mögliche Erklärungen ableiten. Dabei handelt es sich um Verstehenshypothesen. In den meisten Fällen ist es notwendig, mehrere Hypothesen aufzustellen. Ob eine Einschätzung zutreffend ist, hängt von der Reaktion der betroffenen Person/des Gegenübers ab bzw. sind oft weitere Abklärungen bzw. Beobachtungen notwendig. In der Heilpädagogik wird der Begriff der Förderdiagnostik verwendet. Diese versucht, die Chancen und Potenziale für die Weiterentwicklung der betroffenen Person zu eruieren. Dabei kommt der Erfassung des Umfeldes besondere Bedeutung zu (Sichtweise der Angehörigen sowie kulturelle, soziale und materielle Bedingungen). Bezugspunkt der diagnostischen Beobachtung ist nicht der zu betreuende Mensch allein, sondern die betroffene Person in ihrer Umwelt unter einer bestimmten Problem- und Fragestellung.

Aufgrund von diagnostischen Beobachtungen und Einschätzungen werden individuelle Förder- und Behandlungspläne erstellt. Es werden Ziele definiert und in der Folge wird abgestimmt, auf welche Weise bzw. mit welchen Hilfsmitteln und Methoden diese erreicht werden sollen. Mittels geeigneter heilpädagogischer Maßnahmen werden u. a. die Persönlichkeit, die Eigenständigkeit, die Gemeinschaftsfähigkeit sowie diverse persönliche Kompetenzen der zu betreuenden Person gefördert. (Vgl. Gruntz-Stoll & Zurfluh, 2008)

4.6.1 Beeinträchtigungen und das Problem der Beurteilung

Es stellt sich die Frage, ob Diagnostik die Wirklichkeit abbildet oder sie konstruiert. Diagnosen werden aus heilpädagogischer Sicht als situative Beschreibungsversuche und Arbeitshypothesen verstanden. Eine wesentliche Aufgabe einer Diagnose ist die Einschätzung und Deutung des Entwicklungsniveaus, um auf individuelle Förderbedürfnisse eingehen zu können. Der diagnostizierenden Person ist klar, dass durch ihre Haltung und durch ihr Agieren die zu beobachtende Wirklichkeit verändert wird. Persönliche Überzeugungen (evtl. Vorurteile) beeinflussen Beobachtungen und führen womöglich zu verfälschten Beurteilungen. Von einer Person erstellte diagnostische Befunde sind grundsätzlich zu hinterfragen, insbesondere wenn sie nur einmalig gestellt wurden. Dies trifft auch auf die Anwendung standardisierter Testverfahren zu. Testdaten dürfen keinesfalls zur Etikettierung oder Ausgrenzung von Menschen mit Beeinträchtigungen dienen.

4.6.2 Definition des Begriffs »Behinderung«

Es gibt die vielfältigsten Ansätze zur Definition des Begriffs »Behinderung«. Die ICIDH (International Classification of Impairments, Disabilities and Handicaps) der Weltgesundheitsorganisation beschreibt Behinderung als Oberbegriff für Beeinträchtigungen der körperlichen Funktionen, der geistigen Fähigkeiten und/oder seelischen Gesundheit im Zusammenhang mit funktionellen und sozialen Folgeerscheinungen. Das Zustandekommen einer Beeinträchtigung ist nicht allein durch die Krankheit oder die Umwelt bedingt, sondern resultiert aus der Komplexität vieler Zusammenhänge.

Schädigung (impairment)
Störungen der biologischen und/oder psychischen Strukturen und Funktionen aufgrund einer Erkrankung, einer angeborenen oder erworbenen Schädigung (z. B. Hirnschädigung)

Fähigkeitsstörung (disability)
Einschränkung bzw. Verlust der Fähigkeiten, eine Aktivität in der für einen Menschen als normal betrachteten Art und Weise bzw. in einem normalen Ausmaß auszuführen (z. B. Funktionseinschränkung der Fortbewegung als Folge einer Hirnschädigung)

Beeinträchtigung (handicap)
Gesamtfolgen einer bestimmten Beeinträchtigung
(z. B. Einschränkung der Teilhabe am gesellschaftlichen Leben)

Krankheit
↓
Schädigung
↓
funktionelle Einschränkung
↓
(soziale) Beeinträchtigung
↓
Behinderung

Abb. 13: Definition des Begriffs »Behinderung« nach ICIDH

Diese Einteilung wurde 1997 mit der ICIDH 2 modifiziert, weil man noch deutlicher die sozialen und persönlichen Konsequenzen von Schädigungen hervorheben wollte. Die Termini *disability* und *handicap* wurden durch *activity* (Maß der persönlichen Verwirklichung) und *participation* (soziale Teilhabe) ersetzt. Weiters beeinflussen Kontextfaktoren, wie beispielsweise Alter, Arbeitsplatz und Umwelt, alle drei Dimensionen. Diese internationale Klassifikation wird auch ICF genannt und konzentriert sich viel mehr auf die Komponenten von Gesundheit als auf die Folgen von Krankheit. (Vgl. Speck, 2003)

Die soziale Beeinträchtigung äußert sich in persönlichen, familiären und gesellschaftlichen Konsequenzen (siehe Abb. 14).

Persönliche Folgen	Familiäre Folgen	Gesellschaftliche Folgen
Einschränkung der • Unabhängigkeit • Beweglichkeit • Freizeitaktivitäten • sozialen Integration • wirtschaftlichen und beruflichen Möglichkeiten	• Pflegebedarf • gestörte soziale Beziehungen • wirtschaftliche Belastung	• Fürsorgeanspruch • Produktivitätsverlust • gestörte soziale Integration

Abb. 14: Soziale Beeinträchtigung (Universität Bonn, 2003)

In Artikel 1 Satz 2 der UN-Behindertenrechtskonvention wird der Begriff »Behinderung« folgendermaßen definiert:

> »Zu den Menschen mit Behinderungen zählen Menschen, die langfristige körperliche, seelische, geistige oder Sinnesbeeinträchtigungen haben, welche sie in Wechselwirkung mit verschiedenen Barrieren an der vollen, wirksamen und gleichberechtigten Teilhabe an der Gesellschaft hindern können.«

4.6.3 Behinderung als komplexes Interaktionsgeschehen

Das Ausmaß, wie sehr der einzelne Mensch seine Schädigung als Behinderung wertet, resultiert aus bestimmten Teilkomponenten, die sich wechselseitig beeinflussen (siehe Abb. 15). Erlebt der betroffene Mensch durch seine Umwelt entsprechende Unterstützung, kann er seine Einschränkung so annehmen bzw. einordnen, wie die anderen ihn kategorisieren. Eine Person handelt folglich so, wie die anderen es von ihr erwarten. Die Persönlichkeitsentwicklung wird bei diesem Prozess entscheidend durch die Reaktionen der Umwelt geprägt. Im Kontext der Interaktion erwirbt der Mensch sein Selbst.

Erfährt das betroffene Selbst hingegen Intoleranz, Vorurteile sowie Abwehr, ist es gefordert, eine konstruktive Antwort auf die diskriminierenden Handlungsweisen seiner Mitmenschen zu finden. Sein Selbstkonzept ist dabei gefährdet, ein geringes Selbstwertgefühl sowie Selbstentfremdung können sich einstellen. Das Gelingen einer persönlichen und sozialen Integration ist somit abhängig von der Befindlichkeit der betroffenen Person und von den Reaktionen der Mitmenschen. Das bedeutet beispielsweise, dass eine Person trotz einer vorliegenden Schädigung, aber aufgrund ihrer stabilen Persönlichkeit und einer wohlwollenden, unterstützenden Umgebung eine Behinderung als solche für sich nicht wahrnimmt. (Vgl. Speck, 2003)

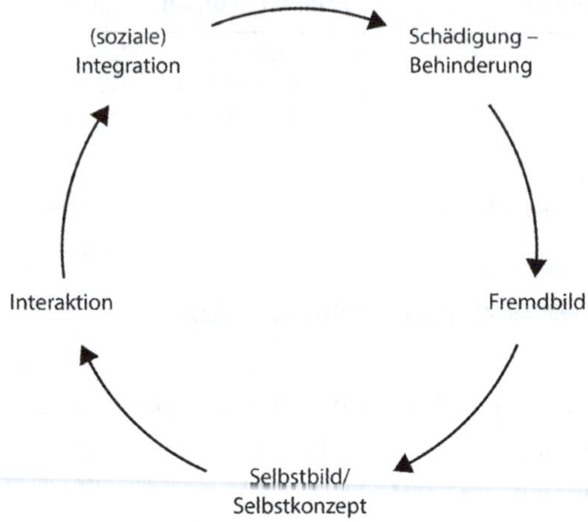

Abb. 15: Behinderung als komplexes Interaktionsgeschehen

Die Wertung einer Behinderung kann sich jedoch auch verändern, durch den Fortschritt im Bereich der Medizin (z. B. durch eine gelungene Operation) oder der Therapie (durch entsprechende Förderung) oder durch neue Lebensumstände. Selbst in einzelnen Lebenssituationen kann Behinderung eine mehr oder weniger große Rolle spielen (z. B. ein familiäres Leben »ohne Behinderung« mithilfe entsprechender Akzeptanz und Einfühlungsvermögen der Familienmitglieder, jedoch ein Schul- oder Berufsleben mit erschwerten Bedingungen).

4.6.4 Behinderungsarten und Mehrfachbehinderungen

Behinderungen können unterschiedlicher Art und Herkunft sein. Sie sind auch nicht einfach zu differenzieren. Die gebräuchlichsten Kategorien umfassen:

- Körperbehinderung
- Hörbehinderung: Gehörlosigkeit und Schwerhörigkeit
- Sehbehinderung: Blindheit und Fehlsichtigkeit
- Sprachbehinderung
- Psychische Behinderung
- Lernbehinderung (IQ 70–85)
- Kognitive Behinderung (IQ unter 70)

Der Begriff »Mehrfachbehinderungen« im Sinne von Mehrfachschädigungen tritt in zwei Formen auf. In einigen Fällen können mehrere Behinderungen gleichzeitig vorliegen, z. B. eine kognitive und eine körperliche Beeinträchtigung. Andere ziehen weitere Beeinträchtigungen nach sich, z. B. Lernbehinderung, die sich auf mehrere Bereiche (Verhalten und Sprache) auswirkt.

4.7 Rechte von Menschen mit Beeinträchtigung

2006 beschlossen die Vereinten Nationen den ersten Menschenrechtsvertrag zum Schutz und zur Stärkung der Rechte von Menschen mit Behinderung. Die UN-Behindertenrechtskonvention ist ein internationaler Vertrag, in dem sich die Unterzeichnerstaaten verpflichten, die Menschenrechte von Menschen mit Beeinträchtigungen zu fördern, zu schützen und zu gewährleisten. 2008 wurde diese Konvention von Österreich ratifiziert.

i Info

Die Grundsätze dieses Übereinkommens sind in Artikel 3* festgelegt und umfassen

- »die Achtung der dem Menschen innewohnenden Würde, seiner individuellen Autonomie, einschließlich der Freiheit, eigene Entscheidungen zu treffen, sowie seiner Selbstbestimmung;
- die Nichtdiskriminierung;
- die volle und wirksame Teilhabe an der Gesellschaft und Inklusion in die Gesellschaft;
- die Achtung der Unterschiedlichkeit und die Akzeptanz von Menschen mit Behinderungen als Teil der menschlichen Vielfalt und der Menschheit;
- die Chancengleichheit;
- die Barrierefreiheit;
- die Gleichberechtigung von Mann und Frau;
- die Achtung vor den sich entwickelnden Fähigkeiten von Kindern mit Behinderungen und die Achtung ihres Rechts auf Wahrung ihrer Identität«.

Der Österreichische Behindertenrat ist Interessenvertreter für rund 1,4 Millionen Menschen mit Behinderungen in Österreich. Er setzt sich für die Rechte von Menschen mit Behinderungen ein. Erwähnenswert

* *Übereinkommen über die Rechte von Menschen mit Behinderungen sowie das Fakultativprotokoll zum Übereinkommen über die Rechte von Menschen mit Behinderungen.* BGBl. III Nr. 155/2008, Fassung vom 27.08.2020.

sind die Neuerungen des Erwachsenenschutzrechts. Das 2. Erwachsenenschutz-Gesetz stellt den betroffenen Menschen in den Mittelpunkt, um Selbstbestimmung, Selbstständigkeit und Entscheidungsfreiheit möglichst lange und umfassend zu erhalten. Es gibt die Möglichkeit der Erwachsenenvertretung für volljährige Personen, die wegen einer Beeinträchtigung oder psychischen Krankheit nicht mehr alle Entscheidungen selbst treffen können. Dabei gibt es unterschiedliche Formen der Erwachsenenvertretung; es soll sichergestellt werden, dass die Vertretung nur in jenen Gebieten erfolgt, in denen sie auch tatsächlich erforderlich ist.

Erfreulich ist, dass sich der Schutz und die Rechtslage für Menschen mit Beeinträchtigungen grundsätzlich positiv entwickelt haben. Allerdings ist das Thema »Lebensrecht« in Zusammenhang mit Spätabtreibungen auf dem Prüfstand. Wenn ein Fötus schwer behindert ist, darf er in Österreich bis zur Geburt abgetrieben werden. Wer eine Spätabtreibung durchführen möchte, darf das nicht selbst entscheiden. In den Krankenhäusern, die solche Abbrüche durchführen, bespricht eine Gruppe aus Fachärzt:innen, ob eine Abtreibung nach Ablauf der Dreimonatsfrist zulässig ist. Wo menschliches Leben auf den Prüfstand gestellt wird, wird die Heilpädagogik aktiv. Heilpädagogik hat eine Ethik umzusetzen, die den Menschen unabhängig von seinen Stärken und Schwächen akzeptiert und sein Lebensrecht sichert. Sie schafft Organisationen, um Erziehung, Bildung, Arbeit und soziale Zugehörigkeit für alle Menschen zu verwirklichen. Sie hält an der Achtung der Menschenwürde und dem Bildungsrecht jedes Menschen fest.

Das Lebensrecht von Menschen mit Beeinträchtigungen wird gegenwärtig auch in Verbindung mit ökonomischen Aspekten infrage gestellt. Aktuell erfolgen in vielen Sozial- und Gesundheitsbereichen »Kosten-Nutzen-Prüfungen« seitens des Landes bzw. der Fördergeber. Es ist zu befürchten, dass diverse Sparpakete auf Kosten der Lebensqualität derer gehen, die besonders schwere Beeinträchtigungen haben und am meisten unsere Unterstützung benötigen würden.

4.8 Segregation – Integration – Inklusion

Gemeinsames Spielen, Lernen, Arbeiten und Leben aller Menschen, mit und ohne Beeinträchtigung, ist traditionelles heilpädagogisches Gedankengut. Die soziale Eingliederung von Menschen mit Beeinträchtigungen ist grundsätzlich ein Richtziel der Heilpädagogik. Soziale Inklusion wird auch in der UN-Behindertenrechtskonvention gefordert. Dabei geht es nicht um einen Anpassungsprozess bzw. um die Eingliederungsfähigkeit seitens der Menschen mit Beeinträchtigungen in die Lebenszusammenhänge nichtbehinderter Menschen, sondern um einen wechselwirkenden Annäherungsprozess von beiden Seiten. Um das Zugehörigkeitsgefühl und die gegenseitige Akzeptanz zu verstärken, ist es notwendig, dass sich alle Menschen aufeinander zubewegen und voneinander lernen, gleichgültig, ob sie eine Behinderung aufweisen oder nicht. Durch gemeinsame Begegnungen entstehen wertvolle Beziehungen und Gemeinsamkeiten in verschiedenen Lebensbereichen (z. B. Kindergarten, Schule, Beruf, Freizeit und Familie). Die grundlegenden erforderlichen Voraussetzungen für gemeinsames Lernen und Leben zu schaffen, wird als eine gesellschaftliche Verpflichtung gesehen. Der Grad der Integration hängt allerdings von den äußeren Bedingungen und vom Interaktionsergebnis ab und ist daher durchaus subjektiv bestimmt. Zu beachten ist auch, dass eine Gemeinsamkeit noch keine Integration darstellt, und umgekehrt kann auch nicht jeder in allen (Teil-)Systemen »zu Hause« sein. Die verschiedenen Interessen und Kompetenzen von Menschen zeigen, dass nicht jeder in allen gesellschaftlichen Bereichen integriert sein kann und will. Die individuellen Bedürfnisse nach sozialer Zugehörigkeit sind zu respektieren, beispielsweise die Gehörlosenkultur. Bedeutend für einen gelingenden integrierenden Prozess ist die Teilhabe an der sozialen Ganzheit unter Erhalt der eigenen Identität. Soziale Inklusion ist dann verwirklicht, wenn jeder Mensch in seiner Individualität von der Gesellschaft akzeptiert wird und die Möglichkeit hat, in vollem Umfang an ihr teilzuhaben oder teilzunehmen. (Vgl. Speck, 2003)

Im Folgenden werden die Begrifflichkeiten »Segregation«, »Integration« und »Inklusion« erklärt. Die Ziele von Integration und Inklusion sind grundsätzlich ähnlich, allerdings unterscheiden sie sich im konzeptionellen Ansatz:

- **Segregation** (Absonderung): Menschen mit Beeinträchtigungen wird kein Platz innerhalb der Gesellschaft geboten, sie werden ausgegrenzt.
- **Integration:** Der Zustand der Exklusion und Segregation wird aufgehoben, die Individuen werden in die Gesellschaft mit aufgenommen. Ein ganzheitliches System soll (wieder) zusammengefügt werden, ausgeschlossene Personen werden in das Bestehende integriert. Integration umfasst alle Bereiche des Lebens (u. a. Ausbildung, Beruf, Freizeit) und fordert Barrierefreiheit (beispielsweise jedes öffentliche Gebäude und jedes öffentliche Verkehrsmittel rollstuhlgerecht zu gestalten).
- **Inklusion** (wörtlich übersetzt »Zugehörigkeit«): Inklusion ist die Vision einer Form des optimalen Zusammenlebens. Es ist ein un-

eingeschränktes Recht eines jeden Individuums auf persönliche Entwicklung, soziale Teilhabe, Mitbestimmung und Mitgestaltung. In einer inklusiven Gesellschaft werden individuelle Unterschiede als Normalität betrachtet. Inklusion beschreibt dabei die Gleichwertigkeit eines Individuums, ohne dass dabei Normalität vorausgesetzt wird. Normal ist vielmehr die Vielfalt, das Vorhandensein von Unterschieden. Unterschiede und Abweichungen werden von der Gesellschaft weder infrage gestellt noch als Besonderheit gesehen. Dies setzt ein System bzw. eine vielfältige Gesellschaft voraus, in der auf individuelle Bedürfnisse eingegangen wird. Hier muss sich nicht der einzelne Mensch dem System anpassen, sondern die gesellschaftlichen Rahmenbedingungen werden so gestaltet, dass sie jedem/jeder Einzelnen Teilhabe ermöglichen, wenn dieser:diese sie wünscht. »Inklusion fängt in den Köpfen an – in unseren!« (Feuser, 2015, S. 304)

4.9 Was ist Rehabilitation?

Unter Rehabilitation werden laut WHO umfangreiche medizinische, pädagogische, soziale und berufliche Maßnahmen verstanden, die zum Einsatz kommen, wenn eine Person aufgrund ihres Gesundheitszustands Einschränkungen des täglichen Funktionierens erlebt bzw. hat. Beispiele für Funktionseinschränkungen sind Schwierigkeiten beim Denken, Sehen, Hören, Kommunizieren, Bewegen, und auch dabei, Beziehungen zu haben oder einen Job zu behalten. Zielgruppe sind somit chronisch kranke Menschen sowie Menschen mit Beeinträchtigungen oder von Behinderung bedrohte Menschen. Die betroffene Person soll durch den gezielten und koordinierten Einsatz von Rehabilitationsprogrammen eine größtmögliche Eigenaktivität und Partizipation in allen Lebensbereichen erreichen. Der Rehabilitationsbedarf wächst, u. a. aufgrund der Alterung der Bevölkerung – der Anteil der über 60-Jährigen ist stets im Steigen.

Die Rehabilitationspädagogik beschäftigt sich mit der Förderung, Betreuung, Assistenz, Beratung und Unterstützung von Menschen mit körperlicher, geistiger, sozialer oder/und psychischer Beeinträchtigung und deren Angehörigen. Die Rehabilitationspädagogik hat somit große Ähnlichkeiten mit der Sonder- und Heilpädagogik.

Info

Arbeitsfelder der Rehabilitationspädagogik
- Case Management
- Früherkennung, Frühförderung
- (Vor-)Schulische Rehabilitation im Kinder- und Jugendbereich
- Berufliche Rehabilitation
- Soziale Rehabilitation
- Heilpädagogische Arbeit in der stationären, teilstationären und ambulanten medizinischen und psychosozialen Rehabilitation von Menschen mit Beeinträchtigungen und chronischen Erkrankungen
- Geriatrische Rehabilitation (Geragogik)

Die Einführung eines Case Managements (wörtlich übersetzt »Fall-Management«) im Bereich der Rehabilitationspädagogik wäre wünschenswert. Aktuell gibt es in Österreich kein übergeordnetes Case Management, sondern je nach Alter der betroffenen Person ein punktuelles Case Management. Der:Die Case Manager:in hat gemeinsam mit der betroffenen Person einen Gesamtplan aufzustellen. Der Gesamtplan soll alle Maßnahmen umfassen, die für eine gesunde Entwicklung und Teilhabe in allen Bereichen erforderlich sind. Dabei ist sicherzustellen, dass die Maßnahmen nahtlos ineinandergreifen. Zu den Aufgaben des Case Managers:der Case Managerin gehören auch die Koordination der medizinischen, pädagogischen, sozialen und therapeutischen Maßnahmen, die Einbindung der Angehörigen, die Einberufung von Helferkonferenzen, die Beratung hinsichtlich finanzieller Unterstützung (erhöhte Familienbeihilfe, Therapiekostenersatz, Kostenersatz für Hilfsmittel usw.) und die Evaluierung geeigneter Maßnahmen, um auch eine Über- oder Unterforderung zu vermeiden.

Frühförderung ist der Oberbegriff für ein Angebot speziell für Kinder in den ersten Lebensjahren und deren Familien. Es umfasst medizinische als auch psychologische und pädagogische Aspekte. Frühförderung befasst sich mit der umfassenden Förderung von Kindern mit Beeinträchtigungen oder von Behinderung bedrohten Kindern und begleitet die Familien in dieser besonderen Lebensphase. Neben der Erziehungsberatung und der Aufklärung über die Ursachen für die Probleme des Kindes wird den Eltern Gelegenheit zur Aussprache geboten. Die Behinderung eines Kindes führt oft dazu, dass die Beziehung zwischen den Eltern sehr belastet wird und die Zeit für die Geschwister begrenzt bleibt. Darauf wird in der Frühförderung eingegangen, es werden auch Geschwister und andere Familienmitglieder einbezogen. Ziele der Frühförderung sind, dass das Kind entsprechende Anregungen und

Hilfen erhält, es sich dabei wohlfühlt und dass die Eltern lernen, die Beeinträchtigung des Kindes anzunehmen, sowie Kompetenzen für den täglichen Umgang erwerben.

In Österreich wird Frühförderung in den einzelnen Bundesländern von unterschiedlichen Trägern durchgeführt. Je nach Träger gibt es das Angebot einer ambulanten Frühförderung und/oder einer Hausfrühförderung. Vorteile der häuslichen Umgebung sind der Wegfall der zeitlichen Belastung der Familie, die gewohnte Umgebung und Atmosphäre, die Einbindung der Geschwister vor Ort, die Förderung im Alltagsgeschehen und die Vermeidung von zusätzlichen Stresssituationen. Die Bedeutung früher Entwicklungshilfen ist bekannt, denn Versäumnisse der Entwicklungsförderung in den ersten Lebensjahren sind nur schwer aufzuholen.

(Vor-)Schulische Rehabilitationsmaßnahmen haben das Ziel, Kindern und Jugendlichen mit vorhandenen oder drohenden Entwicklungsstörungen die bestmögliche Erziehung und Bildung zu sichern. Ein frühes Miteinander von Kindern mit und ohne Beeinträchtigung ist besonders wichtig, weil soziale Einstellungen schon in dieser Entwicklungsphase vermittelt und erlernt werden. Die gegenseitige soziale Akzeptanz wird durch das gemeinsame Spielen und Lernen gefördert.

Im Bereich des Kindergartens gelingt die Integration von Kindern mit Beeinträchtigungen überwiegend zufriedenstellend, wenn die entsprechenden Rahmenbedingungen erfüllt sind.

i Info

Rahmenbedingungen für ein gelingendes inklusives Miteinander:

- Herabsetzung der Gruppengröße mit einem begrenzten Anteil von Kindern mit Beeinträchtigungen
- Ausreichend Personal mit sozial- oder heilpädagogischer Zusatzqualifikation (z. B. inklusive Elementarpädagog:innen)
- Bereitschaft für Inklusion bei den Elementarpädagog:innen und Lehrer:innen (Entscheidungsfreiheit)
- Zustimmung aller Eltern
- Besonderes didaktisches Konzept und Modifikation der Leistungsbewertungen
- Angemessene therapeutische Versorgung der Kinder
- Sicherstellung von entsprechenden Hilfsmitteln
- Entsprechende Raumgröße und genügend Nebenräume
- Möglichkeit, Fachkräfte (bei Kindern mit speziellem Verhalten) heranzuziehen (z. B. Heilpädagog:innen, Kinder- und Jugendlichenpsychotherapeut:innen, Logopäd:innen)

Im schulischen Bereich ist die Gemeinsamkeit von Kindern mit und ohne Beeinträchtigungen nach wie vor eine große Herausforderung, insbesondere, wenn die zusätzlichen Ressourcen nicht in hinreichendem Maße verfügbar sind. Es gibt auch Kinder mit Beeinträchtigungen, die den Anforderungen in gemeinsamen Klassen nicht gewachsen sind. Je niedriger das Leistungs- und Intelligenzniveau ist, desto geringer sind auch die Chancen, gut integriert zu werden. Es gibt sowohl bei den Kindern mit Beeinträchtigungen als auch bei einigen Eltern das Bedürfnis, sozialen Gruppen mit Kindern gleicher Beeinträchtigungen anzugehören. Das Beste wäre eine vielfältige Auswahlmöglichkeit, um das zu verwirklichen, was den Kindern dient und sie im adäquaten Ausmaß fördert.

Kritisch zu betrachten sind die aktuellen Sparpakete seitens der Politik im Sozial- und Bildungsbereich. Wenn es bei den notwendigen Ressourcen zu Einsparungen kommt, beispielsweise beim spezifischen pädagogischen Personal, entstehen gewisse Nachteile im Bereich der gemeinsamen Förderung, u. a. eine Überforderung seitens der Pädagog:innen und der betroffenen Kinder, die bis zu einer ablehnenden Haltung gegenüber diesen Kindern führen kann. Die betroffenen Kinder dürfen keine Integrationsopfer werden, daher sind im Bildungssystem dringend grundlegende Änderungen notwendig. Es gibt viele Projekte mit dem Ziel einer vorschulischen Gemeinsamkeit aller Kinder, unabhängig von deren Beeinträchtigung. Kooperative Modelle versuchen, Bildungshäuser zu errichten, wo Integrationsgruppen/-klassen und heilpädagogische Gruppen/Klassen räumlich und institutionell eingegliedert sind. Bei den heilpädagogischen Gruppen handelt es sich um kleine Einheiten für Kinder mit schweren Beeinträchtigungen, die von speziell ausgebildeten Pädagog:innen gefördert werden, aber sozialpädagogisch in der gemeinsamen Bildungseinrichtung einbezogen werden. Diverse Feste, Pausen oder Essenseinnahmen finden nach Möglichkeit gemeinsam statt. Die speziellen Bedürfnisse der Kinder werden in diesen Modellen berücksichtigt. Entscheidend ist die Dienlichkeit für das jeweilige Kind.

Unter **beruflicher Rehabilitation** sind Maßnahmen zu verstehen, die Menschen mit Beeinträchtigungen in die Lage versetzen sollen, erstmals einen Beruf, einen früheren Beruf oder erforderlichenfalls einen neuen Beruf auszuüben. Die Erwerbsfähigkeit des betroffenen Menschen soll erhalten, gebessert oder wiederhergestellt werden. Zu den pädagogischen Aufgaben zählen die Beratung zur Berufsausbildung, Ausbildungsmaßnahmen, die Arbeitsplatzsuche, die Ausstattung eines behindertengerechten Arbeitsplatzes, die Arbeitsassistenz, die Abwicklung von Förderungen, die Vermittlung von Schutzbestimmungen, Tages- und Beschäftigungsangebote etc.

Es gilt zu prüfen, ob zur Eingliederung des betroffenen Menschen in die Gesellschaft Maßnahmen der sozialen Rehabilitation erforderlich sind. Es geht um die Aufnahme in die Gesamtheit zwischenmenschlicher Beziehungen, also über den Beruf hinaus in die Gemeinschaft, die sich im familiären, politischen, kulturellen und sportlichen Bereich entwickelt. Zu den sozialen Maßnahmen gehören die Arbeit mit dem sozialen Umfeld (Angehörige, Vereine, Nachbar:innen), Unterstützung bei behindertengerechten Wohnungsumbauten, Förderung zur Steigerung der Mobilität, finanzielle Beratung (Gebührenbefreiungen, Vergünstigungen), Hilfsmittelversorgung, Beratung zu rechtlichen Themen (z. B. Erwachsenenschutzgesetz), Angebote zur Weiterbildung im Bereich »Freizeitgestaltung«, Alltagspflege-Dienste, Hilfen zur Stützung der Selbstständigkeit, Begleitung zu Veranstaltungen, Helfervermittlung und -anleitung.

Die heilpädagogische Arbeit mit älteren Menschen, auch Geragogik genannt, erfährt mit dem Anstieg der Anzahl älterer Menschen mit Beeinträchtigungen an Bedeutung. Die Geragogik setzt sich für ein menschenwürdiges und erfülltes Altwerden ein, indem sie versucht, neben der Altenhilfe im Sinne von Pflege, soziale und kulturelle Partizipation weitestgehend noch zu ermöglichen. Aufgaben der Geragogik sind insbesondere, Bildungsangebote für ältere Menschen und Konzepte für die letzte Lebensphase von Menschen mit Beeinträchtigungen zu entwickeln, die Betroffenen auf den Ruhestand und die Begleiterscheinungen des Alterns vorzubereiten, Biografiearbeit, Freizeitgestaltung sowie Trauerarbeit.

4.10 Ausbildung und Arbeitsgebiete

Die Ausbildung zur akademischen Heil- und Sozialpädagogin/zum akademischen Heil- und Sozialpädagogen umfasst das Studium der Erziehungs-/Bildungswissenschaften und diverse Zusatzqualifikationen.

Heilpädagogische Arbeitsgebiete:

- Zentren für Entwicklungsdiagnostik
- Sozialpädagogische Einrichtungen
- Erziehungs- und Bildungseinrichtungen
- Frühförderung
- Zentren für Berufsvorbereitung und Berufsausbildung (berufliche Rehabilitation)
- Erziehungs-, Familien- und Schulberatungsstellen

- Kranken- und Gesundheitsanstalten, Rehabilitationszentren (stationär, teilstationär und ambulant)
- Behindertenhilfe
- Tages- und Vollheime
- Freizeitbereich
- Pflege- und Altenheime

Fragen zur Evaluation

1. Welche Wirkfaktoren kommen in der Heilpädagogik zum Tragen?
2. Welche Bedeutung hat das heilpädagogische Spiel?
3. Was sind die Merkmale heilpädagogischer Diagnostik?

Literatur im Text

Badegruber, B. (1994). *Spiele zum Problemlösen. Band 1: für Kinder im Alter von 6–12 Jahren.* Linz: Veritas.

Bauer, J. (2006). *Warum ich fühle, was du fühlst* (11. Aufl.). München: Heyne Verlag.

Buber, M. (1995). *Ich und Du.* Stuttgart: Reclam.

Eggert, D. (2000). *Theorie und Praxis der psychomotorischen Förderung* (4. Aufl.). Dortmund: Borgmann publishing.

Eitle, W. (2008). *Basiswissen Heilpädagogik.* Troisdorf: Bildungsverlag Eins.

Feuser, G. (2015). Inklusive Bildung – ein pädagogisches Paradoxon. In Heinrich-Böll-Stiftung (Hrsg.), *Inklusion. Wege in die Teilhabegesellschaft* (S. 298–314). Frankfurt a. Main: Campus.

Gerber, G. (1992). Spüren-Fühlen-Denken. Ein ganzheitlich ontogenetisches Entwicklungsmodell und seine Anwendung in der Praxis. In F. Sedlak (Hrsg.), *Verhaltensauffällig. Was nun? Beiträge zur pädagogischen Psychologie* (S. 77–99). Wien: Ketterl.

Gerber, G. (1994). Das Wiener Modell »Spüren-Fühlen-Denken« und seine Bedeutung für Diagnostik, Rehabilitation und Prävention. *Praxis der Psychomotorik,* 2, 85–88.

Gruntz-Stoll, J., & Zurfluh, E. (2008). *Lösungs-, ressourcen- und systemorientierte Heilpädagogik. Eine Einführung.* Bern: Haupt Verlag.

Haeberlin, U. (2005). *Grundlagen der Heilpädagogik.* Bern: Haupt (UTB).

Haug-Schnabel, G., Bensel, J., & Bröder, M. (2000). Vom Säugling zum Schulkind. Beiträge zur Entwicklungspsychologie. *Kindergarten heute spezial* (2. Aufl.).

Kant, I. (1803). *Über Pädagogik.* Königsberg: Friedrich Nicolovius.

Miller, A. (1983). *Am Anfang war Erziehung.* Berlin: Suhrkamp.

Moor, P. (1965). *Heilpädagogik. Ein pädagogisches Lehrbuch.* Bern, Stuttgart: Hans Huber.

Reinelt, T. (1996). Spüren-Fühlen-Denken. Entwicklungspsychologische Anmerkungen zur Prophylaxe, Psychotherapie und Rehabilitation. In R. Hutterer-Krisch, V. Pfersman & I. S. Farag (Hrsg.), *Psychotherapie, Lebensqualität und Prophylaxe. Beiträge zur Gesundheitsvorsorge in Gesellschaftspolitik, Arbeitswelt und beim Individuum* (S. 301–314). Wien, New York: Springer.

Reinelt, T., & Gerber, G. (1985). Die Bedeutung von Spüren, Fühlen und Denken für die Theorie, Lehre und Praxis in der Sonder- und Heilpädagogik. *Fachzeitschrift der österreichischen Gesellschaft für Heilpädagogik*, 28(1), 9–15.

Scheuerl, H. (Hrsg.). (1992). *Die Pädagogik der Moderne. Von Comenius und Rousseau bis in die Gegenwart. Ein Lesebuch.* München, Zürich: Piper.

Schirm-Gasser, C. (2019). »Spielen ist Dünger für das Gehirn«. *Menschen – Zeitschrift für gemeinsames Leben, Lernen und Arbeiten, Themenheft »Spiel als Inklusion«*, 42(6), 6–7.

Speck, O. (2003). *System Heilpädagogik. Eine ökologisch reflexive Grundlegung* (5. Aufl.). München: Reinhardt.

Stein, M. (2009). *Allgemeine Pädagogik.* München: Reinhardt.

Universität Bonn. (2003). *Definition Behinderung.* Abgerufen von http://www.psychologie.uni-bonn.de/kap/cur/online_alt/WS01/N3%20WS%2001/08_02.pdf (03/2003).

Vopel, K.W. (1991). *Interaktionsspiele für Kinder. Teil 1–4.* Hamburg: Iskopress.

World Health Organization. (2020). *Rehabilitation.* Abgerufen von www.who.int/news-room/fact-sheets/detail/rehabilitation (03/2020).

Zimmer, R. (1999). *Handbuch der Psychomotorik. Theorie und Praxis der psychomotorischen Förderung von Kindern.* Freiburg u. a.: Herder.

Kernliteratur

Gruntz-Stoll, J., & Zurfluh, E. (2010). *Lösungs-, ressourcen- und systemorientierte Heilpädagogik. Eine Einführung* (2. Aufl.). Bern: Haupt.

Speck, O. (2008). *System Heilpädagogik. Eine ökologisch reflexive Grundlegung* (6. Aufl.). München: Reinhardt.

5. DIAGNOSTIK IN DER PSYCHOTHERAPIE

5.1 Psychotherapeutische Diagnostik

Markus Hochgerner

Zusammenfassung

Psychotherapeutische Diagnostik steht als eigenständige und intersubjektiv begründete verstehende Beziehungsdiagnostik neben der psychiatrischen erklärenden Diagnostik und psychologisch-experimentellen messenden Diagnostik. Sie gibt Auskunft über mögliche Entstehungszusammenhänge und Formen der Aufrechterhaltung leidvoller Symptomatik und setzt diese in Relation zur Persönlichkeit. Diagnostik wird in dieser Weise, begleitend zum therapeutischen Prozess, integraler Bestandteil der Psychotherapie und ist in der Indikationsstellung zur Psychotherapie als prozessuale »Theragnostik« handlungsleitend in der Zielfindung und Entwicklung hilfreicher Vorgangsweisen für die Patient:innen. Psychotherapeutische Diagnostik ist in einen umfassenden Gesundheits- und Krankheitsbegriff eingebettet, der die biopsychosoziale Bedingtheit des Menschen als Kontinuum und Wechselwirkung zwischen gesund und krank beschreibt. Psychotherapeutische Diagnostik erfasst und respektiert alle Dimensionen des Lebens und bezieht sie in den therapeutischen Blick mit ein.

Schlüsselwörter

Krankheitsbegriff, psychotherapeutische Diagnostik, erklärende Diagnostik, Theragnostik, Indikation, szenische Information, diagnostische Beziehungsgestaltung, psychosoziale Diagnostik

5.1.1 Umfassender Gesundheits- und Krankheitsbegriff

Das durch die WHO definierte Gesundheits- und Krankheitsverständnis ist biopsychosozial definiert und beinhaltet einen Anspruch auf umfassende Krankenbehandlung und die Pflicht zur Bereitstellung von Institutionen und Hilfsangeboten, die das Gleichgewicht der einzelnen Person in allen drei Bereichen präventiv unterstützt und behandelnd eingreifen kann, wenn krankheitswertiges Erleben und Verhalten entsteht (Frischenschlager, 1996). Die medizinische Krankenversorgung wird hier allerdings traditionell zuerst als Leitdisziplin bedacht. Neben der Medizin sind in Österreich drei weitere Berufe zur Heilbehandlung psychischer

Erkrankungen gesetzlich legitimiert: Psychotherapie, Psychologie (seit 1991) und Musiktherapie (seit 2008).

Im Rahmen des jeweiligen Berufsverständnisses ist berufsübergreifend nach der **anamnetischen Erhebung** von Krankengeschichte und **aktueller Symptomatik** mit einer daraus abgeleiteten **Indikation** bzw. Kontraindikation zur Behandlung die Erstellung einer **Diagnose** verpflichtendes und zentrales Element.

Zum Verständnis der Entwicklung diagnostischer Sichtweisen ist zunächst ein Einblick in die **Geschichte der Krankendiagnostik** unerlässlich: Der Beginn moderner Krankenbehandlung liegt am Anfang des 19. Jahrhunderts. Die Behandlung psychisch abweichenden Verhaltens wird allmählich Teil der medizinischen Forschung und Behandlung (siehe auch Kap. 13.1 »Problemgeschichte der Psychotherapie«). Die Medizin wird zugleich ab Mitte des 19. Jahrhunderts vorrangig von einem **biologisch-naturwissenschaftlichen Grundverständnis** als Leittheorie geprägt, dem sich die klinische Erfahrung und ein verstehend-einfühlendes Herangehen in der Heilkunst unterordnen muss. Das Experiment und die Messung von biologischen Faktoren abweichenden Verhaltens in der Medizin werden zum Gradmesser klinischer Wahrheit. Ebenso ist die akademische Psychologie diesem naturwissenschaftlich-experimentellen Weltbild spätestens ab 1880 akademisch und in der Handlungspraxis verbunden.

Die **Reduktion auf die biologischen, messbaren Funktionen** des individuellen Körpers, die Fokussierung vorrangig auf experimentell messbare psychische Defizite und die damit verbundene Abwesenheit eines **positiven Gesundheitsbegriffes** (Gesundheit wird weiter vorrangig als »Abwesenheit von Krankheit« definiert) sind prägend bis in die Gegenwart und damit kein historischer oder banaler Umstand, sondern diese Faktoren steuern

1. individuelles Erleben und Verhalten in mangelnder Selbstfürsorge zur Gesunderhaltung, verbunden mit hoher passiver Ansprüchlichkeit zur Symptombeseitigung im Krankheitsfall,
2. die Delegation der Wiederherstellung kranken Erlebens an Expert:innen,
3. finanzielle Ströme der Gesundheitsetats (Reparaturmedizin statt Vorsorgemedizin),
4. sozialpolitische Diskurse in der Verwaltung von Ungerechtigkeiten der Mehrklassen-Versorgungskultur von Krankenkassenleistungen für psychisch Erkrankte sowie
5. die gesellschaftlichen Diskurse (Foucault, 1969) zur Berechtigung von Eingriffen in die Privatsphäre durch Datensammlung und Weitergabe in Krankenakten, Anhaltung in Psychiatrien mit Zwangs-

maßnahmen, eingeschränkten Zugang zu Kindern im Entzug des Sorgerechtes, Entzug der Rechtsfähigkeit bei psychischer Beeinträchtigung etc.

Info

Die Ausblendung sozialer, kultureller, ökonomischer, rechtlicher, ökologischer und politischer Dimensionen individuellen und gesellschaftlichen Lebens in der normativen, somit Regel- und Maßstab setzenden medizinisch-psychiatrischen Diagnostik korrespondiert mit dem Fehlen eines gesellschaftspolitisch und individuell verankerten Begriffs von umfassender Gesundheit und Verantwortlichkeit, die sowohl persönlich handlungsleitend wäre als auch im sozialpolitischen Diskurs als »robustes Wissen« (Fäh, 2004, S. 5; zit. n. Hochgerner, 2005) zur Verfügung stünde.

Handlungsleitend und für Österreich vertraglich verpflichtend steht hier die Gesundheits- und Krankheitsdefinition der Weltgesundheitsorganisation WHO (World Health Organisation) zur Verfügung. Hier zeigt sich eine bedeutsame und radikale Entwicklung: Während noch 1946 die WHO »Gesundheit als umfassendes physisches, psychisches und soziales Wohlbefinden« definierte und damit einem statischen, umfassend-utopischen Gesundheitsverständnis und der Illusion vom beschwerdefrei-versorgenden konsumistischen Leben als anzustrebendem Ideal Vorschub leistete (Frischenschlager, 1996, S. 10), zeigt die neue, im Weiteren zitierte Fassung in der Ottawa-Charta der WHO aus 1986 eine wesentlich realistischere Sicht (Frischenschlager, 1996, S. 10–16):

- Gesundheit und Krankheit wird als abgestuftes, dynamisches Geschehen – nicht mehr als jeweils abgegrenzte, gegenüberstehende Größe (Entität) – erfasst.
- Die Notwendigkeit der aktiven und selbstverantwortlichen Gestaltung der Lebenskarriere wird als Entwicklungsaufgabe betont: »In diesem Sinne ist die Gesundheit als ein wesentlicher Bestandteil des täglichen Lebens zu verstehen und nicht als vorrangiges Lebensziel.« (Ottawa-Charta, 1986, S. 1)
- Das interaktive Element zur gelingenden/misslingenden Lebensgestaltung wird zentral betont – sowohl in der Reflexion der frühen Abhängigkeit in der kindlichen Entwicklung als auch in der späteren Entwicklung sozialer, kognitiver und materieller Fähigkeiten.
- Das grundsätzliche Bedürfnis und Recht auf soziale und kulturelle Eingebundenheit, Anerkennung und Zufriedenheit im Lebenskontext als ein wesentlicher Gesundheitsfaktor wird aktiv formuliert.

- Der Weg zur Umsetzung dieser Ziele wird als vernetzte Aufgabe individueller, sozialer, politischer und ökonomischer Initiativen und Institutionen beschrieben.
- Diese Form interdisziplinären Denkens und Handelns muss sich in einer veränderten Form der Zusammenarbeit der Gesundheitsdienste (Berufe, Organisationen) und in veränderter Aus- und Weiterbildung niederschlagen. Unter der Überschrift »Die Gesundheitsdienste neu orientieren« ist u. a. zu lesen, es müsse darauf hingearbeitet werden, »ein Versorgungssystem zu entwickeln, das auf die stärkere Förderung von Gesundheit ausgerichtet ist und weit über die medizinisch-kurativen Betreuungsleistungen hinausgeht« (Ottawa-Charta, 1986, S. 6).
- Hier sehen wir die von Österreich ratifizierten Grundlagen zu einer umfassenden Therapie und Beratungskultur mit einem dynamischen Gesundheits- und Krankheitsverständnis. »Wir sehen [den Menschen, M. H.] als einen stets in Interaktion, Anpassung und Vorausplanung befindlichen psychophysischen Organismus, der über mehr oder weniger effektive und flexible Mechanismen der Selbstregulation verfügt.« (Frischenschlager, 1996, S. 8) Denn »Gesundheit ist kein statisches Zustandsbild, keine abgegrenzte Entität, sondern sie kommt vielmehr in der Effizienz ständiger Regulierungsvorgänge unter Einbeziehung von sozialen und Umweltaspekten zum Ausdruck. [...] Unter Krankheit verstehen wir demnach einen Ungleichgewichtszustand, der aus eigenen Ressourcen (Anpassungs- und Bewältigungsmechanismen, Eingriffe in die gegebene Situation etc.) nicht mehr korrigiert werden kann. Dazu gehören gleichermaßen psychische wie physische [und soziale, M. H.], akute wie chronische Krankheitsbilder.« (Ebd., S. 8 f.; Herv. d. Verf.)

Weder im medizinischen Bereich noch im erweiterten sozialwissenschaftlich-psychologischen Kontext der Krankheits-/Gesundheitsfürsorge ist ein gemeinsames, für alle gültiges und umfassendes System der Erfassung und Beschreibung der relevanten biopsychosozialen Phänomene gelungen. Die jeweilige Person wird weiterhin nicht grundsätzlich als biopsychosoziale Ganzheit im Kontext und Kontinuum ihrer Lebenswelt und Lebensgeschichte begriffen. Es existiert weiterhin keine umfassende »Wissenschaft von Not und Hilfe« (Arlt, 1958, zit. n. Singer, 1983), die leidvolles Erleben, Verhalten und Interventionen zur Gesunderhaltung/Gesundwerdung erfasst, ganzheitlich koordiniert und zum Wohle der Betroffenen bereitstellt. Intervention meint hier »alle beruflichen Handlungen, mit denen wir das Verhalten eines anderen Menschen (bzw. einer Gruppe) nach einem bestimmten Konzept beeinflussen oder leiten« (Fatzer, 1990, S. 36).

5.1.1.1 Diagnostik als Intervention

Interventionen – und Diagnostik ist eine wesentliche und handlungsbestimmende Intervention – stellen immer einen maßgeblichen und wohl zu überlegenden Eingriff in die persönliche Sphäre des:der Einzelnen dar und müssen bezüglich ihres Konzeptes und der gewählten Vorgangsweisen und Ziele reflektiert, legitimiert und überprüfbar sein: Erst so entsteht eine gesicherte und ethisch-rechtlich begründete Handlungsbasis mit oft weitreichenden (körperlichen, sozialen, psychischen, finanziellen, rechtlichen) Folgen einer medizinisch/psychotherapeutisch/psychologisch/psychosozial zentrierten Behandlung auf professionellem Niveau. Da die Integration der verschiedenen (biologischen, psychologischen, sozialen) Sichtweisen nicht hinreichend gelungen ist, obliegt es dem:der einzelnen seiner:ihrer Berufspraxis verpflichteten Praktiker:in in einem der anerkannten Gesundheitsberufe, lege artis und mit »best practice« diese Integration in Zuweisungskontexten, beruflicher Vernetzung und erworbenem Handlungswissen selbst herzustellen – ein oft zeitaufwendiges, überforderndes und vom Zufall abhängiges Vorhaben, das zu Fehl-, Über-, Unter- oder Nichtbehandlung führen kann. Einige Beispiele:

Bei Patient:innen mit psychosomatischer Krankheitsgenese dauert es durchschnittlich länger als fünf Jahre, bis ihre Erkrankung umfassend im Rahmen der medizinischen Versorgung diagnostiziert und ein mehrdimensionales Behandlungsangebot (medizinisch/psychotherapeutisch) zur Verfügung gestellt werden kann. (Kropiunigg, 1993)

In Trainingsgruppen des Arbeitsmarktservice (AMS) ist die Gruppe psychisch und sozial destabilisierter Personen besonders auffällig; diese werden jedoch vorrangig unter dem Aspekt der Desintegration aus dem Arbeitsmarkt erfasst und diesbezüglich betreut. Das oftmalige Scheitern eines daran anschließenden psychologisch-psychotherapeutischen Rehabilitationsprogrammes mit der Priorität zur Wiederherstellung der Arbeitsfähigkeit ohne langfristig stützende Maßnahmen ist nahezu vorprogrammiert.

5.1.1.2 Beschreibend-psychiatrische Diagnostik

»Diagnose heißt Erkennen eines klinisch beobachtbaren psychopathologischen Bildes (Symptom, Syndrom, Zustandsbild, Zustands-Verlaufsbild) als typisch, wiederholt in ähnlicher Gestalt vorkommend – und heißt Zuordnen dieses Bildes zu einer Krankheitsbezeichnung. Diagnostik – der Erkenntnis- und Zuordnungsprozess – wird heute in

Verkennung ihres wahren Sinnes vielfach zu Unrecht als Etikettierung verunglimpft. Diagnostik aber brauchen wir, wo immer wir ein »Zustandsbild«, d. i. eine Erfahrungs- und Verhaltensweise eines Menschen, zu beurteilen haben hinsichtlich seiner Entstehung und in Hinsicht auf die Frage, was – nach dem jeweiligen Stand des Wissens – am besten dagegen zu tun ist. Sinn und Ziel der Diagnostik ist die therapeutische und prophylaktische Handlungsanweisung.« (Scharfetter, 1991; zit. n. Paulitsch, 2004, S. 13; Herv. d. Verf.)

Mit dieser Definition zur Diagnostik bietet uns der Schweizer Arzt und Sozialpsychiater Christian Scharfetter eine umfassende Beschreibung des Diagnostizierens aus medizinisch-psychiatrischer Sicht. Aus **beschreibender Perspektive** wird die »Grundlage für eine Werdens-Geschichte« des Erscheinungsbildes aktueller Krankheit (Scharfetter, 1985, S. 4) abgeleitet und es werden die Phänomene psychisch abweichenden Erlebens und Verhaltens auf einer meist dreistufigen Skala mit leicht, mittelgradig und schwer von »gesund« nach »krank« eingeordnet. Beobachtbare abweichende Formen des Erlebens und Verhaltens werden **Symptom** (griech.: Krankheitszeichen) genannt, in **Syndromen** als typische Symptomkombination zusammengefasst und letztlich einem Krankheitsbild **normativ** (im Sinne von gültig festschreibend, feststellend, handlungsanweisend) zugeordnet.

Der **psychiatrisch-diagnostische Prozess** findet in der klinischen anamnestischen Untersuchung statt, in der der somatische und psychopathologische **»Status«** erhoben wird, der letztendlich in einem **differenzialdiagnostischen Prozess** (Abgrenzung von ähnlich erscheinenden Erkrankungen, evtl. mit Ausschlussdiagnose) zur Diagnose als richtungsweisender Ausgangspunkt jeder weiteren Behandlung führt. Der ärztliche Blick der Expert:innen fällt beobachtend-verstehend-sinnerfassend auf die Person, die als krankheitswertig erfasst, beurteilt und eingeordnet werden soll. Hier sticht zuerst die defizitorientierte und individualisierende Sicht auf die Erkrankung und den:die Erkrankte:n hervor. Das subjektive Erleben der befragten Person wird unter dem Gesichtspunkt der Erkundung zur möglichen Pathologie erfasst. Umgebungsbedingte soziale, ökonomische, ökologische, kulturelle, genderbezogene Fragestellungen scheinen in dieser somato-psychiatrischen Perspektive nicht oder nur am Rande im **Dekurs** (der strukturierten Zusammenfassung aller erhobenen Daten) auf. Soziale und umgebungsbedingte Aspekte bleiben tendenziell ausgeblendet, die Erkrankung wird sozusagen in die Person (die:den »Erkrankte:n«) hineingedrängt. Der Lohn dieser objektivierend-distanzierenden, klärenden Herangehensweise im Sinne der möglichst eindeutigen und hilfreichen Erfassung und Feststellung leidvoller psychischer Erkrankung in einer **Ein-Personen-Psychologie** (als fokussierter Blick auf die zu diagnostizierende Person: Fragende:r–Befragte:r/Expert:in–Patient:in) wird relativiert durch den Verlust an Bedeutungsgebung von subjektivem Erleben und subjektiver Lebensgeschichte der befragten Person im Kontext ihrer:seiner Lebens- und Lerngeschichte.

Info

Der folgernde Zugang zur (deduktiv-nomologischen) Diagnostik versucht, normabweichendes Erleben und Verhalten der Person zu erkunden und erklärend festzustellen. Damit scheint ein umfassender verstehender Zugang und Blick auf die Gesamtheit der Person in ihrem subjektiven Erleben von Potenzialen und Belastungen nur mehr beschränkt möglich und hat hohe Bedeutung für weitere Behandlungsperspektiven: Die in diesem diagnostischen Prozess als krank identifizierte und mit einer Diagnose belegte Person wird tendenziell Objekt der Be-Handlung und ist nicht mehr vorrangig Subjekt eines gemeinsamen, intersubjektiven Bemühens um Wiedergewinnung und Stabilisierung psychosozialer Ausgeglichenheit und Gesundheit. Damit werden Autonomie und eigenständiges Handeln tendenziell bis manifest eingeengt. (Siehe Diagnostik-Leitlinie aus 2004)

5.1.1.3 Exkurs: Geschichte und Entstehung des aktuellen Krankheitsbegriffes

Erst mit der Französischen Revolution Ende des 18. und in der ersten Hälfte des 19. Jahrhunderts wurden psychische Erkrankungen Teil des medizinischen Behandlungssystems. Psychisch Kranke waren in Europa nach dem Abklingen persischer und arabischer Einflüsse in der Krankenbehandlung psychisch Erkrankter (Spanien, 13.–15. Jh.) ab dem Mittelalter Opfer staatlicher und individueller Gewalt, herrschaftlicher oder kirchlicher Verfolgung, sie waren als Vogelfreie (Rechtlose) oder Besessene (abweichendes Erleben und Verhalten als Teufelswerk) ausgeliefert und hatten keine Bürgerrechte. (Lorenzer, 1984)

Info

Die Erfassung psychischer Erkrankungen steht mit Beginn des 19. Jahrhunderts im Zeichen der Aufklärung und Humanisierung des Umgangs mit abweichendem Verhalten (Problematisierung und teilweises Ende der Folter und Ketten im Strafvollzug, Problematisierung der Bestrafung und Zwangsarbeit für psychisch Kranke in den »Irrenanstalten«; Foucault, 1969, 1976). Die Zurückdrängung des kirchlichen Einflusses in der Deutungshoheit zu psychischen Phänomenen (Besessenheit, Hexentum) und die vermehrte staatliche Organisation des Gesundheitswesens (Seuchenwesen, Spitalswesen) ist mit einer Säkularisierung (Herauslösung aus dem religiösem Kontext), Medizinalisierung (Überführung der Behandlung in den medizinischen Kontakt) und Szientifizierung (Verwissenschaftlichung) der Behandlung verbunden.

Damit sind die betroffenen Personen erstmals als psychisch normal Leidende im Rahmen der medizinischen Erforschung und Behandlung von Krankheit definiert (Lorenzer, 1984) und als »Geisteskranke« in psychopathologischen Zustandsbildern erfasst, die den Beginn psychiatrisch-wissenschaftlicher Klassifikation bilden.

Der human-aufgeklärte Zugang und die Beschreibung und Kategorisierung von Krankheitsbildern werden besonders von Philippe Pinel (1745–1826) und Jean-Etienne Esquirol (1772–1840) entwickelt. Sie gelten als Begründer der klinischen Psychiatrie. Im Spannungsfeld um die Auseinandersetzung um körperliche und/oder seelische Ursachen der Geisteskrankheiten konzentrierte sich Emil Kraeplin (1865–1926) auf die Zusammenschau und den Verlauf von Symptomatiken (nosologische Klassifikation und deskriptive Diagnostik), Eugen Bleuler (1857–1940) beschrieb Krankheitsbilder mit verschiedenen Ausdrucksformen als »Gruppen« von Krankheiten (z. B. Schizophrenien). Karl Jaspers (1883–1962) als psychopathologisch-beschreibender, phänomenologischer Psychiater betont zugleich die Bedeutsamkeit der geschichtlichen Bedingtheit im subjektiven Erleben psychiatrischer Erkrankung.

---

i Info

Der psychologisch-verstehende, dialogische Zugang zu Patient:innen durch Pioniere wie P. Janet (1859–1947) und S. Freud (1856–1939) in der Entwicklung des psychotherapeutischen Zugangs zu Kranken in der »intimen Szene« (Lorenzer, 1984, S. 8) eines Vieraugengespräches zur Erschließung der Bedeutung persönlicher Mitteilungen und in der nachfolgenden Behandlung im Rahmen des subjektiven Erlebens und der therapeutischen Begegnung wurde jedoch sehr bald von einem dominanten biologisch-naturwissenschaftlichen Krankheitsbegriff abgelöst – im Versuch, jede Pathologie als chemisch-physikalischen Vorgang zu erfassen. Die Messbarkeit hatte ab nun Vorrang vor dem subjektiven Erleben als Zentrum der Behandlung in der Erfahrungsunmittelbarkeit der therapeutischen Begegnung, die als spekulativ denunziert und somit als »unwissenschaftlich« abgewertet wurde.

Der sinnlich-interaktionelle Aspekt der Krankenbehandlung im ärztlichen Dialog wurde zugunsten naturwissenschaftlichen Denkens am Ende des 18. Jahrhunderts (Foucault, 1972) und im 19. Jahrhundert verdrängt. »Ohne Gehirnanatomie und die experimentelle Erzeugung ging nichts mehr. So […] mussten jetzt alle Ärzte […] immer erst den Umweg über eine wissenschaftliche Beweisführung nehmen, bevor sie den Mund auftaten.« (Lorenzer, 1984, S. 70) »Die […] materialistisch-psychiatrische Schule in Wien prägte den Satz ›Psychische Krankheiten sind Erkrankungen des Gehirns.‹ Mit der Medizinalisierung der Krankheiten und speziell der Geisteskrankheiten wurden diese für die exakte Wissenschaft zugänglich gemacht« (Mühlleitner, 1988, S. 7) und damit verdienstvoll aus dem Feld der Erklärung von psychischer Problematik durch magische Kräfte (etwa aufsteigende böse Säfte oder Hexen, die Krankheit erzeugen würden) oder religiöse Konstrukte (Strafe Gottes, Werk des Teufels) herausgelöst, jedoch zum Preis eindimensionaler/naturwissenschaftlicher Erfassung von Krankheit. Dies wirkt bis heute in der medizinischen Krankheitssicht nach. Ebenso wurde die verstehende Psychologie bereits ab Ende des 19. Jahrhunderts von einer naturwissenschaftlich geprägten Experimentalpsychologie dominiert, die es sich bereits mit dem ersten psychologischen Labor Wilhelm Wundts (Leipzig 1873) zur Aufgabe gemacht hatte, die Psychologie zu einem Teil der Naturwissenschaften zu machen und damit den Krankheitsbegriff einseitig zu interpretieren.

In der Sprache des 19. Jahrhunderts werden wir durch Moritz Benedikt (1835–1920) auf den bis heute bestehenden Antagonismus zwischen nosologisch-beschreibendem (anamnestisch-diagnostisch kategorisierendem) und erlebendem (dialogisch-klinisch-individuell behandelndem) Modus der Wahrnehmung von Krankheit hingewiesen:

> »Die klinischen Wissenschaften haben den meisten Naturwissenschaften eine Eigentümlichkeit; sie haben sich zu beschäftigen, während die Basis für das theoretische Verständnis derselben, nämlich vor allem die Anatomie und Physiologie, große Lücken aufweist. Es wird wohl zu keiner Zeit dahin kommen, die specielle Pathologie der Therapie als eine angewandte Physiologie und Anatomie darstellen zu können; das Wesen des Klinikers muss demnach anders sein als das des Forschers in den mehr exacten Naturwissenschaften. Der erstere muss die noch unverstandenen Thatsachen, die sich ihm am Krankenbette aufdrängen, sehen, hören, fixieren und darstellen, das Zusammengehörige herausfinden, das Unwesentliche sondern können; diese Eigenschaften sind ebensosehr künstlerische als wissenschaftliche.« (Benedikt, 1874; zit. n. Mühlleitner, 1998, S. 8)

Historische Krankheitsbegriffe

An Frischenschlager anschließend sind damit weiterhin folgende eingeschränkte Krankheitsbegriffe in verschiedenen Ausprägungen wirksam (Frischenschlager, 1996):

- Der **ontologische Krankheitsbegriff** versteht Krankheit als eigene, nahezu personale Seinsform; man wird »von einer Krankheit befallen«, es hat einen wieder einmal »erwischt« – im Hintergrund erscheint ein Kampfbild des Gesunden gegen das Kranke, das niedergerungen werden muss.
- Der **statistische Krankheitsbegriff** greift auf die Forschungsergebnisse zur mathematisch gestützten Bewertung zurück, was als noch gesund oder als schon krank zu bewerten sei (»innerhalb/außerhalb des Normbereichs«). Diese Beurteilung kann mit dem subjektiven Erleben der Patient:innen oft nicht übereinstimmen und zu schweren Spannungen, Missverständnissen oder Abbrüchen der Behandlung führen (z. B. Untersuchungen »ohne Befund« oder etwa das subjektive Erleben von Schmerzpatient:innen ebenso wie die Krankheitsuneinsichtigkeit anorektischer Patient:innen bei schon lebensbedrohlichem körperlichen Zustand).
- Der **funktionale Krankheitsbegriff** bezieht bereits die Funktionen des Körpers in einer Gesamtschau aufeinander, jedoch reduziert auf die biologische Dimension. Organe und Funktionskreisläufe werden weiterhin als komplex-physiologische Vorgänge erschlossen, ohne die psychischen, lebensgeschichtlichen und aktuellen sozialen Daten miteinzubeziehen.

Gemeinsam ist den Klassifikationssystemen bis dahin (Paulitsch, 2004) die Einteilung in ein triadisches System von Störungsverständnis:

- **Exogene Störungen:** Äußere Ursachen für Störungen sind feststellbar (Erkrankungen des Gehirns, andere somatische Erkrankungen).
- **Endogene Störungen:** Biologisch-genetische Ursachen werden als krankheitsverursachend angenommen (z. B. Schizophrenie, bipolare affektive Störungen).
- **Psychogene Störungen:** Psychodynamische Faktoren und erlebnisbedingte Umstände sind zentral im Krankheitsgeschehen (z. B. akute Belastungsreaktion, neurotische Störungen, somatoforme Störungen).

Diese Kategorisierung erwies sich als unhaltbar, da zumeist eine multifaktorielle Krankheitsverursachung (Ätiopathogenese) angenommen werden muss. Die genannte Dreiteilung bestimmte die Diagnostik bis zum Ende des ICD-9 (Internationale Klassifikation psychischer Störungen), die in Österreich bis 1999 gültig war.

5.1.1.4 Naturwissenschaftlich-psychiatrische und psychologische Diagnostik

Die Beachtung der Möglichkeiten und Grenzen jeweils berufsspezifischer diagnostischer Sichtweisen eröffnet interdisziplinäre Zusammenarbeit. Die Möglichkeiten und Grenzen der Wahrnehmung werden an der jeweils eigenen Diagnostik des Berufsstandes deutlich und unterstützen im besten Fall die Erfassung und Behandlung biopsychosozial komplexer Krankheitsphänomene und Ressourcenaktivierung zur Heilung.

Medizin und Diagnostik

Medizinisch-somatische Diagnostik ist dem ärztlichen Berufsstand vorbehalten. Die Relevanz für die anderen Berufsgruppen im Gesundheitsbereich ist offensichtlich. Sowohl die direkte Verschränkung zu psychischen Problemlagen (organische psychische Störungen, F0, oder Störungen durch psychotrope Substanzen, F1, im ICD-10) als auch die Wechselwirkungen bei psychosomatischen Störungen (z. B. somatoforme Störung/Somatisierungsstörung (F45.0) oder somatopsychisch krankheitswertige Probleme (Betreuung Schwerkranker und deren Umfeldes) verweisen auf die Abklärungspflicht und notwendige Zusammenarbeit im Rahmen einer Delegationspflicht zur kombinierten Diagnostik und Behandlung für somatische, somatopsychische, psychotherapeutische und psychosoziale Hilfestellung. Die Zusammenarbeit gelingt nur beschränkt. Während die Zuweisung zum Arzt:zur Ärztin durch Therapeut:innen meist angedacht oder empfohlen wird, bleiben psychosoziale Problemlagen im medizinischen Arbeitsbereich weiterhin unter- oder fehlbewertet und führen nur bedingt zu Zuweisungen an die Psychotherapie oder zu kombinierten Behandlungen.

Psychologie und Diagnostik

Psychologische Diagnostik ist ein Kerngebiet naturwissenschaftlich-experimentellen psychologischen Denkens und Handelns. Exploration (Interviews, Anamneseerhebungen), Verhaltensbeobachtung (Selbst-/

Fremdbeobachtungen), testpsychologische und psychophysiologische Diagnostik bieten einen reichen Fundus zur Erfassung von Störungen und Potenzialen für weiterführende psychologische Beratung und Behandlung.

Psychologische Diagnostik hat einen festen Platz in der Zusammenarbeit mit der Medizin (z. B. Neurologie, Pädiatrie, Gynäkologie, Betreuung Schwerstkranker, Psychiatrie) und steht in einem Spannungsverhältnis zur Psychotherapie. Der Übergang zwischen klinisch-psychologischer Behandlung im eigentlichen Sinn und den zentralen Bereichen der Psychotherapie ist fließend. Die Psychologie bewegt sich mit ihren Anstrengungen zur klinisch-psychologischen Behandlung und psychologischen Beratung von krankheitswertigen Zustandsbildern sehr offensiv im Berufsfeld. Zugleich sind ca. 25 % der Psycholog:innen auch eingetragene Psychotherapeut:innen. (Siehe Kap. 13.6 »Psychotherapie in Zahlen«)

Psychiatrie, Psychotherapie und Diagnostik

Die Entwicklung eigener Diagnosesysteme im Sinne theoriebezogener Diagnostik wurde besonders von der Psychoanalyse und der Verhaltenstherapie früh, später auch von humanistischen und systemischen Therapieformen konzipiert. Sie sind Voraussetzung zur Zulassung als psychotherapeutisches Verfahren im Rahmen der Krankenbehandlung in Österreich vor dem Hintergrund ihres je spezifischen Gesundheits- und Krankheitsbildes und prägen die unterschiedlichen therapeutischen Sichtweisen der einzelnen Verfahren, da sie handlungsfokussierend und leitend für die einzelnen Therapeut:innen sind.

Hier ist die Ausgangslage heterogen: Während psychoanalytisches Krankheitsverständnis in die ICD-Diagnostik (ICD-8 und -9) aufgenommen und mit der letzten Revision wieder zurückgedrängt wurde, da von einem psychotherapiespezifischen, genetischen Erklärungsmodell zu Gunsten eines phänomenologisch-deskriptiven Diagnoseschemas Abstand genommen wird, haben die anderen psychotherapeutischen Verfahren keinen Einfluss auf den psychiatrisch-diagnostischen Diagnoseschlüssel genommen. Verhaltensdiagnostik ist auf der Ebene von Differenzialdiagnostik ebenso wie psychologische Diagnostik beheimatet, die humanistischen und systemischen Diagnosemodelle wollten aus inhaltlichen und ideologiekritischen Gründen kaum mit diesem Modell kooperieren: Während die humanistischen Ansätze zur Psychotherapie einem gesundheitsorientierten Wachstumsmodell verpflichtet sind und traditioneller Diagnostik als festschreibend und im Krankheitsbild fixierend ablehnend gegenüberstehen, sehen die systemischen, auf interaktionelle Wechselwirkung abstellenden Verfahren die pathologische Beschreibung einzelner Individuen als Fixierung und die Delegation an eine »als krank« bezeichnete Person im Beziehungssystem (Indexpatient) als Hinderungsgrund zur Mitarbeit an der heilenden Veränderung aller betroffenen Personen, da so das krankmachende Verhalten im Beziehungsnetz weiter stabilisiert wird (Familienhomöostase), wenn eine einzelne Person als Ursache, Auslöser und andauerndes Problem ausgewiesen wird. Zugleich bleibt das Problem, dass die psychiatrische Diagnostik keine Verbindung zu für Psychotherapeut:innen handlungsrelevanten Inhalten schafft: Weder fließt über weite Strecken die Lebensgeschichte als Erklärungsmodell für aktuelle Haltung und gegenwärtiges Verhalten der Person in die Diagnostik ein, noch lassen sich Aussagen zur hilfreichen Art der Behandlung aus der Diagnose ableiten.

Gleichwohl kommt es zu einer Annäherung zwischen psychiatrischer und psychotherapeutischer Diagnostik: Durch die zunehmende Auseinandersetzung mit der ICD-10 ab 1999, die in ihrer phänomenologischen Ausrichtung der Wirklichkeitsorientierung von Patient:innen in der Psychotherapie sehr entgegenkommt und selbst die mehrperspektivische Beschreibung von Krankheitsperspektiven fördert (Hauptdiagnosen und Diagnosen zur Komorbidität), wird es nun in der Psychotherapie schlüssig und verbindlich, verschiedene Perspektiven einer Störung, deren Schweregrad und die Formen der Verarbeitung der Störung zu reflektieren. Diese Tendenz wird vom angloamerikanischen Diagnosesystem DSM (derzeit in seiner 5. Fassung, DSM-5) weiterentwickelt. In der bis 2013 gültigen Fassung wurde ein fünfdimensionales Modell zur Erfassung der Krankheitswertigkeit vorgeschlagen:

I. Klinische Störungen
II. Persönlichkeitsstörungen und Geistige Behinderung
III. Medizinische Krankheitsfaktoren
IV. Psychosoziale und Umgebungsbedingte Probleme
V. Globale Beurteilung des Funktionsniveaus

Die eigentliche Klassifikation psychischer Störungen erfolgt dabei auf den ersten beiden Achsen, die Achsen III bis V liefern zusätzliche Informationen. Hier wird der biopsychosozialen Wirklichkeit des Menschen bereits hinreichend Rechnung getragen.

Diese Betonung wurde in der aktuellen Fassung (DSM-5) ab 2013 leider mit dem Argument aufgegeben, dass die mehrperspektivische Sichtweise zu wenig angewandt (!) und kodiert werde. Psychosoziale Diagnostik wird mit dem Verweis auf die ICD-10-F-Diagnostik unter

Z (Kapitel XXI: »Faktoren, die den Gesundheitszustand beeinflussen«) positioniert.

5.1.1.5 Diagnostik: Vorbehalte, Vorteile, Aufgaben

Vorbehalte

Es bestehen immer wieder geäußerte und verständliche Vorbehalte gegenüber der Diagnostik:

- Gefahr der Etikettierung und Pathologisierung: Ausgehend von der naturwissenschaftlich-somatogenetischen Erklärung der Geisteskrankheiten beginnt mit Hippokrates (460–377 v. Chr.) und seiner Einteilung der psychischen Störungen in Melancholie, Manie und Phrenitis (Gehirnfieber) als Auswirkung der fehlerhaften Mischung von Körpersäften (Kritz, 2001) die Gliederung der Welt in kategoriale Ordnungen: Diese sich besonders im 18. Jh. steigernde Leidenschaft führt zu einer Typologie, die später rassistische und inhumane Züge annimmt.
- Von der Antike bis zur Moderne wurden 50 Klassifikationsmodelle erstellt und wieder verworfen (Rudolf, 2002), die oft mehr Verwirrung als Klärung der Phänomene bringen und auch im Rahmen der Formulierung des bürgerlichen Subjekts und innerhalb der gesellschaftlichen Macht- und Produktionsverhältnisse zu reflektieren sind (Foucault, 1969, 1971; Dörner, 1969; Basaglia, 1974).
- Die Befürchtung, dass Klassifikation unter dem Aspekt der Bemächtigung von individuellem Verhalten und als »Naturbeherrschung am Menschen« (Lippe, 1994) interpretiert werden kann, bestätigte sich im Nationalsozialismus in Eugenik-Programmen in denkbar schrecklicher Weise mit der Ermordung von mehr als 400 000 psychisch Erkrankten. Ein Beispiel aus der jüngeren Vergangenheit zu diesem Aspekt ist die Herausnahme der Homosexualität aus dem Katalog der ICD-relevanten Störungen Ende des 20. Jh., mit der eine große Bevölkerungsgruppe von »krank« nach »gesund« »verschoben« wurde.
- Speicherung und Weitergabe persönlicher Befunde, die entpersönlichend-versachlicht die Integrität der:des Betroffenen nachhaltig belasten können.
- Fehlende Aussagekraft von Diagnosen: Die Frage der Reliabilität (wie genau können relevante Merkmale erfasst werden) und Validität (wie aussagekräftig sind erhobene Daten) bleiben im Raum, da psychische Phänomene oft mehreren Subkategorien zugeordnet werden können und damit das diagnostische Instrument unscharf wird.

- Diagnostik präformiert die Wahrnehmung zum Nachteil der Patient:innen: Die Befürchtung, dass eine uneingeschränkte und unvoreingenommene Wahrnehmung und Begegnung mit den Patient:innen durch Diagnoseverfahren behindert werden könnte, wird unter therapeutischen und beratenden Kolleg:innen weiter diskutiert und wurde in der Vergangenheit besonders in den humanistischen und systemischen Psychotherapieverfahren (siehe oben) zum Teil Programm gegen Psychiatrie, Psychoanalyse und Verhaltenstherapie. Hier hat ein wesentliches Umdenken stattgefunden.

Schon in der Diskussion um die Relevanz von deskriptiver psychopathologischer Befunderhebung und Diagnostik wird die Problematik sichtbar: »Das System ist psychiatrielastig, d. h. psychosomatische Störungen sind randständig und die neurotischen Störungen unlogisch erfasst; die beschriebenen Krankheitseinheiten haben keine psychotherapeutische Validität, das heißt, es resultieren aus ihnen keine psychotherapeutischen Strategien; die kategorialen Syndrome sind schwer gegeneinander abzugrenzen bzw. zeigen erhebliche Überschneidungen, sodass man einen Begriff wie Komorbidität einführen muss, um zu beschreiben, dass z. B. eine Persönlichkeitsstörung zu 60 % mit anderen Persönlichkeitsstörungen überlappt oder dass somatoforme Störungen zu 50 % auch die Kriterien für Depression und Angststörungen erfüllen.« (Rudolf, 2002, S. 5; Herv. d. Verf.)

Vorteile

Dem gegenüber stehen prägnante Vorteile diagnostischer Erfassung (Rudolf, 2000; Paulitsch, 2004):

- Diagnostik bietet ein Ordnungssystem psychischer und psychosomatischer Störungen, auf das sich jeder beziehen kann.
- Es ist operational definiert, d. h., die Krankheitsbilder sind festgelegt. Es liegt nicht im Ermessen der einzelnen Behandler:innen, Zuschreibungen zu treffen und damit individualistisch zu therapieren. Die Erhebung, Mitteilung und Befundung mit einer Diagnose verpflichtet in der Psychotherapie zu einem verfahrensspezifisch begründeten und überprüfbaren Behandlungsmodus, der auch die einzelnen Patient:innen vor willkürlichen Vorgangsweisen schützt.
- Die permanente Weiterentwicklung der Diagnosesysteme (ICD, DSM) passt sich dem Wissensstand an (Entwicklung internationaler Klassifikationen ab 1853 durch den Völkerbund und ab 1948 durch die

UNO, bereits 1955 die 7. Revision des Diagnoseschemas ICD, derzeit ICD-10 seit 1999 und DSM-5 seit 2013).

- Die Diagnosesysteme sind empirisch und klinisch überprüfbar und fließen in die Entwicklung des Systems ein.
- Es besteht weitgehende Einigkeit darüber, dass die Erfassung (Anamnese), Beschreibung und Einordnung (Diagnostik) von abweichendem Verhalten die Möglichkeit der Behandlung und begleitend Forschung von Störungen eröffnet.

Aufgaben

- **Deskriptive Funktion:** Die Beschreibung (Deskription) dient der sprachlich gültigen, eindeutigen und damit verlässlich kommunizierbaren Zuordnung zu einem Syndrom, einer Störung oder Krankheit.
- **Klassifikatorische Funktion:** In einem in Klassen eingeteilten System werden vorliegende Merkmale und Symptome zugeordnet und als Einheit verstehbar. Diagnostik und Differenzialdiagnostik sind wesentliche Bestandteile und Basis moderner, operationalisierter, mehrdimensionaler Erfassung von Krankheit.
- **Indikation:** Die Auswahl einer bestimmten therapeutischen Behandlung wird diagnostisch fundiert und damit auch nachvollziehbar.
- **Ätiologische/erklärende Funktion:** Entstehungsbedingungen werden je Diagnosesystem in die Beschreibung der Krankheitsbilder aufgenommen und als Diagnosekriterien definiert.
- **Prognostische Funktion:** Aussagen über die Entwicklung der Symptomatik und die Möglichkeit der Therapie sollen getroffen werden können.
- **Kontroll- und Steuerungsfunktion:** Therapiebegleitender Prozess zur Qualitätssicherung. Merkmale der Besserung sind festlegbar und überprüfbar.
- **Dokumentation:** Behandler:innen sind im Rahmen des Diagnosesystems (ICD-10/DSM-5) verpflichtet, die Behandlung zu dokumentieren. Berufsrechtliche, ethische und wissenschaftliche Gründe sind ausschlaggebend.
- **Therapeutische Funktion:** Diagnose hat auch für die Patient:innen therapeutischen Wert. Der Umgang mit dem eigenen Krankenbild kann in die Behandlung integriert werden (Psychoedukation) oder den Patient:innen helfen, selbst an der bestmöglichen Behandlung mitzuwirken (Information, Auswahl der Therapieangebote, aktive Mitarbeit an therapeutischen Maßnahmen).

5.1.2 Psychotherapeutische Diagnostik

Psychotherapeutische Diagnostik ist erklärend und handlungsleitend.

Info

»Die Aufgabe von [psychotherapeutischer, M.H.] Diagnostik besteht im Erkennen, Benennen, Zuordnen und Erklären der Probleme der Klient:innen [der Patient:innen, M.H.]. Die Therapeut:in ordnet dabei die Phänomene, die die Klient:in [der:die Patient:in, M.H.] ihr anbietet, in ihr Begriffssystem, in ihr subjektives und objektives Theorieraster ein. Sie stellt vor dem Hintergrund dieser mehr oder weniger bewußten Theorien direkt oder indirekt ihre Fragen an die Klient:in [die Patientin:den Patienten, M.H.] und entwirft therapeutische Handlungsstrategien. Diagnostik geht also weit über die ›gute Einfühlung‹ in die Klient:in [die Patientin:den Patienten, M.H.] hinaus. Sie ist ein systematischer, theoriegeleiteter Erkenntnisprozeß.« (Rahm et al., 1993, S. 336; Herv. d. Verf.)

Wesentlich für die psychotherapeutische Diagnose ist die Gebundenheit an die Subjektivität von Erleben und Leiden, während im medizinischen, organpathologischen Bereich Normabweichungen hauptsächlich an Objektivitätskriterien gebunden sind. Die psychotherapeutische Diagnostik respektiert und nutzt die unabdingbare psychiatrische Diagnostik im Sinne eines diagnostischen Brückenkonzeptes zum Gesundheitssystem.

Psychotherapeutische Diagnostik bietet als systematischer, theoriegeleiteter Erkenntnisprozess, je psychotherapeutischer Grundströmung unterschiedlich formuliert, ein Set von »hinter« den Phänomenen der Symptomatik und der Leidenserzählung der Patient:innen liegenden, explizit formulierten Modellen zur Entstehung und Aufrechterhaltung von Erkrankung (Saluto- und Pathogenesemodelle). Letztlich muss das dem jeweiligen Psychotherapieverfahren zugrunde gelegte Gesundheits- und Krankheitsmodell

- auf der Basis einer beschreibenden, kategorialen Diagnostik des ICD-10/DSM-5
- eine erklärende, theoriegeleitete psychotherapeutische Diagnostik bilden, die folgend
- eine handlungsleitende, den psychotherapeutischen Prozess begleitende Diagnostik ableitet, die hilfreiche Haltungen im therapeutischen Prozess vorgibt (z. B. stützend, begleitend oder mehr konfrontierend) und zielorientierte Vorgehensweisen (Methodik und Techniken) vor dem Hintergrund der individuellen Zielbildung im therapeutischen Prozess entwickelt.

Wir sprechen damit von

- Theragnostik (Petzold, 1993) in der permanenten, begleitenden Verschränkung von Therapie und Diagnostik.

Im Mittelpunkt der psychotherapeutischen Diagnostik steht, die Welt des unmittelbar sinnlich Erfassbaren »im Versuch aus der Abfolge der Erscheinungen deren eigentliches Wesen« (Kriz, 1995, S. 161) zu erfassen.

Info

Psychotherapeutische Diagnostik findet grundlegend im intersubjektiven Dialog im Sinne einer *Zwei-Personen-Psychologie* statt. Hier »wird das erfahrende Subjekt mit seinen sinnlichen Möglichkeiten, seiner Intentionalität und seinen Verstehensprozessen immer wichtiger. Schon Husserl betonte, dass alle Erfahrung von Gegenständen letztlich auf Selbsterfahrung aufbaut – eine Sichtweise, die vor allem für die Psychologie und Therapie darin Bedeutung bekommt, dass die subjektive Realität eines Patienten ernst genommen [und zum Ausgangspunkt der Begegnung und Behandlung, M. H.] wird. Die übliche Subjekt-Objekt-Trennung wird dabei somit zumindest so weit überwunden, als mit der Lebenswelt als Ausgangspunkt der Erfahrung für den Menschen zentrale Aspekte des Lebens nicht in objektiviert-messbarer, sondern sinnhaft-eigenwertiger Weise beachtet werden: Lebenszeit und Lebensgeschichte, Sprache mit ihrer kommunikativen und traditionsbegründenden Funktion sowie Leiblichkeit und Geschlechtlichkeit als Voraussetzung sinnerfüllten Lebens.« (Vetter & Slunecko, 2000)

Auch die aktuelle psychiatrische Diagnostik ist in der Praxis weiter das Erbe des naturwissenschaftlichen Reduktionismus, obwohl mit ICD-10 und eingeschränkt DSM-5 durch die mehrdimensionale Diagnostik eine wesentliche Verbesserung der Beschreibung und Erfassung von Krankheit gelingt. Auch die Erfassung sozialer und umgebungsbedingter Problematiken wird im ICD-10 unter der Bezeichnung »Z, Kapitel XXI« (»Faktoren, die den Gesundheitszustand beeinflussen und zur Inanspruchnahme von Gesundheitsdiensten führen«) erfasst.

5.1.2.1 Krankheitsentstehung

Zugleich sind einige psychotherapeutisch grundlegende Thesen zur Krankheitsentstehung (Rahm et al., 1993, S. 270 ff.) in der psychotherapeutischen Beziehungsdiagnostik zu beachten:

- Die Entwicklung von Krankheit ist niemals eindimensional-ursächlich zu verstehen, das individuelle Zusammenspiel biopsychosozialer Faktoren ist entscheidend.

- Genetische Dispositionen und angeborene »Werkzeugschwäche« (Rudolf, 2004) sind in der Krankheitsgenese unumstritten und wesentlich möglich, wenn auch Kontroversen bezüglich deren Bedeutsamkeit bestehen. Die klinische und Alltagserfahrung zeigt jedoch eine sehr unterschiedliche Vulnerabilität von Personen im Umgang mit dem Leben, auch die Frage der »Temperamente« wird in der Literatur zur Affekt- und Säuglingsforschung wieder aktualisiert, da es in der frühen Entwicklung um die »Passung« (Stern, 1992) von Mutter und Kind geht. Dabei handelt es sich um die Frage, ob die Entwicklung zu einem guten gemeinsamen Erleben führt oder ob Erleben und Verhalten zu unterschiedlich und damit wenig förderlich sind oder sich sogar schädigend auswirken (z. B. aktiv-expressives Kind trifft auf passiv-kontrollierende Eltern etc.).
- Oftmals auffällig sind negative Ereignisketten in der Verknüpfung von verschiedenen belastenden Faktoren (z. B. phasenspezifische Konflikte in der Familie, kombiniert mit Verlust von wichtigen Umwelten wie durch Schulwechsel/Umzüge/Tod oder Trennung von wichtigen Bezugspersonen), oft vor dem Hintergrund belastender Atmosphären und Beziehungen.
- Der Mangel an Kompensationsmöglichkeiten in Belastungssituationen.
- Die Etablierung negativer Zukunftserwartungen auf der Basis eben beschriebener Lebenserfahrungen.
- Schädigungen können in jedem Lebensalter entstehen. Beeinträchtigungen aus kindlicher Zeit haben ein wesentlich erhöhtes Schädigungspotenzial mangels eingeschränkter Kompensationsmöglichkeiten und aufgrund entwicklungsbedingt noch fragiler Persönlichkeitsstruktur.
- Schädigende Stimulierungen (Petzold, 1988; zit. n. Rahm et al., 1993, S. 282 f.) geben diagnostische Hinweise zur Erfassung der schädigenden Lebenswelt:
  - Überstimulierung: Die Verarbeitungskapazität übersteigende *unaushaltbare Affekte* bei traumatisierenden Erlebnissen (Gewalt, Missbrauch, Unfälle). Meist sind wiederkehrende Ereignisketten vorliegend, seltener die angesprochenen Einmalereignisse.
  - Unterstimulierung: zu geringe, einseitige oder *defizitäre Beziehungs- und Erlebensangebote* (Desinteresse, Kühle, Rigidität im Begegnungsstil)
  - Inkonstante Stimulierung: *Störungen* in Abläufen, Atmosphären des »Kalt oder Warm« im Kontakt, zugleich Angebote widerstrebender Art
  - Konträre Stimulierung: Unvereinbare Impulse und Aufträge treffen als *Konflikt* aufeinander und bleiben unlösbar (z. B. sich für einen

der Elternteile entscheiden müssen; sich durchsetzen, aber nicht vehement auftreten dürfen etc.).

Mit dieser mehrperspektivischen Sicht wird versucht, die gesamte Lebenswelt und das individuelle Lebensschicksal als Lebens- und Lerngeschichte der einzelnen Person und alle wesentlichen Lebensfaktoren in die psychotherapeutische Diagnostik miteinzubeziehen

5.1.2.2 Krankheitsverarbeitung

Oftmals ist der psychiatrisch-psychologisch-psychotherapeutische Blick zu sehr auf das Individuum und sein subjektives Erleben und Verhalten bezogen, denn »der häufigste Modus der ›Lösung‹ des pathogen gewordenen Konfliktes ist wahrscheinlich weder der psychoneurotische noch der psychotische noch der psychosomatische, sondern der psychosoziale, d.h. das *psychosoziale Arrangement*, die interpersonelle und die institutionalisierte Abwehr« (Mentzos, 1988, S. 297; Herv. d. Verf.).

Hier wird die nachteilige Separierung in körperliches, seelisches und soziales Leid in einer jeweils differenzierten, aber voneinander abgespaltenen Wahrnehmung der Wechselwirkung der komplexen individuellen Problemlagen sichtbar: Medizinische Diagnosen körperlicher Erkrankung stehen neben psychologischen und psychotherapeutischen Sichtweisen zu psychischen Fragestellungen und sozialberatend fokussierten Sichtweisen zu einzelnen Lebensfeldern (z.B. Schuldnerberatung von finanziellen Problemlagen, diverse mediative Tätigkeiten, Coaching). Je nach dem Modus der Verarbeitung eines Konfliktes (siehe Mentzos, oben) werden Personen oft nur unter einem Leitaspekt erfasst (körperliche Symptomatik: Medizin; psychische Symptomatik: Psychiatrie/Psychologie/Psychotherapie; soziale Probleme: Sozialarbeit, Beratung etc.) und jeweils danach folgenden Spezialdiensten zugewiesen (z.B. praktische:r Arzt:Ärztin → Facharzt:Fachärztin → Spital → Rehabilitation; oder: Psychiater:in → Psychotherapeut:in → Therapiezentrum → Fachabteilung).

Die Zusammenarbeit innerhalb der einzelnen helfenden Ketten der Gesundheitsberufe funktioniert meist relativ gut, umso schwieriger ist die Zusammenarbeit zwischen den einzelnen Behandlungsketten. Zu unterschiedlich sind die Sichtweisen und Ausblendungen der einzelnen Berufsgruppen in der ersten Form psychosozialer Abwehr, der »institutionalisierten Abwehr« (Mentzos, 1994), die wie jede Form der Abwehrstruktur einer Festigung der eigenen (hier: beruflichen) und institutionellen Stabilität gegenüber inneren und äußeren Belastungen und Bedrohungen dient.

5.1.3 Der psychotherapeutisch-diagnostische Prozess

i Info

»Psychotherapeutische Diagnostik wird hier einerseits als ein Entdeckungsverfahren verstanden. Dabei wird in einer Interaktion zwischen einer oder mehreren Behandelten und einer oder mehreren Psychotherapeutinnen neu gebotenes Material, das sich auf der Ebene der Sprache, der Emotionen, der Kognitionen und des Verhaltens zeigt, zu sprachlich beschreibenden Mustern zusammengefügt. Dieses Entdeckungsverfahren erlaubt in der Folge zwar keine Punktprognosen [ICD-10, M.H.], wohl aber Vorhersagen über die mögliche Entwicklung solcher Muster« (Diagnostik-Leitlinie, 2004; Herv. d. Verf.). Folgende drei Dimensionen der Diagnostik sind dabei unverzichtbar und konstituierend zu berücksichtigen: 1. Symptome in Relation zur Persönlichkeit, 2. die psychotherapeutische Beziehung und 3. die allfällige Krisenhaftigkeit.

Unter den oben beschriebenen Voraussetzungen (mit verfahrensspezifischer Ausprägung je nach therapeutischem Verfahren) stellt sich der psychotherapeutisch-diagnostische Prozess (Argelander, 1970; Bartuska et al., 2005; Rahm et al., 1993; Stemmer-Lück, 2004) eingebettet in die Interaktion von zwei oder mehreren Personen dar, der die laufende Psychotherapie permanent im Sinne einer Theragnostik als Diagnostik mit integrierter Therapie (siehe oben) begleitet. Dazu wurde im Psychotherapiebeirat des Österreichischen Gesundheitsministeriums ein Konsensus-Papier zur psychotherapeutischen Diagnostik mit Vertreter:innen aller vier psychotherapeutischen Grundströmungen erarbeitet und als Diagnostik-Leitlinie (2004) mit verbindlichem Charakter für alle anerkannten Psychotherapieverfahren verabschiedet (Diagnostik-Leitlinie, im Weiteren auch »Leitlinie« des Bundesministeriums für Gesundheit; Bartuska et al., 2005).

5.1.3.1 Symptomatik in Relation zur Persönlichkeit

Die Symptomatik wird von Psychotherapeut:innen anhand der ICD-10 (2002) unter Einbeziehung eventueller psychiatrischer oder psychologischer Diagnoseverfahren klassifiziert. Die Differenziertheit der Diagnose kann mithilfe der Benennung von Co-Morbiditäten und Schweregraden (leicht/mittelgradig/schwer) gefördert werden. Die Erhebung objektivierender Daten (Alter/Lebensumstände/Vorgeschichte/aktuelle Symptomatik/Befunde/bisherige Behandlung etc.) steht im Vordergrund. Persönlichkeitsmerkmale werden *verfahrensspezifisch* erfasst, beschrieben und im Rahmen einer Persönlichkeitsdiagnostik miteingebunden, die bereits je nach therapeutischem Verfahren Hinweise auf die zu wählende Behandlungsstrategie bieten kann. Hier ist besonders auf die Anschlussfähigkeit der verfahrensspezifischen Diagnoseschemata und Begrifflichkeit zu ICD-10/DSM-5 zu achten.

5.1.3.2 Die psychotherapeutische Beziehung

Diagnostische Erfassung

i Info

Die Erhebung subjektiver Daten spielt in der Begegnung von Patient:in und Therapeut:in sowie in der Etablierung einer therapeutischen Beziehung, bestehend aus den »reflektierten, geplanten und kreativ angepassten Beziehungsangeboten der Psychotherapeutin und den individuellen Beziehungsangeboten der Patientin« (Bartuska et al., 2005, S. 20) aus psychotherapeutischer Sicht im diagnostischen Prozess eine zentrale Rolle. Die therapeutisch geschulte »Reflexionsfähigkeit stellt ein wesentliches Qualitätskriterium« (ebd.) zur Erfassung der subjektiven Daten im »Wechselspiel von *Involvierung* (Beteiligt-Sein am Gespräch, an der Interaktion) [,] *Zentrierung* (Bei-Sich-Selbst-Sein) und *Exzentrizität* (Beobachten, Erklären) dar: Die Klient:in [Patient:in, M. H.] und die Therapeut:in [Therapeut:in, M. H.] sind gleichzeitig Objekte und Subjekte ihrer Beobachtungen, sie ›machen/erleben‹ die Beziehung und beobachten sich selbst dabei.« (Rahm et al., 1993, S. 336)

Einige wesentliche Dimensionen zur Einschätzung der Beziehungsmöglichkeiten der Patient:innen (Bartuska et al., 2005, S. 35) sind: Wahrnehmungs- und Kontaktfähigkeit; Motivation, aus dem Leidensdruck heraus zu handeln; klare Äußerung von Bedürfnissen, Erwartungen und Wünschen; gute sprachliche Verständigung; hilfreiches Rollenverhalten und Variabilität der Beziehungsmuster; Bündnisfähigkeit; Lernfähigkeit und unterstützendes soziales Netz. Ebenso sind Fragen der materiellen Situation, der sozialen Bedeutung von Therapie im Kontext der Lebenswelt, religiöse, genderbezogene und kulturelle Fragestellungen zu beachten.

Szenische Information

Neben objektivierender und erlebensbezogener subjektiver Datensammlung können im Laufe der diagnostischen Situation auch szenische Informationen als bedeutsam erkannt und miteinbezogen werden. Szenische Information bildet sich im diagnostisch-therapeutischen Prozess »zwischen« der Erhebung der objektiven Daten (nachprüfbare Fakten zu Person, Biografie und Lebenssituation) und der subjektiven Daten (Meinungen, Wünsche, Fantasien) in der Erfassung atmosphärischer Daten aus Mimik, Gestik, Haltung, Gesprächsatmosphäre, Handlungen ab und meint somit »die gesamten ›Inszenierungen‹, wie sie der Patient (im vorgegebenen Rahmen des Erstinterviews und als Reaktion auf das Gesprächs- und Rollenangebot des Diagnostikers) durch sein Tun und Unterlassen gestaltet« (Legewie, 1998a, S. 12).

Argelander (1970) beschreibt das »szenische Interview« als »außergewöhnliche Situation«, in der dem Patienten:der Patientin in geführter Weise Raum zur Entfaltung seiner:ihrer Person gegeben werden soll. Der:Die Patient:in gestaltet seine:ihre Szene und zugleich die therapeutische Szene, die in ihrer wechselseitigen Realisierung (Therapeut:in/Patient:in) wichtige Information für den therapeutischen Prozess bietet: Nach Argelander (1970; zit. n. Legewie, 1998a, S. 12) werden so

- Einblick in den Sinnzusammenhang des Symptoms,
- Einblick in die zugrunde liegende Persönlichkeitsstruktur,
- Abschätzung der Introspektionsfähigkeit des Patienten:der Patientin

möglich. Der:Die Therapeut:in folgt der durch den Patienten:die Patientin entfalteten Darstellung und registriert besonders die in ihm:ihr auftauchenden Atmosphären, Gefühle und Einfälle im Sinne der Resonanz auf das präsentierte Verhalten des Patienten:der Patientin. Er:Sie achtet auf die formulierten und vermutlichen Beziehungswünsche und Angebote seitens des Patienten:der Patientin. Dieser Prozess zwischen Involvierung und Exzentrizität erweist sich bei entsprechender Schulung der »intuitiven Evidenz« (Argelander, 1970) beim Erfassen des »Evidenzerlebnisses« (Lorenzer, 1973, S. 148) durch den Therapeuten:die Therapeutin als sehr wirksames diagnostisches Instrument, da hier die Nahtstelle zwischen bewussten und dahinterliegenden unbewussten Haltungen, Einstellungen und Grundüberzeugungen und deren affektivem Gehalt liegt und diese vor dem Hintergrund der Lebensgeschichte in einer szenischen Diagnostik, die die Atmosphären und mimisch-gestischen Informationen im Gespräch miteinbezieht, erstmals erfassbar werden (Hochgerner, 2022; Hochgerner & Klampfl, 2020) und in einer Hypothesenbildung zur Persönlichkeit des Patienten:der Patientin erschließbar ist:

- Erkennen von Grundanliegen (möchte etwa versorgt, unterstützt, begleitet, entlastet, informiert werden) und
- Grundkonflikten (z. B. nach OPD-2, Achse III, Autonomie vs. Abhängigkeit; Unterwerfung vs. Kontrolle; Autarkie vs. Versorgung; Selbstwertkonflikte; Schuldkonflikte; Fragen zur sexuellen und umfassenden Identität; Arbeitskreis OPD, 2019),
- persönliche förderliche Grundhaltungen (aktiver Umgang mit Leidensdruck, proaktives Handeln, Aktivierung von Netzwerken, genügende Frustrationstoleranz) und
- hemmende Erlebens- und Verhaltensmuster (wie z. B. resignative, misstrauische oder aggressiv-fordernde Grundhaltung; Rauchfleisch, 1996).

Diagnostische Beziehungsgestaltung

Zur Gestaltung des Diagnosegespräches und der passenden Zielfindung im therapeutischen Gespräch wird durch die Fragestruktur der Therapeut:innen in einem geschützten und zeitlich abgegrenzten Raum eine Stützung zur Selbstöffnung und Mitteilung erster Ich-Botschaften angeboten. Das Vorgehen wird sich jeweils nach dem therapeutischen Kontext richten (Bartuska et al., 2005, S. 23 f.; Hochgerner & Klampfl, 2020) und letztlich die Kooperation durch sprachliche Annäherung an die Begriffs- und Lebenswelt der Patient:innen fördern. Die Inhalte der Patient:innen werden strukturiert und zusammenfassend in den Gesprächsfluss miteingebunden. Das »Gehört-und-verstanden-Werden« wird somit zur Basis erster Vertrauensbildung und fördert die Hoffnung zur hilfreichen Beziehungsgestaltung und Motivation zur aktiven Mitarbeit. Nicht alle Beobachtungen werden miteinander geteilt, helfen jedoch als Information zur weiteren Entwicklung zentraler Ziele und Vorgangsweisen im therapeutischen Prozess. Das gemeinsam formulierte Ziel der Therapie kann sich in kleinere Teilziele aufgliedern, die gemeinsam als (expliziter) Fokus mit den Patient:innen benannt und auch im Laufe des Prozesses evaluiert werden können. Ebenso können Entwicklungsdefizite und Entwicklungsaufgaben durch die Therapeutin:den Therapeuten erfasst werden, die der inneren Haltung und geführten psychologischen Vorgehensweise dienen und nicht explizit geteilt werden müssen (impliziter Fokus). Die Informiertheit der Patient:innen hat jedenfalls Vorrang im Sinne der Freiwilligkeit zur Kooperation. Ebenso kann es wichtig oder zwingend sein, weitere Bezugspersonen und Umwelten in den Therapieprozess miteinzubeziehen (siehe z. B. Kindertherapie), ohne die Verschwiegenheit bezüglich Therapieinhalten zu brechen.

Psychotherapie hat unter diesem Paradigma der Intersubjektivität immer ein 1. *phänomenologisch-methodologisches*, 2. *hermeneutisches* und ein 3. *heuristisches Moment* zur Herstellung von Sinn, Orientierung und Perspektive. Damit ist zuerst gemeint, dass vom unmittelbaren Erleben im Moment des diagnostischen Gespräches auszugehen ist: Alles, was verbal (im Erzählstrom zwischen Therapeut:in und Patient:in) mitgeteilt, szenisch vermittelt und nonverbal (mimisch, gestisch etc.) aktuell Ausdruck findet, wird wahrgenommen und ordnet sich verstehend/einfühlend im therapeutisch-diagnostischen Dialog in der therapeutischen Erfassung der zugrunde liegenden »wesentlichen« (bedeutsamen, wiederkehrenden, musterhaft sich einordnenden) Elemente und der charakteristischen, »zwischen« den einzelnen Elementen liegenden Momente (phänomenologische Grundhaltung als Methode des In-Beziehung-Seins). Das Wahrgenommene und als wesentlich Erfasste wird nun in einen verstehenden Zusammenhang gefasst und in der Versprachlichung abgleichend besprochen. Der so gemeinsam gefasste Inhalt kann als Erklärungsperspektive eines bestimmten Umstandes, Erlebens, Musters dienen und fördert die Informiertheit der Patientin:des Patienten als (selbst-)reflexiven dialogischen Prozess. Das eben entwickelte Moment der Erklärung wird im nächsten Schritt bereits wieder Hypothese, die an der (nun erweiterten) Wahrnehmung erneut abgeglichen, bestätigt oder verworfen werden kann: Diese hermeneutische Vorgehensweise (wahrnehmen – erfassen – verstehen – erklären – erneut wahrnehmen usw.) kann als co-kreative hermeneutische Suchbewegung prozessualer Diagnostik zwischen Therapeut:in und Patient:in (Petzold, 1993) gelesen werden. Darin ist bereits das heuristische Moment enthalten: Die Erfassung, Benennung und Mitteilung von Informationen aus dem diagnostischen Gespräch verlangt eine Unterscheidung von wesentlichen/unwesentlichen Elementen und eine baldige hypothesengeleitete Vorgehensweise mit vergleichsweise wenig gesicherter Information (einfachste heuristische Vorgehensweise: Versuch und Irrtum). Im Abgleich mit der (subjektiven und objektiven) Realität der Patientin:des Patienten kann der Wahrheitsgehalt allmählich erschlossen und zu robusten Arbeitshypothesen verdichtet, aber auch verworfen oder auch immer weiter modifiziert werden. Ergänzend können auch naturwissenschaftlich-psychologische Befundungen (Testverfahren) und biologisch-medizinische Untersuchungen notwendig und hilfreich sein und werden der psychotherapeutisch-wissenschaftlichen Zugangsweise zur Diagnostik folgend psychotherapeutisch eingeordnet.

5.1.3.3 Krisenhaftigkeit

> »Aus psychotherapeutischer Sicht ist eine Krise der drohende Verlust des dynamischen Gleichgewichts zwischen stabilisierenden und labilisierenden Kräften unter dem Einfluss äußerer und innerer Faktoren (psychischen, sozialen, somatischen Faktoren etc.).«
> (Bartuska et al., 2005, S. 26 f.)

Zur Planung der Behandlung soll die mögliche Krisenhaftigkeit der Patient:innensituation zu Beginn und im Laufe einer Therapie erfasst, prognostisch eingeschätzt und hilfreich beantwortet werden. Diese Beurteilung fließt in die Frage der weiteren Behandlungsplanung ein. Dabei ist sowohl die Sicht der Therapeutin:des Therapeuten als auch der Patientin:des Patienten wichtig. »Eine Krise kann einerseits vom Patienten bewusst erlebt und erfahren werden. Oder anderseits auch bei Fehlen eines solchen Bewusstseins von der Psychotherapeutin aufgrund verschiedener Indikatoren konstatiert werden.« (Bartuska et al., 2005, S. 26) Es werden fünf Schweregrade erfasst, die jeweils unterschiedliche Konsequenzen in der Therapie nach sich ziehen:

- **1. Schweregrad – geringe Störung:** merkbare Irritation, Unruhe. Die bestehenden sozialen und beruflichen Funktionen können aufrechterhalten werden. Psychotherapieplanung und Therapiebeginn sind möglich.
- **2. Schweregrad – erhebliche Störung:** vermehrte Krisenzeichen, auffälliges Verhalten, evtl. somatische Symptome oder Suchtverhalten; Anstrengung im Aufrechterhalten von Beziehungen. Psychotherapieplanung und Therapiebeginn sind ebenfalls möglich. Evtl. Änderung der Sitzungsfrequenz.
- **3. Schweregrad – schwere Störung:** starke Krisenzeichen, zentrale Verluste, z. B. des Arbeitsplatzes, der Beziehung, der Wohnung. Sofortiger Beginn der Psychotherapie unter der Bedingung der Zusammenarbeit mit weiteren Berufsgruppen (Psychiater:in, ambulante Einrichtung).
- **4. Schweregrad – schwerste Störung:** weitgehender existenzieller und psychischer Zusammenbruch, verminderte Distanzierungsmöglichkeit vom Geschehen, schwere Dysbalance im emotionalen und kognitiven Bereich. Evtl. Aufsuchen einer stationären Einrichtung, insbesondere bei drohender Selbst- und Fremdgefährdung.
- **5. Schweregrad – unmittelbare Selbst- und/oder Fremdgefährdung:** kann als Steigerung der Stufe 4 oder spontan auftreten. Sofortige Einweisung in eine stationäre psychiatrische Einrichtung.

5.1.4 Diagnostik der vier therapeutischen Grundströmungen

Hier wird die unterschiedliche Grundlegung der psychotherapeutischen Grundströmungen (Laireiter, 2000; Bartuska et al., 2005; Höfner & Hochgerner, 2022; siehe auch Beiträge im Buch) besonders deutlich: Fühlt sich etwa die *verhaltensorientierte Psychotherapie* der naturwissenschaftlich-psychologischen Denkweise in einem Stress-/Vulnerabilitätsmodell unter Beachtung von Resilienz und Selbstwirksamkeit und damit vermehrter Befunderhebung durch psychologische Testverfahren grundlegend verpflichtet (Wittchen & Hoyer, 2011), ermöglichen die aus der Medizin kommenden *psychodynamischen Verfahren* mit der Grundannahme des Unbewussten und einer zugrunde gelegten Konflikttheorie unter besonderer Beachtung der Struktur der Abwehrmechanismen (Spaltung, Verdrängung, Rationalisierung, Intellektualisierung etc.) als Ausgangspunkt für Symptombildung eine auch operationalisierte Strukturdiagnostik (Arbeitskreis OPD, 2019), die Ausgangspunkt der Indikation und weiteren Behandlung wird. Die *humanistischen Psychotherapieverfahren* gehen von einem grundsätzlichen, sich in Beziehung entwickelnden, kernhaft angelegten Selbst aus, das durch immer differenziertere Ich-Funktionen allmählich und in einem lebenslangen Prozess zur Autonomie als Differenzierung und Erweiterung der Person (des Selbst/der Identität, je nach Therapieverfahren) führt und diagnostisch in seinen Möglichkeiten (Ressourcen) und vulnerablen, eingeschränkten, gestörten Anteilen zu erfassen ist: Die Diagnostik der Defizite als dysfunktionale Muster der Realitätsgestaltung werden so zum Ausgangspunkt von Aufgaben, die zu entwickeln sind. *Familientherapeutische, systemisch-diagnostische Sichtweisen* orientieren sich an sozialer Flexibilität, interaktioneller Stimmigkeit und der alters- und situationsgerechten Zuschreibung und Übernahme von Funktionen und Rollen in sozialen Systemen. Gestörte Interaktions- und Verhaltensmuster, pathologische Zuschreibungen und Rollenfixierungen bzw. die Übernahme von als negativ beschriebenem abweichenden Verhalten (Sündenbock) oder transgenerationaler Weitergabe von Erlebens- und Verhaltensmustern (Parentifizierung etc.) werden im Rahmen vermehrt konstruktivistischer Perspektiven (Ludewig, 1992) zum Ausgangspunkt diagnostischer Überlegungen und führen zur psychotherapeutischen Indikation und Behandlung.

Info

Die Diagnostik der vier therapeutischen Grundströmungen begründen sich im Wesentlichen auf den zentralen Elementen des Erlebens, des Verhaltens und der Beziehung in der psychotherapeutischen Diagnostik zur Erfassung des Subjekts in Krankheitslehre und Behandlung. Dabei beginnt der Weg zur Erfassung des ganzen Menschen in seinen Gesundheits- und Krankheitsbezügen im psychodynamischen diagnostischen Denken in der Fokussierung auf das Unbewusste und die konflikthafte Entwicklung des Selbst in seiner Person-Umwelt-Beziehung, die im Rahmen einer Diagnostik der Persönlichkeitsstruktur erfasst wird. Mit der humanistischen Psychologie wird die Erfassung des konkreten Erlebens und Verhaltens im sozialen Kontext und den aktuellen funktionalen und dysfunktionalen Lebensvollzügen akzentuiert und in die diagnostische Schau miteinbezogen. Die systemischen psychotherapeutischen Ansätze reflektieren in der Diagnostik die Funktionalität interaktioneller Bezüge zur Erhaltung und Entwicklung von Selbstwert und den Grad der kommunikativen Funktionalität sozialer Netzwerke für die Individuen in hilfreicher oder pathologischer Interaktion. Verhaltensorientierte Psychotherapie erkundet funktionale und dysfunktionale Verhaltensmuster und erstellt Typologien von Erlebens- und Verhaltensmustern (siehe: Schematherapie) mit Angeboten zur Veränderung durch auch modularisierte hilfreiche Lernerfahrungen. Damit entsteht die Möglichkeit, im dialogisch-diagnostischen Prozess körperliches Erleben sowie psychische, soziale und weitere Umweltfaktoren in die Diagnostik miteinzubeziehen.

Grundlegend und verbindend zwischen den einzelnen Grundströmungen erscheint die jeweils verfahrensspezifisch formulierte diagnostische

- Erfassung und Einschätzung des Leidensdrucks,
- der Zugang zum Krankheitskonzept der Patient:innen (um in Abstimmung mit dem Behandlungsangebot hohe Motivation zur Mitarbeit zu erreichen),
- die Erfassung und Aktivierung persönlicher Ressourcen (Arbeiten an Selbstfürsorge, Resilienz und Selbstwirksamkeit),
- Offenheit – das prinzipielle Interesse der Patient:innen zur psychologischen Betrachtung von Problemzusammenhängen und Lösungsstrategien – und
- die psychosoziale Unterstützung im privaten Leben, der helfenden Umgebung und in der konkreten Psychotherapie (OPD-2/2014, Achse II, Beziehung; Arbeitskreis OPD, 2019).

5.1.5 Behandlungsvoraussetzungen und Veränderungsmotivation

Damit entsteht Zugang zur Erfassung wesentlicher Umstände in Bezug auf das Krankheitserleben, die Behandlungsvoraussetzungen und die Krankheitsgestaltung, die letztlich ausschlaggebend sind hinsichtlich der Frage der Indikation, das heißt, ob Psychotherapie angezeigt (indiziert) ist:

- Der Zugang zu subjektivem Leidensdruck ist eine wesentliche Komponente der Motivation zur Mitarbeit in einer möglichen Psychotherapie.
- Das Krankheitskonzept der Patient:innen (Frage der psychologisch-sozialen Grundorientierung und Interesse an lebensgeschichtlich-interaktionellen Vorgängen) gibt wesentlich Auskunft zur Frage der Therapiemotivation in Zusammenhang »mit Einstellungen und Überzeugungen bezüglich des Sinns, der Wirksamkeit und des konkreten Ablaufs von Psychotherapie« (Arbeitskreis OPD, 2019, S. 71).
- Offenheit für psychologische Zusammenhänge und die Fähigkeit, sich auf einen intersubjektiven Prozess einzulassen, um Ursachen, Bedeutung und Entwicklungsperspektiven eigener Symptomatik zu erkunden.
- Psychosoziale Unterstützung in der persönlichen Umgebung ist eine wesentliche Komponente für Erfolg psychotherapeutischer Angebote im Gegensatz zu Isoliertheit oder einer eher ablehnenden, aversiven Umgebung.
- Der sekundäre Krankheitsgewinn – als Möglichkeit, durch Erkrankung etwas zu bekommen (Unterstützung, Entlastung, Zuwendung etc.) oder vermeidendes Verhalten rechtfertigen zu können – mindert den hilfreichen Zugang zum psychotherapeutischen Angebot.

Die **Veränderungsmotivation** als Voraussetzung zur **Indikation einer Psychotherapie** bildet sich aus der Summe der subjektiven Krankheitstheorie, der allgemeinen Behandlungseinstellung und der Offenheit bzw. Effekte aus dem sekundären Krankheitsgewinn (OPD-2, Achse I; Arbeitskreis OPD, 2019, S. 70 ff.).

5.1.5.1 Indikation zur Psychotherapie

Konkret ist psychotherapeutische Krankenbehandlung angezeigt (indiziert), wenn »es einer Person nicht möglich ist, ihr Leben in einer weitgehend zufriedenstellenden Weise im Bereich des Zumutbaren oder Erwartbaren zu führen. Dies zeigt sich im Bereich der psychosozialen Störungen und/oder krankheitswertigen Störungen, der Persönlichkeitsentwicklungsstörungen und/oder krankheitswertigen Störungen und bei somatischen Krankheiten« (Bartuska et al., 2005, S. 29 f.). Psychotherapie ist in Abgrenzung zur Beratung besonders dann angezeigt, wenn die vorhandenen Ressourcen zur Problembewältigung im wesentlichen Maß und für längere Zeit nicht ausreichend zur Verfügung stehen, nicht aktiviert werden können oder aktiv hintangehalten, selbst destruktiv gestört oder zerstört werden. Krankheitswertige Störungen »zeigen sich im Erleben, Verhalten sowie in Beziehungen, wobei die Intensität unterschiedlich ausgeprägt sein kann« (ebd., S. 29).

Im Rahmen der Indikationsstellung ist fallweise eine weitere hilfreiche Abklärung bzw. begleitende Behandlung durch medizinisch-psychiatrische Fachdienste, klinisch-psychologische Diagnostik oder zusätzliche Hilfsangebote wie Kooperationen mit stationären, teilstationären oder tagesklinischen Einrichtungen zu vereinbaren (ebd., S. 38 f.).

Die Fragen des Settings (Raum, Ort, Zeit, Frequenz, Schweigepflicht, Zahlungs- und Absagemodalitäten, Erreichbarkeit, Informationsaustausch, Dokumentation unter Einhaltung der Datenschutzverordnungen etc.) sind ebenfalls hier zu kommunizieren und bestmöglich schriftlich festzulegen.

5.1.5.2 Ausschlusskriterien (Kontraindikation) zur Psychotherapie

Auch vonseiten der Therapeutin:des Therapeuten kann es sinnvoll sein, die Therapie zu einem aktuellen Zeitpunkt abzubrechen. Dieser Abbruch aus guten Gründen soll deutlich und mehrfach angekündigt, schriftlich dokumentiert und auch kommuniziert werden. Eine Fortsetzung zu einem späteren Zeitpunkt ist nicht prinzipiell ausgeschlossen, falls wesentliche Kriterien, die zum Abbruch geführt haben, verändert werden konnten. Gründe können sein:

1. Wenn die Psychotherapie nur mehr zur primären Bedürfnisbefriedigung verwendet wird: Die Therapie wird zum Ersatz für Leben und Lebensfunktionen (»Freundschaft« statt Therapie etc.).
2. Mangelnde Akzeptanz der therapeutischen Beziehung durch Patient:in
3. Deutlich fehlende Kontinuität und im Prozess nicht bearbeitbare Unterbrechungen
4. Heftiges Agieren über längere Zeit ohne Bereitschaft zur Veränderung (Nichteinhaltung des Settings, der Stundenzeiten, unangemessenes Fordern, intrusives Verhalten etc.)
5. Verwendung der Therapie für nichttherapeutische Zwecke (Instrumentalisierung für streitige Gerichtsverfahren etc.)
6. Anhaltender Veränderungsunwillen und keinerlei Bemühen zu therapeutischer Mitarbeit
7. Bruch wesentlicher Vereinbarungen (Bartuska et al., 2005, S. 32 f.)

5.1.5.3 Psychosoziale Perspektiven – Diagnostik der Lebenswelt

Die Minderaufmerksamkeit für die Erschließung sozialer und lebensweltspezifischer Situationen in ihren Möglichkeiten und Problemlagen im therapeutischen Setting ist durch den Druck zur Anschlussfähigkeit der verfahrensspezifischen Diagnostik an ICD-10 und DSM-5 immer wieder gegeben. Nur die Erfassung psychischer Problematik unter F0–F9/ICD-10 wird kassenrechtlich abgegolten. Auch die Gefahr gemeinschaftlicher Abwehrkonstellationen von Therapeut:in und Patient:in besteht in der Verführung zur Reduktion von Komplexität im Hilfsprozess für die Therapeut:innen (»das eigentlich Wichtige ist doch …«) und Vermeidung der Reflexion der konkreten Lebenswelt: Gerade Patient:innen mit wenig differenzierter Struktur neigen häufig zur Reinszenierung ihrer inneren Problematik in den wichtigen nahen Beziehungen und in ihrer Gestaltung der Lebenswelt im Wohnbereich, Arbeitsbereich, ökonomischen Bereich und Lebensgestaltung im weiteren Bereich (Freizeitverhalten etc). Psychosoziale Problemlagen dürften aus klinischer Sicht wohl die häufigsten krankheitwertigen Störungen sein (psychosozialer Modus der Krankheitsverarbeitung; Mentzos, 1994). Aus diesem Grund werden abschließend wichtige Diagnoseinstrumente vorgestellt, die diese wesentliche Dimension menschlichen Leides erfassen und von Beginn weg in den Behandlungsprozess miteinbezogen und argumentiert werden müssen.

ICD-10, Kapitel XXI: Faktoren, die den Gesundheitszustand beeinflussen

»Zusätzlich zum Kapitel V (F) [Psychische und Verhaltensstörungen, M. H.] sollten *unbedingt* auch die anderen Kapitel des ICD-Systems verwendet werden.« (Dilling et al., 2014: Vorwort zu »ICD-10. Internationale Klassifikation psychischer Störungen«)

Damit sind hier »Faktoren, die den Gesundheitszustand beeinflussen und zur Inanspruchnahme von Gesundheitsdiensten führen«, gemeint. Dieses Kapitel wird als psychosoziale Diagnostik unter der Ordnungszahl »Z« (ebd., S. 322–326) als letzter Abschnitt im ICD-10 angeführt (siehe auch www.dimdi.at). Empfohlen wird die unbedingte Zusatzkodierung zur F0–F9 Leitdiagnostik mit der Bezeichnung »Z-Kodierungen ICD-10«.

Es wird darin eine umfassende und besonders hilfreiche Auflistung und Zusammenfassung von

- behandlungsorientierten Schwerpunkten (z. B. Z49.8 »Behandlung unter Anwendung anderer näher bezeichneter Rehabilitationsmaßnahmen *einschließlich*: Psychotherapie (und) Einübung von Tätigkeiten des täglichen Lebens.«) gegeben, weiters werden
- Ziffern zur Lebensweltdiagnostik benannt (Z55 bis Z60: »Probleme in Verbindung mit Ausbildung und Bildung/Berufstätigkeit und Arbeitslosigkeit/Wohnbedingungen und ökonomischen Verhältnissen/sozialen Verhältnissen«), danach
- lebensgeschichtlich bedeutsame Ereignisse unter Z61–Z63 zusammengefasst (»Probleme durch negative Kindheitserlebnisse/andere Probleme bei der Erziehung eines Kindes/Probleme in der engeren Bezugsgruppe, einschließlich familiärer Umstände«), ebenso wird Z81 (»Familienanamnese mit Hinweisen auf psychische Verhaltensstörungen«) angeführt und schließlich werden weitere
- Probleme des Verhaltens aufgezählt (Z72: »Probleme bei der Lebensführung«, etwa Z72.8: »andere näher bezeichnete Probleme bei der Lebensführung *einschließlich:* – selbstschädigendes Verhalten« und Z73: »Probleme verbunden mit Schwierigkeiten bei der Lebensbewältigung«).

Die in der Praxis nicht verpflichtende und nicht abrechnungsrelevante Verortung und Anbindung lebensgeschichtlich bedeutsamer Daten und konkreter aktuell belastender und den Krankheitsverlauf oft wesentlich beeinflussender Lebensumstände an die Hauptdiagnosegruppen in ICD-10 muss als lebensfremd und sehr bedenklich eingestuft werden. Hier zeigt sich immer weiter die unzulässige Reduktion der Sicht auf

Krankheit in der Minderbewertung des Menschen im Kontext und Kontinuum seiner Lebensvollzüge und die defizitorientiert-psychische Sicht menschlicher Lebenszusammenhänge. Folgerichtig werden Einflussfaktoren dieser Dimension im klinischen Alltag kaum bis nicht kodiert und lediglich in Begleitdokumentationen erfasst. Eine ethisch und sozialpolitisch ungenügende Situation, die auch folgenreich für die Erstellung von Behandlungsplänen ist: Mangelnde Hilfsmöglichkeiten bei Patient:innen mit multiplen psychosozialen Problemlagen werden andauernd formuliert und verhallen wirkungslos, da deren Bedeutung im klinischen Alltag offensichtlich ist, diese jedoch nicht genügend in der Diagnostik, Behandlung und statistischen Auswertung des Gesamtgeschehens gewichtet werden. (Mentzos, 1988; Rauchfleisch, 2004)

DSM-IV »Globale Erfassung des Funktionsniveaus« – GAF-Skala

Die Erfassung krankheitswertigen psychischen Erlebens erfolgt insbesondere in den USA durch das *Diagnostic and Statistical Manual of Mental Disorders* (DSM) in seiner derzeit 5. Revision. An einer Angleichung der beiden Manuale (DSM-5 und des kommenden ICD-11) wird gearbeitet, ein Übersetzungsmanual zwischen den beiden Diagnoseclustern liegt vor. Die Achsendiagnostik in DSM-5 wird gegenüber DSM-IV zurückgenommen, offensichtlich wurde diese differenzierte Form der Erfassung biopsychosozialer Zusammenhänge nicht gut angenommen. Umso wichtiger erscheint der Hinweis zur GAF-Skala auf Achse V aus DSM-IV zur Erfassung des sozialen und beruflichen Funktionsniveaus (Global Assessment of Functioning, GAF), denn hier »wird die Beurteilung des allgemeinen Funktionsniveaus des Patienten erfasst. Diese Information hilft bei der Therapieplanung, und der Messung ihrer Wirksamkeit und der Prognoseerstellung«. Damit steht eine Skala zur Erfassung der »psychischen, sozialen und beruflichen Funktionen [...] auf einem hypothetischen Kontinuum von psychischer Gesundheit bis Krankheit« (DSM-IV-TR in APA, 2003, S. 23 f.) zur Verfügung: Die Kodierung soll als Punktezahl zwischen 100 und 1 mit einem Zahlenwert von z. B.

- 100–91 (»Hervorragende Leistungsfähigkeit in einem breiten Spektrum von Aktivitäten; Schwierigkeiten im Leben scheinen nie außer Kontrolle zu geraten; wird von anderen wegen einer Vielzahl positiver Qualitäten geschätzt; keine Symptome«) mit zunehmender Problematik durch absteigende Punktewerte bis zu
- 10–1 (»Ständige Gefahr, sich oder andere schwer zu verletzten ODER anhaltende Unfähigkeit, die minimale Hygiene aufrechtzuerhal-

ten ODER ernsthafter Selbstmordversuch mit eindeutiger Todesabsicht«) erfolgen.

Die GAF-Skala gibt in ihrer Operationalisierung wichtiger Lebensdimensionen (psychisches Befinden/soziales Erleben/Beruf) eine schnelle und valide Einschätzung der Gesamtbefindlichkeit in der Anweisung, zwischen Schweregrad der Symptome oder der Funktionsbeeinträchtigung zu unterscheiden, und in der Einschätzung, der niedrigeren Bewertung zu folgen. Innerhalb der in Zehnerschritten skalierten GAF kann noch im ermittelten Bereich mit den 10 Abstufungen genauer differenziert werden. Unverständlicherweise wurde im DSM-5 ab 2013 diese Diagnostik als Teil der fünfachsigen Erfassung von biopsychosozialer Erkrankung zurückgenommen und in ein erneut monoaxiales System integriert. DSM-5 verweist nun auf die Z-Diagnostik im ICD-10. Ihre einfache Anwendung und hohe Validität sprechen jedoch weiter für die Anwendung der GAF-Skala.

5.1.5.4 Basiswissen, Praxistheorien, persönliche Topik

Diagnostik im Rahmen von Psychotherapie ist wesentlich abhängig vom Kontext, vom Handlungsauftrag durch die Hilfesuchenden, von der Art des Therapieauftrags und den daraus folgenden Zielvorgaben. Jenseits der Unterstützung durch die hier vorgestellte Art der allgemeinen psychotherapeutischen Diagnostik muss geklärt sein, welchen Stellenwert Diagnostik allgemein in der Ausbildung psychotherapeutischer Verfahren hat und in welcher curricularen Verankerung Diagnostik sinnvoll in die Entwicklung psychotherapeutischer Identität eingewoben werden kann.

Engel et al. (2004, S. 34ff.) sinngemäß folgend ist in der Ausbildung von Psychotherapeut:innen – unabhängig von der jeweiligen Spezifizierung in unterschiedliche Psychotherapieverfahren und Arbeitsfelder – zwischen zwei Formen von Wissensbereichen zu unterscheiden, die Bestandteil der Professionalisierung und damit auch Teilaspekt der Diagnostik sein müssen:

Die erste Ebene therapeutisch-wissenschaftlichen Selbstverständnisses bildet dabei »feldUNspezifisches Basiswissen« (Engel et al., 2004, S. 35; Herv. d. Verf.), wie Psychologie, Soziologie, Sozialmedizin, Psychiatrie, Philosophie (siehe: Menschenbild in der Psychotherapie) und auch alle Formen der Psychotherapie in ihren Wissensbeständen. Diese Wissensbestände bilden »Brückenkonzepte« (Lowy, 1983; zit. n. Stemmer-Lück, 2004, S. 34), die helfen, die Heterogenität der Sichtweisen im psychotherapeutisch-diagnostischen Kontext zu verbinden, die derzeit als zentrale Rahmenkonzepte in den vier Grundströmungen (Clustern) der Psychotherapie vorliegen. Die hier in Abschnitt 5.1.4 präsentierte allgemeine psychotherapeutische Diagnostik (siehe Diagnostik-Leitlinie, 2004) stellt einen wesentlichen Schritt zur Entwicklung einer eigenständigen Psychotherapiewissenschaft dar, die Deutungshoheit und Kompetenz über ihr Wissens- und Anwendungsgebiet (interaktionelle und intersubjektive Heilbehandlung biopsychosozial erkrankter Personen) hat und sich wissenschaftlich weiterentwickelt.

Handlungsfeldspezifisches Wissen als zweite Ebene besteht als Faktenwissen zur jeweiligen Problemlage in Form von Kausalmodellen, Interventionsformen, gesetzlichen Grundlagen etc. – vorrangig vermittelt im ersten allgemeinen Ausbildungsabschnitt, dem Propädeutikum. Therapie- und psychotherapeutisches Interaktionswissen wird im fachspezifischen Ausbildungsabschnitt verfahrensspezifisch entwickelt.

i Info

Psychotherapeut:innen müssen wissen, wie eine vertrauensvolle Beziehung aufgebaut werden kann, Gesprächsprozesse sinnvoll geleitet und mit welchen Schritten und Vorgangsweisen (hier im diagnostischen Gespräch) voraussichtlich den Patient:innen gedient sein wird (Abklärung der Belastbarkeit, offene oder geschlossene Gesprächsführung, psychoedukative Maßnahmen und Vernetzungsvorschläge zu weiteren helfenden Angeboten wie z.B. Psychiatrie, psychologische Diagnostik, Erziehungsberatung etc.). Therapeut:innen müssen also »Kommunikationsmodelle, Handlungsmodelle, Veränderungsmodelle, Kontextmodelle, Methodologie, [psychotherapeutische, M.H.] Methoden etc.« (Engel et al., 2004, S. 35) zur Verfügung haben. Das Psychotherapiewissen soll im Umgang mit der Behandlung bei widerstrebenden Tendenzen, Konflikten und situationshinderlichen Momenten (z.B. Sprach-, Sozialisationsbarriere) hilfreiche, umfassende diagnostische Einschätzung und Vorgangsweisen zur Verfügung stellen und die berufliche Identität der Therapeut:innen soll in ihrem Patient:innenkontakt mit unterschiedlichen Störungsgruppen in verschiedenen therapeutischen Kontexten (freie Praxis, Institution) geschult sein.

Dieser »reflexive, kommunikative und prozessorientierte Rahmen« (Engel et al., 2004, S. 36) von Diagnostik als zentraler Ausgangspunkt weiterer Therapie muss aus den gesicherten Wissensbeständen anderer Disziplinen (siehe oben) unterstützt und therapiespezifisch adaptiert werden. Auf der Basis persönlichkeitsabhängiger Begabung (allgemeine Wirkfaktoren im Gespräch: Neugier, sympathisierendes Einfühlen, Wertschätzung, soziale Intelligenz und Kreativität, Respekt, synthetische Intelligenz als Zusammenführen von Inhalten) bedarf es somit einer umfassenden psychotherapeutischen Schulung der Persönlichkeit und des Selbstverständnisses zur Entwicklung beruflicher Identität, die hier in dieser »besonderen Situation« (Argelander, 1970) der Diagnostik zum Tragen kommt.

Die Veränderungen von Personen im Umgang mit sich und sozialen Systemen werden unter Berücksichtigung der oben genannten (feld- und feldunspezifischen) Kompetenzen im Rahmen von Praxistheorien (Stemmer-Lück, 2004, S. 34) auf der zweiten Ebene feldspezifischer Kompetenz psychotherapeutisch-wissenschaftlich beschrieben und bilden so die Basis für Anamnese, Diagnose, Intervention und Kriterien der Evaluation von Psychotherapie. Praxistheorie meint hier eine Reflexion der Praxis auf der Diagnostik- und Interventionsebene und ist ein zentrales Element der Qualität professionellen Handelns. Die wissenschaftliche Fundierung ist dabei jedoch kein Selbstzweck, »sondern auch aus genuin praktischen Gründen [wichtig, M. H.], denn nichts ist so praktisch wie eine gute Theorie!« (Loewy, 1983, zit. n. Stemmer-Lück, 2004, S. 34)

Das angewandte diagnostische und allgemein-psychotherapeutische Methodenrepertoire wird nach einer langen Tradition der Abgrenzung unter den Psychotherapieverfahren mehr und mehr an der »Problemsituation« der Patient:innen und weniger verfahrensspezifisch festgemacht. Wenn sich die präsentierten Probleme als Schwerpunkt im Beziehungsbereich und in kommunikativen Prozessen darstellen, werden »Persönlichkeitstheorien sowie krisen- und kommunikationstheoretische Konzepte in Anspruch genommen, um […] zu diagnostizieren, […] ferner müssen die Probleme […] eruiert und definiert werden […] um die Ziele der Veränderung festzulegen, um schließlich die nach den relevanten theoretischen Formulierungen angemessenen Interventionsmaßnahmen und -techniken einsetzen zu können.« (Loewy, 1983, S. 104, zit. n. Stemmer-Lück, 2004, S. 34).

Die hier vorgestellten Perspektiven der Diagnostik sind klinisch erprobt und praktikable relevante theoretische Formulierungen, um das Selbst- und Fremdverständnis der Therapeut:innen im diagnostisch-therapeutischen Handeln zu stützen. Zentral ist die Möglichkeit, einen intersubjektiven Verstehenszusammenhang herzustellen und nutzen zu können, da Psychotherapie ein Feedback-gesteuerter Prozess ist, der wieder an »prozessuale Diagnostik« (Rahm et al., 1993) in jeder Begegnung im Verlauf der Therapie ankoppelt: Vorgangsweisen werden vor dem Hintergrund diagnostischer Einordnung gewählt, probiert und bei Gelingen verstärkt oder neu diagnostisch bewertet und korrigiert (siehe: heuristisches Vorgehen in Kap. 5.1.3.2).

Die dritte Wissensbasis bildet die Topik und meint damit »eine bestimmte Denkmethode der Logik zur Lösung des Situativen in einer Problemsituation« (Lowy, 1983, S. 105 ff., zit. n. Stemmer-Lück, 1994, S. 35), denn aus dem momentanen dialogischen Erleben entwickeln sich Handlungswissen, Vorgangsweisen und Perspektiven der Herangehensweise, Lösungshypothesen und Zielvorstellungen zur Psychotherapie. Alle einzelnen diagnostischen Situationen sind einmalig, individuell und nicht normierbar im Sinne vorgefertigten Interventionsrepertoires oder eintrainierter kommunikativer Techniken. Um diese Situationen fruchtbar nützen zu können, bedarf es der »Selbst- und Sozialkompetenz« (Borchert, 1997, S. 45) der Therapeut:innen im diagnostisch-therapeutischen Prozess.

i Info

Unter den genannten Aspekten bilden folgende, in der direkten Handlungssituation individuelle topische Kernkompetenzen die Fähigkeiten zur Basis psychotherapeutischer Diagnostik: 1. Erkennen der überdauernden Persönlichkeitsschemata und Struktur der Persönlichkeit; 2. Erfassen der zentralen Defizite, Konflikte und Ressourcen als individuelle Umgangsweise zur Entfaltung des individuellen inneren Un-/Gleichgewichtes; 3. Erkennen von dysfunktionalen Inszenierungen in der Lebenswelt der Patient:innen; 4. Einbezug gefühlsmäßiger Resonanzen in den diagnostisch-therapeutischen Prozess; 5. sprachlich klare und patient:innengerechte Formulierung einer hilfreich strukturierenden Zusammenschau (aus Punkt 1 bis 4); 6. Entwicklung bzw. Aktivierung von Handlungsstrategien und Hoffnung bezüglich des Erfolges der angestrebten Veränderung; 7. Wahl und Steuerung förderlichen Vorgehens vor dem Hintergrund der Persönlichkeitsstruktur; 8. Einschätzung aktueller Verarbeitungskapazität; 9. realistische Einschätzung des Grades der Schädigung und Förderung von Vertrautheit in der therapeutischen Begegnung.

5.1.6 Landkarte der Diagnostik

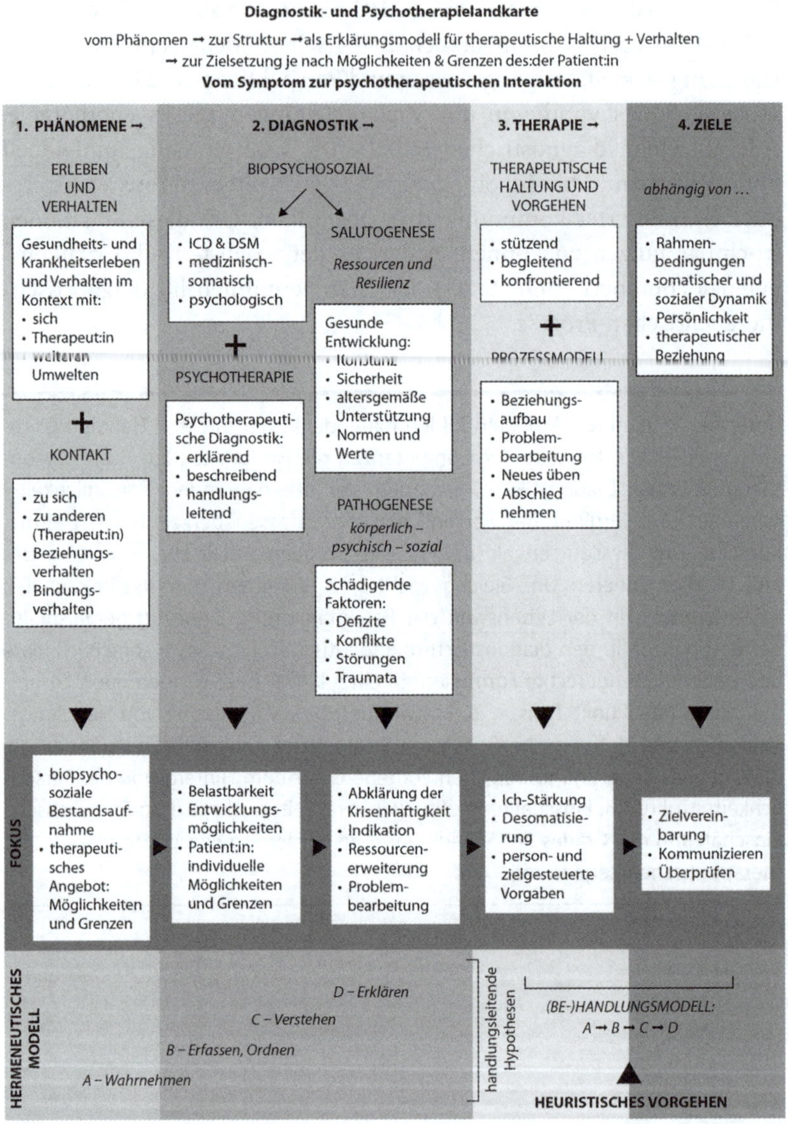

Abb. 16: Psychotherapielandkarte: Psychotherapeutische Diagnostik

Die Grafik gibt Überblick zum gesamthaften Ablauf einer Psychotherapie unter besonderer Beachtung der Diagnostik, ohne Berücksichtigung spezieller verfahrensspezifischer Schwerpunkte.

1. **Phänomene:** Psychotherapie versteht sich grundlegend als Beziehungsgeschehen zwischen Psychotherapeut:in und Patient:in. In dieser Interaktion werden alle Phänomene in der Kommunikation des Patienten:der Patientin mit sich als (innerpsychisches) Erleben und (zwischenmenschlich) gezeigtes Verhalten mit dem:der Therapeut:in und weiteren Umwelten (im sozialen, arbeitsbezogenen, kulturellen Kontext) erfasst. Dabei wird die Fähigkeit, eigene Bedürfnisse situationsgerecht wahrzunehmen, wesentliche Handlungsimpulse zu erfassen und zu kommunizieren, das Beziehungsgeschehen zu regulieren, hilfreiche Beziehungen zu entwickeln und aufrechtzuerhalten (Bindungsverhalten) im Kontakt mit sich selbst und anderen Personen, als biopsychosoziale Bestandsaufnahme in ihren Möglichkeiten und Grenzen als therapeutisches Angebot erfasst, in Beziehung zueinander gesetzt, bewertet und formuliert.
2. **Diagnostik:** Entsprechend den Vorgaben der Weltgesundheitsorganisation (WHO) erfordert psychotherapeutische Arbeit mit erkrankten Personen eine umfassende körperliche, psychische und soziale Bestandsaufnahme in einer medizinischen, psychotherapeutischen und fallweise psychologischen Perspektive. Die psychotherapeutische Perspektive geht über die allgemeine, beschreibende Diagnostik hinaus und bietet zugleich eine erklärende und psychotherapeutisch handlungsleitende Sicht auf die aktuelle Belastbarkeit, die erwartbaren Entwicklungsmöglichkeiten, aber auch auf mögliche Grenzen einer Behandlung. In der Erfassung der gesunden Entwicklung als Salutogenese können die individuellen Möglichkeiten als Ressourcen und die Fähigkeit, mit widrigen Lebensumständen umzugehen, als Resilienz beschrieben werden. Die Anteile gesunder Entwicklung (Wurden Sicherheit und Konstanz in den Beziehungssituationen und in sozialen Abläufen hergestellt? Erfolgte eine jeweils altersgemäße Unterstützung bei den anstehenden Entwicklungsschritten? Wurden hilfreiche Normen und handlungsleitende Werte vermittelt?) werden in Bezug zur Pathogenese gesetzt, in der die schädigenden Faktoren der individuellen Entwicklung auf körperlicher, psychischer und sozialer Ebene erfasst und in ihrer Wechselwirkung benannt werden: Wurden wichtige körperliche, psychische und soziale Bedürfnisse zu wenig erkannt, beachtet oder bewusst verweigert und als Defizit verarbeitet? Wurden Konflikte als unauflösliches Aufeinanderschlagen widerstrebender innerer und äußerer Impulse hilfreich gelöst oder blieben sie bestehen? Wurden physiologische, psychische, soziale Abläufe immer wieder

unterbrochen und als Störung erlebt? Konnten überwältigende Ereignisse genügend verarbeitet und eingeordnet werden oder wurden sie als Traumata verinnerlicht? Die Beschreibung der genannten Lebensumstände und anhaltender Folgewirkungen in Symptomatiken erfolgt nach psychotherapeutisch-verfahrensspezifischen diagnostischen Kriterien und den WHO-Diagnosemanualen (ICD-10 und DSM-5) unter eventueller Berücksichtigung differenzieller psychologischer Diagnostik und bildet das steuernde Element psychotherapeutischen Handelns.

3. **Therapie:** Nachdem die Angemessenheit und Sinnhaftigkeit einer Behandlung als Indikation zur Psychotherapie unter Abschätzung der Krisenhaftigkeit gestellt und mit dem Patienten:der Patientin kommuniziert ist (siehe Ziele), stehen die Entwicklung des Patienten:der Patientin in der Stärkung und Erweiterung seiner:ihrer Möglichkeiten und die Problembearbeitung konflikthafter psychischer und sozialer Faktoren im Zentrum der Psychotherapie. Verbessertes Wahrnehmen, Fühlen, Denken, Erinnern, Wollen, Handeln und Kommunizieren führt zur Ich-Stärkung und damit zu verbesserter Lebensteilhabe in erweiterter Realitätsprüfung, Impulskontrolle, Identitäts- und Rollendistanz, Nähe- und Distanzregulation, Empathie und Introspektionsfähigkeit. Damit trägt der psychotherapeutische Prozess zu verbesserter, lebenslanger Selbst- und Identitätsentwicklung und letztlich Gesundung bei.
4. **Ziele:** Die Ziele der psychotherapeutischen Behandlung werden zuerst durch die Rahmenbedingungen (Erreichbarkeit, Kosten, zeitliche Perspektive, sprachlicher Zugang, evtl. notwendige Einbindung in ein Behandlungsnetzwerk) bestimmt. Die somatische Dynamik muss nach erfolgter Diagnostik (siehe 2.) mitbeachtet und ebenso wie die soziale Dynamik (Akzeptanz der Psychotherapie in der Lebenswelt des Patienten:der Patientin, weitere sozial evtl. belastende Faktoren) in das Therapieziel eingebettet werden. Die Zielvereinbarung wird dem Patienten:der Patientin und Kostenträgern kommuniziert und in angemessener Weise (Selbst- und Fremdeinschätzung, Fragebögen, externe Begutachtung) überprüft.

Fragen zur Evaluation

1. Benennen Sie Leitbegriffe zu Symptom, Syndrom, psychische Erkrankung.
2. Was versteht man unter differenzialdiagnostischem Prozess?

3. Diagnostik: Vorbehalte und Vorteile – ordnen Sie jeweils richtig zu:
   a) Ordnungssystem
   b) Etikettierung und Pathologisierung
   c) Operational definiert
   d) Weitergabe persönlicher Befunde
   e) Empirisch und klinisch überprüfbar
   f) Fehlende Aussagekraft
4. Aufgaben psychotherapeutischer Diagnostik: Nennen Sie mindestens 6 von 8 Items.
5. Was versteht man unter »therapeutischer Funktion« der Diagnose?
6. Nennen Sie die vier therapeutischen Fähigkeiten zur Erstellung einer psychotherapeutischen Diagnose.
7. Was verstehen Sie unter »szenischer Information«?
8. Nennen Sie 4 von 5 wesentlichen Behandlungsvoraussetzungen zur Psychotherapie.
9. Was verstehen Sie unter »Indikation zur Psychotherapie«?
10. Nennen Sie mindestens 5 von 9 Kernkompetenzen in der psychotherapeutischen Diagnostik.

Literatur im Text

APA (American Psychiatric Association). (Hrsg.). (2003). *Diagnostisches und Statistisches Manual Psychischer Störungen – Textrevision – DSM-IV-TR.* Göttingen u. a.: Hogrefe.

Arbeitskreis OPD. (2019). *OPD 2. Operationalisierte Psychodynamische Diagnostik.* Bern: Hogrefe.

Argelander, H. (1970). *Das Erstinterview in der Psychotherapie.* Darmstadt: Wissenschaftliche Buchgesellschaft.

Arlt, I. (1958). *Wege zu einer Fürsorgewissenschaft.* Wien: Notring der Wissenschaftlichen Verbände Österreichs.

Bartuska, H., Buchsbaumer, M., Metha, G., Pawlowsky, G., & Wiesnagrotzki, S. (2005). *Psychotherapeutische Diagnostik. Leitlinien für einen neuen Standard.* Wien, New York: Springer.

Basaglia, F. (1974). *Was ist Psychiatrie?* Frankfurt/Main: Suhrkamp.

Bundesministerium für Gesundheit. (2004). *Diagnostik-Leitlinie für Psychotherapeutinnen und Psychotherapeuten. Begriffserklärungen und Leitlinien zur psychotherapeutischen Diagnostik.* Wien. Abgerufen von https://www.sozialministerium.at/ (02.09.2020).

Dilling, H., Mombour, W., & Schmidt, M. H. (Hrsg.). (2014). *ICD-10. Internationale Klassifikation psychischer Störungen. ICD-10 Kapitel V (F).* Bern: Hogrefe.

Dörner, K. (1969). *Bürger und Irre. Zur Sozialgeschichte und Wissenschaftssoziologie der Psychiatrie.* Frankfurt/Main: Suhrkamp.

DSM IV-TR. (2003). *Diagnostisches und Statistisches Manual Psychischer Störungen. Textrevision.* American Psychiatric Association. Göttingen, Bern, Toronto, Seattle: Hogrefe.

Engel, F., Nestmann, F., & Sieckendiek, U. (2004). »Beratung«. Ein Selbstverständnis in Bewegung. In F. Nestmann, F. Engel & U. Sieckendiek (Hrsg.), *Das Handbuch der Beratung. Band 1* (S. 33–44). Tübingen: dgvt-Verlag.

Fäh, M. (2004). Psychotherapie und Salutogenese: Überlegungen zum theoretischen und praxeologischen Brückenschlag. *Psychotherapie Forum,* 12(1), 3–15. DOI: 10.1007/s00729-004-0030-9.

Fatzer, G. (1990). *Supervision und Beratung.* Frankfurt/Main: Edition Humanistische Psychologie.

Foucault, M. (1969). *Wahnsinn und Gesellschaft. Eine Geschichte des Wahnsinns im Zeitalter der Vernunft.* Frankfurt/Main: Suhrkamp.

Foucault, M. (1971). *Die Ordnung der Dinge.* Frankfurt/Main: Suhrkamp.

Frischenschlager, O. (1996). Vom Krankheits- zum Gesundheitsbegriff. In R. Hutterer-Krisch, V. Pfersmann & I. Farag (Hrsg.), *Psychotherapie, Lebensqualität und Prophylaxe.* Wien, New York: Springer.

Hochgerner, M. (2005). *Psychodynamische Diagnostik in Psychotherapie und Beratung: Psychodynamisch-interaktionelle Diagnostik als Rahmenkonzept für Psychotherapie und Beratung.* Masterthese Donau-Universität Krems.

Hochgerner, M. (2022). Diagnostische Aspekte in der Integrativen Gestalttherapie. In C. Höfner & M. Hochgerner (Hrsg.), *Psychotherapeutische Diagnostik* (S. 287–306). Wien, New York: Springer.

Hochgerner, M., & Klampfl, P. (2020). Frau F. sorgt zunehmend für sich selbst. Prozessuale strukturbezogene Diagnostik in der Integrativen Gestalttherapie. *Psychotherapie Forum,* 24, 45–54. DOI: 10.1007/s00729-020-00145-2.

Hochgerner, M., Klampfl, P., & Nausner, L. (2018). Diagnostische Perspektiven der Integrativen Gestalttherapie. In M. Hochgerner, L. Nausner, H. Hoffmann-Widhalm & E. Wildberger (Hrsg.), *Gestalttherapie* (2., überarb. und akt. Aufl., S. 179–205). Wien: Facultas.

Höfner, C., & Hochgerner, M. (2022). *Psychotherapeutische Diagnostik.* Wien, New York: Springer.

Kriz, J. (1994). *Grundkonzepte der Psychotherapie.* Weinheim: Beltz.

Laireiter, A. R. (2000). *Diagnostik in der Psychotherapie.* Wien, New York: Springer.

Legewie, H. (1998a). *Theorie der Interviewführung (7. Vorlesung).* www.tu-berlin.de.

Legewie, H. (1998b). *Diagnostische Interviewformen (8. Vorlesung).* www.tu-berlin.de.

Lippe, R. (1974). *Naturbeherrschung am Menschen. Band I und II.* Frankfurt/Main: Suhrkamp.

Lorenzer, A. (1984). *Intimität und soziales Leid.* Frankfurt/Main: Archäologie der Psychoanalyse.

Lorenzer, A. (2006). *Szenisches Verstehen. Zur Erkenntnis des Unbewußten* (Kulturanalysen, Bd. 1). Hrsg. von U. Prokop & B. Görlich. Marburg: Tectum.

Mentzos, S. (1994). *Interpersonale und institutionalisierte Abwehr.* Frankfurt/Main: Suhrkamp.

Mentzos, S. (2003). *Neurotische Konfliktverarbeitung.* Frankfurt/Main: Fischer.

Mühlleitner, E. (1992). *Biographisches Lexikon der Psychoanalyse.* Tübingen: Edition discord.

Mühlleitner, E., & Reichmayer, J. (1997). Die Psychologische Mittwoch-Gesellschaft und die Wiener Psychoanalytische Vereinigung. *Psyche,* 51(11), 1051–1103.

Petzold, H. (1993). *Integrative Therapie. Modelle, Theorien & Methoden einer schulenübergreifenden Psychotherapie. Band 1–3.* Paderborn: Junfermann.
Rahm, D., Otte, H., Bosse, S., & Ruhe-Hollenbach, H. (1993). *Einführung in die Integrative Therapie.* Paderborn: Junfermann.
Rauchfleisch, U. (2004). *Menschen in psychosozialer Not.* Göttingen: Vandenhoeck.
Rudolf, G. (2002). *Vorteile und Risken der Klassifikation.* Vortrag bei den 52. Lindauer Psychotherapiewochen, 22.04.2002. www.lptw.de.
Rudolf, G. (2004). *Strukturbezogene Psychotherapie.* Stuttgart: Schattauer.
Scharfetter, C. (1985). *Allgemeine Psychopathologie.* Stuttgart, New York: Thieme.
Singer, M. (1983). *Psychosoziale Interventionsformen.* Seminarunterlage Bundesakademie für Sozialarbeit, 1070 Wien.
Stemmer-Lück, M. (2004). *Beziehungsräume in der sozialen Arbeit.* Stuttgart: Kohlhammer.
Stern, D. (1979). *Mutter und Kind. Die erste Beziehung.* Stuttgart: Klett Cotta.
Stern, D. (1992). *Die Lebenserfahrung des Säuglings.* Stuttgart: Klett Cotta.
Vetter, H., & Slunecko, T. (2000). *Phänomenologie.* In G. Stumm & A. Pritz (Hrsg.), *Wörterbuch der Psychotherapie* (S. 512–513). Wien, New York: Springer.
Wittchen, H., & Hoyer, H.U. (2011). *Klinische Psychologie und Psychotherapie.* Wien, New York: Springer.
World Health Organisation. (1986). *Ottawa-Charta zur Gesundheitsförderung.* Abgerufen von https://www.euro.who.int/__data/assets/pdf_file/0006/129534/Ottawa_Charter_G.pdf (28.08.2020).

Kernliteratur

Bartuska, H., Buchsbaumer, M., Metha, G., Pawlowsky, G., & Wiesnagrotzki, S. (2005). *Psychotherapeutische Diagnostik. Leitlinien für einen neuen Standard.* Wien, New York: Springer.
Bundesministerium für Gesundheit. (2004). *Diagnostik-Leitlinie für Psychotherapeutinnen und Psychotherapeuten. Begriffserklärungen und Leitlinien zur psychotherapeutischen Diagnostik.* Wien. [Suchpfad: www.Bundesministerium – Suchbegriff: Diagnostik Leitlinie Psychotherapie – Download]
Höfner, C., & Hochgerner, M. (2022). *Psychotherapeutische Diagnostik.* Berlin: Springer.
Paulitsch, K. (2009). *Praxis der ICD-10-Diagnostik.* Wien: Facultas (UTB).

5.2 Psychiatrische Diagnostik

Marion Freidl

Die psychiatrische Diagnostik umfasst eine positive Beziehungsgestaltung, die Anamneseerhebung und Diagnosestellung sowie die Erläuterung der Diagnose und der Befunde mit den Patient:innen.

Zusammenfassung

Die psychiatrische Diagnostik beginnt bereits mit dem ersten Kontakt zwischen Psychiater:in und Patient:in in einer Spitalsambulanz bzw. privaten Ordination. Durch die psychiatrische Exploration, die Erhebung der Anamnese und des psychopathologischen Status kann eine vorläufige Aussage über die derzeitige Symptomatik, die Diagnose und auch über eine mögliche Prognose getroffen werden.

Schlüsselwörter

psychiatrische Exploration, psychopathologischer Status, Anamneseerhebung, International Classification of Diseases (ICD)

5.2.1 Einführung

In diesem Kapitel werden mehrere relevante Arbeitsschritte beschrieben, die für eine möglichst exakte Diagnosestellung notwendig sind.

Der erste wichtige Schritt liegt in einer positiven Beziehungsgestaltung des Psychiaters:der Psychiaterin zum:zur Patient:in. Durch einen vertrauensvollen Beziehungsaufbau wird im weiteren Verlauf die Zusammenarbeit zwischen Patient:in und Psychiater:in ermöglicht. Dann erst wird die Anamnese erhoben, etwaige Befunde werden eingeholt und schließlich wird darauf aufbauend eine (Verdachts-)Diagnose gestellt. Erst danach kommt es zur Besprechung und gemeinsamen Planung der Therapie.

Hierbei steht auch die Frage im Vordergrund, wie weit ein selbstbestimmtes Leben im angestammten sozialen Umfeld bei möglichst guter Lebensqualität unterstützt bzw. verbessert werden kann. Dazu ist die Erhebung eines orientierenden psychopathologischen Befundes essenziell, in der u. a. die in der Interaktion mit der Umwelt problematischen Verhaltensweisen eruiert werden, potenzielle Gefährdungsaspekte überprüft werden und die soziale Sicherung betrachtet wird.

In der psychiatrischen Diagnostik werden weiters auf der Basis von erhobenen Befunden (u. a. bildgebender Diagnostik wie MRT und CCT, testpsychologischen Verfahren oder Entlassungsbriefen früherer stationärer Aufenthalte) Krankheitsbilder identifiziert und so eine spezifische Behandlung und Therapie ermöglicht.

Die Diagnosen erstellen die involvierten Psychiater:innen anhand der Kriterien des in Europa üblichen ICD-10 (bald ICD-11) oder anderer international anerkannter Übereinkünfte (z. B. DSM-5 in den USA). Über Ursachen oder die weiteren Konsequenzen einer Störung gibt dies zunächst keine Auskunft.

5.2.2 Die psychiatrische Exploration

In der psychopathologischen Exploration (= Wissenschaft von der Krankheitslehre psychischer Erkrankungen) soll nach möglichen biologischen, genetischen, psychodynamischen und sozialen Grundlagen gefragt werden, die im Zusammenhang mit dem aktuellen Störungsbild des:der Patient:in stehen.

Personen, die mit psychischen Problemen in eine psychiatrische Praxis oder Ambulanz kommen, stehen meist vor großen individuellen Herausforderungen oder berichten über einen ausgeprägten Leidensdruck. Oft kommt eine ängstliche Erwartungshaltung hinsichtlich des bevorstehenden Gespräches und einer möglichen Diagnosestellung hinzu, vor allem, wenn negative oder noch gar keine Vorerfahrungen bestehen.

In dem diagnostischen Gespräch ist es daher von großer Bedeutung, zuerst eine tragfähige Beziehung zum:zur Patient:in herzustellen, die gegenseitiges Vertrauen unterstützt, Sicherheit gibt und sowohl Patient:in als auch Psychiater:in Transparenz ermöglicht. Im weiteren Behandlungsverlauf sind Zuverlässigkeit und Kontinuität der Betreuung unerlässlich, um die Beziehung nicht zu gefährden.

Die Exploration umfasst drei Teile: die Einleitung, die Anamnese und die Erläuterung gemeinsam mit dem:der Patient:in.

In der Einleitung werden u. a. folgende psychische Funktionen untersucht:

- Bewusstsein und Denken
- Orientierung
- Konzentration und Gedächtnis
- Ich-Erleben
- Wahrnehmung

- Gefühls- und Gemütsleben (Affekte)
- Persönlichkeit
- Antrieb und Psychomotorik
- Biorhythmus (Schlaf, Wachheit, Appetit, Menstruation)
- Vegetativum

In dieser Phase der Einleitung wird der:die Patient:in aber auch im aktuellen Zustand von dem:der Psychiater:in beobachtet. Hier achtet die untersuchende Person auf das äußere Erscheinungsbild (z. B. Kleidung nicht witterungsadäquat, sehr verwahrloster Eindruck, starkes Schwitzen/Zittern) und den Bewusstseinszustand des Patienten:der Patientin (das Spektrum reicht hierbei von bewusstseinsklar über somnolent bis bewusstlos und komatös).

Im Zustand der Bewusstlosigkeit liegt ein potenziell lebensbedrohlicher Zustand vor, der unbedingt notärztlich versorgt werden muss, da hier z. B. eine Intoxikation oder auch ein hirnorganischer Notfall wie ein Insult vorliegen kann.

Ist die Person bewusstseinsklar, geht die Initiative für weitere Gespräche von dieser aus. Es wird weiters ärztlich beurteilt, ob die Person voll und ganz oder nur teilweise orientiert ist, d. h. weiß, wo sie sich gerade befindet (örtliche Orientierung), und sich über die Situation (situative Orientierung), die eigene Person und die Zeit (zeitliche Orientierung) im Klaren ist.

Zur zeitlichen Orientierung können Fragen wie »Welches Monat/welches Jahr/welche Jahreszeit haben wir heute?« dienen, denn das exakte Datum ist ja auch für orientierte Personen im Alltag nicht immer präsent. Fragen zur Situation können wie folgt lauten: »Was genau führt Sie denn zu mir? Warum befinden Sie sich jetzt hier bei mir?«

Eine desorientierte Person kann sich auf diesen Ebenen (oder einer davon) nicht zurechtfinden. Es könnte in diesem Fall eine produktive Symptomatik im Sinne einer wahnhaften Störung oder eines deliranten Zustandsbildes (z. B. Alkoholentzug) vorliegen, auch hier muss unbedingt eine sofortige medizinische Abklärung erfolgen. Als häufige weitere Ursachen sind Dehydrierung, fieberhafte Infekte, postoperative Zustände oder medikamentöse Nebenwirkungen zu nennen.

Orientierungsstörungen sind somit psychopathologische Symptome, bei denen das ›Bescheidwissen‹ über Zeit, Ort, Situation und eigene Person beeinträchtigt ist. Bei der Überprüfung der Orientierung werden also die Patient:innen nach zeitlichen Angaben und dem Ort, an dem sie sich gerade befinden, befragt. Weiters wird erfasst, ob und wieweit ihnen bewusst ist, in welcher Situation (Ärztin-Patienten-Gespräch) sie sich gerade befinden. Die Orientierung zur eigenen Person wird üblicherweise überprüft, indem beobachtet wird, ob die Patient:innen adäquate Angaben zu ihrer Biografie und zu ihrer Person machen können.

Diese Kompetenz bildet gleichzeitig die Funktionsfähigkeit des Langzeitgedächtnisses ab.* Es ist augenscheinlich, dass es einen großen Unterschied macht, ob man das gegenwärtige Datum nicht exakt im Kopf hat oder eventuell den falschen Wochentag nennt oder ob man weder das aktuelle Jahr noch die Jahreszeit oder das Alter der eigenen Kinder angeben kann.

Ist der:die Patient:in anfangs eher abwehrend, zögerlich oder nur unsicher in den Aussagen über sich selbst, hilft es, mit dem Anlass des Besuches zu beginnen, z. B.: »Was führt Sie denn heute zu mir …?« Die Darstellung der von der Person vorgebrachten Äußerungen zum Anlass ihres Kommens, zu ihren Beschwerden und Problemen gibt auch Auskunft über die subjektive Sicht der aktuellen Situation. In der gesamten Exploration kann aus der Art und Weise der Darstellung des Anliegens und der Beantwortung der Fragen auch auf die allgemeine Fähigkeit zur Differenzierung und die Introspektionsfähigkeit geschlossen werden.

Eine Störung der Aufmerksamkeit ist ein weiteres psychopathologisches Symptom, dabei ist die Wahrnehmung von Umweltreizen beeinträchtigt. Hierbei werden Auffassungsstörungen, also die Unfähigkeit, Wahrnehmungen und Erlebnisse in ihrer Bedeutung zu begreifen und sinnvoll miteinander zu verbinden, und Konzentrationsstörungen, also das Unvermögen, sich auf eine Sache oder Tätigkeit zu konzentrieren, beurteilt.

Die Gedächtnisstörung ist ein psychopathologisches Symptom, bei dem die Fähigkeit, Eindrücke oder Erfahrungen zu speichern oder abzurufen, beeinträchtigt ist. Es kann als Oberbegriff für alle Einbußen des Lernens, Behaltens und des Abrufs gelernter Information angesehen werden. Dieser Terminus ist sehr unspezifisch. Er sagt nichts über die Ursache dieser Störung aus und darüber, ob es sich um isolierte Gedächtnisstörungen handelt oder ob diese in Kombination mit anderen kognitiven Störungen auftreten. Subjektive Gedächtnisstörungen sind häufig und nehmen mit höherem Alter zu.

Der Begriff Amnesie bedeutet eine isolierte, schwere Störung des Lernens und Behaltens, während andere kognitive Funktionen wie z. B. Sprache oder Intelligenzfunktionen weitgehend erhalten sind. Man unterscheidet die anterograde von der retrograden Amnesie, eine Unterscheidung, die sich auf den Zeitpunkt der Hirnschädigung bezieht.

* Das Gedächtnis wird in verschiedene Arten unterteilt: in Kurzzeit-, Arbeits-, Neuzeit-, Langzeit-, Alt- und prospektives Gedächtnis.

Eine anterograde Amnesie ist die Unfähigkeit, Informationen und Erlebnisse, die nach einer Hirnschädigung gelernt bzw. erfahren werden, zu behalten, während retrograde Amnesie die Unfähigkeit beschreibt, Erinnerungen abzurufen, die vor der Hirnschädigung ins Gedächtnis gelangten. Die meisten Patient:innen mit Gedächtnisstörungen, insbesondere nach Schädel-Hirn-Trauma, haben eine ausgeprägte anterograde Amnesie. Ihre retrograde Amnesie weist hingegen häufig einen zeitlichen Gradienten auf und umfasst vor allem die Gedächtnisinhalte, die kurz vor dem hirnschädigenden Ereignis erworben wurden, während länger zurückliegende Ereignisse unbeeinträchtigt abgerufen werden können.

Weiters sollen je nach Einschätzung der intellektuellen Leistungsfähigkeit bei Verdacht auf Minderbegabung oder Verdacht auf Mild Cognitive Impairment auch zusätzliche Orientierungsfragen vorgenommen werden:

Kopfrechnen (100 – 7 = ? usw.) dient auch zur Überprüfung der Ausdauer (siehe Mini Mental Status Test/MMST). Hier empfiehlt es sich, die Ergebnisse mitzuschreiben und die Fehler nach einiger Zeit nochmals abzufragen.

Benennen und Erklären von Sprichwörtern reicht zumeist aus, um ein Verstehen oder die Abstraktionsfähigkeit zu erfassen. Zum Beispiel: »Was bedeutet für Sie ›Der Apfel fällt nicht weit vom Stamm‹?« Wenn das Sprichwort unbekannt ist, sollte man gleich nachfragen, was es denn bedeuten könnte, auch wenn kein Apfelbaum oder kein Apfel in der Nähe sind, wenn jemand diesen Satz sagt. Wenn Probleme mit der Erläuterung bestehen, kann man auch Unterstützung bieten: »Bitte erklären Sie, wie einem Kind geholfen werden kann, das mit fünf Jahren danach fragt: ›Papa, da hat jemand gesagt ›Der Apfel fällt nicht weit vom Stamm‹, aber es war überhaupt kein Apfelbaum in der Nähe.‹« Häufig hilft es auch, zu bitten, dass eine Situation im Leben als Beispiel genannt wird, für die das Sprichwort passen könnte. Beispiele: *»Morgenstund' hat Gold im Mund«, »Der Apfel fällt nicht weit vom Stamm«, »Jemanden vor den Karren spannen«.*

Ein weiterer wichtiger, potenziell lebensbedrohlicher Aspekt ist die Erfassung möglicher Selbstgefährdung. Die allermeisten Suizidversuche werden angekündigt, da fast immer ein Konflikt zwischen Leben- und Sterbenwollen besteht. Mögliche Risikofaktoren sollten daher erfragt werden:

- positive Familienanamnese (Elternteil, Geschwister oder eine andere nahestehende Person durch Suizid verstorben),
- frühere Suizidversuche (SMV),

- Verfügbarkeit von Schusswaffen, riskanten Medikamenten (Insulin, Digitalis …),
- Suchterkrankung,
- Störung der Impulskontrolle.

Im Falle einer akuten Selbstgefährdung gilt Folgendes:
- Sofort mit der Betreuung beginnen, eventuell auch mit Rettung/Notarzt:Notärztin in eine psychiatrische Notfallambulanz fahren.
- Angebot einer persönlichen Beziehung, ev. Person auch in ein Krankenhaus begleiten.
- Mit der Person die konkreten nächsten Schritte planen (falls die Person so weit paktfähig ist, baldiger neuer Termin).
- Einfühlsames Ansprechen von Suizidgedanken entlastet zumeist.

Weiters muss im Erstgespräch auch auf allfällige Fremdgefährdung seitens des Patienten:der Patientin geachtet werden. Insgesamt tragen psychisch Kranke nur gering zur Gesamtkriminalität bei, allerdings existiert ein mäßiger, aber signifikanter Zusammenhang zwischen psychischer Erkrankung und Gewalttätigkeit. Der Zusammenhang wird bei schweren Gewaltdelikten deutlicher, wobei das Risiko auf bestimmte Patient:innengruppen konzentriert bleibt. So erhöht zusätzlicher Substanzmissbrauch das Gewaltrisiko drastisch, vor allem bei psychisch kranken Frauen. Ebenso kann Non-Compliance das Gewaltrisiko steigern, aber auch unfreiwillige Aufnahmen nach dem Unterbringungsgesetz in der Vorgeschichte sollten genau abgefragt werden. Hierbei ist vorrangig, den Eigenschutz nie außer Acht zu lassen, gegebenenfalls muss Hilfe (Sicherheitspersonal, Polizei) zugezogen werden.

Ein nächster wichtiger Punkt der Exploration ist die Erfassung von sogenannten Ich-Störungen. Diese betreffen die Wahrnehmung des Einheitserlebens, der Identität im Zeitverlauf, der Ich-Umwelt-Grenze sowie der Ich-Haftigkeit. Sie bestehen beispielsweise darin, dass die eigenen seelischen Vorgänge als von außen gemacht erlebt werden (Gedankeneingebung, -ausbreitung). Hier sollte auch erfragt werden, ob die Symptome Depersonalisation (ein Zustand, in dem die betroffene Person ihr Ich oder auch ihren Körper als fremd oder unwirklich empfindet) und/oder Derealisation (eine Veränderung des Erlebens, bei der die Außenwelt als unwirklich, »wie im Film« erlebt wird) vorkommen.

Weiters müssen Störungen des Denkvorganges (Gedankenduktus) beurteilt werden. Da wir nicht Gedanken lesen können, besteht der einzige Weg, auf oben beschriebene formale Denkstörungen zu schließen, über die Beobachtung der Sprache, welche uns Aufschluss über den Denkfluss der Person gibt.

Bei der Beurteilung der formalen Denkstörungen beachten wir das Tempo des Gedankenflusses, die Kohärenz, also den Zusammenhang der Gedanken, und versuchen die Frage zu beantworten, ob das Denkziel erreicht wird und ob die Person imstande ist, über verschiedene Themen zu sprechen, oder dazu neigt, bei jeder Frage rasch zu einem bestimmten, immer gleichen Thema zu kommen (Themenkreis).

Der Duktus kann also im Tempo unauffällig, beschleunigt, stark beschleunigt, verlangsamt oder stark verlangsamt sein. Er kann kohärent sein, d. h. in sich schlüssig von einem Gedankengang zum nächsten übergehen, aber auch sprunghaft, entgleitend, zerfahren, umständlich oder ideenflüchtig. Es können Duktuspausen, Sperrungen oder Einschübe auftreten. Das Denkziel wird erreicht, wenn ein Gedanke zu Ende gedacht und somit das Ziel des Gedankens erreicht wird.

Inhaltliche Veränderungen können als überwertige Ideen, wahnhafte Ideen oder als Wahnsystem auftreten. Der Wahn als Krankheitssymptom ist eine die Lebensführung behindernde Überzeugung, an welcher der:die Patient:in trotz der Unvereinbarkeit mit den empirisch prüfbaren und in der Gesellschaft mehrheitlich akzeptierten Fakten festhält (subjektive Gewissheit). Dies kann eine Störung der Urteilsfähigkeit zur Folge haben oder die juristische Schuldfähigkeit beeinträchtigen.

Die Wahninhalte sind vielfältig, kulturell geprägt und historisch bedingt. Als häufige Wahninhalte sind Eifersuchts-, Verarmungs-, Schuld-, Liebes- und Verfolgungswahn zu nennen. Die ersten drei treten vor allem im Rahmen depressiver Phasen auf, Beziehungs- und Verfolgungswahn können ein Hinweis auf eine psychotische Erkrankung sein. Ein Größenwahn würde auf eine manische Episode hinweisen (Allmachtsfantasien).

Da für die betroffene Person innerhalb ihres Wahngebäudes eine innere Logik (Wahngewissheit) besteht, die auch durch Gegenargumente nicht zu erschüttern ist, kann dies die Exploration deutlich erschweren und stellt auch ein Risiko für die weitere positive Beziehung dar.

Als nächstes müssen Stimmung und Affektivität eingeschätzt werden. Die Stimmungslage kann als euthym, depressiv, manisch, euphorisch, gereizt, dysphorisch oder auch wechselnd beurteilt werden. Ein Affekt stellt eine zeitlich kurze und intensive Gefühlsregung (z. B. Freude oder Wut) dar, die oft mit physiologischen Begleiterscheinungen verbunden ist (Gesichtsrötung, Schwitzen, Zittern, erhöhter Muskeltonus), und muss ebenfalls zur Beurteilung des psychopathologischen Zustandsbildes erfasst werden. Mögliche Beurteilungen sind: unauffällig, starr, flach, arm, labil, überschießend, eventuell bis zur Affektinkontinenz, d. h. ausgeprägten Schwankungen in sehr kurzer Zeit.

Als Affizierbarkeit wird die aktuelle affektive Schwingungsfähigkeit der betroffenen Person beschrieben. Beurteilt wird hierbei, ob die Person in der Untersuchungssituation positive und negative Affekte adäquat empfinden und zeigen kann.

Der Antrieb ist die belebende Kraft eines Menschen für alle psychischen und physischen Leistungen. Dieser kann »unauffällig«, »gesteigert«, »vermindert« oder »stark wechselnd« sein.

Die Beschreibung der Psychomotorik beinhaltet Auffälligkeiten der Mimik (arm, starr, grimassierend), der Gestik (arm, steif, agitiert, manieriert) und der Gesamtheit der willentlich ausgeführten Bewegungen.

Nun erfolgt die Befragung und Einschätzung, wieweit Trugwahrnehmungen (Halluzinationen) vorliegen. Diese können akustisch, optisch, taktil (haptisch), olfaktorisch, gustatorisch oder als Körperhalluzination auftreten. Solche Wahrnehmungstäuschungen können in jedem Sinnesgebiet auftreten. Das bedeutet zum Beispiel, dass physikalisch nicht nachweisbare Objekte gesehen werden oder dass Stimmen gehört werden, ohne dass jemand spricht:

- Dies können Stimmen mit dialogischem Charakter sein: *»Da waren mehrere Stimmen von mehreren Menschen in meinem Kopf, die sich über mich unterhalten haben.«*
- Weiters sind Stimmen mit imperativem Charakter häufig: *»Die männliche Stimme hat zu mir gesagt, ich solle noch heute eine Überdosis nehmen.«*
- Aber auch Stimmen mit kommentierendem Charakter sind möglich, wie: *»Ich habe immer meinen Vater gehört, der mich gelobt hat, wenn ich was gut gemacht habe.«*

Als Akoasmen werden akustische Halluzinationen bezeichnet, die als Geräusche wahrgenommen werden: *»Ich höre immer so ein Klicken in meinem Kopf, wenn ein neuer Gedanke kommt.«*

Bei einer Illusion hingegen wird ein real vorhandener Sachverhalt verändert wahrgenommen: Ein tatsächlich vorhandener, feststehender Gegenstand scheint sich zu bewegen oder in irregulären Mustern werden scheinbare Gesichter erkennbar. Illusionen können aber auch bei Gesunden auftreten – bei großer Müdigkeit oder nach Alkoholgenuss –, sie haben per se keinen Krankheitswert.

Zu den psychopathologischen Symptomen abnormer Befürchtungen zählen Vorstellungen, die als ausgeprägt ängstlich (nicht jedoch wahnhaft) wahrgenommen werden und die das (Vermeidungs-)Verhalten mitbestimmen. Ängste können in sozialen Situationen verstärkt auftreten, aber auch agoraphobe und generalisierte Ängste werden häufig beschrieben. So kann erhöhtes Misstrauen, d. h. ängstlich-unsicheres Beobachten von Umgebungsvorgängen, vorliegen oder auch die quälende Angst, krank zu sein oder zu werden, obwohl man objektiv gesund ist (Hypochondrie). Eine Phobie ist eine sich immer wieder aufdrängende Angst gegenüber spezifischen Situationen oder Objekten, die objektiv nicht gefährlich sind (z. B. Höhe, Hunde, Zahnarzt).

Zwangsstörungen sind psychopathologische Symptome, bei denen Gedanken, Impulse und Handlungen wiederkehrend auftreten, nicht abgestellt werden können und als unsinnig erlebt werden. Dazu gehören Zwangsgedanken, also willentlich nicht abstellbare Gedanken, die oft aggressive Inhalte aufweisen, wie Zwangsideen, Zwangsvorstellungen, Zwangserinnerungen, zwanghaftes Grübeln, zwanghaftes Fragen und zwanghafte Befürchtungen. Zwangshandlungen sind willentlich nicht abstellbare Handlungen, wie Wasch-, Ordnungs-, Zahl- und Kontrollzwänge.

Im weiteren Gespräch müssen auch mögliche zirkadiane Schwankungen erfragt werden. Diese beschreiben die regelhafte Veränderung psychopathologischer Symptome oder der allgemeinen Befindlichkeit und das Verhalten über den Tagesverlauf. So kommt es etwa relativ häufig vor, dass depressive Verstimmungen in den frühen Morgenstunden am ausgeprägtesten sind (morgendliches Pessimum), und oft sehen wir auch, dass Anspannungszustände regelhaft am Abend und kaum zu anderen Uhrzeiten auftreten.

Eine Steigerung oder Verminderung des Appetites ist bei psychischen Erkrankungen häufig und soll jedenfalls erfragt werden. Ebenso gilt es, Gewichtszunahme oder Gewichtsverlust in den Monaten vor der Vorstellung zu erheben. Im Verdachtsfall muss auch hinsichtlich möglicher Heißhungerattacken (Binge Eating) gefragt werden und ob danach selbst herbeigeführtes Erbrechen oder die Einnahme von Laxantien erfolgen.

Eine Verminderung oder Erhöhung der sexuellen Appetenz und/oder des sexuellen Verhaltens kommt bei psychischen Erkrankungen ebenfalls häufig vor. Eine neu aufgetretene Neigung zu promiskuitivem Verhalten könnte beispielsweise ein Hinweis auf eine manische Episode sein.

Auch eine Erhöhung oder Verminderung des Durstgefühls kann häufig mit psychischen Erkrankungen einhergehen.

Symptome wie Schwitzen, Zittern, Erbrechen, Hypo- oder Hypertonus werden unter dem Vegetativum subsumiert. Sie sind ein Indiz für einige psychiatrische oder auch somatische Zustandsbilder, wie etwa Intoxikationen oder Entzugssyndrome.

Psychische Erkrankungen gehen regelhaft mit Schlafstörungen einher, wobei verschiedene Formen unterschieden werden können:

- Bei Einschlafstörungen beträgt die Einschlaflatenz zumindest eine halbe Stunde,
- bei Durchschlafstörungen kommt es zu nächtlichem Erwachen mit der Unfähigkeit, innerhalb zumindest einer halben Stunde wieder einschlafen zu können.
- Als vorzeitiges Erwachen bezeichnet man das Erwachen eine oder mehrere Stunden vor der notwendigen Weckzeit, ohne sich erholt zu fühlen und ohne wieder einschlafen zu können.
- Bei Vorliegen eines zerhackten Schlafes kommt es über den gesamten Nachtverlauf zu nur kurzen und unregelmäßigen Episoden, in denen geschlafen werden kann.

5.2.3 Die Anamnese

In der Anamneseerhebung werden unterschiedliche Aspekte der Kranken- und Lebensgeschichte des Patienten:der Patientin erfragt.

Man erhebt die Familienanamnese, um familiäre Vorbelastungen erfassen zu können, und die Biografie der Person, da bisherige Life-Events oder intensive Erfahrungen (sowohl positive, wie z. B. die Hochzeit, als auch negative, wie z. B. ein Todesfall) in der Vergangenheit starken Einfluss auf die Entstehung von psychiatrischen Krankheitsbildern haben können.

Allerdings können Erinnerungen an traumatische Erfahrungen (z. B. Missbrauch, Erleben von Naturkatastrophen mit Todesfolgen) nur von einem Teil der Patient:innen beim Erstgespräch akkurat wiedergegeben werden und sollen daher auch nur mit großer Vorsicht vom/von der Psychiater:in erfragt werden, um eine Retraumatisierung zu vermeiden.

Lebensgeschichte und derzeitige Lebenssituation: Die zeitlich geordnete Lebensgeschichte gibt Überblick und Auskunft über mögliche frühere Erkrankungen, Krisen oder Konflikte im Leben der betroffenen Person, die der aktuellen Erkrankung vorausgehen und diese beeinflussen können.

Die Frage nach der Lebenssituation zielt auf den Einfluss, den die Erkrankung auf den Alltag der betroffenen Person hat: Inwieweit beeinträchtigt die Erkrankung das normale Alltagsleben? Wie ist der Tätigkeitsablauf eingeschränkt? Wie viel Kraft wird von der Krankheit beansprucht? Wie ist das soziale Leben strukturiert?

Verschiedene Lebensbereiche werden abgefragt: Beziehung(en), Familienstand; Arbeit/Tagesstruktur; Finanzen (Pension, Rentenbezug …); Verhalten in Freizeit und Urlaub, Hobbys; aber auch bisherige

Hilfen, Therapien und frühere medizinische Versorgung, Krankenhaus- und Reha-Aufenthalte.

Auch kann der psychische Hintergrund der Lebensgeschichte und der derzeitigen Lebenssituation erfasst werden (u. a. religiöse Ausrichtung, persönliche Wertvorstellungen, psychosexuelle Entwicklung, schulische Leistung und Sozialisation/Isolation).

Den dritten Teil der Exploration bildet die Erfassung der Krankheitsanamnese, bei der Vorerkrankungen psychischer und körperlicher Natur erfasst werden sollen. Vorhandene Arztbriefe und Testergebnisse können hierzu hilfreich sein. Auch die bisherige bzw. die aktuelle Medikation sollten erfasst werden, ebenso gegebenenfalls allergische Reaktionen (z. B. Penicillin).

5.2.4 Standardisierte Verfahren

Ergänzend zu der oben beschriebenen Exploration, die durch den:die Psychiater:in auf der Basis des äußeren Erscheinungsbildes und des psychopathologischen Zustandes sowie der Anamnese des:der Patient:in erhoben wird, kommen auch standardisierte Tests und andere Verfahren zum Einsatz, um eine möglichst präzise Diagnosestellung zu ermöglichen.

5.2.5 Erläuterung

Zum Abschluss der Exploration werden die Diagnose (oder Differentialdiagnosen) und die Befunde mit dem:der Patient:in besprochen. Das bisher Genannte und Erfasste wird rekapituliert und gegebenenfalls noch ergänzt. In dieser Phase wird die Beziehungsebene zum:zur Patient:in wieder sehr relevant, da vor allem die Therapieoptionen und mit Bedacht auch die wahrscheinliche Prognose der Erkrankung besprochen werden. Es geht hier auch darum, bestehende Ängste und Vorurteile bezüglich der Therapie aufzudecken und zu besprechen, um gemeinsam einen realistischen, tragfähigen Plan für das weitere Vorgehen zu vereinbaren.

Eine klare gemeinsame Entscheidungsfindung erhöht die Wahrscheinlichkeit, dass Patient:innen sich für einen längeren Zeitraum an die Vereinbarungen halten. Auf keinen Fall dürfen die Patient:innen durch die gestellte Diagnose, eine mögliche (schlechte) Prognose und (eventuell zu komplexe) Therapievorschläge abgeschreckt werden.

5.2.6 Erstellung einer psychiatrischen Diagnose

Die bisherigen Beobachtungen und Tests aus der oben genannten Exploration sollen dazu beitragen, dass eine Diagnostik nach standardisierten internationalen Kriterien (z. B. ICD oder DSM) erfolgen kann.

Letztendlich führt die Bestandsaufnahme von Symptomen zur Diagnose einer spezifischen Störung, die sich anhand der Kriterien nach ICD-10 (bald ICD-11) zuordnen lässt. Das gesamte Bild einer Störung, das die betroffene Person zum Zeitpunkt der Exploration bzw. der Diagnosestellung zeigt, wird in diesem Kriterienkatalog nach internationalen Standards berücksichtigt. Zusätzlich zu den beobachtbaren Symptomen ist aber auch wichtig, dass eine subjektive Beeinträchtigung (Leidensdruck) und/oder eine subjektive Belastung für die betroffene Person (bzw. für deren nahes Umfeld) vorliegen muss.

Die Umstellung von ICD-10 auf ICD-11 bringt einige Änderungen mit sich. Die Kodierung wurde überarbeitet, die Persönlichkeitsstörungen werden dimensional erfasst (Grad der Funktionsbeeinträchtigungen, deren Schweregrad und Benennung bestimmter Persönlichkeitsmerkmale) und folgen nicht wie bisher einer kategorialen Einteilung und einige Begriffe, wie Burnout, werden präziser definiert. Auch die Diagnose »außergewöhnliche Bedrohung oder katastrophenartiges Ausmaß« wurde angepasst.

Neu eingeführt wurde die Diagnose der komplexen Posttraumatischen Belastungsstörung, die auf der klassischen PTBS aufbaut, aber zusätzlich schwere Störungen der Affektregulation, ein negatives Selbstbild sowie Probleme in zwischenmenschlichen Beziehungen als Symptomatik erfordert. Sie ist das Resultat lange Zeit andauernder oder wiederholter traumatischer Erlebnisse, wie beispielsweise chronische Misshandlung in der Kindheit.

Zudem wurden neue Substanzgruppen wie synthetische Cannabinoide, Ketamin und MDMA ergänzt. Die Kriterien für die Diagnose einer Substanzabhängigkeit sind neu definiert, wobei der Übergang vom schädlichen Gebrauch zur Abhängigkeit weiterhin kategorial bleibt.

5.2.7 Medikation

Die ersten Gesprächstermine in der Psychiatrie, in denen weitgehend die (erste) Diagnostik stattfindet, beinhalten auch die Überlegung, welche medikamentöse Therapie zur Behandlung des Störungsbildes indiziert sein könnte.

Der:Die Psychiater:in überlegt anhand der Störungsbilder gemeinsam mit der betroffenen Person, welche ersten Schritte zur Linderung der Symptomatik oder zur Verbesserung des Zustandsbildes, zur Vorbeugung etwaiger Rückfälle einer Erkrankung oder auch im akuten Anlassfall notwendig sind. Die ersten Medikationsvorschläge ergeben sich aus der Exploration und sollten daher in dem Gespräch mit dem:der Patient:in bereits miteingebaut sein. Besonders im Bereich der Verabreichung von Psychopharmaka ist die Compliance/Adhärenz der erkrankten Person essenziell, um einen guten Verlauf zu begünstigen.

Hier müssen daher mögliche bestehende Ängste/Vorurteile direkt im Rahmen von Exploration und Anamnese (z. B. Abneigungen gegen Medikamenteneinnahme) erhoben und angesprochen werden.

Wichtige Medikamentengruppen für die Behandlung psychiatrischer Störungen sind:

- Antipsychotika/Neuroleptika,
- Antidepressiva,
- Benzodiazepine/Tranquilizer,
- Phasenprophylaktika
- sowie andere, wie Opioidantagonisten, Antikonvulsiva etc.

In der Akutphase einer Erkrankung (z. B. akut psychotisches Krankheitsbild, Erregungszustand bei Manie) werden meist Antipsychotika und/oder Benzodiazepine als beruhigende, deeskalierende Medikation verordnet.

Psychopharmaka werden allerdings störungsspezifisch unterschiedlich eingesetzt und sind nicht an ein bestimmtes Störungsbild gebunden. So können z. B. Antipsychotika außer im Falle von Schizophrenie auch für bestimmte Formen von Schlafstörungen herangezogen werden, als Unterstützung für die Therapie schwerer Depressionen oder für andere psychiatrische Zustandsbilder wie zur augmentativen Therapie einer Angst-/Zwangserkrankung.

Antidepressiva finden z. B. auch Einsatz bei Schlafstörungen oder chronischen Schmerzerkrankungen. Die Indikation des Einsatzes eines Medikaments zur Behandlung einer Störung entscheidet der:die Psychiater:in im Rahmen der Diagnosestellung gemeinsam mit der erkrankten Person. Die Dosierung wird im Verlauf der weiteren Therapie angepasst.

5.2.8 Der psychiatrische Arztbrief

Vorschläge zur Medikation werden ebenso im Arztbrief erwähnt wie die Befunde aus der Diagnostik und der gesamte allgemeine Eindruck, den der:die Psychiater:in von der betroffenen Person während oben beschriebener Gesprächsphasen hatte. Der Arztbrief dient der Kommunikation und Informationsvermittlung an Kolleg:innen anderer medizinischer Fachrichtungen, aber auch an Psychotherapeut:innen, Sozialarbeiter:innen usw. Er dient somit der interdisziplinären Zusammenarbeit und der Informationsweitergabe. Für alle am Therapieprozess Beteiligten ist es daher notwendig, sich mit den wichtigsten Inhalten eines Arztbriefes vertraut zu machen.

Die wichtigsten Bestandteile eines psychiatrischen Arztbriefes sind:

- Anamnese
- Psychopathologischer Status zum Aufnahmezeitpunkt
- Neurologischer Aufnahmestatus (Reflexe, Koordination, Gangbild …)
- Somatischer Aufnahmestatus: Ergebnisse der körperlichen Untersuchung (EKG) und Ergebnisse der erhobenen Befunde, wie Bluttests, Harntests, psychologische Testungen, neurologische Untersuchungen (EEG) etc.
- Diagnosen: Hauptdiagnose und Nebendiagnosen können erfasst werden. Hier werden auch Abstufungen in der Relevanz von Diagnosen angeführt. Auch mögliche Verdachtsdiagnosen können erwähnt werden. Diese Diagnosen sind noch nicht gesichert und bedürfen weiterer Abklärung durch andere Professionist:innen, die die Annahmen bestätigen oder widerlegen können.
- Therapie (Medikation, Psycho-, Ergo-, Physio-, Soziotherapie …) und Verlauf
- Psychiatrischer Entlassungsstatus (unklar/gebessert/unverändert)
- Entlassungsdiagnose und Therapievorschlag

5.2.9 Zusammenarbeit mit anderen Berufsgruppen

Nach der Erstellung einer Diagnose, der Etablierung einer ersten Medikation und dem Verfassen des Arztbriefes endet die erste Kontaktaufnahme mit dem:der Patient:in in der psychiatrischen Ordination/Ambulanz. Der betroffenen Person wird gegebenenfalls die Empfehlung für eine Psychotherapie, ein Rezept für die vereinbarten Medikamente und ein Vorschlag für einen Kontrolltermin mitgegeben.

Im weiteren Verlauf der Zusammenarbeit kann eine Kommunikation zwischen den involvierten Vertreter:innen verschiedener Berufsgruppen notwendig sein, um sämtliche Aspekte abzuklären. Um Patient:innen nicht zu verunsichern und den Erfolg der Therapie nicht zu gefährden, sollten fachliche und inhaltliche Aspekte der Therapie respektvoll zwischen den Vertreter:innen der Berufsgruppen diskutiert werden, allerdings muss zuvor das Einverständnis des:der Patient:in eingeholt werden.

Dabei sollten die fachspezifischen Grenzen berücksichtigt werden, um die Patient:innen nicht zu verunsichern. Beispielsweise kann es für den Therapieerfolg nachteilig sein, wenn Medikamentenentscheidungen, die der:die Psychiater:in mit der erkrankten Person getroffen hat, in der Psychotherapie infrage gestellt oder gemeinsam mit dem Patienten:der Patientin kritisiert werden. Umgekehrt kann durch die Zuweisung an einen Psychiater:eine Psychiaterin durch einen Psychotherapeuten:eine Psychotherapeutin ein großer Nutzen für den Patienten:die Patientin entstehen. Es kann jedoch bei mangelnder Vorbereitung im Rahmen der Psychotherapie auch zu problematischen Ergebnissen führen, wenn mit der betroffenen Person nicht ausreichend geklärt wird, wofür bzw. warum die Überweisung zum Psychiater:zur Psychiaterin sinnvoll und notwendig ist.

Fragen zur Evaluation

1. Welche Bewusstseinszustände von Patient:innen kennen Sie?
2. Wie unterscheidet man Illusion von Halluzination?
3. Welche möglichen Risikofaktoren für Suizidalität kennen Sie? (mind. drei Antworten)
4. Welche Medikamentengruppen für die Behandlung psychiatrischer Störungen kennen Sie? (mind. drei Antworten)
5. Was sind die wichtigsten Bestandteile eines psychiatrischen Arztbriefes? (mind. vier Antworten)

Kernliteratur

Aigner, M., Paulitsch, K., Berg, D., & Lenz, G. (2020). *Psychopathologie. Anleitung zur psychiatrischen Exploration* (2., vollständig überarb. und ergänzte Aufl.). Wien: Facultas (UTB).

Freyberger, H. J., Schneider, W., & Stieglitz, R.-D. (Hrsg.). (2012). *Kompendium Psychiatrie, Psychotherapie, Psychosomatische Medizin* (12., vollständig überarb. und erw. Aufl.). Bern: Hogrefe.

Rothenhäusler, H.-B., & Täschner, K.-L. (2007). *Kompendium Praktische Psychiatrie.* Wien, New York: Springer.

5.3 Psychologische Diagnostik

5.3.1 Diagnostik bei Kindern und Jugendlichen

Birgit Köchl

Theorie und Praxis des psychologischen Diagnostizierens bei Kindern und Jugendlichen

Dieser Artikel stellt einen zusammenfassenden Überblick über das klinisch-psychologische Diagnostizieren im Kinder- und Jugendbereich dar und gibt Einblick hinsichtlich theoretischer und praktischer Fakten und Besonderheiten sowie in die verschiedensten Erhebungsmethoden im Leistungs- und Persönlichkeitsbereich. Vor- und Nachteile der wichtigsten Arten der Informationsgewinnung im kognitiven, emotionalen bzw. psychosozialen Bereich werden evaluiert. Klinisch-psychologische Diagnostik ist oftmals nicht nur eine wichtige Voraussetzung bzw. Komponente im psychotherapeutischen Prozess bzw. in der multiprofessionellen Zusammenarbeit, sondern auch auf finanzieller Ebene, beispielsweise wenn eine Finanzierung durch die Krankenkasse angestrebt wird.

Zusammenfassung

Psychologische Diagnostik ist eine Methodologie, die Regeln angibt, wie psychologische Charakteristika von Personen sowie die Bedingungen, unter denen psychologisch relevantes Verhalten erfolgt, zu ermitteln sind. Es interessiert neben dem Beschreiben und Erklären auch das Messen psychischer bzw. psychologischer Phänomene. Die zentrale Bedeutung der Psychologischen Diagnostik liegt nicht nur in der Forschung, sondern vor allem in der Fallbehandlung in der Praxis. Dabei sind schlüssige Interpretationen und Rückschlüsse für wissenschaftlich fundierte Entscheidungen, sogenannte Interventionen bzw. Maßnahmenvorschläge, das Ziel (z. B. Krisenintervention, Psychotherapie, Prognosen bezüglich der Ausbildung, Ressourcenanalyse).

Schlüsselwörter

Klinisch-psychologische Diagnostik, Theorie und Praxis der Diagnostik; Informationsquellen; Kinder und Jugendliche; Entwicklungspsychologie; psychologische Verfahren bei Kindern und Jugendlichen; kognitive, emotionale und psychosoziale Untersuchung; das psychologische Gespräch; Leistungsverfahren; Persönlichkeitsverfahren; Vor- und Nachteile unterschiedlicher Erhebungsmethoden in der Kinder- und Jugendlichendiagnostik

5.3.1.1 Psychologisches Diagnostizieren

Die psychologische Untersuchung umfasst zumeist die Einzelperson (z. B. Klient:in, Patient:in) und dient dem Überprüfen einer Hypothese/Fragestellung. Es ist ein systematisches Sammeln und Aufbereiten von Informationen, mit dem Ziel, Entscheidungen und daraus resultierende Handlungen zu begründen, zu kontrollieren und zu optimieren (Kubinger, 2019; Jäger, 2003; Schmidt-Atzert & Amelang, 2018). Psychologisches Diagnostizieren ist ein Prozess, der unter Zuhilfenahme verschiedener Verfahren zielgerichtete Informationen über psychische Eigenschaften des in Betracht stehenden Menschen gewinnen will.

Aufgaben in der klinisch-psychologischen Diagnostik

Die Aufgaben der klinisch-psychologischen Diagnostik können im Allgemeinen auf nachstehende Inhaltsbereiche zusammengefasst werden:

- Qualitative und quantitative Beschreibung (z. B. Ausprägung der Hyperaktivität) der vorliegenden (psychischen) Störung
- Klassifikation der psychischen Störung (ICD-10, DSM-5)
- Exploration der lebensgeschichtlichen Bedingungen
- Entstehung und bisheriger Verlauf der Störung
- Beobachtung des Verlaufs sowie der Veränderung der Symptomatik
- Überprüfung des Therapieerfolgs (Qualitätssicherung)

Prozess in der klinisch-psychologischen Diagnostik

Der Prozess setzt sich im Allgemeinen zusammen aus:

- Klärung der Fragestellung
- Auswahl der diagnostischen Verfahren
- Anwendung und Auswertung der diagnostischen Verfahren
- Befund/Gutachten
- Festsetzen der Intervention bzw. des Maßnahmenvorschlags (keine Diagnose ohne einen der Fragestellung entsprechenden Maßnahmenvorschlag!)
- Rückmeldung der Ergebnisse an den:die Auftraggeber:in bzw. Beantwortung der Fragestellung

Klassifikationssysteme für Kinder, Jugendliche und Erwachsene

Die wichtigsten Klassifikationssysteme werden hier aufgelistet, wobei sich Ersteres vor allem in der Praxis zur Diagnosebenennung, Zweiteres im wissenschaftlichen Bereich durchgesetzt hat:

- Nach ICD-10 – Internationale Klassifikation psychischer Störungen – Version 10;
  Kinder und Jugendliche: Multiaxiales Klassifikationsschema für psychische Störungen des Kindes- und Jugendalters nach ICD-10
- Nach DSM-5 – Diagnostic and Statistical Manual of Mental Disorders, 5th edition
  - Achse I: Klinische Störungen und andere klinisch relevante Probleme
  - Achse II: Persönlichkeitsstörungen und geistige Behinderung
  - Achse III: Medizinische Krankheitsfaktoren
  - Achse IV: Psychosoziale und umgebungsbedingte Probleme
  - Achse V: Globale Erfassung des Funktionsniveaus (GAF: 1–100)
- Diagnostische Klassifikation 0-3R für Kleinkinder
  (Dilling, Mombour & Schmidt, 2015; American Psychiatric Association, 2013; Remschmidt, Schmidt & Poustka, 2006; Dunitz-Sheer & Sheer, 1999)

Zwei Arten von Diagnostik sind generell relevant, so gibt es die dimensionale Diagnostik, die die quantifizierbare Ausprägung auf einem Kontinuum feststellt, z. B. in der Dimension Aggressivität, und die kategoriale Diagnostik, die auf abgegrenzte Einheiten fokussiert, z. B. aggressiv vs. nicht aggressiv. Internationale Klassifikationssysteme mit den Diagnosekriterien für die Störungsbilder sind von großer Wichtigkeit, die multiple Verhaltens- und Psychodiagnostik verbindet den dimensionalen und kategorialen Zugang und versucht, ein Gesamtbild zu beschreiben (Kubinger, 2019; Jäger, 2003; Schmidt-Atzert & Amelang, 2018)

Diagnose heißt nicht gleich Behandlungsbedarf. So stellt z. B. eine Schlangen- oder Spinnenphobie oft keine Beeinträchtigung der Lebensqualität dar. Die Krankenkassen übernehmen die Kosten für eine psychotherapeutische Behandlung nur, wenn eine klinisch-relevante Diagnose nach ICD-10 vorliegt (Dilling, Mombour & Schmidt, 2015; American Psychiatric Association, 2013; Kubinger, 2019, 2009).

5.3.1.2 Besonderheiten in der Kinder- und Jugendlichendiagnostik

Info

Die sogenannte wichtigste Besonderheit in der Kinder- und Jugendlichendiagnostik ist der Einfluss der Entwicklung! Für den Entwicklungsstand geeignete diagnostische Verfahren sind neben der Gestaltung bzw. Interaktion im diagnostischen Prozess relevant. Eine kindgerechte Kommunikation und Interpretation wird vorausgesetzt (Deimann & Kastner-Koller, 2016). Kleinkinder unterscheiden sich in der Diagnostik deutlich von Erwachsenen.

Erwachsene machen die Untersuchung meist freiwillig (Eignungsprüfung, Führerschein [illegible]) und sind meist motiviert, ein möglichst gutes Ergebnis zu erzielen.

Kinder/Jugendliche sind häufig nicht daran interessiert, sich von einem fremden Erwachsenen verschiedene Aufgaben stellen zu lassen. Es ist gleich zu Untersuchungsbeginn wichtig, Kontakt zum Kind/Jugendlichen zu bekommen und dieses/diesen im Laufe der Untersuchung zu motivieren bzw. bei Laune zu halten. Einfühlungsvermögen und Erfahrung sind im Umgang mit Kindern erforderlich. Diagnostik ist auch Beziehungsarbeit. Psychisches Befinden (wie Ängste, Erwartungen, aber auch Motive, Durchhaltefähigkeit, Konzentrationsvermögen und Leistungswille) beeinflussen ebenso das Ergebnis. In den meisten Fällen fehlen dem Kind noch Einsicht und Motivation, eine uninteressante Aufgabe zu beenden. Für das Leistungsverhalten des Kindes ist es ausschlaggebend, dass die Aufgaben Spaß machen und es sich in der Untersuchungssituation wohlfühlt (Völkl-Kernstock, 2014; Schneider & Lindenberger, 2018).

Die Befragung relevanter Bezugspersonen gilt als Standard in der psychologischen Begutachtung von Kindern, denn diese initiieren die psychologische Untersuchung, kennen die Entwicklungsgeschichte und Erleben das »Problem« im Alltag. Diskrepanzen zur Kinderperspektive sind besonders relevant (Deimann & Kastner-Koller, 2016, 2013, 2007; Deimann et al., 2005; Volbert & Pieteers, 1996). Der Psychologe/Die Psychologin muss in der Lage sein, auftretendem Unbehagen (Ängste oder Langeweile) entgegenzuwirken. Jedes Kind sollte auf die Untersuchungssituation vorbereitet werden: Schulkinder in mündlicher Form, Kleinkinder in Form von Spielen (um Hemmungen, Angst und Spannungen zu beseitigen); bei sehr kleinen Kindern (bis etwa fünf Jahre) hilft die Anwesenheit der Mutter.

Darüber hinaus muss sich der Psychologe/die Psychologin bemühen, während der gesamten Untersuchungsdauer das Interesse des Kindes zu erhalten, zum Beispiel durch Abwechslung, durch lustbetonte Darbietung der Testitems, durch anerkennende und lobende Worte bei guter Kooperation. Es ist nicht immer ratsam, auf Biegen und Brechen auf das Beenden einer Aufgabe zu bestehen, wenn das Kind absolut nicht mehr möchte. Das Beenden einer uninteressanten Aufgabe ist eine Form einer Arbeitshaltung, die vorwiegend in der Volksschule erworben wird. Dies führt zu einem weiteren wichtigen Punkt, der beim Testen von Kindern ebenfalls nicht außer Acht gelassen werden darf: die »Kenntnis über entwicklungspsychologische Richtlinien« (Völkl-Kernstock, 2014; Schneider & Lindenberger, 2018).

Entwicklungspsychologische Faktoren

Ein Kindergartenkind ist noch nicht in der Lage, sich längere Anweisungen zu merken, da es noch kaum entsprechende Gedächtnisstrategien entwickelt hat. Ab etwa vier Jahren nehmen Konzentration und Ausdauer beim Bearbeiten von Aufgaben zu, Misserfolge werden leichter ertragen und es wird häufiger versucht, diese wettzumachen. Unter fünf Jahren lässt sich ein Kind noch sehr stark ablenken und wendet seine Aufmerksamkeit jenen Dingen zu, die es ansprechen und fesseln. Es liebt die Abwechslung – und diese muss ihm geboten werden, um sein Interesse aufrechtzuerhalten. Ab etwa fünf Jahren kommt es zu einer besseren Kontrolle der Aufmerksamkeit, wodurch es dem Kind ermöglicht wird, die Aufmerksamkeit zu richten und an die Situation anzupassen. Vor allem zwischen dem 5. und 7. Lebensjahr erfolgt eine auffallende qualitative Steigerung beim Lösen von Problemen, die eine konzentrierte und anhaltende Aufmerksamkeit verlangen. Ein sechsjähriges Kind ist intellektuell eher in der Lage, Forderungen und Anweisungen zu beachten, als ein zweijähriges Kind. Ein elfjähriges Kind wiederum ist eher bereit, über längere Zeit eine bestimmte Tätigkeit auszuführen und diese fortlaufend zu kontrollieren, als ein sechsjähriges Kind (Völkl-Kernstock, 2014; Schneider & Lindenberger, 2018).

Situative Faktoren

Neben den entwicklungsbedingten Faktoren nehmen situative Faktoren einen großen Einfluss auf die Untersuchungsergebnisse. Dazu zählen Ausstattung des Raumes, Zeitpunkt der Durchführung, Länge der Verfahren, Art und Reihenfolge der Darbietung der Items. Da Kleinkinder vormittags am aufnahmefähigsten sind, wird dies oft als Untersuchungszeitpunkt herangezogen. Kinder unter fünf Jahren werden nur ca. eine Stunde mit einem Testverfahren getestet. Ab fünf Jahren kann ein Persönlichkeitstestverfahren hinzukommen. Um nun zu einem adäquaten Untersuchungsergebnis zu gelangen, muss der Psychologe/

die Psychologin in der Lage sein, sich voll und ganz auf den Entwicklungsstand und auf die Persönlichkeit des Kindes zu konzentrieren sowie die Darbietung der Aufgaben an dieses anzugleichen. Dies setzt natürlich eine umfassende Vorbereitung jenes Verfahrens, das man anwenden möchte, voraus (Völkl-Kernstock, 2014; Schuch, 2011; Schneider & Lindenberger, 2012).

5.3.1.3 Psychologische Hauptinformationsquellen

Die wichtigsten Methoden, um zu gewünschten Informationen zu kommen, werden nun dargestellt. Folgende Bereiche können unterschieden werden:

- Gespräch (Anamnese, Exploration …)
- Beobachtung (Verhaltensbeobachtung …)
- Psychologische Verfahren für die Leistungs- bzw. Persönlichkeitsdiagnostik (z. B. Intelligenztests, Leistungstests, Basisverfahren zur Fremd- und Selbsteinschätzung, störungsspezifische Diagnostik)

Eine Erhebung aus mehreren Informationsquellen (zeichnerisch-gestalterische Verfahren, projektives Material, Fragebögen …) ist sehr empfehlenswert, um ein differenziertes Bild zu bekommen (Deimann & Kastner-Koller, 2016, 2013; Kubinger, 2019, 2009), wie auch folgende Abbildung verdeutlicht:

Gespräch Problemerfassung und Erhebung anamnestischer Daten	**Beobachtung** Projektive Verfahren – spielerisches Angebot im Rahmen der Exploration zwecks Einblick in die Vorstellungswelt und Verarbeitungsstrategien
Fragebögen Elternfragebögen, problemspezifische Fragebögen für Kinder und Jugendliche	**Psychologische Tests** Entwicklungstests, Intelligenztests, spezielle Leistungstests

Abb. 17: Erhebungsmöglichkeiten (nach Deimann & Kastner-Koller, 2016, 2013, 2007)

Das psychologische Gespräch

Drei unterschiedliche Möglichkeiten können hierbei unterschieden werden:

- Anamnese
- Exploration
- klinisches Interview

Anamnese geht zurück auf das griechische Verb »anamimneskein« (erwähnen, erinnern, rufen). Das Substantiv »Anamnese« wurde in die medizinische Sprache aufgenommen und bezeichnet die Kranken- oder Krankheitsgeschichte. Von dort übernahm es die Psychologie, erweiterte aber seinen Bedeutungshof: Anamnese bezeichnet in der Psychologie die Biografie eines Menschen, oft vermittelt durch eine dritte Person (zum Beispiel durch die Kindesmutter oder den Kindesvater). Doch es geht nicht nur darum, die »Störung des Verhaltens« zu ermitteln (in Entsprechung zur Krankheitsgeschichte), sondern um eine Erkundung des gesamten Entwicklungsverlaufes (Kubinger & Deegener, 2001). Hier wird ein Überblick zu den Themen einer anamnestischen Informationssammlung dargestellt:

- Name, Geburtsdatum
- Vorstellungsgrund/Aufnahmegrund/Problem
- pränatale, perinatale, postnatale Anamnese
- Ausbildung: Intelligenz/Schulleistung/Kindergarten/Schulzeit
- bisherige Entwicklung (emotional, sozial …)
- Persönlichkeit, Temperament und Gefühle
- Familienanamnese, Sozialanamnese, Krankheitsanamnese
- Life Events
- Stärken, Schwächen, Interessen und Vorlieben des Kindes

Die Kinderperspektive und die Einschätzungen der Bezugspersonen sind höchst relevant! Die Verhaltensbeobachtung ist immer sehr wichtig, z. B. Begleitung des Kindes, des·der Jugendlichen, Atmosphäre des Gespräches und Gesprächsbedingungen (Völkl-Kernstock & Kienbacher, 2015; Kubinger & Deegener, 2001).

In der Exploration der lebensgeschichtlichen Bedingungen fokussiert man vor allem auf die Entstehung und den bisherigen Verlauf der Störung im Hinblick auf eine bestimmte Thematik (z. B. Lernschwierigkeiten, Leistungsabfall), im klinischen Interview folgt man einer speziellen Fragestellung, je nach Fokus des Leitfadens.

Arten der Informationsgewinnung

Im Folgenden sind die Vor- und Nachteile der standardisierten und unstandardisierten Informationserhebungsmethoden angeführt, wobei die halbstandardisierte Mischform oftmals einen guten Kompromiss darstellt:

Standardisierte Informationsgewinnung

Vorteile
- Ökonomie von Anwendung und Auswertung
- Vergleichbarkeit von verschiedenen Interviews
- bessere Gütekriterien
- Kontrolle bzw. Reduktion von Fehlern durch unterschiedlich gestellte Fragen

Nachteile
- mangelhafte Abbildung des Subjektiven
- »Vorbeifragen am Problem«

Unstandardisierte Informationsgewinnung

Vorteile
- »lebensnahe« Exploration
- individueller Spielraum für »wichtige« Inhalte
- Möglichkeit der verschiedenen Gesprächsebenen

Nachteile
- mangelnde Vergleichsmöglichkeit von mehreren Interviews
- lückenhafte Informationsgewinnung
  (Kubinger & Deegener, 2001; Kubinger, 2019, 2009)

Halbstandardisierte Mischformen

Die Anamnese wird beispielsweise zumeist in Form eines teilweise strukturierten Interviews erhoben. Im Bereich der Kinder- und Jugenddiagnostik stößt man jedoch hierbei auf jene Schwierigkeiten, dass man Entwicklungsdaten und Symptomdarstellungen von Personen erfasst, die zum einen in den meisten Fällen nicht auf eigenen

Wunsch kommen und zum anderen aufgrund ihres Alters und ihrer Verbalisationsfähigkeit noch nicht in der Lage sind, den eigentlichen Grund für die »gewünschte« psychologische Intervention darzustellen. Daher ist man auch auf diesbezügliche Aussagen der Eltern, die nicht immer unbedingt mit den Empfindungen und Ansichten des Kindes übereinstimmen, angewiesen (Kubinger, 2019; Kubinger & Deegener, 2001; Völkl-Kernstock, 2014).

Verhaltensbeobachtung

»Beobachten« heißt, Ereignisse, Vorgänge oder Verhaltensweisen sorgfältig wahrzunehmen und zu »registrieren«. Innerhalb der psychologischen Diagnostik zielt die Beobachtung auf Verhaltensweisen der individuellen Persönlichkeit ab.

Bei der unsystematischen Verhaltensbeobachtung sind die Beobachtungseinheiten sehr vage, unbestimmt, man hält die Eindrücke eher selektiv fest, die Kodierung (falls vorgenommen) ist eher deskriptiv bzw. qualitativ, die Verhaltensbeobachtung läuft wenig strukturiert ab (z. B. Beobachtung eines spielenden Kindes; Fisseni, 2004).

Die systematische Verhaltensbeobachtung beruht darauf, dass Verlauf und Bereich der Beobachtung wohldefiniert sind. Festgelegt wird das Spektrum der Gegenstände, die beobachtet werden sollen, ebenso wie die Art der Wahrnehmung (mittels Auge oder Auge und Filmkamera). Genau bestimmt ist die Art der Fixierung (auf Film) ebenso wie die Prozedur der Auswertung (ausgearbeitetes Kategoriensystem).

Zwischen systematischer und unsystematischer Beobachtung sind viele Mischformen denkbar.

---

zB Beispiel

Aggressiver Bub. Systematische Beobachtung: Provozieren von Aggression durch Wegnahme des Spielzeugs. Unsystematische Beobachtung: freies Beobachten der Wahl des Spielzeugs, freies Beobachten während der Leistungsdiagnostik. (Kubinger, 2009)

5.3.1.4 Psychologische Verfahren bei Kindern und Jugendlichen

---

i Info

Im Rahmen der psychologischen Verfahren gilt es zwei Bereiche zu unterscheiden: den kognitiven Bereich und den emotionalen bzw. psychosozialen Bereich.

Untersuchung des kognitiven Bereiches

Leistungstests, Entwicklungstests, Intelligenztests, Allgemeine/Spezielle Leistungstests, Schultests, »Intelligenztests« bzw. »Leistungs- und Entwicklungstests« bezeichnen Verfahren, die nach den Regeln der (oder einer) Testtheorie konstruiert werden und eine Stichprobe jener Verhaltensweisen erheben, die zum Zielmerkmal gehören. Antworten sind als »richtig« oder »falsch« klassifizierbar. Die Summe der für »richtige« Antworten gegebenen Punkte, also der Score, wird verglichen mit Kennwerten, den sogenannten Normen, die an einer Normstichprobe ermittelt wurden. In der diagnostischen Situation sollen Leistungstests jene Verhaltensanteile erfassen, die sich als »Leistungen« einstufen lassen. Man unterscheidet bei Leistungs- bzw. Entwicklungstests zwischen allgemeinen und speziellen Verfahren (Fisseni, 2004). Folgende Formulierungen gilt es zu vermeiden: »Kind zum Test schicken, Kind testen lassen…«: Dies erzeugt Ängste, ist mit »Noten« assoziiert und negativ besetzt. Ein Test ist letztlich nur eine Untergruppe psychologisch-diagnostischer Verfahren.

Wesentlich, um die Qualität von Verfahren feststellen zu können, sind sogenannte Gütekriterien, die hier zusammenfassend repräsentiert werden:

- **Objektivität:** Gewonnene Ergebnisse sollen unabhängig vom Untersuchenden sein.
- **Reliabilität (»Zuverlässigkeit«):** Dies bezeichnet den Grad der Genauigkeit, mit der ein Merkmal gemessen wird, gleichgültig, ob der Test dieses Merkmal zu messen beansprucht.
- **Validität (»Gültigkeit«):** Jenes Persönlichkeitsmerkmal wird gemessen, welches der Test zu messen behauptet.
- **Normierung (»Eichung«):** Bezugssystem zur Relativierung des individuellen Testergebnisses (»Normen«); herangezogene repräsentative Stichprobe; gültige Normen einer definierten Population.
- **Skalierung:** Die laut Verrechnungsvorschriften resultierenden Testwerte bilden die empirischen Verhaltensrelationen adäquat ab.
- **Ökonomie (»Wirtschaftlichkeit«):** Wenige Ressourcen (Zeit, Geld) werden für den Informationsgewinn beansprucht.
- **Nützlichkeit (»praktische Relevanz«):** Das gemessene Merkmal hat praktische Relevanz und die auf seiner Grundlage getroffenen Entscheidungen lassen mehr Nutzen als Schaden erwarten (Kubinger, 2019, 2009).

Die Annahme in der Diagnostik ist, dass Testgrößen normalverteilt sind. 68 % der Personen haben Werte innerhalb von MW (Mittelwert) und SD (»Standard Deviation«, Standardabweichung). Über-/unterdurchschnittlich wird anhand einer Abweichung vom Mittelwert, die einem Vielfachen der Standardabweichung entspricht, definiert: d. h. ⅔ oder 1 SD für Intelligenztests; 1 oder 2 SD für Persönlichkeitstests (ähnlich wie bei physiologischen Parametern, z. B. Eisen im Blut, wo +/– 2 SD als pathologisch eingestuft werden). Dadurch ist feststellbar, ob ein Resultat im Normalbereich liegt oder abweicht.

zB Beispiel

Ein IQ (100 +/– 15) von 120 entspricht einem Prozentrang (PR) von 90,88, d. h., die getestete Person performte in dem Test besser als 90,88 % der Normstichprobe (Verallgemeinerung auf die Bevölkerung) bzw. eine von elf Personen hat einen IQ von 120 oder höher (Gage & Berliner, 1996).

Übersicht über die wichtigsten Verfahren für die Untersuchung des kognitiven Bereichs

Im kognitiven Bereich häufig eingesetzte psychologische Verfahren werden im Folgenden alphabethisch aufgelistet:

- AID 3 (Adaptives Intelligenz Diagnostikum 3), 6,0–15,11a
- AIST-R (Interessenstest Beruf), 15–28a
- CFT-20 (Grundintelligenztest Skala 2), 8,5–19a
- D2-R (Aufmerksamkeits-Konzentrationstest), 9–60a
- Eingangsdiagnose, 5,9–7a
- Fair (Frankfurter Aufmerksamkeitsinventar), 9–85a
- IST-2000-R, 12–60a
- K-ABC (Kaufmann-Assessment Battery for Children), 2,6–12,6a
- SLRT-II (Salzburger Lese-Rechtschreibtest) – Ein-Minuten-Leseflüssigkeitstest, 1.–6. Kl. & Erw. Rechtschreibtest, bis Anf. 5. Kl.
- SON-R 5 ½–17 (Non-verbaler Intelligenztest), 5,6–17a
- SPM (Standard Progressive Matrices), 6–80a
- WAIS-IV (Wechsler Intelligenztest für Erwachsene), 16–89a
- WCST (Wisconsin Card Sorting Test), 6,5–89a
- WET (Wiener Entwicklungstest), 3–6a
- WISC-IV (HAWIK-IV; Hamburg-Wechsler-Intelligenztest für Kinder), 6–16,11a
- WISC-V (HAWIK-V; Hamburg-Wechsler-Intelligenztest für Kinder), 6–16,11a
- WPPSI-IV (Hannover-Wechsler-Intelligenztest für das Vorschulalter), 3–7,2a
- Zareki-r (Dyskalkulie), 1.–4. Kl.

- ZVT (Zahlenverbindungstest), 8–60a (http://www.testzentrale.de/; http://www.hogrefe.at)

Entwicklungsdiagnostik

Die Entwicklungspsychologie ist ein relativ junges Fach, auf junge Kinder beschränkt und umfasst: Entwicklungstand (Motorik, Sprache ...), Genese von Entwicklungsproblemen, Prognose (keine lineare Entwicklung ...), Festlegung von Entwicklungszielen, Spezifizierung von Mitteln und Methoden der Zielerreichung sowie Evaluation der Prognose bzw. Intervention (vgl. Deimann & Kastner-Koller, 2002). Gute Kenntnisse in diesem Bereich haben eine große Relevanz, um im Kinder- und Jugendbereich gut diagnostizieren zu können, weshalb auch noch die wesentlichsten Risiko- und Schutzfaktoren aufgelistet werden:

Beeinflussende Faktoren in der Entwicklung

Individuelle Risikofaktoren

- genetisch bedingte Vulnerabilität
- Hirnschädigung
- ungünstiges Temperament

Soziale Stressoren

- belastende Lebensereignisse (»life events«)
- Belastungen bei Übergängen (z. B. Schuleintritt) oder Entwicklungsaufgaben

Protektive Faktoren in der Entwicklung

- Intelligenz
- Temperament
- Copingstrategien
- Unterstützung durch Familie und soziales Umfeld
- günstige schulische Bedingungen
  (Deimann & Kastner-Koller, 2013)

Aufmerksamkeit und Konzentration

Aufmerksamkeit ist im Allgemeinen ein Zustand gerichteter Wachheit, Konzentration ist die willentlich gesteuerte Aufmerksamkeit und beschreibt die Verarbeitung von Information. Die Konzentration ist auch von Aufgabenstellung und Rahmenbedingungen abhängig. Die Definition ist sehr schwierig, da bisher kein einheitliches Konstrukt gefunden wurde (Schmidt-Atzert, Büttner & Bühner, 2004; Rollet, 1993). Aufmerksamkeit und Konzentration müssen in der Diagnostik stets mitbeachtet werden und können Ergebnisse, auch je nach Tagesverfassung, beeinflussen (z. B. starke Übermüdung).

Untersuchung des emotionalen und psychosozialen Bereichs

Verfahren, die in der Persönlichkeitsdiagnostik eingesetzt werden, sind Einstellungs- und Interessentests, psychometrische Persönlichkeitsverfahren, Persönlichkeitsstrukturtests, klinische Tests, Interviews, Persönlichkeits-Entfaltungsverfahren (projektive Verfahren), Formdeuteverfahren, verbal thematische Verfahren, zeichnerische Verfahren und Gestaltungsverfahren (Bläher et al., 2002).

Untersuchung des psychosozialen Bereichs

Der Persönlichkeitsfragebogen – auch Persönlichkeitsinventar genannt – ist eine nach den Regeln der (oder einer) Testtheorie ausgearbeitete Liste von Feststellungen, die mit vorgegebenen Antwortalternativen zu beantworten sind. Die »Feststellungen« ermöglichen eine formalisierte Selbstbeschreibung. Bei Fragebögen ist der Aspekt der sozialen Erwünschtheit immer zu bedenken. Zudem sind das Niveau der Selbstreflexivität, das Sprachniveau sowie die Lesefertigkeit bei Kindern unbedingt mitzubeachten!

Sogenannte projektive Verfahren stellen in der psychologischen Diagnostik einen wichtigen Bestandteil dar, obwohl Expert:innen ihre Problematik vertraut ist, da ihre Objektivitäts-, Reliabilitäts- und Validitätskoeffizienten niedrig liegen. Der aus diesen Gründen zu beobachtende Verzicht auf solche Verfahren erscheint jedoch nicht gerechtfertigt, da projektive Verfahren Informationen liefern, die durch strukturierte Tests nicht zu gewinnen sind (Fisseni, 2004).

Übersicht zu den wichtigsten Verfahren zur Untersuchung des emotionalen bzw. psychosozialen Bereichs

Im emotionalen bzw. psychosozialen Bereich häufig eingesetzte psychologische Verfahren werden im Folgenden alphabetisch aufgelistet:

- ADNM (Inventar Erfassung Anpassungsstörung), ab 18a
- AFS (Angstfragebogen für Schüler:innen), 9–16/17a
- Baumzeichnung, Ki/Ju.

- BAV (Bochumer Angstverfahren für das Vorschul-/Grundschulalter), 3–11a
- BDI II (Depressionsinventar für Ju./Erw.), ab 13a
- CBCL (Elternfragebogen über das Verhalten von Kindern/Jugendlichen), 4–18a
- CAT (Kinder Apperzeptionstest), 3–10a
- CAT (Human Figures), 3–10a
- CAT-S (Traumafragebögen), 3–17a & Erw.
- Colour-how-you-feel-Test, Ki./Ju.
- Die Familienbögen, ab 12a
- DIKJ (Depressionsinventar für Ki./Ju; 3. Aufl.), 8–16a
- DISYPS-II (Diagnostik-System für psychische Störungen nach ICD-10 und DSM IV für Kinder und Jugendliche – II), ADHS (DCL, FBB, SBB); ADHS Vorschulkinder (DCL, FBB); SSV (DCL, FBB, SBB); DES (DCL, FBB, SBB); ANG/ANZ (DCL, FBB, SBB); TES (DCL), SBB: 11–18; FBB: Erw.
- EAS (Erfassungsbogen für aggressives Verhalten), 9–12,11a
- EAT (Einstellung zum Essen), Ju./Erw.
- EDI-2 (Eating Disorder Inventory-2), Ju./Erw.
- Entwicklungsanamnese, Erw.
- ERI-KJ (Essener Ressourcen – Inventar), Ki./Ju.
- ESI (Erziehungsstilinventar), 8–16a
- ESI (Eppendorfer Schizophrenie Inventar), Erw.
- ETI-KJ (Essener Trauma-Inventar für Kinder/Jugendliche), Ki./Ju.
- Familie in Tieren/Verzauberte Familie, Ki./Ju.
- Familienbaum, Ki.
- FDS (Fragebogen zu dissoziativen Symptomen), ab 18a
- FEEL-KJ (Fragebogen zur Erhebung der Emotionsregulation), 10–19, 11a
- FEPAA (Fragebogen zur Erfassung von Empathie, Prosozialität, Aggressionsbereitschaft und aggressivem Verhalten), 12–16a
- FKB-20 (Fragebogen zum Körperbild), ab 16
- FPI (Freiburger Persönlichkeitsinventar), ab 16a
- FSK (Autismus Screening/Fragebogen soziale Kommunikation), ab 4a
- Gefühlsstern, Ki./Ju.
- GEV-B (Geschichtenergänzungsverfahren zur Erfassung der Bindungsqualität), 5–8a
- IBS-KJ (Interview zu Belastungsstörungen), 7–16a
- IES-R (Traumafragebogen), Erw.

- IVE (Erfassung von Impulsivität, Risikoverhalten & Empathie), 9–14a
- JTCI (Temperament und Charakterinventar), 3–6a, 7–11a, 12–18a
- Menschzeichnung/Selbstbildnis, Ki./Ju.
- Narzissmus-Inventar, ab 15a
- PHOKI (Angstfragebogen für Ki./Ju.), 8–18, 11a
- Problemfragebogen, 11-1
- PSSI (Persönlichkeits-Stil- und Störungs-Inventar), ab 14a
- Rorschach, ab 6a
- SCENO, ab 3
- Schwarzfuß-Test, Ki.
- SEE (Skala zum Erleben von Emotionen), ab 14a
- SET (Satzergänzungstests für diverse Altersgruppen), bis 6a, 7–11a, 12–16a
- SPAIK (Sozialphobie- und Angstinventar für Kinder), 8–16, 11a
- Sprichwörter, Ki./Ju.
- SRS (Skala zur Erfassung sozialer Reaktivität – Autismus-DG), 4–18a
- SWE (Rosenbergs Selbstwertgefühl-Skala), Ju.
- TAT (Thematischer Apperzeptionstest), ab 4a
- TGT (Thematischer Gestaltungstest), ab 7a
- TRF (Lehrer:innenfragebogen über das Verhalten von Kindern/ Jugendlichen), 5–18
- Wartegg-Zeichentest, Ki./Ju./Erw.
- YSR (Youth Selfrating Scale – Fragebogen für Jugendliche), 11–18a

Nähere Informationen zu den einzelnen Verfahren:
http://www.testzentrale.de/ und http://www.hogrefe.at

Persönlichkeitsverfahren – projektive Verfahren

Bei Formdeuteverfahren (z. B. Rorschach), verbalen Ergänzungsverfahren (Satzergänzungsverfahren), Bilder-Erzähltechniken (z. B. TGT, CAT, Schweinchen Schwarzfuß), zeichnerischen Gestaltungsverfahren (Sceno, grafologische Verfahren, projektive Farbtests (Lüscher-Test; Kubinger, 2009) handelt es sich um eine Klasse von Verfahren, deren Einsatz den Vorgang der Projektion voraussetzt. Diese Guppe von Verfahren ist im Kinder- und Jugendbereich sehr relevant (z. B. eingeschränkte Lesefähigkeit, erhöhtes Kontrollbedürfnis). Reizmaterial wird vorgelegt, das dazu veranlasst, Gedanken und Gefühle zu äußern, die dem:der Untersuchenden Rückschlüsse auf die »Persönlichkeit« ermöglichen. Ziel ist hierbei die Erfassung von v. a. unbewussten Anteilen der Persönlichkeit. Der Einfluss der Psychoanalyse und klinischen Praxis ist eindeutig erkennbar, es gibt jedoch keine einheitliche Theorie.

Es wird angenommen, dass der:die Proband:in »Eigenarten« seiner:ihrer Persönlichkeit in das Material hineinprojiziert und der:die Untersuchende sie dann »entdecken« kann. Im Sinne der Psychoanalyse ist Projektion ein unbewusster Vorgang. Die Projektion erscheint immer als eine Abwehr, in der das Subjekt dem Anderen (Person oder Sache) Qualitäten, Gefühle, Wünsche, die es ablehnt oder in sich selbst verleugnet, unterstellt. Nach Freud treten Projektionen nicht nur bei Neurotiker:innen, sondern bei allen Menschen auf, immer aber als Abwehrvorgang. Eine allgemeine Bedeutung von Projektion besagt, dass der Mensch seine Umgebung bzw. Situation wahrnimmt und darauf reagiert, je nach seinen eigenen Interessen, Fähigkeiten, Gewohnheiten, affektiven Zuständen, Erwartungen und/oder Wünschen (Fisseni, 2004). Um an dieser Stelle noch mal die Relevanz dieser Verfahren, neben diversen Fragebögen, aufzuzeigen, werden Vor- als auch Nachteile projektiver Verfahren angeführt:

Vor- und Nachteile projektiver Verfahren

Vorteile

- diagnostische Absicht weniger leicht durchschaubar
- Aufdecken unbewusster Anteile
- hoher Aufforderungscharakter des Materials
- besonders gut bei Kindern einsetzbar
- Vermeidung von Loyalitätskonflikten
- Kommunikationsmittel und Visualisierungstechnik in der Exploration

Nachteile

- fehlende psychometrische Qualität
- eindeutige Zuordnung der Antworten des [des:der, Anm. d. Verf.] Probanden meist nicht möglich
- Grundkompetenzen werden oft vorausgesetzt (Sprachkompetenz, grafische oder feinmotorische Fähigkeiten …)
  (Laplanche & Pontalis, 1972; Leichner, 1983; Fisseni, 2004)

Sehr wichtig ist im Kinder- und Jugendbereich die Methode des freien Spiels oder Zeichnens, die neben den vielen wissenschaftlich entwickelten Verfahren nicht unterschätzt werden sollte. Aufgrund der wichtigen Funktion dieser Zugänge werden hier noch der Vollständigkeit halber die Vorteile angeführt:

Vorteile des freien Spiels/Zeichnens als Methode für Kinder

- Kontaktaufnahme
- Beziehungsarbeit
- Spaß
- Überwindung von Äußerungshemmungen
- stärkere Distanzierung vom eigenen Erleben
- eingeschränkter Grad der Bewusstheit
- affektive Auseinandersetzung

Zusammenfassend kann gesagt werden, dass ein verantwortungsvoller und professioneller Zugang mit viel Beziehungsarbeit und Einfühlungsvermögen, neben Motivationsarbeit (d.h. Ermutigung und Zuspruch, Aufzeigen von Grenzen), im Kinder- und Jugendbereich von großer Relevanz ist. Zudem ist ein sehr organisiertes und strukturiertes Vorgehen essenziell, um zu aussagekräftigen und korrekten Resultaten bzw. Diagnosen zu kommen und um sinnvolle Maßnahmenvorschläge (z.B. Ergotherapie, Logopädie) etablieren zu können. Klinisch-psychologische Diagnostik ist wesentlich, um ein Bewusstsein für mögliche Schwierigkeiten und/oder Störungsbilder zu schaffen, da im Rahmen der diagnostischen Interventionen (v.a. auch bei der Befundbesprechung) viel Psychoedukation durchgeführt wird und oftmals die nötige grundlegende Motivation für weiterführende Interventionen, wie Psychotherapie, geschaffen werden kann.

Fragen zur Evaluation

1. Wann macht es Sinn, dass ein Psychotherapeut:eine Psychotherapeutin jemanden zur klinisch-psychologischen Diagnostik schickt?
2. Welche Arten (Hauptgruppen) von klinisch-psychologischen Verfahren gibt es?
3. Welche projektiven Verfahren gibt es? (Nennen Sie mindestens drei Verfahren.)
4. Was ist das Besondere an der Diagnostik von Kindern/Jugendlichen im Vergleich zu Erwachsenen? (Nennen Sie mindestens drei Besonderheiten.)
5. Beschreiben Sie kurz Schwierigkeiten, die vor allem in der Kinder- und Jugendlichendiagnostik auftreten könnten.

Literatur im Text

American Psychiatric Association. (2013). *Diagnostic and statistical manual of mental disorders (DSM), 5th edition.* Washington, D. C.: American Psychiatric Association.

Bläher, E., Holling, H., Leutner, D., & Petermann, F. (Hrsg.). (2002). *Handbuch psychologischer und pädagogischer Tests* (5. Aufl.). Göttingen: Hogrefe.

Deimann, P., & Kastner-Koller, U. (2002). Fallarbeit mit dem Wiener Entwicklungstest. *Praxis Ergotherapie,* 15 (1), 4–8.

Deimann, P., & Kastner-Koller, U. (2007). Entwicklungsdiagnostik. In M. Hasselhorn & W. Schneider (Hrsg.), *Handbuch der Entwicklungspsychologie.* Göttingen: Hogrefe.

Deimann, P., & Kastner-Koller, U. (2013). Entwicklungsdiagnostik. In M. A. Wirtz (Hrsg.), *Dorsch Lexikon der Psychologie.* Bern: Huber.

Deimann, P., & Kastner-Koller, U. (2016). Entwicklungsdiagnostik. In F. Petermann, G. Gründer, M. A. Wirtz & J. Strohmer (Hrsg.), *Dorsch Lexikon der Psychotherapie und Psychopharmakotherapie.* Göttingen: Hogrefe.

Deimann, P., Kastner-Koller, U., Benka, M., Kainz, S., & Schmidt, H. (2005). Mütter als Entwicklungsdiagnostikerinnen: Der Entwicklungsstand von Kindergartenkindern im Urteil ihrer Mütter. *Zeitschrift für Entwicklungspsychologie und Pädagogische Psychologie,* 37 (3), 122–134.

Dilling, H., Mombour, W., & Schmidt, M. H. (2015). *Internationale Klassifikation psychischer Störungen: ICD-10. Kapitel V (F). Klinisch-diagnostische Leitlinien* (10. Aufl.). Bern: Huber.

Dunitz-Sheer, M., & Sheer, P. J. (1999). *Diagnostische Klassifikation 0-3: Seelische Gesundheit und entwicklungsbedingte Störungen bei Säuglingen und Kleinkindern.* Berlin: Springer.

Fisseni, H. J. (2004). *Lehrbuch der psychologischen Diagnostik* (3. Aufl.). Göttingen: Hogrefe.

Gage, N. L., & Berliner, D. C. (1996). *Pädagogische Psychologie.* Weinheim: Psychologie Verlags Union.

Jäger, R. S. (2003). Diagnostischer Prozess. In K. D. Kubinger & R. S. Jäger (Hrsg.), *Schlüsselbegriffe der Psychologischen Diagnostik.* Weinheim: Beltz PVU.

Kubinger, K. D. (2009). *Psychologische Diagnostik: Theorie und Praxis psychologischen Diagnostizierens.* Heidelberg: Hogrefe.

Kubinger, K. D. (2019). *Psychologische Diagnostik: Theorie und Praxis psychologischen Diagnostizierens* (3., überarb. Auflage). Heidelberg: Hogrefe.

Kubinger, K. D., & Deegener, G. (2001). *Psychologische Anamnese bei Kindern und Jugendlichen.* Göttingen: Hogrefe.

Laplanche, J., & Pontalis J.-B. (1972). *Das Vokabular der Psychoanalyse.* Frankfurt am Main: Suhrkamp. (Frz. Original: Vocabulaire de la Psychanalyse. Paris: Presses Universitaires de France 1967.)

Leichner, R. (1983). *Diagnostik. Handwörterbuch der Psychologie.* Weinheim: Beltz-Verlag.

Remschmidt, H., Schmidt, M. H., & Proustka, F. (Hrsg.). (2006). *Multiaxiales Klassifikationsschema für psychische Störungen des Kindes- und Jugendalters nach ICD-10 der WHO: mit einem synoptischen Vergleich von ICD-10 mit DSM-IV* (5. Aufl.). Bern: Huber.

Rollet, B. (1993). Die integrativen Leistungen des Gehirns und Konzentration: Theoretische Grundlagen und Interventionsprogramme. In K. J. Klaer (Hrsg.), *Kognitives Training*. Göttingen: Hogrefe.

Schmidt-Atzert, L., & Amelang, M. (2018). *Psychologische Diagnostik* (5., vollst. überarb. u. erw. Aufl. 2012). Berlin, Heidelberg: Springer.

Schmidt-Atzert, L., Büttner, G., & Bühner, M. (2004). Theoretische Aspekte von Aufmerksamkeits-/Konzentrationsdiagnostik. In G. Büttner & L. Schmidt-Atzert (Hrsg.), *Diagnostik von Aufmerksamkeit und Konzentration* (S. 3–22). Göttingen: Hogrefe.

Schneider, W., & Lindenberger, U. (2018). *Entwicklungspsychologie* (8., vollständig überarb. Originalausgabe). Vormals: Oerter & Montada. Weinheim: Beltz-Verlag.

Schuch, B. (2011). *Besondere Aspekte der Klinisch-Psychologischen Diagnostik*. Skriptum zur Vorlesung. Wien: Berufsverband Österreichischer Psychologen.

Volbert, R., & Pieters, V. (1996). Suggestive Beeinflussung von Kinderaussagen. *Psychologische Rundschau*, 47, 183–198.

Völkl-Kernstock, S. (2014). *Psychologische Diagnostik*. Skriptum zur Vorlesung. Wien: ÖAGG.

Völkl-Kernstock, S., & Kienbacher, C. (Hrsg.). (2015). *Forensische Arbeit mit Kindern und Jugendlichen. Praxishandbuch für die interdisziplinäre Zusammenarbeit: Psychologie - Medizin - Recht - Sozialarbeit*. Wien: Springer.

Kernliteratur

Deimann, P., & Kastner-Koller, U. (2016). Entwicklungsdiagnostik. In F. Petermann, G. Gründer, M. A. Wirtz & J. Strohmer (Hrsg.), *Dorsch Lexikon der Psychotherapie und Psychopharmakotherapie*. Göttingen: Hogrefe.

Kubinger, K. D. (2019). *Psychologische Diagnostik: Theorie und Praxis psychologischen Diagnostizierens* (3., überarb. Auflage). Heidelberg: Hogrefe.

Schneider, W., & Lindenberger, U. (2012). *Entwicklungspsychologie* (8., vollständig überarb. Originalausgabe). Vormals: Oerter & Montada. Weinheim: Beltz-Verlag.

Weiterführende Literatur

American Psychiatric Association. (2013). *Diagnostic and statistical manual of mental disorders (DSM), 5th edition*. Washington, D. C.: American Psychiatric Association.

Dilling, H., Mombour, W., & Schmidt, M. H. (2015). *Internationale Klassifikation psychischer Störungen: ICD-10. Kapitel V (F). Klinisch-diagnostische Leitlinien* (10. Aufl.). Bern: Huber.

Schmidt-Atzert, L., & Amelang, M. (2018). *Psychologische Diagnostik* (5., vollst. überarb. u. erw. Aufl. 2012). Berlin, Heidelberg: Springer.

Nähere Informationen zu den einzelnen Verfahren sind hier zu finden: http://www.testzentrale.de/ und http://www.hogrefe.at

5.3.2 Psychologische Diagnostik

Lucia Zehetgruber

Nach einer kurzen Definition der psychologischen Diagnostik und Beschreibung des diagnostischen Prozesses wird im Beitrag auf die gängigen Klassifikationssysteme für psychische Störungen eingegangen (ICD-10/ICD-11 und DSM-V). Anschließend werden Gestaltungsweisen von psychologischen Testverfahren und die zu erfüllenden Gütekriterien vorgestellt. Den Abschluss bildet ein kurzer Einblick in die Bereiche von Leistungstests, (objektiven) Persönlichkeitstests, Interviews und Fragebögen. Dabei werden zu jedem Bereich beispielhaft bekannte Verfahren genannt.

Zusammenfassung

Die psychologische Diagnostik stellt eine wichtige Säule im Behandlungsprozess von psychischen Störungen dar. Als Teilgebiet der Psychologie umfasst sie zunächst die systematische Erhebung und Interpretation von Informationen über Erleben und Verhalten von Einzelpersonen oder Gruppen. Die Untersuchung mit unterschiedlichen diagnostischen Verfahren zielt auf die Klassifikation einer vorhandenen psychischen Störung ab. Daraus werden in weiterer Folge Interventionen abgeleitet, die in interdisziplinärer Zusammenarbeit durchgeführt werden. Die Interventionen zielen auf die Verminderung des Leidens bzw. die Erhöhung der Lebensqualität der Betroffenen ab.

Schlüsselwörter

psychologische Diagnostik, Klassifikationssysteme, Testgütekriterien, Normwerte, Intelligenztests, Leistungstests, Persönlichkeitstests, objektive Persönlichkeitstests

5.3.2.1 Einleitung

Zimbardo und Gerrig (1999) definieren die psychologische Diagnostik als »Teilgebiet der Psychologie, das sich mit der Theorie, der Konstruktion und der Analyse von Diagnostikverfahren befasst« (S. 558). Nach Schmidt-Atzert, Krumm und Amelang (2021) dient die psychologische Diagnostik zur Beantwortung von Fragestellungen mittels gezielter Erhebung von Informationen und deren Interpretation. Die Fragestellung bezieht sich auf die Beschreibung oder Klassifikation des Erlebens und Verhaltens einer oder mehrerer Personen unter relevanten Bedingungen.

Das Ziel der psychologischen Diagnostik besteht demnach darin, eine konkrete Fragestellung zu beantworten. Dazu ist die gezielte Erhebung relevanter Merkmale mittels Methoden, die wissenschaftlichen Standards entsprechen, nötig. Im Rahmen des diagnostischen Prozesses werden dabei auf der Grundlage psychologischen Wissens Hypothesen gebildet. Genauer betrachtet setzt sich psychologisches Diagnostizieren aus den folgenden Teilaspekten zusammen: Am Beginn wird die Fragestellung geklärt, dann folgen Auswahl, Anwendung und Auswertung geeigneter diagnostischer Verfahren, die Interpretation der erhobenen Informationen und die Erstellung eines Gutachtens sowie – am Ende des Prozesses – die Festlegung von Interventionen bzw. Maßnahmen (Kubinger, 2019). Im Untersuchungsalltag lässt sich dieser Prozess nicht immer ideal umsetzen. Mitunter tauchen neue Informationen auf oder es müssen weitere Informationen eingeholt werden. Es können auch weitere diagnostische Verfahren im Untersuchungsablauf notwendig werden, um eine Beantwortung und Entscheidung ableiten zu können (Schmidt-Atzert et al., 2021).

Auch wenn die Beantwortung der Fragestellung und die Klassifikation (Diagnosestellung) das Ziel des diagnostischen Prozesses darstellen, sind für die betroffene Person hauptsächlich die daraus abgeleiteten Interventionen von Relevanz.

Psychologische Diagnostik kommt in vielen Bereichen der Psychologie zur Anwendung, z. B. in der Klinischen Psychologie, der Forensik oder Verkehrspsychologie.

i Info

Derzeit werden folgende Klassifikationssysteme für psychische Störungen angewendet:

- Internationale Klassifikation psychischer Störungen, 10. Revision **(ICD-10)**, Kapitel F der World Health Organization (WHO) (Dilling et al., 2010).
- Mittlerweile findet auch die neue **ICD-11** im deutschsprachigen Raum mehr und mehr Verwendung. Derzeit werden beide Systeme mitunter auch komplementär verwendet (WHO, 2025).
- Diagnostisches und Statistisches Manual Psychischer Störungen, 5. Revision (**DSM-V**; American Psychiatric Association, 2018).

Beide Systeme sind weitgehend aufeinander abgestimmt. Das bedeutet, dass die Diagnosen trotz unterschiedlicher Hauptgruppen in den wesentlichen Punkten gut vergleichbar sind. Im ICD sind diagnostische Kriterien für sämtliche Erkrankungen enthalten (kürzere Beschreibungen zu Symptomen). Das DSM-V erfasst ausschließlich psychische

Störungen, dadurch ergibt sich eine höhere Zuverlässigkeit in der Diagnosestellung.

5.3.2.2 Grundlagen diagnostischer Verfahren

Der Begriff Test findet häufig Verwendung (z. B. Produkttest, Stresstest bei Banken), jeder verfügt über bestimmte Eigenschaften. Bei einem psychologischen Test erfolgt unter standardisierten Bedingungen eine Reaktion auf einen bestimmten Reiz. Das zu messende psychologische Merkmal entspricht dem Messgegenstand des Tests. Durch die Reaktion müssen wissenschaftlich begründbare Rückschlüsse auf das zugrunde liegende Merkmal möglich sein (Heidenreich, 1993).

Manche psychologischen Tests richten sich nur an eine bestimmte Alters- oder Personengruppe. Weiters kann nach Anwendungsfeldern (z. B. Neuropsychologie) oder nach Messanspruch (z. B. Intelligenztest, Persönlichkeitsfragebögen) unterschieden werden.

Einige diagnostische Verfahren sind als Einzelverfahren konzipiert, wohingegen andere als Gruppentestung anzuwenden sind. Der Vorteil einer Gruppentestung liegt in der Zeitökonomie. Allerdings bestehen auch Nachteile, da ein Abschreiben möglich wird. Eine Beobachtung des individuellen Verhaltens in der Testsituation ist im Gruppensetting nur schwer möglich. In der Anwendung soll immer mitbedacht werden, welche Information im Rahmen der Testung erhoben werden soll und inwieweit auch individuelles Verhalten von Bedeutung ist.

Ein anderes Unterscheidungsmerkmal stellt die Vorgabeart dar (Papier-Bleistift-Verfahren vs. Computerverfahren). Mittlerweile gibt es bereits viele psychologische Testverfahren, die als Papier-Bleistift- und/oder Computerverfahren vorliegen. Mitunter können bei einer Untersuchung am Computer Akzeptanzprobleme auftreten, wobei diese aufgrund der umfassenden Digitalisierung abnehmen. Die Auswertung durch ein Computerprogramm ist von Vorteil, da sie mit geringerem Zeitaufwand und großer Zuverlässigkeit verbunden ist. Handelt es sich um Testverfahren, in denen z. B. die Reaktionsgeschwindigkeit gemessen werden soll, so ist eine Testung mittels Computer aufgrund der genaueren Messmöglichkeiten vorzuziehen.

Die Items können als Fragen mit freier Antwortmöglichkeit oder mit zwei oder mehreren Antwortalternativen gestaltet werden. Mitunter werden Items und Antworten als Bilder, Formen oder Figuren dargestellt. Bei diesen Aufgaben werden mögliche sprachliche Barrieren reduziert (Kubinger, 2019).

Testgütekriterien

Gütekriterien spielen sowohl in der Testkonstruktion als auch in der Anwendung eine große Rolle und tragen zur Qualitätssicherung psychologisch-diagnostischer Verfahren bei.

Es werden verschiedene Gütekriterien unterschieden, auf die im Folgenden näher eingegangen wird (Kubinger, 2019): Objektivität, Reliabilität, Validität, Normierung (synonym: Eichung), Skalierung, Zumutbarkeit/Akzeptanz, (Un-)Verfälschbarkeit, Fairness, Ökonomie und Nützlichkeit.

Ein Test ist dann **objektiv**, wenn die Ergebnisse unabhängig davon zustande kommen, wer die Untersuchung durchführt, auswertet und interpretiert. Im Testmanual finden sich genaue Angaben zu Durchführung, Auswertung und Interpretation, um die Objektivität zu gewährleisten. **Reliabilität** bezeichnet den Grad der Genauigkeit, mit dem ein Test ein bestimmtes Merkmal misst, unabhängig davon, ob der Test dieses Merkmal auch zu messen beansprucht. Es gibt unterschiedliche Wege, die Reliabilität eines Tests zu berechnen (Retest-Methode, Paralleltest-Methode, Split-Half-Methode, interne Konsistenz).

Die **Validität** eines Tests ist das wahrscheinlich wichtigste Gütekriterium. Je höher die Validität ist, desto besser misst ein bestimmter Test das Merkmal, das er auch zu messen beansprucht.

Das Gütekriterium der **Normierung** oder **Eichung** ist erfüllt, wenn für die Normen – also das Bezugssystem zur Relativierung des individuellen Testergebnisses – folgende Voraussetzungen gegeben sind:

- Es handelt sich um gültige Normen (aktuell erhoben),
- die Population, für die die Normen gelten, ist definiert und
- die Stichprobe, die zur Erstellung der Normen verwendet wurde, ist repräsentativ (nach Kubinger, 2019).

Zusätzlich sollte die Normierungsstichprobe hinreichend groß sein.

Normen stellen einen Bezugsrahmen dar, um die Bedeutung von Testergebnissen zu erfassen. Die Test-Rohwerte werden in sogenannte Normwerte verwandelt. Es gibt verschiedene Eichmaßstäbe, in die die Test-Rohwerte umgewandelt werden. Die unterschiedlichen Eichmaßstäbe können ineinander umgerechnet werden. Zum Großteil beruhen die verschiedenen Eichmaßstäbe auf z-Transformationen (siehe Tabelle 1).

Tabelle 1: Eichmaßstäbe und ihre Durchschnittsbereiche

Eichmaßstäbe	Durchschnittsbereich
z-Werte (z)	-1–+1
T-Werte (T)	40–60
Prozentränge (PR)	16–84
IQ-Werte (IQ)	85–115
Standardwerte (SW/Z)	90–110
Wertpunkte (WP)	7–13
Stanine-Skala/C-Werte	3–7
Sten-Skala	3,5–7,5

Wenn die Verrechnung von Testitems zu einem Gesamtwert in einem Maße vorgenommen wird, sodass die empirischen Verhaltensrelationen adäquat abgebildet werden, ist das Gütekriterium der Skalierung erfüllt.

Ein psychologischer Test ist dann zumutbar, wenn die Person durch die Testung nicht belastet wird, sondern vielmehr hinsichtlich psychischer und körperlicher Faktoren geschont wird. Das Gütekriterium der Akzeptanz stellt einen Teilaspekt der Zumutbarkeit dar. Unverständnis hinsichtlich der verwendeten diagnostischen Verfahren kann sich negativ auf die Akzeptanz auswirken.

Das Gütekriterium der Unverfälschbarkeit trifft zu, wenn das Testergebnis nicht oder nur in geringem Maße von der getesteten Person beeinflusst werden kann. Weiters sollten keine Personengruppen durch Tests systematisch benachteiligt werden (Fairness).

Ein Test ist ökonomisch, wenn der benötigte Aufwand (Zeit, Kosten, Personal) in sinnvoller Relation zum diagnostischen Nutzen steht. Das Gütekriterium der Nützlichkeit ist erfüllt, wenn der Test ein Merkmal misst, das auch praktische Relevanz besitzt.

5.3.2.3 Diagnostische Verfahren

Unter diagnostischen Verfahren werden vielfach psychologische Tests verstanden. Der Begriff umfasst jedoch auch andere Verfahren, wie das diagnostische Interview oder die Verhaltensbeobachtung. Informationen zu diagnostischen Verfahren können aus Testkompendien, Lehrbüchern zur Diagnostik, Katalogen und Onlineverzeichnissen von

Testverlagen, aus Testrezensionen und auch Testmanualen gewonnen werden (Schmidt-Atzert et al., 2021).

5.3.2.3.1 Leistungstests

Im Bereich der psychologischen Leistungsdiagnostik kommen verschiedene Intelligenz-Testbatterien und spezielle Leistungstests zum Einsatz. Beide Testarten sollen dazu beitragen eine Aussage über bestimmte kognitive Fähigkeiten einer Person zu treffen. Es wird dabei die bestmögliche Leistung der getesteten Person gefordert.

Intelligenz-Testbatterien

Intelligenztests kommen sehr häufig zum Einsatz. Sie führen zu sehr zeitstabilen Kennwerten und setzen sich aus mehreren Subtests zusammen. Meist ist auch die Berechnung eines Gesamt-IQ möglich. Hinsichtlich der Interpretation wird jedoch eine Profilanalyse dem Gesamt-IQ vorgezogen. In der Profilanalyse zeichnen sich die individuellen Stärken und Schwächen ab, die Hinweise auf Ressourcen und Fördernotwendigkeit geben.

Große Verbreitung finden die Wechsler-Intelligenz-Testbatterien, die für verschiedene Altersgruppen vorliegen (Vorschulkinder: WPPSI-IV; Wechsler, 2018; Kinder und Jugendliche: WISC-V; Wechsler, 2017; Erwachsene: WAIS-IV; Wechsler, 2012). In früheren Versionen wurden ein Handlungs-IQ und ein Verbal-IQ unterschieden. Aufgrund neuerer faktorenanalytischer Untersuchungen werden in den aktuellen Versionen ein Gesamt-IQ und mehrere Indizes differenziert. In der Version für Erwachsene (WAIS-IV; Wechsler, 2012) erhält man bei Durchführung aller Subtests vier Indizes (Sprachverständnis, wahrnehmungsgebundenes logisches Denken, Arbeitsgedächtnis, Verarbeitungsgeschwindigkeit).

Darüber hinaus stehen der Intelligenz-Struktur-Test 2000 – Revision (I-S-T 2000 R; Liepmann et al., 2007) oder auch der Grundintelligenztest Skala 2 Revision mit Wortschatztest und Zahlenfolgetest (CFT 20-R mit WS/ZF-R; Weiß, 2019) als Alternativen zur Verfügung.

Ein etwas anderer Intelligenztest ist der Test zur Praktischen Alltagsintelligenz (PAI 30) von Mariacher und Neubauer (2005). Die Items bestehen aus Schilderungen von Alltagsproblemen, für die Lösungen gesucht werden. Oftmals wird das Verständnis der schriftlichen Aufgabe durch eine Skizze oder ein Foto erleichtert bzw. erhöht.

Spezielle Leistungstests

In Leistungstests werden spezifische Dimensionen der kognitiven Leistungsfähigkeit erhoben, unter anderem die Aufmerksamkeits- und Konzentrationsleistung. Computergestützte Testsysteme zur Messung der Aufmerksamkeitsfunktionen sind z. B. die Testbatterie zur Aufmerksamkeitsprüfung (TAP; Zimmermann & Fimm, 2017) und die Wahrnehmungs- und Aufmerksamkeitsfunktionen-Batterie (WAF; Sturm, 2023). In Verwendung befindet sich darüber hinaus auch eine Vielzahl von Papier-Bleistift-Verfahren, wie der Alters-Konzentrations-Test (AKT; Gatterer, 2008) und der Zahlen-Verbindungs-Test (ZVT; Oswald, 2016).

Andere Untersuchungsbereiche stellen u. a. die Merkfähigkeit, die Exekutivfunktionen, die Sprache und die Visuokonstruktion dar.

5.3.2.3.2 Persönlichkeitstests

Zur Messung von Persönlichkeitsmerkmalen stehen verschiedene diagnostische Verfahren zur Verfügung. Es können Fragebögen, die entweder eine Selbst- oder Fremdbeurteilung umfassen, diagnostische Interviews oder Verhaltensbeobachtung und -beurteilung zur Anwendung kommen (Schmidt-Atzert et al., 2021). Für eine sehr große Anzahl von Persönlichkeitsmerkmalen sind Fragebögen vorhanden. Ein Nachteil ist jedoch, dass die Fragebögen im Sinne der sozialen Erwünschtheit verfälschbar sind. Das bedeutet, dass Antworten gegeben werden, von denen die Person denkt, dass die Antworten eher auf soziale Zustimmung träfen als die wahren Antworten. Zusätzlich ist ein gewisses Maß an Selbstreflexion nötig. Das Problem der Verfälschbarkeit wird in bestimmten Verfahren mittels Kontrollskalen weitgehend verhindert.

Mehrdimensionale Persönlichkeitsfragebögen erfassen mehrere Merkmale gleichzeitig. Dazu gehören unter anderem das Minnesota Multiphasic Personality Inventory-2 (MMPI 2; Hathaway et al., 2000) und das Freiburger Persönlichkeitsinventar – revidierte Fassung (FPI-R; Fahrenberg et al., 2020). Dabei handelt es sich um ein oft verwendetes Verfahren im Bereich der Persönlichkeitsdiagnostik. Aus 138 Items werden zehn spezifische und zwei übergeordnete Persönlichkeitsmerkmale abgeleitet (Lebenszufriedenheit, soziale Orientierung, Leistungsorientierung, Gehemmtheit, Erregbarkeit, Aggressivität, Beanspruchung, körperliche Beschwerden, Gesundheitssorgen, Offenheit; Extraversion, Emotionalität). Eine Profilanalyse der Ergebnisse lässt im subklinischen Bereich Rückschlüsse auf die Ausprägung dieser Persönlichkeitseigenschaften zu.

Die Grundlage für viele Persönlichkeitstests bilden verschiedene Strukturmodelle der Persönlichkeit. Im Fünf-Faktoren-Modell werden fünf globale Dimensionen der Persönlichkeit unterschieden: Offenheit für Erfahrungen, Gewissenhaftigkeit, Extraversion, Verträglichkeit, Neurotizismus. Diese fünf Dimensionen werden auch als Big Five bezeichnet, wobei jede Dimension noch in viele Facetten unterteilt wird. Ein anderes Persönlichkeitsmodell stellt das HEXACO-Modell dar, in dem zu den fünf zuvor genannten Dimensionen eine sechste Dimension hinzukommt, nämlich Ehrlichkeit-Bescheidenheit (Ashton & Lee, 2007).

Mit der Dunklen Triade der Persönlichkeit stellen Paulhus und Williams (2002) ein Modell vor, das nicht die gesamte Persönlichkeit abbildet. Es besteht aus den drei Faktoren Machiavellismus, subklinischer Narzissmus und subklinische Psychopathie. Im Vergleich mit den Big Five ist das Modell viel enger gefasst und eignet sich für spezifische Fragestellungen oder als Ergänzung.

5.3.2.3.3 Objektive Persönlichkeitstests

Bei objektiven Persönlichkeitstests werden entweder Persönlichkeitseigenschaften oder die Motivation auf der Grundlage des Verhaltens der betreffenden Person in einer standardisierten Situation erfasst, ohne dass Selbsteinsicht und Auskunftsbereitschaft bestehen müssen. Die Augenscheinvalidität ist gering, d. h., die Testintention lässt sich aus den Items nicht ableiten. Objektive Persönlichkeitstests werden am Computer durchgeführt und haben Leistungstestcharakter. Beispiele sind der Wiener Risikobereitschaftstest Verkehr (WRBTV; Hergovich et al., 2005), der die Risikobereitschaft in Verkehrssituationen erfasst, der RISIKO (Risikowahlverhalten; Guttmann & Bauer, 2004) zur Messung der allgemeinen Risikobereitschaft und jener in Verkehrssituationen und der Objektive Leistungsmotivationstest (OLMT; Schmidt-Atzert, 2007), der die Leistungsmotivation erhebt.

5.3.2.3.4 Interviews und Fragebögen

Im Bereich der Klinischen Psychologie liegt das Augenmerk unter anderem auf der Diagnostik von psychischen Störungen und in weiterer Folge auf der Behandlung bzw. der Linderung des Leidens. Neben der Beschreibung der Probleme und Symptome werden lebensgeschichtliche Faktoren miteinbezogen, um darauf aufbauend an einer positiven Veränderung zu arbeiten.

Die Klassifizierung erfolgt nach den oben erwähnten internationalen Klassifikationsschemata ICD-10/ICD-11 bzw. DSM-V.

Es stehen mehrere strukturierte, halbstrukturierte und standardisierte Interviews zur Klassifikation psychischer Störungen zur Verfügung. Strukturierte Interviews besitzen die höchste Reliabilität. Aufgrund der langen Durchführungsdauer (mitunter mehr als zwei Stunden) werden diese jedoch im Berufsalltag nicht oft eingesetzt, sondern es werden kürzere Screeningverfahren bevorzugt und in weiterer Folge nur relevante Teile des Interviews verwendet. Ein Einsatz von Checklistenverfahren ist im Vergleich dazu zeitökonomischer (z. B. **IDCL** – Internationale Diagnose Checklisten für ICD-10; Hiller et al., 1997). Dabei besteht allerdings die Gefahr, komorbide Störungen zu übersehen.

Beispiele für strukturierte Interviews zur Klassifikation psychischer Störungen sind:

- **SKID-5-CV** (Strukturiertes Klinisches Interview für DSM-5-Störungen – Klinische Version; Beesdo-Baum et al., 2019a): Es handelt sich um ein strukturiertes klinisches Interview zur Klassifikation psychischer Störungen nach DSM-V. Die Zielgruppe sind Erwachsene ab 18 Jahren. Den einzelnen Kriterien der Diagnosen sind entsprechende Fragen zugeordnet, sodass eine Diagnosestellung gut möglich ist.
- **IPDE** (International Personality Disorder Examination; Mombour et al., 1996): Die IPDE ist ein strukturiertes und standardisiertes Interview zur Klassifikation von Persönlichkeitsstörungen nach ICD-10 und DSM-IV. Es besteht dabei die Möglichkeit, einen Selbstbeurteilungsfragebogen als Screening zu verwenden. Zur Diagnose von Persönlichkeitsstörungen nach DSM-V wird auf das SCID-5-PD (Beesdo-Baum et al., 2019b) verwiesen.

Im Gegensatz zu den strukturierten und standardisierten Verfahren existiert eine Vielzahl von weiteren psychometrischen Verfahren. Sie sind meist kostengünstig, teilweise frei im Internet verfügbar, zeitsparend anwendbar und erfüllen weitgehend die Gütekriterien. Sie dienen weniger der Klassifikation als vielmehr der Einschätzung des Schweregrades einer Störung.

Psychodiagnostische Verfahren erfassen entweder ein Symptom/Merkmal oder unterschiedliche Symptome einer Störung. Durch Neuerungen im ICD-11 werden in den nächsten Jahren neuere Testverfahren mit Bezug zum ICD-11 entwickelt werden.

Beispiele für Verfahren zur Erhebung spezifischer Symptome/Merkmale sind:

- **BSCL** (Brief-Symptom-Checklist; Franke, 2017): Es wird die subjektiv empfundene Beeinträchtigung durch körperliche und psychische Symptome erhoben. Das Verfahren umfasst 53 Symptome; erfasst wird, ob die betroffene Person sich in den letzten sieben Tagen durch diese eingeschränkt empfand.
- **HADS-D** (Hospital Anxiety and Depression Scale – Deutsche Version; Herrmann-Lingen et al., 2018): Der Fragebogen dient zur Erfassung von Angst und Depression beim Vorliegen von körperlichen Erkrankungen oder Beschwerden. Die HADS-D ist für eine Verlaufsuntersuchung geeignet.
- **SOMS** (Screening für Somatoforme Störungen; Rief & Hiller, 2008): Das Verfahren findet in der Psychosomatik Anwendung. Es stehen zwei weitere Formen zur Verfügung: SOMS-2 als Screening und SOMS-7T zur Verlaufsuntersuchung.
- **FDS** (Fragebogen zu Dissoziativen Symptomen; Spitzer et al., 2021): Der FDS ist ein Screening-Fragebogen im Bereich der Diagnostik von dissoziativen Störungen. In der aktuellen Version werden bereits Hinweise in Bezug auf die Klassifizierung nach ICD-11 gegeben.

Fragen zur Evaluation

1. Aus welchen Schritten besteht der diagnostische Prozess?
2. Welche Gütekriterien gibt es und was sagen diese aus? Warum sind Gütekriterien notwendig?
3. Welche derzeit gültigen Klassifikationssysteme psychischer Störungen gibt es und worin unterscheiden sich diese? Welche Verfahren helfen in der Diagnosestellung?
4. Nennen Sie drei Verfahren zur Erhebung spezifischer Symptome/Merkmale.

Literatur im Text

American Psychiatric Association. (2018). *Diagnostisches und Statistisches Manual Psychischer Störungen DSM-5. Deutsche Ausgabe herausgegeben von Peter Falkai und Hans-Ulrich Wittchen* (2. Aufl.). Göttingen: Hogrefe.

Ashton, M. C., & Lee, K. (2007). Empirical, theoretical, and practical advantages of the HEXACO model of personality structure. *Personality and Social Psychology Review,* 11, 150–166.

Beesdo-Baum, K., Zaudig, M., & Wittchen, H. U. (2019a). *SCID-5-CV. Strukturiertes Klinisches Interview für DSM-5-Störungen – Klinische Version. Deutsche Bearbeitung des Structured Clinical Interview for DSM-5 Disorders – Clinical Version von Michael B. First, Janet B. W. Williams, Rhonda S. Karg, Robert L. Spitzer*. Göttingen: Hogrefe.

Beesdo-Baum, K., Zaudig, M., & Wittchen, H. U. (Hrsg.). (2019b). *SCID-5-PD: Strukturiertes Klinisches Interview für DSM-5 – Persönlichkeitsstörungen*. Göttingen: Hogrefe.

Dilling, H., & Freyberger, H. J. (Hrsg.). (2010). *Taschenführer zur ICD-10-Klassifikation psychischer Störungen. Nach dem Pocket Guide von J. E. Cooper* (5. Aufl.). Bern: Huber.

Fahrenberg, J., Hampel, R., & Selg, H. (2020). *FPI-R: Freiburger Persönlichkeitsinventar* (9. Aufl.). Göttingen: Hogrefe.

Falkai, P., & Wittchen, H.-U. (Hrsg.). (2015). *Diagnostisches und statistisches Manual psychischer Störungen DSM-5*. Göttingen: Hogrefe.

Franke, G. H. (2017). *BSCL: Brief-Symptom-Checklist*. Göttingen: Hogrefe.

Gatterer, G. (2008). *AKT: Alters-Konzentrations-Test* (2. überarb. und neu normierte Aufl.). Göttingen: Hogrefe.

Guttmann, G., & Bauer, H. (2004). *RISIKO – Risikowahlverhalten*. Mödling: Schuhfried.

Heidenreich, K. (1993). Die Verwendung standardisierter Tests. In E. Roth (Hrsg.), *Sozialwissenschaftliche Methoden. Lehr- und Handbuch für Forschung und Praxis* (3. Aufl., S. 389–406). München: Oldenbourg.

Hathaway, S. R., McKinley, J. C., & Engel, R. R. (2000). *MMPI-2: Minnesota Multiphasic Personality Inventory-2*. Bern: Huber.

Hergovich, A., Bognar, B., Arendasy, M., & Sommer, M. (2005). *WRBTV: Wiener Risikobereitschaftstest Verkehr* (Test & Manual). Mödling: Schuhfried.

Herrmann-Lingen, C., Buss, U., & Snaith, R. P. (2018). *HADS-D: Hospital Anxiety and Depression Scale – Deutsche Version*. Göttingen: Hogrefe.

Hiller, W., Zaudig, M., & Mombour, W. (1997). *IDCL Internationale Diagnose Checklisten für DSM-IV und ICD-10*. Göttingen: Hogrefe.

Kubinger, K. D. (2019). *Psychologische Diagnostik. Theorie und Praxis psychologischen Diagnostizierens* (3., überarb. Aufl.). Göttingen: Hogrefe.

Liepmann, D., Beauducel, A., Brocke, B., & Amthauer, R. (2007). *I-S-T 2000 R: Intelligenz-Struktur-Test 2000 R* (2. Aufl.). Göttingen: Hogrefe.

Mariacher, H., & Neubauer, A. (2005). *PAI 30. Test zur Praktischen Alltagsintelligenz*. Göttingen: Hogrefe.

Mombour, W., Zaudig, M., Berger, P., Gutierrez, K., Berner, W., Berger, K., Cranach, M. v., Giglhuber, O., & Bose, M. (1996). *International Personality Disorder Examination (IPDE), ICD-10-Modul von A. W. Loranger*. Bern: Huber.

Oswald, W. D. (2016). *ZVT: Zahlen-Verbindungs-Test*. Göttingen: Hogrefe.

Paulhus, D. L., & Williams, K. M. (2002). The dark triad of personality: Narcissm, Machiavellianism, and psychopathy. *Journal of Research in Personality, 36*, 556–563.

Rief, W., & Hiller, W. (2008). *SOMS: Screening für Somatoforme Störungen*. Göttingen: Hogrefe.

Schmidt-Atzert, L. (2007). *Objektiver Leistungsmotivations-Test OLMT (unter Mitarbeit von Markus Sommer, Markus Bühner und Astrid Jurecka). Software und Manual* (2. Aufl.). Mödling: Schuhfried.

Schmidt-Atzert, L., Krumm, S., & Amelang, M. (Hrsg.). (2021). *Psychologische Diagnostik*. Berlin: Springer.

Spitzer, C., Stieglitz, R.-D., & Freyberger, H. J. (2021). *FDS: Fragebogen zu Dissoziativen Symptomen* (4. Aufl.). Göttingen: Hogrefe.

Sturm, W. (2023). *Wahrnehmungs- und Aufmerksamkeitsfunktionen-Batterie. Kurzbezeichnung WAF*. Mödling: Schuhfried.

Wechsler, D. (2012). *WAIS-IV: Wechsler Adult Intelligence Scale – Fourth Edition. Deutsche Fassung von F. Petermann*. Frankfurt am Main: Pearson.

Wechsler, D. (2017). *WISC-V: Wechsler Intelligence Scale for Children – Fifth Edition. Deutsche Bearbeitung von F. Petermann*. Frankfurt am Main: Pearson.

Wechsler, D. (2018). *Wechsler Preschool and Primary Scale of Intelligence – Fourth Edition (WPPSI-IV). Deutsche Bearbeitung durch F. Petermann u. M. Daseking*. Frankfurt am Main: Pearson.

Weiß, R. H. (2019). *CFT 20-R mit WS/ZF-R: Grundintelligenztest Skala 2 – Revision (CFT 20-R) mit Wortschatztest und Zahlenfolgentest – Revision (WS/ZFR)* (2. Aufl.). Göttingen: Hogrefe.

World Health Organization (WHO). (2025). *International Classification of Diseases, Eleventh Revision (ICD-11)*. Genf. Abgerufen von https://icd.who.int/browse11/l-m/en (11. 12. 2025).

Zimbardo, P. G., & Gerrig, R. J. (1999). *Psychologie* (7. Aufl.). Berlin: Springer.

Zimmermann, P., & Fimm, B. (2017). *TAP: Testbatterie zur Aufmerksamkeitsprüfung (TAP, Version 2.3.1)*. Herzogenrath: Psytest.

Kernliteratur

Kubinger, K. D. (2019). *Psychologische Diagnostik: Theorie und Praxis psychologischen Diagnostizierens*. Göttingen: Hogrefe.

Schmidt-Atzert, L., Krumm, S. & Amelang, M. (Hrsg.). (2021). *Psychologische Diagnostik*. Berlin. Springer.

»Ever tried. Ever failed.
No matter.
Try again. Fail again.
Fail better.«
Samuel Beckett
Worstward Ho! (1983)

6. BERATENDE, BEGLEITENDE UND BETREUENDE PSYCHOTHERAPIE ALS PSYCHOSOZIALE INTERVENTIONSFORM

Markus Hochgerner

Zusammenfassung

Der Begriff der psychosozialen Interventionsformen umfasst die Rahmenbedingungen, Ziele, Strategien, Methoden und Vorgangsweisen verschiedener helfender Berufsgruppen, Menschen in Notlagen zu unterstützen, die von psychischen und zugleich sozialen Problemsituationen betroffen sind: Individuelle psychische Symptomatik summiert sich mit Problemen im Sozialleben, der Arbeit, im finanziellen Bereich zu einem anhaltenden leidvollen Zustand andauernder Probleme und Krisen in mehreren Lebensbereichen, die mit den vorhandenen Ressourcen und persönlichen Kompetenzen nicht angemessen lösbar sind. Psychotherapie in ihrer beratenden, begleitenden und betreuenden Ausprägung, wie im neuen Psychotherapiegesetz (§ 6 PthG 2024) formuliert, bietet über die psychotherapeutische Behandlung als Linderung und Heilung psychischer Problematiken hinaus Anwendungen psychotherapeutischer Kompetenz, die die Wechselwirkung seelischer Problematik mit meist komplex chronifizierten sozialen Defiziten aufgreift und hilfreich bearbeitet. Die in diesem Zusammenhang wesentlichen Grundbedingungen, Arbeitsfelder und Vorgangsweisen werden im Beitrag angeführt.

Schlüsselwörter

psychosozial, Intervention, beratende Psychotherapie, begleitende Psychotherapie, betreuende Psychotherapie, psychosoziale Diagnostik, theoriegeleitetes Vorgehen, vernetzte Hilfe

6.1 Kategorien psychosozialer Interventionsformen

Psychosoziale Intervention ist die nach einer Ausbildung erlernte, bewusste und geplante Behandlung von psychosozial bedingten Leidenszuständen und Verhaltensstörungen von Einzelindividuen oder Personengruppen in der Interaktion zwischen einem oder mehreren Patient:innen/Klient:innen* und einer oder mehreren

* Der in der Psychotherapie gebräuchliche Begriff Patient:in (»die leidende Person«), aus der Medizin kommend, betont ursprünglich die Expertenschaft des Heilberufes im Umgang mit psychisch Erkrankten in deutlich asymmetrischer

Behandler:innen mit dem Ziel, gestörte Verhaltensweisen und Einstellungen zu ändern sowie die Reifung, Entwicklung und Gesundheit der behandelten Person zu fördern, wobei der Handlungsansatz am Individuum, mit Gruppen, dem sozialen Umfeld und der daraus entstehenden Dynamik entwickelt werden kann.*

Psychosozial ausgerichtete Interventionen werden von allen vier gesetzlich anerkannten helfenden Gesundheitsberufen (Psychotherapie, Medizin, Psychologie, Musiktherapie) im psychosozialen Feld geleistet, jedoch unterscheidet die **psychotherapeutisch-psychosoziale Intervention** im Rahmen psychotherapeutischer Tätigkeit von allen anderen, dass hier auf dem Hintergrund psychotherapeutischer Diagnostik, Beziehungsgestaltung und Methodik auch mit persönlichkeitsverändernden Zielvorstellungen im Rahmen allgemeiner psychotherapeutischer Behandlung interveniert werden kann (§ 6 Abs. 2 Z 1–5 PThG 2024 und Anlage 1, Abs. 5 und 9 PTh-AAQV 2024) und durch schwerpunktbezogen **beratende, begleitende und betreuende psychotherapeutische Tätigkeit** (§ 6 Abs. 2 Z 1–5 PThG 2024 und Anlage 1, Abs. 5 und 9 PTh-AAQV 2024) anlassbezogen spezifiziert wird.

Beratende Psychotherapie hilft psychosozial belasteten Personen auf der Basis psychotherapeutischer Kompetenz in der »Vermittlung psychotherapeutischen Fachwissens, um die Klärung [sinngem. von Störungsbildern] anhand psychotherapeutischer Modelle und psycho-

Kommunikation, in der Erkenntnis möglichst aus Befunden mit naturwissenschaftlichen Methoden erhoben wird. Er wird hier fallweise um den Begriff des Klienten:der Klientin (»die schutzbefohlene Person«) erweitert, der im psychosozialen Beratungsfeld, aber auch in unterschiedlichen Methoden der Psychotherapie in dieser Wortbedeutung gebräuchlich ist und mehr die hilfreiche Beziehung als kommunikativen Prozess auf Augenhöhe thematisiert, in dem Erkenntnis aus kommunikativen, intersubjektiven Prozessen gewonnen wird. Die Trennschärfe der Begriffe ist einerseits durch die historisch bedingte Unterschiedlichkeit als auch die synonyme Verwendung in denselben Arbeitsfeldern mit den gleichen Personen durch unterschiedliche Berufsgruppen limitiert. Psychotherapie im Kernbereich der Krankenbehandlung auf Basis der ICD-Diagnostik bezieht sich auf die Behandlung von psychisch erkrankten Patient:innen, nun aber mit einer aus den Krankheitsphänomenen abgeleiteten klinischen Diagnostik aus Anamnese, Patient:innenerleben bzw. -verhalten und der vorliegenden Symptomatik, wie in der psychiatrischen und auch psychotherapeutischen Befundung (z. B. der Operationalisierten Psychodynamischen Diagnostik – OPD-3) praktiziert.

* Die vorliegende Definition ist an den ursprünglichen § 1 PthG (1991) angelehnt und um die Ausprägung der dort schon inhaltlich angesprochenen psychosozialen Dimension erweitert.

therapeutischen Hintergrundwissens« zu ermöglichen (Psychotherapiegesetz 2024, Erläuterungen). Dabei stehen psychoedukative und proaktiv gestaltete, mehr direktive Vorgangsweisen auf dem Hintergrund aktueller, klar umrissener Fragestellungen zur Problembewältigung im Zentrum der Tätigkeit. Die therapeutische Haltung ist dabei zugleich konsequent auf das zu Grunde liegende Störungsbild in seinen Einschränkungen, die aufrechterhaltenden Bedingungen von psychischen Störungen, den Erhalt aktiver Mitarbeit an Veränderungsmöglichkeiten sowie der Motivation zu weiterführender behandelnder Psychotherapie im Rahmen eines Behandlungspfades zur Gesamtversorgung der meist komplexen Problemlagen orientiert.

Beratende Anwendungsformen helfender Kommunikation werden auch von weiteren Berufsgruppen bezüglich vorhandener krankheitswertig-einschränkender Persönlichkeitsmerkmale und Leidenszustände angewandt, z. B. in der psychologischen Behandlung und Beratung, der klient:innenorientierten Beratung in der Sozialarbeit oder begleitenden Tätigkeit in der Sozialpädagogik, Lebens- und Sozialberatung. Dabei stehen die Aufklärung, Beratung und Stützung Hilfesuchender durch Aktivierung bereits vorhandener Ressourcen und das übende Erlernen hilfreicher psychischer und sozialer Fertigkeiten im Rahmen psychoedukativer Grundhaltung in helfender Kommunikation im Mittelpunkt. Diese aktuelle Unterstützung zur Problembewältigung erfolgt jedoch ohne Anspruch und Auftrag zur hilfreichen Veränderung der Persönlichkeit.

Psychotherapeutisch-psychosoziale Begleitung arbeitet im Speziellen auch mit Personengruppen,

- deren Handlungs- und Lernfähigkeit durch akut oder chronisch eingeschränkte psychische Kompetenz strukturell wesentlich gemindert ist (z. B. Menschen mit agierenden Persönlichkeitsstörungen) oder
- deren selbstdestruktives Erleben und Verhalten (z. B. schwere depressive Dynamik, narzisstische Akzentuierung, soziopathisch-destruktives Verhalten) aktiv an der Verhinderung bzw. Zerstörung von Hilfsangeboten steuernd beteiligt ist

und die daher weiteren helfenden Interventionen ohne psychotherapeutisch geschulte Herangehensweisen meist nur beschränkt zugänglich sein können.

Psychotherapeutisch-psychosozial betreuende Vorgangsweisen finden – soweit möglich mit offenem Zeithorizont – vermehrt bei Personen mit schweren, meist kombinierten chronisch-körperlichen und -psychischen Einschränkungen Anwendung (z. B. bei Intelligenzminderung oder neurodegenerativen Erkrankungen in Kombination mit psychischer Symptomatik, im Rahmen gerontologischer und palliativer Tätigkeit).

6.1.1 Anmerkungen zur Begrifflichkeit: »psychosozial« und »Intervention«

Gesundheits- und Sozialdienste sowie Personen in helfenden Berufen werden im großen Ausmaß mit Menschen konfrontiert, die durch schwerwiegendes psychisches Leid in Verknüpfung mit sozialer Not und Schwierigkeiten im angemessenen Lebensvollzug ihre Probleme vervielfachen und die daraus resultierenden Leidenszustände und Aufgabenstellungen nur erschwert oder nicht mehr bewältigen können.

Info

Bei komplexen Problemlagen bedarf es umfassender psychosozialer Intervention, im Sinne einer Fürsorgewissenschaft als »Wissenschaft von Not und Hilfe« (Arlt, 1958/2010), und meist eines bifokalen Vorgehens (Rauchfleisch, 1996, S. 8) in der gleichzeitigen Bearbeitung chronifizierter innerseelischer und sozialer Problematiken, die als Defizite, Konflikte und Störungen des Lebensvollzuges sichtbar werden.

Schon der Begriff »psychosozial« verweist auf den Doppelcharakter dieser Aufgabenstellung. Sowohl die Dimension des Individuums im »Psychischen« als auch die Eingebundenheit in der konkreten »sozialen« Lebenswelt und sich daraus ergebende Wechselwirkungen stehen hier zur Diskussion, besonders wenn es darum geht, in dieses Wechselspiel aus individuellem Verhalten, Gruppenverhalten und Verhalten der Gesellschaft mit Hilfe von Interventionen einzugreifen: Dies meint alle beruflichen Handlungen, mit denen wir das Verhalten eines anderen Menschen (bzw. einer Gruppe oder Organisation) nach einem bestimmten Konzept beeinflussen oder leiten.

Die Formen dieser Interventionen müssen in ihrem Konzept, ihrer Vorgangsweise und Zielbestimmung im Rahmen der rechtlichen Möglichkeiten und Grenzen des jeweiligen Berufs- und Arbeitsfeldes kompetent angeboten, gestaltet, reflektiert und legitimiert werden, sich an der jeweils besonderen Problemlage orientieren und sind ihrerseits wieder den jeweiligen gesellschaftlichen Bedingungen (Geld, Zeit, Verfügbarkeit psychosozialer Hilfsangebote etc.) unterworfen. Helfende Berufsgruppen in Versorgungseinrichtungen ohne psychotherapeutische Kompetenz sind zugleich oft nicht hinreichend in der Lage, entsprechend differenziell auf die psychische Struktur von Hilfesuchenden abgestimmte komplexe Behandlungskonzepte und personbezogene Vorgangsweisen sowie Versorgungsangebote entlang eines Behandlungspfades zu entwickeln und anzubieten, ohne die umschriebenen Grenzen ihres Berufsstandes zu erweitern, und darüber hinaus aufgefordert, vernetzt mit weiteren helfenden Berufen und Institutionen zusammenzuarbeiten.

Psychosoziale Interventionsformen müssen somit auf dem aktuellen gesellschaftlichen Hintergrund in ihrer politischen Bedingtheit (gesetzliche Steuerung in politischen Entscheidungsprozessen) und ihren ökonomischen Dimensionen (Kosten des Gesundheitssystems, Verteilungsgerechtigkeit) erfasst und einer anthropologischen Sicht des Menschen gegenübergestellt werden:

- Welche Bedingungen, Möglichkeiten, Grenzen bestimmen menschliches Leben in einer postindustriellen europäischen Gesellschaft zu Beginn des 21. Jahrhunderts in förderlicher oder hemmender Weise?
- Welchen Personengruppen oder Individuen können solche Hilfestellungen nützlich sein, wer hat Zugang dazu und woran ist dieser Nutzen zu messen?
- Wann und in welcher Weise gilt es, durch wen und wie weit »intervenierend« einzugreifen?
- Wie kann psychosoziale Intervention im Sinne des Gemeinwohles gestaltet und organisiert werden?

Erst mit der Benennung einer psychosozialen Diagnostik in Kombination mit psychotherapeutischer Diagnostik (Höfner & Hochgerner, 2022, S. 17 ff.), die je Psychotherapieverfahren-spezifisch ausgeprägt ist (ebd., S. 77–417), können auf dem Hintergrund eines umfassenden Gesundheits- und Krankheitsverständnisses angemessene psychotherapeutisch-psychosoziale Vorgehensweisen und Anwendungsbereiche anhand eines kontrollierten Behandlungspfades erschlossen, benannt und reflektiert werden.

6.1.2 Behandlung, Beratung, Begleitung, Betreuung: Die vier B psychotherapeutisch-psychosozialer Arbeit

Im Unterschied zum ersten Psychotherapiegesetz 1991, in dem der Fokus der Psychotherapie auf die Linderung und Heilung psychischer, psychosozialer und psychosomatischer Problemlagen gelegt wurde, kam es im Psychotherapiegesetz 2024 (§ 6 Abs. 2 PThG 2024 und PTh-AAQV 2024, Anlage 1) zu einer wesentlich differenzierteren Erfassung psychotherapeutischer Arbeitsfelder: Ergänzend zur bereits 1991 definierten psychotherapeutischen Behandlung wurden die psychotherapeutische Beratung, Betreuung und Begleitung als psychotherapeutische Kernaufträge ausformuliert. Dies ist vor allem dem Umstand geschuldet, dass in der differenzierten Neubenennung psychotherapeutisch etablierter

Interventionen das Klischee einer »langen und teuren Psychotherapie« für »wenige, die es sich leisten können« durch eine faktische Darstellung psychotherapeutischer Tätigkeit abgelöst wird und Psychotherapie als adaptives Angebot zu jeweils individuellen und strukturellen Problemlagen formuliert werden kann, insbesondere, als die mittlere Dauer von Psychotherapien in Österreich 21 Stunden beträgt und zu 70 % mit mittelschwer und schwer Erkrankten (Tanios et al., 2020) durchgeführt wird. Diese Zahlen dürfen nicht darüber hinwegtäuschen, dass Psychotherapieverläufe mit psychisch schwer und chronisch Erkrankten Behandlungen mit mehreren hundert Stunden bedürfen oder begleitend auch lebenslang indiziert sein können.

Wesentliche psychotherapeutische Arbeitsfelder:

- **Psychotherapeutische Behandlung** zielt auf die Linderung und Besserung, im besten Fall Heilung von Leidenszuständen ab, deren Entstehung und Aufrechterhaltung vorrangig im seelischen Bereich verortet ist und Störungen des Erlebens und Verhaltens nach sich zieht sowie im Bereich der somatoformen Störungen durch seelische Dynamiken ausgelöste körperliche Erkrankungen ohne primär organischen Befund umfassen (somatoforme, »psychosomatische« Erkrankungen). Hier sind psychotherapeutische Prozesse in mittel- und langfristiger Psychotherapie (30–300 Stunden) als Kernbereich psychotherapeutischer Kompetenz mit mittelschwer und schwer Erkrankten und kodierten Diagnosen aus ICD-10, F0–F9 mit bester Evidenz hilfreich mit dem Ziel, eine andauernde Veränderung der Persönlichkeitsstruktur in ihrem Erleben und Verhalten zu etablieren und damit den Leidensdruck und Mangel an hilfreicher Realitätsbewältigung zu minimieren.
- **Psychotherapeutische Beratung** versteht als zentrales Medium psychosozialer Interventionsformen Beratung als einen meist kurzfristigen Prozess, denn »die Zielsetzung der Beratung konzentriert sich auf eher eng definierte, situationsbezogene und spezifische Probleme, bei denen es darauf ankommt, die Ressourcen des Klienten vollumfänglich zu nutzen« (Fatzer, 1990, S. 39).
  Als Primär- und Sekundärprävention (Nestmann et al., 2004, S. 89–102) werden häufig kurzpsychotherapeutische Prozesse (bis zu 20 Stunden) durchgeführt – mit klar abgegrenzten Fragestellungen und Fokussierung auf Gegenwart und Zukunft unter Aktivierung vorhandener Potenziale und Fähigkeiten durch ressourcenorientiertes Arbeiten und unter besonderer Beachtung psychodynamischer Kriterien im hilfreichen Herangehen an die betroffene Person in einem mehr

stützenden und begleitenden Stil (Rudolf, 2006, S. 132–137). Die psychotherapeutische Diagnostik auf der Basis der ICD-10 (F0–F9) unterstützt die so erschlossene, je Person individuelle hilfreiche Grundhaltung (z. B. Arbeitskreis OPD, 2023, S. 153 f., 236 f., 271–301) in der Adaption des therapeutischen Kontaktes an die aktuelle Stabilität/Fragilität der zu behandelnden Person.
Dies erfolgt unter Beachtung und Miteinbeziehung zentraler psychischer Problematiken als Fokus der Interventionen auch bei mittelschwer und schwer psychisch beeinträchtigten Patient:innen mit psychosozialer Problemgestaltung, die in der sozialen Problematik in ICD-10 unter Kapitel XXI mit der Codierung Z00–Z91 erfasst sind und unter psychotherapeutisch-diagnostischen Aspekten handlungsleitend reflektiert werden müssen (Boessmann & Remmers, 2010, S. 55–70; Doering, 2016, S. 33 f., 47 f.; Küchenhoff, 2004, S. 32 ff., 108 ff.; Lachauer, 1992, S. 222 ff.). Diese Vorgangsweise findet auch im Mehrpersonensetting (Gruppenpsychotherapie, Paar-, Familientherapie) häufig Anwendung (Nestmann et al., 2004, S. 977–1028).

- **Psychotherapeutische Begleitung** beschreibt langfristige, meist stützende Psychotherapie besonders in der Arbeit mit chronisch Erkrankten. Hier geht es vorrangig um Stabilisierung und bestmögliche Aufrechterhaltung vorhandener körperlicher, sozialer und psychischer Fähigkeiten sowie Hintanhaltung weiterer sekundärer Folgeschäden neben der schon häufigen Chronizität – oft sichtbar im sozialen Rückzug, in reaktiver Depression oder dem Zusammenbruch positiver Zukunftsbilder – mit dem ersten Ziel, eine realitätsgerechte Anpassung an Krankheitserleben und Krankheitsbewältigung sowie die Motivation zur Zusammenarbeit mit Gesundheitsdiensten (Compliance) zu fördern, um Zeit für die Adaption des Krankheitsbildes an einen möglichst inklusiven Lebensvollzug zu gewinnen.
  Dies betrifft Patient:innen mit somatopsychischen Krankheitsbildern wie z. B. PostCovid, ME/CFS, Niereninsuffizienz oder neurodegenerativen Erkrankungen, deren organische Krankheitsursache für die Betroffenen andauernde somatopsychische Problemlagen im Umgang mit sich und der Umwelt erzeugt und aufrechterhält, oder auch psychotherapeutische Arbeit mit Patient:innen aus dem psychotischen Formenkreis oder akut Suchterkrankten mit komplexen psychischen und sozialen Problemlagen sowie Patient:innen im sozialpsychiatrischen Bereich und in der Rehabilitation (Nestmann et al., 2004, S. 1083–1110) sowie auch Personen mit Flucht- und Migrationshintergrund (ebd., S. 1151–1160).
- **Psychotherapeutische Betreuung** ohne vorab zu ermittelnde offene und bedarfsgerechte Dauer, die auch als bis zu lebenslanger Dauer

ausgerichtete Heilbehandlung verstanden werden kann, richtet sich vorrangig als tertiäre Präventionsmaßnahme an Personen mit wesentlichen existenziellen Einschränkungen im kognitiv-emotionalen, körperlichen und sozialen Bereich oder/und an Personen, deren soziale Teilhabe massiv eingeengt ist (z. B. Personen mit Mehrfachbehinderung; bei sozialdestruktiven chronisch-psychiatrischen Diagnosen oder selbst- und fremdgefährdenden Erkrankungen aus dem schizophrenen Formenkreis und der forensischen Psychotherapie; schwer depressiv Erkrankte) und die eine erwartbar fortschreitende oder/und nicht heilbare Erkrankung haben, bis hin zur Arbeit mit Personen in palliativer Begleitung, die unter ethischen Gesichtspunkten professionell auch im Hinblick auf vorliegende psychotherapeutisch relevante Belastungen hilfreich und symptommildernd Psychotherapie nützen können.

Gemeinsam ist der begleitenden und betreuenden Psychotherapie, dass die andauernd bis lebenslang notwendige Substituierung fehlender Fähigkeiten als (im medizinischen Sinne) psychotherapeutische »Dauermedikation« zu verstehen ist, deren Ziel die Aufrechterhaltung des Arbeitsbündnisses und eine Entlastung im Lebensvollzug sein muss.

Hier zeigen sich auch die Ähnlichkeiten der beratenden Psychotherapie zur mittel- und längerfristig behandelnden Psychotherapie, werden laut Klaus Grawe (1994, S. 749 ff.) doch zentrale Wirkfaktoren der Psychotherapie auch in der beratenden und betreuenden Psychotherapie wirksam:

- Im Fokus steht aktive Problembewältigung in der Lebenssituation, sie beinhaltet im psychotherapeutisch-beratenden Kontakt eine Problembewältigungsperspektive mit einer ausformulierten Zielvorstellung und operationalisierten Handlungsschritten.
- Die Einstellungen und Motive der Patient:innen/Klient:innen werden erforscht und im Sinne der Grawe'schen Klärungsperspektive und unter Beachtung negativer emotionaler Schemata psychotherapeutisch-fundiert hilfreich stützend und – soweit möglich – korrigierend bearbeitet.

Somit ist auch die Überschneidung von beratender und begleitender Psychotherapie mit der behandlungsorientierten Kurzzeitpsychotherapie evident:

- Auch in der Kurzzeitpsychotherapie (bis zu 20 Stunden) wird der Schwerpunkt in der ressourcenaktivierenden, mehr psychoedukativen und problem-/lösungsfokussierten Vorgangsweise liegen, die bei einer großen Zahl von Patient:innen hochwirksam ist (Gathmann, 1990, S. 226, 239 ff.; Küchenhoff, 2005, S. 19–24; Tschuschke, 2003, S. 159–261).

- Im Unterschied zur Kurzzeitpsychotherapie werden in der beratenden und begleitenden Psychotherapie jedoch psychische und soziale Problemlagen gleichgewichtig in Diagnostik, Behandlungsfokus und Behandlungsziel berücksichtigt und therapeutisch in ihrer Wechselwirkung sowohl thematisiert als auch handlungs- und bewältigungsfokussiert aufgegriffen: Dies meint, sowohl die psychischen Dynamiken, die im Sozialerleben und Verhalten dysfunktionale Ergebnisse erzeugen, zu erhellen als auch den direkten Einfluss auf die psychische Stabilität von Umgebungsfaktoren (z. B. Arbeitsplatzverlust, materielle Notlagen, mangelnder Zugang zu Hilfsangeboten) in den psychotherapeutisch-beratenden und -begleitenden Behandlungsprozess mit einzubeziehen. Die psychotherapeutische Haltung ist deutlich parteilich-fürsorgend im Sinne einer Identifizierung mit der Sicht der betroffenen Person (Rudolf, 2006, S. 122) in einer Anwaltschaft für deren Anliegen und umfasst die Anforderung an die Psychotherapeut:innen, sich fallweise aktiv »zur Verfügung [zu] stellen« (Rudolf, 2006, S. 90, 122) sowie »Schaden [zu] vermeiden durch Vorsorgen« bzw. »Unterstützung« (ebd.), da die Fähigkeiten zur ganzheitlichen Wahrnehmung von Problemlagen und die Antizipationsfähigkeit zu Handlungsschritten – im Sinne einer strukturellen Einschränkung psychischer Fähigkeiten (Rudolf, 2020, S. 55 f., 57–59, 190 f.) – sowie die Fähigkeiten, Hilfe anzunehmen (ebd., S. 56, 121 f.), deutlich eingeschränkt sein können.

Die wesentlichen Unterschiede beratender Psychotherapie (Reichel, 2005, S. 143 ff.) zu beratenden Angeboten weiterer helfender Berufsgruppen wie Psychologie (ebd., S. 183 ff.), Sozialarbeit (ebd., S. 230 ff.), Sozialpädagogik, Lebens- und Sozialberatung (ebd., S. 172 ff.) liegen

- in den gesetzlichen Grundlagen der Legitimation zur professionellen Hilfe, der damit verbundenen Benennung der Art des Kontaktes (z. B. Klient:in statt Patient:in) sowie
- in den nach dem jeweiligen Grundberuf je unterschiedlichen Handlungs- und Interventionsmöglichkeiten zur Problemlage (z. B. Problem- und Auftragsformulierung zu Kindesfragen in der Psychotherapie vs. Sozialarbeit vs. Sozialpädagogik).
- Sie richten sich somit mehr nach dem Setting, dem Arbeitsauftrag und dem Selbstverständnis der helfenden Person hinsichtlich ihrer jeweiligen Auftragsdefinition in der Hilfssituation, wobei in der auch dort zu erhebenden Anamnese und berufsspezifischen Diagnose
- keine psychotherapeutisch hilfreichen Einschätzungen der Persönlichkeitsstruktur und daran angepasste, individualisierte kommunikative Herangehensweisen möglich sein werden (Arbeitskreis OPD, 2023, Achse I, S. 35 ff., 235 ff.). Auch in vielen stationären und ambulanten

helfenden Institutionen kann nur eingeschränkt zielgerichtet vorgegangen werden (Arbeitskreis OPD, 2023, S. 283–308).

- Die Angewiesenheit auf hinreichend intakte Motivation und Bereitschaft zur Mitarbeit schränkt den Umgang mit psychisch mittelschwer und schwer Erkrankten daher oftmals zum Nachteil der Patient:innen ein. Denn wenn diese Voraussetzungen nicht vorhanden sind, besteht das Risiko, dass Leidenszustände verlängert oder chronifiziert und verstärkt werden. In der Folge könnte die ohnehin schon fragile Motivation zur Annahme von helfenden Beziehungen nachhaltig gemindert werden.
- Die Beratung weiterer helfender Berufsgruppen (Psychologie, Sozialarbeit, Sozialpädagogik etc.) und die psychotherapeutisch-beratende Tätigkeit bilden zugleich ein Kontinuum. Dabei ist die oben genannte behandlungsnotwendige Unterscheidung in der psychotherapeutisch-diagnostisch begründeten Zielrichtung struktureller Stützung, Entlastung und Hilfe zur Problembewältigung unbedingt zu berücksichtigen.
- Die verbindenden Momente des Lernens (etwa am Modell der Psychotherapeutin:des Psychotherapeuten, der beratenden/begleitenden Person) verweisen auf pädagogisch-edukative Konzepte im Behandlungsprozess, der von einem einmaligen Kontakt bis zu mittelfristiger (therapeutischer/beraterischer) Begleitung (10–30 Stunden) reichen kann.

Hilfreich erscheint hier nach Aichinger (zit. n. Hochgerner et al., 1996) die Begriffserklärung in Anlehnung an Ludewig (1991, ebd.), der idealtypisch vier Grundarten persönlichkeitsunterstützender Systeme unterscheidet. Diese werden, auf die vier Formen der Psychotherapie angewandt, in Abbildung 18 grafisch dargestellt.

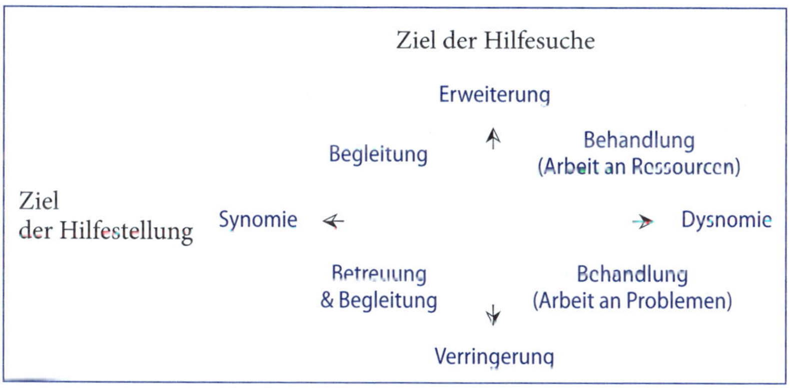

Abb. 18: Schwerpunkt »behandelnde Psychotherapie« im Verhältnis zu »stützender/begleitender und beratender Psychotherapie«

Zwei Kontinua werden in der Abbildung deutlich (Aichinger, zit. n. Hochgerner et al., 1996, S. 47):

- Die vertikale Dimension, welche Anliegen bzw. das Ziel der Hilfesuchenden beinhaltet: Sie verläuft zwischen den Polen »Suche nach Erweiterung« (z. B. Zunahme an Fähigkeiten, Optionen) und »Suche nach Verringerung« (z. B. Abnahme von Lebensproblemen, Leiden).
- Die horizontale Dimension, welche Anliegen bzw. Ziel der Hilfestellung beinhaltet: Sie verläuft zwischen den Polen »Synomie« (= Angleichung der Strukturen zwischen Helfenden und Hilfesuchenden, Herstellung von Kontinuität, Ankoppelung ...) und »Dysnomie« (= Abstandhalten zwischen Hilfesuchenden und Helfenden, um ein rasches Abkoppeln zu ermöglichen).

Psychotherapeutisch-beratendes Vorgehen versteht sich aus dieser Perspektive schwerpunktmäßig als fokussiertes Angebot mit geringerer Nähe in der Beziehungsgestaltung als in der behandelnden Psychotherapie und richtet sich an Menschen, die wohl einerseits ihre Situation als problemhaft erkennen, jedoch Teile ihres Problemverhaltens in ihre soziale Welt ›ausgelagert‹ haben und nun dort ihren Leidensdruck verstärkt (und nicht wie im psychoneurotischen oder strukturell eingeschränkten Verarbeitungsmodus) wahrnehmen. Oft herrscht das Gefühl der Resignation, der Aggression oder des klammernd-hilfesuchenden Verhaltens vor (Rauchfleisch, 1996) und es scheinen wenige Ressourcen zur Veränderung der Situation vorhanden zu sein. Ziel wäre die allmähliche Erweiterung der Fähigkeiten: Hier ist der Übergang zum Neulernen im Sinne des Erziehens (Lernaspekt) gegeben (siehe jeweils Abb. 18). Verlagert sich die Problematik aus dem Sozialbereich mehr in innerpsychische (neurotische und strukturelle) Dynamiken, wird auch im Rahmen der Intervention verstärkt eine behandelnde Psychotherapie notwendig – in größerer Distanz bei zugleich zentralerem therapeutisch-veränderndem Handlungsansatz.

Je schwieriger die Problemlage und je chronifizierter die schädigenden Umgangsweisen sind, desto eher verwandelt sich die Art der Intervention in eine oft auch langfristige psychotherapeutische Begleitung oder einen weitergehend betreuenden Arbeitsstil in größerer Nähe zum Alltagserleben und zur Kompensation nicht (mehr) vorhandener Fähigkeiten.

6.2 Kontextbedingungen

Menschen entwickeln sich in Wechselwirkung mit und in Abhängigkeit von den Verhaltensanforderungen und Wertvorstellungen der sie umgebenden Welt. Individuelle Handlungsstrategien orientieren sich an diesen Kontextbedingungen.

Auch psychosoziale Interventionen finden in einem gesellschaftlich-ökonomischen Kontext statt, den es in jeder Prozessphase in seinen förderlichen und hemmenden Aspekten mit zu berücksichtigen gilt.

6.2.1 Gesellschaftlich-ökonomischer Kontext

Der Aufbruch in die moderne Gesellschaft wurde durch die Revolution der Grundwerte zur Organisation des Individuums und der Gesellschaft geprägt: Die Forderungen der Französischen Revolution rückten das männliche bürgerliche Individuum, sein Recht auf Selbstgestaltung, seine Persönlichkeitsrechte und eine für bestimmte Gesellschaftsgruppen egalitäre soziale Organisation mit Teilhabe an einem menschenwürdigen Lebensvollzug in das Zentrum der geschichtlichen Entwicklung.

Ein rational-naturwissenschaftliches Denkmodell ermöglichte die Entwicklung moderner Wissenschaft und deren Anwendung auf Mensch und Umwelt. Als Antwort auf die Verelendung der Arbeiter:innenschaft (= Soziale Frage) durch die Industrialisierung im Kapitalismus und die Auflösung bislang bestehender sozialer Zusammenhänge entwickelten sich im Kampf um soziale Gerechtigkeit und die Verteilung gesellschaftlichen Reichtums allmählich die Grundkonstanten des Sozial- und Wohlfahrtsstaates (Kranken-/Unfall-/Pensionsversicherung, Regelung der Arbeits- und Urlaubszeit etc.), indem gesellschaftlich erwirtschafteter Reichtum als politisch legitimierte Umverteilung auch unteren sozialen Schichten zugutekommt.

Mit der Organisation in Interessenvertretungen (Parteien/Kammern/Gewerkschaften) wird Selbstbestimmung im Rahmen eines demokratisch organisierten Staatswesens seit Beginn des letzten Jahrhunderts für größere Gesellschaftsgruppen möglich. Aufbauend auf dem ungeheuren Wohlstand unserer westlichen Industriegesellschaft (auch auf Kosten der Staaten des sogenannten Globalen Südens und deren Ausbeutung in Kolonialsystemen), boten sich dem Individuum vermehrt Konsum- und Gestaltungsmöglichkeiten, die über die physischen Überlebensnotwendigkeiten hinausgingen. Die Humanisierung der Arbeits- und Beziehungswelt konnte sich in unserem Kulturkreis, bei aller berechtigter Kritik, ab dem 20. Jahrhundert gut entfalten: Staatliche Organisationen übernahmen soziale Aufgaben für die Bürger:innen im medizinischen, sozialen und psychischen Bereich zur Bewältigung der Lebensaufgaben im jeweiligen Lebenskontext – von der Wiege (Schwangeren-, Mutter-, Familienberatung, Karenzgeld etc.) bis zur Bahre (z. B. Pflegedienste in der Altersversorgung). Waren einst hauptsächlich kirchliche und private Akteur:innen im Sozialbereich tätig, entwickelte sich nun ergänzend neben der von Bund, Ländern und Gemeinden abhängigen sozialstaatlichen Organisation ein komplementärer Sozialdienst durch kirchliche und private Träger, die psychosoziale Aufgaben übernahmen (etwa Familienberatungsstellen der Caritas; Vereine zur Betreuung psychisch Kranker, wie die »Lebenshilfe«; das von Österreich ausgehende Modell der »SOS-Kinderdörfer«; die erfolgreiche institutionalisierte Begleitung für Straffällige und Strafentlassene, wie die Bewährungshilfe im Verein »Neustart«).

Dieses Modell gesellschaftlicher Verwaltung von Reichtum und sozialen Aufgaben konnte sich besonders in den 60er und 70er Jahren des letzten Jahrhunderts etablieren und war am deutlichsten im sozialreformerischen schwedischen Wohlfahrtsmodell ausgeprägt. Heute allerdings gilt es als nur mehr beschränkt aktuell, vielmehr wird es kritisch auf dem Boden eines aufkeimenden Neokonservatismus als unsozial, letztlich gesellschafts-/wirtschaftsschädigend reflektiert und verkürzt in der populistisch-spaltenden »Sozialschmarotzerdebatte« abgehandelt.

Die Abhängigkeit sozialstaatlicher Organisation von den Wirtschaftszyklen global vernetzter Automatisierung und Auslagerung von Arbeit in weltweiten Produktionsketten hat Folgewirkung im österreichischen Sozialsystem:

- Das Ende der Vollbeschäftigung (siehe Zwei-Drittel-Gesellschaft) kippt Menschen aus ihrem sozial-ökonomischen Lebenszusammenhang, die sozialen Ungleichheiten (radikale Zunahme der Einkommensunterschiede etc.) nehmen deutlich zu (siehe Finanzrechner.at/Statistik/Einkommen in Österreich).
- Damit geht ein Verlust des Vertrauens in die staatlichen Systeme einher, die sozioökonomischen Probleme rational und hinreichend gerecht lösen zu können. Soziale, parteipolitische und spirituelle Wertesysteme haben nicht mehr den gesellschaftlich-konsensuell bindenden Charakter wie noch vor 70 Jahren, mit gleichzeitig zunehmender Atomisierung des Individuums in einer Ideologie egozentrisch-hedonistischer Beliebigkeit.
- Zugleich werden die negativen Auswirkungen der staatlichen Bürokratie auch im Sozialbereich deutlich. Die Kritikpunkte zeigen sich etwa anhand der Debatte um die staatliche Arbeitsmarktverwaltung: Ineffizienz, Kostenexplosion der Verwaltung, Verhinderung von Selbstorganisation bei zugleich inflationären Ansprüchen nach Ver-

sorgung sowie mangelndes Vertrauen in die Problemlösungsfähigkeit der Expert:innen.

Auf dem Hintergrund vermehrt drohender Verteilungskämpfe unter gleichzeitiger Zurücknahme staatlicher Unterstützungen erscheint die sozialstaatliche Organisation psychosozialer Hilfen in einer postmodernen Industriegesellschaft ebenfalls zunehmend in Frage gestellt:

- Psychosoziale Projekte und Bedürfnisse werden lediglich unter dem Aspekt der Kosten und der gesellschaftlichen Verwertbarkeit (z. B. Menschen wieder »arbeitsfähig machen«) betrachtet, Strategien zur Verbesserung der Lebensqualität mit nachhaltiger Wirksamkeit werden reduziert auf möglichst sofortige, kurzfristig sichtbare Erfolge (z. B. die durchgehende Reduzierung der Sozial- und Psychotherapie für psychisch abnorme Rechtsbrecher:innen in Österreich oder die Verhinderung einer durchgehend öffentlich finanzierten Psychotherapie psychisch Kranker in Österreich).
- Psychosozialen Hilfen droht dabei, als einfache »Dienstleistungen« bewertet zu werden, deren kurzfristige ökonomische Rentabilität nicht im Vordergrund steht (z. B. Verbesserung der Lebensqualität für Randgruppen, Abnahme von Gewaltdelikten, Regulation von Dropout-Raten im Bildungssystem) und deren Zielgruppen sich nicht oder nur schwer gesellschaftlich relevant bemerkbar machen können (als bemerkenswerte Ausnahme seien hier die Rollstuhlfahrer:innen genannt, die die Benutzbarkeit öffentlicher Einrichtungen fordern und durchsetzen, um aus sozialer Isolation zu entkommen).

Info

Psychosoziale Interventionen sind in jeder Phase – von der Bedarfserhebung über Planung, Organisation der Umsetzung und Evaluierung des Prozesses – in die skizzierten Zusammenhänge gestellt. Die Sicht der Helfenden, aber auch der Betroffenen in der Wahrnehmung ihrer selbst in Wechselwirkung mit der Umwelt wird erst im Kontext der sozialen und historischen Zeit verstehbar – als Ausgangspunkt zur Problemerhebung, Bedarfsanalyse und zu situationsadäquatem Handeln.

6.2.2 Der anthropologische Kontext: Sozialisation und Enkulturation

Menschliches Leben entfaltet sich in andauerndem Wechselspiel zwischen individuellem Erleben und Verhalten in Wechselwirkung mit der umgebenden Welt in Kontakt mit Menschen und weiteren Umwelten (ökologischer Aspekt).

Person-Umwelt-Korrespondenz

Der Mensch wird als psychologische und soziale Frühgeburt zur Welt gebracht (Portmann, 1969) und erlebt sich zunächst seiner Umwelt und der ihn umgebenden Natur ausgeliefert, da er mit nur geringen Handlungsmöglichkeiten ausgestattet ist. Über viele Jahre, in der langen Zeit bis zum eigenbestimmten Leben, ist der Mensch physisch und psychisch von einer »hinreichend guten Umgebung« und besonders von hinreichend guten Beziehungspartner:innen (Winnicott, 1984, S. 36ff., 182ff.) abhängig, um sich aus der Abhängigkeit hin zur Autonomie und Eigenständigkeit des eigenen Lebens zu entwickeln. Im Rahmen dieses Prozesses findet der Mensch im Abgleich mit der gesellschaftlichen Realität individuelle Verhaltensweisen und Ziele.

Sozialisation und Enkulturation

Der Umgang einer Person mit der Welt ist entscheidend davon geprägt, wie die Verhaltensanforderungen der umgebenden Welt in der »Übernahme von Verhaltensmustern bzw. sozialen Rollen durch das Individuum« (Fürstenberg, 1978, S. 25; Herv. d. Verf.) erfüllt werden. Dieser Prozess der Sozialisation setzt sich im Laufe des gesamten Lebens fort. Immer wieder wechseln die gestellten Anforderungen und Aufgaben mit dem erreichten individuellen Alter, eingebettet im jeweiligen sozialen Kontext und der jeweiligen historisch bedingten Zeitströmung. Diese „Entwicklung in der Lebensspanne« (Rahm et al., 1993, S. 183f.) ist andererseits geprägt durch den »Prozess der Übernahme und Verinnerlichung kultureller Werte durch das Individuum« (Fürstenberg, 1978, S. 27; Herv. d. Verf.), der als Enkulturation bezeichnet wird. Sozial vermittelte Werte und Verhaltensmuster werden so zum fixen Bestandteil des Eigenerlebens, der Identität der Person und prägen im Erleben und Verhalten den Umgang mit der Welt. Das Verhalten des Menschen ist jedoch nicht allein auf die enkulturierten Verhaltensmuster rückführbar: Sigmund Freud zeigt uns den Menschen als triebgesteuertes Wesen, das auch seinen Affekten ausgesetzt ist (Freud, 1930, S. 422ff.), und die Summe der erlernten Interaktionsmuster, die im Laufe der Entwicklung als kognitive Strukturen *»assimiliert«* (Piaget, 1992, S. 136ff.; Herv. d. Verf.) werden, führen zu immer neuen individuellen (hilfreichen oder schädigenden) Anpassungen an Realitäten im Sinne der ebenso von Piaget benannten *»Akkommodation«* (ebd.). Somit ist die Chance des Individuums in der Überwindung seiner Mangelausstattung durch seine Orientierung am »Leistungsprinzip« (Weizsäcker, 1940, S. 9) zu finden.

i Info

Je mehr es dem Individuum gelingt, auf Anforderungen seiner Umwelt und im Hinblick auf eigene Wunsch-/Zielvorstellungen kompetente, situationsadäquate Handlungsstrategien auf der Basis differenzierter Selbst- und Fremdwahrnehmung zu entwickeln, desto eher wird er die von sich oder seiner Umwelt geforderte Handlungsleistung erfüllend und stärkend im Sinne einer hohen Selbstwirksamkeit realisieren. Je weniger dies gelingt, desto weniger befriedigend wird das Ergebnis seiner Bemühungen ausfallen.

6.2.3 Fünf Säulen der Identität

Folgende Grundkonstanten menschlicher Entwicklung lassen sich im Modell der »Fünf Säulen der Identität« von Hilarion Petzold (1993, S. 597; Rahm et al., 1993, S. 155, 465) erfassen und begründen die Person in der Welt:

- **Leiblichkeit** (z. B.: Bin ich ein gesunder oder anfälliger Mensch, wie fühle ich mich in meinem Körper, wie lebendig fühle ich mich? Wie sicher fühle ich mich in meiner psychosexuellen Identität?)
- **Soziales Netzwerk** (Bin ich ein sozialer Typ oder eher ein:e Einzelgänger:in? Habe ich genügend nahe Bezugspersonen oder neige ich zur Einsamkeit? Wie gut erreichbar sind die mir nahestehenden Menschen räumlich und zeitlich? Wie gut sind meine Kontakte zu unterschiedlichen Geschlechtern?)
- **Arbeit und Leistung** (z. B.: Bin ich das geworden, was ich wollte? Macht mir meine Arbeit Freude? Finde ich meine Arbeit sinnstiftend und identifiziere ich mich mit meiner Tätigkeit? Wie leistungsfähig fühle ich mich insgesamt? Wie viel Sicherheit und Unsicherheit erlebe ich durch Leistung?)
- **Materielle Sicherheit** (Wie sieht meine finanzielle Situation aus und habe ich die Fähigkeit, mit den vorhandenen Ressourcen zweckmäßig umzugehen? Wie ist meine Wohnsituation? Wie schätze ich meine Zukunftsaussichten zum Erhalt und Ausbau von materieller Sicherheit ein?)
- **Werte und Sinnerleben** (Wie will ich sein? Wofür stehe ich ein? Woran glaube ich?)

Um die steuernde Funktion dieser Identitätsbereiche abschätzen zu können, muss man ihre Entwicklung im Lebensverlauf auf dem Hintergrund des sozialen und historischen Kontextes mitberücksichtigen: »Wenn uns diese ›Säulen der Identität‹ und die damit verbundenen Lebensdimensionen im psychosozialen Diagnose- und Arbeitsprozeß präsent sind, entwickeln wir einen schärferen Blick dafür, wo es in der Identitätsentwicklung zu Störungen und Brüchen gekommen ist, aber auch dafür, wo es stabile, sichere Bereiche gibt, auf die wir zurückgreifen, auf die die Klientin sich verlassen kann« (Rahm et al., 1993, S. 156).

6.3 Gesundheit und Krankheit

Lange war der Begriff »krank« als Abwesenheit von umfassender Gesundheit idealtypisch formuliert (WHO, 1946). Hilfreich ist dagegen ein Entwicklungs- und Störungsmodell, das sich auf die gesamte Lebensspanne bezieht und ein dynamisches Geschehen zwischen den Polen »gesund« und »krank« im biopsychosozialen Sinn beschreibt (WHO, 1986). Lebenslange Veränderungs- und Anpassungsprozesse prägen sowohl aus biologischer als auch neuropsychologischer Sicht (Plastizität des Gehirns) unser Verständnis von Entwicklung und Störung, das zugleich durch soziale Prozesse als lebenslanges Entwicklungs-, Anpassungs- und Veränderungsmodell beschrieben werden kann.

6.3.1 Ein erweiterter Begriffsrahmen zu »gesund/krank«

In der verbindlichen Definition der Weltgesundheitsorganisation (WHO, 1946) war Gesundheit ein »Zustand vollkommenen körperlichen, geistigen und sozialen Wohlbefindens und nicht allein das Fehlen von Krankheiten und Gebrechen«. Diese idealtypische, aus heutiger Sicht lebensweltferne Definition, am Hintergrund des Traumas zweier Weltkriege formuliert, trägt dem Menschen in seiner biopsychosozialen Ganzheit offenkundig Rechnung und geht über die biologisch-naturwissenschaftliche Einengung auf Gesundheit als »das ›normale‹ Befinden, Aussehen und Verhalten, sowie das Fehlen von der Norm abweichender ärztlicher Befunde« (ebd.) hinaus.

Das österreichische Psychotherapiegesetz 1991 schloss sich bereits der weiteren, 1986 verabschiedeten WHO-Definition (Ottawa-Charter) als dem Gesundheitserleben in einem Kontinuum von gesund–krank an: „Gesundheit nach diesem Verständnis sieht den Menschen in seiner umfassenden Lebenssituation samt den damit verbundenen psychosozialen Faktoren« (Kierein et al., 1991, S. 113). Ebenso meint Krankheit mehr als »Störungen im Ablauf der normalen Lebensvorgänge in Organen und Organsystemen durch einen Reiz, der zu einer von der Norm abweichenden [...] Beeinträchtigung der physischen Funktion und/oder der psychischen Befindlichkeit führt, [die] im Extremfall bis zum Tod führt« (Brockhaus, 1993, S. 224). Diese wesentlichen psychosozialen Risikofaktoren und Krankheitsformen sind umfassend in der ICD-10 ausgewiesen – in Kapitel XXI unter der Kennzahl Z00–Z91 als »Faktoren, die den Gesundheitszustand beeinflussen und zur Inanspruchnahme des Gesundheitswesens führen« (Dilling & Freyberger, 2016, S. 395–402).

Als krank im psychosozialen Sinn können z. B. gelten:

- mangelnder Zugang zum Sozial- und Gesundheitssystem;
- Phänomene wie chronische Verschuldung von Privathaushalten (Stichwort: Schuldner:innenberatung);
- psychische Krankheiten oder Verhaltensstörungen in der Familienanamnese;
- Gewalt und Vernachlässigung in der Kindheit;
- Akte von Vandalismus und neuen Formen der Bandenkriminalität Jugendlicher auf dem Hintergrund verwahrloster Stadtviertel etwa in städtischen Randzonen, in denen nur noch brüchig sinnvolle Lebenszusammenhänge/Sozietäten hergestellt werden können;
- die Vereinsamung (nicht nur alter Menschen) ohne tragfähige soziale Bezüge;
- Folgewirkungen chronifizierter Arbeitslosigkeit;
- die Ausgrenzung psychisch labiler, unangepasster Menschen (auch ohne psychiatrische Diagnose).
- Auch das Schlagwort unserer »kranken« Umwelt verweist auf ein zunehmendes Bewusstsein über die existenzielle Wechselwirkung des Individuums zur Umwelt in seiner Abhängigkeit von der Sozial- und Biosphäre.

---

i Info

In den genannten Beispielen sind zentrale Dimensionen des Menschen in unserer Gesellschaft angesprochen: materielle Ressourcen, die Sinnhaftigkeit der Lebenszusammenhänge, die sozialen Bezüge, Arbeit als zentraler Faktor der persönlichen und gesellschaftlichen Identität sowie körperliche und psychische Stabilität. In diesem erweiterten Krankheitsbegriff erscheinen die Ausdrucksformen von Erkrankung im engeren Sinn (körperliches Leiden/psychische Störungen) lediglich als eine Spielart von Krankheit. Dies meint auch Stavros Mentzos, wenn er schreibt: »Der häufigste Modus der Lösung des pathogen gewordenen Konfliktes ist wahrscheinlich weder der psychoneurotische noch der psychosomatische, sondern der psychosoziale, d. h. das psychosoziale Arrangement […]« (Mentzos, 1988, S. 297). Erst 1986 erfolgte in der Ottawa-Charter der WHO eine realitätsgerechte Neudefinition von Gesundheit und Krankheit als dynamisches Geschehen zwischen den Polen von gesund und krank.

Als Folge sind staatliche Institutionen nun angehalten, umfassende Gesundheitsdienste und konkrete Hilfestellungen für biopsychosoziale Fragestellungen zu entwickeln. Zugleich ist die einzelne Person aufgefordert, aktiv zur persönlichen Gesunderhaltung beizutragen (Vorsorge-/Gesundenuntersuchung, persönlicher Lebensstil etc.) und die angebotenen Dienste aufzusuchen.

Das Psychotherapiegesetz 2024 und die dazugehörige Verordnung (PTh-AAQV 2024) erweitern nun den individualisierenden Gesundheits-/Krankheitsbegriff wesentlich um die psychosoziale Sicht und definieren neben dem Kerngebiet der Behandlung psychischer Leidenszustände auch die Beratung, Betreuung und Begleitung besonders von chronifiziert Erkrankten und komplex Mehrfacherkrankten als weitere Aufgabenfelder psychotherapeutischer Tätigkeit (siehe dazu auch Kap. 13.2 und 13.5).

Das Leben als Abfolge von Entwicklungsaufgaben

Das menschliche Leben lässt sich als eine Folge von Entwicklungsaufgaben (Oerter, 1987) im phasenhaften Aufbau und Verlauf des Lebens »im Miteinander von *physischer Reife*, *kulturellen Anforderungen* und den in diesem Prozess entstehenden *individuellen Zielsetzungen*« (Rahm et al., 1993, S. 185 f.) beschreiben.

Insbesondere Erik Erikson (1950/1973) beschreibt aus tiefenpsychologisch-sozialer Sicht den Lebensbogen von der Geburt bis zum Tod als sich immer weiter differenzierende Person-Umwelt-Korrespondenz.

Vom Säugling zum:zur Pubertierenden:

- Geht es zu Beginn des Lebens als Säugling um die Erfahrung des Urvertrauens, um die Herstellung von erster Autonomie als Kleinkind und um die Entwicklung kraftvoller kindlicher Initiative für die ersten sechs Lebensjahre,
- so wird es in der Folge in der Latenzzeit um die Entwicklung von Fähigkeiten und Werksinn sowie Leistungsfähigkeit gehen.
- In der Pubertät steht das Finden der eigenen Identität im Abgleich mit Gleichaltrigen im Zentrum.

Der Weg geht somit über die Konstitution des Selbstgefühls und des Erlebens der Identität über die eigene Familie hinaus (Kindergarten, Schule) und hin zur Entwicklung erster eigener Lebenswelten in der Pubertät. Geschlechtsvielfältige psychosexuelle Rollenidentitäten, emotionale Zuwendung zu Gleichaltrigen, Aufbau einer eigenen Wertehierarchie und erste Zukunftsentwürfe in der Abgrenzung zu den familiären Bezugspersonen kennzeichnen diese Lebensphase bis etwa zum 18., im Zuge verlängerter Entwicklungsphasen bis zum 24. Lebensjahr.

Die Erwachsenenzeit:
- Erikson benennt als Entwicklungsaufgabe der frühen Erwachsenenzeit das Herstellen von Intimität; Partnerschaften erleben, eigenfamiliäre Aufgaben übernehmen, Aufbau beruflicher Karriere und Positionierung im sozialen Gefüge stehen im Zentrum dieser Zeit.
- In der nun längeren Phase der reifen Erwachsenenzeit steht die zeugende/generative Fähigkeit im Vordergrund. Diese umfasst nicht lediglich biologische, sondern ebenso soziale und sinnstiftende Vorgänge.
- Das Zeitalter der Reife, etwa um das 50. Lebensjahr, ist im gelingenden Fall die Phase der Sicherheit im gesellschaftlichen und sozialen Gefüge und der Integration des eigenen Lebens in größere Sinnzusammenhänge, im Sinne Eriksons die Phase der Integrität.
- Im frühen Alter (60.–67. Lebensjahr) und mittleren Alter (67.–74. Lebensjahr) erfolgt die Umorientierung der Lebensperspektive hin auf *Sinnhaftigkeit* jenseits der täglichen sozialen Eingebundenheit in Familie, Arbeit etc.
- Im höheren Alter (ab dem 75. Lebensjahr) stehen meist der Erhalt der Lebensqualität und eine persönliche, eventuell auch religiös-spirituelle Sinnfindung im Mittelpunkt.

Info

Diese idealtypische Skizzierung eines »Lebensverlaufs« (Mayer, 2001) deutet die komplexe Vielfalt des Lebens in verschiedenen Lebensphasen an. Zentral erscheinen die Kategorien der Entwicklung, Stabilisierung, Veränderung und letztlich Reifung als Gewinn an Differenzierungs- und Verhaltensmöglichkeiten im Lebensprozess: Jeder Lebensabschnitt hat Aufforderungscharakter, verlangt Handlung, Entscheidung und den Umgang mit den daraus folgenden Konsequenzen. Die Veränderungen in den Übergängen zwischen den einzelnen Phasen des Lebens bringen eine qualitativ wesentliche und anhaltende Veränderung im Erleben und Verhalten, gefühlt als Umstimmung aller identitätsstiftenden Elemente des Individuums, mit sich.

6.3.2 Gelingende und misslingende Interaktion

Gelingende menschliche Kommunikation ist als interaktiver Prozess in der hilfreichen Wechselwirkung zweier oder mehrerer Personen begründet. Dies soll folgendes Schema nach Jürg Willi (1989) darstellen:

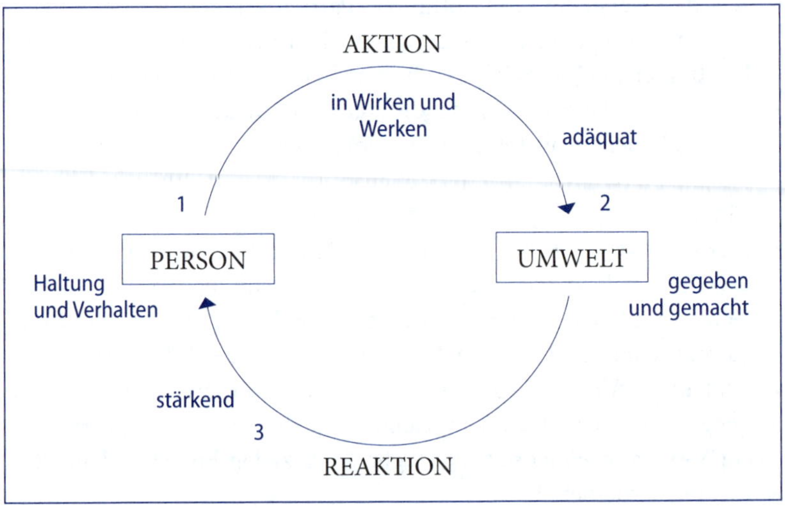

Abb. 19: Gelingende Person-Umwelt-Interaktion

Die einzelne Person mit ihrer inneren Haltung und ihrem sichtbaren Verhalten (1) trifft mit ihrem Wirken und mit ihren Werken auf die Umwelt (2), die einerseits gegeben ist, andererseits mitgestaltet wird. Ist dieses Verhalten situativ angepasst – im Sinne konsistenten Selbsterlebens – und in eine kompetente Beziehungsgestaltung zur Umwelt eingebettet, so wird die Reaktion der Umwelt (3) letztlich die handelnde Person bestärken und damit auf den Selbstwert förderlich wirken. Ebenso ist die umgekehrte Ausgangssituation möglich: Die Umwelt setzt einen Impuls Richtung Person, der situationsadäquat aufgegriffen und angemessen beantwortet wird. Dies wirkt sich ebenso förderlich und demnach selbstwertstärkend aus.

Pfeile im Kreismodell in Abbildung 19 zeigen die andauernde Bewegtheit sowohl des Individuums als auch der umgebenden Welt in permanenter Entwicklung. Dieses ineinandergreifende Wechselspiel bei gleichzeitiger jeweils eigener Entwicklung wird von Willi als »Co-Evolutives Entwicklungsmodell« bezeichnet.

Den Verlauf einer misslungenen Person-Umwelt-Interaktion zeigt Abbildung 20 (nach Willi, 1989).

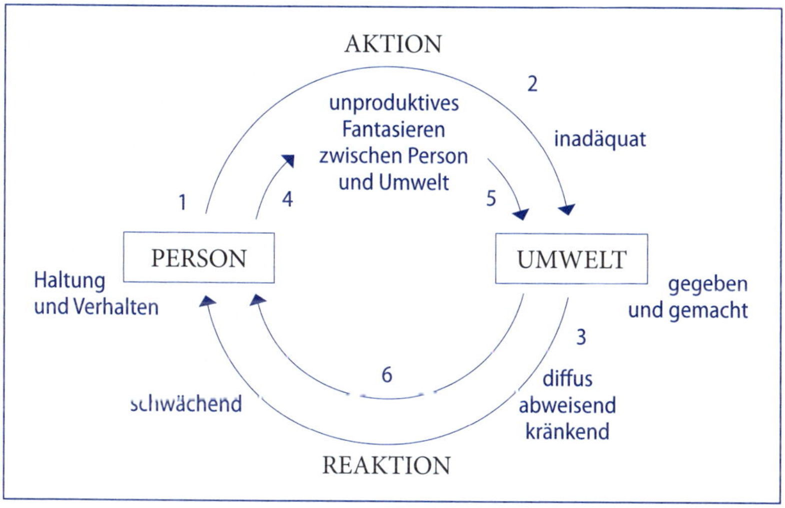

Abb. 20: Misslingende Person-Umwelt-Interaktion

Kann die einzelne Person in ihrer Haltung und ihrem Verhalten (1) ihre Umwelt nur inadäquat mit ihrem Wirken und ihren Leistungen (Werken) erreichen (2), oder ist die Umwelt nicht imstande oder willens zu adäquater Reaktion, wird die Umwelt abweisend, diffus oder feindselig reagieren (3). Hier erfolgt eine den Selbstwert schwächende Reaktion, die die innere Welt der Person nicht bestätigend, sondern schwächend, kränkend, verletzend oder gar traumatisierend beeinflusst. Hier, im darauffolgenden erneuten Hinwenden zur Außenwelt (4), konstatiert Willi ein Abweichen des Kontaktverhaltens (das im gesunden Kreislauf der Welt zufließt) in ein unproduktives Fantasieren, das den Kontakt zur Welt schwächt, schmälert und den krankmachenden Kreislauf erneut und verstärkt in Gang setzen kann (5).

Das Misslingen der Interaktion darf jedoch keinesfalls ausschließlich an der Einzelperson festgemacht werden – dies würde eine unzulässige Individualisierung der Problematik bedeuten. Ebenso ist es möglich, dass bei Überschreiten der sozialisatorischen Grenzen (z. B. Umzug in ein neues Milieu, Flucht, Migration) plötzlich Verhaltensnormen, die ursprünglich situationsadäquat waren, nicht mehr zum gewünschten Ergebnis führen, sondern kontraproduktiv werden (z. B. Umgang von bildungsfernen Klient:innen oder fremdsprachlich sozialisierten Personen mit schriftlichen Formularen auf Ämtern). Dies gilt auch für weitere Phänomene der Migration: Kulturelle Verhaltensmuster der einen Gesellschaft werden beim Übergang in eine andere Kultur ablehnend bis feindselig interpretiert (z. B. Essensregeln, Streitkultur, Nähe-Distanz-Verhalten im Gespräch oder Gesprächslautstärke).

Ebenso zeigt sich dies bei Einschränkungen bis zum Verlust der sozialen Identität: Der Verlust des Arbeitsplatzes, der Tod eines Familienmitgliedes oder Schicksalsschläge im weiteren Sinn können wesentliche und anhaltende Einschränkungen oder den Verlust des leiblichen, sozialen und psychischen Lebenszusammenhanges bedeuten. Die bisher gewohnte Welt ändert sich und der damit entwickelte Umgang ist nicht mehr stimmig oder kann nicht mehr aufrechterhalten werden. (Er-)Lebens- und Verhaltensnormen müssen neu identifiziert, verstanden und an bisheriges Verhalten (oft erst im Rahmen mehrgenerationaler Dynamiken) adaptiert werden.

Entscheidend für den Umgang mit sich und der Welt ist, wie aus förderlichen, aber auch kränkenden Situationen für die zukünftigen Anforderungen gelernt werden kann, welche Ressourcen zur Bewältigung von Hindernissen aktiviert werden können und ob somit eine positive Bewältigung und ein Wachsen an der Situation möglich werden oder ob Scheitern mit unbewältigten Konfliktpotenzialen wie Resignation, Ängstlichkeit und Aggression resultiert. Aufgabe und Ziel psychosozialer Hilfe ist, die Einzelperson oder betreffende Gruppen erneut in ein »beantwortetes Wirken« (Willi, 1989) zu ihrer Umwelt zu führen und damit förderliche wechselseitige Interaktion zu etablieren.

6.3.3 Der psychosozial gestörte Mensch: Ursachen und Reaktionsformen

Psychosozial beeinträchtigte Menschen sind besonders dadurch gekennzeichnet, dass sie »unter gravierenden psychischen Störungen leiden und außerdem mit massiven sozialen Schwierigkeiten kämpfen« (Rauchfleisch, 1996, S. 8). Die persönliche psychische Problematik verknüpft sich in unheilvoller Weise mit der sozialen Problematik des nicht bewältigbaren Lebens in den oben genannten fünf Säulen der Identität und brüchigem Identitätserleben. Wiederkehrend zeigt sich in der Psychodynamik dieser Patient:innen/Klient:innen, dass die soziale Realität und das gewählte Sozialverhalten oft in erschreckender Weise innere destruktive Dynamiken der Patient:innen/Klient:innen abbilden, damit verdoppeln und zu einem unheilvollen Rückkoppelungseffekt auf das psychische Erleben führen, indem die betroffene Person ihre innere Befindlichkeit in der Außenwelt als »handelnde Darstellung« ihrer »inneren Konflikte in der sozialen Realität« (Rauchfleisch, 1996, S. 9) reinszeniert und damit zugleich in sich und im Außen erlebt.

Betrachten wir zuerst die persönliche Entwicklungsgeschichte unseres Klientels, so sind wir überdurchschnittlich oft mit einer Summation schwerer, real erlebter früher Traumatisierungen konfrontiert, die schon im Umfang der eventuell vorliegenden amtlichen Dokumentationen (Jugendamt, Psychiatrie, Strafvollzug) sichtbar werden kann: Frühe Verlust- oder Verunsicherungserlebnisse mit wichtigen Bezugspersonen ohne Kompensation, Beziehungsbrüche und ein immer wiederkehrender Grundtenor von fragilen, versagenden Müttern und gewalttätigen Vätern sind Teil vieler Lebensprozesse, die zu »Urmisstrauen« (Eriksons Urvertrauen, siehe oben), diffuser Selbstentwicklung, Rückzug und einer Summation negativen Selbsterlebens im Sinne eines negativen Lebensverlaufs führen. Die Kinder und Jugendlichen erfahren eine über lange Lebensphasen reichende Instabilität der sozialen Netze mit mangelnder Möglichkeit der Verarbeitung in einer sicheren, erwartbaren Umgebung, sie erleben Symptome wie Alkohol und Depression als bestimmende Elemente der Kinder- und Jugendwelt sowie Lieblosigkeit und Übergriffe im körperlichen und sozialen Bereich. Die Welt ist für sie missachtend und entwertend, weder kennt sie die Ressourcen der Heranwachsenden noch würdigt oder fördert sie diese. Diese Welt wird als karge, lieblose und ängstigende Innenwelt gespeichert und entwickelt sich zum zentralen Anteil eines meist freudlosen, oft unsicher-aggressiv gefärbten inneren Erlebens und zum steuernden Element eingeschränkt hilfreichen oder kontraproduktiven Verhaltens im Außen.

Die daraus folgende, strukturell eingeschränkte psychische Entwicklung bildet in der inneren Welt diese als problematisch erlebte Beziehungswelt ab:

- Das Selbsterleben der Betroffenen ist nicht genügend ausgebildet, d. h., unsere Patient:innen sind nicht genügend in der Lage, Anforderungen der Umwelt, aber auch Anforderungen im eigenen Gefühlshaushalt adäquat zu verarbeiten, und stehen somit sich selbst, aber auch der Welt oft schutzlos gegenüber.
- Sie sind besonders auf Bestätigung von außen angewiesen, reagieren überschießend auf Enttäuschungen mit Wut und Hass, es mangelt an realistischer Selbst- und Fremdeinschätzung.
- Alle diese Umgangsformen entstehen in der Verarbeitung früher negativer Einflüsse und weisen auf frühe Störungsanteile und mangelnde ausgleichende Erfahrungen hin.

- Die Patient:innen sind in sehr frühen Mechanismen zur Bewältigung ihrer Affekte verhaftet und neigen deutlich zu Spaltung in der Dynamik der Idealisierung, rasch umschlagend zu Entwertung. Sie tendieren vermehrt zu Projektion, dem durch Wahrnehmungsverzerrung erzeugten Eindruck, im Gegenüber (der Umwelt, einzelnen Menschen, aber auch im Umgang mit Institutionen) die eigenen negativen Lebenserfahrungen und damit verbundenen unbewussten Affekte zu erleben: Menschen, die nicht förderlich behandelt wurden und sich infolge negativer Lebensverläufe wiederkehrend selbst entwerten oder auch überkritische bis sadistische innere Anteile haben, erleben nun in der Außenwelt durch (teils unbewusst) selbst eingebrachte inadäquate Situationsgestaltung Aspekte, die sie vermuten lassen, mit ihnen würde so umgegangen, wie sie selbst (unbewusst) mit sich umgehen oder wie mit ihnen in ihrer Kindheit/Jugend umgegangen wurde.
- Oftmals provozieren sie die Umgebung auch zu solchen Reaktionen (etwa Ablehnung in der Familie, »Mobbing« am Arbeitsplatz, auf Ämtern) oder nehmen real feindselige Impulse selektiv und verstärkt wahr.
- Letztlich sind wir mit Personen konfrontiert, die in ihrem Leben die oben beschriebenen notwendigen Veränderungen, Entwicklungen und altersbedingten Reifungsschritte nur partiell erleben/bewältigen konnten und somit wenig entwickelt und differenziert im Selbst- und Fremderleben bleiben.
- Dies muss keinesfalls als erster Eindruck im Kontakt erkennbar sein. Vielmehr überrascht, dass bestimmte, oft auch kompensatorisch entwickelte Fähigkeiten im kognitiven Bereich oder Sozialverhalten diese strukturelle Fragilität lange ausgleichen können – neben chronisch schwierigen Verläufen aus Kindheit und Jugend in die Erwachsenenzeit hinein erleben wir Menschen, die durch ein Ereignis in einem wichtigen Lebensbereich plötzlich übermäßig belastet sind und unter dieser Belastung »psychosozial dekompensieren«, d. h. entgleisen können.

Diese im psychopathologischen Sinn tendenziell mäßige bis geringe Integration psychisch hilfreicher Dimensionen (Arbeitskreis OPD, 2023, Achse IV, S. 255ff.) wie

- adäquate Selbst- und Fremdwahrnehmung,
- stabile und differenzierte emotionale Kommunikation mit sich und anderen,
- Regulationsmöglichkeit von Affekten im Umgang mit sich und der Umwelt und

- der Zugang zu einer tröstenden, Halt gebenden inneren Welt und z. B. die Fähigkeit, wichtige Beziehungen zu schützen,

zeigt sich insbesondere im geminderten Selbstwerterleben, mit vernichtenden, entwertenden Gewissensanteilen, die den Betroffenen den Eindruck geben, völlig unwert zu sein. Als Pendelbewegung und auf der »Flucht vor dem Gewissen« (Wurmser, 1993) erleben wir eine verletzliche pathologische Überhöhung des eigenen Selbst und übersteigerte Größenfantasien, die wiederum regelhaft an der Realität scheitern müssen oder in ihrer Ansprüchlichkeit, Gier und mangelnden Frustrationstoleranz negative Umweltreaktionen hervorrufen. An diesem Punkt kommt es charakteristischerweise zu Reaktionen, durch die sich die betroffene Person mit oft starkem Scham-, Schuld- und Minderwertigkeitserleben innerlich und äußerlich von der Umwelt abwendet und in eine Verleugnungshaltung gerät. Unproduktives Fantasieren steht »im Widerspruch zum Handeln und Leben in der realen äußeren Welt« (Winnicott, 1971, S. 42). Die betroffene Person gerät in eine Realitätskonstruktion, die ihren Umgang mit der Umgebung immer weniger förderlich gestalten lässt (siehe dazu Abb. 20).

Realität ist, dass unsere Patient:innen viele kränkende soziale Einschränkungen hinnehmen mussten und auch immer weiter real erleben. Dabei stehen ihnen kaum Kompensationsmöglichkeiten zur Verfügung, wie etwa Geld, Anerkennung, Erfolg, lustvolle Gestaltung des Alltags und hilfreiche soziale Beziehungen als wichtige Gradmesser unserer Gesellschaft. Somit ist verständlich, dass das Ausweichen aus dieser Welt und kompensatorische Handlungen (unverhältnismäßiger, statusstabilisierender und -erhöhender Warenkonsum; ungesunder Lebensstil, Alkohol-, Drogenmissbrauch; dissoziales und deviantes Verhalten) kurzfristige Entlastung und Selbsttröstung bieten sollen und entsprechend prekäre Lebensverhältnisse und dabei eine dramatische Verkürzung der Lebenserwartung bei chronisch geminderter Lebensqualität provozieren oder aufrechterhalten (siehe auch Rauchfleisch, 1981, 1992):

- Das soziale Verhalten zeigt in der Wiederholung der eigenen Lebensgeschichte Aspekte wie übersteigerte Ansprüche und Entwertung bei Frustration (»Sie waren meine letzte große Hoffnung, aber Sie sind genauso unmöglich wie die anderen!«). Die mangelnde realistische Selbst- und Fremdeinschätzung führt zu Phänomenen wie Überschuldung oder Konflikten mit dem Gesetz. (Beispiel: Das Auto als Statussymbol soll den mangelnden Selbstwert heben und führt zu starken Einschränkungen im sozialen Leben oder zu illegalem Verhalten.) Geschlechtsspezifische Varianzen zeigen sich bei Frauen öfter in selbstunsicherem, selbstentwertendem Verhalten oder auch in pathologischen Partnerschaften.

- Die näheren Beziehungen zeigen häufig die mangelnde Autonomieentwicklung: Oft besteht in den realen Erwachsenenbeziehungen tiefe fortgesetzte Abhängigkeit zu frühen Bezugspersonen (etwa ein Klient, der noch als 40-Jähriger bei der Mutter wohnt, Sozialhilfeunterstützung bekommt, durch gelegentliche Zusatzarbeit sein Einkommen aufbessert und für ausgedehnte Reisen auf das ersparte Geld der Mutter zurückgreift).
- Die Affekte im Umgang mit der Welt sind durch fortgesetzte Labilität gekennzeichnet: Hohe Gewaltbereitschaft gegenüber anderen (Fremddestruktion) und selbstdestruktives Verhalten können sich hin zu tiefer Resignation, anklagendem oder appelativ-forderndem Verhalten oder einer in der Grundstimmung aggressiven Tönung im Kontakt zu anderen Menschen bewegen (Rauchfleisch, 1996). Latentes Misstrauen im Kontakt mit anderen Menschen spiegelt eine Schutzhaltung als Folge der labilen realen frühen Erfahrungen wider. Beziehungen werden oft zum Eigennutz instrumentalisiert und dann abgebrochen, sobald die entsprechende Person nicht mehr nützlich erscheint – in Umkehrung des oftmaligen eigenen Eindrucks, benutzt und instrumentalisiert zu werden.
- Die Patient:innen meiden einerseits nahe Bindungen – in der Befürchtung, erneut verletzt oder enttäuscht zu werden – und suchen andererseits andauernd Hilfestellungen und Unterstützung, oftmals in einer anklammernd-vorwurfsvollen Haltung, oder in tiefer, chronifizierter Resignation, die Handlungsimpulse zur Problembewältigung zerstört oder mit feindseliger, aggressiv fordernder Tönung im Kontaktverhalten die Entwicklung hilfreicher Beziehung belastet.

Auf dem Hintergrund der skizzierten Erlebens- und Verhaltensmuster ist es leicht vorstellbar, dass die Reaktion der Umwelt, auch professioneller Helfer:innen, zwischen großem (oft übergroßem) Engagement und eigenen Unlust-/Ärger-/Ablehnungsgefühlen schwankt. Die Gefahr der Neuinszenierung früher erlebter Kränkungen (Idealisierung und darauffolgend bei Frustration Abweisung/Enttäuschung, Feindseligkeit…) ist groß – als Reinszenierung früher Erfahrungen in der oben benannten »psychosozialen Abwehr« (Mentzos, 1988, S. 297).

6.3.4 »Konflikt« als psychosoziale Interventionskategorie

Wie weiter oben beschrieben, kann der Lebensverlauf als permanente Evolution/Entwicklung in Übergängen und Phasen als gelingend oder misslingend beschrieben werden. Bei näherer Betrachtung der einzelnen Identitätsfaktoren (Säulen der Identität) wird jedoch in den Übergängen zwischen den Lebensphasen die radikale Umwälzung der einzelnen Lebensdimensionen sichtbar: Als Beispiele seien hier das Einsetzen der geschlechtlichen Reife in der Pubertät, der Übergang vom Peer- zum Paar und Elterndasein und der Übergang in die Arbeit/aus der Arbeit in den Ruhestand genannt, abgesehen von außergewöhnlichen Belastungen und Schicksalsschlägen, wie Erkrankung, der Todesfall naher Bezugspersonen und Arbeitsverlust.

Diese umwälzenden Ereignisse können nun, je nach individuellem und sozialem Kontext, sehr unterschiedlich und auch konflikthaft erlebt, bewertet und verarbeitet werden – es kommt zu einer ganz individuellen Verarbeitung der Realität (siehe Abb. 21).

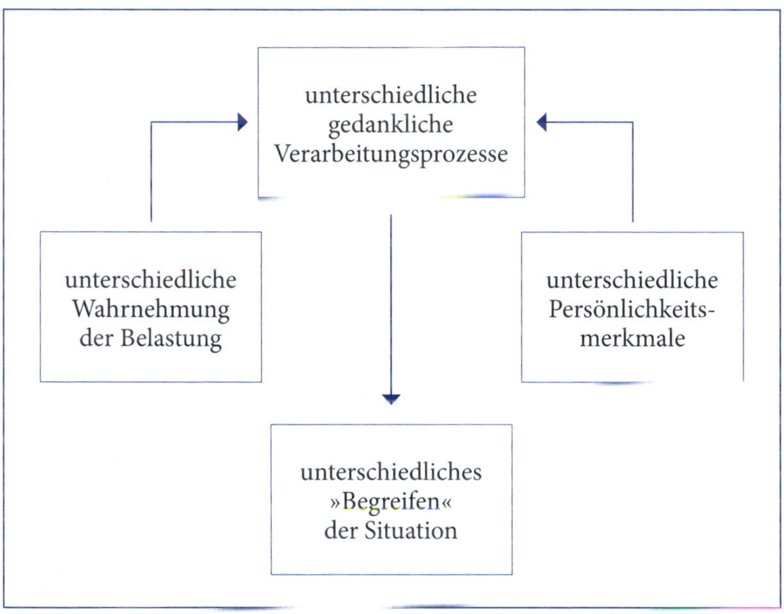

Abb. 21: Individuelle Verarbeitung der belastenden Realität

Wahrnehmung der Belastung

Ein und dieselbe Situation (etwa neue Anforderungen am Arbeitsplatz oder Elternschaft) kann von verschiedenen Personen als bereichernd, aktivierend, herausfordernd bis zu verunsichernd, ängstigend, panikerzeugend erlebt werden. Diese unterschiedlichen Wahrnehmungen sind einerseits geprägt durch implizite und explizite Umweltstandards (wird z. B. der Verlust der Arbeit hoch oder niedrig bewertet?) und auch innerpsychischen Kriterien unterworfen (eher neugierig-erwartungsvolles oder ängstlich-vermeidendes Herangehen an Aufgaben und Fragestellungen ...), die im Familien- und Lebensstil sichtbar werden können und die Verschiedenheit der Lernerfahrung im Lebensverlauf deutlich machen:

- Bin ich/sind wir Menschen, die jedenfalls mit allem fertig werden, oder prägen Katastrophen mein/unser Leben, in denen ich/wir nicht weiter konnten/können?
- Habe ich genug Kenntnisse und Fähigkeiten im Umgang mit der Welt?
- Vertraue ich auf meine Fähigkeit, im Umgang mit meinen kognitiven/sozialen/materiellen Ressourcen Probleme zu sehen und adäquat zu lösen?
- Halte ich mich für lernfähig und bin ich lernwillig im Umgang mit neuen Situationen?

Die Bedeutungszuschreibung in der jeweiligen Situation ist durch Fragen wie diese als Ausdruck von verinnerlichten Glaubenssätzen als Kontrollüberzeugungen geprägt und beeinflusst die emotionale Färbung des Erlebens und Verhaltens entscheidend mit.

Unterschiedliche Persönlichkeitsmerkmale

Hier erscheint besonders der Faktor der Stabilität des Selbsterlebens wichtig: Kann die Person Spannung, Unabwägbares, Neues im Sinne einer geglückten Balance der Ambivalenz zwischen Neugier und Furcht in einem Erregungsniveau einpendeln, das kräfteaktivierend, fördernd auf den Umgang mit den Anforderungen der Umgebung wirkt? Oder werden innerpsychische Kräfte (neurotische Konflikte/negative Introjekte/selbstaggressiv-zerstörerische Impulse) wirksam, die mit unterschiedlichen, einander widersprechenden Dynamiken unauflösbar »konflikthaft« aufeinanderprallen und die Fähigkeit hemmen, situationsadäquat den Erfordernissen und den persönlichen Fähigkeiten entsprechend zu agieren/reagieren – häufig in Form von Angstüberwältigung, resignativen Impulsen, überschießend-aggressiven Regungen oder disparatem oder zielinadäquatem Verhalten?

Unterschiedliche gedankliche Verarbeitungsprozesse und Resilienz

Bedingt durch die genannten Wirkfaktoren – die individuelle Wahrnehmung und je eigene Persönlichkeitsmerkmale – entsteht eine individuelle Wirklichkeitskonstruktion mit dazu antönender Affektlage im jeweiligen „Begreifen« der Situation, das sowohl den kognitiven als auch den Handlungsaspekt des Ergreifens, »etwas im Griff haben«, beschreibt (Stolze, 1972, S. 72) und damit die Grundbedingungen der Resilienz, also der Fähigkeit, widrige Umstände abzuwehren, erfasst: Kann ich eine Situation in ihren Bedingungen erfassen, daraufhin die Werkzeuge zur Bewältigung erfassen und aktivieren und auch genügend Hoffnung entwickeln, dass eine zur gegebenen Situation hilfreiche Problemlösungshaltung zur hilfreichen Gestaltung der Aufgabe führt?

Konflikte: Der Auslöser psychosozialer Intervention

Von Konflikten sprechen wir, wenn in »dem Zusammenschlagen entgegengesetzter Kräfte und Strebungen in den Bereichen der Fähigkeiten, Einstellungen, Verarbeitungen einerseits und den Gegebenheiten, Anforderungen, Belastungen andererseits« (Fatzer, 1993, S. 40) kein förderlicher Umgang entwickelt werden kann. Konflikte können dabei sowohl im Individuum (intrapsychisch) ihren Ausgang nehmen als auch durch Faktoren der Umwelt ausgelöst werden oder in der speziellen interaktiven Situation des Individuums situativ bedingt sein und stellen sich im Weiteren als Problem oder ggf. drängender als Krise dar (siehe Abb. 22).

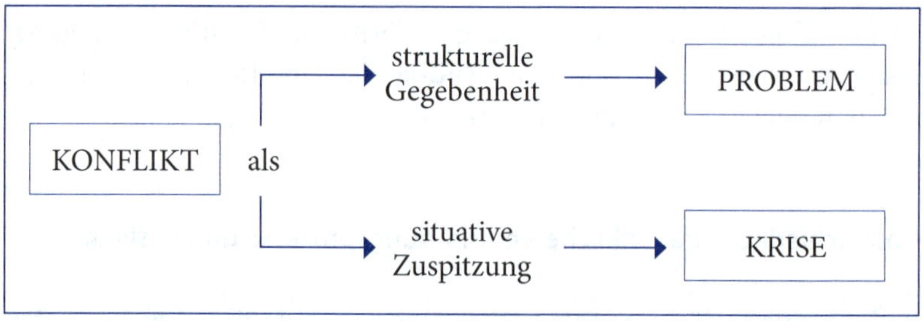

Abb. 22: Konfliktdynamik als Problem und Krise (Fatzer, 1993)

Jedes Konfliktphänomen stellt uns vor die Aufgabe, das konkrete Individuum in seinem Problemsystem (personaler und struktureller Kontext) zu erfassen, Lösungssysteme zu erarbeiten und mit lösungswiderstrebenden Anteilen (in der Person und im Kontext des Problems) umzugehen. Daran entscheidet sich, ob wir mit der einzelnen Person im Einzelsetting (beratungs-/betreuungs-/begleitungsorientierte Vorgangsweisen), in einem Mehrpersonensetting in Gruppentherapie (z. B. symptomspezifisch bzw. familientherapeutisch oder mit Beteiligten aus dem Problem- und Lösungssystem) oder darüber hinaus im sozialen Kontext im Sinne einer Gemeinwesenarbeit (z. B. Stadtteilarbeit für ein gutes Zusammenleben unterschiedlicher Gesellschaftsgruppen, Jugendzentren, Seniorenarbeit) im Großgruppensetting (Schindler, 2016, S. 49 ff.) mit Hilfsangeboten ansetzen wollen.

6.4 Der psychosoziale Behandlungsprozess

Jeder psychotherapeutische Behandlungsprozess ist auch als psychosoziale Intervention zu verstehen, insofern, als das Ergebnis psychotherapeutisch angestrebter Veränderung auch im Erleben und Verhalten in Interaktion mit der Umwelt wirksam wird. In einer Akzentverschiebung des Arbeitsfokus und des Arbeitsziels rücken die Unterstützung zur Veränderung sozial inadäquater Erlebens- und Verhaltensweisen durch die auch längerfristig psychoedukativ beratende und stützende Begleitung von psychotherapeutischen Prozessen ohne Anspruch auf eine vertiefte Änderung der Persönlichkeit in den Brennpunkt. Können hilfreiche Fähigkeiten dadurch nicht (mehr) aktiviert werden, kann auch eine stützende Form der Psychotherapie geboten sein, die fehlende Funktionen kompensatorisch übernimmt, um so den Leidensdruck, soweit möglich, zu mindern und die Lebensqualität zu stabilisieren.

6.4.1 Behandlung in Beziehung: Hermeneutisches Vorgehen

Kontakte zu psychosozialer Beratung entstehen durch die Konflikthaftigkeit des Lebens und Erlebens der betroffenen Personen, die in Widerspruch zu sich und/oder der Umwelt geraten und ihr Leben nur noch unbefriedigend (d.h. den inneren und äußeren Erfordernissen nicht entsprechend) gestalten können. Grundsätzlich handelt es sich dabei um Interaktion (siehe Abb. 18 und 19) und somit um kommunikative Prozesse sowohl im Individuum (im Denken, Erleben, Handeln) als auch im Kontakt des Individuums zur umgebenden dinglichen Welt und zu den anderen Menschen. Somit begründet sich psychosoziale Behandlung immer in einem kommunikativen Austausch von behandelnder und behandelter Person, der über den situativen Kontakt zur Begegnung und helfenden Beziehung im gemeinsamen Handlungsprozess der Intervention führt.

Dieser Austausch im sprachlichen Verständigungsprozess bedingt letztlich Lernprozesse – sowohl auf Seiten der behandelten als auch der behandelnden Person:

- Im Gespräch kann man zunächst die Situation, das subjektive Erleben und den Kontext des Patienten:der Patientin deutlich in der individuellen Verhaltens- und Erlebensweise der betroffenen Person wahrnehmen.
- Im zweiten Schritt versucht der:die Behandler:in die präsentierten Phänomene und Erlebnisweisen in der Gesprächssituation zu erfassen, also wesentliche Muster der betroffenen Person für sich aus der Fülle der gegebenen Informationen prägnant werden zu lassen.
- Im dritten Schritt geht es um das Benennen und Verstehen der einzelnen wahrgenommenen Verhaltensformen und erfassten Verhaltens- und Erlebensmuster.
- Dies kann viertens zu Erklärungsmodellen im Sinne einer Hypothesenbildung führen, wie bestimmte Interaktionen mit der betroffenen Person und ihrer Umwelt zusammenhängen können.

Dieser hermeneutische Erkenntnisprozess (Petzold, 1993) entwickelt sich in einer dialogischen Situation und entfaltet in der Begegnung zwischen Therapeut:in und Patient:in und dem Gewinn einer gefühlt hilfreichen intersubjektiven Wahrheit seine Wirkung. Die betroffene Person wendet sich mit der entwickelten Erklärung als Ordnungsmodell in ihrer Situation und einem damit veränderten Verstehen der Gegebenheiten erneut ihrer Realität zu und kann Schritte zur Umgestaltung ihrer Lebenswelt setzen. Das gemeinsam erarbeitete Erklärungsmodell wird so erneut zur Hypothese, die an der Lebenswirklichkeit überprüft wird und in einem nun erweiterten Wahrnehmen, Erfassen und folgenden Verstehen als gemeinsame hermeneutische Suchbewegung mit immer wieder erweiterten/modifizierten Erklärungshypothesen im psychosozialen Behandlungsprozess die helfende Beziehung als gemeinsame Suchbewegung etablieren.

Oft wird dabei das Interaktionsmuster in der entstehenden Beziehung modellhaft als Wiederholung auch sonstiger Lebensmuster und Verhaltensformen erfahrbar: Die psychotherapeutische Szene spiegelt Lebensszenen, bewährte und misslungene Bewältigungsmuster sowie gewohnte emotionale Reaktionen und handlungsleitende Überzeugungen wider. Deren Erfassung und Bearbeitung in der therapeutischen Situation ermöglichen verbesserte Einsichtsfähigkeit für den Patienten:die Patientin in ihr:sein inneres Erleben sowie erweiterte Handlungskompetenz und geben dem Psychotherapeuten:der Psychotherapeutin Hinweise auf wichtige psychische und soziale Dynamiken der betroffenen Person (siehe dazu Abb. 23). Dabei werden im gegenwärtigen Erleben die gesammelten Lebenserfahrungen lebendig und entwickeln folgend in der Problemfokussierung die Möglichkeit zur Distanzierung aus pathologischem Erleben und Verhalten. Zugleich gelingt in der Ressourcenaktivierung eine zunehmende Fokussierung auf gegenwärtiges und künftiges Erleben und Verhalten, womit auch die Motivation zu eigenaktivem und verantwortlichem Handeln als grundsätzliche Lebenshaltung gefördert wird.

6.4.2 Lernziele der beratenden Psychotherapie

Drei wichtige allgemeine Lernziele zum verbesserten Umgang mit sich und der Welt können so schrittweise erarbeitet werden:

- Der:Die Patient:in lernt in der beratenden Psychotherapie Problemhaftes und Ressourcen von sich selbst und
- lernt neue Wege und Fertigkeiten, Konflikte und Problemlagen auszuhalten und zu bewältigen.
- Somit steigen sein:ihr Wissen und die Kompetenz im aktuellen und zukünftigen Umgang mit der vorgegebenen Welt.

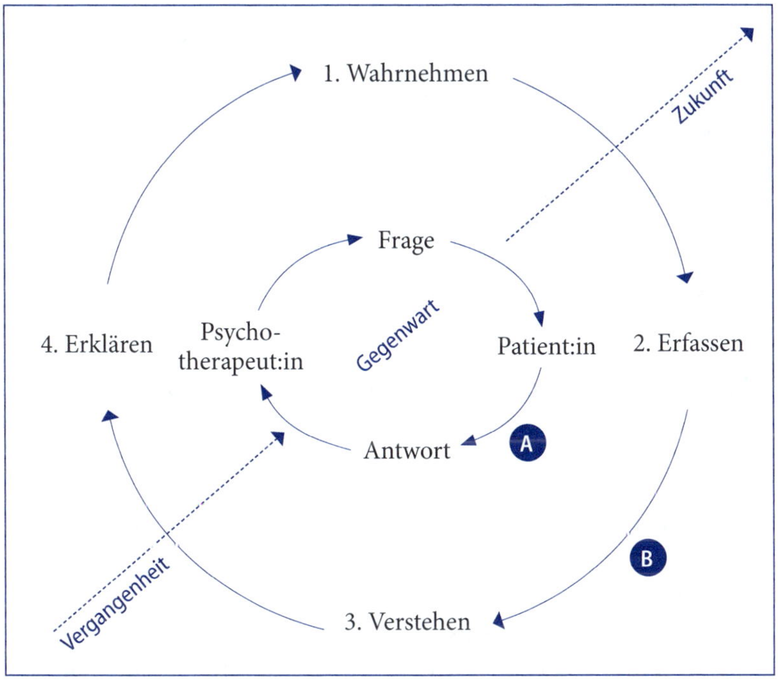

Abb. 23: Beziehungsgestaltung Psychotherapeut:in/Patient:in im zeitlichen und räumlichen Zusammenhang als gemeinsame hermeneutische Suchbewegung (bearbeitet nach Fatzer, 1990 und Frühmann, 1994). A: aktuelle Psychotherapie; B: Kontext der Psychotherapie

Das Modell in Abbildung 23 veranschaulicht die folgende Beziehungsgestaltung:

- Im gemeinsamen Frage-Antwort-Prozess von Psychotherapeut:in und Patient:in wird versucht, die aktuelle Situation im Kontext der Lebenszusammenhänge gemeinsam wahrzunehmen, zu erfassen, zu verstehen und zu erklären.
- Dies führt zu veränderter Selbst- und Fremdwahrnehmung und im Umgang mit der Realität zu einem erneuten Wahrnehmen der jetzt veränderten Situation und der Erprobung von Veränderungsschritten.
- Damit wird ein zweiter/dritter/vierter/ hermeneutischer Zirkel in Gang gesetzt.

i Info

In diesem Arbeitsprozess spielen die in der Gegenwart aktualisierten Vorerfahrungen aus der Vergangenheit eine besonders wichtige Rolle, da diese Erfahrungswerte prägend für Einstellungen und Prognosen zur eigenen Zukunft sein können und damit die Motivationslage der betroffenen Person entscheidend beeinflussen. Die aktuelle Situation wird somit zum Erfahrungs- und Lernfeld mit der Möglichkeit, erworbene Verhaltensweisen zu überdenken, zu korrigieren und damit Entscheidungsfreiheit für künftige hilfreiche und der Situation angemessene (adaptive) Lebensschritte zu entwickeln.

Hilfe zur Minderung sozialer und psychischer Spannungen

Der:Die Patient:in/Klient:in soll lernen, mit Hilfe neuer Umgangsmöglichkeiten im eigenen Leben Konflikte frühzeitig zu erkennen, problemlösende Vorgangsweisen vorausschauend und situativ zu entwickeln und letztlich effektiv mit sich und seinen Intentionen in der Welt in Korrespondenz mit der Umgebung zu leben:

- Die betroffene Person selbst muss die Verbesserung subjektiv anhaltend als hilfreich empfinden können und es müssen auch objektiv erkennbare Veränderungen in Haltung und Verhalten und der Reaktion der Umwelt erkennbar sein.
- Die Vorgangsweise ist pragmatisch den Realitäten angepasst: Oft ist eine Symptomlinderung (etwa von Konfliktverhalten mit Körperverletzung hin zu Sachbeschädigung) oder die Minderung selbstschädigenden Verhaltens (in Frequenz, Verletzungsgrad und Dauer des destruktiven Verhaltens) bereits als großer Erfolg zu werten.
- Immer wieder wird die Eingebundenheit des Menschen in seine soziale Welt im Brennpunkt stehen, und damit auch die Abhängigkeit von anderen Personen und Dingen sowie Problemstellungen zur Eigenständigkeit.
- Der:Die beratende Psychotherapeut:in übernimmt hier die vermittelnde Rolle im Prozess, der einen Interessenausgleich zwischen verschiedenen Umweltanforderungen und wechselnden Eigenbedürfnissen anstrebt. Die Umgangsformen in diesem Spannungsfeld sollen als Zielvorstellung vom selbst- und/oder fremdschädigenden Verhalten hin zu sozial- und persönlichkeitsadäquaten Vorgangsweisen verschoben werden.
- Letztlich soll die betroffene Person, oft gegen ihr gezeigtes Desinteresse, Ressourcen entwickeln, die ihr in Korrespondenz mit der Umgebung einen kompetenteren Umgang mit der Welt in Verfolgung ihrer Ziele ermöglichen.

- Ist dieser Zustand erreicht, wird die Lebensqualität dadurch nachhaltig verbessert, dass die betroffene Person gelernt hat, in Zukunft die im Heilprozess gemachte Erfahrung selbstständig auch auf andere Situationen zu übertragen – im Sinne des sozialen Lernens.

Hilfe zur Selbsthilfe

Diese zentrale Forderung, die z. B. auch die Sozialarbeit stellt (Bang, 1958), ist der zweite Pol in der Zielvorstellung psychosozialer Arbeit: Ich-Stärkung, verbesserte Autonomie, erhöhte Differenzierungsmöglichkeit im Selbst- und Fremderleben, vermehrte Wahl- und Entscheidungsfreiheit in der Gestaltung des eigenen Lebens und damit verbesserte Übernahme der Verantwortung für das eigene Leben stehen hier im Zentrum.

Den betroffenen Personen geht es letztlich in ihren gesunden Anteilen »um die Bewältigung adoleszenten oder erwachsenen Lebens« (Fürstenau, 1992, S. 126) in einer »Weiterentwicklung in die erwachsene Welt hinein« (ebd.).

»Wenn ich Psychoanalyse betreibe, habe ich drei Ziele: lebendig zu bleiben; gesund zu bleiben; wach zu bleiben«
D. W. Winnicott (1984, S. 217)

6.5 Der psychotherapeutisch-beratende und -begleitende Prozess

Psychotherapeutische Beratung kann auch als psychoedukative Bildungsarbeit in psychotherapeutisch fundierter Arbeitshaltung und Begegnung bezeichnet werden: Einerseits soll der psychotherapeutisch-beratende Prozess die Klientin:den Klienten im Sinne erhöhter Reflexionsfähigkeit gegenüber der eigenen Person, der Welt, den Sachbezügen und Handlungsmöglichkeiten in der sozialen Welt (weiter-)bilden. Andererseits findet diese Bildung in einer persönlichen, jedoch psychotherapeutisch-rollengebundenen Beziehung statt.

6.5.1 Die psychotherapeutische Haltung

Im Spannungsfeld der psychotherapeutischen Begegnung lauten die Fragen zur persönlichen Haltung: Mit welcher inneren Haltung begegne ich mir und der betroffenen Person? Wie weit bringe ich mich als Person in den psychotherapeutisch-beratenden Prozess ein?

Grundbedingungen zur Entstehung von Beziehung als Hauptwirkfaktor für psychotherapeutische Beratung jeglicher Berufsgruppe sind, unabhängig vom psychotherapeutischen Cluster, vorab die Bereitschaft zur persönlichen Begegnung und das Interesse an der Person, die mir in ihrer individuellen Situation entgegenkommt. Die psychotherapeutische Bereitschaft zu Offenheit, Empfänglichkeit und wertschätzender Akzeptanz ermöglicht Einfühlung in die Befindlichkeit des Gegenübers. Dieser Prozess braucht Zeit, die oft ein hohes Maß an Kontinuität in der Beziehung erfordert, bis Tragfähigkeit in der zu planenden gemeinsamen Arbeit gegeben ist.

Psychotherapeutische Neutralität bewahren

Gleichzeitig erfordert die psychotherapeutisch-beratende Herangehensweise eine notwendige Distanzierung von den Inhalten und Affekten der Klient:innen, um das produktive Maß der Involviertheit nicht zu übersteigen – zu groß ist die Gefahr der einengenden Parteilichkeit entweder in der Verbündung mit der betroffenen Person in ihrer Problemlage oder aufgrund der Entwicklung von eigenen heftigen Gefühlen als Antwort auf die Affekte des Klienten:der Klientin (im Sinne einer Gegenübertragung): Beide Reaktionen würden die Beratungsfähigkeit schon in kurzen Prozessen wesentlich einschränken.

Weiters braucht es die grundsätzliche Bereitschaft in psychotherapeutisch-beratender und -begleitender Arbeit, die Gefühle der Patient:innen, die oftmals überschwänglich positiv oder entwertend-aggressiv gefärbt sein können, auch angesichts eingeschränkter, fokussierter Zielvorgaben ernst zu nehmen. Wenn die Außenrealität in kurzfristigen Settings auch einen meist hohen Appellgehalt Richtung »Lösung« hat – der:die beratend tätige Psychotherapeut:in ist sowohl Beziehungsperson als auch Repräsentant:in der Gesellschaft, mit der die betroffene Person in Spannung bzw. in Konflikt geraten ist –, ist in der Arbeitssituation die Neutralität gegenüber verschiedenen Strömungen in der hilfesuchenden Person zu respektieren und nicht durch psychoedukative Überredungskunst zu gefährden. Hier bedarf es großen Vertrauens, dass diese schwierigen Beziehungsmomente in der Interaktion hilfreich gestaltet werden können, und auch der Bereitschaft, die Ziele der Beratungstätigkeit realistisch und maßvoll und den Perspektiven der betroffenen Person entsprechend anzusetzen.

Psychotherapeutisch-beratendes und -begleitendes Setting

Verschwiegenheit und das korrekte Einhalten der Vereinbarungen hinsichtlich Raum, Zeit und Bezahlung im Arbeitsbündnis wirken beziehungsentlastend und sichern den Rahmen für die emotionale Begegnung in kontrollierter gefühlsmäßiger Anteilnahme und partieller Offenheit gegenüber den Patient:innen. Das meint: Die mitgeteilten eigenen Gefühle und Gedanken müssen wahr sein und auch situativ angepasst werden. Die psychotherapeutisch-beratende Person wird die den Prozess der Patientin:des Patienten unterstützenden eigenen Gefühle clusterspezifisch dosiert einbringen und weitere Regungen in sich hintanhalten. Der:Die Patient:in steht auch in der psychotherapeutisch-beratenden Beziehung mit seinem:ihrem Erleben und seinen:ihren Handlungsimpulsen im Mittelpunkt.

Es bedarf einer grundsätzlich einfühlenden, nicht wertenden Grundhaltung im Kontakt, die uns ermöglicht, den Patienten:die Patientin als Person, nicht jedoch unbedingt sein:ihr Tun zu akzeptieren.

Letztlich kommen wir in eine Haltung der wohlwollenden Parteilichkeit zu unseren Patient:innen mit einer Distanz im Umgang, die es uns ermöglicht, eine förderliche, angemessen diskrepante Sicht zum Erleben der Patient:innen zu halten und anzubieten, um jeweils eigene Haltungen und Gefühle überprüfen und korrigieren zu können.

Ziele der beratenden und betreuenden Psychotherapie

Das gegenseitige Interesse entwickelt sich am formulierten Ziel aus der Problemlage, deretwegen die psychotherapeutische Beziehung aufgenommen wurde und die auch wieder Anlass zur Lösung der Beziehung sein wird. Die Ablösung von der betroffenen Person bedarf wiederum eines Arbeitsprozesses – gerade dann, wenn die Arbeit gut gelungen ist. Denn Ziel muss jeweils die verbesserte Autonomie der Patient:innen in ihren Handlungen im Rahmen der vorgegebenen Struktur sein und damit auch, dass die Patient:innen mit Beendigung des Arbeitsverhältnisses wieder gefestigt und mit erweiterten Handlungsmöglichkeiten in die Welt geht.

Progression und Regression

In der aktiven Verbündung der Psychotherapeutin:des Psychotherapeuten mit den progressiven (erwachsenen, entscheidungs- und zukunftsorientierten) Anteilen ihrer Patientin:ihres Patienten werden Handlungsentwürfe erstellt und begleitend erprobt (siehe Abb. 24). Hier ist die Achtung der Dynamik von Nähe und Distanz im helfenden Bündnis zentral: Gerade im gemeinsamen Ziel der Autonomieentwicklung entstehen oft wenig förderliche, enge Patient:innenbündnisse, die im Gegensatz zum angestrebten Ziel – der Verselbständigung – ein tendenziell regressive Abhängigkeit erzeugendes Beziehungsmuster herstellen (der:die Psychotherapeut:in »weiß es besser«, ist »ideal und fehlerfrei« etc.).

- So gilt es auf dem Hintergrund psychotherapeutischer Diagnostik (Höfner & Hochgerner, 2022) genau zu unterscheiden, wann die intensive, Nähe fördernde Kontaktaufnahme dem Ziel der späteren Selbsthilfe förderlich ist, und wo lediglich eine Pseudoselbstständigkeit in der erneuten Abhängigkeit entsteht – nun zu einem:einer professionellen Helfer:in. Diese Beziehungsaufnahme und Intensität der Gestaltung des Kontaktes schon unter dem Gesichtspunkt der meist zeitnah absehbaren Beendigung ist letztlich die Kunst der psychotherapeutisch-beratenden Interventionsgestaltung.
- Gleichlautende Fragestellungen sind ebenso in der langfristig begleitenden Psychotherapie zu beachten: Auch in langen Verläufen ist das Nähe-Distanz-Verhältnis zum Wohle der Patient:innen abzuwägen. Soweit notwendig, sind gering ausgeprägte psychische und soziale Fähigkeiten zu kompensieren, jedoch ist der Erhalt von Möglichkeiten zur Selbst- und Fremdgestaltung durch Aktivierung eigener Ressourcen vorrangig zu fördern und nicht vorbeugend durch die Psychotherapeutin:den Psychotherapeuten zu strukturieren.
- In der betreuenden Psychotherapie wird die psychotherapeutische Hilfsfunktion dem Krankheitsbild und Verlauf so weit wie möglich angepasst. Ziel ist die Aufrechterhaltung der Lebensqualität sowie einer Hoffnung und Halt gebenden Grundhaltung (z. B. nachgehende Psychotherapie bei immobilen und schwersterkrankten Patient:innen).

Mögliche Rollen des Psychotherapeuten:der Psychotherapeutin

stimuliert Reflexion	Prozess-spezialist:in	erhellt Sachverhalte	entdeckt Alternativen	unterstützt Problemlösung	Trainer:in/ Ausbildner:in	Fachmann: Fachfrau	Anwalt: Anwältin

Patient:in — Psychotherapeut:in

Ebenen der Beratungsaktivität im Problemlösungsprozess

non-direktiv — direktiv

wirft Fragen auf, die zum Nachdenken anregen	Prozess-beobachtung und Begleitung, gibt Gelegenheit für Feedback und Evaluation	sammelt relevante Daten und regt die Auseinandersetzung damit an	sucht nach Alternativen, Ressourcen und hilft bei deren Bewertung	schlägt Alternativen vor, hilft, zu einer Entscheidung zu kommen	trainiert die Patient:innen und plant deren Weiterentwicklung (Lerngelegenheiten)	stellt Wissen zur Verfügung und etabliert eine bestimmte Vorgehensweise	stellt Regeln und Richtlinien auf, führt Methoden ein und unterstützt aktiv den Problemlösungsprozess

Abb. 24: »Beratende Haltung« im Spektrum von direktiv/non-direktiv (nach Fatzer, 1990)

Direktiv oder non-direktiv?

Der Versuch einer künstlichen Trennung entspricht in keiner Weise der Arbeits- und Auftragsrealität. Vielmehr wird deutlich, wie flexibel die dem psychotherapeutisch-diagnostisch begründeten Verständnis entsprechenden Angebote gestaltet werden müssen: von Anleitung und Begleitung bei der Unterstützung zur Eröffnung materieller Hilfe (z. B. Durchsetzungsfähigkeit im Antragswesen, beim Arbeitsmarktservice, im Gesundheitssystem) in oft recht direktivem, übendem Vorgehen, schon mehr in einer vorangehenden als begleitenden Position, bis zu sehr abstinenten Arbeitsphasen, in denen die Psychotherapeutin:der Psychotherapeut den Handlungen der betroffenen Person wohlwollend-distanziert bis reflektierend-abwartend gegenübersteht.

Das Spektrum von direktiver bis non-direktiver Vorgangsweise sollte keineswegs als Gegensatz, sondern als phasenspezifische Antwort der psychotherapeutisch-beratend Tätigen auf die Problemlage und die Art der Verarbeitung der Patient:innen im Problemumgang betrachtet werden – immer unter dem Blickwinkel der Hilfe zur Selbsthilfe.

6.5.2 Probleme und Unterstützung auf Seiten der Psychotherapeut:innen

Gerade in beratenden und betreuenden Psychotherapien können auf Grund der limitierten Stundenanzahl oder im Rahmen langfristiger Betreuungsverhältnisse bei chronischer Erkrankung heftige Gegenreaktionen ausgelöst werden, die geradezu zu einem »Wechselbad der Gefühle« (Rauchfleisch, 1996, S. 61) führen können. Kränkt und entwertet der:die Patient:in die Psychotherapeutin:den Psychotherapeuten und weist die Angebote subtil oder offen zurück, können in der psychotherapeutischen Reaktion Aggressionen, etwa in Form von Entwertung, Zynismen etc., ausgelöst werden – oder ganz entgegengesetzt ein besonders heftiges Bemühen, doch noch der betroffenen Person um jeden Preis zu helfen oder etwas zu beweisen (im Sinne eines Machtkampfes) (Rauchfleisch, 1996).

Patient:innen, die besonders hilfsbedürftig erscheinen, verleiten zu Überanteilnahme und Verbündung oder als Gegenreaktion zu heftigen Abstoßungstendenzen oder chronischer Ermüdung der Motivation der Psychotherapeutin:des Psychotherapeuten. Diese heftigen Gefühle haben ihren Ursprung oft in der eigenen Geschichte. Erlebte Gefühle aus früheren maladaptiven Beziehungen werden wiederbelebt (Übertragung auf den Patienten:die Patientin) und unbewusst wiederholt.

Als Hilfe bietet sich eine reflektierende Gesprächssituation in einer psychotherapeutischen Supervision an (Bakhit & Staats, 2021). Ziel ist die größere Bewusstheit über Eigendynamiken als Psychotherapeut:in in der psychotherapeutisch-beratenden und -begleitenden Situation. So kann allmählich eine berufliche Persönlichkeit und Identität entwickelt werden, die die eigene Psychohygiene in der belastenden Arbeit verbessert und die helfenden Fähigkeiten bestmöglich entwickelt und bewahrt.

6.5.3 Psychotherapiehemmende Haltungen der Patient:innen

Die Konfliktsituation von Patient:innen, die besonders durch beratende und begleitende Psychotherapie und nicht vorrangig andere Beratungsangebote in ihrer Problemschilderung (siehe Abb. 21) unterstützt werden können, zeigt jedoch nicht nur eine Dynamik mit psychischen Problemen und problematische Vorgangsweisen in der Realitätsbewältigung, sondern auch einen scheinbar paradoxen Konflikt im Verhältnis zur psychotherapeutisch-beratenden oder -begleitenden Person: Der:Die Patient:in kommt, um Hilfe zu finden, und doch existieren zugleich meist wichtige steuernde Anteile in ihr:ihm, die die Lösung des Problems autoaggressiv verhindern wollen, wie etwa tiefe Resignation, Selbstaggression oder mangelnder Selbstwert (siehe dazu Kap. 6.1.3.3 »Der psychosozial gestörte Mensch«).

Zur Bearbeitung dieser psychisch und sozial destruktiven Grundhaltungen benötigt es eines psychotherapeutisch-fundierten Herangehens, da sonst mehr kognitiv strukturierte Vorgangsweisen nicht hilfreich verankert oder sogar selbstdestruktiv angewandt werden. Im Folgenden werden einige wiederkehrende, die helfenden Prozesse hemmende oder zerstörende Haltungen benannt (Rauchfleisch, 1996).

Mangelnde Motivation

Der Antrieb zu Veränderung ist kaum sichtbar oder reißt schnell ab – für Berater:innen ohne psychotherapeutische Kompetenz oft kaum verständlich, findet sich der:die Patient:in mit Problemlagen scheinbar ab. Nicht selten wird hinter diesen Haltungen (z. B. »Habe einfach keine Lust gehabt, aufs Arbeitsamt zu gehen…«) tiefe Resignation nach oftmaliger Entmutigung deutlich (z. B. »Bin mir dort immer – wie auch sonst – wie der letzte Idiot vorgekommen!«). Oftmals wurden lebensgeschichtlich frühe Beziehungsimpulse nicht beantwortet oder ausgenutzt und der:die Patient:in kommt in ein Sehnsucht-Angst-Dilemma: Der Wunsch nach Kontakt, Hilfe, Antwort in der Not und oft übersteigerte Ansprüchlichkeit zur Abwehr von Unsicherheit werden in der psychotherapeutischen Situation heftig und unvermittelt herangetragen und provozieren auf Seiten der Psychotherapeutin:des Psychotherapeuten abweisende, zurechtweisende Reaktionen oder Rückzug. Letzterer wird als erneute Enttäuschung verarbeitet, kann aber der betroffenen Person auch willkommener Anlass sein, ihre Angst vor Nähe und Bindung erneut bestätigt zu sehen und die Umwelt weiter zu beschuldigen. Damit fühlt sie sich ihrer Verantwortung zum eigenständigen Handeln in einer Opferpose enthoben und fordert von der Umgebung, für sie zu handeln. Misstrauen bezüglich erneuter Verletzung in einer nun psychotherapeutischen Beziehung und Furcht vor Ohnmacht/Ausgeliefertsein in einer nahen, kontinuierlichen psychotherapeutisch beratenden Beziehung lassen als Reaktionsbildung mangelnde Motivation entstehen.

Anklammern und hilfesuchendes Verhalten

Die Klient:innen äußern in großer Theatralik und mit Vehemenz Appelle zur helfenden Reaktion. Oft verknüpfen sich magische Vorstellungen in Hilfsideen über die Kraft der helfenden Person (z. B. »Sie bräuchten dort nur einmal anzurufen, das würde sofort alles verändern!«) bei gleichzeitiger indirekter Erklärung der eigenen Ohnmacht in der Abgabe der Verantwortung. Als Gegenreaktion fordert die beratende Person ein Übermaß an Autonomie (»Hilf dir selbst!«) und kann dabei möglicherweise übersehen, dass nicht genügend Ressourcen entwickelt sind, auf die zurückgegriffen werden kann; oder sie würdigt nicht den eventuell erreichten Erschöpfungsgrad der Patientin:des Patienten.

Greift der:die Berater:in ohne psychotherapeutische Kompetenz und Können den Hilfsimpuls zu stark auf, besteht die Gefahr, die letzten Autonomiereste zu unterhöhlen und damit ein Abhängigkeitsverhältnis zu provozieren, das schwer wieder lösbar ist. Unterschwellig kränkend könnte hier ebenso ein in dieser Reaktion transportiertes Misstrauen in die Selbsthilfekräfte des Patienten:der Patientin erlebt werden. Oftmals reagieren psychotherapeutisch nicht geschulte Helfer:innen mit einer Tendenz zur Ignoranz und Bagatellisierung solch schwieriger Klient:innen (»Aber Herr X., das ist doch gar nicht so tragisch, das kriegen wir schon hin!« …). Es muss die Waage zwischen Aktivierung der Eigeninitiative und direkter Unterstützung, die Balance zwischen Verwöhnung und sinnvoller Verweigerung der aktiven Unterstützung in der Klarheit der situativen, psychotherapeutisch-diagnostisch begründeten Ermutigung und Abgrenzung glücken.

Ablehnung und Entwertung der Angebote

Oftmals muss der:die beratend und begleitend wirkende Psychotherapeut:in eine Testphase aufgrund des tiefen Misstrauens der betroffenen Person durchlaufen (»Kann man ihm:ihr wirklich trauen, auch wenn ich die ruppige, aggressive Seite oder Trotz etc. zeige?«). Neid spielt eine zentrale Rolle: Der:Die als mächtig erlebte Helfer:in scheint glücklich und reich gesegnet mit Ressourcen, die man selbst zu erhalten hofft oder von denen man denkt, sie niemals erreichen zu können. Der:Die Psychotherapeut:in selbst ist häufig Gegenstand des Neides – oft wird versucht, die Beziehung zu manipulieren, um sich der Illusion der Mächtigkeit hingeben zu können (»Lieber zerstöre ich den therapeutischen Erfolg deiner Intervention mit Eigenschaden, als dir den Erfolg deiner Arbeit mit mir zu gönnen!«). Damit ist der:die Psychotherapeut:in gefühlt ohnmächtig. Ablehnung und Entwertung erfolgen auch oft über die oben beschriebene Form des Anklammerns, wenn z. B. erneut realisiert wird, dass große Erwartungen und ›Erlösung‹ durch die Psychotherapie enttäuscht werden.

Die Haltung der Psychotherapeutin:des Psychotherapeuten muss hier davon bestimmt sein, der betroffenen Person Zeit zu lassen, allmählich ein Gefühl der aktiven Mitarbeit (Compliance) in der Gestaltung des Arbeitsprozesses zu entwickeln. Eine Beziehung, die konstant ist und von Beginn an keine übertriebenen Versprechungen anbietet, kann die beschriebenen Verhaltensweisen allmählich abschwächen.

Impulsives Handeln

Die Patient:innen verfügen nur über geringe Angst- und Spannungstoleranz. Spannung wird im Sozialbereich aktiviert und provoziert, da der Schutz wichtiger Beziehungen, der Interessenausgleich mit anderen Personen und die Wahrnehmung eigener Bedürfnisse und Grenzen kaum und unter Druck oft wiederkehrend gar nicht gelingen. In der Externalisierung des Konfliktes (»Lieber ein Konflikt mit dir als eine unaushaltbare Spannung in mir!«) ist unproduktive Spannungsabfuhr möglich, ohne sich mit den unaushaltbaren inneren Anteilen auseinandersetzen zu müssen. Selbstquälerische Persönlichkeitsanteile werden im Außen erlebt oder reinszeniert: Gerade, wenn Patient:innen mit psychosozial verstrickten Problemmustern immer wieder auch ganze Hilfssysteme (Beratungsstellen etc.) dazu veranlassen können, strafend und verletzend auf die Provokationen einzusteigen (Mentzos, 1988, S. 27 ff., 53 ff.), dient dies auch zur Selbstbestätigung des (unbewusst) aggressiven Verhaltens (»Er hat mich provoziert, da muss ich ja zuschlagen!«).

Entfaltung blinder Aktivität

Der an sich positive Versuch, bei Belastung/Konflikt aktiv zu werden, wird in der blinden Aktivität ad absurdum geführt: Die neue hektische Tätigkeit (z. B. Putzen, Einkaufen, etwas Ordnen, statt den Brief mit der Vorladung auf das Arbeitsamt von der Poststelle abzuholen) führt zur situativ inadäquaten Bindung der Aufmerksamkeit und damit Abwendung vom notwendigen und zielgerichteten Vorgehen, im Weiteren zu Hoffnungslosigkeit und Angst. Dieses Fluchtverhalten erzeugt in der Folge weitere Verstrickung in das eigentliche Problemsystem und löst besonders negative Reaktionen im Helfendensystem aus, das sich provoziert fühlt (»Wir haben Ihnen doch gesagt: Machen Sie das so und nicht anders!«).

Hier muss das Ziel ein verbesserter Umgang mit Angst und Spannungsintoleranz sein. Der:Die beratende und begleitende Psychotherapeut:in sollte als helfender externer Schutzschild auftreten, der in angstmachenden Situationen aktiv-strukturierend zur Verfügung steht, nicht jedoch anstelle der betroffenen Person handelnd eingreift. So können etwa Telefonate vorbesprochen oder in Begleitung gemeinsam durchgeführt werden oder Szenen in Rollenspielen eingeübt werden, sodass das Fluchtverhalten allmählich gemindert werden kann.

i Info

Der:Die Psychotherapeut:in greift im beratenden und begleitenden Psychotherapiemodus mit der Patientin:dem Patienten aktiv und zielgerichtet Probleme auf. Die Vorgangsweise und der Schwerpunkt der Intervention richten sich auch nach dem institutionellen Rahmen und den im eigenen Grundberuf erlernten Handlungsoptionen. So wird ein Sozialarbeiter z. B. den Akzent mehr auf die lebenspraktische Bewältigung der Problemfelder legen, eventuell mit Anleitung und Hilfe zur Entwicklung materieller Ressourcen. Eine Psychologin wiederum kann vorrangig modulisierendes Vorgehen anwenden und wird das Erlernen von hilfreichen Skills forcieren. Doch angesichts der Vielgestaltigkeit der vernetzten Probleme und der destruktiven psychischen Dynamiken ist oftmals die Grenze des eigenen Grundberufes erreicht und kann nur mit psychotherapeutischer Kompetenz hilfreich erweitert/modifiziert werden – oftmals mit einer dann weitgehenden Modifikation des gewohnten Settings.

Ziel ist die oft schwierige anhaltende Herstellung eines vertrauensvollen Arbeitsbündnisses zur Unterstützung der Konfliktlösung auf der Basis psychotherapeutischer Diagnostik und angewandter hilfreicher psychotherapeutischer Haltung. Die Entwicklung und Anwendung noch ungenützter Ressourcen ist dabei mindestens so entscheidend wie die Arbeit am Problem. Der Umgang mit Gier, Neid und selbstdestruktiven, beziehungsschädigenden Tendenzen braucht angemessene Reaktionen der Psychotherapeutin:des Psychotherapeuten von der ersten Stunde an, bis der:die Patient:in adäquate Beziehungsformen in kompetenterer Lebens- und Beziehungsgestaltung erlernt. Der:Die Psychotherapeut:in selbst braucht als Arbeitsmittel in diesen Betreuungsprozessen Unterstützung durch Supervision und Fortbildung zur weiteren Professionalisierung der eigenen Tätigkeit.

6.6 Verlaufsmodell beratender und begleitender Psychotherapie

Die Beschreibung dieser beiden Stile psychotherapeutischer Hilfe wird je nach Schweregrad und psychosozial komplexer Problemlage häufig angewendet, jedoch noch zu wenig als explizit eigener indikationsspezifischer Schwerpunkt – unabhängig von der angebotenen psychotherapeutischen Schule – benannt: Je mehr sich die gebotene Problemlage als krisenhaft, vorrangig sozial bedingt und im Rahmen eingeschränkter Rahmenbedingungen (z. B. geringe Stundenanzahl, umstandsbedingte niedere Frequenz, kognitive Einschränkungen, hohe Chronizität) darstellt oder genügend Ressourcen zur Verfügung stehen, um die Problemlage zu meistern, tritt der beratende und ggf. begleitende Aspekt des psychotherapeutischen Angebotes in den Vordergrund.

Kontaktaufnahme

Darunter versteht man die im Erstkontakt zu ermittelnde Anamnese und Diagnose der Persönlichkeit mit ihren Ressourcen und Belastungen. Zentral in der ersten Psychotherapiephase sind der Kontaktaufbau, die ersten Schritte zur Beziehungsgestaltung und damit die Etablierung des Arbeitsbündnisses aus Rahmenvereinbarung, Setting der Begegnung sowie Fokus und Ziel der psychotherapeutischen Situation. Damit wird die Autonomie der Patient:innen gestärkt – sie werden aktiv in die Problemlösung eingebunden und für ihre Ziele in die Verantwortung genommen. Die genaue Klärung des Settings und die Besprechung der Vorgangsweisen im Laufe der beratenden und begleitenden Psychotherapie geben die Möglichkeit, ggf. bei später auftauchenden Blockierungen auf das eingangs Gesagte zu verweisen und somit zu möglichen Blockierungen wieder Abstand zu gewinnen.

Befürchtungen, Ängste, negative Zuschreibungen an die Psychotherapeutin:den Psychotherapeuten sowie Abbruchtendenzen und suizidale Anmutungen müssen unverzüglich bearbeitet werden, da schwer gestörten Patient:innen an diesem Punkt der Psychotherapie die Ambivalenzfähigkeit fehlt und Gefahr besteht, dass die Spannung in Form von Abbruch und Flucht inszeniert wird. Auftretende Abwehr- und Widerstandsformen sind als Lösungsversuche in vergangenen, oft sehr schwierigen Lebenssituationen zu verstehen, zu respektieren und in die Therapieplanung miteinzubeziehen (z. B. oftmaliger Therapieabbruch in der Psychotherapie Suchterkrankter). Wichtig ist weiters die klare, aktive Hilfestellung bei der Lösung von Problemen unter Berücksichtigung der multiplen Problemlagen bei eingeschränkten Ressourcen und oft mangelhaften Hilfsangeboten.

Entlastung

Bei gelingendem Kontakt treten in der zweiten Psychotherapiephase oft überraschend erfreuliche Schritte zur Verbesserung der Situation auf: Die Stärkung durch eine glückende Beziehung in der beratenden und begleitenden Psychotherapie und die dadurch einsetzende Stärkung des Selbsterlebens aktivieren bestenfalls bisher brachliegende Selbstheilungskräfte. Hilfsquellen werden gesucht, der:die Psychotherapeut:in erweist sich im guten Fall als verlässlich und vertrauenswürdig. Das Misstrauen lässt nach. Schon die regelmäßige Aufmerksamkeit und stützende Begleitung können zum Umschwung in dieser Phase beitragen, im oft lebensgeschichtlich erstmaligen Erleben der einfühlenden Aufmerksamkeit eines anderen Menschen in der Psychotherapiesituation.

Verarbeitung

In der dritten Phase geht es um die Bearbeitung der zentralen psychosozialen Thematiken. Es geht um das Erkennen und Umgestalten der hemmenden Verhaltensweisen und Einstellungen – die Aufgabe der Psychotherapeutin:des Psychotherapeuten ist immer weiter begleitend, stützend, ggf. abwechselnd mit reflexiven Phasen, indem die vorbewussten Anteile und ausgeblendete Elemente der Situation angesprochen und der Klientin:dem Klienten zur Komplettierung ihrer:seiner Wahrnehmung angeboten werden. Dies kann belastend sein und starke Affekte in der betroffenen Person auslösen.

Die helfende Beziehung wird ebenfalls zu einem Teil der psychosozialen Realität und damit Feld der Auseinandersetzung und des Übens von neuem Verhalten. Letztlich kann es zur Stärkung des Selbsterlebens durch Verbesserung der Selbst- und Fremdwahrnehmung kommen. Hinweise darauf zeigen sich in einer besseren Verarbeitungs- und Reflexionsfähigkeit und gebesserten Integration von Affekten in zugleich erhöhter Ambivalenzfähigkeit. Zeitgleich und ebenso wirksam ist das Einüben neuer Handlungsmuster in der Realität mit veränderten/erweiterten Umgangsmöglichkeiten zur Problembewältigung. Ist die Belastung für die betroffene Person zu stark, wird eine Rückkehr zu entlastenderen Vorgangsweisen zu wählen sein und erneut stärkende, ressourcenorientierte Arbeit im Vordergrund stehen. Hier wird die Prozesshaftigkeit des Verlaufes insofern deutlich, als immer wieder zwischen Entlastung, Verarbeitung und der nächsten Phase – erneuter Belastung – gewechselt wird.

Erneute Belastung

Mit zunehmender Sicherheit der Patientin:des Patienten nimmt der:die Psychotherapeut:in die unterstützende Arbeit zurück und ermöglicht ihr:ihm eigene psychosoziale Suchbewegungen und Experimente zur Gestaltung ihrer:seiner Lebens- und Beziehungswelt. Die Problembewältigungskapazität wird so ersten Belastungsproben im Transfer in die Realsituation ausgesetzt und kann im Kontakt zur Betreuungsperson bei Bedarf weiter differenziert werden.

Wiederkehrend neigen psychosozial auffällige Patient:innen an dieser Stelle zum Beratungsabbruch. In der Vorahnung um die kommende Trennungssituation und auch in oft weiter unrealistischer Selbstüberschätzung wird versucht, die gelernten oder kopierten Verhaltensmuster zu übernehmen und verfrüht allein zu verwalten. Doch meist ist die Verantwortung für Erfolg und Misserfolg im Umgang mit der Realität nicht hinreichend verinnerlicht. So werden bei Scheitern oft Vorwürfe an die betreuende Person (»Alles Unsinn und Lüge, was Sie mir gesagt haben!«) oder gegen sich selbst gerichtet (»Ich bin echt zu blöd, um das Erkannte umzusetzen, mein Betreuer hat sich ja so um mich bemüht!«). Die Elastizität der Frustrationstoleranz, selbsttröstendes Verhalten und die spontane Anwendung erfolgreicher Umgangsformen mit neuen Situationen gewinnen hier entscheidende Bedeutung. Oft wird hier auch erste Enttäuschung über die Psychotherapeutin:den Psychotherapeuten selbst geäußert, wenn starke Idealisierungen langsam verblassen und realistischeren Beziehungskonzepten Platz machen (»Jetzt habe ich erkannt, dass Sie auch nur mit Wasser kochen, ich muss ja doch alles allein machen!«).

Verantwortungsübernahme

Erst jetzt wird vielen Patient:innen bewusst, dass sie sich selbst mit allen Konsequenzen ihres Tuns erneut der Realität ohne Garantie auf Erfolg aussetzen müssen. In der zunehmenden Entfernung zur Psychotherapie wechseln Erfolgserlebnisse (»Das habe ich ganz allein geschafft!«) mit wiederaufkeimenden Ängsten, die durch den stützenden Kontakt zur Psychotherapeutin:zum Psychotherapeuten schon vergessen schienen: Selbstzweifel und Ängste, das Erlernte, Erlebte und mit der Psychotherapeutin:dem Psychotherapeuten Geteilte nicht für sich erhalten und auch in Zukunft umsetzen zu können, sind erste Anzeichen für die einsetzende Ablösungsdynamik, die jeweils erst verunsichern, dann aber in bewältigten Situationen stärken und im guten Fall die Selbstgewissheit und das Vertrauen in die eigenen Fähigkeiten anhaltend etablieren. Wiederkehrend kommt es in schwierigen Fällen mit sehr fragilen Persönlichkeiten an diesem Punkt zu einem oft unvorhersehbaren Betreuungsabbruch. Häufig liegt eines der folgenden drei Motive vor: »Aus Enttäuschung resultierende Wut- und Hassgefühle gegenüber dem Behandelnden, extreme Idealisierung der Professionellen, aktive Vorwegnahme des bevorstehenden Behandlungsendes« (Rauchfleisch, 1966, S. 184).

Es empfiehlt sich, die oben genannten Dynamiken früh anzusprechen und auch Abschied aktiv zu üben: Abgesehen vom Ausdünnen der Psychotherapie in Frequenz und Intensität und der betont antiregressiven Orientierung am konkreten äußeren Geschehen sind auch Phasen planbar, in denen die Betreuung ausgesetzt, quasi als intermittierende Psychotherapie ›probebeendet‹ wird. Begleitet werden diese Phasen von der Planung progressiver Schritte, die Struktur geben. Im Wiederkommen erleben Patient:innen oft erstmals, dass Beziehungen nicht im »entweder ganz fest für immer oder sofort und endgültig abgebrochen« enden müssen, sondern bewusst besprechbar und variabel gestaltbar sein können.

Lösen der Beziehung

Die Lösung erfolgt in einem geplanten und behutsamen Prozess. Das Motto lautet »Wählen, entscheiden, verantworten«: Die zukünftigen Probleme werden besprochen und durchgespielt – mit der Botschaft, dass Probleme Teil des Lebens sind und nun eventuell vermehrt als Herausforderung und weniger als überwältigendes Ereignis verarbeitet werden können. Zentral sind die Arbeit an Selbstzweifeln, Entscheidungsfreude, Verantwortungsübernahme und der bewusst selbststützende Umgang mit Ressourcen und kreativen Aktivitäten zur Stärkung des Selbst in der Eigenverantwortung künftiger Schritte. Im Vergleich des Erlebens und der kritisch-konstruktiven Bewertung vom Beginn der Psychotherapie bis zum Abschluss und mit einem sehr ausführlichen Blick in die Zukunft kann der Abschied geplant und durchgeführt werden.

6.7 Ausblick auf den weiteren Stellenwert psychosozial orientierter beratender und begleitender Psychotherapie

Obwohl zur Bedarfserhebung für psychosoziale Hilfe immer wieder politische Vorstöße von Betroffenen oder helfenden Gruppierungen gemacht werden, erweist sich unser Gesundheits- und Sozialsystem als träge in der Beantwortung neuer Fragestellungen. Paradoxerweise fließt das meiste Geld in den Bereich der tertiären Prävention – mit den höchsten volkswirtschaftlichen Folgekosten: Die betroffene Person muss erst radikal auffällig werden, bevor eingegriffen und Hilfe möglich wird.

Ein psychoökologisches Bewusstsein wird Einkehr halten müssen: Nur die Investition in die Vermeidung von Leid und Chronifizierung psychosozialer Leidenszustände kann letztlich die Kostensteigerung im Gesundheits- und Sozialbereich bremsen. Einer der Gründe für das zähe Festhalten am alten Versorgungsmodell im faktischen Leid ist die übliche Form der Verrechnung im Dienstleistungssektor: Bezahlt wird für die Reparatur und Substitution von Leid, nicht für vorbeugendes Eingreifen.

Erst die Verringerung der finanziellen Ressourcen im Sozialbereich hat die Debatte zur Qualitätssicherung in den psychosozialen Bereich getragen. Die Frage der Nachhaltigkeit von Beziehungsarbeit ist geklärt und bestens dokumentiert, wirkt jedoch nicht handlungssteuernd in den politischen Debatten. Hier besteht die Gefahr, dass nicht mehr Vorsorge in der Primärprävention geleistet wird, sondern die ohnehin nur mangelnde Versorgung von Langzeitkranken im umfassenden psychosozialen Sinn noch weiter ausgedünnt wird.

Als weiteres Problem stellt sich die immer wieder mangelnde Kooperativität der vertretenen Berufsgruppen dar, die einer Koordination der Erfordernisse entgegensteht: Zu verschieden sind die Formen des Selbstverständnisses und der Identifikation mit der eigenen Berufsgruppe. Die Randständigkeit der sozialen Gruppen repräsentiert sich auch in der Marginalisierung der betreuenden Berufsgruppen und der erst allmählichen ›Verwissenschaftlichung‹ helfender Berufe als eigenständige Disziplinen der Humanwissenschaften.

Die Vernetzung der Beratungs- und Betreuungsdienste und eine Erhöhung der Grundkompetenz (weitere Einführung von Fachhochschulen und Studiengängen an öffentlichen Universitäten als staatlich finanzierte Ausbildungsleistung im Gesundheitswesen) sind wichtige Schritte zur Verbesserung der weiterhin wenig befriedigenden Situation.

Der erweiterte Einsatz von Instrumenten der Sozialforschung könnte den Bedarf und die Handlungsmöglichkeiten im psychosozialen Feld dokumentieren und Ansatz zur politischen Durchsetzung von Bedürfnissen sein – gerade in einer Zeit restriktiver Sozialpolitik.

Fragen zur Evaluation

1. Welche Problemlagen werden mit dem Sammelbegriff »psychosoziale Problematik« beschrieben und wo werden diese Problematiken in der ICD-10-Auflistung von Erkrankungen kodiert?
2. Benennen und beschreiben Sie die vier Formen der im österreichischen Psychotherapiegesetz 2024 definierten Psychotherapie in ihren Ähnlichkeiten und Unterschieden mit Beispielen.
3. Benennen Sie den phasenhaften Verlauf einer beratenden und begleitenden Psychotherapie.
4. Welche psychotherapiehemmenden Dynamiken sind wiederkehrend bei Personen mit psychosozialen Fragestellungen festzustellen?
5. Welche Arbeitshaltung erweist sich in Psychotherapien bei Personen mit psychosozialen Problemlagen meist hilfreich?

Literatur im Text

Arbeitskreis OPD (Hrsg.). (2023). *OPD-3. Operationalisierte Psychodynamische Diagnostik. Das Manual für Diagnostik und Therapieplanung.* Bern: Hogrefe.

Arlt, I. (2010 [1958]). *Wege zu einer Fürsorgewissenschaft.* Berlin: LIT Verlag.

Bakhit, C., & Staats, H. (2021). *Supervision in Gruppen.* Stuttgart: Kohlhammer.

Bang, R. (1958). *Hilfe zur Selbsthilfe für Klienten und Sozialarbeiter.* München, Basel: Reinhardt.

Boessmann, U., & Remmers, A. (2010). *Behandlungsfokus.* Berlin: Deutscher Psychologenverlag.

Brockhaus. (1993). Krankheit. In *Brockhaus Enzyklopädie* (Bd. 3, S. 225). Mannheim, Leipzig: Brockhaus.

Dilling, H., & Freyberger, H. J. (2016). *Taschenführer zur ICD-10-Klassifikation psychischer Störungen: Mit Glossar und Diagnostischen Kriterien sowie Referenztabellen IDC-10 vs. ICD-9 und ICD-10 vs. DSM-IV-TR: nach dem englischsprachigen Pocket Guide von J.E. Cooper* (8., überarb. Aufl. unter Berücksichtigung der Änderungen gemäss ICD-10-GM [German Modification] 2016). Bern: Hogrefe.

Doering, S. (2016). *Übertragungsfokussierte Psychotherapie.* Göttingen: Vandenhoek + Ruprecht.

Erikson, E. H. (1973 [1959]). *Identität und Lebenszyklus.* Frankfurt/M.: Suhrkamp.

Fatzer, G. (1990). *Supervision und Beratung.* Frankfurt/M.: Edition humanistische Psychologie.

Freud, S. (1930). *Das Unbehagen in der Kultur* (Gesammelte Werke, Bd. 14). Frankfurt/M.: Fischer.
Fürstenau, P. (1992). *Entwicklungsförderung durch Therapie.* München: Pfeiffer.
Fürstenberg, F. (1978). *Soziologie.* Berlin: De Gruyter.
Gathmann, P. (1990). *Psychopathologie des psychosomatischen Reaktionsmusters.* Berlin: Springer.
Höfner, C., & Hochgerner, M. (2022). *Psychotherapeutische Diagnostik.* Berlin: Springer.
Hochgerner, M., Reinelt, T., Schnieder-Stein, C., Till, W., & Uher, E.-M. (1996). *Anwendungen der Psychotherapie.* Wien: Facultas
Hochgerner, M. (1995). *Der erweiterte Gestaltkreis V.v. Weizsäckers* [unveröffentlichte Lehrbeauftragungsarbeit im ÖAKBT]. ÖAKBT.
Kierein, M., Pritz, A., & Sonneck, G. (1991). *Psychologengesetz. Psychotherapiegesetz. Kurzkommentar.* Wien: Orac.
Küchenhoff, J. (2005). *Psychodynamische Kurz- und Vokaltherapie.* Stuttgart: Schattauer.
Lachauer, R. (1992). *Der Fokus in der Psychotherapie.* München: Pfeiffer.
Mayer, K. (2001). Lebensverlauf. In B. Schäfers & W. Zapf (Hrsg.). *Handwörterbuch zur Gesellschaft Deutschlands* (S. 446–460). Opladen: Leske + Budrich. DOI: 10.1007/978-3-322-94976-9_39.
Mentzos, S. (1994). *Interpersonale und institutionalisierte Abwehr.* Frankfurt/M.: Suhrkamp.
Nestmann, F., Engel, F., & Sickendiek, U. (Hrsg.). (2004). *Das Handbuch der Beratung* (2 Bde.). Tübingen: Dgvt-Verlag.
Piaget, J. (1992). *Psychologie der Intelligenz.* Stuttgart: Klett.
Portmann, A. (1969). *Biologische Fragmente zu einer Lehre vom Menschen.* Basel: Schwabe.
Rahm, D., Otte, H., Bosse, S., & Ruhe-Hollenbach, H. (1993). *Einführung in die Integrative Therapie.* Paderborn: Junfermann.
Rauchfleisch, U. (1981). *Dissozial.* Göttingen: Vandenhoek + Ruprecht.
Rauchfleisch, U. (1992). *Allgegenwart von Gewalt.* Göttingen: Vandenhoek + Ruprecht.
Rauchfleisch, U. (1996). *Menschen in psychosozialer Not. Beratung, Betreuung, Psychotherapie.* Göttingen: Vandenhoek + Ruprecht.
Reichel, R. (2005). *Beratung. Psychotherapie. Supervision. Einführung in die psychosoziale Beratungslandschaft.* Wien: Facultas.
Rudolf, G. (2006). *Strukturbezogene Psychotherapie.* Stuttgart: Schattauer.
Rudolf, G. (2020). *Strukturbezogene Psychotherapie (SP).* Stuttgart: Schattauer.
Schindler, R. (2016). *Das lebendige Gefüge der Gruppe.* Gießen: Psychosozial
Stolze, H. (1972). *Die Konzentrative Bewegungstherapie.* Berlin, Heidelberg: Springer.
Tanios, A., Grabenhofer-Eggerth, A., & Valady, S. (2020). *Analyse der Versorgungswirksamkeit von Psychotherapeutinnen und Psychotherapeuten in freier Praxis. Ergebnisbericht.* Wien: Gesundheit Österreich (GÖG).
Tschuschke, V. (2003). *Kurzgruppenpsychotherapie.* Wien: Springer.
Wancata, J. (2017). *Prävalenz und Versorgung psychischer Krankheiten in Österreich.* Abteilung für Sozialpsychiatrie, Medizinische Universität Wien.
Willi, J. (1989). *Psychoökologische Aspekte der stützenden Psychotherapie* (Vortrag). Tagung ÖGATAP, Gastein.
Winnicott, D. W. (1971). *Vom Spiel zur Kreativität.* Stuttgart: Klett.

Winnicott, D. W. (1984). *Reifungsprozesse und fördernde Umwelt.* Frankfurt/M.: Fischer.

Weizsäcker, V. v. (1940). *Der Gestaltkreis.* Stuttgart: Thieme.

Wurmser, L. (1993 [1987]). *Flucht vor dem Gewissen.* Berlin, Heidelberg: Springer.

Gesetzestexte

Psychotherapiegesetz (2024). *Bundesgesetz über die Ausübung der Psychotherapie* (Psychotherapiegesetz 2024 – PThG 2024). BGBl. I Nr. 49/2024. Fassung vom 22. 09. 2025. Rechtsinformationssystem des Bundes (RIS). Abgerufen von www.ris.bka.gv.at (22. 09. 2025).

Psychotherapiegesetz 2024. (2024, März). *Erläuterungen zum Psychotherapiegesetz 2024, Nr. 2503 der Beilagen XXVII. GP – Regierungsvorlage – Erläuterungen.* Parlamentsdirektion. Abgerufen von https://www.parlament.gv.at/dokument/XXVII/I/2503/fnameorig_1618458.html (26. 01. 2026).

Psychotherapie-Ausbildungs-, Approbationsprüfungs- und Qualitätssicherungs-Verordnung (2024). *292. Verordnung des Bundesministers für Soziales, Gesundheit, Pflege und Konsumentenschutz über die Psychotherapie-Ausbildung, Approbationsprüfung und Qualitätssicherung 2024 (Psychotherapie-Ausbildungs-, Approbationsprüfungs- und Qualitätssicherungs-Verordnung – PTh-AAQV 2024).* BGBl. II Nr. 292/2024. Rechtsinformationssystem des Bundes (RIS). Abgerufen von https://www.ris.bka.gv.at/Dokumente/BgblAuth/BGBLA_2024_II_292/BGBLA_2024_II_292.html (03. 10. 2025).

Kernliteratur

Reichel, R. (2005). *Beratung. Psychotherapie. Supervision. Einführung in die psychosoziale Beratungslandschaft.* Wien: Facultas.

Rauchfleisch, U. (1996/2004). *Menschen in psychosozialer Not. Beratung, Betreuung, Psychotherapie.* Göttingen: Vandenhoek & Ruprecht.

Rauchfleisch, U. (2001). *Arbeit im psychosozialen Feld.* Göttingen: Vandenhoek & Ruprecht (UTB).

Weiterführende Literatur

Küchenhoff, J. (2005). *Psychodynamische Kurz- und Vokaltherapie.* Stuttgart: Schattauer.

Lachauer, R. (1992). *Der Fokus in der Psychotherapie.* München: Pfeiffer.

Mentzos, S. (1994). *Interpersonale und institutionalisierte Abwehr.* Frankfurt/M.: Suhrkamp.

Nestmann, F., Engel, F., & Sickendiek, U. (Hrsg.). (2004). *Das Handbuch der Beratung* (2 Bde.). Tübingen: Dgvt-Verlag.

7. EINFÜHRUNG IN DIE PSYCHIATRIE, PSYCHOSOMATIK UND MEDIZINISCHE TERMINOLOGIE

7.1 Allgemeine Psychiatrie

Fabian Friedrich, Gabriela Wagner

Das Verständnis psychiatrischer Grunderkrankungen, vor allem bezogen auf Ursache und Verlauf, stellt die Grundlage für eine effektive psychotherapeutische Arbeit. Ein solches Grundverständnis soll in diesem Kapitel für psychiatrische Störungsbilder gegeben werden.

Zusammenfassung

Inhalt dieses Artikels ist das vertiefte Erlernen und Verstehen medizinisch-psychiatrischer Grundlagen. Der Schwerpunkt wird auf Krankheitsbilder, Symptomatik, Manifestationsformen, Verlauf und potenzielle Komplikationen gelegt. In der Folge werden, basierend auf nationalen bzw. internationalen Konsensusrichtlinien, sowohl medizinische als auch psychotherapeutische Behandlungsansätze der verschiedenen psychiatrischen Krankheitsbilder thematisiert.

Schlüsselwörter

ICD-10, Psychopathologie, Schizophrenie, affektive Störungen

7.1.1 Internationale Klassifikation psychischer Störungen (ICD)

Das Kapitel V der ICD-10 »Psychische und Verhaltensstörungen« steht je nach Verwendungszweck in verschiedenen Versionen zur Verfügung. Einerseits findet man es als klinische Beschreibung und diagnostische Leitlinie für den allgemeinen Gebrauch, andererseits aber auch in einer Version mit Forschungskriterien (DCR) für wissenschaftliche Zwecke. Die ICD, derzeit in ihrer 10. Version (ICD-10), bietet eine Einteilung und Beschreibung der wesentlichen klinischen Charakteristika für jede einzelne Störung, auch werden Anzahl und Gewichtung der Symptome angeführt, die zur Stellung einer sicheren Diagnose erforderlich sind.

Die Abschnitte F8 und F9 enthalten nur für die Kindheit und Jugend spezifische Störungen.

Folgende Kategorien werden unterschieden:

- **F0 Organische, einschließlich symptomatischer psychischer Störungen**
  z. B. Demenz, Delir
- **F1 Psychische und Verhaltensstörungen durch psychotrope Substanzen**
  z. B. Störungen durch Alkohol, Opioide, Cannabinoide
- **F2 Schizophrenie, schizotype und wahnhafte Störungen**
  z. B. paranoide Schizophrenie, induzierte wahnhafte Störung
- **F3 Affektive Störungen**
  z. B. Depression, Manie, bipolare Störungen
- **F4 Neurotische, Belastungs- und somatoforme Störungen**
  z. B. Zwangsstörung, Angststörungen, dissoziative Störungen
- **F5 Verhaltensauffälligkeiten mit körperlichen Störungen oder Faktoren**
  z. B. Anorexia nervosa, Bulimie, Schlafstörungen
- **F6 Persönlichkeits- und Verhaltensstörungen**
  z. B. emotional instabile Persönlichkeitsstörung, Impulskontrollstörungen
- **F7 Intelligenzminderung**
  z. B. leichte, mittelgradige bis hin zur schweren Minderung
- **F8 Entwicklungsstörungen**
  z. B. Autismus, Asperger-Syndrom
- **F9 Verhaltens- und emotionale Störungen mit Beginn in der Kindheit und Jugend**
  z. B. Ticstörungen

Für Studienzwecke und im angloamerikanischen Raum diagnostiziert man nach DSM-5. Man unterscheidet prinzipiell nach wie vor endogene von exogenen Störungen. Endogene Störungen sind mitbestimmt durch biologische Anlagefaktoren. Exogene Störungen werden z. B. durch Substanzeinwirkung wie unter Alkohol oder Drogen verursacht, aber auch z. B. psychische Auswirkungen von Epilepsie werden als solche bezeichnet – ein Beispiel für die alte Trennung von Körper und Geist. Unter Zugrundelegung des biopsychosozialen Zugangs bietet sich die multiaxiale Einteilung, wie sie im DSM verfolgt wird, an.

7.1.2 Psychopathologischer Status – die Grundlagen

Die formalisierte Prüfung des psychopathologischen Status soll dem regelhaften Ablauf in einer Situation dienen, die durch die Form der Erkrankung oft genug turbulent, verwirrend oder unklar erscheint. Die genaue Beschreibung der psychopathologischen Vorgänge erleichtert die Kommunikation und legt die Basis für Diagnostik und Therapie. In der Folge werden die wichtigsten Begriffe definiert.

Info

Beispiel eines regelrechten psychopathologischen Status:
Pat. ist bewusstseinsklar, allseits und vollständig orientiert, normovigil, normotenazid, Ductus kohärent und zielführend. Kein Hinweis auf manifeste psychotische Symptome im Sinne von Halluzinationen oder Wahn. Stimmungslage ist euthym bei positiv getönter Befindlichkeit. Der Affekt ist adäquat, die Affizierbarkeit in beiden Skalenbereichen gegeben. Der Antrieb ist unauffällig. Die Konzentration imponiert unauffällig, Aufmerksamkeit unauffällig, die mnestischen Funktionen soweit beurteilbar grobklinisch unauffällig. Keine Angstsymptomatik fassbar, keine Zwangsgedanken oder -handlungen fassbar. Der Appetit ist unauffällig, kein Hinweis auf induziertes Erbrechen oder Störungen des Essverhaltens. Keine Schlafstörung fassbar. Keine Suizidgedanken, keine akute Selbst- oder Fremdgefährdung fassbar.

Ein psychopathologischer Status soll je nach Krankheitsbild oder Symptomkonstellation auch viele weitere Details beinhalten und sollte immer an die Anforderungen (Begutachtung an Spezialstation, gerichtliches Gutachten etc.) adaptiert werden.

Störungen des Bewusstseins

1. **Benommenheit:** Denken und Handeln sind hier deutlich verlangsamt und die Orientierungsfähigkeit ist herabgesetzt; geringe spontane sprachliche Äußerungen, langsames Denken und reduzierte Auffassungsgabe. Betroffene sind durch Ansprache oder Anfassen leicht weckbar.
2. **Somnolenz:** Es besteht eine beständige Schläfrigkeit, die durch einfache Weckreize aber noch jederzeit unterbrochen werden kann. Keine spontanen sprachlichen Äußerungen; wenn doch, dann meist unverständlich. Reflexe sind erhalten. Herabgesetzte Konzentration und Aufmerksamkeit.
3. **Sopor:** schlafgleicher Zustand, aus dem Betroffene nur noch mit Mühe und unter Anwendung starker Reize, etwa Schmerzreize, aufgeweckt werden können. Nicht mehr orientiert, keine sprachlichen Äußerungen, Reflexe erhalten.

4. **Koma:** der höchste Grad der Bewusstseinsverminderung, wenn jemand durch keinerlei Mittel mehr geweckt werden kann; neurologisch können dabei anhand zunehmender Reflexausfälle weitere Grade bis hin zum tiefsten Koma unterschieden werden. In der Notfallmedizin ist die Einteilung anhand der Glasgow Coma Scale (GCS) üblich.

Störung der Orientierung

- Orientierung zur Person, zum Ort, zur Zeit und zur Situation

Störung kognitiver Leistungen

- Aufmerksamkeit, Konzentration, Auffassung, Sprachqualität
- formales Denken: Kohärenz (z. B. weitschweifig, assoziativ gelockert bis hin zur Ideenflucht); Geschwindigkeit, Antwortlatenzen, Sperrungen, Perseverationen, Neologismen
- Gedächtnis: Hypomnesie, Amnesie, Paramnesie

Symptome der Wirklichkeitsverkennung

- Halluzinationen sind Störungen der Sinneswahrnehmungen und werden unterteilt in: akustisch, optisch, gustatorisch, olfaktorisch und taktil
- Der Wahn ist eine Störung der Realitätsverarbeitung und zeigt sich in verschiedenen Formen, z. B.: Verfolgungs-, Beziehungs-, Größen-, Schuld-, Krankheits-, Eifersuchtswahn, Folie à deux

Störungen des Ich-Erlebens

- Depersonalisation, Derealisation, Gedankeneingebung, -ausbreitung, -entzug, Willensbeeinflussung

Störungen der Stimmungslage

- euthym, subdepressiv, depressiv, hypoman, manisch, dysphor

Störungen des Affektes

- Affektqualität: Resonanz, Schwingungsfähigkeit; Labilität, Inkontinenz; Verflachung; Starrheit, Parathymie

Störungen des Antriebes

- Antriebsverlust, -hemmung, -steigerung

Eigen- oder Fremdgefährdung

- chronische vs. akute Suizidalität, unspezifische vs. spezifische Suizidgedanken, Zukunftsorientierung, aktive vs. passive Todeswünsche, suizidale Einengung

Weitere Begriffe der Psychopathologie

- **Kritikfähigkeit:** Fähigkeit, komplexe Sachverhalte zu prüfen und nach Abwägen der Vor- und Nachteile zu einem begründeten Urteil zu gelangen
- **Realitätsprüfung:** hypothetischer Vorgang, durch welchen man Reize von der Außenwelt und aus dem eigenen Inneren unterscheiden kann

Suizidalität

Erwin Ringel beschrieb das »Präsuizidale Syndrom« mit folgenden Charakteristika

- Einengung
- Wendung der Aggression gegen sich selbst (Schuldgefühle)
- Suizidfantasien

Der Bereich der Suizidalität sollte bei jeder psychiatrischen Fragestellung exploriert werden.

Faktoren, die ein erhöhtes Suizidrisiko bedingen:

- aktuelle Suizidgedanken, konkrete Suizidfantasien
- psychopathologische Aspekte
  - subjektives Erleben von Hoffnungs- und Ausweglosigkeit
  - Angst, innere Unruhe, Agitation
  - produktive Symptomatik
  - Impulskontrollstörungen
- anamnestische Faktoren
  - psychiatrische Störungen
  - frühere erhebbare Suizidversuche
  - autoaggressives Verhalten
  - Suizidversuche im Familienkreis
- aktuelle soziale Situation
  - Vereinsamung bzw. Verlust von sozialen Kontakten
  - Situation mit unsicherer oder bedrohlicher Lebenssituation (körperliche Krankheiten? Arbeitslosigkeit? Finanzielle Aspekte?)

Therapeutisches Vorgehen

- Etablierung einer Krisenintervention
- stationäre Aufnahme Psychiatrie
- psychopharmakologische Therapie der Grundkrankheit und eventuell sedierende Maßnahmen

Fremdaggression

Folgende Risikofaktoren für fremdaggressives Verhalten können beschrieben werden:

- Potenzial an Gewaltbereitschaft
- Planung (Abwägung, Vorhaben)
- Tendenz zum Kontrollverlust
- psychopathologische Aspekte
- Feindseligkeit
  - Angst, Anspannung, Agitation
  - Impulskontrollstörung
  - produktive Symptomatik
- Anamnestische bzw. biografische Faktoren
  - psychiatrische Grunderkrankungen, Probleme im Bereich der Compliance
  - bereits zuvor beschriebenes fremdaggressives Verhalten
  - aktuelle Lebenssituation

Therapeutisches Vorgehen

- Krisenintervention mit deeskalierenden Maßnahmen
- stationäre psychiatrische Aufnahme
- psychopharmakologische Therapie

7.1.3 Spezifische Störungsbilder

Delir

Diagnose nach ICD-10:

- Bewusstseinsstörung; eingeschränkte Fähigkeit, die Aufmerksamkeit zu richten, zu halten, zu verlagern
- reduzierte Kognition (Gedächtnis-, Auffassungsstörung, zeitliche Desorientiertheit usw.), Wahrnehmungsstörungen (optische Halluzinationen, Wahneinfälle)
- psychomotorische Störungen (Hypo- oder Hyperaktivität), affektive Störungen
- Störungen des Schlaf-Wach-Rhythmus

Häufige Ursachen des Delirs:

- **Erkrankung des Zentralnervensystems:** Infektionen, Trauma, Epilepsie, Tumore, Demenz, Gefäßerkrankungen
- **Störungen des Stoffwechsels:** Hypoxie, Urämie, Leberstörung, Blutarmut, Elektrolytstörungen

- **kardiale oder pulmonale Erkrankungen:** Herzinfarkt, Rhythmusstörungen, Schock, Ateminsuffizienz
- **weitere Ursachen:** Alkohol, Medikamente, Drogen, Gifte, Fieber, Narkose, Operation

Kriterien zum Verlauf:
- akuter Beginn, fluktuierendes Störungsbild, Fluktuation innerhalb einer kurzen Zeitspanne (Stunden, Tage, < 6 Monate)

Dem Delir liegt immer eine organische Ursache zugrunden, die im Rahmen der Diagnostik auch abgeklärt werden soll. Für die Therapie des Delirs ergeben sich daher folgende Ansätze:

- Behandlung der organischen Grunderkrankung
- psychopharmakologische Therapie der psychiatrisch manifesten Symptomatik
- adäquate Umgebungsfaktoren etablieren
- supportiver Gesprächsstil, den Bezug zur Realität herstellen

Alkoholkrankheit

Laut aktuellen epidemiologischen Berechnungen sind 5 % der österreichischen Bevölkerung (im Alter von 15–99 Jahren) alkoholabhängig und 12 % gefährdet, abhängig zu werden. Die Gesamtlebenszeitprävalenz liegt bei 10 %, sie ist bei Männern doppelt so hoch wie bei Frauen.

Alkoholbedingte Syndrome nach ICD-10:
- F10.0 Akute Intoxikation
- F10.1 Schädlicher Gebrauch
- F10.2 Abhängigkeitssyndrom
- F10.3 Entzugssyndrom (z. B. Tremor, Schweißausbrüche, Angst)
- F10.4 Entzugssyndrom mit Delir
- F10.5 Psychotische Störung (z. B. Alkoholhalluzinose, alkoholische Paranoia)
- F10.6 Alkoholbedingtes amnestisches Syndrom (z. B. Korsakow-Syndrom)
- F10.7 Alkoholbedingter Restzustand (z. B. auch nach Abstinenz anhaltende Persönlichkeits- oder Verhaltensstörung)

Ein Abhängigkeitssyndrom liegt dann vor, wenn mindestens drei der folgenden Kriterien während des letzten Jahres gleichzeitig vorhanden waren:

- ein starker Wunsch oder eine Art Zwang, psychotrope Substanzen zu konsumieren (Craving),
- verminderte Kontrollfähigkeit bezüglich des Beginns, der Beendigung und der Menge des Konsums (Kontrollverlust),
- ein körperliches Entzugssyndrom bei Beendigung oder Reduktion des Konsums,
- Nachweis einer Substanztoleranz (Toleranzentwicklung),
- fortschreitende Vernachlässigung anderer Vergnügen oder Interessen,
- anhaltender Substanzkonsum trotz Nachweises eindeutiger schädlicher Folgen.

Die bisher in manchen Therapiekonzepten geforderte lebenslange völlige Abstinenz stellt zwar den Idealzustand dar, entspricht jedoch selten der tatsächlichen Problemsituation und führt manchmal dazu, dass Patient:innen demotiviert werden, da dieses Ziel mitunter nur selten erreicht werden kann. Die Behandlung besteht aus einer individuell zugeschnittenen Kombination verschiedener somatomedizinischer, suchtmedizinischer, psychiatrischer, psychotherapeutischer, psychopharmakologischer und sozialtherapeutischer Interventionsformen. Der Umfang der Therapie wird dabei auf Art und Schwere des Erkrankungsgrades der Betroffenen sowie auf ihre Ressourcen (Fertigkeiten und Fähigkeiten) und Potenziale abgestimmt. Die Psychotherapie spielt hier von Beginn an eine zentrale Rolle.

Psychose aus dem schizophrenen Formenkreis

Die Schizophrenie ist durch eine charakteristische Symptomkonstellation in verschiedenen psychischen Bereichen wie Wahrnehmung, Denken, Ich-Funktionen, Affektivität, Antrieb, Kognition und Psychomotorik gekennzeichnet. Prägend sind einerseits episodisch auftretende akute psychotische Zustandsbilder und andererseits chronische Beeinträchtigungen mit persistierenden »Positivsymptomen« (z. B. Wahn, Halluzinationen) und/oder »Negativsymptomen« (z. B. Affektverflachung, Antriebsminderung, sozialer Rückzug). Meistens gehen chronische Krankheitsverläufe mit kognitiven und sozialen Beeinträchtigungen einher. Die Lebenszeitprävalenz der Schizophrenie beträgt weltweit zwischen 0,3 und 0,6 %; dies bedeutet für Österreich mehr als 1000 Neuerkrankungen pro Jahr.

Der Krankheitsverlauf der Schizophrenie kann eingeteilt werden in:

- prämorbide Phase
- Prodromalphase
- Phase der Progression
- Residualphase

Die Symptome der Schizophrenie gehen mit neurochemischen Veränderungen im Bereich zentraler Neuromodulatoren/Transmitter einher, wobei spezifische Veränderungen im dopaminergen und serotonergen System, in letzter Zeit auch im glutamatergen System, am besten beforscht sind.

Diagnostische Merkmale der Schizophrenie nach ICD-10

- Gedanken (Lautwerden, Eingebung, Entzug, Ausbreitung)
- Wahninhalt (Kontrollwahn, Beeinflussungswahn, Gefühl des Gemachten, Wahnwahrnehmungen)
- Wahncharakteristik (unangemessen, unrealistisch)
- Halluzinationen (kommentierende, dialogisierende, jeweils mit Sinneseindrücken verbundene)
- formales Denken (Gedankenabreißen, Zerfahrenheit, Danebenreden, Neologismen)
- katatone Symptome (Mutismus, Stupor, Haltungsstereotypien, Erregung, Negativismus)
- »Negativsymptome« (Apathie, Sprachverarmung, sozialer Rückzug, verflachter/inadäquater Affekt)

Charakteristika der diagnostischen Subtypen nach ICD-10

- **Paranoide Schizophrenie**
  Vorherrschen von Halluzinationen und Wahnphänomenen.
- **Hebephrene Schizophrenie**
  Deutliche und anhaltende Verflachung oder Inadäquatheit des Affekts, zielloses und unzusammenhängendes Verhalten oder deutliche formale Denkstörungen (Zerfahrenheit der Sprache).
- **Katatone Form**
  Für mindestens zwei Wochen mindestens ein katatones Symptom.
- **Undifferenzierte Schizophrenie**
  Die Patient:innen erfüllen die Kriterien für einen anderen Typ nicht oder die Symptome sind so zahlreich, dass die Kriterien für mehrere Typen erfüllt sind.

- **Postschizophrene Depression**
  Kriterien der Schizophrenie in den letzten zwölf Monaten sind erfüllt; die depressiven Symptome müssen mindestens die Kriterien für eine leichte depressive Episode erfüllen.
- **Schizophrenes Residuum**
  Ein chronisches Stadium im Verlauf einer schizophrenen Erkrankung mit einer eindeutigen Verschlechterung von einem früheren zu einem späteren Stadium. Während eines Zeitraums von zwölf Monaten sind mindestens vier Symptome der negativen Symptomatik vorhanden.

In der Akutphase steht die Therapie der Positivsymptomatik an erster Stelle, insbesondere die der Agitation und der Angst. Hier sind die Behandlung mit atypischen Antipsychotika bzw. entsprechende Begleit- und ergänzende medikamentöse Maßnahmen zentral. Weiters gilt es, in der Akutphase Selbst- und Fremdgefährdung sowie psychiatrische und somatische Komorbiditäten einzuschätzen und zu behandeln.

Psychotherapeutische Interventionen bei der Schizophrenie sollten primär auf die Erfassung und Behandlung krankheitsspezifischer Symptome gerichtet werden. Diese Interventionen zielen in erster Linie auf das Erlernen bzw. Wiedererlernen von psychosozialen Fertigkeiten ab und sind auch als Bewältigungsstrategien im Rahmen des Vulnerabilitäts-Stress-Coping-Modells zu verstehen. Ziele der Psychotherapie bei Erkrankungen aus dem schizophrenen Formenkreis sollten daher auf eine Verminderung der individuellen Vulnerabilität fokussieren sowie auf eine Verringerung von ungünstigen äußeren Stressfaktoren, die Behandlung von krankheitsspezifischen Symptomen im kognitiven, affektiven und psychosozialen Bereich, die Verbesserung der Lebensqualität sowie die Förderung und Verbesserung von Fähigkeiten zur Kommunikation und Krankheitsbewältigung.

Affektive Störungen

Bei diesen Störungen bestehen die Hauptsymptome in einer Veränderung der Stimmung oder der Affektivität. Die ICD-10 unterscheidet:

- F30 Manische Episode
- F31 Bipolare affektive Störung
- F32 Depressive Episode
- F33 Rezidivierende depressive Störung

Weltweit sind depressive Erkrankungen die häufigste Ursache für Erwerbsunfähigkeit. Depressionen stellen außerdem den Hauptgrund für Suizide dar, da 70 % der Suizide im Rahmen einer Depression erfolgen. Im Vergleich zu anderen Todesursachen versterben weltweit Menschen etwa dreimal häufiger an Suiziden als an AIDS – und etwa achtmal häufiger als an Malaria.

Allgemeine Kriterien einer depressiven Episode-Depression inkludieren:
- Die depressive Episode sollte mindestens zwei Wochen dauern.
- Es finden sich keine Hinweise auf manische Symptome oder hirnorganische Störungen.
- Deutlicher Interessenverlust
- Mangelnde Fähigkeit, normale emotionale Reaktivität zu zeigen
- Früherwachen
- Morgentief
- Psychomotorische Hemmung oder Agitiertheit
- Deutlicher Appetitverlust
- Deutlicher Libidoverlust

Man unterscheidet eine
- leichte depressive Episode,
- mittelgradige depressive Episode,
- schwere depressive Episode ohne bzw. mit psychotischen Symptomen, wobei die depressive Stimmung, Interessenverlust und der verminderte Antrieb die Kernsymptomatik darstellen. Daten zeigen, dass Frauen doppelt so oft erkranken wie Männer. Neben einer genetischen Prädisposition, Persönlichkeitsfaktoren und psychosozialen Belastungsfaktoren spielt eine Auslenkung der Neurotransmittersysteme (z. B. Serotoninhypothese) eine wesentliche Rolle.

Depression: Therapieformen

- Biologische Verfahren: Pharmakotherapie (Antidepressiva), Schlafentzug, Lichttherapie, Elektrokrampftherapie
- Psychologische Verfahren: Psychotherapie, psychosoziale Interventionen, Soziotherapie

Am effektivsten ist eine Kombination von psychopharmakologischer Therapie und Psychotherapie!

Bei der Manie kommt es zu einer inadäquat gehobenen Stimmung (teilweise expansiv bis hin zu gereizt). Es zeigt sich weiters u. a.: eine gesteigerte Aktivität, ein Rededrang, eine Ideenflucht, ein Verlust normaler sozialer Hemmungen, ein vermindertes Schlafbedürfnis, überhöhte Selbsteinschätzung, rücksichtsloses Verhalten, gesteigerte Libido. Des Weiteren können im Verlauf auch psychotische Symptome auftreten (Manie mit psychotischen Symptomen).

Treten über einen Zeitraum sowohl depressive als auch (hypo-)manische Phasen auf, spricht man von einer bipolaren Erkrankung. Bipolare Erkrankungen beginnen meistens (bei ca. 70 %) mit einer depressiven Episode, seltener mit manischen Phasen. Achtung: Gerade hypomane Phasen sind klinisch schwer zu diagnostizieren.

Psychotherapeutische sowie psychoedukative Therapieverfahren sind bei der bipolaren Störung essenziell. Achtung: Es gibt eine hohe Suizidalität bei dieser Patient:innengruppe, vor allem auch bei weiteren psychiatrischen Komorbiditäten, wie z. B. Substanzabusus.

Psychopharmakologische Therapien sind bei der Manie im Bereich der Aktuttherapie als auch in der Phasenprophylaxe essenziell. Lithium, Mood-Stabilizer und atypische Neuroleptika stellen hierfür eine gute Grundlage dar.

Die ICD-10 definiert weiters auch »anhaltende affektive Störungen«, wie die Zyklothymie oder Dysthymie. Hierbei handelt es sich um meist fluktuierende Stimmungsstörungen, bei denen die Mehrzahl der Episoden nicht schwer genug ist, um die Kriterien einer Hypomanie oder leichten depressiven Episode zu erfüllen. Die Dysthymie zum Beispiel wurde früher als neurotische Depression bezeichnet. Es handelt sich um eine Form der Depression, die weniger ausgeprägt ist als die Major Depression, aber mindestens zwei Jahre durchgehend vorhanden sein muss.

Anorexia nervosa

Essstörungen sind definitionsgemäß keine Ernährungsstörungen, sondern schwere psychiatrische Erkrankungen, die häufig mit körperlichen Komplikationen einhergehen. Die drei klinisch bedeutsamsten und am besten charakterisierten Essstörungen sind Anorexia nervosa (Magersucht), Bulimia nervosa und Binge-Eating-Störung. Ein sehr hohes Suizidrisiko (200-fach über der Normalbevölkerung und doppelt so hoch im Vergleich mit Patient:innen mit schwerer depressiver Episode) weist die Magersucht als schwerste und gefährlichste Erkrankung innerhalb der Psychiatrie aus. Zur Diagnostik der Anorexia nervosa werden folgende Kriterien nach ICD-10 herangezogen:

- Gewichtsverlust oder fehlende Gewichtszunahme: BMI 17,5 kg/m² oder weniger.
- Der Gewichtsverlust ist selbst herbeigeführt durch Vermeidung von »fettmachenden« Speisen.
- Selbstwahrnehmung als »zu fett« in Verbindung mit einer sich aufdrängenden Furcht, zu dick zu werden. Die Betroffenen legen für sich selbst eine sehr niedrige Gewichtsschwelle fest.
- Amenorrhoe bei Frauen, Interesseverlust an Sexualität und Potenzverlust bei Männern.
- Es werden der restriktive Typus (ICD-10: F50.00) und der bulimische Typus (ICD-10: F50.01) unterschieden.
- Wachstumshemmung bei Beginn der Erkrankung vor der Pubertät.

Essstörungen können medizinische Komplikationen hervorrufen, die über zwei Pfade zustande kommen: Einerseits kann Unterernährung gepaart mit motorischer Hyperaktivität den Körper übermäßig belasten, andererseits können Erbrechen und Laxantienabusus zu kardialen und neurologischen Komplikationen führen. Ein Drittel der Todesursachen bei Patient:innen mit Anorexia nervosa ist durch kardiovaskuläre Komplikationen bedingt.

Therapie

Die Behandlung der Essstörungen ist multimodal und multidisziplinär ausgerichtet. Neben unbedingt notwendiger allgemeinmedizinischer bzw. pädiatrischer Diagnostik und regelmäßiger fachärztlicher Kontrolle ist in allen Fällen Psychotherapie indiziert. Evidenzbasierte medikamentöse Therapie ist bei der Anorexie nur für die komorbiden psychiatrischen Störungen sinnvoll einsetzbar. Bei Bulimie kann der Einsatz von SSRIs wie z. B. Fluoxetin eine Besserung der Symptomatik bewirken. Bei der Binge Eating-Störung haben Antidepressiva und Topiramat ein potenzielles Einsatzspektrum. Die Gabe von atypischen Neuroleptika für die Anorexie ist noch im Erprobungsstadium. Umfassende Leitlinien zur Therapie der Esstörungen wurden von der American Psychological Association (APA, 2006), dem National Institute of Clinical Excellence (NICE, 2004) und von den deutschen Fachgesellschaften (S3-Leitlinien; Herpertz, 2011) herausgegeben.

Dissoziative Störungen (Konversionsstörungen)

Der frühere Begriff der Konversionsstörung kam aus dem psychoanalytischen Kontext und ist in diesem immer noch gebräuchlich. Im Bemühen, die Beschreibung von Krankheitsbildern zunehmend theorieunabhängiger zu machen, hat sich der Begriff der dissoziativen Störung durchgesetzt. Dies steht auch im Zusammenhang mit dem Bemühen, die Konzepte weiter zu setzen, da diese Erscheinungsbilder nicht – wie mit dem Begriff der Konversion verbunden – nur bei der Hysterie vorkommen, sondern eben auch bei schweren Posttraumatischen Belastungsreaktionen.

i Info

Die dissoziative Störung bezeichnet den teilweisen oder völligen Verlust der normalen Integration der Erinnerungen an die Vergangenheit, des Identitätsbewusstseins, der unmittelbaren Empfindungen sowie der Kontrolle von Körperbewegungen. »Die ICD-10 weitet dieses Merkmal des Integrationsverlustes auf die neurophysiologischen Funktionen der Sensorik, Sensibilität und Motorik aus.« (Spitzer & Dudeck, 2017, S. 334)

Es lässt sich sehr schwer feststellen, ob und in welchem Umfang dieser Funktionsverlust willkürlich kontrolliert werden kann. Das DSM-5 greift dies in seiner Konzeptualisierung ebenfalls auf, geht aber insgesamt noch weiter in der Annahme, dass praktisch jede psychische Funktion von Dissoziation betroffen sein kann:

i Info

»Dissoziative Störungen sind durch eine Störung und/oder Unterbrechung der normalen Integration von Bewusstsein, Gedächtnis, Identität, Emotionen, Wahrnehmung, Körperbild, Kontrolle motorischer Funktionen und Verhalten gekennzeichnet. Dissoziative Symptome können potenziell jeden Bereich psychischer Funktionen beeinträchtigen« (APA, 2015, S. 397; zit. n. Handbuch)

Trotz dieser sehr umfassenden Konzeption von Dissoziation im DSM-5 werden die pseudoneurologischen Konversionssymptome weiterhin unter den somatoformen Störungen abgebildet und in diesem Kapitel auch nicht näher behandelt.

Phänomenologisch sind dissoziative Symptome und Syndrome sehr heterogen und können auf ganz unterschiedliche Weise in Erscheinung treten:

- Veränderungen in der (qualitativen) Bewusstseinslage, z. B. Einengungen des Bewusstseinsfeldes wie in Trance, häufig kombiniert mit dem Gefühl der Entfremdung, des drohenden Ich-Verlustes und der Entkoppelung von Emotionen
- Amnesien, die das autobiografische Gedächtnis betreffen und bei denen persönlich relevantes Material nicht erinnert wird
- Depersonalisation und Derealisation, insbesondere mit dem Eindruck des »Als-ob«
- verändertes Raum- und Zeiterleben, etwa in Form des häufig berichteten Tunnelblicks oder des Gefühls, dass die Zeit wie in Zeitlupe vergeht
- gestörtes Identitätsgefühl
- körperliche Phänomene wie Analgesie, Anästhesie oder Bewegungs- und sensorische Störungen (z. B. Taub- oder Blindheit)

Auf der Ebene kategorialer Diagnostik ist es sinnvoll, zwischen **dissoziativen Bewusstseinsstörungen** (Dissoziation rein auf psychischer Ebene) und **Konversionsstörungen** (Dissoziation ausschließlich auf Körperebene) zu unterscheiden, wobei der Überschneidungsbereich groß ist. Zur Gruppe der dissoziativen Bewusstseinsstörungen werden die Amnesie, die Fugue, der Stupor, Trance- und Besessenheitszustände, das Ganser-Syndrom und die Multiple Persönlichkeitsstörung (die in Analogie zum DSM-5 besser als dissoziative Persönlichkeitsstörung bezeichnet werden sollte) gerechnet (Dulz, Briken, Kernberg & Rauchfleisch, 2017, S. 334 f.).

Generalisierte Angststörung, Panikstörung

Die generalisierte Angststörung zeigt eine Lebenszeitprävalenz von 3–8 % der Bevölkerung. Der Beginn der Erkrankung fällt in das frühe Erwachsenenalter. Die Geschlechterverteilung liegt bei 1 : 2 für Männer und Frauen. Das wesentliche Symptom ist die anhaltende und generalisierte Angst, die aber nicht auf bestimmte Situationen in der Umgebung beschränkt ist oder darin nur besonders betont wird.

Die Panikstörung ist gekennzeichnet von episodischer, wiederkehrender Angst. Typisch ist das Vorliegen von körperlichen Symptomen wie Herzrasen, Brustschmerz, Erstickungsangst und Vernichtungsgefühl. Es kommt unbehandelt zum Teufelskreis der Angst vor der Angst und häufig trotz Aufklärung der psychischen Art der Erkrankung immer wieder zur Aufnahme an Notfallsaufnahmen. Die Behandlung umfasst Antidepressiva und Psychotherapie.

Zwangsstörung

Die Zwangsstörung kommt mit einer Lebenszeitprävalenz von 2–3% vor. Die Geschlechterverteilung ist 1:1, der Erkrankungsbeginn zumeist in der Adoleszenz. Zwangsgedanken und Zwangshandlungen treten auf. Für die Zwangsstörung liegen sowohl psychotherapeutische Ätiologiekonzepte als auch biologische Grundlagen vor.

Persönlichkeitsstörungen

i

Persönlichkeitsstörungen sind tiefgreifende, überdauernde, fehlangepasste Verhaltensmuster, die von den Erwartungen der soziokulturellen Umgebung abweichen und weder auf eine affektive noch auf eine körperliche Störung oder gesellschaftliche Rollenkonflikte zurückzuführen sind.

Sie werden in einzelne Cluster eingeteilt und es gibt Spezialabteilungen an psychiatrischen Kliniken für deren Behandlung. Diese erfolgt mittels hochfrequenter Psychotherapie und wenn nötig werden Antidepressiva gegen depressive Verstimmung eingesetzt. Gegen Stimmungsschwankungen, wie sie bei diesen Patient:innen häufig vorkommen, können sogenannte Mood-Stabilizer gegeben werden. Die wohl bekannteste Persönlichkeitsstörung ist die emotional instabile Persönlichkeitsstörung (»Borderlinesyndrom«), welche unter anderem durch ein Muster affektiver Instabilität, Impulsdurchbrüche, Selbstmordgedanken/-versuche und Selbstverletzungen gekennzeichnet ist. Die ICD-10 unterscheidet allgemeine Kriterien der Persönlichkeitsstörung und in der Folge verschiedene Subtypen mit ausgeprägten psychopathologischen Merkmalen. Allen Persönlichkeitsstörungen ist gemeinsam, dass der Beginn in der Kindheit/Jugend anberaumt wird, die Psychotherapie ist bei diesen Störungen essenzieller Bestandteil.

Belastungs- und Anpassungsstörungen

Akute Belastungsreaktion

Darunter versteht man eine vorübergehende Störung von beträchtlichem Schweregrad, die sich bei einem psychisch nicht manifest gestörten Menschen als Reaktion auf eine außergewöhnliche körperliche oder seelische Belastung entwickelt und im Allgemeinen innerhalb von Stunden oder

Tagen abklingt. Beispiele für Auslöser dieser Art sind Naturkatastrophen oder diesen vergleichbare Ereignisse, wie z. B. das Seilbahnunglück in Kaprun. Die Symptomatik kann von anfänglicher Betäubung in massive Unruhe und Überaktivität übergehen. Es kann in der Folge eine teilweise oder vollständige Amnesie für die Episode vorliegen.

Posttraumatische Belastungsstörung

Diese entsteht verzögert oder protrahiert. Typische Merkmale sind das wiederholte Erleben des Traumas in sich aufdrängenden Erinnerungen oder in Träumen. Gewöhnlich ist dies begleitet von einem Zustand vegetativer Übererregtheit mit Vigilanzsteigerung, Schreckhaftigkeit und Schlafstörungen. Die Entwicklung ist durch eine qualifizierte Psychotherapie zu verbessern, wenngleich eine hohe Komorbidität mit Suchtentwicklungen und depressiven Störungen besteht.

Anpassungsstörung

Hierbei handelt es sich um Zustände von subjektivem Leiden und emotionaler Beeinträchtigung, die soziale Funktionen und Leistungen behindern und während des Anpassungsprozesses nach einer entscheidenden Lebensveränderung, nach einem belastenden Lebensereignis oder auch nach schwerer körperlicher Krankheit auftreten. Die Symptomatik umfasst in erster Linie Depression und Angst.

7.1.4 Psychiatrie und Gesellschaft

Im Laufe der Geschichte kam es zu unterschiedlichen Haltungen gegenüber psychisch kranken Menschen. Deren Behandlung kann nur im Wechselspiel mit gesellschaftlichen Werthaltungen gesehen werden. So kam es immer auch zu Bewertungen der Tatsache, dass jemand an derlei Erkrankungen litt, und in der Folge zu Ausgrenzungsphänomenen. Geschichtlich sind Narrentürme, Toll- und Verwahrungshäuser Beispiele dafür.

Im 19. Jahrhundert wird die Psychiatrie eine medizinische Wissenschaft. In der Folge gelangt der Streit um den Leib-Seele-Dualismus zu alltäglicher Bedeutung. Zu Beginn des 20. Jahrhunderts entsteht in der Folge von Sigmund Freuds Psychoanalyse die Fülle von Therapierichtungen, die auch heute noch das Bild prägt. Mitte des 20. Jahrhunderts werden Antipsychotika und Antidepressiva entdeckt und somit auch eingesetzt.

Die Tatsache, dass es aufgrund der zu behandelnden Erkrankungen im Rahmen genau geregelter gesetzlicher Bestimmungen auch zu Behandlungen gegen den Willen eines Betroffenen kommen kann, wurde im Unterbringungsgesetz festgelegt. Voraussetzung für eine Unterbringung ohne Verlangen sind das Vorliegen einer psychischen Krankheit, das Bestehen von Fremd- oder Eigengefährdung erheblichen Ausmaßes und das Fehlen einer Behandlungsalternative.

Der organisatorische Ablauf derselben umfasst die Begutachtung des Patienten durch zwei voneinander unabhängige Fachärzte. In der Folge werden der Patientenanwalt und das Unterbringungsgericht verständigt.

Die Meldung jeder Beschränkung, z.B. einer Fixierung, erfolgt an das Gericht. Die Untersuchung des Patienten erfolgt durch einen vom Gericht bestellten Sachverständigen. In der Regel erfolgt 14 Tage nach Erstanhörung eine mündliche Verhandlung. Bei dieser sind der Richter, der Sachverständige, der Patientenanwalt, der Abteilungsvorstand oder sein Vertreter, der Patient und auf Antrag eventuell ein Angehöriger anwesend.

Wenn das Gericht zustimmt, kommt es zur Setzung einer Frist und, falls der Patient dann noch untergebracht ist, zu einer neuerlichen Untersuchung durch den Sachverständigen, dann wird eine neuerliche Verhandlung anberaumt. Wenn das Gericht die Unterbringung für unzulässig erklärt, kann der Abteilungsvorstand Rekurs mit aufschiebender Wirkung einlegen, dem der Richter stattgeben kann oder nicht.

Zur Häufigkeit von Unterbringungen am Sozialmedizinischen Zentrum Baumgartnerhöhe ist beispielsweise anzumerken, dass seit 1980, nach Beschluss eines »Zielplans zur psychiatrischen Versorgung der Bevölkerung Wiens«, nunmehr 90 % aller Aufnahmen freiwillig erfolgen. Neben der Möglichkeit stationärer Behandlung zählt zunehmend die ambulante Versorgung in Einrichtungen wie dem Psychosozialen Dienst zum Gesamtbehandlungsplan.

Fragen zur Evaluation

1. Was ist ICD-10?
2. Wie definiert die ICD-10 die Schizophrenie?
3. Was ist ein Delir?
4. Welche Symptome sind für Angsterkrankungen typisch?
5. Beschreiben Sie Unterschiede zwischen Belastungsstörung, Angststörung, generalisierter Angststörung und Posttraumatischer Belastungsstörung.

Literatur im Text und Kernliteratur

Aigner, M., Paulitsch, K., Berg, D., & Lenz, G. (2020). *Psychopathologie. Anleitung zur psychiatrischen Exploration* (2., vollständig überarb. und ergänzte. Aufl.). Wien: Facultas (UTB).

Berger, M. (2014). *Psychische Erkrankungen. Klinik und Therapie* (5. Aufl.). München: Urban & Fischer.

Dilling, H., Mombour, W., & Schmidt, M. H. (Hrsg.). (2015). *Internationale Klassifikation psychischer Störungen. ICD-10 Kapitel V (F). Klinisch-diagnostische Leitlinien.* Göttingen: Hogrefe.

Dulz, B., Briken, P., Kernberg, O. F., & Rauchfleisch, U. (2017). *Handbuch der Antisozialen Persönlichkeitsstörung.* Stuttgart: Schattauer.

Ermann, M., Frick, E., Kinzel, C., & Seidl, E. (Hrsg.). (2014). *Einführung in die Psychosomatik und Psychotherapie* (3. Aufl.). Stuttgart: Kohlhammer.

Möller, H.-J., Laux, G., & Kapfhammer, H.-P. (Hrsg.). (2017). *Psychiatrie, Psychosomatik, Psychotherapie* (5. Aufl.). Heidelberg, Berlin: Springer.

Rössler, W. (Hrsg.). (2004). *Psychiatrische Rehabilitation.* Unter Mitarbeit von Ch. Lauber. Berlin, Heidelberg, New York: Springer.

Taylor, D., Paton, C., & Kajapur, S. (2012). *The Maudsley Prescribing Guidelines in Psychiatry* (12. Aufl.). Oxford: WileyBlackwell.

Weiterführende Literatur

Bronisch, T., & Hegerl, U. (2010). Suizidalität. In H.-J. Möller, G. Laux & H.-P. Kapfhammer (Hrsg.), *Lehrbuch Psychiatrie, Psychosomatik, Psychotherapie* (4. Aufl.). Berlin: Springer.

Damman, G. (2014). Psychotherapeutischer Prozess und Persönlichkeitsstörungen. Zunehmende Evidenz für psychodynamische Perspektiven aus der Prozess-Outcome-Forschung. *Psychotherapeut, 59,* 119–129

Fischer, G., & Riedesser, P. (2009). *Lehrbuch der Psychotraumatologie* (4. Aufl.). München: Ernst Reinhardt.

Internetquellen

http://oegpb.at – Österreichische Gesellschaft für Neuropsychopharmakologie und Biologische Psychiatrie

http://www.awmf.org/leitlinien/aktuelleleitlinien.html – AWMF online – das Portal der wissenschaftlichen Medizin

http://www.cochranelibrary.com – Cochrane Library and Reviews

http://www.meduniwien.ac.at/psychiatrie – Universitätsklinik für Psychiatrie und Psychotherapie Wien

http://www.nice.org.uk – National Institute for Health and Care Excellence, Clinical Guidelines

http://www.oegpp.at – Österreichische Gesellschaft für Psychiatrie und Psychotherapie

7.2 Kinder- und Jugendpsychiatrie

Elisabeth Pellegrini & Christiane Richter

Psychiatrische Störungsbilder des Kindes- und Jugendalters

Zusammenfassung

Dieser Abschnitt beschäftigt sich mit dem kinder- und jugendpsychiatrischen Erstgespräch und speziellen psychiatrischen Störungsbildern des Kindes- und Jugendalters: dem ADHS, der autistischen Störung, der Störung des Sozialverhaltens und der Schulverweigerung.

Schlüsselwörter

kinder- und jugendpsychiatrisches Erstgespräch, ADHS, Autismus, Störung des Sozialverhaltens, Schulverweigerung

Einleitung

Ein kinder- und jugendpsychiatrisches Erstgespräch braucht viel Zeit – nicht nur der Vorstellungsanlass, sondern auch die gesamte Krankengeschichte, Familienanamnese, Sozialanamnese, der internistisch-pädiatrische, entwicklungsneurologische und kinderpsychiatrische Befund werden erhoben. Auf die Fremdanamnese wird großer Wert gelegt, eventuell wird das soziale Umfeld (Eltern, Großeltern bzw. andere Verwandte, Lehrer:innen, Kindergartenpädagog:innen, Therapeut:innen, Sozialarbeiter:innen/Jugendamt ...) genau befragt.

In der Kinder- und Jugendpsychiatrie sind Interdisziplinarität und Vernetzung wesentlich. Deswegen finden sich auch zahlreiche Berufsgruppen auf kinderpsychiatrischen Abteilungen (Stichwort »multiprofessionelles Team«). Jede Berufsgruppe hat ihre eigene Sicht und bringt wesentliche Beobachtungen und diagnostische Überlegungen ein. Das Gespräch und die Verhaltens-/Interaktionsbeobachtung sind richtungsweisend. Ebenso werden eventuell auch ergänzende Befunde erhoben: psychologische, ergotherapeutische, physiotherapeutische, logopädische, labordiagnostische, radiologische etc. Untersuchungen. Ziel ist die Erstellung einer Multiaxialdiagnose mit einem entsprechenden Behandlungsplan und Therapievorschlag.

7.2.1 ADHS – Aufmerksamkeitsdefizit-Hyperaktivitätsstörung

Erscheinungsbild

Impulsivität, Unaufmerksamkeit (Aufmerksamkeitsdefizit), Hyper-(=Über-)Aktivität (vgl. Lemkuhl et al., 2008, S. 674 ff.; Bölte & Poustka, 2013, S. 539 ff.).

Epidemiologie

Weltweit sind ca. 5–9 % der Kinder von ADHS betroffen. Die Symptome bleiben bei ca. zwei Drittel der Patient:innen bis ins Erwachsenenalter bestehen. Die Störung »wächst sich« also in der Regel »nicht aus«. Das Verhältnis von ADHS bei Buben zu Mädchen ist 3 : 1.

Info

Merkmale
1. Motorische Unruhe = Hyperaktivität (Wie lange kann ein Kind bei einer Aufgabe still sitzen bleiben?)
2. Unaufmerksamkeit = Aufmerksamkeitsdefizit (Wie lange kann sich ein Kind mit einer Aufgabe beschäftigen und die Konzentration halten? Die Aufgabe sollte nicht über Fernsehen oder Computer dargestellt werden, da auf Bildschirmen ständig neue Reize entstehen.)
3. Mangelnde Impulskontrolle

Achtung: Die Symptome müssen durchgängig, also in verschiedenen Settings vorhanden sein (z. B. zu Hause und in der Schule). ADHS ist eine chronische Erkrankung, die in der Kindheit beginnt.

Häufig findet man mit ADHS noch folgende Symptome:
- störendes oppositionelles und aggressives Verhalten (häufig ist auch die Diagnose »Störung des Sozialverhaltens« gerechtfertigt)
- Probleme mit sozialen Beziehungen – teilweise bedingt durch das Symptom der Hyperaktivität und das Störverhalten
- IQ unter 100
- umschriebene Lernprobleme
- motorische Ungeschicklichkeit
- Entwicklungsstörungen (häufig auch neurologischer Art)
- Ängste
- Tics
- Depressionen

Ätiologie

Hyperaktivität/ADHS ist vermutlich multifaktoriell bedingt (= hat viele Ursachen, die in unterschiedlicher Ausprägung zusammenspielen):

- Ein Auslöser ist ein zentralnervöses (= das ZNS, also vor allem das Gehirn betreffendes) neurochemisches Ungleichgewicht → daher ist der Zustand medikamentös veränderbar, da Medikamente die Konzentration der Neurotransmitter (= chemische Botenstoffe des Gehirns) beeinflussen.
- Genetische Faktoren spielen wahrscheinlich auch eine Rolle.
- Es dürften funktionelle und strukturelle Abnormitäten bestimmter Hirnteile vorliegen, die die ausführenden Funktionen des Gehirns beeinträchtigen.
- Kaum ursächlich beteiligt sind Faktoren wie Geburtskomplikationen, die Aufnahme von Schwermetallen oder auch Allergien.
- Eine Beeinflussung durch psychosoziale und biologische Faktoren dürfte gegeben sein, diese sind aber keinesfalls die Ursache.
- Bestimmte Nahrungsmittel können die Symptomatik verstärken.

Diagnostik

Die Diagnostik erfordert eine multidisziplinäre Einschätzung durch Eltern, Lehrer:innen, Sozialpädagog:innen, Ärzt:innen, Psycholog:innen, Ergotherapeut:innen etc. Es gibt keine spezifische Testung für ADHS – man kann nur die Symptome verifizieren und dann durch Zusammenschau der Symptomatik die Diagnose stellen.

Behandlung

- Erziehung: Aufklärung der Eltern, dass Hyperaktivität eine Störung und kein willentlicher Ungehorsam ihres Kindes ist; klare Regeln sind wichtig, aber auch Lob, da diese Kinder infolge ihres Störverhaltens meist wenig Anerkennung bekommen.
- Psychologische Behandlung (es gibt Elterntrainingsprogramme)
- Ernährung: Bei den Eltern sehr populär, in der Praxis aber schwer durchführbar wegen des hohen Aufwands und der erforderlichen hohen Disziplin/Mitarbeit – spielt in der Alltagspraxis daher kaum eine Rolle.
- Psychotherapie: ergänzend, insbesondere bei Komorbidität wie Depressionen

- Ergotherapie
- Medikation: Stimulanzien (bei schwergradiger durchgehender Hyperaktivität), eine Entscheidung, die gemeinsam mit den Eltern an Spezialambulanzen zu treffen ist.

Ein gutes Therapiekonzept muss individuell zugeschnitten, kontinuierlich überwacht und optimiert werden. Begleitende Pädagogik bildet die Grundlage für alle Behandlungsformen. Wirksame Interventionen beinhalten Psychoedukation und Begleitung für den Patienten und seine Familie, in der Schule und zu Hause. Motivation bzw. Kooperation des Kindes spielt in vielen Fällen eine zentrale Rolle.

Prognose

ADHS lässt eher in der späteren Jugend etwas nach, aber: Bei zirka zwei Drittel der betroffenen Kinder und Jugendlichen setzt sich die Symptomatik ins Erwachsenenalter fort (vgl. z. B. Turgay et al., 2012).

ADHS ist eine chronische Erkrankung, die eine Langzeitbehandlung erfordert!

i Info

Differenzialdiagnosen (= Abgrenzung von anderen Erkrankungen)

- Situationsbezogene Hyperaktivität – d. h., die Hyperaktivität ist evtl. nur eine Variante: Wenn sie z. B. nur in der Schule auftritt, könnte dies ein Hinweis auf eine Lernstörung sein, falls nur im häuslichen Umfeld, dann evtl. auf schwierige innerfamiliäre Beziehungen.
- Verhaltensstörungen – Mangelnde Impulskontrolle ist auch ein Merkmal der Störung des Sozialverhaltens (siehe unten); notwendiges Kennzeichen für die Diagnose »Hyperaktivität« ist die motorische Unruhe; häufig sind auch beide Störungen gemischt.
- Andere emotionale Störungen wie Angst, Depression und Manie
- Neurologische Bewegungsstörungen, die mit der allgemeinen Unruhe der Hyperaktivität leicht verwechselt werden können, auch sensorische Integrationsstörung.
- Tiefgreifende Entwicklungsstörungen oder auch
- generalisierte Lernstörungen

7.2.2 Autistische Störungen

Heute wird von einem autistischen Spektrum gesprochen (vgl. Remschmidt, 2008, S. 600 ff.), da nicht alle Störungen sämtlichen eng definierten Kriterien des frühkindlichen Autismus entsprechen.

Es gibt verschiedene Einteilungen, wobei die folgende recht sinnvoll erscheint:

- frühkindlicher »klassischer« Autismus (ca. ¼ bis ½ aller autistischen Störungen)
- atypischer Autismus (nicht alle Kriterien sind erfüllt)
- die Sonderform des Asperger-Autismus
- die Sonderform des Rett-Syndroms

Epidemiologie

Die Angaben der Autismusspektrumstörung (d.h. alle Formen des Autismus zusammen) schwanken von 1 : 1000 bis 1 : 100 (vgl. Dirmhirn, 2014, S. 26 f.).

1. (Klassischer) frühkindlicher Autismus (»Kanner-Autismus«) (ICD-10: F84.0)
Vorkommen bei 5 von 10 000 Personen (die Geschlechterverteilung Männer zu Frauen liegt in etwa bei 4 : 1). Diese Form des Autismus beginnt meist schon vor dem 36. Lebensmonat, wobei in 70 % der Fälle rückblickend deutlich wird, dass die Entwicklung von Anfang an nicht üblich verlief.

i Info

Merkmale des frühkindlichen Autismus
- soziale Beeinträchtigung
- Kommunikationsprobleme
- begrenzte und sich stereotyp wiederholende Aktivitäten und Interessen

Soziale Beeinträchtigung
Interaktionen mit anderen Menschen sind gestört: Einerseits wirken die Kinder abweisend und zeigen wenig Interesse an anderen, daneben weisen sie auch mangelnde Empathie mit anderen Menschen auf. Das autistische Kind kann Gefühle anderer schlecht erkennen und interpretieren und daher auch nur schwer angemessen reagieren. Freundschaften werden kaum geschlossen und bewahrt.

Kommunikationsprobleme

30 % aller Autist:innen erlernen nie den Gebrauch der Sprache. Auch bei den übrigen entwickelt sich das Sprachvermögen häufig verzögert und/oder abweichend; die Sprache kann in Betonung, Sprachmelodie und Tonhöhe auffällig sein. Bisweilen werden Wörter oder ganze Sätze der Gesprächspartner:innen wiederholt (Echolalie) oder auch neue Wörter erfunden (Neologismen). Auch das Verständnis der sprachlichen Äußerungen anderer ist gestört: Statt mit seinen Mitmenschen zu reden, spricht das autistische Kind eher an anderen vorbei.

Begrenzt und sich stereotyp wiederholende Aktivitäten und Interessen

- Probleme mit Veränderungen: keine Flexibilität, Beharren auf Routine und Ritualen
- stereotype (= immer wieder gleich ablaufende) motorische Bewegungsmuster
- Ordnungsspiele
- Teilweise haben ungewöhnliche Aspekte der Wirklichkeit einen hohen Stellenwert (z. B. Fahrpläne).
- ähnlich: Wichtigkeit von ungewöhnlichen Objekten (z. B. Abfalleimer)

Es finden kaum Rollenspiele statt – dazu müsste sich das autistische Kind in eine andere Position hineinfühlen bzw. hineindenken (Empathiemangel).

Zusätzliche Merkmale

- Lernbehinderung
  - 50 % haben einen IQ unter 50
  - 70 % haben einen IQ unter 70
  - 95 % haben einen IQ unter 100
  - Ausnahme: Asperger-Syndrom
- zerebrale Anfälle (zerebral = das Hirn betreffend)
  - ⅓ der intellektuell beeinträchtigten Kinder ist betroffen – aber nur 1 % der Kinder, die einen normalen IQ haben
  - Beginn oft in der Jugendzeit
- weitere psychische Probleme
  - Hyperaktivität
  - Wutausbrüche (durch mangelndes Kommunikationsvermögen des Kindes, aber auch wenn andere Personen Rituale und Routinen stören)
  - selbstverletzendes Verhalten (z. B. mit voller Kraft in die Hand beißen)

2. Asperger-Syndrom (F84.5)
Vorkommen 17 : 10 000

Info

Merkmale
- Wenig oder keine Verzögerung der Sprachentwicklung; Sprache und/oder Gestik sind aber dennoch auffällig.
- Es kommt weniger zu der bereits früh beginnenden Abgewandtheit, trotzdem sind die Kinder in den sozialen Interaktionen oft ungeschickt und zeigen ebenfalls ein gestörtes Einfühlungsvermögen – Interesse an den Mitmenschen ist aber vorhanden.
- Weniger motorische Stereotypien – eher repetitive (= sich wiederholende) Verhaltensweisen (zwanghafte Besessenheiten).
- Umschriebene Interessen, denen intensiv und mit viel Aufwand nachgegangen wird – bis hin zu sogenannten Inselbegabten (»Savants«) mit Extremleistungen der Merkfähigkeit.

3. Rett-Syndrom (F84.2)
Vorkommen ca. 1 : 10 000
Hier kommt es nach anfänglich normaler Entwicklung zu einer Rückentwicklung mit Verlust der erworbenen Fähigkeiten. Eine typische genetische Veränderung ist nachweisbar (x-chromosomaler Defekt).

Info

Merkmale
- Sprachverlust mit schwerer psychomotorischer Verlangsamung, zunehmende neurologische Defekte
- stereotype Handbewegungen (Händewringen), Mangel an zielgerichteten Handbewegungen
- Kopfwachstum verlangsamt sich nach dem 5. Lebensmonat

Ätiologie und Pathogenese von Autismus

Es fehlt bislang ein schlüssiges Modell zur Entstehung autistischer Störungen. Vermutlich sind aber folgende Faktoren beteiligt: genetische Faktoren, assoziierte körperliche Erkrankungen (10–15 % aller Kinder haben bekannte medizinische Erkrankungen, meist bei atypischem Autismus), Hirnschädigungen bzw. Hirnfunktionsstörungen, biochemische Anomalien, kognitive Störungen, Störungen der Sprachentwicklung und emotionale Auffälligkeiten (Empathie-Störungen).

Autismus wird höchstwahrscheinlich *nicht* durch frühkindliche Traumata (wie eine schwierige Eltern-Kind-Beziehung oder unfähige Eltern) hervorgerufen! Vermutlich handelt es sich um ein Versagen der neuronalen Netzwerke (= Verknüpfungen hochkomplexer Vorgänge im Gehirn).

Behandlung

Für die Kinder sind hochstrukturierte heilpädagogische Rahmenbedingungen und eine angepasste Schulform wichtig – je früher, desto besser (meist Auffälligkeiten ab dem 2. bis 3. Lebensjahr). Auch die Eltern von autistischen Kindern benötigen adäquate Unterstützung. In Betracht kommen hier vor allem Selbsthilfeorganisationen (wie etwa http://www.autistenhilfe.at/). Verhaltenstherapeutische Programme sind hilfreich bei Wutausbrüchen usw. Sprachanbahnung/Kommunikationsförderung ist sehr wichtig. Auch mentalisierungsbasierte Therapie verspricht gute Erfolge.

Medikamente

Es gibt keine spezifische Medikation gegen Autismus, aber Symptome wie Aggressivität, Zwänge und Ängste können durchaus medikamentös behandelt werden. Ebenso wichtig ist gegebenenfalls auch die (vorbeugende) Anfallsbehandlung.

Prognose

Die Prognose lässt sich im Allgemeinen vom 6. Lebensjahr an einschätzen. Bei frühkindlichem Autismus hängt die Prognose ab vom IQ, vom Ausmaß der Störung, vom Entwicklungsstand der Sprache, von der Dauer der Echolaliephase, vom Entwicklungsstand des Spielverhaltens und vom Schulerfolg. Wichtig ist der Spracherwerb bis zum 5. Lebensjahr: 70 % der Kinder erreichen dieses Ziel.

Die Symptome ändern sich in der Jugendzeit: Hyperaktivität kann sich beispielsweise in Unteraktivität verwandeln. Verhaltensauffälligkeiten können sich verstärken, wie z. B. agitiertes (= angetriebenes) oder aggressives Verhalten oder auch unangemessenes Sexualverhalten. 10 % der Autist:innen können im Jugendalter ihre Sprache wieder verlieren oder nur teilweise wieder erwerben. Zerebrale Anfälle treten eher in der Jugend als in der Kindheit auf.

7.2.3 Störung des Sozialverhaltens (SSV)

»Störungen des Sozialverhaltens sind durch ein sich wiederholendes und andauerndes Muster dissozialen, aggressiven oder aufsässigen Verhaltens charakterisiert. In seinen extremsten Auswirkungen beinhaltet dieses Verhalten gröbste Verletzungen altersentsprechender sozialer Erwartungen.« (Definition nach ICD-10, Dilling et al., 1999, S. 297; vgl. Matthys et al., 2008, S. 984 ff.)

Schwere aggressive oder dissoziale Verhaltensweisen zählen zu den häufigsten Vorstellungsanlässen in kinder- und jugendpsychiatrischen Einrichtungen (Steiner et al., 2003).

Verhaltensprobleme wie Trotz und Widerstand gegen Autoritätspersonen, Aggressivität und antisoziales Verhalten (= verletzt Recht, Eigentum sowie Leib und Leben von anderen Menschen) sind natürlich nicht von vornherein als psychiatrische, sondern eher als zwischenmenschliche Auffälligkeiten zu bewerten. Zudem sind Ungehorsam und auch Destruktivität tendenziell Teil der normalen Entwicklung in der Jugend.

Für die »Diagnose« SSV ist daher unbedingt auch die **Beeinträchtigung des Alltagslebens** erforderlich. Zudem handelt es sich um keine klare Kategorie (= ja/nein), sondern um ein dimensionales Merkmal (= mehr/weniger). Oft ist eine SSV verbunden mit Hyperaktivität, Depression und Angst → in solchen Fällen empfiehlt sich jedenfalls die Einbindung von Fachleuten des Gesundheitssystems.

Epidemiologie

Das Verhältnis von Jungen zu Mädchen liegt bei 2–4 : 1. SSV ist eher im deprivierten städtischen Milieu anzutreffen und verbunden mit einem niedrigen sozioökonomischen Status. Es gibt früh beginnende Formen (vor dem 10. Lebensjahr, »**early starters**«), gekennzeichnet durch viele Risikofaktoren wie etwa sehr jugendliche Eltern, Familienkonflikte und andere Belastungen, z. B. niedriger IQ oder Hyperaktivität. Dabei ist die Prognose deutlich ungünstiger als bei einem späteren Beginn in der Pubertät (»**late starters**«).

Info

Leitsymptome (vgl. Matthys et al., 2008, S. 985, bzw. ICD-10):
- Übermaß an Ungehorsam, Streitlust und tyrannischem Verhalten
- übermäßig häufige und schwere Wutausbrüche
- Grausamkeit gegenüber anderen Menschen und Tieren
- erhebliche Zerstörungswut gegenüber Eigentum
- Zündeln, Stehlen, häufiges Lügen und Betrügen
- Schule schwänzen
- unangemessenes Weglaufen von zu Hause

Das beschriebene Verhalten muss mindestens sechs Monate vorliegen.

Die oppositionell-trotzige Störung tritt eher bei jüngeren Kindern auf, die Kriterien für SSV treffen auf ältere Kinder zu. Diese ähneln jenen der antisozialen Persönlichkeitsstörung im Erwachsenenalter. Folgende Kriterien sollten für die Diagnose signifikant öfter als bei anderen Kindern/Jugendlichen derselben Entwicklungsstufe auftreten:

Störung des Sozialverhaltens (nach DSM-IV) (mindestens drei Merkmale in den letzten zwölf Monaten):
- oft unverschämt, drohend oder einschüchternd
- fängt oft Streit an
- hat beim Streiten schon gefährliche Waffen benutzt
- körperlich grausam gegenüber Tieren
- körperlich grausam gegenüber Menschen
- Stehlen mit oder ohne Gewaltanwendung
- hat schon jemanden zu sexuellen Handlungen gezwungen
- hat schon Feuer gelegt, um Schaden anzurichten
- hat schon Eigentum anderer zerstört
- Einbrüche in Autos und/oder Häuser
- betrügt/bestiehlt andere
- oft ohne Erlaubnis nachts unterwegs
- zweimal nächtliches Fernbleiben von zu Hause
- häufiges Schuleschwänzen mit Beginn vor dem 13. Lebensjahr

Nach ICD-10 unterscheidet man noch
- eine auf den familiären Rahmen beschränkte SSV (F91.0) – hier zeigt sich die Störung fast ausschließlich im familiären Kontext.
- SSV bei fehlenden sozialen Bindungen (F91.1) – zusätzlich zeigt sich eine schwere Beeinträchtigung der Beziehung des Kindes zu anderen Gleichaltrigen und meist auch zu Erwachsenen. Das Kind ist isoliert.

- SSV bei vorhandenen sozialen Bindungen (F91.2) – hier ist das Kind gut in die Altersgruppe integriert und zeigt sein aggressives und/oder dissoziales Verhalten gemeinsam mit anderen dissozialen Gleichaltrigen.
- SSV mit oppositionellem und aufsässigem Verhalten (F91.3)

Mögliche begleitende Merkmale:
- psychiatrische Symptome wie Hyperaktivität, Depression und Ängstlichkeit
- häufig Lernstörungen bis hin zum Ausbildungsversagen
- schlechte interpersonelle Beziehungen, da gerade diese Verhaltensstörung die Kinder rasch unbeliebt macht

Innerhalb des aggressiven Verhaltens unterscheidet man eine reaktive und eine instrumentelle Form:
- Reaktives aggressives Verhalten ist eine (impulsive) feindselige Reaktion als Antwort auf eine Frustration, stellt sich also als Verteidigungssituation dar.
- Instrumentell aggressives Verhalten ist dagegen kontrolliert und zielgerichtet eingesetzt, um durch die vorsätzliche Überschreitung der Grenzen anderer persönliche Vorteile zu erlangen.

Ätiologie und Pathogenese

SSV sind multifaktoriell bedingt: Biologische (genetische, hormonelle, neuroanatomische Faktoren), psychobiologische (z. B. Temperament, Bindung) und psychosoziale Faktoren (Erziehungsverhalten, psychosoziale Belastung, prä- und perinatale Riskofaktoren wie Nikotin, Alkohol etc.) interagieren (vgl. Stadler et al., 2013, S. 1099).

Es gibt eine familiäre Häufung, wobei jedoch gemeinsame Umgebungsfaktoren eine wichtigere Rolle spielen dürften als eine genetische Belastung. Hier führen oft psychische Störungen der Eltern, dysfunktionale Beziehungsmuster, elterliche Kriminalität, falsche Erziehungspraktiken und evtl. sexueller Missbrauch zu ausgesprochen problematischen Eltern-Kind-Beziehungen. Weitere Faktoren sind Probleme in der Schule und die Auswirkungen eines ungünstigen sozioökonomischen Status, z. B. schlechte Wohnbedingungen, aber auch Arbeitslosigkeit der Eltern. Es handelt sich demnach vorrangig nicht um ein pädagogisches oder psychiatrisches, sondern um ein gesellschaftspolitisches Problem.

Behandlung

Info

Multimodale Konzepte, die die Familie und das soziale Umfeld einbeziehen, sind am ehesten erfolgversprechend. Eine nur auf den Patienten zentrierte Maßnahme ist nur selten von Erfolg gekrönt. Die Behandlung erfolgt mittels Psychotherapie, Elternarbeit, Interventionen in der Schule, Antigewalttraining, medikamentöse Therapie etc.
Bei den Kleinen liegt der Fokus vor allem auf den Eltern: Familienberatung, soziale Unterstützung und Elterntrainingsprogramme sind essenziell. Barrieren für die Entwicklung der Kindeseltern müssen aus dem Weg geräumt werden.

Auf Seiten des Kindes spielen heilpädagogische psychologische Maßnahmen wie etwa Training von Problemlösungs und Sozialfähigkeiten, Erziehung zur Frustrationstoleranz sowie eine Änderung des Verhaltens eine Rolle. Einzelpsychotherapie, Medikation und Ernährung spielen hingegen nur eine untergeordnete Rolle.

Info

Bei Kindern mit SSV wurde eine besondere Empfänglichkeit für Belohnung festgestellt, gleichzeitig eine geringere Empfindlichkeit für Strafe (vgl. Matthys et al., 2004).

Auf Gemeindeebene werden derzeit Präventionsprogramme, z. B. in der Schule, erprobt und geprüft.

Prognose

Die Zusammenhänge zu delinquentem Verhalten sind auffällig: 40 % aller Kinder mit SSV geraten als junge Erwachsene in die Delinquenz – und 90 % aller delinquenten jungen Erwachsenen hatten als Kinder SSV.

Kinder mit SSV haben ein größeres Risiko für Probleme im psychiatrischen, forensischen (= rechtsmedizinischen, z. B. Behandlung als »abnorme Rechtsbrecher«) und psychosozialen Bereich (Arbeit, Partnerschaft). Bei »early starters« gibt es eine Persistenz von 60 %, sie entwickeln häufig eine dissoziale Persönlichkeitsstörung. Bei »late starters« ist die Prognose deutlich besser, sie liegt bei nur 5 % Persistenz (lt. Bilke-Hentsch, 2012).

Differenzialdiagnosen

- Hyperaktivität
- Anpassungsstörung: nach einem klar definierten psychosozialen Stress
- subkulturelle Abweichungen: hier sind die Kinder innerhalb ihrer eigenen Subkultur evtl. durchaus angepasst (Schwarzfahren, Drogenpartys usw.)
- autistische Störung: Gemeinsamkeit ist hier oft die mangelnde Impulskontrolle

7.2.4 Schulverweigerung

Das Symptom der Schulverweigerung (Schulabsentismus) stellt keine eigenständige Diagnose dar, es ist aber ein häufiger Vorstellungsgrund bei Kinder- und Jugendpsychiater:innen (vgl. Lemkuhl & Lemkuhl, 2013, S. 737 ff.). Wir unterscheiden im deutschsprachigen Raum Schulphobie, Schulangst und Schulschwänzen. Letzteres geschieht ohne Wissen der Eltern zumeist ohne zusätzliche Symptome, während bei der Schulangst Eltern zumeist eingeweiht sind und die Kinder mit deren Wissen zu Hause bleiben.

i Info

Die Auslöser bei der Schulangst finden sich in der Schulsituation selbst oder am Schulweg (z. B. Mobbing, Angst vor schlechter Leistung, vor Lehrer:innen). Das Fernbleiben von der Schule dient dabei der Vermeidung von Gefühlen der Demütigung, Bloßstellung bzw. einer starken Selbstunsicherheit und sozialer Ängste.
Bei der Schulphobie liegt dagegen ein Vermeidungsverhalten vor, das ohne direkten Bezug zur Schulsituation steht. Häufig handelt es sich um Trennungsängste. Die Eltern wissen um die Schulverweigerung Bescheid. Oft leiden die Kinder an körperlichen Beschwerden.

Wichtige Fragen (vgl. Lemkuhl & Lemkuhl, 2013, S. 741 f.)

- Liegen ernsthafte Erkrankungen vor, die einen Schulbesuch unmöglich machen?
- Wissen die Eltern über das Fehlen in der Schule Bescheid?
- Existieren schulbezogene Ängste oder besteht eine Überforderungssituation?

- Fällt es dem Kind schwer, sich morgens von zu Hause zu lösen, gibt es Zeichen von Trennungsangst?
- Lässt sich eine erhöhte Selbstunsicherheit einschließlich sozialer Ängstlichkeit feststellen?

Ätiologie und Pathogenese

Wie immer ist dies multifaktoriell. Psychosoziale Belastungsfaktoren scheinen zu überwiegen, bei schulängstlichen/phobischen Kindern finden sich häufig psychisch belastete bzw. kranke Eltern (vgl. Egger et al., 2003).

Behandlung

Bei Trennungsangst ist eine möglichst rasche Wiedereingliederung in die Schule wichtig! Eltern sollten mitberaten/behandelt werden. Psychotherapie, evtl. auch medikamentöse Unterstützung ist notwendig. Bei Versagen der ambulanten Therapie ist eine möglichst frühzeitige stationäre Aufnahme indiziert. Vermeidung der Konfrontation mit dem Angstauslöser hilft nicht!

Fragen zur Evaluation

1. Nennen Sie die Kernsymptome von ADHS.
2. Welche autismusspezifischen Merkmale kennen Sie?
3. Wie unterscheiden sich Schulphobie und Schulangst?
4. Was beinhaltet eine kinderpsychiatrische Diagnoseerstellung?
5. Wofür sind Kinder mit Störung des Sozialverhaltens besonders empfänglich? (Und wie lässt sich das in der Erziehung bzw. Therapie nutzen?)

Literatur im Text

Bilke Hentsch, O. (2012). *Von der gesunden Aggressivität zur destruktiven Psychopathologie – gefährdete Entwicklungen.* Vortrag, gehalten am 23.02.2012 bei der 29. Jahrestagung der Österreichischen Gesellschaft für Kinder und Jugendpsychiatrie (ÖGKJP) »bad or mad? or …?«, Salzburg, 23./24.02.2012.

Bölte, S., & Poustka, F. (2013). Autismus und tiefgreifende Entwicklungsstörungen. In G. Lemkuhl, F. Poustka, M. Holtmann & H. Steiner (Hrsg.), *Lehrbuch der Kinder- und Jugendpsychiatrie. Band 2: Störungsbilder* (S. 539–573). Göttingen et al.: Hogrefe.

Dilling, H., Mombour, W., & Schmidt, M. (Hrsg.). (1999). *Internationale Klassifikation psychischer Störungen. ICD-10 Kapitel V (F)* (3. Aufl.). Bern, Göttingen, Toronto, Seattle: Hans Huber.

Dirmhirn, A. (2014). Eingeschränkter Austausch. *Ärztemagazin*, 9, 26–27.

Egger, H., Costello, E., & Angold, A. (2003). School refusal and psychiatric disorders: A community study. *Journal of the American Academy of Child and Adolescent Psychiatry*, 42, 797–806.

Herpertz-Dahlmann, B., Resch, F., Schulte-Markwort, M., & Warnke, A. (Hrsg.). (2008). *Entwicklungspsychiatrie. Biopsychologische Grundlagen und die Entwicklung psychischer Störungen.* Stuttgart, New York: Schattauer.

Lemkuhl, G., Konrad., K., & Döpfner, M. (2008). Aufmerksamkeitsdefizit-/Hyperaktivitätsstörung (ADHS). In B. Herpertz-Dahlmann, F. Resch, M. Schulte-Markwort & A. Warnke (Hrsg.), *Entwicklungspsychiatrie. Biopsychologische Grundlagen und die Entwicklung psychischer Störungen* (S. 674–693). Stuttgart, New York: Schattauer.

Lemkuhl, U., & Lemkuhl, G. (2013). Schulphobie und Schulverweigerung. In G. Lemkuhl, F. Poustka, M. Holtmann & H. Steiner (Hrsg.), *Lehrbuch der Kinder- und Jugendpsychiatrie. Band 2: Störungsbilder* (S. 737–749). Göttingen et al.: Hogrefe.

Lemkuhl, G., Poustka, F., Holtmann, M., & Steiner, H. (Hrsg.). (2013). *Lehrbuch der Kinder- und Jugendpsychiatrie. Band 2: Störungsbilder.* Göttingen et al.: Hogrefe.

Matthys, W., Poustka, H., van Engeland, H., & Resch, F. (2008). Störungen des Sozialverhaltens. In B. Herpertz-Dahlmann, F. Resch, M. Schulte-Markwort & A. Warnke (Hrsg.), *Entwicklungspsychiatrie. Biopsychologische Grundlagen und die Entwicklung psychischer Störungen* (S. 984–1005). Stuttgart, New York: Schattauer.

Matthys, W., van Goozen, S., Snoek, H., & van Engeland, H. (2004). Response preservation and sensitivity to reward and punishment in boys with oppositional defiant disorder. *European Child and Adolescent Psychiatry*, 13, 362–364.

Remschmidt, H. (2008). Autismus. In B. Herpertz-Dahlmann, F. Resch, M. Schulte-Markwort & A. Warnke (Hrsg.), *Entwicklungspsychiatrie. Biopsychologische Grundlagen und die Entwicklung psychischer Störungen* (S. 600–625). Stuttgart, New York: Schattauer.

Stadler, C., Kröger, A., Grasmann, D., & Sterzer, P. (2013). Störungen des Sozialverhaltens, Dissozialität und Delinquenz. In G. Lemkuhl, F. Poustka, M. Holtmann & H. Steiner (Hrsg.), *Lehrbuch der Kinder- und Jugendpsychiatrie. Band 2: Störungsbilder* (S. 1094–1126). Göttingen et al.: Hogrefe.

Steiner, H., Saxena, K., & Chang, K. (2003). Psychopharmacologic strategies for the treatment of aggression in juveniles. *CNS Spectrum*, 8(4), 298–308.

Turgay, A., Goodman, D. W., Asherson, P., Lasser, R. A., Babcock, T. F., Pucci, M. L., … ADHS Transition Phase Model Working Group (2012). Lifespan persistence of ADHD: the live transition model and its application. *Journal of Clinical Psychiatry*, Feb., 73(2), 192–201.

Kernliteratur

Dilling, H., Mombour, W., & Schmidt, M. (Hrsg.). (1999). *Internationale Klassifikation psychischer Störungen. ICD-10 Kapitel V (F)* (3. Aufl.). Bern, Göttingen, Toronto, Seattle: Hans Huber.

Herpertz-Dahlmann, B., Resch, F., Schulte-Markwort, M., & Warnke, A. (Hrsg.). (2008). *Entwicklungspsychiatrie. Biopsychologische Grundlagen und die Entwicklung psychischer Störungen* (2. Aufl.). Stuttgart, New York: Schattauer.

Lemkuhl, G., Poustka, F., Holtmann, M., & Steiner, H. (Hrsg.). (2013). *Lehrbuch der Kinder- und Jugendpsychiatrie. Band 2: Störungsbilder.* Göttingen et al.: Hogrefe.

7.3 Psychosomatik

Brigitte Kienreich & Bettina Scharfetter

Grundlagen und Einführung in die psychosomatische Denkweise

Zusammenfassung

Die wesentlichen Grundbegriffe und Krankheitstheorien der psychosomatischen Krankheitslehre werden zusammengefasst und im historischen Kontext der Entstehung und Aufrechterhaltung seelisch und sozial bedingter Leidenszustände dargestellt.
Die wesentlichen Diagnosen zur Beschreibung und Erfassung von Erkrankungen mit psychischem und psychosozialem Hintergrund in der Entstehung und Aufrechterhaltung von Symptomen im ICD-10 werden erfasst und mehrperspektivisch diskutiert: dissoziative Störungen (F44), somatoforme Störungen (F45), psychologische Faktoren oder Verhaltensfaktoren bei andernorts klassifizierten Erkrankungen (F54).

Schlüsselwörter

Leib-Seele-Problem, Modelle der Psychosomatik, biopsychosoziales Krankheitsmodell, Psychosomatik im ICD-10, somatoforme Störungen, dissoziative Störungen, Psychosomatose, psychotherapeutische Behandlungsansätze

Etymologie

Das Wort Psychosomatik leitet sich ursprünglich aus dem Griechischen ab: *psyche* (griech.) = Seele, Atem, Hauch; *soma* (griech.) = Leib, Körper.

Die Psychosomatik versucht, körperliche Befunde und seelische Erfahrungen in Beziehung zu setzen, damit eine verstehbare und behandlungspraktische Verbindung ermöglicht wird. Damit bewegt sie sich an der Grenze im Überschneidungsfeld von Natur- und Geisteswissenschaft.

7.3.1 Das Leib-Seele-Problem

Die Frage, wie sich seelisches Erleben und körperliches Geschehen miteinander verbinden, war auch in der Geistesgeschichte des Menschen ein immer wiederkehrendes Thema. Historisch gesehen, gibt es in der Neuzeit des westlichen Kulturkreises vier sich im Wesentlichen unterscheidende Theorien, die sich mit dieser Frage beschäftigt haben (Egger, 1994):

- Leibniz vertrat die Ansicht, dass Geist und Körper zwei ganz verschiedene Formen der Existenz darstellten und sich gleichsam in einer vorgegebenen Harmonie ohne Einfluss aufeinander verhielten.
  → Psychophysischer Parallelismus
- Descartes ging ebenso von zwei verschiedenen Formen der Existenz von Leib und Seele aus, die er als Sphäre des Leiblichen und Sphäre des Seelischen definierte. Diese beeinflussten sich gegenseitig.
  → Psychophysischer Dualismus
- Hobbes vertrat die Theorie, dass die Wirklichkeit immer eine physische Wirklichkeit sei und eine andere Realität wie die der mentalen Phänomene nicht existierte. → Materialismus
- Spinoza behauptete, dass Gehirnprozesse und Geisteszustand ein und dasselbe seien, dass diese bloß verschiedene Arten des Verstehens von ein und demselben seien. → Leib-Seele-Identität

Tatsächlich haben bereits die antiken Philosophen wie Sokrates, Platon, Aristoteles, aber auch die Stoiker, Neuplatoniker und die Kirchenväter Theorien entwickelt, die unser Verständnis von Körper, Geist und Seele maßgeblich beeinflusst haben und es wohl auch immer noch tun. Zusätzlich entwickelte auch die Heilkunde schon in der Antike eine Vorstellung vom Zusammenspiel körperlicher und seelischer Vorgänge.

Hippokrates stellte ca. 460 v. Chr. eine Temperamentenlehre auf, wonach durch die ungleiche Mischung der vier Körpersäfte Blut, Schleim, gelbe Galle und schwarze Galle vier Typen mit unterschiedlichen seelischen Ausdrucksformen entstehen: der heitere Sanguiniker, der aufbrausend-unzufriedene Choleriker, der langsame Pykniker und der schwermütige Melancholiker.

Ein weiteres Beispiel für frühes psychosomatisches Denken ist die Hysterie, die von den Griechen als Folge einer Gebärmuttererkrankung aufgefasst wurde. Man stellte sich vor, dass die Gebärmutter im Leib umherwandere, die monatliche Blutung ein Zeichen der Erkrankung sei und Frauen verrückt mache. Noch im 18. Jh. wurde sie mit Aderlass und kalten Fußbädern bekämpft.

7.3.2 Definition

Unter Psychosomatik im engeren Sinne werden Krankheitsbilder zusammengefasst, bei denen organisch nachweisbare oder zumindest funktionelle Veränderungen, die den Stellenwert von Symptomen haben, in ihrer Entstehung und Behandlung entscheidend durch die Psyche des Kranken bestimmt sind, wie eine bestimmte Form des Bluthochdrucks. Diese Sichtweise ist allerdings durch den Wissensstand in der Medizin nicht aufgehoben, jedoch deutlich relativiert.

Der Begriff der Psychosomatik kann aber auch weiter gefasst werden, indem auch körperliche Beschwerdebilder ohne organisches Substrat (sogenannte »somatoforme Störungen«) einbezogen werden, z. B. Herzrasen als Begleiterscheinung von Angstzuständen.

Noch eine Erweiterung des Begriffs erfolgt schließlich dadurch, dass in die Definition von Psychosomatik somatopsychische Einflüsse integriert werden. Auch seelische Reaktionen auf körperliche Leiden werden berücksichtigt, z. B. eine Depression im Rahmen einer Krebserkrankung.

Die extremste Betrachtungsweise ist aber wohl, psychosomatische Erkrankungen als selbsterzeugte Krankheiten zu sehen, die durch Bewusstsein, Verhalten und Gefühl erzeugt oder zumindest »zugelassen« werden und folglich auch durch eine Veränderung in diesen Bereichen wieder zum Verschwinden gebracht werden können. In dieser Definition besteht also eine direkte Richtungsvorgabe vom Psychischen herkommend zum Körperlichen hin, sodass das Prinzip von Ursache und Wirkung ganz in den Vordergrund gestellt wird: Es wird eine Korrelation bzw. eine Kausalität ausgehend von der Psyche in Richtung Körper in den Raum gestellt, die jedoch weder beleg- noch beweisbar ist.

Aus dem oben Gesagten wird deutlich, dass es bis heute weder eine einheitliche Definition noch eine einheitliche Theorie zu psychosomatischen Krankheitsbildern gibt, die jedoch klinisch eine hochrelevante Erkrankungsform sind und gemeinsam mit Angst und Depression als somatoforme Störung seit 2019 die häufigste Krankheitsursache der Österreicher:innen darstellen (Bericht »Health at a Glance« der OECD und der Europäischen Kommission 2014 und 2018). Seelischer und körperlicher Anteil sind von Fall zu Fall unterschiedlich gewichtet. Sie sind abhängig vom professionell-theoretischen und persönlichen Verständnis des Behandlers und der Behandlerin, aber auch von Vorstellungen des Patienten und der Patientin. Die Thematik führt zu Überschneidungen der Theorien aus verschiedenen Disziplinen, wie Schul- und Alternativmedizin, Psychologie, Psychotherapie, Philosophie, Theologie. Um der Komplexität des Themas gerecht zu werden, ist also eine psychosomatische Denkweise erforderlich, die eine individuelle Diagnose und Therapie vor dem Hintergrund des persönlichen Erlebens und Verhaltens der einzelnen Person ermöglicht, was letztendlich zur Einführung des Subjekts in die Schulmedizin (Uexküll Wesiak, 1988) geführt hat.

Erst durch neurowissenschaftliche Erkenntnisse der letzten Jahre entstanden neue Impulse zum vertieften Verständnis psychosomatischer Vorgänge. Sie stellen insofern eine Herausforderung für Behandler:innen dar, da die Grenze zwischen natur- und geisteswissenschaftlichem Denken zunehmend an Schärfe verliert. Dies zwingt zu persönlicher Auseinandersetzung, um eine therapeutisch sinnvolle Position einnehmen zu können.

7.3.3 Modelle der Psychosomatik

Als Wissenschaft ist die Psychosomatik erst zweihundert Jahre alt, sie hat aber eine bis in die Antike zurückreichende Behandlungstradition. Dies spiegelt sich auch in der Entwicklung der Schulmedizin in Europa wider.

Der Begriff der psychosomatischen Medizin wurde 1818 von Johann Christian August Heinroth (dt. Arzt in Leipzig) geprägt, der eine Psychogenese der meisten körperlichen Krankheiten annahm. Als Vertreter der romantischen Medizin sah er Krankheit in erster Linie als Folge von Sünde und Schuldgefühl an.

Am Ende des 19. Jahrhunderts waren es dann eher die Kliniker wie Adolf Kussmaul oder Carl von Liebmeister, die zunehmend individuelle und lebensgeschichtliche Zusammenhänge in die Ätiologie von Krankheiten miteinbezogen, wobei mit ein Anlass dafür die großen Unterschiede im Verlauf und in der Prognose von Erkrankungen wie Tuberkulose und Cholera waren.

Grob betrachtet, vollzog sich die Entwicklung der Psychosomatik in zwei Hauptrichtungen: einerseits eine vom individuellen Erleben ausgehende und auf Hypothesen aufbauende, stark anthropologisch ausgerichtete geisteswissenschaftliche Strömung, andererseits eine experimentell und empirisch-naturwissenschaftlich arbeitende Richtung, die bemüht war, die physiologischen Zusammenhänge zwischen Soma und Psyche zu beforschen.

Gemeinsam ist beiden Ansätzen, dass sie den Menschen als Person in der Medizin ernst nehmen. Sie verstehen sich als Gegenbewegung gegen die rein naturwissenschaftlich ausgerichtete, materialistische Medizin. Die Bedeutung der erkrankten Person und ihres sozialen Umfeldes gegenüber der rein somatischen Krankheitsbetrachtung wird von allen psychosomatischen Richtungen besonders betont. Ihre Inhalte sind insofern von gravierender Bedeutung, da ihre Kenntnis den behandelnden Ärzt:innen und Therapeut:innen Orientierung für den therapeutischen Umgang mit den Patient:innen gibt.

Die Gemeinsamkeit liegt aber auch in der Bedeutung, die der Gesprächsführung zuerkannt wird, obwohl es auch hier erhebliche Betrachtungsunterschiede über die Art der Gesprächsführung, die anzusprechenden Inhalte und die Interpretationen gibt.

7.3.3.1 Frühe Psychosomatikmodelle

Frühe psychoanalytische Theorien der Psychosomatik

Die Psychosomatik wäre nicht denkbar ohne die Psychoanalyse und die weiteren Verfahren der Tiefenpsychologie.

Das Konversionsmodell nach Sigmund Freud

Vor 130 Jahren begann Sigmund Freud, sich eingehender mit Hysterikerinnen zu beschäftigen. Prägend wurde dabei der psychoanalytische Begriff der Konversion, eingeführt von Freud in den »Studien über die Hysterie« 1895. Als klassisches Beispiel dafür galt die hysterische Lähmung, der hysterische Anfall, die hysterische Gefühlslähmung, die durch folgende Symptomatiken gekennzeichnet ist:

- Psychische Erregung, die nicht adäquat verarbeitet oder abgeführt werden kann, »springt« aus dem Seelischen in die somatische Innervation, also quasi in einen Körperteil und wird dort umgewandelt, d. h. »konvertiert«.
- Dadurch kommt es zu einer »libidinösen« Abfuhr, bei der unbewusste, verdrängte Vorstellungsenergie von der Bewusstwerdung abgehalten wird, indem sie in somatische Innervationsenergie umgewandelt wird.
- Es entsteht ein körperliches Symptom, das symbolisch etwas ausdrückt. Dieses Symbol ist das Resultat von unbewussten Fantasien und verdrängten zensurierten Inhalten. Dadurch ist es aber auch einer sinnvollen Deutung zugänglich.
- Die auftretenden Störungen betreffen die Willkürmotorik und die sensorischen Funktionen.
- Mit der klassischen konversionshysterischen Symptomatik sei ein sexueller, auf der ödipalen Ebene liegender Konflikt verbunden.

An diesem Modell kritisch anzumerken ist jedoch, dass der Konversionsbegriff allein nicht zur Erklärung psychosomatischer Erkrankungen ausreicht. Die körperliche Symptomatik wird hier auf eine psychogenetische Ebene der bewussten und unbewussten Organsprache reduziert und so der Annahme multifaktorieller Einflüsse nicht gerecht. Die seelischen Wirkungen sind vielfältiger und nicht nur auf neurotische Konfliktspannungen beschränkt.

Organminderwertigkeit nach Alfred Adler

Alfred Adler sah Organe in ihrem Defekt oder in ihrer Funktionsstörung als Ausdruck des gesamten Lebensstils eines Menschen (Ellenberger, 1970, S. 812–816). Er vertrat die Ansicht, dass jeder Mensch danach strebe, organische Unterfunktionalität oder psychische Kleinheitsgefühle (»Organminderwertigkeit«) durch Anstrengung und Leistung an anderer Stelle kompensatorisch auszugleichen. Organe haben eine Sprache oder einen Dialekt und drücken damit etwas aus, genauso wie in symbolischer Sprache innere Fantasien ausgedrückt werden können. Der symbolische Mensch gestalte sich seine Welt selbst. Biologische und körperliche Phänomene sind daher immer einer sehr individuellen Bedeutung unterworfen und die Frage der »Organwahl« sowie die dazugehörenden psychophysischen Mechanismen sind ungeklärt.

In den 1950er-Jahren wurde zunehmend die These, dass eine körperliche Störung »Ersatz« für einen ungelösten seelischen Konflikt sei, von Felix Deutsch, Otto Fenichel und Franz Alexander infrage gestellt: Es gebe keinen Beweis für die Korrelation zwischen körperlichem Ausdruck und Konflikt. Die neue Entwicklung ging dahin, dass psychosomatische Erkrankungen nicht nur Ersatz und Ausdruck seelischer Konflikte und Fantasien seien, sondern diese auch begleiten können. Gegen die Konversionstheorie spreche, dass eine physiologische Reaktion wie z. B. Bluthochdruck keineswegs vom begleitenden Affekt der Wut entlaste, wie früher angenommen wurde.

Theorie der De- und Resomatisierung nach Max Schur

Denkt man sich die Entwicklung des menschlichen Fühlens und Denkens als Abfolge einer Reihe von definierten Entwicklungsschritten, so kommen körperlich überwiegend solche Fantasien zum Ausdruck, die früheren Entwicklungsphasen entstammen. Der Rückgriff auf den Körper als Ort des Ausdrucks wird gleichsam als Rückkehr in eine archaisch ursprüngliche und entwicklungspsychologisch frühe Sprache verstanden. Max Schur (1984) spricht hier von Re- und Desomatisierung. Unter Desomatisierung versteht er die Überwindung des ausschließlich körpergebundenen Ausdrucks, an dessen Stelle psychische Repräsentanzen treten. Im Vorgang der Desomatisierung geht diese Fähigkeit verloren.

Schur betonte, dass die Reaktion auf jeglichen denkbaren Konflikt eine spezifische Organreaktion auslöst, wobei »spezifisch« hier aber *individuell* bedeutet. Er konnte bei Neurodermitispatient:innen, die er vorzüglich behandelte, keine psychodynamische Spezifität hinsichtlich Konflikt, Abwehr sexueller Triebregungen oder Persönlichkeitstypus feststellen.

Das Konzept der zweiphasigen Verdrängung nach Alexander Mitscherlich

Ähnlich dem vorangehenden Modell beschreibt auch Mitscherlich einen dynamischen Wechsel zwischen Neurose und körperlicher Erkrankung (Brede, 1980). Mitscherlich meint, dass eine sich in ihrer

Unabwendbarkeit chronifizierende Krise in der ersten Phase der Verdrängung mit neurotischer Symptombildung zu bewältigen versucht wird: Bestimmte starke Gefühle, wie etwa Wut oder auch Lustgefühle, müssten verdrängt oder abgespalten werden. Dies gelinge psychisch nur unzureichend, sodass in einer zweiten Phase die Verschiebung in die Dynamik körperlicher Abwehrvorgänge erfolge. Dies bezeichnete er als zweiphasige Verdrängung.

Auf der Suche nach dem Gemeinsamen, das alle oder zumindest möglichst viele psychosomatisch erkrankte Menschen verbindet, entstand in den 1960er- und 1970er-Jahren vor allem in Frankreich ein neues psychosomatisches Konzept.

Das Konzept der Alexithymie

Dieses Konzept geht von der Beobachtung aus, dass sich psychosomatisch Kranke nicht nur im Vergleich zu Gesunden, sondern auch gegenüber Neurotiker:innen deutlich in ihren sprachlichen Äußerungen unterscheiden. Diese werden als leer und nicht gefühlsbezogen auf Erleben und Verhalten beschrieben.

Sie seien unfähig zu einer im psychoanalytischen Sinne echten Übertragungsbeziehung. Es komme zu einer totalen Identifizierung mit der Person (dem »Objekt«) gegenüber, der psychosomatisch Kranke existiere nur durch den Anderen und habe den Bezug zu sich nicht genügend stabilisiert. Es bestehe eine sprachliche Armut, eine Alexie (Wortblindheit) und eine Unfähigkeit zu Fantasien. Es lasse sich in der Untersuchungssituation beobachten, wie in kritischen Momenten an die Stelle einer zu erwartenden Fantasievorstellung oder sprachlichen Äußerung eine Bewegung, d.h. eine leibliche Innervation, trete. Das psychosomatische Subjekt sei von seinem Unbewussten abgeschnitten und überangepasst an die Umwelt. Die hinreichende Symbolisierungsfähigkeit und damit die Möglichkeit, über sich und wichtige Andere gefühlshaft zu sprechen, fehle psychosomatisch Kranken.

Die Hypothese der allgemeinen strukturellen Defizite trifft aber auf viele Gegenargumente, allein schon deswegen, weil nicht angegeben werden konnte, warum sich diese Menschen so verhielten. Obendrein findet man diese Verhaltensweisen auch bei Neurotikern und Gesunden ohne Somatisierungstendenz.

Für eine Reintegration der Geisteswissenschaften in die Naturwissenschaften setzte sich der Internist und Neurologe Ludolf von Krehl (1861–1937) ein. Krehl hatte die Idee, dass der Motor aller Vorgänge und Handlungen etwas Seelisches sei, und zwar die »Einheit der Persönlichkeit«. Diese Medizin versucht, nicht Krankheiten, sondern kranke Menschen zu behandeln. Krehl hatte damit den Grundgedanken für eine anthropologische Medizin und personale Heilkunde gelegt. Man kann aber auch von einer biografischen Medizin sprechen, wie der ebenfalls in Leipzig tätige Richard Siebeck (1883–1965) sein Projekt nannte, das sich in ernsthafter Weise mit der Not und dem Schicksal der Kranken befasste.

Mit dem Internisten und Neurologen Viktor v. Weizsäcker (1886–1957), Nachfolger von Krehl und Siebeck in Heidelberg, entstand die medizinische Anthropologie. Der Aspekt, dass Krankheit vom Arzt verstanden wird und einen Sinn bekommt, war ein neuer Ansatz.

Die medizinische Anthropologie von Viktor v. Weizsäcker

Weizsäcker vertrat die Auffassung, dass Krankheiten zwischen den Menschen und ihren Begegnungsarten stattfinden. Körperliche Erkrankung wird nicht als isolierte Organstörung aufgefasst, sondern als Produkt psychosozialer Beziehungen. Die Erkrankung ist eine Krise mit Stellvertreterfunktion für eine aus dem Gleichgewicht geratene soziale Situation. Von Bedeutung für das Verständnis ist die Einbettung der Krankheit in einen Lebensentwurf und die Ausrichtung auf das Lebensziel der Erkrankten hin. Dann ist der Schritt nicht mehr weit, festzustellen, dass sie, die Krankheit, vom Subjekt gestaltet, gemacht, ja gewollt ist. Weizsäcker (1940) schreibt sinngemäß von der wechselhaften Bezogenheit im Erleben und Geschehen in der zugleich psychischen und physischen Repräsentanz in der Krise, wenn wir das aus dem Bewusstsein Verbannte im Körper wirksam erleben und was aus dem Körpererleben in den Geist gezogen wird, sich schwächend auf das Körpererleben auswirkt.

Das Stressmodell nach Bradford Cannon und Hans Selye

Der englische Begriff »Stress« kann mit Druck oder aber auch Beanspruchung übersetzt werden. Geprägt wurde der Begriff vom Biochemiker Hans Selye 1936 innerhalb einer physiologisch-medizinisch orientierten Theorie zum allgemeinen Adaptionssyndrom. Er stellte fest, dass bei starken Umweltbelastungen wie z. B. Hitze oder Kälte der Organismus eine unspezifische Alarmreaktion zeigt. Er unterschied zwischen »gesundem« Eustress als notwendige und positiv erlebte Aktivierung des Organismus und »belastendem« Distress als schädlich wirkende Reaktion auf ein Übermaß an Anforderungen. Stresssituationen sind also bestimmte Belastungen von unterschiedlicher Art und Dauer – psychisch, interpersonal, sozial oder ökologisch. Als Stressoren sind die verschiedenartigsten traumatischen, toxischen, infektiösen und emotionellen Umweltreize anzusehen. Psychosomatische Erkrankungen werden in diesem Modell als Reaktion auf Überlastungen, als Überforderungen, als Verlust des Gleichgewichts im Rahmen eines unspezifischen Anpassungsvorganges gesehen. Dabei stehen das autonome (der willkürlichen Kontrolle entzogene) Nervensystem, endokrine (das Hormonsystem betreffende Reaktionen) und humorale (immunsystemische) Faktoren im Vordergrund. Nach Stressbelastung kommt es zu einer krankhaften, psychophysiologisch bedingten Veränderung von biochemischen Parametern. Dadurch wird unter anderem die Immunitätslage negativ beeinflußt.

Selye unterteilte die Stressreaktion in drei Phasen:

- **Schockphase:** In einer Art Alarmreaktion kommt es körperlich zu einer Veränderung des Blutdrucks, Temperaturabsenkung, Unterzuckerung des Blutes, verminderter Harnabsonderung, zur Abnahme des Cholesterins, Kalium- und Natriumgehalts und zu einer Vermehrung der Lymphozyten im Blut.
- **Widerstandsphase:** Vermittelt durch das vegetative Nervensystem, erfolgt eine rasche Ausschüttung von Adrenalin durch das Nebennierenmark. Adrenalin bewirkt eine notwendige Bereitstellung von Reserven, z. B. Glukose und freie Fettsäuren aus der Leber, den Muskeln und dem Fettgewebe. Es stimuliert unter anderem die Herztätigkeit, den Blutdruck, die Atmung und verlagert das Blut in die Muskulatur. In dieser Phase werden aber ebenso Hormone aus dem Hypothalamus freigesetzt; sie bewirken eine Stabilisierung der stressinduzierten Stoffwechselvorgänge, wenn eine länger dauernde Reizeinwirkung besteht.
- **Erschöpfungsphase:** Wenn aber nun die so vorbereitete Leistung nicht erfolgt, wirken die im Überschuss produzierten Hormone und Stoffwechselprodukte ungenützt im Körper weiter und können so bei wiederholtem Ablauf zu in ihrer Wechselwirkung verschränkten psychischen und physischen Schäden führen.

Meist kehren nach nur kurz wirksamen Reizen die veränderten vegetativen Funktionen wieder in ihr Gleichgewicht zurück. Wirken die Stressoren jedoch fortlaufend ein, werden auch die Störungen der betroffenen vegetativen Funktionen chronifiziert. Als Folge der gestörten Funktionen können sie schließlich auch zu organischen Schädigungen führen.

Im Stresskonzept wird also folgender psychosomatischer Wirkmechanismus angenommen:

i Info

Aus dem Mensch-Umwelt-Bezug heraus wirken Stressoren auf den Menschen, der diese aufnimmt und verarbeitet, was wiederum neuronale Mechanismen in Gang setzt. Das wiederum verändert einerseits das Verhalten, andererseits das vegetative Nervensystem. Über das Vegetativum werden Organe in ihrer Funktion beeinflusst, was zu funktionellen Erkrankungen mit Symptomatiken ohne körperlich begründbare Ursachen bis hin zu organischen Läsionen führen kann.

H.G. Wolff erweiterte das Modell in den 1950er-Jahren dahingehend, dass er die Vielschichtigkeit der modernen Lebensbelastungen einbezog und von »life-stress« sprach. Er sah – im Gegensatz zu Selye, der Stress als die Anpassungsreaktion des Organismus auf externe Notfälle begriff – Stress als Reaktion des Menschen auf viele Arten schädlicher Einflüsse und Bedrohungen. Wolff untersuchte Zusammenhänge zwischen belastenden Lebensereignissen und Krankheit.

Das Modell von R.S. Lazarus und R. Launier (1966)

Lazarus und Launier lehnten es ab, Stress bloß als Reiz oder als Reaktion zu betrachten. Sie bezogen auch die subjektive Belastung mit ein. In diesem Modell wird Stress um die Dimension der inneren Bewertung erweitert. Stress und Stressreaktion sind Ausdruck von Bewältigungsmechanismen, die von kognitiven Prozessen bestimmt werden. Diese allerdings werden von situativen Faktoren, Persönlichkeitsmerkmalen und dem Ausmaß der wahrgenommenen Belastung beeinflusst. Der äußere Reiz erhält seine Wertigkeit durch ein Einbezogenwerden in eine bestimmte Lebenssituation.

Jahrelang war die Stressforschung darauf fixiert, die Theorie der exogenen, von außen kommenden Krankheitsverursachung zu verfolgen. Sie hatte den Vorteil, einfach, direkt und linear zu sein. Aber die klinische Praxis zeigte, dass Krankheit das Produkt des Zusammenwirkens der äußeren Umwelt und der jeweils persönlichen Reaktion der Betroffenen darauf ist. Ein solches interaktives Modell ist allerdings nicht linear, sondern überaus komplex, da kein individuelles Reaktionsschema im Wechselspiel persönlicher Ressourcen, hilfreicher Bewältigungsmechanismen und unterschiedlich erlebter Belastungsfaktoren dem anderen gleicht. So konnte bis heute ein umfassendes Verständnis der Rolle von Stress bei der Entstehung von Krankheit nicht erreicht werden. Eindeutig nachweisbar ist allerdings, dass Menschen unter Stress häufiger über körperliche und seelische Beschwerden klagen und zu Fehlverhalten und Unfällen neigen. Allerdings sind Stress und Krankheit aneinander gekoppelt: Stress erleichtert die Entstehung von Krankheiten – und viele Krankheiten erzeugen Stress.

7.3.3.2 Aktuelle Modelle der Psychosomatik

Nach und nach setzte sich so das Bewusstsein durch, dass der Mensch auch in seinem sozialen Kontext zu sehen ist, dass er in einer veränderlichen Wirklichkeit lebt, an die er sich anpassen muss. So wurde ausgehend von der Systemtheorie mit dem biopsychosozialen Krankheitsmodell das zurzeit wohl komplexeste Modell der Krankheitsentstehung entwickelt.

Vertiefend lassen sich hier Konzepte integrieren, die sich auf Ergebnisse der Säuglingsforschung und neuerer tiefenpsychologischer Persönlichkeitsentwicklungstheorien (Objektrepräsentanz und Objektbeziehungstheorie, siehe unten) stützen. Die Ergebnisse der neurobiologischen Forschung runden das Verständnis der Krankheitsentstehung durch biopsychosoziale Faktoren ab.

Das biopsychosoziale Krankheitsmodell

Grundgedanke dieses Modells ist, dass sich Krankheit dann einstellt, wenn der Organismus die autoregulative Kompetenz zur Bewältigung von auftretenden Störungen des Systems Mensch nicht ausreichend zur Verfügung stellen kann und relevante Regelkreise für die Funktionstüchtigkeit des Individuums überfordert sind bzw. ausfallen. Das kann sich auf unterschiedlichen »Ebenen« abspielen (zellulär, auf Organebene, hormonell, psychisch etc.), die alle nach allen Richtungen sowohl hierarchisch als auch parallel miteinander verschaltet sind. Es ist nicht so sehr bedeutsam, an welchem Ort bzw. auf welcher Ebene eine Störung sichtbar wird. Bedeutsam ist vielmehr, welchen Schaden sie anrichtet und ob über- oder untergeordnete Ebenen betroffen sind (vgl. Abb. 25).

Krankheit und Gesundheit werden als dynamische Größe verstanden; es geht nicht vorrangig um einen stabilen, statischen Zustand, sondern um ein Fließgleichgewicht. Basis dieses Modells ist die allgemeine Systemtheorie und ihre Anwendung in der Biologie. Die Anwendung für den Bereich der Psychosomatik (Egger, 2017) ist unter diesem Gesichtspunkt wesentlich George L. Engel sowie den Verhaltensmedizinern Gary Schwartz und Herbert Weiner zu verdanken.

Weiner (2001) versteht den Organismus als Leib-Seele-Funktionseinheit und beschreibt ihn als ein dynamisches System, in dem eine Gruppe von Subsystemen durch rhythmischen Austausch von Signalen miteinander in Beziehung steht. Damit schlägt er ein integratives Konzept für die gesamte Medizin vor, das er als multifaktoriell integriertes Modell bezeichnet. In diesem Konzept stellen z. B. sowohl Sprache als auch emotionales Verhalten Kommunikationssignale dar, die analoge Funktionen genauso erfüllen wie Hormone oder Neurotransmitter. In der Vergangenheit erschienen geistige und körperliche Aspekte deshalb so verschieden, weil die Funktion der geistigen Phänomene in nicht materiellen Ausdrücken und die Funktion des Körpers in materiellen Begriffen be-

Systemhierarchien (Wissenschaftsbereiche)

Konzeptuelles Netzwerk von physischen (materiellen) Begriffen (Ebenen)

Biosphäre
Gesellschaft
Kultur, Subkultur
Gemeinde, Gemeinschaft
Familie
Zwei-Personen-Beziehung

Person
(physiologische Gestalt und molares Verhalten)

Organe
Gewebe
Organellen
Moleküle
Atome
subatomare Teilchen

Abb. 25: G. L. Engels originäres biopsychosoziales Modell (1975, 1976), eigene Darstellung

schrieben wurden. Solange die Medizin die Sprache der Materie und nicht die der Funktion benützt, bleibt das Rätsel um die Verbindungsstelle zwischen Leib und Seele unlösbar.

Erst der Begriff der Funktion stellt ein integriertes und dynamisches Konzept dar: Im lebenden Organismus wechselt jede Funktion beständig. Die Form allerdings und auch das Muster dieser Veränderungen sind erkennbar und stabil. Die Muster von Physiologie und Verhalten sind niemals trennbar, sondern in einer parallelen Verschaltung miteinander verbunden. Damit ergibt sich folgerichtig die Möglichkeit eines gleichzeitigen (parallelen) Zugriffs bzw. einer Wechselwirkung. Weiner plädiert dafür, Krankheiten nicht länger in zwei Kategorien, nämlich einerseits in organische und andererseits in funktionelle Krankheiten (und erst recht nicht in psychosomatische und nicht psychosomatische) einzuteilen.

Der Übergang von Gesundheit zu Krankheit liegt nicht in seiner Struktur begründet, sondern in einer Änderung der dynamischen Funktionen des Organismus. Jedes Ereignis, das an der Ätiologie, der Pathogenese, der symptomatischen Manifestation und der Behandlung von Störungen beteiligt ist, ist folgerichtig nicht *entweder* biologisch *oder* psychologisch, sondern immer, je nach Perspektive der Betrachtung gewichtet, sowohl als auch.

Was bedeutet dieser Ansatz nun aber für den Umgang mit Patient:innen?

Umgelegt auf die Praxis, entspräche jene Arbeitsweise dem oben beschriebenen Modell, bei der das Prinzip der Simultandiagnostik und Simultantherapie in einem multiprofessionellen Team aus Medizin, Psychotherapie und fallweise Psychologie zur Anwendung kommt (siehe Abb. 26).

Patient:innenwelt

Patient:in

somatische Diagnostik | psychologische Diagnostik | soziale Diagnostik

diagnostisch-therapeutisches Team

organbiologische Therapie | Psychotherapie und psychologische Therapie | soziale Beratung

Patient:innenwelt

Patient:in

Abb. 26: »Simultandiagnostik« und »Simultantherapie« im diagnostisch-therapeutischen Team (eigene Darstellung)

Obwohl zunehmend mehr Ärzt:innen beteuern, den »ganzen Menschen« zu sehen, ist die Spaltung in eine naturwissenschaftlich-technische und eine eher psychosozial ausgerichtete, die subjektiven Bedürfnisse des Menschen berücksichtigende Medizin nicht überwunden. Das Übergewicht der naturwissenschaftlich-technischen Medizin gegenüber der »sprechenden« Behandlung, wie sie Psychotherapeut:innen, Ärzt:innen für Psychotherapeutische Medizin und Psycholog:innen anbieten, wird nur anteilsmäßig und nicht grundsätzlich, wie bei organischen Krankheitsbildern, von den Krankenkassen übernommen.

Psychodynamische Theorien der Persönlichkeitsentwicklung

Objektbeziehungstheorie (Melanie Klein, Wilfried Bion)

Die Objektbeziehungstheorie hebt die Bedeutung der frühen Beziehungserfahrungen des Menschen hervor. Diese Primärbeziehungen werden von den ersten Bezugspersonen (primären »Objekten«), aber auch dem Säugling selbst gestaltet, wobei hier aufgrund der Gegebenheit besondere Bezugnahme auf die frühe Mutter-Kind-Beziehung besteht (die Mutter ist hier für den Säugling die erste wichtige Bezugsperson, der Vater als triangulierendes Element und weitere Bezugsperson spielt vor allem bei der Trennung aus der Mutter-Kind-Symbiose eine wichtige Rolle). Dabei geht Klein (2001) von einem rudimentären Ich (Selbst) des Säuglings aus und von dessen Fähigkeit, zwischen dem Innen und Außen zu unterscheiden. Durch die ersten Bezugspersonen (»Objekte«) erlernt der Säugling anhand zweier Zustände (Ruhe und Wohlbefinden versus existenzielle Ausgesetztheit und Bedrohung), gute von schlechten äußeren Objekten zu unterscheiden. Dabei sind gute Objekte jene, die durch Befriedigung von Bedürfnissen (z. B. Hunger) Ruhe und Wohlbefinden herstellen; schlechte Objekte sind jene, die Angst erzeugen, weil ein Bedürfnis nicht gestillt wird (z. B. langes Schreienlassen bei Hunger). Das Neugeborene ist jeweils auf den Kontakt zu seinen primären Bezugspersonen angewiesen und hat wenige Möglichkeiten, schlechte Interaktionsangebote und damit erste Beziehungserfahrungen zu vermeiden oder auszugleichen. Sie laufen vor allem über körperliche Interaktion und Sinneseindrücke sowie über die Atmosphäre in diesen Beziehungen, die als »Selbstgefühl in Beziehung mit wichtigen Anderen« affektiv positiv, ambivalent oder negativ getönt abgespeichert werden und Basis des Selbsterlebens und Selbstgefühls werden.

Dabei »spiegelt« die Bezugsperson den Säugling und nimmt dessen körperliche Signale in sich auf (»containen« – »contained«), um sie dem Säugling in affektiv und kommunikativ geklärter, »verdauter«

Form wieder zurückzuspiegeln. Dieser kann so über die rückgespiegelte »verdaute« Wahrnehmung erlernen, in welcher Weise seine eigene Umweltwahrnehmung zu bewerten und gefühlsmäßig zu besetzen ist. Dadurch wird Affektüberflutung verhindert und damit eine überfordernde Stressreaktion vermieden (z. B.: Ein Kind stürzt und fällt auf die Knie. Durch die Reaktion der Bezugsperson – Erschrecken oder Nichterschrecken – merkt das Kind, ob der Sturz, der eventuell sehr wehgetan hat (Weinen, das Trost erforderlich macht), als bedrohlich oder nicht so schlimm zu bewerten ist (Kind steht einfach auf und spielt weiter).

Schließlich werden durch Übung (= immer wieder die gleichen Erfahrungen machen) die körperlichen Wahrnehmungen durch weitere Sinneseindrücke zu bewerten ist plastischer. Äußere Objekte können zunehmend getrennt von der eigenen Person wahrgenommen werden, es wird die Unterscheidung von »Ich« und »Du« möglich. Zu diesem Zeitpunkt haben Kleinkinder die äußeren realen Objekte (z. B. Mutter, Vater) zu inneren psychisch realen Objekten (entsprechen inneren Bildern, die in der Zeit realer Abwesenheit der äußeren Objekte deren stabilisierende, identitätsbildende und versorgende Funktion als innere Realität übernehmen) gemacht. Erst dann kann die Abwesenheit der Bezugsperson im Außen ertragen werden, ohne dass sofort Verunsicherung, Angst oder Vernichtungsängste auftreten.

Für die Psychosomatische Psychotherapie und Psychosoziale Medizin sind solche Konzepte insofern von Bedeutung, als sich die emotionale Besetzung des Körpers mit Gefühlsempfindungen in den ersten Lebensmonaten vollzieht und die Gefühlsresonanzen im Körper zentraler Marker des (mehr oder weniger sicheren) Selbsterlebens ein Leben lang bleiben. Über die Körperwahrnehmung wird in diesem Prozess auch der eigene Körper als emotional verbunden und zugleich physisch getrennt von anderen erfahrbar (Grenze Haut).

Bindungstheorie und Bindungsmuster (John Bowlby, Mary Ainsworth)

Dabei wird von einem Grundbedürfnis des Menschen ausgegangen, kontinuierlich affektive Bindungen einzugehen. So reagieren Erwachsene auf das Bindungsverhalten von Säuglingen (Lächeln, Anklammern, Schreien) mit entsprechenden kulturübergreifend gleichen Verhaltensweisen (Mimik spiegeln, beruhigendes Anreden, etwas erhöhte Stimmlage, Halten. Diese Reaktion verstärkt wiederum das kindliche Bindungsverhalten durch Zuwendung, Lächelreaktionen und gestische Signale. Dabei werden Umweltsignale durch den Säugling schon früh mit Gefühlen von Sicherheit oder Unsicherheit beantwortet.

Die durch Signale angezeigte momentane Zustandsänderung des Säuglings wird von der Bezugsperson verstanden und wohlwollendspiegelnd beantwortet. Der Säugling lernt so, dass Erregung in Anwesenheit der Bezugsperson nicht zu einer Desorganisation des noch fragilen Selbsterlebens führen muss, die seine Bewältigungsmechanismen überfordern, sondern dass ein interaktionell hilfreicher Abgleich erfolgen kann, der bald gemeinsam reguliert werden kann.

Diese frühen Erfahrungen werden nach Bowlby als »innere Arbeitsmodelle (IWM = Internal Working Models)« bezeichnet. Das Bindungssystem ist demnach ein offenes biosoziales homöostatisches Regulationssystem (siehe weiter: Kap. 3.2 »Entwicklungspsychologie«, S. 366–383).

Neurophysiologische und somatische Erkenntnisse der Persönlichkeitsentwicklung

Spiegelneurone (Giacomo Rizzolatti)

Die Spiegelneurone ermöglichen es dem Menschen, intuitiv mit Hilfe der Spiegelneurone wahrzunehmen, wie andere Menschen auf Grund des mimisch-gestischen Abgleichs in der Begegnung und der dabei erfolgenden emotionalen Interpretation durch die Spiegelneurone zu verstehen sind (Rizzolatti, 2008). So können wir auch ohne Worte erkennen, was Menschen eigentlich beabsichtigen oder wollen, obwohl sie vielleicht etwas ganz anderes sagen. Menschen leben in einem gemeinsamen, zwischenmenschlichen Bedeutungsraum, sodass wir die Gefühle anderer wahrnehmen können. Diese Fähigkeit, eine »Theory of Mind« zu bilden – also die Fähigkeit, über sich und andere gefühlshaft nachdenken zu können, und eine Vorhersage über das mögliche Verhalten eines anderen zu treffen –, wird ermöglicht durch die Spiegelneurone. Sie liefern das physiologische Korrelat zu dieser Fähigkeit.

Die Entwicklung der neuronalen Netzwerke findet durch die Spiegelungsprozesse des Säuglings mit den Bezugspersonen statt. Säuglinge besitzen ein angeborenes Spiegelungssystem, dass sich so weiterentwickelt. Beziehungserfahrungen haben Einfluss auf die Genaktivität und die Mikrostrukturen des Gehirns.

Stress reduziert die Signalrate der Spiegelneurone massiv. Das heißt, die Fähigkeit, sich einzufühlen, nimmt unter Stress massiv ab. Dies beeinflusst vor allem Fähigkeiten, die von der Arbeit der Spiegelneurone leben, wie die Fähigkeit zu lernen. Hier wird auch die notwendige psychotherapeutische Grundhaltung positiver, freundlich gestimmter Grundhaltung im Patient:innenkontakt verständlich: Nur wenn eine tendenziell entängstigte und stressgeminderte Grundstimmung entsteht, etwas Neues zu lernen, können therapeutische Angebote zu neuem Erleben und Verhalten angenommen und emotional integriert werden.

Fazit

Bezug nehmend auf die oben beschriebenen unterschiedlichen Zugänge zur Psychosomatik sei nochmals betont, dass es *die* Psychosomatik nicht gibt. Allerdings haben die Psychotherapie und die klinische Psychosomatik den Blick dafür geschärft, dass jede körperliche Erkrankung von psychischen Reaktionen begleitet ist und jede körperliche Störung Anlass geben sollte, Fragen zu den subjektiven Faktoren des Krankheitserlebens zu stellen: Was bedeutet diese Krankheit für mich? Warum wurde ich krank? Was kann ich in meinem Leben verändern? Wo liegen meine Ressourcen?

Eine Veränderung im Verständnis von Psychosomatik wurde in den letzten Jahrzehnten vor allem durch das medizinische Wissen stark weiterentwickelt. Bei vielen Erkrankungen, die als »klassisch« psychosomatisch gegolten haben, hat sich eine erweiterte somatische Klärung bezüglich der Ätiologie ergeben. So konnte nachgewiesen werden, dass die Entwicklung eines Magengeschwürs häufig mit dem Vorhandensein des Bakteriums Heliobacter pylori verknüpft ist, umgekehrt das Vorhandensein des Bakteriums aber nicht zwingend Magensymptomatiken auslöst.

Die kausale Unterscheidung in psychische und physische Erkrankungen lässt sich heute kaum mehr aufrechterhalten, da alle Störungen als psychosomatisch bzw. somatopsychisch bzw. biopsychosozial angesehen werden können. Dieser Ansatz jedoch erlaubt es, mit präventiven Maßnahmen zu beginnen, die die Gesamtheit menschlichen Erlebens und Verhaltens mit einbeziehen. Die Psychosomatik als Fachbereich innerhalb der medizinischen Fächer als psychosomatische Medizin in Zusammenarbeit mit psychotherapeutischen und psychologischen Hilfestellungen hat hierbei die wichtige Aufgabe, unter Berücksichtigung all dieser oben genannten Gegebenheiten die Gesunderhaltungs- und Selbstheilungskräfte des gesunden und kranken Menschen so weit wie möglich zu stärken.

7.3.4 Formen psychosomatischer Reaktionsbereitschaft

7.3.4.1 Dissoziative Störungen (Konversionsstörungen) (F44 nach ICD-10)

Allgemeines

Das allgemeine Kennzeichen der dissoziativen Störungen oder Konversionsstörungen ist der teilweise oder völlige Verlust der normalen

Integration von Erinnerungen an die Vergangenheit, des Identitätsbewusstseins, der unmittelbaren Empfindungen sowie der Kontrolle der Körperbewegungen.

Es handelt sich um aus psychischen, teils bewussten und unbewussten Konflikten abgeleitete (neurotische) Organfunktionsstörungen und körperliche Missempfindungen, die durch den Mechanismus der Konversion, also durch körperlichen Ausdruck seelischer Inhalte, entstehen. Konversionssymptome sind körpersprachliche Symbole oder ein körperlicher Ersatz für seelische Belastungen, unerfüllte Bedürfnisse, unerlaubte Affekte und Fantasien.

Unterteilung der dissoziativen Störungen nach ICD-10 (F)

F44.4 Dissoziative Bewegungsstörung
F44.5 Dissoziative Krampfanfälle
F44.6 Dissoziative Sensibilitäts- und Empfindungsstörung
F44.7 Dissoziative Störung, gemischt

Vorkommen, Häufigkeit

Konversionsstörungen kommen in allen Kulturen, Schichten und Altersgruppen vor. Obwohl widersprüchliche Daten vorliegen, kann man davon ausgehen, dass 2–3 % der Bevölkerung an Konversionsstörungen leiden. Dabei scheinen Personen aus bildungsfernen Schichten, vor allem aus ländlichen Regionen oder Zuwander:innen aus traditionellen Kulturen, besonders häufig betroffen. Die Erkrankung wird bei Frauen häufiger diagnostiziert als bei Männern, ob aus Vorurteilen oder aus größerer Häufigkeit im Rahmen genderspezifisch-medizinischer Fragestellungen sei dahingestellt.

Die eindrucksvollen, traditionellen konversionsneurotischen Krankheitsbilder, z.B. totale Blindheit oder große hysterische Anfälle, sind heute selten.

Konversionsstörungen treten meistens plötzlich auf. Sie sind in ihrer Symptomatik gleichbleibend, verschwinden manchmal ebenso plötzlich, wie sie begonnen haben. In den letzten Jahren fand die These immer mehr Bestätigung, dass Konversionsstörungen häufig Ausdruck einer posttraumatischen Ätiologie sein können. Unklar ist nach wie vor, inwieweit das Auftreten mit einer organischen Prädisposition verbunden ist, auch neurologische und zerebrale Dysfunktionen werden diskutiert.

Symptomatik

Sigmund Freud und später Franz Alexander (1971) hielten Konversionsstörungen nur im Gebiet der Willkürmotorik und des Sinneswahrnehmungssystems für möglich. George Engel (Nordkamp 1970) bewies allerdings, dass sie im Bereich jedes Organsystems vorkommen können, falls der dem Symptom zugrunde liegende Funktionsablauf psychisch repräsentierbar ist.

Im Prinzip kann jede Körperfunktion benutzt werden, um symbolisch einen unbewussten Konflikt zum Ausdruck zu bringen. Je nach Lokalisation unterscheidet man drei Formen:

- **Pseudoneurologische Konversionsstörungen:**
  Dies sind die »typischen« Konversionsstörungen. Sie betreffen die Willkürmotorik und das Sensorium, wie z. B. bei Krampfanfällen, Gangstörungen, Lähmungen, Kloßgefühl, Stimmstörungen etc.
- **Vegetative Konversionsstörungen:**
  Hierunter fallen z. B. psychogenes Erbrechen, Herzschmerzen mit Symbolgehalt, Bauchschmerzen etc.
- **Extrapyramidale Bewegungsstörungen:**
  Dazu zählen z. B. der Schreibkrampf, Schiefhals, Tic.

Diagnostik

Das Konversionssymptom muss mit positiven Kriterien belegt sein. Es genügt nicht, dass ein Symptom nicht durch anatomische oder pathophysiologische Veränderungen erklärt werden kann. Die Diagnose setzt voraus, dass ein unbewusst als konflikthaft, traumatisch oder besonders belastend erlebtes Ereignis im Zusammenhang mit der Symptombildung angenommen werden kann. Das Problem besteht meist darin, dass diese Erlebnisse durch die Konversion häufig verdrängt, dissoziiert und abgespalten werden und so vom Patienten nicht berichtet werden können. Konflikte, die als Auslöser bereitwillig mitgeteilt werden können, sind im Allgemeinen nicht krankheitsbedingend, jedenfalls nicht in der berichteten bewussten Bedeutung.

Therapie

Die Psychotherapie von Konversionsstörungen war lange Zeit eine Domäne der Psychoanalyse. Allerdings ist die Motivation zur analytischen Psychotherapie aufgrund der Verdrängung der Konflikte oft nicht gesichert. Eine forcierte Konfrontation mit dem Konflikt bringt Ängste und häufig verstärkte Abwehr mit sich. Dagegen kann eine langsam auf eine unbewusste Beteiligung hinführende, stützende psychodynamisch orientierte Therapie hilfreich sein. Ein weiteres Problem beinhaltet aber auch häufig die Tatsache, dass diese Patient:innen oft dazu neigen, ihre sozialen und familiären Konflikte auszuagieren. Regelmäßig beziehen die Erkrankten durch eine verständnisvolle Umgebung viel Zuwendung, sodass sie auf diese Art von Krankheitsgewinn schwer verzichten können. Hier bieten familientherapeutische oder humanistische Psychotherapie möglichen Zugang zur Bearbeitung.

Der verhaltenstherapeutische Ansatz bezieht sich vor allem auf das Vermeidungsverhalten und den sekundären Krankheitsgewinn. Kognitive Einstellungen und Beziehungsprobleme werden bearbeitet. Bei der Behandlung des psychogenen Schiefhalses und des Schreibkrampfes kommen auch Biofeedback und Entspannungsverfahren zur Anwendung.

7.3.4.2 Somatoforme Störungen (F45 nach ICD-10)

Allgemeines

Info

Unter somatoformen Störungen versteht man eine Gruppe von Beschwerdebildern, deren Hauptmerkmal ein anhaltendes oder wiederholtes Auftreten von körperlichen Symptomen ist, für die keine ausreichenden organischen Befunde nachweisbar sind, bei deren Entstehung und Aufrechterhaltung aber seelische Belastungssituationen und Konflikte eine wesentliche Rolle spielen.

Hierzu gehören z. B. gastrointestinale Beschwerden wie Übelkeit und Unterleibsschmerzen, kardiopulmonale Symptome wie Herzklopfen und Bruststechen sowie diffuse Schmerzen. Jedes Organ und jede Körperfunktion kann auch in unterschiedlichen Formen und Abfolgen von der Störung betroffen sein. Die Auswirkungen im Alltag sind häufig weitreichend, da die angebotene Symptomatik mit ihrer Vielgestaltigkeit und Intensität immer wieder Anlass zu umfangreichen körperlichen Untersuchungen gibt und mitunter sogar bis hin zu forcierten, medizinisch fraglich notwendigen Operationen führen kann. Somatoforme Störungen gehören zu den häufigsten Erkrankungen in der Medizin und kommen, bedingt durch die Fülle ihrer möglichen Symptome, in allen Fachgebieten vor. Der Altersgipfel liegt im dritten und vierten Lebensjahrzehnt. Frauen werden häufiger davon diagnostisch erfasst als Männer.

Die wichtigsten Formen sind:

- Somatisierungsstörung
- Hypochondrische Störung
- Somatoforme autonome Funktionsstörung
- Somatoforme Schmerzstörung

i Info

Nach ICD-10 werden somatoforme Störungen (F45) folgendermaßen definiert: »Das Charakteristikum ist die wiederholte Darbietung körperlicher Symptome in Verbindung mit hartnäckigen Forderungen nach medizinischen Untersuchungen trotz wiederholter negativer Ergebnisse und Versicherungen durch den Arzt, dass die Symptome körperlich nicht begründbar sind. Sind aber irgendwelche körperlichen Symptome vorhanden, dann erklären sie nicht die Art und das Ausmaß der Symptome oder das Leiden und die innere Beteiligung des Patienten. Das zu erreichende Verständnis für die körperliche und psychische Verursachung der Symptome ist häufig für Arzt und Patienten enttäuschend.« (Aus: http://www.icd-code.de/icd/code/F45.0.html)

Unterteilung der somatoformen Störungen nach ICD-10

F45.0 Somatisierungsstörung
F45.1 Undifferenzierte Somatisierungsstörung
F45.2 Hypochondrische Störung
F45.3 Somatoforme autonome Funktionsstörung
- F45.30 Kardiovaskuläres System
- F45.31 Oberer Gastrointestinaltrakt
- F45.32 Unterer Gastrointestinaltrakt
- F45.33 Respiratorisches System
- F45.34 Urogenitalsystem
- F45.35 Sonstiges Organsystem

F45.4 Anhaltende somatoforme Schmerzstörung
F45.8 Sonstige somatoforme Störungen
F45.9 Nicht näher bezeichnete somatoforme Störung

Ein wesentliches Kriterium dieser Erkrankungen ist also, dass subjektive Beschwerden ohne ausreichend erklärende organische Ursache geschildert werden. Die unter dieser Bedingung subsumierten Störungsbilder decken phänomenologisch das ab, was im früheren Sprachgebrauch als psychovegetative Störung bezeichnet wurde. Traditionell sind diese Erkrankungen unter dem Namen vegetative Dystonie und funktionelle Störungen bekannt geworden. Weiters werden auch noch die Bezeichnungen psychophysiologische Störung und funktionelles Syndrom verwendet.

Wichtig ist aber auch zu erwähnen, dass somatoforme Störungen als passagere Befindensstörungen auch bei »Gesunden« auftreten und jeder Mensch unter Belastungen vorübergehend »psychovegetativ« reagieren kann. Im Unterschied zu somatoformen Störungen klingen diese Beschwerden jedoch mit Beendigung der belastenden Faktoren rasch und anhaltend ab.

Ätiologische Ansätze

Eine Reihe unterschiedlicher Modelle wurde in den letzten Jahrzehnten entwickelt, um die Ätiologie nicht somatisch erklärbarer, multipler körperlicher Beschwerden zu erklären. Es zeigt sich darin die Vielfalt psychotherapeutischer, psychiatrischer und psychophysiologischer Ansätze.

- **Multiple körperliche Beschwerden** sind Teil **psychiatrischer Diagnosen**, darunter auch die Gruppe der eigentlichen somatoformen Störungen, die Gruppe der Angststörungen (inklusive Panikstörungen) und die Gruppe der depressiven Störungen, insbesondere mit »somatischem Syndrom«.
- **Multiple körperliche Beschwerden** sind **aus früher psychodynamischer Perspektive** Ausdruck bewusst nicht zugänglicher Wünsche und Ängste. Freud zufolge sind sie den Aktualneurosen zuzurechnen. Nach dem Modell der Resomatisierung nach Max Schur entstehen sie dadurch, dass ein Individuum von der Stufe der Differenzierung somatischer, d. h. physiologischer und psychischer Vorgänge auf eine frühe Entwicklungsstufe regrediert, auf der psychische und physische Vorgänge noch eine »psychophysiologische Einheit« bilden. Ähnlich ist die Grundannahme des Alexithymiekonzeptes, demzufolge manche Patient:innen nicht in der Lage sind, Gefühle verbal auszudrücken, sondern in schwierigen Situationen körperlich reagieren. Der psychodynamische Zugang ermöglicht es, die Wahrnehmung körperlicher Beschwerden vor dem Hintergrund der individuellen Lebensgeschichte des Patienten und seiner aktuellen Lebenssituation zu verstehen. Die Funktion für die psychische Stabilität eines Individuums kann dadurch als psychotherapeutisch-psychosomatische Arbeitshypothese begreifbar werden. Zu warnen ist dabei aber davor, reale biologische Veränderungen und aktuelle, bewusst abrufbare kognitive Erklärungskonzepte zu vernachlässigen.
- **Multiple körperliche Beschwerden** entstehen auf der Basis von Abweichungen bei der Wahrnehmung und in der Interpretation an sich normaler körperlicher Veränderungen. Dieser **kognitiv-behaviorale Zugang** versucht, subjektive Erklärungskonzepte der Patient:innen,

körperliche Veränderungen, emotionale Befindlichkeit und aktuelles Verhalten im Alltag beschwerdemindernd zu integrieren. Hilfreich ist hier die Möglichkeit, einzelne Komponenten in der Entwicklung des Störungsbildes zu isolieren sowie sie in ihrer klinischen und therapeutischen Relevanz zu untersuchen. Ein Nachteil dieses Konzepts ist es jedoch, dass die individuelle symbolische Ebene körperlicher Symptome meist wenig berücksichtigt wird.

- Multiple körperliche Beschwerden beruhen auf Abweichungen physiologischer Vorgänge. Mit diesem Modell wird vermieden, die Beschwerden der Patientin als reine psychologische Phänomene zu interpretieren. Es trägt der Tatsache Rechnung, dass bei einzelnen Störungsbildern wie nichtkardialem Thoraxschmerz oder Reizdarmsyndrom tatsächlich typische physiologische symptomfördernde Veränderungen gefunden werden. Andererseits sind sie als alleinige Auslöser der körperlichen Beschwerden nicht ausreichend.
- Multiple körperliche Beschwerden sind auch Anzeichen für die gelernte Verknüpfung von Beschwerden mit der Aufmerksamkeit anderer Bezugspersonen. Sie reflektieren also die Fähigkeit eines Individuums zu sozialem Lernen. Das Klagen über Beschwerden erfüllt eine soziale kommunikative Funktion in psychosomatischen Familienstilen. Vorteil dieses Ansatzes ist die Einbeziehung des aktuellen und früheren sozialen Umfelds des Patienten. Auch die Arzt-Patient-Beziehung erhält unter diesem Aspekt eine möglicherweise krankheitsstützende Funktion.

Symptomatik

1) Somatisierungsstörung

Kennzeichen dieser Störung sind multiple, meist viele Jahre bestehende Körpersymptome, die umfangreiche diagnostische und therapeutische Maßnahmen bewirken, obwohl keine ausreichende Erklärung gefunden wurde. Hierbei kann jedes Körperteil oder Organsystem betroffen sein. Es kommen gastrointestinale, kardiopulmonale, neurologisch wirkende, gynäkologische oder Schmerzsymptome vor. Es handelt sich häufig nicht um kurzfristige, vorübergehende Symptome, sondern um ein über mindestens zwei Jahre bestehendes Beschwerdebild, das zu einer Beeinträchtigung familiärer, beruflicher und sozialer Beziehungen führt.

2) Undifferenzierte Somatisierungsstörung

Wenn zwar zahlreiche, unterschiedliche und hartnäckige körperliche Beschwerden vorliegen, das vollständige und typische klinische Bild der Somatisierungsstörung aber nicht erfüllt ist und die Dauer der Beschwerden nur mindestens sechs Monate beträgt, spricht man von einer undifferenzierten Somatisierungsstörung.

3) Hypochondrische Störung

Darunter versteht man die anhaltende übermäßige Angst oder Befürchtung, an einer schweren körperlichen Erkrankung zu leiden, obwohl für die weitgehend unspezifischen körperlichen Symptome keine organische Ursache gefunden werden kann. Die anhaltende Überzeugung gründet sich in der Regel auf der subjektiven Interpretation von vermeintlichen oder tatsächlichen funktionellen Organstörungen. Das Wesentliche an dieser Störung besteht allerdings in der übermäßigen gedanklichen Beschäftigung damit und den daraus resultierenden Veränderungen in der Art, zu kommunizieren.

4) Somatoforme autonome Funktionsstörung

Hierunter werden Funktionsstörungen bestimmter vegetativ innervierter Organsysteme klassifiziert. Das klassische Bild dieser Störung ergibt sich aus einer eindeutig vegetativen Beteiligung mit zusätzlichen, nicht spezifischen subjektiven Beschwerden und einem hartnäckigen Beharren auf einem besonderen Organ oder Organsystem als Ursache der Störung. Dazu gezählt werden z. B. die vegetative Dystonie, die Magenneurose, das psychogene Colon irritabile und die psychogene Hyperventilation.

5) Somatoforme Schmerzstörung

Es handelt sich um ein chronisches Syndrom von mehrjähriger Dauer mit vielfältigen, rezidivierenden und wechselnden körperlichen Beschwerden sowie andauernden, schweren, quälenden Schmerzen, die durch einen physiologischen Prozess oder eine körperliche Störung nicht vollständig erklärt werden können. Meist besteht eine komplizierte medizinische Vorgeschichte mit vielen körperlichen Diagnosen und einer Vielzahl von behandelnden Ärzten.

Die Beschwerdeschilderung hat meist appellativen Charakter. Für die Diagnosestellung wird eine Dauer von mindestens sechs Monaten gefordert. Auch diese Betroffenen sind meist von den Schmerzen ganz beherrscht, verneinen aber andererseits die Möglichkeit, dass seelische Ursachen die Beschwerden mitverursacht haben könnten. Relativ häufig findet man einen Missbrauch von Alkohol, Schmerzmitteln oder Psychopharmaka. Somatisierungsstörungen neigen zur Chronifizierung und haben eine geringe Spontanheilungstendenz. Allerdings gehen sie nicht in Organläsionen über. In der sekundären Verarbeitung der Symptomatik lassen sich zwei Tendenzen erkennen:

- **Phobische Verarbeitung:** Es findet sich ein zunehmendes Schonverhalten und ein Rückzug aus dem sozialen Leben. Das Leben dient nunmehr der Pflege der Erkrankung.
- **Hypochondrische Verarbeitung:** In den Mittelpunkt des Lebens rückt die Besorgnis um die eigene Person, den Körper, die Gesundheit.

Bei diesen beiden Entwicklungen erhält die Krankheit eine wichtige, oftmals identitätsstiftende Funktion: Sie wird zum ständigen Begleiter. Um diese Beziehung zu sichern, kommt es zu weiteren unbewusst motivierten Chronifizierungsschritten: die familienneurotische Ausweitung, wobei die Familie in die Symptompflege einbezogen wird, und die rentenneurotische Entwicklung zur materiellen Absicherung, die häufig auch als Ausdruck eines unbewussten labilen Sicherheitsgefühls unter Miteinbeziehung unsicherer sozioökonomischer Absicherung und erzwungener häufiger Arbeitswechsel zu verstehen ist.

Diagnostik und Behandlung

Der Krankheitsverlauf der Patient:innen hängt wiederkehrend von einer Frühdiagnose der neurotischen Ätiologie der körperlichen Beschwerden ab. Ein erster Hinweis besteht in der Diskrepanz zwischen körperlichem Befund und Befinden. Weitere Hinweise liegen häufig in einer langen Krankengeschichte mit wiederholten Untersuchungen und unbedeutenden organischen Befunden. Ausschlaggebend für die Verdachtsdiagnose ist eine einschlägige Auslösesituation.

Die oftmalige Leidenskaskade psychosomatischer Befunderhebung und Behandlung lässt sich als fortgesetztes Missverständnis im Ärzt:in-Patient:in-Verhältnis beschreiben: Ein in oben genanntem Sinne positiver Befund rechtfertigt es, sofern internistisch kein begründeter Verdacht besteht, weitere somatische Untersuchungen bis zum Ergebnis einer psychotherapeutischen Fachdiagnostik hintanzustellen. Jede Unsicherheit in diesem Punkt wird von den Betroffenen als Bestätigung der Unterstellung interpretiert, dass die Ärztin von ihrer Sache nichts versteht, und endet mit Entwertung und einem neuerlichen Arztwechsel. Noch problematischer wird es, wenn die Ärztin durch somatische Behandlungen die unzutreffende Annahme der Patientin bestätigt, es bestehe eine körperliche Erkrankung. Dadurch kommt es zu einer künstlichen Fixierung einer unzutreffenden subjektiven Behandlungstheorie, die das größte Hindernis für einen späteren psychotherapeutischen Erfolg darstellen kann.

7.3.4.3 Psychosomatosen

Psychologische Faktoren oder Verhaltensfaktoren bei andernorts klassifizierten Erkrankungen (F54 nach ICD-10)

Info

Psychosomatosen sind organische Erkrankungen mit fassbaren morphologischen Veränderungen, auf deren Entstehung und/oder Verlauf neurotische Entwicklungen nachweisbar einen wesentlichen Einfluss haben.

In der ICD-10-Klassifikation bilden Psychosomatosen keine eigene Gruppe. Die organischen Erkrankungen werden deskriptiv den entsprechenden internistischen, dermatologischen, rheumatologischen etc. Krankheitsgruppen zugeordnet. Ätiologisch bedeutsame psychologische Faktoren werden durch den Zusatz F54 zur jeweiligen Kodierung gekennzeichnet (Beispiel: F54, L40 Psoriasis).

Psychosomatosen bezeichnet man als die klassischen »psychosomatischen Erkrankungen«. Lange Zeit galten einige wenige Erkrankungen als psychosomatisch. Allerdings haben neuere Forschungsergebnisse vor allem aus dem Bereich der Psychoneuroimmunologie und der Psychoendokrinologie gezeigt, dass psychische Aspekte bei jeder Erkrankung eine Rolle spielen, allerdings nicht im Sinne einer Kausalität. Rund 2–3 % der Bevölkerung leiden an einer Psychosomatose. Im Vergleich zur Häufigkeit von somatoformen Störungen sind das also relativ wenige.

Man weiß heute, dass multifaktorielle Ursachen an der Entstehung dieser Erkrankungen beteiligt sind. Es handelt sich immer um komplexe biopsychosoziale Zusammenhänge:

- **Psychische Faktoren**
  - ätiologische Faktoren: Störungen in der Individuationsentwicklung
  - Auslösefaktoren: Reaktivierung einer bisher nicht relevanten psychischen Strukturschwäche
  - Faktoren, die sowohl den Verlauf als auch den Heilungsprozess beeinflussen
- **Somatische Faktoren**
  - erbliche Disposition
  - immunologische Faktoren
  - vorangehende Erkrankungen, Verletzungen
- **Umweltfaktoren**
  - Lebensstil, z. B. Nikotinabusus, Ernährung, körperliche Bewegung
  - mechanische Reize, z. B. Kratzen bei Neurodermitis
  - klimatische Reize, z. B. Schadstoffbelastung der Luft

Der Anteil der psychischen Faktoren an den Krankheitsursachen ist dadurch aber auch individuell sehr unterschiedlich. Nimmt man als Beispiel Patient:innen mit einem Magengeschwür, so gibt es einige, bei denen die psychische Komponente stark ausgeprägt ist, bei anderen ist sie aber kaum vorhanden. Nicht das Krankheitsbild, sondern der Einzelfall entscheidet, ob es sich um eine psychosomatische Erkrankung handelt.

Aus **psychoanalytischer Sicht** beruht die psychische Beteiligung an der Krankheitsentstehung auf anhaltenden Spannungszuständen, die zumeist neurotischen Entwicklungen, einem Konflikt oder einer Traumatisierung entstammen. In bestimmten Auslösesituationen bewirken sie eine Aktivierung der **psychosomatischen Grundstörung** in Form von:

- **Unsichere Selbst-Objekt-Abgrenzung:** Es besteht eine Einschränkung der Fähigkeit, mit Nähe, Trennung und Verlassenheit umzugehen; weiters gibt es Schwierigkeiten in der Nähe-Distanz-Regulierung.
- **Nähe-Distanz-Konflikt:** Nähe bedeutet Gefahr der Verschmelzung mit dem Objekt sowie Selbstauflösung. Distanz heißt aufgegeben und verloren sein. Dadurch entstehen Gefühle der Hilf- und Hoffnungslosigkeit.
- **Objektangewiesenheit:** Die wichtigen persönlichen (»Objekt-«)Beziehungen sind durch ein Angewiesensein auf die andere Person (das wichtige »Objekt«) geprägt. Dadurch können vor allem aggressive Affekte schlecht ertragen und verarbeitet werden.
- **Ich-Strukturstörung:** Es besteht eine Schwierigkeit, bestimmte konflikthafte Gefühlszustände differenziert wahrzunehmen und begrifflich zum Ausdruck zu bringen und mit sich und anderen Menschen hilfreich zu regulieren. Sie werden ins Körperliche verschoben und somatisch erinnert.

Dadurch werden psychosomatische Prozesse entzündlicher, allergischer oder immunologischer Art gefördert, die wiederum ihrerseits morphologische Veränderungen bewirken. Psychosozialer Stress sowie intrapsychische Konflikte und Belastungen können speziell in Verbindung mit Verlusterlebnissen die Immunabwehr schwächen und allergische Reaktionen fördern.

Aus verhaltentherapeutischer Sicht werden Psychosomatosen aus der Perspektive der Konditionierung betrachtet. Demnach werden chronisch affektauslösende äußere Reize oder aus dem Körperinneren kommende (enterozeptive) Reize an die vegetativen Zentren weitergeleitet und über die Konditionierung autonomer Reaktionen in Organläsionen umgesetzt. Belegbar ist die Konditionierung von psychophysischen Reaktionen, z. B. von Atemnotanfällen bei Asthma bronchiale.

Im Sinne einer integrierten psychosomatischen Behandlung machen Psychosomatosen einen biopsychosozialen Behandlungsansatz erforderlich. Um allen Dimensionen der Erkrankung gerecht zu werden, sollte am Anfang der Behandlung eine angemessene somatopsychosoziale Diagnostik stattfinden. Die Besonderheit der Behandlung von Patient:innen mit Psychosomatosen liegt in der Kombination von stützenden psychotherapeutischen Maßnahmen mit einer medikamentösen, physikalischen, operativen und diätetischen Therapie.

Jede Art der Behandlung sollte die besondere Beziehungsangewiesenheit von psychosomatisch Kranken berücksichtigen. Es sollte ein stützendes Beziehungsklima entstehen, in dem auch für ausreichend Distanz gesorgt ist. Die Behandlung erfordert Kontinuität, während wechselnde Beziehungen Angst und Misstrauen erzeugen.

Supportive Psychotherapie

Da Psychosomatosen sehr häufig in Schüben oder chronisch verlaufen, sind bei der psychosomatischen Behandlung die Krankheitsfolgen, die durch die Erkrankung ausgelöst sind und bewältigt werden müssen, besonders zu berücksichtigen: die prognostische Unklarheit des Krankheitsverlaufes, Beeinträchtigungen des Befindens und der Lebensqualität, Abhängigkeit von Behandler:innen und Therapie etc. Aspekte wie die subjektive und lebensgeschichtliche Bedeutung einer Erkrankung, Erwartungsängste bezüglich Verlauf und zunehmender Beeinträchtigung und die Unterstützung im sozialen Netz sind zu beachten. Durch die Bearbeitung solcher Themen lässt sich häufig eine bessere Krankheitsbewältigung und dadurch eine höhere Lebensqualität erreichen.

Tiefenpsychologische Psychotherapie

Eine tiefenpsychologische Psychotherapie eignet sich zur Bearbeitung der lebensgeschichtlich bedingten und aktuellen psychosozialen Probleme. Wichtiger als die Konfliktbearbeitung ist bei vielen psychosomatisch Kranken die Förderung der Wahrnehmung und der Differenzierung ihrer Gefühle und Fantasien im Hinblick auf ihr Nähe-Distanz-Verhalten.

Eine Förderung von Regression in der Therapie, z. B. durch Anhebung der Stundenfrequenz, sollte vermieden werden, da die Patient:innen dadurch labilisiert werden können.

Verhaltenstherapie

Zentral bei der Verhaltenstherapie im Umgang mit Psychosomatosen ist die Förderung der Selbstkontrolle, d. h. die Förderung eines verbesserten Umgangs mit der Krankheit und mit der Situation als Kranke. Dabei werden möglichst viele Aspekte des Krankseins und die Wechselwirkungen zwischen ihnen berücksichtigt.

Familientherapie

Der Mehrpersonenansatz in der therapeutischen Arbeit mit der Ursprungsfamilie oder auch aktuellen sozialen Netzwerken verbessert den wertschätzenden sozialen Umgang und vermindert den Umgang mit Krankheitszuschreibungen, die weiter chronifizierende Wirkung haben können. Besonders bei Kindern und jungen Erwachsenen sowie bei chronischen Verläufen sollte Familientherapie in Betracht gezogen werden.

Fragen zur Evaluation

1. Welche Menschenbilder sind in unserem Kulturkreis gebräuchlich?
2. Aus welchen Anteilen besteht das vegetative Nervensystem?
3. Nennen Sie mindestens zwei psychosomatische Konzepte.
4. Nennen Sie zwei (neuro)biologische Korrelate.
5. Welche Theorie geht auf Melanie Klein und Wilfried Bion zurück?
6. Mit welchem Behandlungsansatz werden Psychosomatosen heute behandelt?
7. Nennen Sie zwei mögliche Psychotherapieformen und ihre Charakteristika.
8. Nennen Sie drei »klassische« psychosomatische Krankheiten.
9. Definieren Sie »somatoforme Störungen«.

Literatur im Text

Adler, R. H., Herrmann, J. M., Köhle, K., Langewitz, W., Schönecke, O. W., Uexküll, T. v., & Wesiack, W. (Hrsg.). (2002). *Psychosomatische Medizin. Modelle ärztlichen Denkens und Handelns* (6. Aufl.). München: Urban & Fischer.

Alexander, F. (1977). *Psychosomatische Medizin. Grundlagen und Anwendungsgebiete.* (3., unveränd. Aufl.). Berlin, New York: de Gruyter.

Bräutigam, W., Paul, C. & Rath, M. von (1997). *Psychosomatische Medizin.* Stuttgart: Thieme.

Deter, H.-C. (Hrsg.). (2001). *Psychosomatik am Beginn des 21. Jahrhunderts.* Bern: Huber.

Dilling, H., & Freyberger, H. J. (Hrsg.). (1999). *Taschenführer zur ICD-10-Klassifikation psychischer Störungen.* Bern: Hans Huber.

Egger, J. (1994). Psychosomatische Krankheiten gibt es nicht. In M. Hochgerner & E. Wildberger (1994), *Psychotherapie in der Psychosomatik* (S. 13–33). Wien: Facultas.

Egger, J. (2017). *Theorie und Praxis der biopsychosozialen Medizin.* Wien: Facultas.
Ellenberger, H. F. (1970). *Die Entdeckung des Unbewußten.* Zürich: Diogenes.
Freud, S., & Breuer, J. (1991). *Studien über Hysterie.* Frankfurt: Fischer.
Klein, M. (2001). *Das Seelenleben des Kleinkindes und andere Beiträge zur Psychoanalyse.* Stuttgart: Klett Cotta.
Mitscherlich, A. (1980). Chronifizierung psychosomatischer Krankheiten. Die psychosomatische Abwehr. In K. Brede (Hrsg.), *Einführung in die psychosomatische Medizin* (S. 396–406). Frankfurt: Syndikat.
Möller, H.-J., Laux, G., & Deister, A. (2001). *Psychiatrie und Psychotherapie.* Stuttgart: Thieme.
Nordkamp, N. (1970). Die psychosomatische Theorie von George L. Engel und Arthur H. Schmale. In S. Zepf (Hrsg.), *Tatort Körper – Spurensicherung* (S. 45–77). Berlin, Heidelberg: Springer.
Rattner, J., & Danzer, G. (2000). *Grundbegriffe der Tiefenpsychologie und Psychotherapie.* Darmstadt: Wissenschaftliche Buchgesellschaft.
Rizzolatti, G. (2008). *Empathie und Spiegelneurone. Die biologische Basis des Mitgefühls.* Frankfurt am Main: Suhrkamp.
Schur, M. (1984). *Das Es und die Regulationsprinzipien des psychischen Geschehens.* Frankfurt: Fischer.
Tress, W. (1997). *Psychosomatische Grundversorgung.* Stuttgart: Schattauer.
Uexküll, T., & Wesiak, W. (1988). *Theorie der Humanmedizin.* München: Urban & Schwarzenberg.
Weiner, H. (2001). Auf dem Weg zu einer integrierten Medizin. In H.-C. Deter (Hrsg.), *Psychosomatik am Beginn des 21. Jahrhunderts* (S. 74–80). Bern: Hans Huber.

Kernliteratur

Adler, R. H., Herrmann, J. M., Kohle, K., Langewitz, W., Schonecke, O. W., Uexküll, T. v., & Wesiack, W. (Hrsg.). (2002). *Psychosomatische Medizin. Modelle ärztlichen Denkens und Handelns* (6. Aufl.). München: Urban & Fischer.
Ermann, M. (2004). *Psychosomatische Medizin und Psychotherapie.* Stuttgart: Kohlhammer.
Hausteiner-Wiehle, C., Henningsen, P., Häuser, W., Herrmann, M., Ronel, J., Sattel, H., & Schäfert, R. (2013). *Umgang mit Patienten mit nicht-spezifischen, funktionellen und somatoformen Körperbeschwerden.* Stuttgart: Schattauer.
Rudolf, G., & Henningsen, P. (Hrsg.). (2013). *Psychotherapeutische Medizin und Psychosomatik* (7., überarb. Aufl.). Stuttgart, New York: Thieme.

Weiterführende Literatur

Adler, R. H., Herrmann, J. M., Köhle, K., Langewitz, W., Schönecke, O. W., Uexküll, T. v., & Wesiack, W. (Hrsg.). (2002). *Psychosomatische Medizin. Modelle ärztlichen Denkens und Handelns* (6. Aufl.). München: Urban & Fischer.
Bräutigam, W., Paul, Ch., & Rad, M. v. (1997). *Psychosomatische Medizin. Ein kurzgefaßtes Lehrbuch.* Stuttgart: Thieme.
Deter, H.-C. (Hrsg.). (2001). *Psychosomatik am Beginn des 21. Jahrhunderts.* Bern: Huber.

Egger, J. W. (2005). Das Biopsychosoziale Krankheitsmodell. Grundzüge eines wissenschaftlichen Verständnisses von Krankheit. *Psychologische Medizin*, 16(2), 3–12

Ermann, M. (2004). *Psychosomatische Medizin und Psychotherapie.* Stuttgart: Kohlhammer.

Fonagy, P., Gergely, G., Jurist, E., & Target, M. (2008). *Affektregulierung, Mentalisierung und die Entwicklung des Selbst* (3. Aufl.). Stuttgart: Klett-Cotta.

Freud, S., & Breuer, J. (1991). *Studien über Hysterie.* Frankfurt: Fischer.

Hochgerner, M., & Schwarzmann, M. (2004). Psychosomatik in der integrativen Gestalttherapie. In M. Hochgerner, H. Hoffmann-Widhalm, L. Nausner & E. Wildberger (Hrsg.), *Gestalttherapie* (S. 307–330). Wien: Facultas.

Klein, M. (1972). *Das Seelenleben des Kleinkindes.* Reinbek: Rowohlt.

Rattner, J., & Danzer, G. (2000). *Grundbegriffe der Tiefenpsychologie und Psychotherapie.* Darmstadt:Wissenschaftliche Buchgesellschaft.

Tress, W. (1997). *Psychosomatische Grundversorgung.* Stuttgart: Schattauer.

Weiner, H. (2001). Auf dem Weg zu einer integrierten Medizin. In H.-C. Deter (Hrsg.), *Psychosomatik am Beginn des 21. Jahrhunderts.* Bern: Hans Huber.

7.4 Medizinische Terminologie

Michael Stuller

Zusammenfassung

Unter medizinischer Terminologie versteht man die im medizinischen Kontext gebrauchte Fachsprache. Nach einer kurzen Einführung in die Bildung und die grundsätzliche Herkunft medizinischer Begriffe werden konkrete Beispiele aus der Praxis gegeben, die für den psychotherapeutischen Kontext von Bedeutung sind. Zunächst werden alltägliche Begriffe vorgestellt, die sich immer wieder auf Befunden oder in Gesprächen mit Mediziner:innen finden. Danach wird konkret auf neurologisch-psychiatrische Terminologie, relevante therapeutische und diagnostische Begrifflichkeiten eingegangen, die Differenzialdiagnosen ermöglichen oder in der praktischen Arbeit von Bedeutung sind, wie beispielsweise Psychose, Angststörungen oder Depression. Außerdem findet sich ein Überblick über Medikation, Diagnostik und Befunderhebung in dem Kapitel.

Schlüsselwörter

Diagnostik, Bildung von Termini, Befund, medizinische Sprache, medizinische Handlungen, psychiatrische Diagnostik, ICD-10

7.4.1 Terminologie

Unter Terminologie versteht man den Gesamtbestand der angewandten Fachausdrücke einer Disziplin, unter medizinischer Terminologie also die »medizinische Fachsprache« – den Gesamtbestand der angewandten Fachausdrücke in der Medizin. Es ist nicht möglich, im Rahmen eines Skriptums oder eines Seminars diesen Gesamtbestand medizinischer Fachausdrücke wiederzugeben, daher soll hier auf jenen Ausschnitt der medizinischen Terminologie Augenmerk gelegt werden, der als besonders relevant für die psychotherapeutische Praxis angenommen wird.

Für die medizinische Terminologie gilt Ähnliches wie für alle fachspezifischen Terminologien: Sie unterscheidet sich wesentlich von der Alltagssprache und die einzelnen Begriffe der Terminologie besitzen für die Disziplin wichtige und eindeutige Bedeutungen. Die Kenntnis der Begriffe und ihrer fachspezifischen Bedeutung ist daher eine Notwendigkeit, will man sich als »außenstehende« Person in einer Disziplin zurechtfinden.

Für die medizinische Terminologie haben sich einige Nachschlagewerke als Standardwerke etabliert, die sowohl für Mediziner:innen als auch für Nichtmediziner:innen wertvolle Orientierung für die Arbeit mit medizinischen Begriffen bieten. Vor allem der »Pschyrembel« sei hervorgehoben, er erscheint seit 1894 regelmäßig, derzeit in der 267. Auflage und als Onlineversion. Darin enthalten sind rund 4000 medizinische Fachbegriffe, die laufend ergänzt und überarbeitet werden.

i Info

Wozu ist medizinische Terminologie in der Psychotherapie notwendig?

- Zur Verständigung mit medizinischem/psychologischem Fachpersonal
- Zur Übermittlung von Befunden/Diagnosen und zum Verstehen derselben, wenn sie von Ärzt:innen übermittelt werden
- Zur Dokumentation von Fällen

7.4.2 Medizinische Fachbegriffe: allgemein

Medizinische Fachbegriffe entstammen einer Fülle überlieferter, traditioneller medizinischer, therapeutischer und alltagsweltlicher Kontexte. Sie zeigen die reiche Geschichte des Interesses am menschlichen Körper, an den Erkrankungen und Störungen und an den Heilungsprozessen. Ein erster systematischer Zugang ist vor allem aus der alten griechischen Heilkunst und Medizin erhalten geblieben, der in mittelalterlichen Übersetzungen und Schriften (vor allem auf Latein) überliefert wurde. Viele der heute noch verwendeten medizinischen Fachbegriffe haben daher griechische oder lateinische Wurzeln.

Charakteristisch für die medizinische Terminologie sind einerseits die Wortbildung aus Präfix, Stamm und Suffix und weiters die Bildung von spezifischen Termini aus zwei Teilen mittels Genitivkonstruktionen, Adjektiven o. Ä.

7.4.2.1 Bildung medizinischer Termini aus Präfix, Stamm und Suffix

Präfix = Vorsilbe
Stamm = Wortstamm
Suffix = Nachsilbe

Tabelle 2: Wichtige Präfixe (zusammengefasst nach Michler & Benedum, 1972)

Präfix	Bedeutung	Beispiele
Extra-	außerhalb	Extrasystole
A-, Ab-	lat.: weg, von	Abszess, Aversion
Per-	durch	Perforation (Durchbruch), Perfusion
Anti-	griech.: gegen	Antidot (Gegengift), antikoagulatorisch
Dys-, Dis-	(griech.: miss-) drückt gestörte oder erschwerte Funktion aus	Dysfunktion, Dysmenorrhoe
Hyper-	über-	Hyperlipidämie

Tabelle 3: Wichtige Suffixe (zusammengefasst nach Michler & Benedum, 1972)

Suffix	Bedeutung	Beispiele
-ose	Zustand	Neurose, Nephrose, Psychose
-pathie	griech. »Pathos« = Leiden, Krankheit	Kardiopathie, Myopathie, Encephalopathie
-al, -isch	bezogen auf	dermal, pulmonal, neurotisch, neuronal
-algie	Schmerz	Neuralgie, Nephralgie, Myalgie
-karzinom	griech. »karkinos« = Krebs	Adenokarzinom, Plattenepithelkarzinom
-itis	Entzündung	Meningitis, Otitis media, Hepatitis, Pankreatitis, Neuritis

7.4.2.2 Bildung medizinischer Termini aus zwei Worten

Die zweiteiligen Termini entstehen durch die Verwendung von:

- Adjektiven (z. B. Nervus vagus: lat. *vagus* = umherschweifend; Zona intermedia)
- Genitivattributen (z. B. *fundus ventriculi* – der Grund des Magens)
- Appositionen, erklärenden Zusätzen (z. B. *Musculus flexor* – Muskel, der Beuger)
- Präpositionen (z. B. räumlich, mit Bezugnahme auf den menschlichen Körper (siehe Abb. 27)

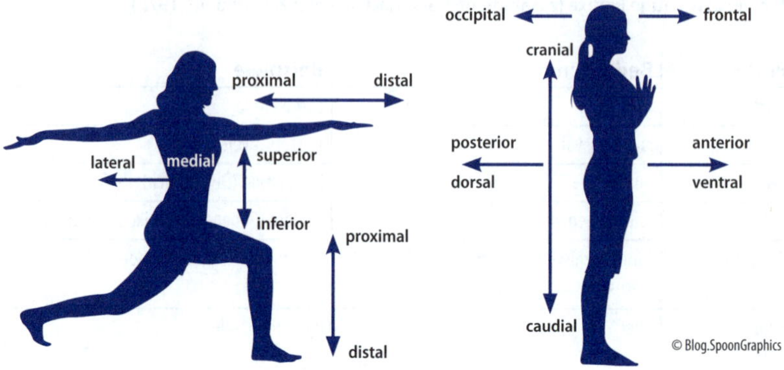

Abb. 27: Räumliche Präpositionen in Bezug zum menschlichen Körper

7.4.3 Zentrale Begriffe in der ärztlichen Praxis

Begriffe wie die folgenden werden von Ärzt:innen bei der Untersuchung von Patient:innen, der Behandlung von Erkrankten oder zur Beschreibung von Prozessen in unterschiedlichen Kontexten verwendet. Man findet sie auf Befunden, in Arztbriefen, in diagnostischen Beschreibungen oder in medizinischen Gutachten. Sie bezeichnen Handlungen und/oder Vorgänge zwischen Arzt:Ärztin und Patient:in.

7.4.3.1 Begriffe für Handlungen oder Vorgänge

- **Inspektion:** *Betrachtung*; erkennt man bei äußerlicher Betrachtung, z. B. Hautveränderungen, Fehlstellungen, Deformitäten
- **Palpation:** *Abtasten;* durch körperliche Berührung kann man feststellen: Anomalien der Beweglichkeit, Druckschmerz, Abwehrspannung etc.
- **Auskultation:** *Abhorchen;* akustische Untersuchung (mit oder ohne Hilfsmittel/Geräte) von Herztönen, Darmgeräuschen, Atemgeräuschen etc.
- **Perkussion:** *Klopfen;* leichtes Klopfen auf spezifische Körperregionen ermöglicht Bestimmung von Pleuraergüssen, Herzgröße etc.
- **Anamnese:** *Vorgeschichte*, wird meist in einem Gespräch erhoben
- **Symptome:** *Krankheitszeichen*; dienen der Diagnose einer Erkrankung oder Störung
- **Status präsens:** *Ist-Zustand* des:der Patient:in; wird in weiterer Folge meist unter Zuhilfenahme weiterer Fachbegriffe beschrieben

- **Diagnostik:** *Untersuchung*; mit den unterschiedlichsten diagnostischen Methoden
- **Diagnose:** *Krankheitsbenennung* (siehe auch unten – psychiatrische Diagnosen bzw. ICD-10)
- **Ätiologie:** *Ursache*; auch Ursprung, Herkunft, Entstehung der Krankheit, des Zustandes
- **Therapie:** *Behandlung* der Krankheit, des:der Patient:in
- **Prognose:** *Vorhersage* über den möglichen Verlauf und Ausgang der Krankheit
- **Epikrise:** *Rückschau, Beurteilung* der Krankheit, des Zustandes, des Verlaufs

7.4.3.2 Begriffe für Prozesse, Gegenstände, Orte etc.

In Erzählungen von Patient:innen wie auch in klinischen, medizinischen Dokumenten und Texten finden sich häufig Begriffe, die einer bestimmten medizinischen Fachrichtung zuzuordnen sind oder die spezifische Prozesse, Geräte, Eingriffe, Orte oder Klassifikationen bezeichnen. Hier werden nur wenige Beispiele exemplarisch angeführt:

- **Bypass:** Umgehung eines Gefäßverschlusses mittels Gefäßprothese
- **Stent:** Metallprothese, zum Offenhalten eingeengter oder verschlossener röhrenförmiger Gewebestrukturen (z.B. Arterien, Venen, Speise-, Luftröhre)
- **Shunt:** Verbindung zwischen arteriellen und venösen Blutgefäßen
- **Staging:** Tumorstadieneinteilung. Die TNM-Klassifikation bezieht sich auf die drei Ebenen Tumor, Knoten (engl. Node, für Lymphknoten) und Metastasen, die eine Beurteilung des Stadiums einer (bösartigen) Krebserkrankung ermöglichen.
- **Stroke Unit:** Station für Schlaganfallpatient:innen

7.4.3.3 Die fünf Entzündungszeichen

Entzündungen sind häufig, ihre Beschreibung ist oft in Arztbriefen, Befunden, Überweisungen zu lesen:

- **Dolor:** Schmerz
- **Rubor:** Röte
- **Calor:** Wärme
- **Tumor:** Schwellung
- **Functio laesa:** Funktionseinschränkung

7.4.3.4 Begriffe der medizinischen Statistik und Epidemiologie

- **Morbidität:** Krankheitszustand einer Bevölkerung; Verhältnis der erkrankten Individuen zur Gesamtbevölkerung in einer bestimmten Zeit
- **Mortalität:** Sterblichkeit; Verhältnis der Anzahl der Todesfälle zur Zahl der Gesamtbevölkerung in einer bestimmten Zeit
- **Letalität:** »Tödlichkeit«; Anzahl der Todesfälle, die bei einer bestimmten Erkrankung eingetreten ist
- **Inzidenz:** Anzahl der Neuerkrankungen an einer bestimmten Erkrankung innerhalb eines Zeitraumes in einer bestimmten Personengruppe (relativ)
- **Prävalenz:** Anzahl der Erkrankten einer definierten Gruppe von Individuen zu einem bestimmten Zeitpunkt (relativ)

7.4.3.5 Abkürzungen und Akronyme

Abkürzungen und Akronyme sind häufig verwendete und zum Teil auch in der Alltagssprache gebräuchliche medizinische Termini, die sich häufig auf Befunden (z. B. Laborbefunden) und Arztbriefen finden. Es gibt eine große Anzahl dieser Abkürzungen, einige seien hier stellvertretend genannt:

- **RR** = unblutige Blutdruckmessung nach Riva-Rocci in mm Quecksilbersäule
- **BB** = Blutbild
- **MRT** = Magnetresonanztomografie
- **Hb** = Gewichtsanteil des Blutfarbstoffs (Hämoglobin) im Blut
- **AZ** = Allgemeinzustand
- **LDL** = *low density lipoproteins* (nach einem Auftrennverfahren der Fetteiweiße)

(Für eine einfache Suche siehe z. B. https://www.medizinische-abkuerzungen.de/suche.html)

7.4.4 Terminologie für den psychologisch-psychiatrischen Bereich

Neben eigenen Systemen der Klassifikation und Diagnose von psychiatrisch-psychologischen Erkrankungen und Störungen gibt es Begriffe, Abkürzungen und Prozesse, die spezifisch im neurologisch-psychiatrisch-psychologischen Feld verwendet werden. Aufgrund der Nähe zu psychotherapeutischem Arbeiten sind diese in der therapeutischen Praxis von besonderer Relevanz und notwendig für das Lesen und/oder Verfassen von Befunden oder Gutachten, die Unterhaltung mit Kolleg:innen im interdisziplinären Kontext oder das Verstehen von Zusammenhängen in einem medizinisch-klinischen Feld, das den:die Patient:in betrifft. Zum neurologischen Status und zur psychopathologischen Befunderhebung werden Beispiele zu wesentlichen Begriffen gegeben.

7.4.4.1 Der neurologische Status

- **Status:** »Der momentane Krankheits- oder Gesundheitszustand, erhoben in einer ärztlichen Untersuchung, bzw. das momentane Stadium einer Erkrankung oder eine Neigung einer Person zu bestimmten Krankheiten« (Dudenredaktion, 2012)
- **Motorik:** willkürliche Bewegung
- **Sensibilität:** Reaktion auf Berührung, Kälte/Wärme, Schmerz
- **Tremor:** Zittern
- **Ataxie:** Störung der Bewegungskoordination
- **Diadochokinese:** gegenläufige Bewegungen schnell abwechselnd ausführen

7.4.4.2 Psychopathologische Befunderhebung

Im Rahmen der psychopathologischen Befunderhebung werden folgende Bereiche geprüft und im Befund festgehalten:

1. **Bewusstsein:** klares Bewusstsein; Benommenheit; Somnolenz (Schläfrigkeit); Präkoma – Koma
2. **Orientierung:** zeitlich, örtlich, situativ, zur Person orientiert
3. **Konzentration, Aufmerksamkeit und Gedächtnis:** grobklinisch unauffällig, (mäßig) reduziert, Merkfähigkeit, Gedächtnisstörung, Konfabulation, Amnesie
4. **Stimmung, Affekt, Affizierbarkeit:**
   Stimmung: (sub)depressiv, manisch, euphorisch, wechselnd, dysphorisch
   Affekt: verflacht, starr, arm, überschießend, adäquat
   Affizierbarkeit: in pos./neg. Skalenbereich: nachweisbar, verstärkt, überaffiziert
5. **Denken:** kohärent, verlangsamt, Gedankenabreißen, erreicht das Denkziel nicht

6. **Ängste, Zwänge**
7. **Produktive Symptomatik:** Halluzinationen, Wahn
8. **Suizidalität**

7.4.5 Die ICD-10

Das Akronym ICD bedeutet »International Classification of Diseases« – Internationale statistische Klassifikation der Krankheiten und verwandter Gesundheitsprobleme (http://www.who.int/classifications/icd/en/).

»F-Diagnosen«, also die ICD-10-Klassen, die mit dem Buchstaben F beginnen, bezeichnen psychiatrische Krankheiten bzw. Diagnosen:

- **F00–F09:** Organische, einschließlich symptomatischer psychischer Störungen
- **F10–F19:** Psychische und Verhaltensstörungen durch psychotrope Substanzen
- **F20–F29:** Schizophrenie, schizotype und wahnhafte Störungen
- **F30–F39:** Affektive Störungen
- **F40–F49:** Neurotische, Belastungs- und somatoforme Störungen
- **F50–F59:** Verhaltensauffälligkeiten mit körperlichen Störungen und Faktoren
- **F60–F69:** Persönlichkeits- und Verhaltensstörungen
- **F70–F79:** Intelligenzstörungen
- **F80–F89:** Entwicklungsstörungen
- **F90–F98:** Verhaltens- und emotionale Störungen mit Beginn in der Kindheit und Jugend
- **F99–F99:** Nicht näher bezeichnete psychische Störungen

Cave! Medizinische Fachtermini in der Alltagssprache

1. »Nervenzusammenbruch«

»Nervenzusammenbruch« bezeichnet meist eine akute Belastungsreaktion; zu akuten Belastungsreaktionen kommt es innerhalb kurzer Zeit nach einem massiv traumatisierenden Ereignis. Dieses Trauma stellt zumeist eine ernsthafte Gefährdung für den:die Patient:in dar. Anfangs empfindet der:die Patient:in Betäubung, darauffolgend treten Symptome wie Depression, Angst, Überaktivität oder sozialer Rückzug auf. Auch vegetative Zeichen der Angst sind beobachtbar wie etwa schnellerer Herzschlag oder Schwitzen.

2. »Angst«

»Angst« ist der häufigste Grund für psychopathogen indizierte Arztbesuche. Unterschieden werden drei Formen: (1) Phobien: Die übermäßige Angst richtet sich gegen etwas Definiertes, z. B. Spinnen, Tunnel, Höhe, Menschenansammlungen. (2) Panikattacken treten zumeist ansatzlos auf und sind schwere Angstanfälle, die mehrere Minuten dauern können. (3) Generalisierte Angststörung: allgemeine Angst vor spezifischen oder unspezifischen alltäglichen Phänomenen, die über einen längeren Zeitraum (mindestens 6 Monate laut ICD-10) anhält.

3. »Depression«

»Depression« wird häufig falsch diagnostiziert bzw. verwendet; es gibt eine sehr exakte Definition bzw. Diagnosekriterien für Depression nach ICD-10 im Abschnitt F30–F39. Nicht jede depressive Verstimmung oder Traurigkeit ist eine Depression, auch die Schwere der Symptome unterliegt Abstufungen (leicht–mittelgradig–schwer) und muss berücksichtigt werden. Zentral für die Diagnose einer Depression oder eine depressive Episode ist auch die Dauer der Störung.

4. »Posttraumatische Belastungsstörung«

»Diese entsteht als eine verzögerte oder protrahierte Reaktion auf ein belastendes Ereignis oder eine Situation kürzerer oder längerer Dauer, mit außergewöhnlicher Bedrohung oder katastrophenartigem Ausmaß, die bei fast jedem eine tiefe Verzweiflung auslösen würde.« (F43.1)
»Der Beginn folgt dem Trauma mit einer Latenz, die wenige Wochen bis Monate dauern kann. Der Verlauf ist wechselhaft, in der Mehrzahl der Fälle kann jedoch eine Heilung erwartet werden. In wenigen Fällen nimmt die Störung über viele Jahre einen chronischen Verlauf und geht dann in eine andauernde Persönlichkeitsänderung (F62.0) über.« (Ebd.)

5. »Sucht«

Nach ICD-10 werden in Zusammenhang mit Sucht psychotrope Substanzen angegeben, keine immateriellen »Süchte«. Diese sogenannten nichtsubstanzgebundenen Süchte wie Spielsucht, Kaufsucht, Arbeitssucht (*Workaholic*) oder die sogenannte Magersucht (*Anorexia nervosa*) existieren weitgehend nur im alltäglichen Sprachgebrauch, nicht in Form von psychiatrisch-neurologischen Diagnosen. Ohne suchtauslösende Substanzen wie Drogen oder Alkohol handelt es sich um Zwangsstörungen, Verhaltensstörungen oder Impulskontrollstörungen, die entsprechend zu diagnostizieren sind. Einige nicht substanzgebundene Süchte wie die Onlinesucht werden in die im Jahr 2022 erscheinende ICD-11 aufgenommen.

6. »Schock«

Im akutmedizinischen Kontext bezeichnet Schock ein genau definiertes Ereignis, bei dem ein lebensbedrohlicher Zustand eintritt, hervorgerufen durch eine allergische Reaktion, Kreislaufversagen, Blutverlust u. a. Diese Definition unterscheidet sich von einer alltagssprachlichen, die meist eine intensive emotionale Reaktion auf eine schlechte Nachricht meint.

7.4.6 Aus der psychiatrischen Praxis: Psychopharmaka und Krankheiten

Patient:innen mit psychiatrischen Diagnosen sind häufig auch in psychotherapeutischer Behandlung. Die Kooperation zwischen Psychiatrie und Psychotherapie ist daher von zentraler Bedeutung. Nicht nur die allgemeine medizinische Terminologie kommt hier zur Anwendung, vor allem Erkrankungen und medikamentöse Therapien mit Psychopharmaka stehen im Zentrum des Austauschs zwischen Psychiater:in und Psychotherapeut:in.

7.4.6.1 Psychopharmaka

Patient:innen in der psychotherapeutischen Praxis werden häufig auch mit Psychopharmaka behandelt. Für die Therapeut:innen ist ein verantwortungsvoller Umgang und ein grundlegendes Wissen über Psychopharmakatherapie unumgänglich. Hier sollen nur einige Wirkstoffgruppen der wichtigsten Psychopharmaka erwähnt werden, Genaueres wird in den spezifischen Lehrveranstaltungen erarbeitet.

Neuroleptika

Neuroleptika sind in der Akuttherapie psychiatrischer Störungen das wichtigste therapeutische Hilfsmittel. Sie werden in erster Linie zur Behandlung einer akuten Positivsymptomatik (bei Schizophrenie: Wahn, Halluzinationen, Agitiertheit etc.) eingesetzt und wirken stark antipsychotisch. Je stärker die antipsychotische Wirkung der Neuroleptika, desto mehr extrapyramidalmotorische (EPM) Störungen werden beobachtet, diese stellen die häufigste Nebenwirkung von Neuroleptika dar. »Schwache« neuroleptische Substanzen wirken stärker sedierend, »starke« Neuroleptika wirken als Antagonisten am D2-Rezeptor und damit auf die Plussymptomatik in akuten Psychosen. Es werden die »klassischen« und die »atypischen« Neuroleptika unterschieden, die unterschiedliche Wirkweisen besitzen.

Antidepressiva

Einteilung:
- Nach chemischer Struktur: trizyklisch, nicht-trizyklisch
- Nach Wirkmechanismus: SSRIs (selektive Serotonin-Reuptake-Inhibitoren), Alpha-2-Antagonisten, MAO-Hemmer (Mono-Aminoxidase)
- Nach Wirkung: antriebshemmend, neutral, antriebssteigernd

7.4.6.2 Wichtige Krankheiten in der psychiatrischen Praxis

Schizophrenie

Die Schizophrenie ist eine schwerwiegende psychische Erkrankung mit Verlust von Einheit und Orientierung der Wahrnehmung, des Denkens und der Identität. Sie umfasst viele verschiedene Erscheinungsformen mit unterschiedlichen Symptomen:

Klinische Symptomatik
- Positive Symptome: Halluzinationen, Wahn, formale Denkstörung, Denkzerfahrenheit, psychomotorische Erregung, Katatonie
- Negative Symptome: Affektverflachung, Antriebsarmut, Bewegungsarmut, Willensschwäche, kognitive Störung, Sprachverarmung, soziale Verarmung

Verlauf/Prognose
- Prodromales Stadium: geht der Krankheit voraus, noch keine eindeutige Symptomatik
- Phasischer Krankheitsverlauf/Vollremission: zwischen den akuten Phasen kommt es zu einem kompletten Stopp der Symptomatik
- Schubförmiger Krankheitsverlauf/Teilremission: keine vollständige Remission zwischen einzelnen Episoden, Krankheit wird mit der Zeit schlimmer
- Schubförmiger Krankheitsverlauf mit zunehmenden Residuen (Episoden mit nicht vollständiger Remission)

Zentral ist die Unterscheidung zwischen Schizophrenie und Psychose.

Psychose

Eine Psychose ist keine eigenständige Erkrankung, sondern ein psychisches Phänomen, bei dem eine massive Störung des Kontakts zur Realität auftritt. Sie kann Symptom unterschiedlicher psychischer Krankheiten sein, z. B. einer Schizophrenie, einer manisch-depressiven Erkrankung (*affektive Psychose)* oder einer organischen Erkrankung.

Affektive Erkrankungen

Bei diesen Erkrankungen handelt es sich um Störungen der Affekte und des Antriebs, eine krankhafte Veränderung der Stimmung hin zum Positiven (Manie) oder Negativen (Depression). In erster Linie sind hier Depressionen und Zustandsbilder der Manie gemeint, bzw. die Kombination beider in Form einer bipolaren Störung.

Angsterkrankungen – Formen von Angststörungen

- **Spezifische Phobien:** Die übermäßige Angst richtet sich gegen etwas Konkretes: Spinnen, Höhe, Tunnel, Menschenansammlungen.
- **Panikstörungen:** treten zumeist anlasslos auf; schwere Angstanfälle, die mehrere Minuten dauern können
- **Generalisierte Angststörungen:** Patient:innen können zumeist nicht sagen, wovor sie sich konkret fürchten; ein dauerhafter, langanhaltender Zustand; »ängstliche Persönlichkeit«

Fragen zur Evaluation

1. Wie werden medizinische Fachbegriffe gebildet? Nennen Sie zwei Möglichkeiten.
2. Welche Begriffe für medizinische Handlungen kennen Sie? Nennen Sie fünf.
3. Nennen Sie die Schritte einer psychopathologischen Befunderhebung.
4. Welche Fachbegriffe werden in der Alltagssprache häufig falsch verwendet? Geben Sie Beispiele und erläutern Sie die korrekte Definition.
5. Wie unterscheiden sich Schizophrenie und Psychose?

Literatur im Text

Caspar, W. (2007). *Medizinische Terminologie.* Stuttgart: Thieme.
DIMDI – Deutsches Institut für Medizinische Dokumentation und Information. (2020). *ICD-10-GM Version 2020.* Abgerufen von https://www.dimdi.de/dynamic/de/klassifikationen/icd/ (15.09.2020).
Dudenredaktion. (2012). *Wörterbuch medizinischer Fachbegriffe* (9. Aufl.). Berlin: Duden.
Michler, M., & Benedum, J. (1972). *Einführung in die medizinische Fachsprache. Medizinische Terminologie für Mediziner und Zahnmediziner auf der Grundlage des Lateinischen und Griechischen.* Heidelberg u. a.: Springer.
Pschyrembel, W. (2017). *Pschyrembel Klinisches Wörterbuch* (dzt. 267., neu bearb. Aufl., laufend erneuert). Berlin: De Gruyter.
Rothenhäusler, H.-B., & Täschner, K.-L. (2012). *Kompendium Praktische Psychiatrie. Und Psychotherapie* (2. Aufl.). Wien: Springer.
Seitz, A., Kurz, A., & Urban-&-Fischer-Verlag (2018). *Medizinische Fachwörter von A-Z. Kleines Lexikon für Pflege- und Gesundheitsfachberufe* (3. Aufl.). München: Elsevier.

Kernliteratur

Beckers, H. (2015). *Abkürzungslexikon medizinischer Begriffe. Akronyme und Symbole* (8., ergänzte Aufl.). Köln: Verlag Arzt und Information. (Onlineausgabe: www.medizinische-abkuerzungen.de)
Gaebel, W., & Falkai, P. (2003). Schizophrenie, Schizotype und wahnhafte Störungen. In M. T. Gastpar, S. Kasper & M. Linden (Hrsg.), *Psychiatrie und Psychotherapie* (2. Aufl., S. 97–115). Wien: Springer.
Michler, M., & Benedum, J. (1972). *Einführung in die medizinische Fachsprache. Medizinische Terminologie für Mediziner und Zahnmediziner auf der Grundlage des Lateinischen und Griechischen.* Heidelberg u. a.: Springer.
Rothenhäusler, H.-B., & Täschner, K.-L. (2012). *Kompendium Praktische Psychiatrie. Und Psychotherapie* (2. Aufl.). Wiesbaden: Springer.

8. PSYCHOPHARMAKOLOGIE

Christine Butterfield-Meissl

Grundlagen der Psychopharmakologie für Psychotherapeut:innen unter besonderer Berücksichtigung der therapeutischen Beziehung

Zusammenfassung

Der Artikel vermittelt eine Einführung in die Psychopharmakologie mit ihren Möglichkeiten und Grenzen im Rahmen eines Gesamtbehandlungsplanes. Die Arbeitssituation von Psychotherapeut:innen wird besonders berücksichtigt.

Schlüsselwörter

Indikation, Compliance, Pharmakokinetik, Pharmakodynamik, Tranquilizer und Hypnotika, Antipsychotika, Antidepressiva, Phasenprophylaktika, Medikamente zur Entzugsbehandlung und zur Substitution

8.1 Einführung

Ziel der psychiatrischen Therapie sind die Besserung und Heilung von psychischen Störungen sowie die Rückfallverhütung. Sie gliedert sich in drei große Bereiche:

1. Biologisch-somatische Therapieverfahren: Medikamentöse Therapie (Psychopharmaka), Lichttherapie, Schlafentzug, Elektrokrampftherapie/EKT
2. Psychotherapie
3. Soziotherapie

Aufgrund der multifaktoriellen Ätiopathogenese psychischer Erkrankungen kommen meist Therapieverfahren aus allen drei genannten Bereichen zur Anwendung. Diese ganzheitliche Sichtweise sollte zur Erstellung eines Gesamtbehandlungsplanes führen. Eine möglichst exakte Diagnosestellung ist die Grundvoraussetzung für alle therapeutischen Maßnahmen in der Psychiatrie.

Eine psychotherapeutische Grundhaltung und die Herstellung einer tragfähigen Arzt-Patienten-Beziehung stellen die Basis für eine sachgerechte Psychopharmakotherapie dar. Ein Behandlungsvertrag soll nach Möglichkeit geschlossen werden. Die Information des Patienten über

Wirkung und Nebenwirkungen ist Pflicht bei der Verordnung eines Medikamentes. In der Praxis erweist sich dies oft als schwierig und konflikthaft.

8.2 Psychopharmaka: Definition und Einteilung

»Jede Substanz, die in die Regulation zentralnervöser Funktionen eingreift und seelische Abläfe modifiziert, ist ein Psychopharmakon« (nach Möller, Laux & Deister, 2005; ebd., S. 467).

Folgende Gruppen von Psychopharmaka werden unterschieden:

- Tranquilizer und Hypnotika
- Neuroleptika, Antipsychotika
- Antidepressiva
- Phasenprophylaktika, Stimmungsstabilisierer
- Antidementiva
- sonstige Psychopharmaka (Psychostimulanzien u. a.)

Seit ihrer Entdeckung in den 1950er-Jahren haben die modernen Psychopharmaka ein immenses Feld therapeutischer Möglichkeiten eröffnet. Sie haben wesentlich dazu beigetragen, dass viele Psychose-Kranke heute beruflich und sozial wieder rehabilitiert und integriert werden können und dass viele psychische Störungen heute ambulant behandelt werden können. Die unsachgemäße und unkritische Verwendung von Psychopharmaka kann Gefahren in sich bergen, wie z. B. die Verwendung zur bloßen Ruhigstellung (»chemische Keule«, »chemische Zwangsjacke«), zur Konfliktlösung und Flucht (Tranquilizer), weiters das Suchtpotenzial.

Bedeutung der Psychopharmaka

Psychopharmaka gehören zu den am meisten verordneten Medikamenten und werden in allen Bereichen der Medizin eingesetzt. Keine andere Medikamentengruppe wird so emotional und so kontroversiell diskutiert; vielen Menschen geben sie Hoffnung, bei anderen lösen sie Ängste und Ablehnung aus. Psychopharmaka haben die Behandlungsmöglichkeiten psychischer Erkrankungen entscheidend erweitert. In der Behandlung organischer Psychosen, schizophrener Erkrankungen und schwerer Depressionen sind sie heute so gut wie unverzichtbar. Sie haben dazu beigetragen, dass viele Patienten nicht mehr in Anstalten leben müssen.

Eine kurzfristige Behandlung ist bei akuten Krisen, Suizidalität, schweren Neurosen, Panikattacken und Schlafstörungen sinnvoll. Ein weiteres Einsatzgebiet sind chronische Schmerzen und chronische Schlafstörungen bei schweren somatischen Erkrankungen.

Besonders umstritten ist der unkritische Einsatz von Psychopharmaka zur Erleichterung des Lebens bei Alltagsproblemen, zur Ruhigstellung oder als Aufputschmittel. Vor allem Tranquilizer haben ein hohes Suchtpotenzial und tragen oft nicht zur Problemlösung, sondern im Gegenteil zur Verschärfung der Situation bei.

Leichte Formen psychischer Störungen sind nicht immer einfach von der Bandbreite des Normalen mit den dazugehörigen Befindlichkeitsstörungen und Persönlichkeitsakzenten abzugrenzen. Die sorgfältige Indikationsstellung für eine psychiatrische Behandlung im engeren Sinn ist daher besonders wichtig. Geschieht dies nicht, können einerseits Befindlichkeitsstörungen ohne Krankheitswert pathologisiert werden, andererseits besteht die Gefahr, dass krankheitswertige Störungen verharmlost und nicht erkannt werden und somit eine erfolgversprechende Behandlung verabsäumt wird.

8.3 Compliance

Unter Compliance versteht man das Ausmaß, in welchem Patienten die verordneten Medikamente und Therapiemittel verschreibungsgemäß einnehmen bzw. anwenden, und die Bereitschaft, bei therapeutischen und diagnostischen Maßnahmen mitzuwirken.

Wenn auch ein Behandlungsvertrag mit gegenseitigem Einverständnis Grundlage der Therapie ist, beinhaltet der Begriff Compliance doch auch Nachgiebigkeit und Unterordnung des Patienten unter die Fachmeinung des Arztes.

Im angloamerikanischen Sprachraum wurde daher neben Compliance der Begriff »Adherence« vorgeschlagen, der auch die Seite des Arztes beinhaltet, der ein therapeutisches Bündnis mit dem Patienten zu erreichen versucht. Auch der Arzt muss Anstrengungen unternehmen, dass ein Behandlungsvertrag zustande kommt. Dabei ist es wichtig, dass Arzt und Patient eine gemeinsame Sprache finden, damit der Arzt den Patienten auch erreicht.

Nicht nur im Bereich der Psychiatrie, sondern auch bei allen anderen Erkrankungen gibt es einen hohen Prozentsatz an Noncompliance. Die regelmäßige Einnahme von Medikamenten ist selbst bei hoch motivierten Patienten aus vielerlei Gründen schwer zu erreichen. Man kann davon ausgehen, dass die vorschriftsmäßige und regelmäßige Einnahme nicht nur in der Psychiatrie die Ausnahme ist. Die Angaben in der Literatur über das Ausmaß der Noncompliance schwanken zwischen 20 und 80 %.

Bei Psychopharmaka kommt es auch häufig vor, dass Patienten mit der Beendigung der Behandlung nicht einverstanden sind und Medikamente gegen ärztlichen Rat weiternehmen. Dies ist bei Tranquilizern und anderen Medikamenten mit Suchtpotenzial häufig der Fall. Ein Medikamentenwechsel kann ebenfalls Schwierigkeiten bereiten.

Verschiedene Faktoren haben Einfluss auf die Compliance:

- die Patienten selbst, Krankheitseinsicht und Krankheitsverständnis
- Persönlichkeitsvariablen, z. B. Grad der Strukturiertheit, Risikoverhalten (»risk taking persons«)
- Erkrankungen wie Schizophrenie, Wahnerkrankungen, Manie, Demenz
- die Familie, die Freunde und das Umfeld
- die Person des Arztes, die Einstellung des verordnenden Arztes zur Therapie
- andere Betreuer und Behandler
- die Art des Medikaments, Wirkungen, Nebenwirkungen
- die Art der ambulanten Versorgung
- die soziale und ökonomische Situation
- das Gesundheitssystem

Patienten müssen selbst die Vorteile der Medikamenteneinnahme erfahren, bevor sie akzeptieren, dass sie Medikamente über einen längeren Zeitraum einnehmen müssen.

Folgende Maßnahmen fördern die Compliance:

- gute therapeutische Beziehung
- Aufklärung des Patienten über Wirkungen und Nebenwirkungen des verordneten Medikaments
- Besprechung der Gründe für die Verordnung, gegebenenfalls Aufzeigen von Alternativen
- Einbeziehung der Sichtweise des Patienten, der Ängste und Widerstände und auch der Hoffnungen, die mit der Therapie verbunden sind; vorgebrachte Ängste ernst nehmen
- möglichst einfache Handhabung (z. B. 3-mal täglich als Ritual; 1-mal täglich, weil einfacher; Depot etc.)
- Bedeutung der Angehörigen erkennen; diese können fördernd oder hinderlich bei der Therapie sein, in vielen Fällen müssen sie einbezogen werden; therapeutische Maßnahmen und Nebenwirkungen gegebenenfalls genau erklären
- möglichst wenige Medikamente verordnen und Medikament nicht zu oft wechseln

Notwendig sind auch öffentlichkeitswirksame Maßnahmen, um den Informationsstand und die öffentliche Meinung über die Behandlung zu verbessern, speziell im Bereich der Kostenträger, die den Zugang und die Bezahlung der Maßnahmen regeln.

8.4 Fehlende Krankheitseinsicht, Zwangsbehandlung

Ein besonderer Aspekt psychiatrischer Erkrankungen ist die bisweilen krankheitsbedingt fehlende Krankheitseinsicht. In manchen Fällen ist eine Unterbringung der Patienten im psychiatrischen Krankenhaus gegen ihren Willen und eine Zwangsbehandlung notwendig. Dies ist eine erschwerte Bedingung für die Fortsetzung der Behandlung auf freiwilliger Basis und für das Zustandekommen eines Behandlungsvertrages.

Die fehlende Krankheitseinsicht in Verbindung mit dem starken Wunsch, gesund zu sein, und der oft damit einhergehenden psychischen Abwehr durch Verleugnung tragen zu vielen Therapieabbrüchen bei.

8.5 Indikation, Kontraindikation

Indikation bezeichnet den Anwendungsbereich eines Medikamentes. Eine absolute Kontraindikation liegt vor, wenn ein Medikament nicht verabreicht werden darf. Relative Kontraindikationen stellen Einschränkungen bei der Verwendung eines Medikamentes dar, eine genaue Abwägung von Nutzen und Risiko ist erforderlich, die Patienten müssen engmaschig überwacht werden.

8.6 Placebo, Nocebo

Die Placebowirkung ist eine erwünschte Medikamentenwirkung, die durch eine Arznei ohne Wirkstoff erzielt wird bzw. nicht durch den spezifischen Wirkstoff einer Arznei erzielt wird. Der Placeboeffekt ist wissenschaftlich durch zahlreiche Untersuchungen abgesichert und unumstritten. Die Nocebowirkung ist eine unerwünschte Wirkung, die durch eine Arznei ohne Wirkstoff erzielt wird.

Es gibt verschiedene Erklärungsansätze für die Placebowirkung:

- Psychodynamischer Ansatz: Regression auf eine frühe Form psychischen Funktionierens. Der Arzt wird zur frühen mütterlichen Figur, die allmächtig ist, idealisiert. Durch die Medikamenteneinnahme kann der Patient in seinen unbewussten Fantasien vorübergehend an dieser Allmacht teilhaben.

- Kognitiv-emotionale Faktoren: Angstreduktion und Induktion von Hoffnung durch den Arzt verändern die Wahrnehmung der Symptome.
- Attributionstheoretischer Ansatz: Zufällige Änderung des Zustandes oder Spontanremission wird dem Medikament zugeschrieben.
- Entspannung bewirkt Veränderungen im vegetativen Nervensystem (Arzt sagt, das Medikament hilft).
- Konditionierungsprozesse
- Freisetzung von Endorphinen

8.7 Psychopharmaka und Psychotherapie

Der Stellenwert sowohl der Psychopharmaka als auch der Psychotherapie ist in der Behandlung psychischer Störungen jeweils unterschiedlich. Er hängt von der Art der Erkrankung und von vorhandenen Möglichkeiten beim Patienten und bei den Behandlern sowie von den gesellschaftlichen Bedingungen ab. Oft ist ein optimales Behandlungsergebnis nur durch die Kombination beider Behandlungsverfahren zu erreichen. Viele psychische Störungen können sehr gut nur mit Psychotherapie ohne Medikamente behandelt werden.

Im Fall der Trennung von Psychotherapie und Psychopharmakotherapie ist die Behandlungssituation für den Psychotherapeuten nicht immer einfach. Es besteht eine geteilte Verantwortlichkeit. Mit manchen Patienten muss die innere Bereitschaft, Medikamente einzunehmen, erst erarbeitet werden. Was bedeuten Medikamente für den Patienten, aus welcher Motivation heraus werden sie genommen? Wie gut das gelingt, hängt sehr stark von der Einstellung ab, die der Psychotherapeut selbst den Medikamenten und speziell den Psychopharmaka entgegenbringt. Lehnt der Psychotherapeut selbst Psychopharmaka ab, wird die Behandlung von Patienten, die solche Medikamente nehmen, äußerst schwierig.

Auch wenn der Psychotherapeut den Medikamenten gegenüber eine positive Haltung einnimmt, ist die Situation mit zwei Behandlern nicht einfach. Es muss eine geteilte Übertragung bearbeitet werden. Die Fantasien des Patienten über seine zwei Behandler können sehr wechselhaft sein. Manche Patienten spalten die beiden Behandler in einen guten und einen bösen (Elternteil), wie Vater und Mutter können sie gegeneinander ausgespielt werden. Dies stellt eine Verführung dar, der manchmal sowohl der Arzt als auch der Psychotherapeut erliegen. Dies kann zu heftigen Gegenübertragungsreaktionen mit Ärger, Eifersucht und Neid auf den anderen Behandler führen. Daraus wird klar, wie wichtig eine gute Zusammenarbeit und eine funktionierende Kommunikation zwischen Arzt und Psychotherapeut ist.

8.8 Pharmakokinetik, Pharmakodynamik

Pharmakokinetik beschreibt die Wirkung des Organismus auf Arzneimittel. »Was macht der Körper mit dem Arzneimittel?« Dies ist ein Zusammenspiel von Dosis, Freisetzung (Liberation), Resorption (Absorption), Verteilung (Distribution), Metabolisierung und Elimination. Ein Ziel der Pharmakokinetik ist die Entwicklung von Dosierungsvorschlägen.

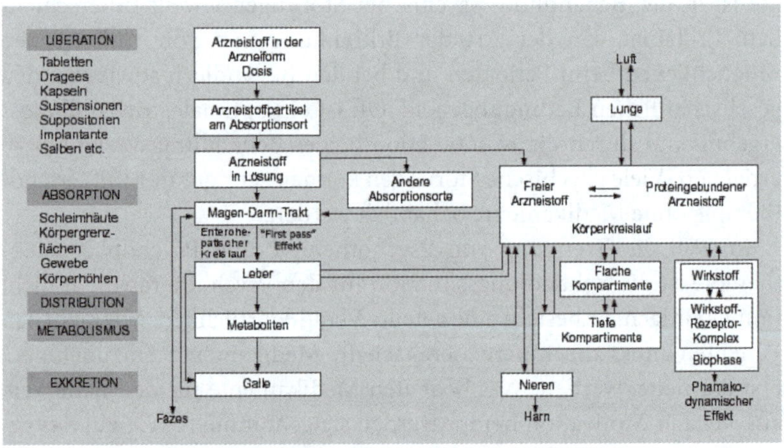

Abb. 28: LADME-Konzept (aus: http://www.chemgapedia.de/, 03.05.2018)

Pharmakodynamik beschreibt die Wirkung von Arzneimitteln auf den Organismus. Um eine Wirkung zu erzielen, muss das Pharmakon in den Organismus so eingebracht werden, dass es genügend lange und in ausreichender Konzentration an den Wirkort gelangt.

Pharmaka treten mit dem Körper in eine Wechselbeziehung, in der sie in gewünschter (oder unerwünschter) Weise auf ihn einwirken und gleichzeitig von ihm verändert (metabolisiert) und schließlich meist ausgeschieden (eleminiert) werden.

Metabolisierung bezeichnet die Veränderung der chemischen Struktur des Wirkstoffs im Körper. Ein Ziel der Metabolisierung ist, die Ausscheidung zu erleichtern, die Stoffe werden auch entgiftet. Der Metabolismus kann in den Darmzellen oder anschließend bei der ersten Leberpassage stattfinden. Beim ersten Durchgang durch die Leber kann ein relevanter Anteil des Wirkstoffs inaktiviert werden. Einige Arzneimittel sind in ihrer ursprünglichen Form inaktiv (Prodrugs) und werden erst durch die Metabolisierung in aktive Wirkstoffe überführt. Die meisten Stoffe werden entweder über den Harn und den Stuhl ausgeschieden, einige auch über die Atemluft beim Ausatmen.

Über das Cytochrom-P450-System werden zahlreiche Medikamente metabolisiert. Es sind Hämoproteine mit enzymatischer Aktivität; sie kommen vor allem in der Leber vor, weiters in Darm, Niere und Lunge. Die Wirksamkeit und Verträglichkeit zahlreicher Medikamente hängt von der Funktionsfähigkeit des Cytochrom-P450-Systems ab. Nahrungsmittel wie Grapefruitsaft können die Enzymaktivität beeinträchtigen; daher soll man bestimmte Medikamente nicht zusammen mit Grapefruitsaft nehmen.

8.9 Klinische Arzneimittelprüfung

Unter einer Klinischen Prüfung versteht man eine definierte, wissenschaftliche Untersuchung zu Wirkung und Sicherheit eines Medikamentes, einer neuen Intervention oder eines neuen Medizinprodukts. Man unterscheidet die Phasen I bis IV.

- Phase I: Der neue Wirkstoff wird an freiwilligen, in der Regel gesunden Personen unter strenger ärztlicher Überwachung erprobt. Ziel ist es, eine vorläufige Unbedenklichkeit der Anwendung und eine erstmalige Darstellung des pharmakokinetischen und pharmakodynamischen Profils des Wirkstoffs zu erhalten.
- Phase II: erste Anwendung bei Patienten, um die Wirksamkeit und relative Unbedenklichkeit bei Menschen zu überprüfen. Es werden Dosis- und Dosierungsfindungsstudien durchgeführt.
- Phase III: Ziel dieser Phase ist es, nach einem festgelegten Prüfplan Untersuchungen an Patienten in Kliniken und ausgewählten Arztpraxen durchzuführen, um die Wirksamkeit zu überprüfen und dabei die Häufigkeit auftretender Nebenwirkungen zu beobachten. Weiters wird überprüft, ob der Wirkstoff einen Vorteil gegenüber anderen Präparaten und Behandlungsmöglichkeiten in sogenannten Vergleichsstudien aufweist. Nach Abschluss der Phase III können die Prüfungsunterlagen zur Zulassung bei den zuständigen Behörden vorgelegt werden.

- Phase IV: Phase-IV-Studien beschreiben die Untersuchung von bereits zugelassenen Arzneimitteln, wenn die zugelassene therapeutische Anwendung um zusätzliche Untersuchungen bzw. Interventionen erweitert wird.

Nichtinterventionelle Studien mit Arzneimitteln (NIS)

Diese Studien wurden früher als »Anwendungsbeobachtungen« bezeichnet. Sie stellen keine klinische Prüfung nach dem Arzneimittelgesetz dar, da keine zusätzlichen Interventionen stattfinden. So kann die Sicherheit oder Wirksamkeit von zugelassenen Arzneimitteln erhoben werden. (Vgl. http://www.meduniwien.ac.at/hp/kks, 03.05.2018).

8.10 Richtlinien und Vorsichtsmaßnahmen im Umgang mit Psychopharmaka

Kontrolluntersuchungen, Kombinationstherapie und Wechselwirkungen

Bei den verschiedenen Substanzgruppen sind unterschiedliche Kontrolluntersuchungen notwendig. Ein Screening mit Blutbefunden (Blutbild, Leber- und Nierenparameter, Schilddrüse), Blutdruck, Puls, EKG und EEG ist jedenfalls zu empfehlen. Bei der Kombination von Medikamenten ist immer auf eine mögliche Wechselwirkung zu achten.

Beeinträchtigung im Straßenverkehr und beim Bedienen von Maschinen

Diese kann bei verschiedenen Medikamenten vorkommen und ist zu berücksichtigen.

Schwangerschaft und Stillzeit

Es ist größte Sorgfalt geboten, da fast alle Psychopharmaka die Placenta-Schranke durchschreiten und auch in die Muttermilch übertreten können. Es ist eine strenge Nutzen-Risiko-Abwägung erforderlich. In den ersten drei Schwangerschaftsmonaten, während sich beim Embryo die Organe und Organsysteme ausbilden, sollte auf Medikamentengabe möglichst völlig verzichtet werden, da eine teratogene Wirkung nicht ausgeschlossen werden kann.

Psychopharmaka bei Kindern und Jugendlichen

Bei der Pharmakotherapie von Kindern und Jugendlichen ist immer das Familiensystem einzubeziehen. Eine enge Kooperation und ein therapeutisches Bündnis mit den Bezugspersonen ist anzustreben. Kinder können »Symptomträger« der Familie sein, die Indikation für eine Familientherapie muss im Sinne eines Gesamtbehandlungsplanes geklärt werden.

Indiziert sind Psychopharmaka bei Kindern und Jugendlichen bei psychotischen Störungen, hyperkinetischen Syndromen, Hirnschäden und manchmal bei depressiven Erkrankungen.

Psychagogische, psychotherapeutische und familientherapeutische Maßnahmen bieten bei vielen psychischen Störungen im Kinder- und Jugendalter ausreichende Hilfe ohne Medikamente und sollen so weit wie möglich einer medikamentösen Therapie vorgezogen werden beziehungsweise mit ihr einhergehen.

Psychopharmaka in höherem Lebensalter

Mit der steigenden Lebenserwartung einhergehend, gewinnt die Psychopharmakotherapie im höheren Lebensalter zunehmend an Bedeutung. Die häufigsten psychiatrischen Alterskrankheiten sind Demenzen, depressive Erkrankungen und paranoide Psychosen sowie Erregungszustände und Verwirrtheit unterschiedlicher Genese. Schlafstörungen nehmen im Alter zu. Bei Patienten im höheren Lebensalter ist eine spezielle Sorgfalt im Umgang mit Psychopharmaka notwendig. Es ist oft erschreckend, welch hohe Zahl von Tabletten manche Patienten verordnet bekommen. Körperliche Faktoren führen zu einer veränderten Wirkungsweise von Medikamenten im Alter.

8.11 Psychopharmaka: historischer Rückblick

Schon lange vor der Entdeckung der modernen Psychopharmaka hat der Mensch versucht, Krankheiten des Gemüts mit verschiedensten Naturstoffen zu behandeln. Bereits im altägyptischen Schrifttum wird Alkohol als gemütsbewegendes Mittel genannt. Mit Wein extrahierten die Griechen verschiedene pflanzliche Stoffe wie Alraunwurzeln oder Johanniskraut. Hanf und Kaffee wurden zur Aufhellung des Gemütes verwendet.

Opium diente über Jahrtausende als Allzweckarznei.

Morphium wurde 1806 erstmals isoliert und war ab Mitte des 19. Jahrhunderts in der Psychiatrie zur Sedierung in Verwendung. Morphine führten wegen ihres hohen Suchtpotenzials jedoch bald zu Problemen.

Chloralhydrat wurde 1869 erstmals an Geisteskranken und an deliranten Patienten getestet und fand in der Folge als Schlafmittel breite Anwendung. Lachgas wurde im 19. Jahrhundert in der Psychiatrie als Antidepressivum verwendet. Ende des 19. Jahrhunderts und bis in die Zwischenkriegszeit wurde Kokain als Euphorikum verwendet, mit hohem Suchtpotenzial.

Das erste Barbiturat wurde 1903 als Schlafmittel in der Psychiatrie getestet. Bis in die 1960er-Jahre fanden Barbiturate als Schlafmittel breite Verwendung; heute werden sie noch als Antiepileptika und Narkotika eingesetzt.

In der ersten Hälfte des 20. Jahrhunderts wurden zahlreiche Versuche mit Fiebertherapien, Insulinschock und Koma sowie Schlafkuren gemacht.

1950 wurde der erste Tranquilizer, das Meprobamat, synthetisiert, aus einer Versuchsreihe, die ursprünglich zur Entwicklung eines neuen Antibiotikums gestartet hatte.

Mit der Einführung des ersten Neuroleptikums Chlorpromazin 1952 begann eine neue Epoche in der Psychopharmakologie. Chlorpromazin wurde ursprünglich als Antihistaminikum entwickelt, die antipsychotische Wirkung wurde zufällig entdeckt.

Kurz darauf wurde mit Imipramin das erste Antidepressivum entdeckt.

1960 nahm mit der Synthese von Chlordiazepoxid die Ära der Benzodiazepine ihren Anfang.

8.12 Tranquilizer und Hypnotika

Tranquilizer ist ein Sammelbegriff für Psychopharmaka, die zur Behandlung von Angst- und Spannungszuständen verwendet werden (lat. »tranquilare« – dt. beruhigen). Sie werden auch als Anxiolytika bezeichnet. Tranquilizer wirken angstlösend, beruhigend und emotional entspannend. Solche Wirkungen haben neben den Tranquilizern auch niedrig dosierte Neuroleptika, sedierende Antidepressiva und z. T. auch Betarezeptorenblocker. Tranquilizer im engeren Sinn zeichnen sich dadurch aus, dass sie eine anxiolytische, aber keine antipsychotische Wirkung haben.

Hypnotika sind Schlafmittel, die sedierende und schlafinduzierende Wirkung steht bei ihnen im Vordergrund. Dabei handelt es sich um keine scharf abgegrenzte Medikamentengruppe. Es bestehen dosisabhängig fließende Übergänge zwischen Tranquilizern, Hypnotika und auch Narkotika.

Missbrauch

Schlaf- und Beruhigungsmittel werden häufig missbräuchlich verwendet. Dafür gibt es mehrere Gründe. Werden Schlaf- und Beruhigungsmittel über einen längeren Zeitraum eingenommen, kann es zu Abhängigkeit und Sucht kommen. Das zugrunde liegende Problem wird durch Tranquilizer und Hypnotika meist nicht gelöst. Sie sind als Sofortmaßnahme sinnvoll, da nur die Symptome bekämpft werden. Nach längerem Gebrauch sollten diese Medikamente daher langsam abgesetzt werden. Manchmal werden diese Mittel als Drogen oder Ersatzdrogen eingesetzt. Ein krimineller Missbrauch von Schlafmitteln sind die sogenannten K.-o.-Tropfen.

Benzodiazepine

Benzodiazepine sind heute die wichtigsten und am meisten angewendeten Tranquilizer. Neben Sedierung, Schlafinduzierung, Entspannung und Angstlösung wirken sie auch muskelrelaxierend und antiepileptisch. Ihre Wirkung ist dosisabhängig.

Die einzelnen Präparate haben unterschiedliche pharmakologische Eigenschaften und damit ein unterschiedliches Wirkprofil. Wichtig Parameter sind:

- Ausmaß der sedierenden Wirkung im Verhältnis zur Angstlösung und Entspannung
- Eliminationshalbwertszeit (kurz, mittellang und lang wirksam): Dabei ist die Bildung aktiver Metaboliten zu berücksichtigen. Das Entstehen aktiver Metaboliten ist mit einer besonders langen Wirkdauer verknüpft.
- Antikonvulsive Wirkung: Einige Benzodiazepine haben eine stark ausgeprägte antikonvulsive Wirkung und werden daher auch in der Behandlung von Epilepsien verwendet. Beispiele: Diazepam, Clonazepam.
- Muskelrelaxierende Wirkung: Die muskelrelaxierende Wirkung ist bei einigen Substanzen so stark ausgeprägt, dass sie therapeutisch zur Muskelentspannung eingesetzt werden können. Beispiele: Diazepam, Tetrazepam.
- Hohe Arzneimittelsicherheit – geringe Toxizität

Neuropharmakologischer Wirkmechanismus

Die neutrale Aminosäure GABA (γ-Aminobuttersäure; Gamma-aminobutyric acid) ist der wichtigste inhibitorische Neurotransmitter im Zentralnervensystem. Bis zu 30 % der Synapsen im Gehirn sind GABAerg. Benzodiazepine wirken an den GABAergen Synapsen. Man stellt sich vor, dass Benzodiazepine die Frequenz der durch GABA induzierten Öffnung des Chloridionenkanals erhöhen und somit die GABAerge Transmission verstärken. So wird die hemmende Funktion GABAerger Neuronen verstärkt, indem Benzodiazepine mit spezifischen Benzodiazepin-Rezeptoren in Verbindung treten.

Praktische Anwendung

Benzodiazepine finden in allen Bereichen der Medizin eine breite Anwendung. Das breite Wirkungsspektrum, die rasch einsetzende Wirkung sowie die große Arzneimittelsicherheit bedingen den weiten Einsatz nicht nur in der Psychiatrie. Als wesentlicher Faktor kommt dazu, dass die Wirkung von den Patienten meist als angenehm empfunden wird und sie daher im Allgemeinen Benzodiazepine sehr gerne einnehmen. Benzodiazepine sollten niedrig, aber ausreichend dosiert werden. Ziel ist in den meisten Fällen eine kurzfristige Verordnung. Eine Monotherapie ist anzustreben.

Voraussetzung für eine Therapie mit Benzodiazepinen ist das Vorliegen einer klaren Indikation. Eine Abklärung der oft im Vordergrund des klinischen Bildes stehenden somatischen Beschwerden muss erfolgen. Eine Klärung, inwieweit psychodynamische Faktoren an der Entstehung oder Aufrechterhaltung der vorliegenden Störung beteiligt sind, ist notwendig. Bei Bedarf sollte der Patient einer Psychotherapie zugeführt werden.

Tabelle 4: Beispiele für einige wichtige, in Österreich derzeit im Handel befindliche Benzodiazepine

Substanz	Halbwertszeit in Stunden	Verwendung
Alprazolam	10–18	Tranquilizer
Bromazepam	12–24	Tranquilizer
Brotizolam	4–8	Hypnotikum
Cinolazepam	4–6	Hypnotikum
Clobazam	18–42	Tranquilizer Antiepileptikum
Clonazepam	24–56	Antiepileptikum
Diazepam	30–45	Tranquilizer Antiepileptikum Muskelrelaxanzium
Dikaliumclorazepat	25–82	Tranquilizer
Flunitrazepam	10–25	Hypnotikum
Lorazepam	10–18	Tranquilizer
Lormetazepam	9–15	Hypnotikum
Midazolam	1–3	Narkotikum
Nitrazepam	20–50	Antiepileptikum
Oxazepam	5–18	Tranquilizer
Tetrazepam	12,9–44,5	Muskelrelaxans
Triazolam	2–4	Hypnotikum

Indikationen

Benzodiazepine sollten niedrig, aber ausreichend dosiert werden. Ziel ist in den meisten Fällen eine kurzfristige Verordnung. Eine Monotherapie ist anzustreben.

- **Angststörungen:** Anxiolyse, Spannungslösung
- **Schlafstörungen:** Sedierung (Dämpfung der psychischen Reaktionsbereitschaft auf Reize), schlaffördernde Wirkung
- **Somatopsychische und somatoforme Störungen:** Dämpfung zentral vermittelter vegetativer Antworten auf Emotionen und äußere Reize
- **Affektive Störungen**
  Depression: Zielsymptome sind meist Unruhe und Schlafstörungen sowie Angst
  Manie: zur Sedierung

- **Schizophrene Psychosen**
- **Epilepsie, zerebrale Krampfanfälle:** antikonvulsive Wirkung
- **Muskelspasmen, Tetanus:** zentrale Muskelrelaxation
- **Entzugsbehandlung**
- **Anästhesie:** Prämedikation, Verstärkung der Wirkung zentral dämpfender Pharmaka

Benzodiazepine beim Alterspatienten

Mit steigendem Alter nimmt der Gebrauch von Psychopharmaka im Allgemeinen und von Benzodiazepinen im Besonderen zu. Bei vielen Benzodiazepinen steigt die Eliminationshalbwertszeit mit dem Alter an. Bei Substanzen mit einer langen Eliminationshalbwertszeit und aktiven Metaboliten besteht Kumulationsgefahr. Eine entsprechende Dosisreduktion bzw. eine Verlängerung des Dosierungsintervalls ist bei diesen Präparaten angezeigt. Nebenwirkungen wie Sedierung und Gedächtnisstörungen treten bei Alterspatienten oft stärker in Erscheinung, sie sind dosisabhängig und reversibel.

Darreichungsform

Benzodiazepine werden hauptsächlich oral eingenommen (Tabletten, Kapseln, Dragees, Tropfen, Saft), es gibt auch eine Darreichungsform als Suppositorien (Zäpfchen). Die parenterale Gabe ist als i. m. (intramuskuläre) oder i. v. (intravenöse) Injektion oder als Infusion möglich.

Nebenwirkungen, unerwünschte Wirkungen, Kontraindikationen

Die Benzodiazepine zeichnen sich durch eine große therapeutische Breite und eine geringe Toxizität aus. Überdosierungen und Intoxikationen können meist gut behandelt werden. Todesfälle sind selten. Kinder und alte Menschen sind höher gefährdet. Die Nebenwirkungen sind dosisabhängig. Interaktionen mit anderen Medikamenten treten auf. Viele der Nebenwirkungen führen zu Problemen beim Lenken von Kraftfahrzeugen. Auch ein erhöhtes Verletzungsrisiko wird diskutiert.

Nebenwirkungen, unerwünschte Wirkungen:

- Sedierung, Müdigkeit, Herabsetzung der Konzentration und der Aufmerksamkeit
- Schwindel
- psychomotorische Beeinträchtigung: Herabsetzung der motorischen Koordinationsfähigkeit, Verlängerung der Reaktionszeit, Artikulationsstörungen
- Gedächtnisstörungen
- allgemeine Symptome einer ZNS-Depression (ZNS = Zentralnervensystem): Benommenheit, Schwindel, Artikulationsstörungen, verwaschene Sprache, ataktische Phänomene, Doppelbilder
- paradoxe Reaktionen: Enthemmungsphänomene, Erregungszustände
- bei intravenöser Verabreichung: selten kann es zu Atemdepression und Atemstillstand kommen, auch ventrikuläre Arhythmien und Herzstillstände sind beschrieben
- weitere seltene Nebenwirkungen: Blutdruckabfall, Blutbildveränderungen, Leberfunktionsstörungen, Hautreaktionen, Allergien, Appetit-/Sexualstörungen, anaphylaktische Reaktionen; der Zusammenhang mit den Benzodiazepinen ist nicht immer gesichert
- Absetzphänomene: abhängig von der Höhe der Dosis, der Einnahmedauer, der Abruptheit des Absetzens, der Halbwertszeit der Substanz sowie von Persönlichkeitsfaktoren; häufigere Absetzsymptome sind vegetative Störungen (Zittern, Schwitzen, Schwindel u. a.), Schlafstörungen, innere Unruhe, Angst, Dysphorie; seltener und vor allem nach hohen Dosen Perzeptionsstörungen, Verwirrtheitszustände, epileptische Anfälle, Delirien und Funktionspsychosen
- Entwicklung von Abhängigkeit, Sucht, Missbrauch

Kontraindikationen

Bekannte Hypersensibilität oder Allergie, Myasthenia gravis, akutes Engwinkelglaukom. Akute Intoxikation mit Alkohol oder anderen ZNS-dämpfenden Substanzen stellt eine relative Kontraindikation dar. Weitere relative Kontraindikationen: Ateminsuffizienz, Schlafapnoe, Schwangerschaft und Stillzeit, Kinder unter zwei Jahren, Patienten mit Suchtanamnese. Dosisanpassung bei Leber- und Nierenerkrankungen.

Benzodiazepin-Hypnotika

Die anxiolytische und die sedativ-hypnotische Wirkung der Benzodiazepine sind wie bereits dargestellt schwer voneinander zu trennen. Trotzdem werden einige Substanzen wegen ihrer speziellen pharmakologischen Eigenschaften bevorzugt als Schlafmittel eingesetzt.

Die Anforderungen an Schlafmittel sind:

- rascher Wirkungseintritt (rasche Resorption)
- ausreichend lange Wirkungsdauer (die ganze Nacht)
- kein Hangover, keine Restwirkung in der Früh (mittlere Eliminationsdauer, geringe Kumulationsgefahr)

Indikation

Schlafstörungen sind weit verbreitet und somit ein Problem von großer gesundheitspolitischer Relevanz. Etwa ein Drittel der erwachsenen Bevölkerung klagt über Ein- und Durchschlafstörungen, bei ca. 15 % besteht eine behandlungsbedürftige Schlafstörung. Schlafstörungen und die Einnahme von rezeptpflichtigen Schlafmitteln nehmen mit steigendem Alter deutlich zu. Frauen leiden in allen Altersgruppen häufiger an Schlafproblemen als Männer.

Schlafstörungen sind oft ein Symptom psychiatrischer oder körperlicher Erkrankungen, sie treten auch als Nebenwirkung verschiedenster Medikamente auf. Primäre Insomnien sind eher selten. Vor der Therapie mit Hypnotika ist eine gründliche Diagnostik notwendig.

Tabelle 5: Beispiele für Benzodiazepin-Hypnotika

Substanz	Halbwertszeit in Stunden
Brotizolam	4–8
Flunitrazepam	18
Lormetazepam	9–15
Midazolam	1,5–4
Nitrazepam	20–35
Triazolam	2–4

Schlafmittel sollen in der geringsten noch wirksamen Dosis und möglichst kurz befristet eingesetzt werden. Ist eine längerfristige Therapie notwendig, so ist oft eine intermittierende Dosierung sinnvoll. Nach einer längeren Benzodiazepin-Medikation soll das Absetzen nicht abrupt, sondern unbedingt schrittweise erfolgen, um Absetzphänomene zu vermeiden.

Chemisch neuartige Tranquilizer und Hypnotika

Diese Medikamente wurden entwickelt, da man Substanzen suchte, die ähnliche therapeutische Eigenschaften wie die Benzodiazepine haben, jedoch eine andere chemische Struktur und damit auch nicht die bekannten Nachteile von Benzodiazepinen wie Suchtpotenzial und kognitive Beeinträchtigung. Folgende Substanzen sind derzeit im deutschsprachigen Raum im Handel: Zolpidem (Ivadal®), Melatonin (Circadin®) sowie Zaleplon (Sonata®) und Zopiclon (Somnal®), beide derzeit nur in Deutschland.

Andere Tranquilizer und Hypnotika

Die wichtigsten Substanzen in dieser Gruppe sind Barbiturate, Meprobamat, Antihistaminika, Chloralhydrat, Clomethiazol (Distraneurin®), Methaqualon (hohes Suchtpotenzial, obsolet)

Meprobamat

Meprobomat ist in Österreich unter den Namen Microbamat®, Miltaun® und Pertranquil® im Handel. Meprobamat wurde 1951 als potenzielles Muskelrelaxans entwickelt. Meprobamat hat eine anxiolytische, sedierende, hypnotische und antikonvulsive Wirkung. Der genaue Wirkmechanismus ist unbekannt. Große Schwankungen der Halbwertszeit, von 6–24 Stunden, Mittel ca. 15 Stunden.

Indikationen: Behandlung des Alkoholentzugssyndroms; Anxiolytikum, Sedativum – derzeit weitgehend durch Benzodiazepine ersetzt.

Unerwünschte Wirkungen: Schläfrigkeit am Tag, Müdigkeit, Benommenheit, Schwindel, Übelkeit, Erbrechen, Diarrhoe, Fieber, Überempfindlichkeitsreaktionen, paradoxe Effekte mit Unruhe, Angst, Verwirrtheit, Atemdepression.

Clomethiazol

In Österreich unter dem Namen Distraneurin® im Handel. Die Substanz wirkt sedierend, antikonvulsiv und hypnotisch. Hauptindikation ist die Behandlung des Alkoholentzugsdelirs. Clomethiazol hat hohes Suchtpotenzial und ist derzeit kaum mehr in Verwendung.

Antihistaminika

Diese haben durch den Einsatz der Benzodiazepine an Bedeutung verloren und sind als Tranquilizer kaum mehr in Verwendung. Beispiele: Calmaben®-Dragees, Noctor®-Dragees.

8.13 Pflanzliche Sedativa

Die hier angeführten pflanzlichen Arzneistoffe sind der Gruppe der Sedativa zuzuordnen, einigen werden auch antidepressive Effekte zugeschrieben. Die Beurteilung der Wirksamkeit fällt bei pflanzlichen Psychopharmaka schwer. Die Dokumentation ist für viele Substanzen lückenhaft, es gibt wenige Studien und Anwendungsbeobachtungen. Für viele pflanzliche Beruhigungsmittel fehlen Wirksamkeitsnachweise im Sinne der naturwissenschaftlich orientierten Medizin. Pflanzliche Sedativa haben in der Psychiatrie eine geringe Bedeutung.

Baldrianpräparate

Dabei handelt es sich um Arzneimittel mit unterschiedlichen Arzneistoffen. Die Anwendung erfolgt bei nervösen Unruhezuständen und zur Förderung der Schlafbereitschaft. Gegenanzeigen sind bisher nicht bekannt. Chronische Toxizität und reproduktionstoxikologische Unbedenklichkeit (mutagenes Risiko) sind nicht ausreichend wissenschaftlich überprüft.

Weitere pflanzliche Arzneistoffe

- Johanniskraut (antidepressiv, sedierend): zur Behandlung von leichten und mittelschweren Depressionen; in den letzten Jahren aufgrund von Interaktionen mit Gerinnungshemmern und Photosensibilisierung zunehmend weniger verordnet
- Hopfenzapfen

- Kamilleblüten
- Kava-Präparate (bei leichten Angst-, Spannungs- und Unruhezuständen, zur Schlafförderung)
- Melisseblätter
- Passionsblumenkraut
- Maulbeere
- Cannabis

Melatonin

In Österreich unter dem Namen »Circadin® 2 mg Retardtabletten« im Handel.

Halbwertszeit: 3,5–4 Stunden.

Indikation: Monotherapie für die kurzzeitige Behandlung der primären, durch schlechte Schlafqualität gekennzeichneten Insomnie bei Patienten ab 55 Jahren.

8.14 Neuroleptika, Antipsychotika

Einleitung

Wenige pharmakologische Entwicklungen haben zu so tief greifenden Veränderungen geführt wie die Entdeckung der Neuroleptika. Vor der Entdeckung des Chlorpromazin wurden psychotische Patienten medikamentös vor allem mit Opium und mit Schlaf- und Beruhigungsmitteln unspezifisch behandelt.

Das erste Neuroleptikum Chlorpromazin stammt aus einem Entwicklungsprogramm für Antihistaminika. Es wurde von den französischen Psychiatern Jean Delay und Pierre Deniker zur Sedierung in der Psychiatrie eingesetzt. Dabei bemerkte man, dass das Medikament zu einer nachhaltigen Besserung bei schizophrenen Psychosen führte (1952). Delay schlug 1955 die Bezeichnung Neuroleptika für Chlorpromazin und alle ähnlich wirkenden Pharmaka vor.

Die Gruppe der Butyrophenone (Haloperidol) wurde 1958 durch Janssen entdeckt, dies war ein weiterer wesentlicher Schritt in der Entwicklung.

Während vor dem Einsatz der Neuroleptika akute schizophrene Erkrankungen meist viele Monate dauerten, kommt es heute durch die Behandlung mit Neuroleptika bei einem hohen Prozentsatz zu einer raschen deutlichen Besserung. Die Aufenthaltsdauer in den psychiatrischen Kliniken wurde durch den Einsatz dieser Medikamente deutlich verkürzt, die Behandlungsbedingungen konnten verbessert werden.

Die günstigen Behandlungsergebnisse durch die Neuroleptika (und andere Psychopharmaka) haben wesentlich dazu beigetragen, dass die Reformen der Anstaltspsychiatrie mit einer Öffnung und Umstrukturierung psychiatrischer Einrichtungen und die Entwicklung und Umsetzung sozialpsychiatrischer Konzepte möglich wurden.

Die positive Wirkung der typischen Neuroleptika wird durch ihre unerwünschten Nebenwirkungen relativiert. Bedrohliche Nebenwirkungen wie Agranulozytose und malignes neuroleptisches Syndrom sind sehr selten. Häufig sind Nebenwirkungen wie z. B. Speichelfluss, Akathisie und Tremor, die subjektiv und sozial sehr störend oder behindernd sein können.

Die oben genannten Neuroleptika Chlorpromazin und Haloperidol gehören zu den sogenannten **»typischen Neuroleptika«**. Eine neue Entwicklung begann mit der Entdeckung von Clozapin, dem ersten »atypischen Neuroleptikum« (»atypischen Antipsychotikum«).

Definition

Als Neuroleptika wird eine von der chemischen Struktur heterogene Gruppe von Psychopharmaka bezeichnet, die ein charakteristisches Wirkspektrum auf die Symptome psychotischer Erkrankungen haben. Die antipsychotische Wirkung betrifft vor allem die Positivsymptome: Wahnideen, Halluzinationen, schizophrene Ich-Störungen. Einige Präparate zeigen auch bei der Negativsymptomatik günstige Erfolge.

Weiters haben Neuroleptika eine dämpfende Wirkung bei: aggressiv getönten psychomotorischen Erregungszuständen, affektiv gespannten Zuständen, schweren Schlafstörungen. Im Englischen werden sie auch »major tranquilizer« genannt. Es besteht kein Risiko einer Abhängigkeit.

Einteilung

In der klinischen Praxis unterscheidet man zwischen typischen (älteren, klassischen) Neuroleptika und den atypischen (neueren) Neuroleptika bzw. Antipsychotika.

- **Typische Neuroleptika:** Die typischen Neuroleptika wirken vor allem auf die Positivsymptomatik (Wahn, Halluzinationen, formale Denkstörungen, Ich-Erlebnis-Störungen). Sie bewirken eine Verminderung der psychomotorischen Aktivität und der affektiven Spannung sowie eine Indifferenz gegenüber Sinneswahrnehmungen. Sie haben typische extrapyramidal-motorische Nebenwirkungen. Niedrig- und mittelpotente Neuroleptika haben auch eine sedierende Wirkung.

- **Atypische Neuroleptika (Antipsychotika, Atypika):** Die atypischen Neuroleptika (Antipsychotika) sind eine heterogene Gruppe von Medikamenten. Sie werden atypisch genannt, weil die typischen extrapyramidal-motorischen Nebenwirkungen in geringerem Ausmaß auftreten. Sie haben folgende Eigenschaften:
  - keine oder nur geringe extrapyramidal-motorische Nebenwirkungen
  - Wirkung auf Negativsymptomatik
  - Wirksamkeit an den Dopamin-D2-Rezeptoren und an den Serotonin-5-HT2-Rezeptoren

Nicht alle Patienten sprechen auf Neuroleptika ausreichend an. In der Literatur werden bis zu 30 % therapieresistenter psychotischer Patienten angegeben, denen mit Medikamenten derzeit nur unzureichend geholfen werden kann.

Pharmakologie

Die Neuroleptika entfalten ihre Wirkung über das dopaminerge System. Allen heute bekannten Neuroleptika ist die postsynaptische Blockade zentraler Dopaminrezeptoren vom Subtyp D2 gemeinsam. Der Hypothese einer dopaminergen Überfunktion entspricht klinisch die produktive, mit Plussymptomatik einhergehende Schizophrenie.

Im Zentralnervensystem (ZNS) sind verschiedene dopaminerge Neuronensysteme bekannt. Für die antipsychotische Wirksamkeit spielt die Blockade der eng mit dem limbischen System verknüpften mesothel-enzephalen Bahnsysteme eine Rolle. Die Blockade nigrostriataler Bahnen ist für das Auftreten extrapyramidal-motorischer Nebenwirkungen verantwortlich.

Von der differenzierten lokalen Wirksamkeit hängt es ab, welche Nebenwirkungen auftreten.

Die verschiedenen Neuroleptika zeigen auch an anderen Neurotransmitter-Systemen (z. B. Serotonin, Acetylcholin) unterschiedliche Aktivität. Speziell die Atypika wirken an den Serotonin-5-HT2-Rezeptoren. Im serotonergen System bewirken sie vorwiegend eine Blockade der Serotonin-2-Rezeptoren. Dies wird mit folgenden Wirkungen in Verbindung gebracht:

- Behandlungsmöglichkeit der Negativsymptomatik
- Abschwächung der durch Dopaminblockade auftretenden EPS
- günstiger Einfluss auf tardive Dyskinesie
- Gewichtszunahme

Neben der antipsychotischen Wirkung haben verschiedene Neuroleptika auch antihistaminische, antiemetische, anticholinerge, antiadrenerge und antiserotinerge Wirkungen. Aufgrund ihrer antiemetischen und antihistaminischen Wirkung werden Neuroleptika auch z. B. in der internen Medizin, in der Dermatologie und in der Anästhesie eingesetzt.

Pharmakokinetik

Die einzelnen Substanzgruppen der Neuroleptika werden unterschiedlich verstoffwechselt.

Die meisten Neuroleptika werden nach oraler Gabe unvollständig aus dem Magen-Darm-Trakt resorbiert. Ein großer Teil wird in der Leber metabolisiert, bevor er das Gehirn erreicht (»First pass«-Effekt). Die starke Proteinbindung und die für die Überwindung der Blut-Hirn-Schranke notwendige Lipidlöslichkeit führen zu einem relativ hohen Verteilungsvolumen. Die Metabolisierung erfolgt in erster Linie in der Leber, daneben auch in Niere, Darm und Lunge. Die Ausscheidung erfolgt hauptsächlich über Stuhl und Harn.

Die Eliminationshalbwertszeit der einzelnen Präparate ist sehr unterschiedlich. Aktive Metaboliten spielen bei den meisten Substanzen nur eine untergeordnete Rolle.

Die Eliminationshalbwertszeit liegt meist zwischen zehn und 24 Stunden und ca. drei Wochen bei Depot-Neuroleptika. Bei regelmäßiger Gabe wird ein »steady state« (Fließgleichgewicht) erreicht, d. h. ein nur noch in geringen Grenzen schwankender Blutspiegel. Starke intra- und interindividuelle Schwankungen des Plasmaspiegels sind auf Unterschiede in Verteilungsvolumen, Resorption und Metabolisierung zurückzuführen.

Folgende Faktoren haben Einfluss auf die Metabolisierung: Ernährung, Rauchen, Genuss von Kaffee und Alkohol, genetische Ausstattung der Patienten (Cytochromoxidase), individuelles Ausmaß der Enzyminduktion, Lebensalter.

Tabelle 6: Vergleich Pharmakokinetik (Kasper et al., 2016, S. 14)

	CYP-450	Metaboliten	$t_{1/2}$ (Std.)	t_{max} (Std.)	Steady State (Tage)	Ausscheidung Niere (%)	Ausscheidung Fäzes (%)	Plasmaproteinbindung (%)
AMIS	Oxidation nicht cytochrom vermittelt	inaktiv	12	1,2–1,6	2–3	80	20	16
ARIP	2D6, 3A4	Dehydroaripiprazol	75	3–5	14	27	60	99
CLOZ	1A2, 3A4, 2D6	Desmethylclozapin	12	1–4	3	60	40	95
HALO	2D6, 1A2, 2C19, 3A4	reduziertes Haloperidol	24	2–6	3–4	40	60	92
OLAN	1A2, 2D6	N-Desmethylolanzapin	35 (30 i.m.)	5–8 (1–3 i.m.)	7	60	40	93
PALI	Lebermetabolismus klinisch nicht relevant	inaktiv	23	22–24	4–5	80	11	74
QUET	3A4, 2D6	20 Metaboliten, ein aktiver Metabolit (N-Desalkylquetiapin)	7	1–2	1–2	75	25	83
QUET XR	3A4, 2D6	20 Metaboliten, ein aktiver Metabolit (N-Desalkylquetiapin)	7	6	1–2	73	21	83
RISP	2D6, 3A4	9-OH-Risperidon	3 20 (9-OH)	1–2	1 4–5 (9-OH)	70	14	90
SERT	2D6, 3A4	Dehydrosertindol	72	10	14	5	95	90
ZIPR	3A4	S-Methyldihydroziprasidon	7 (8–10 i.m.)	6–8 (0,5–1 i.m.)	1–3	20	66	99

AMIS = Amisulprid, ARIP = Aripiprazol, CLOZ = Clozapin, HALO = Haloperidol, OLAN = Olanzipan, PALI = Paliperidon, QUET = Quetiapin, RISP = Risperidon, SERT = Sertindol, ZIPR = Ziprasidon

Der Plasmaspiegel der Neuroleptika muss innerhalb der therapeutischen Grenzen liegen. Eine Minimalkonzentration ist zur Erreichung der therapeutischen Wirkung erforderlich, eine Maximalkonzentration darf zur Vermeidung von Nebenwirkungen nicht überschritten werden. Im klinischen Alltag ist die Plasmaspiegelbestimmung wenig relevant. Man orientiert sich an den Dosierungsrichtlinien des Herstellers und am klinischen Bild.

Die pharmakokinetischen Eigenschaften werden durch die galenische Zubereitung verändert. Neuroleptika werden heute vorwiegend oral verabreicht, in flüssiger oder in fester Form. Flüssige Präparationen werden oft dann bevorzugt gegeben, wenn die Compliance unsicher ist, ebenso bei Schluckproblemen.

In der Akutpsychiatrie spielt auch die i.v. und die i.m. Anwendung eine wichtige Rolle. Bei intravenöser Zufuhr eines Neuroleptikums wird meist innerhalb weniger Minuten eine hohe Plasmakonzentration mit entsprechender Bioverfügbarkeit erreicht. Ein rascher Wirkungseintritt ist die Folge.

Depot-Neuroleptika, Depot-Antipsychotika

Die meisten Depot-Neuroleptika werden i.m. appliziert, es gibt auch Präparate zur oralen Anwendung. Die Verabreichung erfolgt je nach Wirkintensität im Abstand von ein bis mehreren Wochen. Depot-Neuroleptika werden in der Langzeitbehandlung von schizophrenen Psychosen eingesetzt.

Nebenwirkungen der Neuroleptika und Antipsychotika

Extrapyramidal-motorische Nebenwirkungen (EPS)

- Frühdyskinesien: Blickkrämpfe, Zungen-Schlund-Krämpfe, spastisch-dystone Bewegungen sowie Hyperkinesien der mimischen Muskulatur. Mit Biperiden meist gut und schnell behandelbar.
- Parkinsonoid: tritt häufig auf. Mit Biperiden meist gut und schnell behandelbar.
- Akathisie (Unruhe beim Sitzen und Stehen), Tasikinesie (unablässiger Bewegungsdrang).
- Spät- oder tardive Dyskinesie (TD): Unter Therapie mit hochpotenten, typischen Neuroleptika besteht ein kumulatives Risiko, eine TD zu entwickeln (Kasper et al., 2006). Die pathophysiologische Grundlage ist nicht endgültig geklärt.

Endokrinologische Nebenwirkungen, Stoffwechselstörungen
Erhöhung des Prolaktin-Spiegels, Störungen des Glukosestoffwechsels, Blutzuckeranstieg, Typ-2-Diabetes, Appetitsteigerung, Gewichtszunahme, Metabolisches Syndrom.

Antiadrenerge Nebenwirkungen
Vigilanzminderung, Hypotonie, orthostatische Reaktion, Tachykardie, EKG-Veränderungen.

Anticholinerge Nebenwirkungen
Mundtrockenheit, Obstipation, Ileus, Harnretention, Akkommodationsstörungen; selten: zerebrale Krampfanfälle, pharmakogenes Delir, malignes neuroleptisches Syndrom.

Kardiovaskuläre Störungen
Blutdruckregulationsstörungen, Thrombosen (besonders Bein- und Beckenvenen), Herzrhythmusstörungen, EKG-Veränderungen, Kardiomyopathien unter Clozapin.

Weitere Nebenwirkungen
Erhöhung der Transaminasen, Cholestase und Ikterus; Blutbildveränderungen mit Leukopenie, Granulozytopenie, Agranulozytose (potenziell letal); erhöhte Thrombosegefahr; generalisiertes Exanthem, Pigmenteinlagerungen an der Haut, Fotosensibilisierung.

Malignes neuroleptisches Syndrom (MNS): seltene, potenziell letale Reaktion auf Gabe von typischen Neuroleptika mit Muskelkrämpfen, Exsikkose, Kreatininanstieg im Plasma und lebensbedrohlicher Erhöhung der Körpertemperatur.

Tabelle 7: Ausgewählte unerwünschte Arzneimittelwirkungen von häufig verwendeten oralen Antipsychotika (Kasper et al., 2016, S. 16; nach Hasan et al., 2012)

	Haloperidol	Amisulprid	Aripiprazol	Clozapin	Olanzapin	Paliperidon	Quetiapin	Risperidon	Sertindol	Ziprasidon
Akathisie/ Parkinsonoid	+++	0/+	+	0	0/(+)	0/++	0/(+)	0/++	0/(+)	0/(+)
Tardive Dyskinesien	+++	(+)	(+)	0	(+)	(+)	?	(+)	(+)	?
Krampfanfälle	+	0	(+)	++	0	0	0	0	(+)	0
QTc-Verlängerung	+	(+)	(+)	(+)	(+)	(+)	(+)	(+)	+++	++
Auffälligkeiten des Glukose-Stoffwechsels	(+)	(+)	0	+++	+++	++	++	++	+	0
Auffälligkeiten des Lipid-Stoffwechsels	(+)	(+)	0	+++	+++	++	++	++	+	0
Obstipation	+	++	0	+++	++	++	+	++	+	0
Arterielle Hypertonie	++	0	+	(+)	(+)	++	++	++	(+)	0
Agranulozytose	0/(+)	0/+	0/(+)	+	0/(+)	0/(+)	0/(+)	0/(+)	0/(+)	0/(+)
Gewichtszunahme	+	+	(+)	+++	+++	++	++	++	++	(+)
Prolaktin-Erhöhung	+++	+++	0	0	(+)	++	(+)	++	(+)	0
Galaktorrhoe	++	++	0	0	+	++	0	++	(+)	0
Dysmenorrhoe	++	++	0	0	+	++	(+)	++	(+)	(+)
Sedierung	+	0	0	+++	+/++	0	++	+	0	0/(+)
Malignes neuroleptisches Syndrom	+	?	(+)	(+)	(+)	(+)	(+)	(+)	(+)	?

0 = kein Risiko; (+) = gelegentlich, möglicherweise keine Unterscheid zu Placebo; + = leicht (wenig, 1 %); ++ = manchmal (< 10 %); +++ = häufig (> 10 %); ? = keine Angaben möglich

Tabelle 8: Beispiele der wichtigsten Neuroleptika und Antipsychotika

Typische Neuroleptika	Wirkstoff	Handelsname
	Flupentixol	Fluanxol®
	Haloperidol	Haldol®
	Zuclopenthixol	Cisordinol®
Niederpotente Neuroleptika	Chlorprothixen	Truxal®
	Levomepromazin	Nozinan®
	Melperon	Buronil®
	Prothipendyl	Dominal®
Atypische Antipsychotika	Amisulpirid	Solian®
	Aripiprazol	Abilify®
	Clozapin	Leponex®
	Olanzapin	Zyprexa®
	Paliperidon	Invega®
	Quetiapin	Seroquel®
	Risperidon	Risperdal®
	Sertindol	Serdolect®
	Ziprasidon	Zeldox®

Einige Wirkstoffe sind auch als Generica erhältlich.

Tabelle 9: Dosierung von Antipsychotika (Kasper et al., 2016, S. 20)

Substanz	Empfohlene Startdosis (mg/d)	DI[1]	Zieldosis Ersterkrankte (mg/d)	Zieldosis Mehrfach-erkrankte	Höchste empfohlene Dosis (mg/d)[2]
Atypika					
Amisulprid	200	(1)–2	100–300	400–800	1200
Aripiprazol	(10)–15	1	15–(30)	15–30	30
Clozapin[3]	25	2–(4)	100–250	200–450	900
Olanzapin	5–10	1	5–15	5–20	20
Paliperidon	6	1	6–9	9–12	12
Quetiapin	50	2	300–600	400–750	750
Risperidon	2	1–2	1–4	3–6–(10)	16
Ziprasidon	40	2	40–80	80–160	160
Klassische Neuroleptika					
Haloperidol	1–10	(1)–2	1–4	3–15	100

1 DI (Dosierungsintervall): empfohlene Verteilung der genannten Gesamtdosis über den Tag; ein Zeitpunkt = 1, zwei Zeitpunkte = 2 usw., Höchstdosierungen müssen ggf. auf mehrere Zeitpunkte verteilt werden.
2 Höchste zugelassene Dosis nach Angaben der Fachinformationen. Insbesondere bei neueren Antipsychotika werden jedoch auch in der klinischen Praxis oft höhere Dosen verwendet (»off-lable.use«) und positive Erfahrungen damit (kasuistisch) berichtet.
3 Clozapin wird üblicherweise nicht zur Behandlung von Ersterkrankungen eingesetzt.
Quelle: Leitlinien der DGPNN (2006) und der WFSBP (Hasan et al., 2012)

Auswahl der Medikation, Behandlungsdauer und Rezidivprophylaxe bei Schizophrenie

Atypische Antipsychotika gelten heute als Medikamente der ersten Wahl. Sie sind in der Wirkung den typischen Neuroleptika vergleichbar und weisen ein günstigeres Profil von Nebenwirkungen auf. Eine Empfehlung für eine bestimmte Substanz ist derzeit nicht möglich. Clozapin gilt als Mittel der Wahl bei Therapieresistenz.

Behandlungsdauer

- bei Erstmanifestation: mindestens ein Jahr
- bei zwei oder mehr akuten psychotischen Episoden oder bei Rezidiv innerhalb eines Jahres: mindestens fünf Jahre

- bei häufigen Rezidiven, bei primär chronischem Verlauf oder bei erhöhter Fremd- und/oder Selbstgefährdung: länger, eventuell lebensbegleitend

Indikationen der Neuroleptika und Antipsychotika

- **Psychiatrie:** schizophrene und schizoaffektive Psychosen, Manien, bipolare Störung, Depression, Erregungszustände jeglicher Genese, schwere Verhaltensstörungen im Kindesalter, psychotische Störungen im Kindes- und Jugendalter, organische Psychosyndrome, Psychosen des höheren Lebensalters, Demenzen, Oligophrenie, Delirien, Zwangssyndrome.
- **Neurologie:** Schmerzsyndrome, auch in Kombination mit Antidepressiva, hyperkinetische Syndrome, extrapyramidale Bewegungsstörungen wie choreatische Bewegungsstörungen, essenzieller Tremor.
- **Anästhesie:** Neuroleptanalgesie (Schmerzbekämpfung), Prämedikation bei Narkosen, postoperatives Erbrechen.
- **Sonstiges:** symptomatisch bei Übelkeit und Erbrechen.
- **Kontraindikationen:** akute Intoxikationen mit zentral dämpfenden Pharmaka, Blutbildschäden, insbesondere Leukopenie. Bei Substanzen mit anticholinerger Komponente Pylorusstenose und Prostatahypertrophie. Überempfindlichkeit, Allergie.

Schwangerschaft und Stillzeit

In der Schwangerschaft, besonders im ersten Trimenon, sollten keine Neuroleptika verordnet werden. Im späteren Schwangerschaftsverlauf werden unter genauer fachärztlicher Kontrolle und Abwägung von Nutzen und Risiko bei strenger Indikationsstellung Neuroleptika gegeben.

Neuroleptika und Antipsychotika beim älteren Menschen

Bei älteren Menschen müssen Neuroleptika niedriger dosiert werden. Es ist eine längere Eliminationshalbwertszeit anzunehmen, was zu Kumulationseffekten führen kann. Die Nebenwirkungen können stärker ausgeprägt sein. Interaktionen mit anderen Medikamenten sind möglich. Das klinische Bild und gegebenenfalls Nebenwirkungen sind genau zu beobachten, sodass Dosisanpassungen rechtzeitig vorgenommen werden.

Tabelle 10: Antipsychotika – Dosierungsempfehlung bei Älteren (nach Kasper et al., 2015, S. 24)

Substanz	Einsatz bei Schizophrenie	Einsatz bei Demenz	
	Dosis (mg/Tag)	Startdosis (mg/Tag)	Max. Dosis (mg/Tag)
Risperidon (1. Wahl)	1,25 bis 3,5	0,25 bis 2	1,5 bis 2
Olanzapin (3. Wahl)	7,5 bis 15	1,25 bis 5	10
Quetiapin (2. Wahl)	400 bis 600	12,5 bis 50	200 bis 300
Aripiprazol (2. Wahl)	15 bis 30	5	15
Clozapin	Keine generelle Empfehlung	12,5	75 bis 100
Haloperidol (3. Wahl)	Keine generelle Empfehlung	0,25 bis 0,5	2

8.15 Anti-Parkinson-Mittel

Das Parkinson-Syndrom umfasst motorische, psychische und vegetative Symptome. Diese können durch Medikamente positiv beeinflusst werden. Der Begriff Anti-Parkinson-Mittel bezieht sich auf die motorischen Symptome Akinese, Rigor und Tremor. In der Psychiatrie werden Anti-Parkinsonmittel zur Therapie der extrapyramidal-motorischen Nebenwirkungen der Neuroleptika eingesetzt.

Folgende Substanzen stehen u. a. in Österreich häufig in Verwendung:

- Biperiden: Akineton®
- Procyclidin: Kemadrin®
- Amantadine: PK-Merz®

8.16 Antidepressiva

Einleitung

Die Entwicklung antidepressiver Substanzen begann mit der Entdeckung der therapeutischen Wirkung des Imipramin durch den Schweizer Psychiater Roland Kuhn (1957) und mit der Beobachtung, dass ein für die Tuberkulose-Behandlung eingesetzter Monoaminoxidase-Hemmer (MAO-Hemmer) antidepressive Wirkungen hatte (Loomer et al., 1957).

Über viele Jahre stellten trizyklische Antidepressiva und MAO-Hemmer die medikamentöse Standardtherapie der Depression dar. Die trizyklischen Antidepressiva hemmen die Wiederaufnahme von Neurotransmittern, insbesondere von Serotonin, Noradrenalin und Dopamin. Ihre anticholinerge Wirkung ist therapeutisch unerwünscht und führt zu typischen Nebenwirkungen wie Mundtrockenheit, Schwitzen, Harnverhalten und Akkommodationsstörungen.

In der Folge wurden zahlreiche trizyklische und daraufhin tetrazyklische und chemisch neuartige Antidepressiva entwickelt, mit der Absicht, Wirkungs- und Nebenwirkungsprofil zu verbessern. Man forschte nach Substanzen mit schnellerem Wirkungseintritt und weniger unerwünschten Wirkungen.

Die neuen Antidepressiva haben eine selektivere Wirkung auf die Wiederaufnahme von Neurotransmittern. Die selektiven Serotonin-Wiederaufnahmehemmer (SSRI) stellten in den 1980er-Jahren einen wichtigen Fortschritt in der Depressionsbehandlung dar. Sie finden auch heute noch breite Verwendung. Die therapeutischen Möglichkeiten der SSRI haben sich als begrenzt erwiesen. Sie sind in ihrer Wirksamkeit den trizyklischen Antidepressiva vergleichbar, haben wohl ein günstigeres Nebenwirkungsprofil als die Trizyklika, trotzdem typische Nebenwirkungen wie Schlafstörungen, gastrointestinale Beschwerden, Tremor, Schwitzen, Libidostörungen.

Die Forschung hat sich in der Folge auf die Entwicklung neuer Substanzen konzentriert, die immer depressionsspezifischer in den Neurotransmitterstoffwechsel eingreifen. Es wurden in den letzten Jahren zahlreiche neue Präparate auf den Markt gebracht.

Insgesamt sind die neuen Antidepressiva nebenwirkungsärmer als die Trizyklika, der Wirkungseintritt ist aber nach wie vor ein sehr langsamer. Auch die Zahl der depressiven Patienten, die auf eine Therapie mit Antidepressiva nicht ansprechen, hat sich nicht wesentlich verringert.

Definition

Als Antidepressiva werden Medikamente von chemisch unterschiedlicher Struktur bezeichnet, die vorwiegend zur Behandlung von Depressionen eingesetzt werden. Die Antidepressiva weisen zum Teil recht unterschiedliche Wirkprofile auf. Alle haben sie eine stimmungsaufhellende und eine antriebsnormalisierende Wirkung, mit der auch ein Abklingen der körperlichen Symptome der Depression einhergeht. Beim Gesunden bewirken Antidepressiva keine Stimmungsveränderung.

Pharmakologie der Antidepressiva

Man nimmt an, dass den Depressionen eine Störung im Neurotransmittersystem der biogenen Amine zugrunde liegt. Dies erklärt allerdings nicht, wodurch diese Störung des Gleichgewichts der Neurotransmitter ausgelöst wird. Es konnte nachgewiesen werden, dass Antidepressiva die Konzentration der Neurotransmitter Noradrenalin, Serotonin und Dopamin im synaptischen Spalt erhöhen. Dies geschieht entweder durch Blockierung des Rücktransportes in den präsynaptischen Speicher (Modell der Wiederaufnahmehemmung) oder durch Hemmung des enzymatischen Abbaues.

Speziell Serotonin-Funktionsstörungen wird heute bei der Depression eine große Bedeutung zugemessen. Nach dem heutigen Wissensstand kann dem Serotonin keine eng umgrenzte Funktion zugeschrieben werden. Es bindet sich an verschiedene Rezeptoren mit unterschiedlicher Lokalisation und beeinflusst als Modulator viele Prozesse im Gehirn.

Den folgenden Neurotransmittersystemen werden nachstehende Wirkungen zugeordnet (vgl. Kasper et al., 2012):

- **Serotonin (5-HT):** Regulation von Appetit und Schlaf, Vorteile bei komorbiden Angst- und Zwangssymptomen, Impulskontrolle
- **Noradrenalin (NA):** Aktivität
- **Dopamin (DA):** Therapie der anergischen Depression, Kognition
- **Histamin (H):** Appetit
- **Melatonin (M):** Regulation des Schlaf-Wach-Rhythmus

Bei zahlreichen Krankheiten und Symptomen wird eine Serotonin-Funktionsstörung angenommen. Die wichtigsten sind: depressive Störungen, Burnout, prämenstruelles Syndrom, Angststörungen, Schlafstörungen, chronische Schmerzen, Zwangsstörungen, Essstörungen, verschiedene Formen der Sucht etc.

Indikationen

Depression (Major Depression, unipolar affektive Störungen), depressive Phasen bei bipolaren affektiven Störungen, Dysthymie, Zwangsstörung, Panikstörung mit und ohne Agoraphobie, soziale Phobie, Essstörungen, chronische Schmerzstörungen, Süchte.

Hauptanwendungsgebiet sind die verschiedenen Formen depressiver Erkrankungen, vor allem schwere Depressionen (Major Depression; Formen, die früher als endogene Depressionen bezeichnet wurden).

Die oben angeführte Liste der Serotonin-Funktionsstörungen gibt einen Überblick über das weite Spektrum von Indikationen, bei denen eine Therapie mit Antidepressiva versucht wird.

8.17 Auswahl des Antidepressivums

Die klinische Wirksamkeit der verschiedenen Substanzen ist vergleichbar. Die Auswahl erfolgt nach Nebenwirkungsprofil, individueller Verträglichkeit, Vorerfahrungen des Patienten, eigener Erfahrung und wissenschaftlicher Datenlage. Bei ambulanten suizidalen Patienten werden wegen der Toxizität möglichst keine tri- oder tetrazyklischen Antidepressiva verschrieben. Johanniskraut-Präparate werden nur bei leichter bis mittelschwerer Depression gegeben.

Die Dosierung sollte bei vielen Präparaten einschleichend erfolgen, dies gilt speziell für die Behandlung älterer Menschen. Mit dem Einsetzen des antidepressiven Effektes ist erst nach ein bis zwei Wochen zu rechnen; es dauert oft drei bis vier Wochen, bis die volle Wirkung erzielt ist. Bei den neueren Antidepressiva ist diese Frist kürzer: Wenn nach elf Tagen keine Wirkung sichtbar ist, soll das Präparat gewechselt werden.

Der Patient muss über die Wirklatenz aufgeklärt werden, die Behandlung verlangt von allen Beteiligten ein hohes Maß an Geduld. Aufgrund des Suizidrisikos bei depressiven Störungen sollten vor allem in der Anfangsphase der Behandlung kleinste Packungsgrößen der Medikamente verordnet werden.

Tabelle 11: Klinisch effektive Antidepressiva bei der Behandlung der Depression (Kasper et al., 2012, S. 10)

Antidepressiva		Dosis mg/Tag		
Freiname	Handelsname	Start	Bereich	Standardtagesdosis
Selektive Serotonin-Wiederaufnahmeinhibitoren (SSRI)				
Citalopram	Seropram® div. Generika	20	20–40	20
Fluoxetin	Fluctine® div. Generika	20	20–80	20
Fluvoaxim	Floxyfral®	50	100–300	100
Paroxetin	Seroxat® div. Generika	50	50–200	50

Antidepressiva		Dosis mg/Tag		
Sertralin	Gladem® Tresleen® div. Generika	50	50–200	50
Allosterischer Serotonin-Wiederaufnahmeinhibitor (ASRI)				
Escitalopram	Cipralex®	10	10–20	10
Serotonin- und Noradrenalin-Wiederaufnahmeinhibitoren (SNRI)				
Milnacipran	Ixel®	50	100	100
Venlafaxin	Efectin® div. Generika	50	75–375	100
Duloxetin	Cymbalta®	60	60–120	60
Glutamat-Modulator (GM)				
Tianeptin	Stablon®	37,5	37,5	37,5
Noradrenalin- und Serotonin-spezifisches Antidepressivum (NaSSA)				
Mirtazapin	Remeron® div. Generika	30	15–45	30
Noradrenalin-Wiederaufnahmeinhibitor (NARI)				
Reboxetin	Edronax®	4	4–10	8
Reversibler Monoaminooxidase-A-Hemmer (RIMA)				
Moclobemid	Aurorix®	300	300–600	300
Phytopharmaka				
Johanniskraut	z. B. Jarsin®	900	900	900
Serotonin-5-HT2-Antagonist und Wiederaufnahmeinhibitor (SARI)				
Trazodon	Trittico®	50	75–600	200
Noradrenalin-Dopamin-Wiederaufnahmeinhibitor (NDRI)				
Bupropion	Wellbutrin®	150	150–300	150
Andere Antidepressiva				
Agomelatin	Valdoxan®	25	25–30	25
Mianserin	Tolvon®	30	30–90	60
Trizyklika	z. B. Amitriptylin, Clomipramin	25	75–250	150

Die verschiedenen Symptome der Depression sprechen unterschiedlich schnell auf die Therapie an, der Verlauf kann fluktuierend sein. Eine Normalisierung des Schlafes ist oft ein erstes Anzeichen einer Besserung. Die hemmungslösende Wirkung der Antidepressiva tritt meist vor der stimmungsaufhellenden Wirkung ein. Die Suizidgefahr kann in dieser Phase erhöht sein, weil der Patient jetzt den nötigen Antrieb hat, die Stimmung aber noch nicht besser ist.

Nebenwirkungen

- **von TriZA, TetraZA:** Mundtrockenheit, verschwommenes Sehen, Harnentleerungsstörungen, Obstipation, Sedierung, orthostatische Hypotension, Schwindel, Gewichtszunahme, Verwirrtheit, Delir; toxisch bei Überdosierung, Herzrhythmusstörungen
- **von MAO-H:** orthostatische Hypotonie, Schlafstörungen, sexuelle Funktionsstörungen, Blutdruckanstieg durch Tyramin, medikamentöse Interaktionen
- **von SSRI und SNRI:** Schlafstörungen, Unruhe, Angst, Nervosität, Tremor, sexuelle Dysfunktionen, Übelkeit, dünner Stuhl, Schwitzen, Kopfschmerz

Die Nebenwirkungen stehen in folgendem Zusammenhang:
- Serotonin (5-HT): gastrointestinale Beschwerden, sexuelle Störungen
- Noradrenalin (NA): Unruhe, kardiale Nebenwirkungen
- Anticholinerg (mACH): kognitive Störungen, Prostatahypertrophie, Glaukom, Herzleistungsstörungen, Mundtrockenheit, Miktionsbeschwerden, verschwommenes Sehen
- Histamin (H): Gewichtszunahme, Sedierung
- Serotonin-2-Blockade (5-HT2): Sedierung
- α1-Blockade: orthostatische Hypotension
  (Vgl. Kasper et al., 2012)

Behandlungsdauer

Die Gesamtbehandlungsdauer ist individuell zu entscheiden. Ist eine Langzeitbehandlung nicht notwendig, kann das Medikament nach ca. sechs Monaten ausgeschlichen werden. Bei rezidivierenden Depressionen und insbesondere bei bipolaren Störungen ist neben der antidepressiven Therapie eine Phasenprophylaxe zu überlegen. Antidepressiva werden meist oral verabreicht. Einige der trizyklischen AD gibt es in Zubereitungen für die i.m. und i.v. Anwendung, ebenso den SSRI Seropram.

Depression bei älteren Menschen

Bei älteren Menschen ist die Depression oft schwer zu diagnostizieren und in der Folge oft unterdiagnostiziert, untertherapiert und chronifiziert. Weiters ist die oft schlechtere Compliance, die veränderte Pharmakokinetik (Resorption, Elimination) und die Multimorbidität (andere Medikamente) älterer Patienten zu beachten. Nebenwirkungen und Wechselwirkungen mit anderen Medikamenten treten häufiger auf.

Antidepressiva während Schwangerschaft und Stillperiode

Die meisten Antidepressiva sind im ersten Trimenon relativ sicher. Bei Absetzen in der Schwangerschaft besteht erhöhtes Rückfallrisiko. Bei stabilen Patientinnen können Antidepressiva zwei Wochen vor der Geburt reduziert werden, um Anpassungsschwierigkeiten des Neugeborenen zu verhindern.

Die Einnahme von Antidepressiva während des Stillens ist möglich. Alle Antidepressiva treten zwar in geringen Konzentrationen in die Muttermilch über, die pharmakologische Belastung ist aber wesentlich geringer als intrauterin.

Bei der Wahl des Antidepressivums ist eine genaue Medikamentenanamnese wichtig. SSRI gelten als die Mittel der ersten Wahl. Über Fluoxetin liegen die meisten Daten vor, bei Sertralin oder Citalopram gibt es weniger Probleme beim Stillen.*

Antidepressiva bei Kindern und Jugendlichen

Antidepressiva zeigen bei Depressionen bei Kindern und Jugendlichen einen guten therapeutischen Effekt, das Risiko für Suizidideen ist nach den neuen Studien erniedrigt. Es hat sich gezeigt, dass in Ländern mit niedriger Verschreibung von SSRI die Suizidrate höher ist als in Ländern mit höherer Verschreibung von SSRI. Die besten Wirksamkeits-

* Vgl. www.embryotox.de (03.05.2018).

daten hat Fluoxetin, es ist in der Indikation Depression bei Kindern ab dem achten Lebensjahr zugelassen.

Phasenprophylaktika, Mood-Stabilizer

Hierbei handelt es sich um Medikamente zur Prophylaxe und zur Behandlung von bipolaren und eventuell auch von unipolaren Störungen. Sie sollen das Wiederauftreten von manischen und auch von depressiven Phasen verhindern. Zur Anwendung kommen Lithiumcarbonat, Antikonvulsiva (Carbamazepin, Lamotrigin, Valproinsäure) und einzelne atypische Antipsychotika.

Lithium: Quilonorm®, Quilonorm retard®

Diese sind zugelassen zur Langzeitbehandlung und Prophylaxe manisch-depressiver und schizoaffektiver Störungen sowie zur Behandlung der akuten Manie. Der genaue Wirkmechanismus ist unbekannt. Eine regelmäßige Einnahme ist notwendig. Voruntersuchungen, Blutspiegelkontrollen sind erforderlich.

Gefahr durch Überdosierung (Flüssigkeits- und Salzverlust, Diäten, starkes Schwitzen, Entwässerung).

Nebenwirkungen: Tremor, gastrointestinale Störungen, Durst, Gewichtszunahme, Schwindel, Blutbildveränderungen, Schilddrüsenveränderungen, EKG-, EEG-Veränderungen.

Carbamazepin: Tegretol®, Neurotop®

Antiepileptikum mit phasenprophylaktischer Wirkung. Voruntersuchungen, Blutspiegelkontrollen sind erforderlich.

Nebenwirkungen: Schwindel, Kopfschmerzen, Müdigkeit, Sehstörungen, kardiovaskuläre Nebenwirkungen, Blutbildschäden, Stoffwechselstörungen.

Valproinsäure: Depakine®

Nebenwirkungen: Erbrechen, Schwindel, Tremor, Anstieg der Leberwerte, Gewichtszunahme.

Lamotrigin: Lamictal®
Zur Phasenprophylaxe bei depressiven Phasen.
Nebenwirkungen: allergische Hautreaktionen, Übelkeit, Schwindel.

Atypische Antipsychotika
Wurden zunehmend auch zur Phasenprophylaxe zugelassen.

8.18 Amphetamin und Analoge

Diese Medikamente werden hauptsächlich zur Behandlung der Aufmerksamkeitsdefizit-/Hyperaktivitätsstörung (ADHS) eingesetzt.

Methylphenidat (Ritalin®, Concerta®)
Zugelassen für Hyperkinetisches Syndrom mit Aufmerksamkeitsdefizit/Aufmerksamkeitsdefizit-/Hyperaktivitätsstörung (ADHS) bei Kindern ab sechs Jahren.

Atomoxetin (Strattera®)
Zugelassen für Aufmerksamkeitsdefizit-/Hyperaktivitätsstörung (ADHS) bei Kindern ab sechs Jahren und bei Jugendlichen.

8.19 Medikamente zur Entzugsbehandlung und zur Substitution

Alkoholabhängigkeit

Die Entzugsbehandlung erfolgt stationär oder ambulant mit Unterstützung durch Benzodiazepine. Diese müssen mit Abklingen des körperlichen Entzugs schrittweise abgesetzt werden. Nach Abklingen des Entzugssyndroms sollten auch die Benzodiazepine beendet werden, da sie ebenfalls ein sehr hohes Suchtpotenzial haben. Zur Aufrechterhaltung der Abstinenz kommen folgende Präparate zur Anwendung:

- **Disulfiram (Antabus®):** Aversionstherapie bei Alkoholabhängigkeit, es wird der Alkoholabbau in der Leber gehemmt. Dadurch kommt es zu einer Erhöhung der Acetaldehydkonzentration im Blut und zu Unverträglichkeitsreaktionen wie Übelkeit, Kopfschmerzen, Erythem, Schwankungen des Blutdrucks und der Herzfrequenz. Die kardiovaskuläre Verträglichkeit nimmt im Alter ab. Aufgrund der Wirkung/Nebenwirkungen nur mehr als Second-Line-Therapie eingesetzt.

- **Acamprosat (Campral®):** Anticraving-Mittel zur Aufrechterhaltung der Abstinenz. Acamprosat wirkt über das glutamaterge System, vermindert das Alkoholverlangen und unterstützt so die Abstinenz.
- **Naloxon (Nemexin®, Revia®):** Opiodrezeptor-Blocker, der zur Unterstützung in der Behandlung der Alkohol- und Opiatabhängigkeit eingesetzt wird. Naloxon führt zu einer Abschwächung der alkoholinduzierten Belohnungserlebnisse und reduziert so das Craving. Versuche, die Naloxon-Blockade mit hohen Opiatdosen zu durchbrechen, können zu Atemdepression und Tod führen.

Opiatabhängigkeit

Methadon (Heptadon®): Razemat aus 50 % L-Methadon (Levomethadon) und 50 % D-Methadon (Dextromethadon). Steht als Pulver zur Verfügung und wird als wässrige Lösung (mit Sirup versetzt) zur oralen Anwendung verschrieben. Zur Substitutionsbehandlung der Opiatabhängigkeit, hat ebenfalls hohes Suchtpotenzial (ausgeprägte körperliche und psychische Abhängigkeit).

Buprenorphin (Subutex®, Temgesic®): im Schlafmohn (*Papaver somniferum*) vorkommendes Alkaloid, halbsynthetisch hergestellt. Substitutionstherapie zur Behandlung der Opiatsucht.

Buprenorphin + Naloxon (Suboxone®): Kombinationspräparat.

Naloxon (Nemexin®, Revia®): Opiodrezeptor-Blocker, der zur Unterstützung in der Behandlung der Alkohol- und Opiatabhängigkeit eingesetzt wird. Naloxon führt zu einer Abschwächung der alkoholinduzierten Belohnungserlebnisse und reduziert so das Craving. Versuche, die Naloxon-Blockade mit hohen Opiatdosen zu durchbrechen, können zu Atemdepression und Tod führen.

Psychotherapie

In der Behandlung von Suchterkrankungen (Alkoholkrankheit, Drogensucht) ist die Therapie von komorbiden körperlichen und psychischen Störungen wesentlich. Zum Erreichen und Aufrechterhalten der

Behandlungsmotivation, zur Bewältigung von komorbiden psychischen Störungen und zur Bewältigung von sozialen Folgeproblemen hat die Psychotherapie eine wesentliche Funktion.

Abschließende Bemerkungen zur Psychopharmakologie

Insgesamt überwiegen die Vorteile der Psychopharmaka deutlich gegenüber den unerwünschten Wirkungen. Die Öffnung der psychiatrischen Anstalten und die Dezentralisierung der psychiatrischen Versorgung sind durch den Einsatz der modernen Psychopharmaka möglich geworden. Psychopharmaka fördern die Rehabilitation schwer kranker Patientinnen und Patienten, viele Betroffene können im häuslichen Umfeld leben und betreut werden. So tragen diese Medikamente zu einer deutlichen Verbesserung der Lebensqualität psychisch kranker Menschen bei.

Kritisch ist der Einsatz von Medikamenten bei der Bewältigung von Lebenskrisen zu sehen. Hier ist eine sorgfältige Abwägung von Nutzen und möglichem Schaden vorzunehmen.

Fragen zur Evaluation

1. Welche Überlegungen haben Sie zur Compliance? Wie kann der Arzt:die Ärztin Compliance fördern?
2. Was versteht man unter Pharmakokinetik und Pharmakodynamik?
3. Welche Auswirkungen haben Neuroleptika/Antipsychotika auf die Behandlung schizophrener Menschen?
4. Welche Wirkungen und Nebenwirkungen haben Antipsychotika?
5. Stellen Sie kritische Überlegungen zu Beruhigungs- und Schlafmitteln an (Vor- und Nachteile)!
6. Welche Wirkungen und Nebenwirkungen haben SSRI?
7. Was ist die Indikation für eine antidepressive Medikation?
8. Welche Bedeutung kommt der Phasenprophylaxe zu?

Literatur im Text

Benkert, O., & Hippius, H. (2013). *Kompendium der Psychiatrischen Pharmakotherapie.* Berlin, Heidelberg: Springer-Verlag.

Benkert, O., & Hippius, H. (2015). *Pocket Guide Psychopharmaka von A bis Z.* Berlin, Heidelberg: Springer-Verlag.

Haltmayer, H., Rechberger, G., Skriboth, P., Springer, A., & Werner, W. (2009). Konsensus-Statement »Substitutionsgestützte Behandlung Opioidabhängiger«. *Suchtmed*, 11(6), 281–297.

Kasper, S., Haring, C., Degn, B., Kurz, M., Mechtcheriakov, S., Musalek, M., … Kapfhammer, H.-P. (2013). Alkoholkrankheit – State of the Art 2013; Konsensus-Statement unter der Ägide der Österreichischen Gesellschaft für Psychiatrie und Psychotherapie (ÖGPP) und Österreichischen Gesellschaft für Neuropsychopharmakologie und Biologische Psychiatrie (ÖGPB). *Update Europe*, Nr. 28/ Dezember 2013.

Kasper, S., Lehofer, M., Doering, S., Geretsegger, C., Frey, R., Haring, C.,… Wrobel, M. (2012). Depression – Medikamentöse Therapie. *CliniCum neuropsy*, Sonderausgabe, November 2012.

Kasper, S., et al. (2015). Demenzerkrankungen – Medikamentöse Therapie. Konsensus-Statement – State of the art 2015. *Clinicum neuropsy.*, Sonderausgabe November 2015.

Kasper, S., & Sachs, G.-M. (2015). *Österreichische Konsensus-Dokumente-Psychopharmakologie.* Sammelband der ÖGPB 2005–0015. *CliniCum neuropsy.*

Kasper, S., Sachs, G.-M., Bach, M., Erfurth, A., Frey, R., Fruhwürth, G., … Windhager, E. (2015). Schizophrenie – Medikamentose Therapie. Konsensus-Statement – State of the Art 2016. *CliniCum neuropsy*, Sonderausgabe, November 2016.

Möller, H.-J., Laux, G., & Deister, A. (2005). *Psychiatrie und Psychotherapie* (3. Aufl.). Duale Reihe. Stuttgart: Thieme.

Möller, H.-J., Laux, G., & Deister, A. (2009). *Psychiatrie und Psychotherapie* (4. Aufl.). Duale Reihe. Stuttgart:Thieme.

http://www.chemgapedia.de/, 03.05.2018
http://www.meduniwien.ac.at/hp/kks, 03.05.2018
http://www.embryotox.de, 03.05.2018

Kernliteratur

Benkert, O., & Hippius, H. (2018). *Pocket Guide Psychopharmaka von A bis Z* (5. Aufl.). Berlin, Heidelberg: Springer-Verlag.

Benkert, O., & Hippius, H. (2019). *Kompendium der Psychiatrischen Pharmakotherapie* (12. Aufl.). Berlin, Heidelberg: Springer Verlag.

Möller, H.-J., Laux, G., & Deister, A. (2015). *Psychiatrie, Psychosomatik und Psychotherapie*, (6., überarb. Aufl.). Duale Reihe. Stuttgart: Thieme.

9. ERSTE HILFE IN DER PSYCHOTHERAPEUTISCHEN PRAXIS

Dieter Sebald

Erkennen von medizinischen Akut- bzw. Notfällen sowie Anwendung sinnvoller Erstmaßnahmen

Zusammenfassung

In diesem Kapitel stehen jene häufig auftretenden medizinischen Akut- bzw. Notfallsituationen im Fokus, welche uns nicht nur in der psychotherapeutischen Praxis, sondern überall und jederzeit im täglichen Leben entgegentreten können. Ein Erkennen dieser Situationen mit Anwendung entsprechender, leicht zu erlernender Techniken und Handlungsstrategien kann und wird dabei Gesundheit bewahren, Leid lindern und Leben retten.

Schlüsselwörter

Medizinische Definitionen, medizinische Grundlagen, Handlungsabläufe

9.1 Medizinische Not- und Akutfälle

Was ist ein medizinischer Notfall?

- Plötzlich eintretendes Ereignis
- Bedrohung oder Ausfall der Vitalfunktionen (Bewusstsein, Atmung, Kreislauf) durch Verletzung und/oder Erkrankung
- Es besteht unmittelbare, erhebliche Gefahr für Leben und Gesundheit, daher ist sofortiges Handeln erforderlich!
- »Die Zeit drängt«! (Scholz et al., 2012)

Sind einzelne oder alle Vitalfunktionen gestört bzw. ausgefallen, besteht grundsätzlich akute Lebensgefahr, daher sollten sofort sinnvolle Handlungen gesetzt werden, um die Vitalfunktionen (Bewusstsein, Atmung, Kreislauf) zu erhalten oder wiederherzustellen.

Was ist ein medizinischer Akutfall?

- Plötzlich eintretend, subjektiv als bedrohlich empfunden
- Jedoch keine akute Lebensbedrohung zu diesem Zeitpunkt
- Jedenfalls weitere ärztliche Abklärung bzw. Behandlung erforderlich!
- Zumeist ausreichende Zeitreserven vorhanden! (Scholz et al., 2012)

Medizinische Akutfälle sind in der Regel nicht lebensbedrohliche, meist akut auftretende Situationen, welche – je nach Störung – eine Fülle von Beschwerden zeigen. So können wir jederzeit mit eben erst entstandenen Schäden konfrontiert werden (z. B. plötzlich einsetzende, heftige Schmerzen) oder aber auch die plötzliche Verschlimmerung eines bereits bestehenden Leidens miterleben (z. B. akuter Asthmaanfall, Blutzuckerentgleisung).

9.2 Rechtliche Aspekte zur Ersten Hilfe in Österreich

§ 95 StGB regelt die Unterlassung der Hilfeleistung:

> »(1) Wer es bei einem Unglücksfall oder einer Gemeingefahr unterlässt, die zur Rettung eines Menschen aus der Gefahr des Todes oder einer beträchtlichen Körperverletzung oder Gesundheitsschädigung offensichtlich erforderliche Hilfe zu leisten, ist mit Freiheitsstrafe bis zu sechs Monaten oder mit Geldstrafe bis zu 360 Tagessätzen, wenn die Unterlassung der Hilfeleistung jedoch den Tod eines Menschen zur Folge hat, mit Freiheitsstrafe bis zu einem Jahr oder mit Geldstrafe bis zu 720 Tagessätzen zu bestrafen, es sei denn, dass die Hilfeleistung dem Täter nicht zuzumuten ist.
> (2) Die Hilfeleistung ist insbesondere dann nicht zuzumuten, wenn sie nur unter Gefahr für Leib oder Leben oder unter Verletzung anderer ins Gewicht fallender Interessen möglich wäre.«

Nicht zu helfen zieht daher rechtliche Konsequenzen nach sich. Sogar wenn man selbst gar nicht beteiligt war, beispielsweise als Zeuge eines Verkehrsunfalls, kann es strafbar sein, nicht zu helfen. Nach dem Strafgesetzbuch ist jeder Mensch verpflichtet, bei einem Unfall oder in einer Notsituation zu helfen, es sei denn, unter den gegebenen Umständen wäre das eigene Leben oder die eigene Gesundheit gefährdet. Strafbar ist unterlassene Hilfeleistung infolgedessen nur dann, wenn sie ohne Eigengefährdung zumutbar gewesen wäre.

9.3 Handlungsablauf

Info

Handlungsablauf bei Erkennen eines medizinischen Not- oder Akutfalles:
1. Auf Eigenschutz achten (»Bin ich hier sicher?«)
2. Kurzer Überblick (»Was genau ist passiert?«)
3. Rettungsnotruf 144 wählen oder wählen lassen
4. Erste Hilfe (wenn zumutbar!)

Zu Punkt 3: Wird der Rettungsnotruf 144 gewählt, gelangt man an die zuständige Rettungsleitstelle, dort werden alle eintreffenden Notrufe nach einem standardisierten Prozedere abgehandelt. Gezielte Fragen an den Anrufer:die Anruferin durch den jeweiligen Disponenten:die jeweilige Disponentin helfen der Leitstelle, sich möglichst rasch ein umfassendes Bild vom Ort des Geschehens zu verschaffen, um in weiterer Folge das richtige Rettungsmittel zu entsenden (je nach Priorität Krankentransport oder Rettungswagen, jeweils mit ausgebildeten Sanitäter:innen besetzt; bei lebensbedrohlichen Fällen Notarzteinsatzfahrzeug oder Notarzthubschrauber, jeweils mit speziell ausgebildetem Notarzt:speziell ausgebildeter Notärztin besetzt).

Wichtig! Das Telefongespräch beendet immer die Leitstelle!

Nach Absetzen des Notrufs sind je nach Situation Erstmaßnahmen zu setzen (z. B. Verband, Decke, angenehme Sitz-/Liegeposition einnehmen lassen, menschliche Zuwendung, bei akuter Bedrohung der Vitalfunktionen lebensrettende Erstmaßnahmen einleiten etc.).

Notfall/Akutfall passiert – was tun?

Zur Wiederholung: Handlungsablauf bei Erkennen eines medizinischen Not- oder Akutfalles
1. Auf Eigenschutz achten (»Bin ich hier sicher?«)
2. Kurzer Überblick (»Was genau ist passiert?«)
3. Rettungsnotruf 144 wählen oder wählen lassen
4. Erste Hilfe (wenn zumutbar!)

Info

Empfehlung für Erste Hilfe: cABCDE-Schema

c: critical bleeding (kritische Blutung bei Verletzungen):

- Starke Blutung sichtbar?
- Wenn ja, sofort Blutstillung (Druckverband, Druck auf die Wunde mit Hand etc.). Hinweis: kleinere Blutungen sind in den allermeisten Fällen nicht kritisch und können nach Wunddesinfektion mittels eines dafür vorgesehenen Präparates mit handelsüblichen Pflastern versorgt werden. Aus medizinisch-forensischen Gründen empfiehlt es sich, auch kleinere Wunden ärztlich begutachten zu lassen (z. B. Hausarzt), um Tetanus-Impfschutz und eventuelle chirurgische Wundbehandlung sicherzustellen oder aber auch potenzieller Infektionsgefahr mit anderen Keimen entgegenzutreten.

A: Airway (Atemweg):

- Atmung vorhanden? Atemwege frei?

B: Breathing (Belüftung):

- Normale Atemtätigkeit vorhanden? Abnorme Atemgeräusche wie z. B. Brodeln, Rasseln, Keuchen?

C: Circulation (Kreislauf):

- Puls tastbar? Hautfarbe verändert?

D: Disability (Bewusstsein, neurologisches Defizit):

- Ansprechbar? Orientiert? Krampfanfall? Lähmungen? Verwaschene Sprache?

E: Exposure (Erweiterte Maßnahmen):

- Sonstige Symptome/Verletzungen? Vorgeschichte? Körpertemperatur (kalt/warm/heiß)? Schmerzen? Schwangerschaft?

9.4 Symptome, Ursachen, Erstmaßnahmen

Symptome, Ursachen, Erstmaßnahmen bei häufigen Notfällen bzw. Akutfällen sind nachfolgend beschrieben.

9.4.1 Gestörte Atemfunktion

Eine Störung der Atemfunktion äußert sich zumeist sehr deutlich, da Sauerstoffmangel sofortige Gegenregulationsmechanismen des Organismus hervorruft. Symptome wie Atemnot, Keuchen, Veränderungen der Atemfrequenz (Normalwert bei Erwachsenen in Ruhe 12–20 Atemzüge pro Minute, bei Kindern etwa 16–25, bei Kleinkindern etwa 20–30, bei Säuglingen etwa 35–40), blaue Lippen, Unruhe, Angst und eventuelle Bewusstseinstrübung sind charakteristische Symptome.

Oftmals laborieren Betroffene an chronischen Atemwegserkrankungen, Herzschwäche und sonstigen bereits vorbekannten Leiden, häufig kommt es jedoch auch zu akuten Ereignissen, wie z. B. Herzinfarkt, Lungeninfarkt oder Inhalation eines Fremdkörpers in die Luftröhre. Nicht zu unterschätzen sind psychische Ursachen, welche zu mitunter dramatisch anzusehenden (nicht unbedingt bedrohlichen!) Krankheitsbildern führen können.

Als Erstmaßnahmen gilt es, Ruhe zu bewahren, menschliche Zuwendung zu zeigen und – wenn möglich – Informationen über vorbestehende Erkrankungen und mitgeführte, ärztlich verordnete Medikamente (welche der:die Patient:in auch selbst einnehmen kann, z.B. »Asthmapumperl«) zu erhalten.

Wenn erforderlich, Rettungsnotruf 144 wählen und in der Zwischenzeit die betroffene erkrankte Person beobachten. Wichtig! Bitten Sie die erkrankte Person, eine für sie angenehme Position einzunehmen (zu nichts zwingen, wie z. B. »Sie müssen sich jetzt sofort hinlegen« oder Ähnliches)!

9.4.2 Herz-Kreislauf-Störung

Die Symptome treten je nach spezifischer Störung auf, die breite Palette reicht von Schwindel, Übelkeit, Herzrasen, Herzstolpern und Nervosität bis hin zu Atemnot, Schwächegefühl, Kollaps, Schmerzen, Bewusstlosigkeit.

Häufige Ursachen für Störungen im Herz-Kreislauf-System sind Herzinfarkt, Herzrhythmusstörungen, Herzklappenfehler, Herzmuskelentzündung, Bluthochdruck und orthostatischer Kollaps (»Kreislaufkollaps« mit kurzfristiger Ohnmacht und Sturzgeschehen).

Sinnvolle Erstmaßnahmen bestehen darin, den Betroffenen:die Betroffene in eine angenehme Position zu bringen, wenn möglich, Symptome zu erfragen und beruhigend einzuwirken. Wenn erforderlich, Rettungsnotruf 144 wählen! Bei Bewusstlosigkeit mit Atmung ist die Person in eine stabile Seitenlage zu bringen, Bewusstlosigkeit ohne Atmung erfordert sofortige Wiederbelebungsmaßnahmen (siehe Kap. 9.4.4 »Herz-Kreislauf-Stillstand« → Reanimation).

9.4.3 Bewusstseinsstörung

Verschiedene Abstufungen der Bewusstseinsstörung sind möglich:

- Benommenheit (mit Verwirrung und Apathie, eingeschränkter Orientierung, Verlangsamung von Denkprozessen, eingeschränkter Konzentrationsfähigkeit)

- Somnolenz (Schläfrigkeit, deutliche Herabsetzung kognitiver Funktionen – durch einfache Reize erweckbar)
- Sopor (schlafähnlicher Zustand, nur durch starke Reize erweckbar)
- Koma (tiefe Bewusstlosigkeit, keine Reaktion, nicht ansprechbar)

Häufige Ursachen von Störungen des Bewusstseins sind z. B. Blutzuckerentgleisungen, ein akut auftretendes neurologisches Geschehen (Schlaganfall, Hirnblutung, epileptischer Anfall), plötzlicher Blutdruckabfall, Vergiftungen, hohes Fieber (bei Kindern typischer Fieberkrampf).

i Info

- Erstmaßnahmen bei Bewusstseinstrübung: Hinweis auf Ursachen? Rettungsnotruf 144 wählen, Atmung überwachen, in angenehme Position bringen (wenn toleriert). Nichts verabreichen (keine Nahrung, keinen »Schluck Wasser« oder Ähnliches – Aspirationsgefahr mit Einatmen von Flüssigkeit in die Lunge)!
- Erstmaßnahmen bei Bewusstlosigkeit: stabile Seitenlage, wenn Atmung vorhanden; Rettungsnotruf 144 wählen oder wählen lassen. Nichts verabreichen. Atmung überwachen, bis Einsatzkräfte vor Ort sind!

9.4.4 Herz-Kreislauf-Stillstand

Ein Herzstillstand kann uns jederzeit und an jedem Ort der Welt ereilen. Aber ist jeder und jede auch dazu imstande, ein solches Geschehen zu erkennen und die erforderlichen Erstmaßnahmen zu setzen?

Bei einem Herz-Kreislauf-Stillstand (keine Herztätigkeit und keine Atmung mehr) kommt es bereits nach 3 bis 5 Minuten aufgrund von Sauerstoffmangel zu irreversiblen Schäden im Gehirn. Es besteht somit akute Lebensgefahr, welche ohne sofortiges Eingreifen (Reanimation = Wiederbelebung) unweigerlich zum Tod der betroffenen Person führt. Angst vor einem beherzten »Zugreifen« ist dabei absolut unbegründet, frei nach dem Motto »Man kann nichts falsch machen, außer man macht gar nichts«.

Ohne unsere Erste Hilfe in einer solchen lebensbedrohlichen Situation gibt es auch keine Überlebenschance für die betroffene Person. Wenn man bedenkt, dass mehr als die Hälfte der Fälle von Herz-Kreislauf-Stillstand beobachtet werden und sich sehr viele Fälle im häuslichen Umfeld abspielen, unterstreicht dies die Wichtigkeit eigener Fähigkeiten und Fertigkeiten, die noch dazu sehr leicht erlernbar sind.

i Info

Für die Laienreanimation empfiehlt sich der Algorithmus:
- Prüfen
- Rufen
- Drücken

Zunächst prüft man kurz, ob die betroffene Person bei Bewusstsein ist (Ansprache wie z. B. »Hallo, was ist mit Ihnen?« und leichtes Schütteln an den Schultern). Dann muss sofort die Atmung überprüft werden (nicht länger als 10 Sekunden): Hebt und senkt sich der Brustkorb? Hört/fühlt man die Atmung? Bei Vorliegen normaler Atmung liegt »nur« Bewusstlosigkeit vor – Maßnahmen wie oben (stabile Seitenlage). Bei fehlender Atmung oder auch »nicht normaler Atmung« (z. B. schnarchendes Geräusch, »Schnappatmung«, stark verlangsamte Atemfrequenz), also auch »im Zweifelsfall«, ob die Atmung vollkommen normal ist, sofortiger Beginn mit Reanimationsmaßnahmen.

Hinweis: Das (oftmals schwierige) Ertasten von Pulsschlägen beim Prüfen von Vitalfunktionen wird aufgrund von Fehleranfälligkeit und Zeitverlust heute nicht mehr durchgeführt.

Rettungsnotruf 144 wählen oder wählen lassen! Den Fragen bzw. Anweisungen der Rettungsleitstelle folgen!

Sofort mit Herzdruckmassage beginnen:
- Betroffene Person auf harte Unterlage legen (keinesfalls auf Bett oder Couch), am besten am Boden, Hände auf Höhe unteres Drittel des Brustbeines bringen (etwa zwischen die Brustwarzen).
- 30-mal mit durchgestreckten Armen drücken, 5–6 cm tief, Frequenz 100–120 pro Minute (Eselsbrücke für richtige Frequenz: im Takt bekannter Songs drücken, wie z. B. »Staying alive«, »Highway to hell«, »Atemlos durch die Nacht« oder »Radetzkymarsch«)! Nach jeder Kompression vollständige Entlastung des Brustkorbes, jedoch ohne Verlassen des Druckpunktes!
- Hinweis: Bei der Herzdruckmassage kann – vor allem bei älteren Personen – durchaus die eine oder andere Rippe brechen, dies ist jedoch angesichts der akuten Wiederbelebungssituation zu vernachlässigen, daher weiterdrücken. (Rippen heilen wieder zusammen, vorausgesetzt, die betroffene Person hat aufgrund unseres Eingreifens überlebt – und das ist ja das Ziel unserer Bemühung!)

- Zusätzlich kann nach jedem 30. Mal Drücken 2-mal eine Atemspende in Form von »Mund-zu-Mund-Beatmung« durchgeführt werden, wenn sich der:die Helfende dazu in der Lage fühlt. Dazu Kopf der zu reanimierenden Person etwas überstrecken, Mund der Person mit dem eigenen Mund umschließen, deren Nase zuhalten und »mit Gefühl« 2 unmittelbar aufeinanderfolgende Atemspenden geben.
- Wenn sich der:die Helfende nicht dazu in der Lage fühlt, eine Mund-zu-Mund-Beatmung durchzuführen, dann soll nur Herzdruckmassage ohne Pause erfolgen, entweder bis zum (meist sehr raschen) Eintreffen der Rettungskräfte, bis zur eigenen Erschöpfung oder wenn Lebenszeichen bei der reanimierten Person feststellbar sind.

Nach geltenden Leitlinien zur Wiederbelebung liegt bei dieser die Priorität im Vergleich zur Beatmung eindeutig auf Seiten der Herzdruckmassage (bei Erwachsenen), diese soll möglichst mit einem Mindestmaß an Unterbrechungen durchgeführt werden.

Ist der Ersthelfer:die Ersthelferin mit dem Gebrauch eines Defibrillators vertraut, soll ein solcher – wenn vorhanden – herbeigeholt (ohne Unterbrechung der Herzdruckmassage!) und eingesetzt werden.

Bei der Säuglings- und Kinderreanimation gilt:

Zunächst 5-mal beatmen. Bei Säuglingen (0–1. Lebensjahr) und Kindern (ab dem 1. Lebensjahr bis zur Pubertät) steht die Beatmung stärker im Vordergrund als bei Erwachsenen. Bei Säuglingen soll der Kopf dabei nicht so stark wie bei Erwachsenen überstreckt werden (sog. »Schnüffelstellung«) und der Mund des Ersthelfers:der Ersthelferin umschließt beim Beatmen Mund und Nase des Säuglings. Die Herzdruckmassage erfolgt mit zwei Fingern (gestreckter Zeige- und Mittelfinger), mit einer Frequenz von 100- bis 120-mal pro Minute. Bei Kindern geht man – nach initial 5-mal Beatmen – wie bei Erwachsenen vor.

---

i Info

Achtung! In Bezug auf die Beatmung ist aufgrund der differenten Größenverhältnisse der Lunge im Vergleich zum Erwachsenen entsprechend weniger Luft einzublasen. Zur groben Orientierung: Erwachsene brauchen bis zu 1 Liter Luft pro Beatmungsstoß, Schulkinder benötigen ca. ½ Liter, Säuglinge nicht mehr als 2 Zentiliter (entspricht dem Inhalt eines Schnapsglases).

9.5 Ausgewählte Notfälle bzw. Akutfälle

9.5.1 Psychische/psychiatrische Störungen

Diese sind im vorliegenden Buch bereits detailliert und umfassend behandelt. Ein kurzer Exkurs in das spezielle Segment der präklinischen Notfallmedizin zeigt, dass vor allem psychiatrische Notfälle keine Seltenheit sind und oftmals das gesamte Einsatzteam vor große Herausforderungen stellen. So ist es erforderlich, unter ständiger Beachtung des Eigenschutzes somatische und psychische Belange gleichermaßen zu erfassen, um eine entsprechende Handlungsstrategie planen zu können. Grundsätzlich von eminenter Bedeutung hierbei ist das Erkennen, Deeskalieren und nach Möglichkeit weitgehende Stabilisieren psychiatrisch erkrankter Personen sowie die Vermeidung wechselseitiger Verstärkung, die jede Krise zur Eskalation bringen könnte.

Es ist durchaus angebracht, die eigene Sicherheit ständig im Auge zu behalten, vor allem das umgebende Umfeld sollte »dezent« erkundet werden. (Gibt es eine Fluchtmöglichkeit? Wie schnell und auf welche Weise kann um Hilfe gerufen werden? Sind gefährliche Gegenstände im Raum, wie z. B. Messer, Scheren, Glasflaschen?)

Häufige Reaktionsmuster im Rahmen psychiatrischer Störungen finden sich in Form von depressivem oder auch missmutig-aggressivem Verhalten, rasch wechselndem Affekt, Einengung der Wahrnehmung (oft auf die Themen Kränkung und Verlust), starrem Rollenverhalten, Fehlen von Flexibilität sowie sozialem Rückzug.

Die eigene Kommunikation inklusive kongruenter (!) Körpersprache kann Stabilisierungstendenzen begünstigen, klare Sprache mit einfachen Sätzen und Zusammenfassungen sowie empathisches Verhalten bilden ein zusätzliches und hilfreiches Tool.

Im Idealfall gelingt es, ein Setting zu schaffen, in dem sich die betroffene Person mit ihren Ängsten und Sorgen akzeptiert und angenommen fühlt und sich dabei frei äußern kann. Durch positive Verstärkung wird der konstruktive Anteil der Persönlichkeit gefördert, wobei jedoch immer auch das zerstörerische Potenzial zu berücksichtigen ist.

Im Anlassfall wird der Rettungs- oder Polizeinotruf betätigt werden müssen (144 bzw. 133), wobei es keine Rolle spielt, welche der Notrufnummern man wählt, denn durch interne Kommunikationskanäle gelangen Notrufe immer an die richtige Stelle.

Im weiteren Verlauf sind zumeist Rettung und Polizei vor Ort, um weiterführende Maßnahmen vorzunehmen, die je nach Einzelfall divergieren können.

Kommt bei einer Amtshandlung in Österreich das Unterbringungsgesetz (UbG) zum Tragen, wird über den Polizeiamtsarzt nach entsprechender Untersuchung eine amtliche Bescheinigung ausgestellt (»Parere«), welche eine Unterbringung an einer Fachabteilung erlaubt. Eine Person darf nur dann an einer psychiatrischen Abteilung untergebracht werden, wenn eine psychische Krankheit und erhebliche Eigen- oder Fremdgefährdung vorliegt sowie andere Behandlungs- und Betreuungsmöglichkeiten fehlen (Auszug aus dem UbG).

Info

Hinweis: Im Unterbringungsgesetz (UbG) findet sich unter § 9 Absatz 2 eine Option, welche es ermöglicht, weitere Schritte der Unterbringung sofort einzuleiten:

> »Bei Gefahr in Verzug können die Organe des öffentlichen Sicherheitsdienstes die betroffene Person auch ohne Untersuchung und Bescheinigung in eine psychiatrische Anstalt bringen.«

9.5.2 Störungen des Blutzuckers

In Mitteleuropa ist die Zahl der Diabetiker:innen seit 1998 um rund 40 % gestiegen. Derzeit gibt es in Österreich etwa 600 000 Menschen, die an Diabetes mellitus erkrankt sind, im Jahr 2030 werden es in Österreich laut Einschätzungen mehr als 800 000 sein. Übergewicht und Fettleibigkeit sowie Bewegungsmangel fördern die Entstehung des Typ-2-Diabetes.

Trotz Einstellung der Erkrankung auf entsprechende Medikation (Tabletten und/oder Insulin) kann es immer wieder zu »Entgleisungen« des Blutzuckerspiegels kommen, welche sich als »Unter- oder Überzuckerung« manifestieren können. Ohne geeignete Messgeräte ist die Unterscheidung präklinisch schwierig, da die Symptome einander sehr ähneln. Beträgt der normale Blutzuckerspiegel beim Erwachsenen etwa nüchtern 70–99 mg/dl, entsprechend 3,9–5,5 mmol/l, kann dieser Wert erheblich unter- oder überschritten werden. Je nachdem, in welche Richtung das Pendel ausschlägt, zeigt sich bei starkem Abfall des Blutzuckers starkes Zittern, Unruhe, Beschleunigung der Herzaktion, starkes Schwitzen, Heißhunger und motorische Unruhe, später auch Agitiertheit, Gereiztheit, Verwirrtheit, Sprachstörungen, Sehstörungen, Apathie bis hin zu Krampfanfällen, Lähmungserscheinungen und Bewusstlosigkeit. Bei »Überzuckerung« treten die Symptome sehr ähnlich auf, typisch für die Überzuckerung sind hier ein acetonähnlicher Geruch der Ausatemluft sowie ein verändertes Atmungsmuster.

Als Erstmaßnahme empfiehlt es sich, bei erhaltenem Bewusstsein und weitgehender Orientiertheit nachzufragen, ob eine Zuckerkrankheit

(= Diabetes mellitus) bekannt ist. Zumeist sind davon Betroffene gut eingeschult und können sinnvoll reagieren, z. B. Blutzucker-Selbstmessung, bei Blutzuckerabfall (= Hypoglycämie) Essenszufuhr und/oder Trinken zuckerhaltiger Getränke, bei erheblichem Blutzuckeranstieg Selbstverabreichung einer ärztlich verordneten, spezifischen Medikation, zumeist Insulin.

Sind diese Maßnahmen erfolgreich und ist der:die Betroffene vollkommen wach, orientiert und somit »einsichts- und urteilsfähig«, können weitere Schritte selbst bestimmt werden und es bedarf keiner weiteren Intervention.

Besteht jedoch bereits ein bewusstseinsgetrübter Zustand oder Bewusstlosigkeit, ist die betroffene Person in eine angenehme Position zu bringen bzw. bei Bewusstlosigkeit in stabile Seitenlage zu drehen. Danach: Alarmierung der Rettung unter 144 und kontinuierliches Überwachen der Atmung bis zum Eintreffen der Einsatzkräfte. Nichts verabreichen!

9.5.3 Schlaganfall

In Österreich erleidet ca. alle 6 Minuten jemand einen Schlaganfall. 20 % versterben daran, 20 % genesen weitgehend folgenfrei, etwa bei der Hälfte aller Betroffenen bleiben Dauerschäden verschiedenster Ausprägung zurück.

Das Risiko, einen Schlaganfall zu erleiden, nimmt mit dem Alter zu, ca. 80 % der Betroffenen sind älter als 60 Jahre.

Der Terminus »Schlaganfall« stammt von pathophysiologischen Vorgängen im Gehirn, es kommt durch Platzen oder Verstopfen einer Hirnarterie zu einer schlagartigen Durchblutungsstörung mit neurologischen Ausfallserscheinungen.

Symptome (parallel und/oder singulär auftretend): plötzliches Auftreten von Bewegungsstörungen, Lähmungen, Empfindungsstörungen, Sprachstörungen, Sehstörungen, Koordinationsschwierigkeiten, heftigste Kopfschmerzen mit Erbrechen und Schwindel.

Erstmaßnahmen:

- Bequeme Position einnehmen lassen
- Schlaganfallsymptome erkennen (**FAST-Test** durchführen, wenn möglich)
  - **F**ace (Gesicht): die Person bitten, zu lächeln (geht nicht bei Schlaganfall)

- **A**rms (Arme): Beide Arme sollen gehoben werden (bei Schlaganfall oft nicht möglich).
- **S**peech (Sprache): einen einfachen Satz nachsprechen lassen (bei Schlaganfall oft verwaschene Sprache oder Sprachausfall)
- **T**ime (Zeit): Ein Schlaganfall stellt einen akuten Notfall dar, je rascher Betroffene auf eine neurologische Spezialabteilung (»Stroke Unit«) gebracht werden, desto besser sind ihre Chancen!

- Sofort und dringend Rettungsnotruf 144 wählen (»Jede Minute zählt!«)
- Beobachten, beruhigen, anwesend bleiben.
- Nichts zu essen oder trinken geben!

9.5.4 Epileptischer Anfall (Krampfanfall)

Epilepsie ist eine neurologische Erkrankung, bei der es zu vorübergehenden Funktionsstörungen des Gehirnes kommt. Man spricht dabei von epileptischen Anfällen. Diese können sich auf unterschiedliche Art äußern: Die Symptome reichen von kurzen Veränderungen der Wahrnehmung oder des Geschmackes über Zuckungen des Gesichtes und auffällige Verhaltensweisen bis hin zu schweren Krampfanfällen, die den ganzen Körper betreffen. Bei Letzteren ist auch das Bewusstsein deutlich eingeschränkt.

Krampfanfälle müssen nicht immer in Zusammenhang mit einer Epilepsieerkrankung stehen. Sie können auch durch andere neurologische Erkrankungen (z. B. Hirntumore, Hirnblutungen) sowie Alkoholentzug oder Vergiftungen verursacht werden.

Als Symptome treten beim »großen epileptischen Anfall« (auch »Grand Mal«) Bewusstlosigkeit und Sturz, Verkrampfung am ganzen Körper, Zuckungen der Arme und Beine, eventuell Stuhl- und Harnverlust, eventuell Speichelfluss oder Blutaustritt aus dem Mund (verursacht durch Zungen- oder Wangenbiss) auf. Typischerweise dauert ein solcher Anfall etwa zwei Minuten an. Die:Der Betroffene kommt anschließend wieder zu Bewusstsein, ist aber verwirrt, orientierungslos oder sehr schläfrig.

9.5.4.1 Erstmaßnahmen bei einem epileptischen Anfall

Wenn Sie einen Krampfanfall bei jemandem beobachten, sind zunächst Erstmaßnahmen wichtig, mit denen Sie die betroffene Person vor weiteren Schäden schützen können:

- Bleiben Sie ruhig!
- Entfernen Sie Gegenstände, z. B. Stühle, an denen sich die krampfende Person verletzen kann, oder decken Sie diese Gegenstände wenn möglich mit Pölstern ab (z. B. gefährliche Ecken und Kanten). Wenn es möglich ist, können Sie auch einen weichen Gegenstand (Polster, Mantel) unter den Kopf der Person legen, um sie vor Verletzungen zu schützen.
- Wählen Sie den Notruf 144.
- Halten Sie die Person während des Anfalls nicht fest! Bei Sturzgefahr helfen Sie der Person, sich auf den Boden zu legen.
- Versuchen Sie nicht, einer krampfenden Person Gegenstände (z. B. Beißschutz) in den Mund zu stecken! Es besteht die große Gefahr, Bissverletzungen zu erleiden.
- Warten Sie die Dauer des Anfalles ab und lassen Sie die Person währenddessen nicht allein. Die meisten Anfälle sind auf zwei Minuten begrenzt.

9.5.4.2 Nach dem Anfall

Überprüfen Sie das Bewusstsein und die Atmung der betroffenen Person! Lassen Sie die Person nicht allein, bis die Rettungskräfte eingetroffen sind.

Ist die betroffene Person benommen, aber ansprechbar, und atmet sie normal, dann

- beruhigen Sie die Person,
- bringen Sie die Person zur Vorbeugung in Seitenlage, wenn möglich legen Sie einen Polster unter ihren Kopf,
- schirmen Sie die Person gegen äußere Reize, z. B. laute Geräusche und Licht, ab,
- wischen Sie eventuellen Speichel mit einem Tuch weg,
- gehen Sie auf die unmittelbaren Bedürfnisse der betroffenen Person ein.

Ist die betroffene Person nicht bei Bewusstsein, aber atmet sie normal, dann

- bringen Sie die Person in die stabile Seitenlage,
- wischen Sie eventuellen Speichel mit einem Tuch weg,
- öffnen Sie beengende Kleidungsstücke,
- überprüfen Sie die Atmung in regelmäßigen Abständen, bis die Rettungskräfte vor Ort sind.

Ist die betroffene Person nicht bei Bewusstsein und atmet nicht (normal), dann

- rufen Sie um Hilfe und machen Sie umstehende Personen auf die Situation aufmerksam und
- beginnen Sie sofort mit Wiederbelebungsmaßnahmen!

9.5.5 Hyperventilationssyndrom

Dabei handelt es sich um eine häufig auftretende Störung, welche eine erhebliche Fülle von Beschwerden hervorrufen kann. Vor allem zugrunde liegende psychische Störungen (Angst-/Panikstörung, Somatisierungsstörungen, akuter Stress etc.) führen aufgrund einer über die normalen physiologischen Bedürfnisse hinausgehenden Erhöhung von Atemfrequenz und Atemtiefe zu einer Verminderung des arteriellen CO_2-Anteils und einer Störung des Säure-Basen-Haushalts. Neben hauptsächlich psychischen Faktoren, welche das oftmals eindrucksvoll imponierende Krankheitsbild auslösen können, sollte jedoch auch immer ein Ausschluss anderer, körperlicher Ursachen erfolgen (Lungenfunktionsstörungen, Einschränkung der Herzleistung etc.).

Neben der auffällig beschleunigten Atmung sehen wir stark gesteigerte Reflexe, Krämpfe, die im Bereich der Hände bis hin zur sogenannten »Pfötchenstellung« oder zum sogenannten »Karpfenmaul« führen können. Begleitende Sensationen, wie Ameisenlaufen, Gefühlsstörungen, Zittern, Kribbeln, Kopfschmerzen, Benommenheit, Schwindel, Sehstörungen, Bauchschmerzen, Herzdrücken, Reizbarkeit, Müdigkeit und andere, werden von Betroffenen oft eindrucksvoll präsentiert.

Für die Durchführung von Ersthilfemaßnahmen ist es wichtig, zu wissen, dass sich diese Art von Störung zwar in Form von höchst eindrucksvollen Symptomen zeigt, meist jedoch kein relevantes Gefahrenpotenzial in sich birgt. Beruhigendes Einwirken auf die betroffene Person, ruhige Sprache und Gestik sowie das kurzfristige Rückatmen-Lassen der Ausatemluft mittels Plastik oder Papiersackerl (von dem:der Betroffenen selbst über eigenen Mund und Nase gehalten, mit entsprechender Erklärung und Einwilligung!) führen in den allermeisten Fällen zu einer raschen Besserung.

Sollten alle gesetzten Erstmaßnahmen keinen Erfolg bringen, kann über den Rettungsnotruf 144 weitere Hilfe in Anspruch genommen werden.

9.5.6 Nasenbluten

Nasenbluten tritt häufig auf, ursächlich kann eine lokale oder systemische Störung zugrunde liegen. In ca. 95 % aller Fälle liegt die betroffene Stelle im Bereich des vorderen Nasenabschnittes, dem sogenannten »Kiesselbach'schen Ort« (gefäßreiches, oberflächlich liegendes Gefäßnetz, welches leicht durch manuelle Manipulation oder grobe Staubpartikel verletzt werden kann). In seltenen Fällen kann unstillbares Nasenbluten zu einem echten medizinischen Notfall werden, im Allgemeinen – bei intakter Blutgerinnung – kommt die Blutung aber rasch zum Stillstand.

Erstmaßnahmen: Beruhigen, erklären sowie die Person dabei unterstützen, zu einer angenehmen sitzenden Position zu kommen. Die betroffene Person soll den Kopf nach vorne beugen und die Nasenflügel für ca. 5 Minuten kräftig zusammendrücken, Blut dabei ausspucken, nicht schlucken. Parallel dazu ist ein kühler Umschlag in den Nacken zu legen.

Sollte die Blutung nach einiger Zeit trotz dieser durchgeführten Maßnahmen nicht aufhören oder sogar noch stärker werden, Rettungsnotruf 144 wählen. Die betroffene Person wird dann an einer fachspezifischen Abteilung ärztlich weiterbehandelt (HNO-Abteilung).

9.5.7 Allergische Reaktion

Eine allergische Reaktion (= Anaphylaxie) ist eine überschießende Reaktion des Organismus bzw. des Immunsystems auf bestimmte, normalerweise harmlose Umweltstoffe (= Allergene). Sie ist sehr wahrscheinlich, wenn Folgendes zutrifft: Beginn akut (oft wenige Minuten), Haut-/Schleimhautbeteiligung (Juckreiz, Rötung), Hitzegefühl, Lippen-/Zungenschwellung, Atemnot, Blutdruckabfall, Herzrasen, Unruhe, Übelkeit, Bauchkrämpfe, Kreislaufkollaps, Bewusstlosigkeit.

Obwohl viele derartige Reaktionen meist mit Juckreiz, Rötung der Haut, Kribbeln etc. einhergehen und nicht schlimmer werden, muss jede allergische Reaktion als potenziell lebensgefährlich eingestuft werden, da man nie genau weiß, ob und in welcher Form Verschlimmerung eintritt. Diese kann derart massiv sein, dass ohne sofortige intensive medizinische Therapie der Tod eintreten kann (Schock, Kreislaufversagen, Herz-Kreislauf-Stillstand, massives Anschwellen von Schleimhäuten, Ödembildung).

Es ist daher ratsam, wenn möglich als Erstmaßnahme die Allergenzufuhr zu unterbrechen, die betroffene Person zu beruhigen, ihr zur

Einnahme einer angenehmen Position zu verhelfen und den Rettungsnotruf 144 zu wählen.

9.5.8 Akuter Schmerz

Komplexe, subjektive, unangenehme Sinneswahrnehmung, tritt meist plötzlich auf und kann mit mehr oder weniger heftiger, starker Symptomatik einhergehen. Der Leidensdruck ist Betroffenen meist deutlich anzusehen, die Schmerzäußerung kann begleitet werden von Schwitzen, Zittern, Blässe, Unruhe, Angst oder auch Bewusstseinstrübung. Starke Schmerzen führen oft zu einer »automatischen« Einnahme einer schonenden Position (z. B. Zusammenkrümmen in Seitenlage bei starken Bauchschmerzen).

Da Schmerz ein äußerst uncharakteristisches, allgemeines Symptom ist, kann eine genaue Diagnose und Behandlung erst durch weiterführende ärztliche Intervention erfolgen.

Als **Erstmaßnahme** empfiehlt sich ruhige Zusprache, beziehungsvolle Begleitung in dieser belastenden Situation, wenn möglich, Erfragen der Symptome und Schmerzlokalisation. Rettungsnotruf 144 wählen oder wählen lassen, Betroffene möglichst nicht allein lassen, nichts verabreichen!

Fragen zur Evaluation

1. Sie erkennen einen medizinischen Not- bzw. Akutfall. Nach welcher Handlungsstrategie gehen Sie vor?
2. Beschreiben Sie überblicksmäßig das »cABCDE-Schema«!
3. Wie stellen Sie einen Herz-Kreislauf-Stillstand fest?
4. Sie führen eine Herzdruckmassage bei einer erwachsenen Person durch. Wo drücken Sie? Mit welcher Frequenz pro Minute drücken Sie? Wie tief drücken Sie? Wie lange drücken Sie?
5. Welche Ersthilfemaßnahmen führen Sie bei einem epileptischen Anfall durch?

Literatur im Text und Kernliteratur

Der Notarzt. Notfallmedizinische Informationen (2017), 33(10).
Haring, H.-P. (2014). *Schlaganfall – jede Minute zählt.* Wien: MedMedia.
Scholz, J., Sefrin, P., Böttiger, B. W., Dörges, V., & Wenzel, V. (2012). *Notfallmedizin* (3., vollst. überarb. u. erweit. Aufl.). Stuttgart: Thieme.

Internetquellen

www.arc.or.at – Austrian Resuscitation Council
www.gesundheit.gv.at – Bundesministerium für Soziales, Gesundheit, Pflege und Konsumentenschutz
www.roteskreuz.at – Österreichisches Rotes Kreuz

10. GRUNDLAGEN DER PSYCHOTHERAPIEFORSCHUNG UND WISSENSCHAFTSMETHODIK

Markus Böckle

Einführung in die gängige Forschungs- und Wissenschaftstheorie, Wissenschaftsauffassungen im Hinblick auf die Psychotherapieforschung

Zusammenfassung

Die Wissenschaften sind eine systematische Auseinandersetzung mit Phänomenen, Prozessen, Objekten etc. Dabei gibt es unterschiedliche Herangehensweisen. Zum einen können geisteswissenschaftliche (theoretische), zum anderen naturwissenschaftliche (empirische) Untersuchungen voneinander unterschieden werden. Geisteswissenschaften beschäftigen sich dabei mit dem Verstehen und Entwickeln von Gedankenkonstrukten (Theorien), während Naturwissenschaften sich mit Themen befassen, die der menschlichen Erfahrung mit oder ohne Hilfsmittel zugänglich sind (empirische Wissenschaften). Im Rahmen der Erforschung von Psychotherapie werden beide Methoden angewendet, wobei sich der Fokus in den letzten Jahrzehnten auf die Empirie richtete.

Schlüsselwörter

Geisteswissenschaften, Naturwissenschaften, Psychotherapiewissenschaften, Alltagspsychologie, evidenzbasierte Medizin, Outcome-Forschung, quantitative Forschung, qualitative Forschung

Mit dem Inkrafttreten des Psychotherapiegesetzes 2024 am 1. 1. 2025 erfuhr die Psychotherapie in Österreich eine grundlegende Neubestimmung. Psychotherapie wird darin nicht nur als praktische Tätigkeit verstanden, sondern ausdrücklich als wissenschaftsbasierter Gesundheitsberuf beschrieben und in eine akademisch-wissenschaftliche Ausbildung umgewandelt. Damit verschiebt sich der Rahmen, innerhalb dessen über Psychotherapie und ihre Erforschung nachgedacht wird: Wissenschaftliche Fundierung, methodische Nachvollziehbarkeit und Qualitätssicherung sind nicht nur wünschenswerte Ergänzungen, sondern rechtlich verankerte Anforderungen an die Profession. Ausbildung, Berufszugang und Berufsausübung werden in einem einheitlichen gesetzlichen Gefüge geregelt, das Psychotherapeut:innen an eine akademische Qualifikation, eine strukturierte praktische Tätigkeit und an die Orientierung am Stand der psychotherapiewissenschaftlichen Erkenntnisse bindet.

Die Akademisierung der Psychotherapieausbildung trägt wesentlich zu dieser Neuorientierung bei. An die Stelle eines aus berufsständischen Traditionen gewachsenen Systems tritt eine mehrstufige Ausbildung, die einen wissenschaftlichen Zugang zur Psychotherapie von Beginn an mitdenkt. Nach den ersten beiden Studienabschnitten, die ausschließlich hochschulgebunden angeboten werden können, rückt im dritten Ausbildungsabschnitt die Lehre praktischer Fähigkeiten in den Vordergrund, die von den psychotherapeutischen Fachgesellschaften forschungs- und theoriebasiert vermittelt werden. Im Studium werden nicht nur theoretische und methodische Grundlagen der psychotherapeutischen Praxis gelehrt, sondern auch Kompetenzen im Umgang mit Forschungsergebnissen: Psychotherapeut:innen sollen Studien lesen, einordnen und kritisch bewerten können, ihre eigene Arbeit im Lichte empirischer Befunde reflektieren und sich an einer kontinuierlichen Weiterentwicklung des Faches beteiligen. Psychotherapieforschung wird damit von einer spezialisierten Tätigkeit einiger weniger Personen zu einer Hintergrundanforderung an die gesamte Profession.

Gleichzeitig rückt die Qualitätssicherung stärker in den Mittelpunkt. Dokumentationspflichten, regelmäßige Fortbildung und Supervision, transparente Information der Patient:innen sowie eine an wissenschaftlichen Kriterien orientierte Evaluation von Wirksamkeit und Indikationsstellung werden zu zentralen Elementen beruflicher Verantwortung. Psychotherapieforschung erhält in diesem Kontext eine doppelte Funktion: Sie liefert einerseits Erkenntnisse unter anderem über Prozesse, Wirkfaktoren sowie Ergebnisse psychotherapeutischer Behandlung, entwickelt theoretisch fundierte Menschenbilder und ermöglicht damit die Grundlage professionellen Handelns. Andererseits dient sie der gesellschaftlichen und gesundheitspolitischen Legitimation der Psychotherapie, indem sie nachvollziehbar macht, unter welchen Bedingungen welche Interventionen für welche Personen hilfreich sind.

Vor diesem Hintergrund gewinnt auch die Auseinandersetzung mit grundlegenden Fragen von Wissenschaft, Erkenntnistheorie und Methode besondere Bedeutung. Wer psychotherapeutisch arbeitet, steht heute nicht nur im Spannungsfeld zwischen unterschiedlichen Schulen und Ansätzen, sondern ebenso im Spannungsfeld verschiedener Wissenschaftsauffassungen und Erkenntniswege. Das Psychotherapiegesetz 2024 macht deutlich, dass diese Spannungsfelder nicht umgangen, sondern reflektiert und gestaltet werden müssen. Die folgenden Ausführungen zu Philosophie, Wissenschaftstheorie und Forschungsmethodik sind daher nicht als abstrakter Überbau zu verstehen, sondern als notwendiger Rahmen, innerhalb dessen sich psychotherapeutische Praxis und Psychotherapieforschung im gegenwärtigen rechtlichen und gesellschaftlichen Kontext bewegen.

10.1 Philosophie als Basis der Wissenschaften

Die Wurzeln der europäischen Geschichte und Entwicklung der Wissenschaften liegen in der Philosophie des antiken Griechenlands. Philosophie – als Liebe zur Weisheit – war zunächst keine einzelne Disziplin neben anderen, sondern der gemeinsame Rahmen für alle Versuche, die Welt systematisch zu verstehen. In der Tradition von Sokrates, Platon und Aristoteles wurde erstmals der Anspruch formuliert, Erkenntnis nicht bloß zu sammeln, sondern zu begründen: durch begriffliche Klärung, logische Argumentation und kritische Prüfung von Überzeugungen. Zugleich entstand eine erste Einteilung dessen, was später zu Einzeldisziplinen werden sollte – etwa Naturforschung, Logik, Ethik oder Politik –, ohne die Verbindung zur philosophischen Grundfrage nach Wahrheit, Erkenntnis und gutem Handeln zu verlieren. Diese doppelte Bewegung – Spezialisierung und gleichzeitige Rückbindung an grundlegende Fragen – prägt das Wissenschaftsverständnis bis heute.

Philosophie ist damit nicht nur historische Vorgängerin der modernen Wissenschaften, sondern ihr methodischer und erkenntnistheoretischer Hintergrund. Sie beschäftigt sich damit, wie Wissen überhaupt möglich ist, welche Formen von Begründung als gültig gelten können und welche Kriterien es braucht, um zwischen gesicherten Erkenntnissen, plausiblen Annahmen und bloßen Meinungen zu unterscheiden. Gerade für eine Disziplin wie die Psychotherapie, die mit Deutungen, Sinnzuschreibungen und menschlicher Erfahrung arbeitet, ist diese Reflexion zentral. Ohne philosophische Klärung von Begriffen wie »Wahrheit«, »Erfahrung«, »Subjektivität« oder »Kausalität« bleibt unklar, was es heißt, dass eine Intervention »wirksam« ist oder eine Theorie »erklärt«. Philosophische Grundlagenarbeit bildet damit den Rahmen, in dem psychotherapiewissenschaftliche Fragestellungen überhaupt sinnvoll formuliert werden können.

Im Alltag werden ständig Informationen wahrgenommen und verarbeitet, Urteile gefällt und Entscheidungen getroffen, ohne dass die zugrunde liegenden Annahmen oder Schlussweisen reflektiert werden. Die psychologische Forschung hat in den letzten Jahrzehnten eine Vielzahl typischer Denkfehler beschrieben – etwa Verzerrungen in der

Wahrnehmung, selektive Erinnerung, Fehlschlüsse im logischen Denken oder systematische Fehlinterpretationen von Wahrscheinlichkeiten. Diese Fehler führen zu alltagspsychologischen Erklärungen, die subjektiv stimmig wirken können, empirisch aber unzutreffend sind. Gerade in der Psychotherapie ist die Gefahr groß, aus Einzelfallerfahrungen vorschnelle Verallgemeinerungen abzuleiten oder eigene theoretische Vorannahmen im Erleben von Patient:innen bestätigt zu sehen.

Für die Psychotherapie und ihre Wissenschaften besteht deshalb eine doppelte Herausforderung: Einerseits sind sie auf die Feinfühligkeit und das implizite Erfahrungswissen der Praktiker:innen angewiesen, andererseits müssen sie sich gegen die systematischen Verzerrungen des Alltagsdenkens absichern. Genau hier setzt die wissenschaftliche Methode an. Sie versucht, zu begründeten Aussagen zu kommen, die präzise, überprüfbar und möglichst frei von vermeidbaren Fehlern sind. Dazu gehören transparente Datenerhebung, nachvollziehbare Auswertung, kontrollierte Bedingungen und eine kritische Diskussion der eigenen Annahmen. Psychotherapieverfahren müssen sich – unabhängig von ihrer theoretischen Ausrichtung – an diesen Standards messen lassen, wenn ihre Qualität und Effektivität über persönliche Überzeugungen hinaus ausgewiesen werden sollen.

Vor diesem Hintergrund wird deutlich, dass die philosophische Reflexion über Erkenntnis, Wahrheit und Methode keine abstrakte Übung ist, sondern eine konkrete Funktion für die psychotherapiewissenschaftliche Praxis erfüllt. Sie schafft das begriffliche und methodische Fundament, auf dem Forschungsergebnisse interpretiert, Theorien verglichen und therapeutische Entscheidungen begründet werden können. Als wissenschaftsbasierter Gesundheitsberuf braucht die Psychotherapie nicht nur den historischen Ursprung der Philosophie, sondern die Philosophie bildet weiterhin die notwendige Basis eines verantwortlichen, reflektierten und wissenschaftlich orientierten Umgangs mit psychotherapeutischer Praxis und Forschung.

10.2 Quantitative und qualitative Psychotherapieforschung

Innerhalb der Psychotherapieforschung unterscheidet man quantitative Forschungsmethoden, die sich mit dem Zählen und Berechnen von Wahrscheinlichkeiten beschäftigen, und qualitative Forschungsmethoden, die sich auf die Erforschung von wenigen Einzelfällen konzentrieren, dies jedoch detailreich und tiefgehend. Somit könnte man sagen, dass sich die qualitative Forschung mehr auf die Tiefe (wenige Fälle), die quantitative mehr auf die Breite (viele Fälle) fokussiert (Sedlmeier & Renkewitz, 2008). In der Erforschung der Psyche besteht jedoch nicht selten ein Misstrauen gegenüber quantitativen Methoden, da es oft zu nüchtern, zu verallgemeinernd, zu festschreibend scheint, Menschen anhand von kurzen Indikatoren und Merkmalen zu kategorisieren und beschreiben zu wollen. Denn oft besteht die Wahrnehmung, dass »der Mensch mehr ist als die Summe seiner Einzelteile« (Bonitz & Seidl, 1991: verkürztes und abgewandeltes Zitat aus Aristoteles' Metaphysik VII).

Für die Erfassung der Tiefe braucht man qualitative Forschungsmethoden, um Motive und Interessenkonflikte hinter der Forschung zum Vorschein zu bringen sowie eine ganzheitliche Erfassung der Patient:innen, die Entwicklung neuer Hypothesen und Methoden zu ermöglichen. Mit einem kurzen Fragebogen kann nicht dieselbe Information gesammelt werden wie in einer Befragung über mehrere Stunden oder gar Tage. Genau dies entspricht auch dem psychotherapeutischen Prozess, der selbst eine qualitative Erhebung eines Einzelfalls ist, jedoch mit gleichzeitigem Versuch, die Befindlichkeit auch abzuändern. Dieser Prozess des Wahrnehmens und Veränderns wird von Hilarion Petzold in der hermeneutischen Spirale des Vierstufenmodells beschrieben (Petzold, 1996), bei der Initialphase, Aktionsphase, Integrationsphase und Neuorientierungsphase wiederholt durchlaufen werden. Gerade in der Initialphase wird die qualitative Erfassung der Klient:innen ermöglicht.

Es ist jedoch darauf zu achten, dass bei Einzelfallforschung keine Rückschlüsse auf eine Gesamtpopulation gezogen werden. Genauso verhält es sich, wenn man eine höhere, jedoch noch geringe Anzahl von z. B. zehn depressiven Personen mit großer Sensibilität interviewt, um ihre Symptome bzw. Ängste, Erwartungshaltungen, biografischen Daten, Erfahrungen usw. zu erheben. Denn es bleibt offen, ob sich diese anders wahrnehmen, ob sie anders reagieren als Personen, die keine depressive Störung haben – oder ob die beiden Gruppen vielleicht gemeinsame Erfahrungen gemacht haben. Mit einem rein qualitativen Ansatz könnte keine Aussage darüber getroffen werden. Es könnte nur ermittelt werden, wie viele der *befragten* Personen sich müde fühlen, welche Ängste sie haben etc. Man könnte jedoch nicht herausfinden, ob sich diese Personen von anderen Personen unterscheiden und, wenn ja, in welchen Eigenschaften. (Ebermann, 2010)

Um von dieser Tiefe, die in der qualitativen Forschung erhoben wurde, in die Breite zu gehen, braucht es nun die Ergänzung der quantitativen Forschung. Die quantitativen Methoden sind somit eine unverzichtbare Ergänzung zu den qualitativen Methoden. Die Auswahl der Proband:innen im quantitativen Untersuchungsansatz wird dabei so gestaltet, dass sie in der Verteilung der Eigenschaften den Personen entspricht, die unter einer Depression leiden (ebd.).

Bei **Mixed-Methods-Designs** ergänzen sich diese beiden Ansätze, und so können gleichzeitig Tiefe durch qualitative Methoden und Breite durch quantitative Methoden erfasst werden. Dabei verhält es sich so, dass quantitative Forschungsmethoden oft auf qualitative Methoden folgen. Qualitative Untersuchungen liefern ganzheitliche Eindrücke über Menschen, die an spezifischen Erkrankungen leiden. Es mag sein, dass sich aus einem qualitativen Interview ein bestimmtes Detail herausstellt, das als Teil der depressiven Störung gewertet werden könnte. Nun wird es – falls es sich um einen Aspekt handelt, der ein definierender Aspekt der Grundgesamtheit der Patient:innen mit Depression sein könnte – wichtig sein, zu klären, ob auch die nicht befragten Patient:innen mit dieser Erkrankung diese Eigenschaft miteinander teilen. Mithilfe einer quantitativen Erhebung, bei der sich zwei Gruppen in einer Eigenschaft unterscheiden – z.B. Gesunde versus Erkrankte –, lässt sich herausfinden, ob für diesen Aspekt die Biografie des Individuums (wie z.B. während einer psychotherapeutischen Behandlung erfahren), die Erkrankung, das Geschlecht, vergangene Erfahrungen oder Ähnliches als Ursache(n) identifiziert werden können. Basierend auf der statistischen Analyse kann man die Erkenntnis verallgemeinern: »Patient:innen mit Depression leiden unter anderem unter gedrückter Stimmung, Verminderung von Antrieb und Aktivität, einer ausgeprägten Müdigkeit etc.« (vgl. Ebermann, 2010; WHO, 1992)

In der qualitativen Forschung geht man somit vom direkt wahrnehmbaren Bereich der Welt aus und entwickelt daraus eine Fragestellung. Diese Fragestellung soll dann mithilfe der Methodik bearbeitet werden und zu einer Theorie entwickelt werden, d.h. einem vereinfachten Abbild bzw. Modell der Welt. Die quantitative Methode geht genau umgekehrt vor. Sie nimmt die bestehende Theorie, versucht, Forschungslücken in der Theorie zu identifizieren, und generiert bereits aus dieser bestehenden Theorie (oder einem bestehenden Modell) ihre weiterführenden Fragen. Diese werden mit der quantitativen Methode beantwortet und dann wieder in die bestehende Theorie eingearbeitet. Somit kann gesagt werden, dass qualitative Forschung von der Empirie zur Theorie geht (Induktion) und quantitative von der Theorie zur Empirie (Deduktion) (siehe Abb. 29). Der Grund, warum bei Wissenschafter:innen in der Psychologie und in anderen Naturwissenschaften die Deduktion oft einen höheren Stellenwert hat, liegt darin, dass klare Ursache-Wirkungs- und Wenn-dann-Beziehungen erstellt werden können (Sedlmeier & Renkewitz, 2008, S. 25).

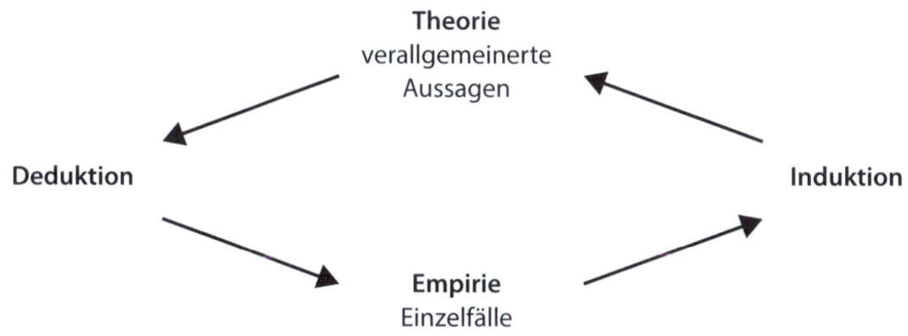

Abb. 29: Von der Theorie zur Empirie, vom Einzelnen zum Allgemeinen. Induktion – Deduktion.

10.3 Wissenschaftstheorie

Wissenschaftliches Arbeiten ruht nicht auf einer einzigen wissenschaftstheoretischen Grundlage, sondern auf einem Gefüge multipler Perspektiven, die unterschiedliche Annahmen über Erkenntnis, Objektivität und die Struktur der Wirklichkeit treffen. Während empirisch-naturwissenschaftliche Ansätze davon ausgehen, dass es eine prinzipiell erfassbare und messbare Realität gibt, betonen konstruktivistische Positionen, dass Wahrnehmung, Erfahrung und theoretische Vorannahmen die Wirklichkeit stets mitkonstruieren. Diese Spannbreite wissenschaftlicher Rationalitäten – vom Logischen Empirismus über den Kritischen Rationalismus bis hin zu konstruktivistischen und diskursiven Ansätzen – bildet den theoretischen Rahmen, in dem Psychotherapieforschung notwendig verortet ist.

Gerade die Psychotherapie als Wissenschaftsdisziplin kann nicht aus einer einzigen Perspektive verstanden werden. Menschliches Erleben und psychische Störungen lassen sich weder rein biomedizinisch noch ausschließlich sprach-, sozial- oder erfahrungstheoretisch erklären. Vielmehr bedarf es eines wissenschaftlichen *Teamworks* (Jaspers, 1948), das unterschiedliche Methodentraditionen miteinander verbindet und die Stärken verschiedener Erkenntniswege produktiv nutzt. Eine Methodenpluralität ist daher eine Notwendigkeit eines *mehrperspektivischen Arbeiten-und-Denkens* in der Psychotherapiewissenschaft. Somit stellt die wissenschaftstheoretische Position nicht nur ein abstraktes Hintergrundgerüst dar, sondern hat konkrete Auswirkungen auf Forschungsfragen, Methodenauswahl und Interpretation von Ergebnissen. So ermöglicht ein naturwissenschaftlicher Zugang z. B. die Analyse neuronaler Prozesse oder standardisierter Outcome-Maße, während hermeneutische und phänomenologische Zugänge z. B. subjektive Bedeutung, Lebenswelt und Beziehungsgeschehen erschließen (Schmidsberger et al., 2024).

Wissenschaftstheorie ist für die Psychotherapieforschung nicht nur Methodenreflexion, sondern Kernbestand ihrer wissenschaftlichen Identität. Sie schafft ein begriffliches und erkenntnistheoretisches Fundament für die im neuen Psychotherapiegesetz geforderte Fähigkeit, wissenschaftliche Evidenz kritisch zu rezipieren, zu bewerten und mit klinischer Erfahrung sowie subjektiver Lebenswelt in Beziehung zu setzen. Damit wird wissenschaftstheoretische Bildung zu einer zentralen professionellen Kompetenz. (Für nähere Details zur Wissenschaftstheorie siehe Sedlmeier & Renkewitz, 2008, S. 26 ff.)

10.4 Psychotherapieforschung

Info

Zentrale Fragestellungen der Psychotherapie sind: Was ist Psychotherapie? Ist Psychotherapie überhaupt wirksam? Unterscheiden sich verschiedene Therapieformen bzw. Interventionen voneinander? Was sind Mechanismen der Wirkungsweisen? Welche Merkmale des Verlaufs, der Therapeut:innen, der Patient:innen und des Interaktionsprozesses haben die Effekte bewirkt? Was sind die Kosten, der Nutzen sowie die soziale, kulturelle sowie politische Einbettung von Psychotherapie?

Psychotherapieforschung kann zu unterschiedlichen Zeitpunkten der Therapieentwicklung einsetzen. Sie kann in der Erkundungsphase Möglichkeiten von Therapieinterventionen erforschen, meist durch Einzelfall- und Kleingruppenstudien. In Pilotphasen werden Kontrollgruppenstudien durchgeführt, während in Testphasen differenzielle Interventionsstudien angewendet werden. Zusätzlich sind Praxiskontrollen und Qualitätssicherung ein Fokus der Psychotherapieforschung, die durch standardisierte Dokumentationen durch Therapeut:innen und Kostenträger vollzogen werden. Metaanalysen werden zur Zusammenfassung von einzelnen Studien berechnet und bieten das höchste Level an Evidenz (Absicherung). Oft werden jedoch psychotherapiewissenschaftliche Studien anhand von Diagnosegruppen (Angststörungen, Depression etc.) kategorisiert und von solchen unterschieden, die sich auf die Erforschung von Wirksamkeit spezifischer therapeutischer Interventionen bzw. Methoden konzentrieren. Basierend auf den bereits vorhandenen wissenschaftlichen Erkenntnissen werden entweder qualitative oder quantitative Forschungsmethoden verwendet.

Qualitative Forschung

Wie bereits weiter oben beschrieben, führt ein qualitativer Forschungsprozess zu einer Hypothese. Dabei wird in nicht bis wenig strukturierter Art zu wenigen Einzelfällen umfassendes verbales, visuelles oder audiovisuelles Material gesammelt, das dann interpretativ ausgewertet wird. Diese Interpretation führt schließlich zu einer Hypothese und Theorie. Somit ist die qualitative Forschung eher theoriebildend, die quantitative Forschung hypothesenprüfend. In einer typischen qualitativen Forschung sind Stichprobenziehung, Datenerhebung, Datenaufbereitung und Datenanalyse in einem zirkulären Kreislauf, sodass diese Arbeitsschritte in einem Forschungsdesign mehrfach hintereinander erfolgen können.

Typische Methoden zur Datenerhebung, die in der qualitativen Forschung verwendet werden, sind Interviews, Beobachtungen, Gruppendiskussionen, Aufzeichnungen, Materialsammlungen und Transkriptionen (die Verschriftlichung von mündlichen Interviews/Diskussionen). Unterteilt man die qualitativen Interviews nochmals, dann gibt es auch hier eine große Bandbreite an Möglichkeiten, Forschung zu betreiben (Döring et al., 2015; Gahleitner et al., 2014; Sedlmeier & Renkewitz, 2008). In einem **narrativen Interview** regt man zum freien Erzählen an und stellt eine erzählgenerierende Einstiegsfrage, wobei man gelegentlich durch immanentes Nachfragen den Erzählfluss aufrechterhält. Bei einem **Leitfadeninterview** wird stark strukturiert. Man hat z. B. in der Literatur schon viel zur Thematik gefunden und einige Hypothesen aufgestellt, die man nun in Form von Leitfragen auf Richtigkeit oder Falschheit überprüfen möchte. Mit dem Leitfaden werden bestimmte Themengebiete vorgegeben und das Interview wird damit thematisch eingegrenzt. Leitfäden vereinfachen auch die Vergleichbarkeit. Das **problemzentrierte Interview** ist »locker« an einen Interviewleitfaden gebunden. Durch immanentes Fragen, d. h. durch Fragen, die sich aus dem Gespräch ergeben, erhält man den Erzählfluss und versucht gleichzeitig durch exmanentes Fragen, d. h. durch Fragen, die man bereits vorab definiert hat, den Leitfaden komplett durchzuarbeiten. **Fokussierte Interviews** beleuchten einen bestimmten Gesprächsgegenstand, z. B. einen Filmausschnitt oder Zeitungsartikel. Man formuliert vorher grobe Hypothesen, die im Zuge des Interviews überprüft werden sollen. Dabei muss jedoch darauf geachtet werden, dass keine Beeinflussung in eine bestimmte Richtung vollzogen wird. Bei fokussierten Interviews hat man einen Gesprächsleitfaden, der aber in einer sehr offenen Form gestaltet ist. Dabei sind im Gespräch und in den Antworten viele Assoziationen zum Thema erwünscht und sollen gefördert werden. Das biografische Interview soll Lebensgeschichten oder einzelne Lebensabschnitte herausarbeiten. Dabei ist ein sehr offener Zugang anzustreben, der die Selbstdarstellung der befragten Person hervorrufen soll. Das Expert:inneninterview wird immer mittels eines Leitfadens durchgeführt. Die befragten Personen werden als Expert:innen für ein bestimmtes Thema oder Handlungsfeld ausgesucht und entsprechend dem Ziel des Interviews befragt. In der Gruppendiskussion versucht man, Meinungen und Einstellungen der einzelnen Teilnehmer:innen zu erfragen und einen Überblick einer gesamten Gruppe zu erlangen. Wichtig ist dabei, die Gruppendynamik, gruppenspezifische Verhaltensweisen, Gruppenprozesse sowie Veränderungen der Thematiken stetig im Auge zu behalten und zu evaluieren.

Oft werden qualitative Interviews mit erzählgenerierenden Einstiegsfragen eingeleitet, die offen gestellt werden (also nicht mit Ja oder Nein beantwortet werden können) und dadurch Erzählungen hervorrufen. Beispiele am Anfang können helfen, eine Art Erzählzwang auszulösen. Wichtig ist dabei, dass in der Alltagssprache der befragten Person gesprochen wird. Auch sind Pausen wichtig für die Befragten und sollten von dem:der Interviewer:in ausgehalten werden. Auf diese Weise wird gewährleistet, dass nicht zu viele Fragen auf einmal gestellt werden und dass die Befragung offenbleibt und nicht durch Zwischenfragen die Richtung des Gesprächs beeinflusst wird. Zusätzlich kann überlegt werden, ob im Hintergrund ein Leitfaden vorhanden sein soll. Dieser Leitfaden kann sicherstellen, dass alle wichtigen Fragen vorkommen. Dies schränkt jedoch die freie Erzählung der Personen ein. Daher ist es wichtig, bereits im Voraus zu entscheiden, ob es relevanter oder bedeutsamer ist, bestimmte Fragen zu stellen oder dem Erzählfluss freien Lauf zu lassen. Ein konkreter Ablauf (strukturiert), semistrukturiert vorzugehen oder keine Struktur zu geben und dem offenen und freien Erzählen der Personen Vorrang zu geben, ist der Forschungsfrage entsprechend auszuwählen.

Auf die Datenerhebung folgt die Transkription, d. h. die Verschriftlichung des Gesprochenen. Dabei kann auf unterschiedliche Arten transkribiert werden: von originalgetreu – mit Einbezug des Dialekts, von Gedankenpausen, der Verwendung von Lückenfüllern wie »Ähm«, »Hmm« und Ähnlichem – bis zu einer sinngetreuen Übertragung. Nach der Transkription in Text folgen qualitative Auswertungsmethoden, wie die quantitative und qualitative Inhaltsanalyse, Grounded Theory oder objektive Hermeneutik.

Bei der Inhaltsanalyse gilt allgemein, dass es das Ziel ist, das Gesagte und Geschriebene in ein Kommunikationsmodell einzuordnen. Dies inkludiert alle Informationen der Befragten, Eindrücke, soziokulturelle Hintergründe etc. Sie enthält eine Beschreibung der Stichprobe und Kontextinformationen. Sie ist regelgeleitet, d. h., es gibt einen bestimmten Ablauf, der schrittweise abgearbeitet wird. Somit ist die Inhaltsanalyse für andere Personen nachvollziehbar. Zusätzlich werden Kategorien entwickelt. Diese Kategorien sind induktiv oder deduktiv (Kategorie wird bestimmt und dann im Text gesucht). Ein klar definiertes Kategoriensystem ermöglicht es, dass mehrere unterschiedliche Personen auswerten können und Übereinstimmungen der Kodierenden berechnet werden können (= Gütekriterium). Kommen alle Kodierenden (d. h. auswertenden Wissenschafter:innen) zum selben oder einem ähnlichen Ergebnis, entspricht dies einem hohen Qualitätsstandard. Das folgende Zitat von Mayring gibt einen guten Eindruck vom erkenntnistheoretischen Zugang, welcher der Inhaltsanalyse zugrunde liegt.

> »Man stelle sich vor, auf einer Wanderung plötzlich vor einem gigantischen Felsbrocken (vielleicht ein Meteorit?) zu stehen. Ich möchte wissen, was ich da vor mir habe. Wie kann ich dabei vorgehen? Zunächst würde ich zurücktreten, auf eine nahe Anhöhe steigen, von wo ich einen Überblick über den Felsbrocken bekomme. Aus der Entfernung sehe ich zwar nicht mehr die Details, aber ich habe das ›Ding‹ als Ganzes in groben Umrissen im Blickfeld, praktisch in einer verkleinerten Form (Zusammenfassung). Dann würde ich wieder herantreten und mir bestimmte besonders interessant erscheinende Stücke genauer ansehen […] versuchen, den Felsbrocken aufzubrechen, um einen Eindruck von seiner inneren Struktur zu bekommen. […] (Strukturierung)« (Mayring, 2015, S. 53)

Bei der qualitativen Inhaltsanalyse handelt es sich um eine systematische und intersubjektive Textanalyse, die trotz der Interpretationsfreiheit und Bedeutungsfülle von sprachlichem Ausdruck den Kriterien des wissenschaftlichen Arbeitens entspricht. Diese Methode wurde von Philipp Mayring entwickelt (Mayring, 2015). Sie steht in einer Entwicklungslinie mit der Hermeneutik, die menschliches Verhalten *nicht erklären*, sondern *verstehen* will (Dilthey, 1990 [1924], S. 144). Bei der quantitativen Inhaltsanalyse werden die Häufigkeiten von Inhalten in einem oder mehreren Interviews beschrieben und analysiert. Dabei werden quantitative statistische Methoden verwendet, somit ermöglicht sie eine methodenübergreifende Forschungsanalyse.

Die Grounded Theory ist keine einzelne Methode, sondern ein Methodenbündel. Ziel der Grounded Theory ist es, eine Theorie zu entwickeln, die realitätsnah sowie praktikabel ist. Dadurch soll der Unterschied zwischen Theorie und Praxis verkleinert werden. Da der Begriff und die Methode Grounded Theory in einigen Forschungsarbeiten recht verwässert verwendet werden, betonen Strauss und Corbin (1996), dass bei der Anwendung der Grounded-Theory-Methode bestimmte Kriterien eingehalten werden müssen. Sie muss theoriebildend sein und nicht deskriptiv, d. h. beschreibend. Wesentliches Merkmal der Forschungslogik der Grounded-Theory-Methode ist die Gleichzeitigkeit der jeweiligen Arbeitsschritte. Die Grounded-Theory-Methode verlangt ein ständiges Ineinandergreifen von Handeln (Datenerhebung) und Reflexion (Datenauswertung und Theoriebildung).

Als weitere qualitative Auswertungsmethode sei hier noch die **Objektive Hermeneutik** genannt. Unter Hermeneutik wird eine Theorie für die Interpretation und das Verstehen von Texten und Gesprochenem verstanden, sie bezieht sich somit immer auf menschlich-kulturelle Überlieferungen. Die objektive Methode ist jedoch eine erfahrungswissenschaftliche, auf Falsifikation aufbauende Forschungsmethode. Sie versucht somit nicht, den subjektiven Sinn des Gesagten oder Geschriebenen zu erschließen, sondern »Ausdrucksgestalten« aufzufinden. Das bedeutet, dass sie als Forschungsmethode bestimmte Strukturen (Gesetzmäßigkeiten) herausarbeitet, die einer bestimmten Lebenspraxis entsprechen (Individuum, Gruppe, Gemeinschaft, Institution, Gesellschaft). (Döring et al., 2015; Gahleitner, Schmitt & Gerlich, 2014; Sedlmeier & Renkewitz, 2008)

10.5 Historischer Hintergrund und Entwicklung der Psychotherapieforschung

Am Anfang der wissenschaftlichen Beschäftigung mit der Psychotherapie stehen Jean-Martin Charcot (1825–1893), Sigmund Freud (1856–1939) und Pierre-Marie-Félix Janet (1859–1947). Ihre Perspektive auf die Psychotherapie entwickelte sich als dominante Betrachtungsweise um das Jahr 1924 und hielt sich bis in die 1950er-Jahre. Ab 1942 wurde durch Carl Rogers (Klientenzentrierte Therapie) eine neue Perspektive eingeführt, die den Fokus auf Beziehungsfaktoren zwischen Psychotherapeut:innen und Klient:innen/Patient:innen lenkte. Ab 1962 (Albert Ellis) bzw. ab 1970 (Aaron Temkin Beck) wurde durch die kognitive Therapie eine verhaltenstherapeutische Auseinandersetzung mit der Psychotherapie eingeleitet.

Somit kann man die Psychotherapieforschung in vier Phasen einteilen: Zu Beginn steht die Legitimationsphase (1950er- und 1960er-

Jahre), in der die Psychoanalyse unkontrollierte Erfolgsberichte veröffentlichte. Dabei wurde der Behandlungserfolg hauptsächlich in Eigenschaften von Patient:innen gesehen. Zusätzlich wurden andere Aspekte wie Therapeut:innenvariablen und Patient:innenvariablen außer Acht gelassen. Erst mit Hans Jürgen Eysenck und seiner Übersichtsarbeit von 1952 wurden Zweifel an der allgemeinen Wirksamkeit von Psychotherapie geäußert und es wurde begonnen, weitere Einflüsse wie die Art der Vorgehensweise zu untersuchen.

In der zweiten Phase, der Konkurrenzphase (1960er- und 1970er-Jahre), wurden neue Formen der Psychoanalyse, Gesprächstherapie und Verhaltenstherapie miteinander verglichen. Dabei wurden von der Gestalttherapie hauptsächlich Therapeut:innenvariablen und von der Verhaltenstherapie hauptsächlich Therapietechniken als Grund für Unterschiede im Behandlungserfolg identifiziert.

In der Phase der differenziellen Fragestellungen (1970er- und 1980er-Jahre) wurden Interaktionen zwischen mehreren Faktoren in Betracht gezogen. Die Frage »Welche Therapie, durch wen angewandt, bewirkt unter welchen Bedingungen bei welchen Patient:innen welche Effekte?« bringt die Interaktion von Patient:innen, Psychotherapeut:innen, Setting und Intervention (Therapieform) in Zusammenhang. Damit etablierte man erstmals empirisch gesicherte Kriterien für die Auswahl der Psychotherapie, abhängig von den dahinterliegenden Eigenschaften von Psychotherapeut:in, Patient:in bzw. Setting.

Diese Phase ging dann in die Phase der Prozess- und Outcome-Forschung über (1980er- und 1990er-Jahre). Dabei wurden genaue Analysen von Prozessmerkmalen innerhalb einer therapeutischen Sitzung über mehrere Therapieverläufe eingeführt, die Vorhersagen über den Therapieverlauf auf Basis von ebensolchen Prozessmerkmalen ermöglichen.

10.6 Aktuelle Trends der Psychotherapieforschung

Die gegenwärtigen und zukünftigen Entwicklungen der österreichischen Psychotherapieforschung stehen in enger Verbindung mit den strukturellen und wissenschaftlichen Veränderungen, die das Psychotherapiegesetz 2024 mit sich bringt. Forschung bildet den Rahmen, in dem Qualität, Wirksamkeit und berufliche Verantwortung definiert werden. Dadurch verschieben sich Forschungsschwerpunkte in Richtung systematischer, versorgungsbezogener und digitaler Fragestellungen.

Zunehmend an Bedeutung gewinnt die Untersuchung der Wirksamkeit digitaler und hybrider Psychotherapieformate. Online-Psychotherapie wurde erst durch das neue Gesetz eindeutig berufsrechtlich anerkannt und stellt damit ein breit angelegtes Forschungsfeld dar – von technikvermittelten Beziehungserfahrungen bis hin zu Datenschutz, Indikation und Prozessqualität. Parallel dazu zeigt sich international ein deutliches Forschungsinteresse an der Frage, wie digitale Angebote, KI-gestützte Interventionen oder mobile Gesundheitsanwendungen in bestehende Versorgungssysteme integriert werden können. Ebenso rückt die Versorgungsforschung stärker ins Zentrum, da sie jene Themen bearbeitet, die für Gesundheitspolitik und Kostenträger relevant sind: Zugänge, Wartezeiten, Kostenstrukturen, Versorgungslücken und die Wirksamkeit psychotherapeutischer Interventionen im realen Alltag. Dabei wird zunehmend untersucht, welche Therapieformen für welche Patient:innengruppen unter welchen Bedingungen am wirksamsten sind und wie Versorgungssysteme strukturiert sein müssen, um eine flächendeckende, niederschwellige und qualitätsgesicherte psychotherapeutische Behandlung zu ermöglichen.

International zeigt sich ein Wandel hin zu schulenübergreifenden, integrativen Forschungsansätzen. Anstelle der klassischen Vergleiche einzelner psychotherapeutischer Verfahren steht heute die Erforschung gemeinsamer Wirkfaktoren im Vordergrund – etwa die therapeutische Beziehung, die emotionale Verarbeitung, Ressourcenaktivierung oder motivationale Klärungsprozesse. Diese Perspektive wird ergänzt durch interdisziplinäre Forschungsbemühungen, die biologische, psychologische, soziale und phänomenologische Ebenen miteinander verbinden. Gleichzeitig wachsen die Anforderungen an Qualitätsmanagement, Ergebnisdokumentation und kontinuierliches Outcome-Monitoring. Clusterorientierte Therapievergleiche, wie sie im neuen österreichischen Gesetz strukturell vorgegeben sind, entsprechen damit einem internationalen Trend, der versucht, komplexe therapeutische Ansätze nicht isoliert, sondern als methodische Gruppen zu analysieren.

Diese Trends entsprechen einer **Phase der Professionalisierung**, in der psychotherapiewissenschaftliche Fragestellungen nicht mehr nur wirksamkeitsbezogen (»Was hilft?«) gestellt werden, sondern zunehmend auch strukturell (»Für wen? Unter welchen Bedingungen? In welchem Versorgungssystem? Mit welchen Ressourcen?«). Gleichzeitig bleibt es notwendig, kritisch zu reflektieren, wie Daten erhoben und interpretiert werden. Unterschiedliche Auftraggeber:innen – Sozialversicherungsträger, Berufsverbände, Therapieschulen – und Forscher:innen setzen unterschiedliche Schwerpunkte. Während Kostenträger vor allem Effizienz und Wirtschaftlichkeit betonen, richten Patient:innenforschung und humanwissenschaftliche Ansätze den Blick stärker auf subjektive Lebensqualität, Empowerment, Resilienz und die Bedeutung der therapeutischen Beziehung. Daher ist es wesentlich, jede Studie im Kontext ihrer Fragestellung, Geldgeber und methodischen Voraussetzungen zu betrachten.

10.7 Evidenzbasierte Medizin und ihre Relevanz für Psychotherapie

In der evidenzbasierten Medizin wird externe Evidenz angestrebt. Dies bedeutet, dass das Wissen über die Wirksamkeit von Interventionen auf Studien basieren muss. Zusätzlich werden Fähigkeiten und Erfahrungen von Therapeut:innen sowie individuelle Erfahrungen und Präferenzen von Patient:innen miteinbezogen. Dadurch soll eine gesicherte Therapie auf Basis von randomisierten kontrollierten Studien entwickelt oder beurteilt werden. Empirisch gesicherte Therapien (»Empirically Supported Treatments«, EST) wurden von der American Psychological Association (APA) definiert als Therapien, die auf der Basis von randomisierten kontrollierten Studien (oder kontrollierten Fallstudien) eindeutig effektiver sind als keine, eine Placebo- oder alternative Behandlung. Daher ist eine EST eine etablierte Behandlung, die meist auch manualisiert werden kann. EST werden auf Basis von validen (gültigen) und reliablen (wiederholt nachweisbaren) Diagnosen für spezifische Populationen (Patient:innengruppen) entwickelt. Dabei werden für die Bestätigung einer Therapie auch valide und reliable Ergebnismessungen (mindestens zwei unabhängige Studien mit mindestens drei Fällen) für die Nachweisbarkeit der Effektivität benötigt. Sobald mindestens eine unabhängige Studie mit den eben genannten Kriterien durchgeführt wurde, wird die Effektivität als zureichend bestimmt. Randomisierte Studien entsprechen einem Goldstandard mit einem sehr hohen Evidenzlevel, da sie Patient:innen, Therapeut:innen und Setting zufällig auf die Patient:innen verteilen und dann die zu prüfende Therapie mit einer Kontrollgruppe (keine Therapie, Warteliste, Placebo, andere Therapie) vergleichen. Zusätzlich werden beide Patient:innengruppen zu mindestens drei Messzeitpunkten gemessen: vor der Therapie, nach der Therapie und mindestens eine Messung nach einer spezifischen Zeit. Als ideal hat sich ein Zeitpunkt von sechs Monaten nach Therapieende herausgestellt, da nach einem halben Jahr etwaige Placeboeffekte einer Intervention abgeklungen sind und nur mehr therapiespezifische Wirkungen erhalten sein sollten (siehe Abb. 31). Aus Kostengründen, aufgrund von Zeitmangel oder Schwierigkeiten, die Patient:innen zu einer erneuten Untersuchung zu bewegen, werden oft auch kürzere Follow-up-Erhebungszeitpunkte gewählt.

Das Modell der evidenzbasierten Medizin hat sich als sehr hilfreich für die klassische Schulmedizin herausgestellt, bleibt aber auch dort nicht ohne Kritik. Im Rahmen einer Psychotherapie ist jedoch zusätzlich zu hinterfragen, ob eine solche Herangehensweise angemessen ist. Das medizinische Modell der evidenzbasierten Medizin wird oft als nicht übertragbar auf Psychotherapie betrachtet, da keine abgrenzbaren Störungen (multifaktoriell, Komorbiditäten) definiert werden können. Im Gegensatz zur Körpermedizin sind kommunikative und zwischenmenschliche Fertigkeiten entscheidender, welche sich jedoch nur schwer in einem evidenzbasierten Forschungswissen darstellen lassen. Des Weiteren kommt eine Ablehnung des ätiologischen Krankheitsmodells zugunsten eines konditionalen Modells als Argument gegen die evidenzbasierte Psychotherapie in den Fokus der Kritik. Dabei wird die Krankheit nicht als eine kausale, durch naturwissenschaftliche Methoden begründbare Einheit gesehen, sondern als eine in Abhängigkeit von Lebensstil und Interpretation der Patient:innen bedingte Erkrankung. Dieses Modell wird in der funktionalen Bedingungsanalyse in der Verhaltenstherapie oder in systemtheoretischen Ansätzen widergespiegelt. Zusätzlich wird eine Gefahr der Vereinseitigung beziehungsweise Überbewertung von Evidenz als Argumentation gegen eine evidenzbasierte Medizin angeführt. Viele technische Hilfsmittel oder Erfahrungen sind nicht evidenzbasiert, so wie der Wert von Trinkwasser oder die Funktionalität von Fallschirmen, um krasse Gegenbeispiele darzulegen.

Ein wichtiger Kritikpunkt in der Erforschung von Interventionen auf Basis von randomisierten kontrollierten Studien ist die Definition der Stichproben. Für eine solche Studie wird, um die maximal mögliche Sicherheit (Validität) zu geben, eine klar definierte Patient:innengruppe gewählt, die Störvariablen wie Alter, soziodemografische Unterschiede, Komorbiditäten und Ähnliches kontrolliert. Das heißt, dass alle Patient:innen in der Studie so ähnlich wie möglich in ihren Eigenschaften sein sollten, um ein klareres Ergebnis zu ermöglichen. Dabei wird jedoch vergessen, dass ein Großteil der Patient:innen, die in Zukunft mit dieser Intervention behandelt werden, nicht die gleichen Eigenschaften trägt wie die Patient:innen in der Studie – somit kann die Wirksamkeit nicht automatisch auch für die »durchschnittliche« Patientin:den »durchschnittlichen« Patienten angenommen werden. Des Weiteren kommen aufgrund der sehr spezifischen Definition von Einschlusskriterien in der randomisierten kontrollierten Forschung nicht repräsentative Stichproben (geringe externe Validität) zustande. Die Kontrolle von Störvariablen schaltet therapierelevante Variablen aus, Komorbiditäten werden vernachlässigt und somit ist eine Verallgemeinerung der Ergebnisse oft eingeschränkt. Als Gegenvorschlag wäre jedoch eine Ergänzung der evidenzbasierten Medizin durch »narrative based medicine« (NbM) als hermeneutische Methode denkbar, die dabei eine Deutung der »Geschichten« sowie des Erlebens von Patient:innen und Kliniker:innen beifügt.

Evidenzbasierung bedeutet im psychotherapeutischen Kontext daher weder die ausschließliche Orientierung an randomisierten kontrollierten Studien (RCTs) noch eine Medikalisierung psychischer Prozesse oder die Verabsolutierung standardisierter Leitlinien. Vielmehr rückt ein pluralistisches, reflektiertes Evidenzverständnis in den Mittelpunkt, das empirische Daten, klinische Expertise und die subjektive Lebenswelt der Patient:innen miteinander verzahnt. Narrative, hermeneutische und phänomenologische Zugänge bleiben damit nicht nur zulässig, sondern essenziell – vorausgesetzt, sie sind methodisch transparent, nachvollziehbar und kritisch reflektiert. In dieser Perspektive ist Psychotherapie keine rein technische Intervention, deren Effekte isoliert gemessen werden können, sondern ein komplexer intersubjektiver Prozess, der auf Beziehung, Kontext und subjektivem Erleben basiert. Moderne Evidenzkonzepte betonen daher Mehrperspektivität und die Notwendigkeit, Daten nicht nur quantitativ, sondern auch qualitativ und phänomenologisch zu interpretieren. Evidenz entsteht in diesem Verständnis nicht durch die Dominanz eines Paradigmas, sondern durch den Austausch unterschiedlicher wissenschaftlicher Zugänge.

Damit entspricht evidenzbasierte Psychotherapie im Sinne des Psychotherapiegesetzes 2024 einer berufsbezogenen Wissenschaftlichkeit, die Offenheit, kritische Reflexion und methodische Vielfalt verbindet. Pluralistische Methodik, reflektierte Interpretation und wissenschaftliche Transparenz bilden die Grundlagen für eine zeitgemäße, verantwortungsvolle und gesellschaftlich verankerte psychotherapeutische Praxis.

Dennoch besteht im Rahmen der Qualitätssicherung eine Notwendigkeit, Therapieerfolge zu objektivieren. Dazu reicht ein signifikanter Therapieeffekt nicht aus. Alternative Erklärungen müssen im Sinne von »Störfaktoren« ausgeschlossen werden. Zusätzlich entspricht die evidenzbasierte Psychotherapie nicht der Entstehungsgeschichte der Psychotherapie. Psychotherapie hat sich bis 1950 mit hermeneutisch generierten Annahmen begnügt (erst kontrolliertes Hinterfragen und Überprüfen ermöglicht Wissenschaft und Legitimation). Viele Aussagen von Freud sind keine evidenzbasierten Schlussfolgerungen, sondern beruhen auf hermeneutischen und erfahrungsgebundenen Schlüssen. Dennoch ist die Kritik der evidenzbasierten Medizin mehr ein Scheingefecht, denn niemand fordert Doppelblind-Studien, in denen weder Therapeut:in noch Patient:in über die Intervention Bescheid weiß (Enk & Zipfl, 2019).

Außerdem soll gesagt sein, dass randomisierte kontrollierte Studien ergänzende Studien zu Einzelfall-, Prozess- oder Prozess-Outcome-Studien sind und nicht als alternative Methoden, die Ergebnisse aus anderen Studien ignorieren, angesehen werden sollen. Wahrscheinlich ist die Orientierung an Therapieverfahren ein falscher Ordnungsgesichtspunkt, denn laut Grawe und Kolleginnen (1994) sind diese Unterscheidungen für Therapieergebnisse relativ irrelevant. Es scheint viel sinnvoller, sich an empirisch gesicherten Wirkfaktoren zu orientieren.

Info

Die fünf Wirkfaktoren der Psychotherapie nach Grawe et al. (1994) sind folgende:

1. Therapeutische Beziehung: Die Qualität der Beziehung zwischen Psychotherapeut:in und Patient:in/Klient:in trägt signifikant zu einem besseren oder schlechteren Therapieergebnis bei.
2. Ressourcenaktivierung: Die Eigenarten, die die Patient:innen in die Psychotherapie mitbringen, werden als positive Ressource für das therapeutische Vorgehen genutzt. Das betrifft vorhandene motivationale Bereitschaften, Fähigkeiten und Interessen der Patient:innen.
3. Problemaktualisierung: Die Probleme, die in der Psychotherapie verändert werden sollen, werden unmittelbar erfahrbar. Das kann z. B. dadurch geschehen, dass Therapeut:in und Klient:in reale Situationen aufsuchen, in denen die Probleme auftreten, oder dass sie durch besondere psychotherapeutische Techniken wie intensives Erzählen, Imaginationsübungen, Rollenspiele o. Ä. die Probleme erlebnismäßig aktualisieren.
4. Motivationale Klärung: Die Psychotherapie fördert mit geeigneten Maßnahmen, dass der:die Patient:in ein klareres Bewusstsein der Determinanten (Ursprünge, Hintergründe, aufrechterhaltende Faktoren) seines:ihres problematischen Erlebens und Verhaltens gewinnt.
5. Problembewältigung: Die Behandlung unterstützt Patient:innen mit bewährten problemspezifischen Maßnahmen (direkt oder indirekt) darin, positive Bewältigungserfahrungen im Umgang mit ihren Problemen zu machen.

10.8 Outcome-Forschung

Ein wichtiges Problem in der Forschung ist Chaos. Wenn zu viele Faktoren miteinander interagieren können, führt dies zu einem äußerst komplexen und chaotischen System. Allein wenn man bedenkt, dass in 348 Studien 1430 unterschiedliche Maße (davon 840 einmalig) verwendet worden sind, lässt es sich schwer nachvollziehen, wie klare Aussagen über die Wirksamkeit von Psychotherapie getroffen werden sollen. Nimmt man Therapeut:innenurteile als abhängige Variable, so überschätzen Therapeut:innen oft die Wirksamkeit ihrer eigenen Intervention. Selbsteinschätzungen von Patient:innen haben ebenso das Problem, dass sie subjektiv sind und unterschiedlichen Selbsteinschätzungsfehlern unterliegen. Daher täuschen retrospektive Messungen (»Mir geht es besser …«) größere Effekte vor als Prä-post-Messungen mit Differenzangabe (auf standardisierten Skalen). Das heißt, größere Therapieeffekte werden oft dann dargestellt, wenn Therapeut:innen statt Patient:innen oder Angehörige urteilen und wenn globale retrospektive Veränderungsmessungen/Zufriedenheit von Patient:innen selbst eingeschätzt werden/wird, anstelle Prä-post-Differenzen heranzuziehen, die nur den derzeitigen Zeitpunkt abfragen.

Bei der Effektivität von Studien muss die statistische Bedeutsamkeit von der klinischen unterschieden werden. Die statistische Bedeutsamkeit (Signifikanz) zeigt an, dass die beobachtete Veränderung keine zufällige Veränderung ist. Dies impliziert jedoch nicht automatisch, dass die statistische Bedeutsamkeit auch eine klinische Bedeutsamkeit der Veränderung beweist. Wenn man das folgende Beispiel betrachtet, wird der Unterschied zwischen den beiden klar:

Beim Beck Depressions Inventar (BDI), das die Stärke der Depression misst, wird in einer Studie ein Rückgang von 34 auf 29 Punkte berichtet. Dieser Unterschied kann bei einer großen Stichprobe auch statistisch signifikant werden, ist aber klinisch nicht bedeutsam, da eine schwere Depression in dem BDI als alles über 29 Punkte definiert wird. Eine minimale bis leichte Depression weist unter 20 Punkte auf, keine Depression zeigt sich bei unter 9 Punkten. Ähnlich verhält es sich mit einem Gewichtsverlust von 5 kg bei Adipositas. Während dies ein signifikanter Unterschied sein kann, wenn die Stichprobe groß genug ist, ist der Unterschied klinisch nicht signifikant, da die Person auch nach 5 kg Gewichtsverlust noch an Adipositas leidet.

Ein wichtiges Maß für Psychotherapieforschung ist die Effektgröße (z. B. Cohens d). Denn oft werden Behandlungsstärken zwischen Therapieformen verglichen, die nicht die gleiche Einheit verwendet haben. Somit sind solche Vergleiche zwischen den Behandlungsstärken nicht direkt möglich. Genau für diesen Zweck hat Jonathan Cohen (1962) das Konzept der **Effektgrößen** und **Effektstärken** entwickelt. Diese ermöglichen zum Beispiel den Vergleich, ob der Effekt der Psychotherapie bei Männern und Frauen gleich stark ist, und zwar nicht nur zwischen den Geschlechtern, sondern ob sich die Psychotherapie auch gleich positiv auf die depressive Symptomatik und die Ängstlichkeit auswirkt. Beide Erkrankungen können zwar gemessen werden, würden sie jedoch direkt verglichen, würde man den gleichen Fehler machen, wie wenn man Temperatur mit Länge vergliche. Eines der bekanntesten Maße hierfür ist die Effektstärke **Cohens d**.

$$d = \frac{\bar{x}_A - \bar{x}_B}{s_{AB}}$$

Entsprechend dieser Formel ist somit Cohens d ein Maß, das den Unterschied der beiden Mittelwerte in Bezug zu ihrer Streuung setzt.

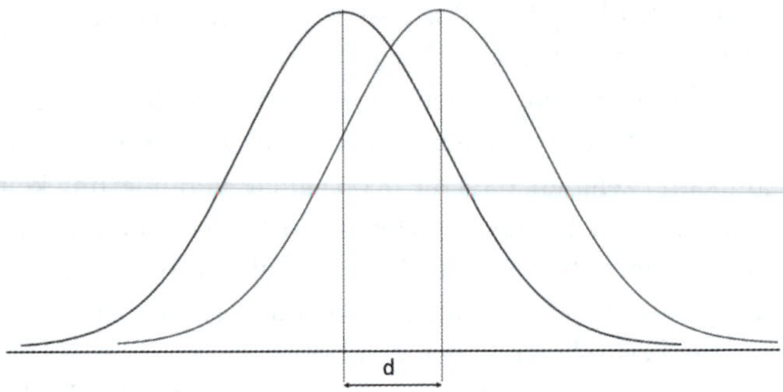

Abb. 30: Darstellung der Effektstärke Cohens d (eigene Darstellung)

Effektgrößen von Cohens d zwischen 0,2 und 0,5 werden als kleiner Effekt, zwischen 0,5 und 0,8 als mittlerer und über 0,8 als großer Effekt bezeichnet. Dies ist vor allem dann interessant, wenn der Effekt über die Zeit einer Psychotherapie beurteilt wird.

10.9 Forschungsdesigns

Prinzipiell gibt es quantitative und qualitative Forschungsdesigns, die – wie bereits oben angeführt – den Fokus auf Theoriebildung oder Hypothesenprüfung setzen. Zusätzlich gibt es jedoch auch noch eine Mixed-Method-Methode, die beide forschungstheoretischen Ansätze verbindet. Dabei können Grundlagenforschung und anwendungswissenschaftliche Forschung betrieben werden. Als Grundlagenforschung kann in der Psychotherapie jene zu Entstehung und Auswirkung von psychischen Erkrankungen gesehen werden, während als anwendungswissenschaftliche Forschung jene zu Entwicklung oder Wirksamkeit einer Intervention betrachtet werden kann. Bei Anwendungsforschung muss jedoch klar unterschieden werden, ob diese eine unabhängige Studie oder eine Auftragsstudie ist. Abhängig davon kann ein Rückschluss auf potenzielle Verzerrungen oder eine einseitige Darstellung der Ergebnisse gezogen werden.

Als Gegenstand der Studie kann eine Originalstudie durchgeführt werden, die sich auf eine neue, noch nicht behandelte Hypothese bezieht. Als Replikationsstudie werden Wiederholungen von Originalstudien bezeichnet, die zur Bestätigung oder Widerlegung von bereits veröffentlichten Ergebnissen dienen sollen. Zusätzlich zu diesen beiden empirischen (auf Fakten beruhenden) Studiendesigns gibt es noch Methodenstudien (zur Entwicklung und Beurteilung neuer Forschungsmethoden) und Theoriestudien. Theoriestudien können einen Forschungsüberblick geben (Review) oder eine Metaanalyse sein (z. B. Berechnung der durchschnittlichen Behandlungseffekte über mehrere Studien hinweg). Bei empirischen Studien kann zudem noch das Erkenntnisinteresse unterschieden werden, d. h., ob es sich um eine explorative (gegenstandsbeschreibende, theoriebildende) Studie, eine deskriptive (populationsbeschreibende) Studie oder eine explanative (hypothesenprüfende) Studie handelt. Gerade bei explanativen Studien ist es wichtig, dass man unterscheidet, ob dies eine experimentelle Studie, eine quasiexperimentelle oder eine nichtexperimentelle Studie ist. Bei einer experimentellen Studie werden die Versuchspersonen zufällig in unterschiedliche Gruppen aufgeteilt (z. B. eine Gruppe mit einer neuen Behandlung gegen Depression und eine ohne diese neue Behandlung), wobei eine Gruppe als Kontrolle für die andere Gruppe dient. Quasiexperimentellen Studien fehlt eine solche Kontrollgruppe und/oder es werden die Gruppen nicht zufällig randomisiert. Nichtexperimentelle Studien sind zum Beispiel solche, die einen Zusammenhang von zwei Variablen (z. B. Depression und Alter) untersuchen, aber keine experimentelle Versuchsanordnung aufweisen. Alle Studien können unter Laborbedingungen (Laborstudie) oder in natürlichen Situationen (Feldstudie) durchgeführt werden. Auf Basis der Anzahl der Untersuchungszeitpunkte wird definiert, ob es eine Studie mit oder ohne Messwiederholung ist. Zusätzlich kann definiert werden, ob es sich um eine Gruppenstudie (Vollerhebung aller Personen bzw. Stichprobenerhebung einer Teilpopulation) oder eine Einzelfallstudie handelt. (Vgl. Döring et al., 2015; Sedlmeier & Renkewitz, 2008)

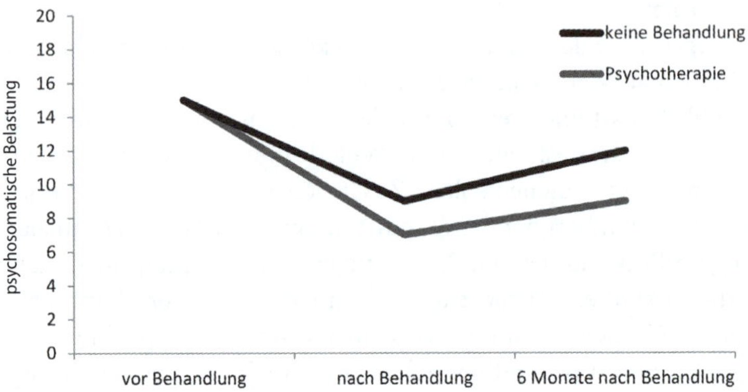

Abb. 31: Veränderung der psychosomatischen Belastung mit und ohne Psychotherapie als Beispiel einer randomisierten kontrollierten Studie

In Abbildung 31 zeigt sich, dass die psychosomatische Belastung sowohl mit als auch ohne Psychotherapie besser wird. Man kann hier die beiden Zeitpunkte vor und nach einer Behandlung vergleichen, was einer Within-group-Effektstärke entspricht und einmal für die Patient:innengruppe mit Psychotherapie und einmal für jene ohne Behandlung berechnet werden kann. Sowohl Personen mit als auch ohne Psychotherapie zeigen in diesem fiktiven Beispiel eine gute Verbesserung über die Zeit. Wesentlich interessanter ist es jedoch, die beiden Gruppen miteinander zu vergleichen und so einen Between-group-Effekt zu berechnen. Dabei stellt sich heraus, dass die Behandlung mit Psychotherapie die psychosomatische Belastung besser reduziert als die Zeit allein. Für jeden dieser Vergleiche kann eine eigene Effektstärke berechnet werden. Bei diesem Beispiel zeigt sich jedoch auch, dass zum Zeitpunkt sechs Monate nach der Behandlung wieder eine leichte Verschlechterung stattfindet. Dieser Effekt, dass ohne eine Behandlung die Symptomatik wieder leicht steigt, ist oft zu beobachten. Daher ist es sinnvoll, in der Psychotherapie Langzeittherapieeffekte zu untersuchen und diese bei den Patient:innen aufrechtzuerhalten. (Vgl. Döring et al., 2015; Gahleitner et al., 2014; Sedlmeier & Renkewitz, 2008)

Fragen zur Evaluation

1. Worin liegt das Problem bei alltagspsychologischen Aussagen?
2. Listen Sie die historischen Entwicklungsphasen der Psychotherapieforschung auf.
3. Nennen Sie aktuelle Trends der Psychotherapieforschung.
4. Beschreiben Sie die fünf Wirkfaktoren der Psychotherapie nach Grawe und Kolleginnen.
5. Erklären Sie den Begriff Effektstärke.
6. Beschreiben Sie die wichtigsten Aspekte einer kontrollierten randomisierten Studie.
7. Was bedeutet evidenzbasierte Medizin? Beschreiben Sie jeweils drei Argumente für und drei Argumente gegen evidenzbasierte Medizin.

Literatur im Text

Bonitz, H., & Seidl, H. (1991). *Aristoteles' Metaphysik: Bücher VII(Z)–XIV(N). Halbbd. 2.* Hamburg: Meiner.

Dilthey, W. (1990 [1924]). *Die geistige Welt. Einleitung in die Philosophie des Lebens* (Gesammelte Schriften, Bd. V). Göttingen: Vandenhoeck & Ruprecht.

Döring, N., Bortz, J., Pöschl, S., Werner, C. S., Schermelleh-Engel, K., Gerhard, C., & Gäde, J. C. (2015). *Forschungsmethoden und Evaluation in den Sozial- und Humanwissenschaften.* Berlin, Heidelberg: Springer.

Ebermann, E. (2010). *Grundlagen statistischer Auswertung.* Abgerufen von www.univie.ac.at/ksa/elearning/cp/quantitative/quantitative (21.09.2020).

Enck, P., & Zipfel, S. (2019). Placebo Effects in Psychotherapy: A Framework. *Frontiers in psychiatry,* 10, 456. DOI: 10.3389/fpsyt.2019.00456.

Gahleitner, S. B., Schmitt, R., & Gerlich, K. (2014). *Quantitative und qualitative Forschungsmethoden: für EinsteigerInnen aus den Arbeitsfeldern Beratung, Psychotherapie und Supervision.* Coburg: ZKS-Verlag.

Grawe, K., Donati, R., & Bernauer, F. (1994). *Psychotherapie im Wandel. Von der Konfession zur Profession.* Göttingen: Hogrefe.

Jaspers, K. (1948). *Allgemeine Psychopathologie* (7. Aufl.). Berlin: Springer.

Mayring, P. (2015). *Qualitative Inhaltsanalyse. Grundlagen und Techniken.* Weinheim: Beltz.

Schmidsberger, M., Fraissl, E., Fuchs, T., Dzwiza-Ohlsen, C., & Böckle, M. (2024). Integrative Forschung in der Psychotherapie: Perspektiven für eine fakultätsübergreifende Zusammenarbeit. *ÖBVP News,* 12/24, 17–20.

Sedlmeier, P., & Renkewitz, F. (2008). *Forschungsmethoden und Statistik in der Psychologie.* München: Pearson Studium.

Strauss, A. L., & Corbin, J. M. (1996). *Grounded theory. Grundlagen qualitativer Sozialforschung.* Weinheim: Beltz/Psychologie Verlag Union.

WHO. (1992). *The ICD-10 classification of mental and behavioural disorders: Clinical descriptions and diagnostic guidelines.* Geneva: World Health Organization.

Kernliteratur

Bühner, M. (2011). *Einführung in die Test- und Fragebogenkonstruktion.* München: Pearson Studium.

Döring, N., Bortz, J., Pöschl, S., Werner, C. S., Schermelleh-Engel, K., Gerhard, C., & Gäde, J. C. (2015). *Forschungsmethoden und Evaluation in den Sozial- und Humanwissenschaften.* Berlin, Heidelberg: Springer.

Gahleitner, S. B., Schmitt, R., & Gerlich, K. (2014). *Quantitative und qualitative Forschungsmethoden: für EinsteigerInnen aus den Arbeitsfeldern Beratung, Psychotherapie und Supervision.* Coburg: ZKS-Verlag.

Sedlmeier, P., & Renkewitz, F. (2008). *Forschungsmethoden und Statistik in der Psychologie.* München: Pearson Studium.

Weiterführende Literatur

Bortz, J., & Schuster, C. (2011). *Statistik für Human- und Sozialwissenschaftler.* Limitierte Sonderausgabe. Berlin, Heidelberg: Springer.

Field, A. (2024). *Discovering Statistics Using IBM SPSS Statistics.* 6th Edition. Thousand Oaks: SAGE Publications.

Fischer, G. (2011). *Psychotherapiewissenschaft: Einführung in eine neue humanwissenschaftliche Disziplin.* Gießen: Psychosozial-Verlag.

Gelo, O., Pritz, A., & Rieken, B. (2014). *Psychotherapy Research: Foundations, Process, and Outcome.* Wien: Springer.

McLeod, J. (2013). *An Introduction to Research in Counselling and Psychotherapy.* New York: SAGE Publications.

11. FRAGEN DER ETHIK

11.1 Berufsethik

Margret Aull

Die Berufsethik verlangt nach klaren Regeln UND einem kontinuierlichen Diskurs, der nicht auf Fragen wie »Was dürfen und was müssen wir …?« reduziert werden kann/darf.

Zusammenfassung

Das Wesentliche der Psychotherapie sei kurz umrissen: Psychotherapeutisches Begreifen anerkennt das Subjekt in seinem jeweiligen Gewordensein. Vor diesem Hintergrund und als Voraussetzung für Veränderung/Heilung werden in der Psychotherapie psychisches Leiden und somit unterschiedliche Symptome und Symptomatiken als Ausdruck dieses Gewordenseins verstanden – ein Prozess, der letztlich und notwendigerweise ausschließlich mit den Betroffenen selbst erfolgen muss. Dieser muss getragen sein von einer Haltung der wertschätzenden Akzeptanz, einer vorbehaltlosen Begegnung – wie fremd oder unter Umständen fürs Erste auch abstoßend ein Verhaltensmuster und Wertvorstellungen des Gegenübers auch sein mögen. Wir suchen das Verstehen und nehmen bewusst Abstand von Be- und Verurteilungen. (Vgl. auch Stemberger, 2001)

Schlüsselwörter

Verstehen, Symptomatik als Ausdruck des Gewordenseins, wertschätzende Akzeptanz

Dieser Beitrag versteht sich als Ergänzung zum Diskurs und zu der – im obigen Sinn wesentlichen – Auseinandersetzung im jeweils entsprechenden Modul der (propädeutischen) Ausbildung. Somit liegt die Intention dieser Ausführungen vor allem darin, zentrale Blickwinkel und Haltungen zu umreißen – durchaus mit Verweisen auf konkrete Themen und Ausführungen im »Berufskodex für Psychotherapeutinnen und Psychotherapeuten« (BMSGPK, 2020; in der Folge: Berufskodex).

11.1.1 Ethik und Moral

Ethik und Moral werden im alltäglichen Sprachgebrauch oft synonym verwendet – dennoch erweist es sich für den ethischen Diskurs als wesentlich, diese beiden Begriffe zu unterscheiden. Ethik im eigentlichen Sinn ist ein Teilgebiet der Philosophie, das sich (auch) mit Fragen der Moral beschäftigt. Ethik bezeichnete ursprünglich das sittliche Verständnis, abgeleitet von griech. »ethos« (dt. Charakter, Sinnesart). Die Ethik – und davon abgeleitete Disziplinen (wie z. B. Rechts-, Staats- oder auch Sozialphilosophie) – bezeichnet man auch als praktische Philosophie, da sie sich mit dem menschlichen Handeln befasst – im Gegensatz zur theoretischen Philosophie.

Moral ist (nicht nur) in unserem Kulturkreis mit Gut und Böse und somit auch mit Sünde assoziiert. Aus der Sicht der Ethiker:innen gilt es, zu reflektieren, dass die Frage nach einem »moralisch guten/richtigen« oder »moralisch falschen« Verhalten immer nur mit Bezug zum jeweiligen Kontext bzw. Standpunkt einer bestimmten Moral/Haltung beantwortet werden kann (Simon, 2001, S. 7).

Somit soll am Beginn dieser Ausführungen kurz auf den Kontext der Berufsethik – grundgelegt im Psychotherapiegesetz und im Berufskodex im Detail ausformuliert – eingegangen werden: All diese Regelungen und Ausführungen dienen einer fachlich und in der Folge auch ethisch gerechtfertigten Ausübung des Berufs als Psychotherapeut:in.

11.1.2 Berufsethik

Wie vor 30 Jahren in § 1 Psychotherapiegesetz, der Berufsumschreibung, verankert, handelt es sich bei der psychotherapeutischen Arbeit um eine bewusste und geplante Behandlung von Verhaltensstörungen und Leidenszuständen, basierend auf wissenschaftlichen Methoden in einer Interaktion zwischen Psychotherapeut:in und Behandeltem:Behandelter; zugleich werden in diesem Paragraphen die selbstständige Berufsausübung und eine eigenverantwortliche Ausführung der im ersten Absatz umschriebenen Tätigkeiten festgehalten.

Im Laufe eines psychotherapeutischen Prozesses können persönliche, intime, schmerzliche und oft auch schambesetzte Empfindungen, Erlebnisse und Erinnerungen zur Sprache bzw. an den Tag kommen. Die psychotherapeutische Behandlung bedarf eines Sicheinlassens der Patient:innen/Klient:innen auf das eigene innere Erleben sowie auf die psychotherapeutische Beziehung. Somit kann Psychotherapie auch als emanzipatorischer Erkenntnisprozess verstanden werden. Zugleich ist dieser Prozess in der Regel auch von Phasen der Regression bestimmt, in denen eine besondere Angewiesenheit auf die verantwortungsvolle Beziehungsgestaltung seitens der Psychotherapeut:innen besteht.

Dazu bedarf es respektvoller Neugier in einem wechselseitigen Dialog. Das heißt, die Klient:innen/Patient:innen sind maßgeblich am Gelingen der Behandlung beteiligt – und somit wir Psychotherapeut:innen auf diese Beteiligung im Sinne eines Verstehens, Sicheinlassens und einer Offenheit für Reflexion für eine »erfolgreiche« Behandlung angewiesen. Der psychotherapeutische Behandlungsansatz steht in krassem Widerspruch zu einem Behandlungsverständnis, bei dem Expert:innen »es mit ihren Interventionen schon machen werden«, im Sinne von reparieren.*

Das ist also im Wesentlichen der Bezugspunkt/Kontext, für den die ethischen Regeln und Richtlinien erarbeitet wurden und werden. Das bisher kurz Skizzierte verdeutlicht und macht allgemein nachvollziehbar, dass die Gestaltung und somit auch der Schutz dieser spezifischen psychotherapeutischen Beziehung ein hohes Gut in der und für die Berufsgruppe darstellt. Die professionelle Gestaltung dieser psychotherapeutischen Beziehung und das Arbeiten in und mit dieser ist zentraler Bestandteil der fachspezifischen Ausbildung.

11.1.3 Schutz der Beziehung

Zusätzlich und ergänzend ist ein Dreh- und Angelpunkt in der Verankerung der Berufspflichten der Schutz dieser spezifischen psychotherapeutischen Beziehung: Der Abschnitt III im Berufskodex (»Vertrauensverhältnis, Aufklärungs- und besondere Sorgfaltspflichten in der psychotherapeutischen Beziehung«) erstreckt sich aktuell auf 6 von 17 Seiten. Im Laufe der letzten bald 30 Jahre wurden diesbezüglich fort-

* Dieses Selbstverständnis weiß sich von den anerkannten psychotherapeutischen Methoden zum Teil schon seit Jahrzehnten traditionsreich aufgegriffen, befindet sich dort in ständiger Weiterentwicklung und wird in der jeweils schulenspezifischen Ausprägung gelehrt.
Ein Blick auf die Kurzbeschreibung der verschiedenen Schulen auf der Seite des Bundesministeriums bildet dieses schulenübergreifende Selbstverständnis ab, wenn wiederholt Formulierungen wie die folgenden angeführt werden: Bewusstmachung, (Be-)Deutungen aufzeigen, emotionales Erleben reflektieren, Selbstverantwortung, Handlungsspielraum erweitern, soziale Fähigkeiten, emotionales Erleben reflektieren, sich anders in Beziehung setzen – mit sich, seiner Geschichte, seiner Umgebung.

laufend Präzisierungen und Differenzierungen als notwendig erachtet und ergänzt. Zur Veranschaulichung die wesentlichen Themen dieses Abschnitts im Überblick:

- Wahrung der freien Therapeut:innenwahl
- Verpflichtung zur sorgfältigen Abklärung des Leidenszustands
- Strikte Wahrung der Freiwilligkeit der psychotherapeutischen Behandlung
- Aufklärungspflicht (z.B. über Setting, Frequenz, Urlaubsregelung), einschließlich der Aufklärung über unter Umständen notwendige Vernetzung und Kooperation mit involvierten Personen anderer Professionen
- Dokumentationspflicht
- Verpflichtung zum umfassenden Schutz der Persönlichkeitsrechte, insbesondere geregelt durch die Verschwiegenheitsverpflichtung
- (Zugleich) die Auskunftspflicht – z.B. bei Kindern und Jugendlichen – gegenüber gesetzlichen Vertreter:innen, nicht jedoch hinsichtlich anvertrauter Geheimnisse
- Die Verpflichtung der Angehörigen des psychotherapeutischen Berufes zu einem verantwortlichen Umgang mit dem besonderen Vertrauens- und Abhängigkeitsverhältnis in der psychotherapeutischen Beziehung
- Die Verpflichtung, auch nach Beendigung der psychotherapeutischen Beziehung berufsethisch zu handeln
- Die Pflicht, rechtzeitig über die Beendigung einer Behandlung zu informieren

Die entsprechenden detaillierten Darlegungen zu den angeführten Themen im Berufskodex machen deutlich, dass wir Psychotherapeut:innen nicht umhinkommen, unser Handeln immer wieder mit dem Fokus auf den Schutz dieser spezifischen psychotherapeutischen Beziehung in diesem Rahmen zu reflektieren. Was in der jeweils aktuellen Situation und Szene diesem Schutz vorrangig dient, kann daher nicht immer in einer simplen Wenn-dann-Relation dargelegt werden.

11.1.4 Verschwiegenheit

Am Beispiel der Verschwiegenheitsverpflichtung kann die hier geforderte »Güterabwägung« kurz und prägnant dargelegt werden: Das Gut der Verschwiegenheit ist ein sehr hohes für Psychotherapeut:innen. Bei akuter Selbst- und/oder Fremdgefährdung, also dem Moment der Gefahr im Verzug, kann/muss das Gut der Hilfeleistung Vorrang haben.

Dann können/müssen wir die Verschwiegenheit brechen, um entsprechende Hilfeleistungen zu ermöglichen, um sie einzuleiten.*

Gerade wir Psychotherapeut:innen wissen aus unserer psychotherapeutischen Arbeit um das destruktive Moment rigid »moraliner« Normen und Verhaltensvorschriften. Wir wissen auch um den wesentlichen Unterschied von (Be-)Folgen aus Angst vor dem Über-Ich bzw. Sanktionen im Außen und einer Ich-haften Einsicht in Notwendigkeiten. Es kann also auch nicht allein um die Schaffung ahndender Beschwerde- bzw. Disziplinarinstanzen gehen.

Wie diese Aussage konkret bezogen auf berufsethisches Handeln zu verstehen ist, kann gerade und nicht zuletzt am Beispiel der Thematik/Problematik (sexualisierter) Übergriffe und Grenzverletzungen in Psychotherapien gezeigt werden – in diesem Rahmen nur kurz und pointiert:

Das Wissen um diese und die Auseinandersetzung mit dieser Problematik muss selbstverständlicher im kollegialen Diskurs integriert werden, um nicht einer Dynamik Vorschub zu leisten, die in einer Polarisierung zwischen Dämonisierung und Verdammnis einerseits und bagatellisierender Verschleierung und Verleugnung andererseits stecken bleibt.

Eine solchermaßen kollektiv getragene Auseinandersetzung macht notwendigerweise spürbar und deutlich, dass uns das Thema alle betrifft – sowohl bezogen auf die Reflexion unserer jeweiligen psychotherapeutischen Beziehungsgestaltung als auch in der Folge bezogen auf die Verantwortung, eigene Fantasien, Gefühle und Impulse wahrzunehmen. Eine Voraussetzung, um diese dann reflektierend für den Verstehensprozess nutzbar zu machen und nicht – gar von uns selbst unbemerkt? – zu agieren. (Vgl. aktuelle Informationsbroschüre auf der Homepage des ÖBVP »Sexuelle Übergriffe in der Psychotherapie. Was können Sie tun?«)

Das Sicheinlassen auf die Auseinandersetzung mit diesem Thema, auf das Wissen, dass (sexuelle) Grenzverletzungen und Missbrauch in psychotherapeutischen Beziehungen stattfinden, involviert uns in hohem Maße. Wir erleben die immanente Notwendigkeit, uns einen Standpunkt zu erarbeiten und diesen zu beziehen, da wir ansonsten kollektiv an der Verwischung der Grenzen in der Missbrauchsbeziehung – der Leugnung der spezifischen Abhängigkeit von Patient:innen und damit der besonderen Beziehungsverantwortung seitens der

* Hier soll auf die entsprechend notwendige und vertiefend klärende Auseinandersetzung im Modul verwiesen werden.

Psychotherapeut:innen – beteiligt wären. In diesem Zusammenhang gilt es, sich wohl auch dem Eingebundensein in konkrete gesellschaftliche Verhältnisse zu stellen und damit ebenso der Auseinandersetzung mit dem Geschlechterverhältnis (vgl. Aull, 2013).

11.1.5 Vertrauenswürdigkeit

Daran direkt anknüpfend und wie weiter oben angeführt, zeigt sich, dass fachlich professionelles mit berufsethischem Handeln verschränkt ist/sein muss. Somit werden im Berufskodex auch »Fachliche Kompetenz und Fortbildung«, »Psychotherapeutische Leistungen in der Öffentlichkeit«, »Kollegiale Zusammenarbeit und Kooperation mit angrenzenden Berufen«, »Mitwirkung im Gesundheitswesen«, »Psychotherapieforschung« sowie »Regelung von Streitfällen und Umgang mit Verstößen gegen den Berufskodex« behandelt. Bei all diesen Thematiken geht es auch um die Vertrauenswürdigkeit – der Einzelnen, aber auch der Berufsgruppe – ein Gut, das es ebenfalls zu schützen gilt. Der Berufskodex kann somit auch als eine Form der Darlegung der Haltung und des Selbstverständnisses unserer Profession gelesen werden.

Deshalb soll an den Schluss dieser Ausführungen die dem Berufskodex zugrunde liegende Haltung im Originaltext angeführt werden:

> »In der Ausübung ihres Berufes wird von Psychotherapeutinnen und Psychotherapeuten ein besonders verantwortungsvoller Umgang mit der eigenen Person, mit der psychotherapeutischen Aufgabe sowie mit jenen Menschen gefordert, mit denen sie durch die Psychotherapie in eine besondere Beziehung eintreten.
> [...]
> Die Tatsache, dass sich ethisch verantwortungsvolles Handeln durch Gesetze und Richtlinien letztlich nicht bewirken lässt, steht nicht im Widerspruch dazu, dass Auseinandersetzung, Verständigung und Vereinbarung über verbindliche Gesichtspunkte ethisch verantwortlichen professionellen Verhaltens in konkreten Fragen sinnvoll und notwendig sind. Dementsprechend versteht sich der Berufskodex als Konkretisierung, Interpretation und Ergänzung zu den gesetzlich festgeschriebenen Berufspflichten von Psychotherapeutinnen und Psychotherapeuten und nimmt im Gefüge sämtlicher Richtlinien im Bereich der Psychotherapie eine zentrale Position ein.
> In diesem Sinne soll der Berufskodex den Angehörigen der Berufsgruppe insbesondere helfen, in komplexen Situationen nach bestem Wissen und Gewissen die erforderlichen Abwägungen zwischen dem Schutz der psy-

chotherapeutischen Beziehung und anderen zu schützenden Gütern zu treffen.« (BMSGPK, 2020, S. 3 f.)

Dieser Beitrag schließt mit der Hoffnung, auf die Befassung mit der Berufsethik und dem Berufskodex neugierig gemacht zu haben. Möge die Auseinandersetzung mit all den Fragen des berufsethischen Handelns nicht mit dem Absolvieren des Ethik-Seminars im Rahmen der Ausbildung abgeschlossen sein.

Fragen zur Evaluation

1. Was verstehen Sie unter dem »Spezifischen« der psychotherapeutischen Beziehung?
2. Wie stehen Sie zu der Aussage: »Der Berufskodex beschreibt, was Psychotherapeut:innen verboten bzw. erlaubt ist.«
3. Geben Sie zumindest fünf Punkte/Momente an, die für die Wahrung des Vertrauensverhältnisses, der Aufklärungs- und besonderen Sorgfaltspflichten in der psychotherapeutischen Beziehung relevant sind.

Literatur im Text

Aull, M. (2013). Auseinandersetzung mit der Berufsethik. *WLP News*, 1/2013, S. 5–7.

BMSGPK. (Hrsg.). (2020). *Berufskodex für Psychotherapeutinnen und Psychotherapeuten.* Wien. Abgerufen von www.sozialministerium.at (22.09.2020).

Simon, A. (2001). Grundbegriffe der Ethik. In R. Hutterer-Krisch (Hrsg.), *Fragen der Ethik in der Psychotherapie* (2. Aufl., S. 3–14). Wien, New York: Springer.

Stemberger, G. (2001). Menschliche Werte und Psychotherapie. In R. Hutterer-Krisch (Hrsg.), *Fragen der Ethik in der Psychotherapie* (2. Aufl., S. 61–73). Wien, New York: Springer.

Kernliteratur

Becker-Fischer, M., & Fischer, G. (2001). Sexuelle Übergriffe in Psychotherapie und Psychiatrie. In R. Hutterer-Krisch (Hrsg.), *Fragen der Ethik in der Psychotherapie* (2. Aufl., S. 117–159). Wien, New York: Springer.

Hutterer-Krisch, R. (Hrsg.). (2001). *Fragen der Ethik in der Psychotherapie* (2. Aufl.). Wien, New York: Springer.

Weiterführende Literatur

Aull, M. (2005). Psychotherapeutisches Verstehen versus klare Beurteilung von Handlungen und Situationen – Überlegungen zur Frage der Haltung bei berufsethischen Verfehlungen. *Psychotherapie Forum*, 13(3), Supplement, S. 99–101.

BEG/ÖBVP (Hrsg.). (2018). *Sexuelle Übergriffe in der Psychotherapie. Was können Sie tun? Eine Broschüre für Betroffene und Helfer.* Abgerufen von www.psychotherapie.at (10.11.2020).

Hutter, U. (2017). Werkstattgespräch über Ethik in der psychoanalytischen Arbeit. *Zur Theorie*, 31.

11.2 Ethik in der Psychotherapie

Pia Gerersdorfer

Reflexion ethischer Theorien sowie gewordener Moralvorstellungen und der persönlichen Haltungen, Bewertungen, die das eigene Handeln lenken und leiten.

Der Beitrag wurde erstellt in Anlehnung an das Skriptum von Mag. Wolfgang W. Keil zum Seminar im Psychotherapeutischen Propädeutikum (2013, 14. Aufl.), des Weiteren: Entwurf für ein Handlungsmodell zur ethischen Reflexion in der klientenzentrierten Psychotherapie. Erstveröffentlichung in: Person, 16 (2/), 2012, 150–163) (S. Keil, J. Kroemer, B. Pelinka, J. Swoboda)

Zusammenfassung

In der Ethik werden die Grundausrichtungen der Persönlichkeit sowie der moralischen Entwicklungen im Lebenslauf anhand von Theorien betrachtet und sichtbar gemacht. Dabei werden die Grundlagen von Ethik, die unterschiedlichen Menschenbilder und Annahmen in der Psychotherapie deutlich. Welche Ethik die Profession der Psychotherapie erfordert, wird dadurch angesprochen. Es gilt, die relevanten ethischen Aspekte, die für das Gelingen einer Psychotherapie erforderlich sind, im Psychotherapieverlauf von Therapiebeginn bis Therapieende zu beleuchten. Weiters werden der Umgang mit Beschwerden sowie der Umgang mit schwierigen Situationen und bestehende Vorgehensweisen thematisiert, reflektiert und die derzeitige Handhabung bei Beschwerden dargestellt (Ethikkommission).

Schlüsselwörter

Ethik, Moral, moralische Entwicklung, Menschenbild, ethische Systeme, Profession der Psychotherapie, Berufspflichten, Umgang mit Beschwerden, Kohärentismus

11.2.1 Die Begriffe Ethik und Moral

Ethik kommt vom griechischen Wort »ethos«, das in zwei Varianten vorkommt, nämlich: Gewohnheit, Sitte, Brauch und (sittlicher) Charakter, Tugend.

Moral kommt vom lateinischen »mos, moris«, das beide obigen Bedeutungen hat. In der traditionellen Ethik wie auch im Alltagssprachgebrauch werden Ethik und Moral oft synonym verwendet. In der heutigen Wissenschaft (Philosophie) wird hingegen unterschieden:

Info

Bei der Moral geht es um die Bewertung konkreter einzelner Handlungen. Ethik ist hingegen die Wissenschaft von der Moral.

Ethik beschäftigt sich nicht damit, was hier und jetzt in einem bestimmten Einzelfall zu tun ist, sondern thematisiert moralisches Handeln grundsätzlich, indem sie zum Beispiel nach dem Moralprinzip oder nach einem Kriterium zur Beurteilung von Handlungen fragt oder indem sie die Bedingungen untersucht, unter denen moralische Werte und Normen gültig sind.

Ethik beinhaltet einen sehr dynamischen Aspekt: nämlich, dass der Mensch sein Leben gestaltet und in dieser Gestaltung Wertentscheidungen und Wertvorzüge sichtbar werden. Ein Irrtum ist, dass der Mensch oft von ethischer Orientierung des Handelns von Prinzipien, Normen und Regelkatalogen ausgeht. Die eigenen Werte lassen sich im Narrativen erkennen, im Erzählen vom eigenen Leben. Es geht um die Fragen:

- Was ist gut? Was ist böse?
- Was sind meine eigenen Werte? Wertvorzüge?
- Sind ethisches Empfinden und Handeln altmodisch?
- Welche Werte setzen sich erfolgreich im Arbeitsalltag durch?
- Wenn ich ethische Grundsätze für meinen Berufsbereich definieren sollte, wie würde ich diese formulieren?

Psychotherapie beinhaltet immer eine ethische Fragestellung. Ich lade ein, über Ethik nachzudenken, über die Moral, sich zu entscheiden, für eine Wertegemeinschaft, sich zugehörig zu fühlen.

11.2.2 (Meine) Persönliche Moral – Grundausrichtungen der Persönlichkeit (Circumplexmodell)

Menschen sind verschieden; nicht nur in der Art, wie sie sich geben und den Kontakt zu ihren Mitmenschen gestalten, sondern auch darin, was sie innerlich empfinden. Es gibt verschiedene Modelle, um Persönlichkeiten bzw. Typen von Persönlichkeiten zu unterscheiden. Im psychosozialen Bereich weit verbreitet sind die Modelle von Fritz Riemann (1975) sowie Friedemann Schulz von Thun und Thomann (1988) sowie das sogenannte Interpersonale Circumplexmodell, welche alle in ähnlicher Weise von vier menschlichen Grundausrichtungen ausgehen:

- dem Bedürfnis nach Nähe (z. B. zwischenmenschlicher Kontakt, Harmonie, Geborgenheit),

- dem Bedürfnis nach Distanz (z. B. Unabhängigkeit, Ruhe, Individualität),
- dem Bedürfnis nach Dauer (z. B. Ordnung, Regelmäßigkeiten, Kontrolle)
- und dem Bedürfnis nach Wechsel (z. B. Abwechslung, Spontaneität, Kreativität).

Jeder kennt alle Bedürfnisse von sich selbst, aber im zwischenmenschlichen Geschehen werden oft nur ein oder zwei aktiviert, die dann sichtbar und als Unterschiede zwischen Menschen spürbar werden. Die vier Grundausrichtungen können wie folgt beschrieben werden:

Die Näheausrichtung

Folgende Dinge und Gefühle sind für Menschen mit einer ausgeprägten Nähebestrebung wichtig: Nähe zu anderen Menschen, Bindung, Zuneigung, Vertrauen, Sympathie, Mitmenschlichkeit, Geborgenheit, Zärtlichkeit und Harmonie. Sie brauchen Wärme, Bestätigung, sie sind selbstlos bis zur Selbstaufgabe, sie haben soziale Interessen, können sich leicht mit anderen identifizieren und sich selbst vergessen. »Nähemenschen« sind kontaktfähig, teambereit, ausgleichend, akzeptierend und verständnisvoll. Sie neigen aber auch zu Abhängigkeit, da sie ungern allein sind. Sie haben eine Opfermentalität und sind aggressionsgehemmt.

Die Distanzausrichtung

Menschen mit dieser Ausrichtung wollen und brauchen genau das Gegenteil von dem, was Nähemenschen brauchen: Abgrenzung, Unverwechselbarkeit, Freiheit, Individualität, Eigenständigkeit, rationales Denken und Handeln (»bloß kein Gefühl«). Sie wollen nicht beeinflusst werden. Sie suchen den Abstand und scheinen erst einmal niemanden zu brauchen. Sie wirken oft kühl und unnahbar. Die Vernunft ist ihnen sehr wichtig. Erst wenn ihnen in einer Beziehung zu anderen ein hohes Maß an Freiheit und Rückzugsmöglichkeiten garantiert wird, lassen sie sich auf Gefühle und Nähe ein. Sie wollen nicht auf fremde Hilfe angewiesen sein und wirken oft bindungsängstlich und/oder unbeholfen im emotionalen Bereich.

Die Dauerausrichtung

Für Menschen mit einer Dauerausrichtung sind folgende Werte von größter Wichtigkeit: Zuverlässigkeit, Pünktlichkeit, Sparsamkeit, Wille, Verantwortung, Planung, Vorsicht, Kontrolle, Ziele, Gesetze, Kontinuität, Notwendigkeit, Verbindlichkeit, Treue, Grundsätze, Regeln, Analysieren, Stabilität, Pflicht, Dauer, Konsequenzen. »Dauermenschen« sind sehr verlässlich, systematisch, gründlich, ordentlich, sie haben Organisationstalent und sind prinzipientreu. Sie neigen aber auch dazu, manchmal langweilig, unflexibel, pedantisch und stur zu sein.

Die Wechselausrichtung

Für Menschen mit dieser Ausrichtung steht alles Neue und ständig Wechselnde im Vordergrund. Sie sind das Gegenteil der sogenannten Dauermenschen. Alles, was mit Leidenschaften, Reizen, Rausch und Fantasie zu tun hat, ist für sie sehr wichtig. Sie suchen den Genuss, Charme, Kreativität, Temperament, Suggestion, Spontaneität, Risiko, Ideenreichtum, Dramatik und Begehren. Diese Menschen sind neugierig, wünschen, suchen, lernen und leben gerne. Sie sind kreativ, einfallsreich, spontan und unterhaltsam. Sie können aber auch unzuverlässig, chaotisch, theatralisch, egozentrisch, geschwätzig und unsystematisch sein.

11.2.3 Moralische Entwicklung im Lebenslauf

11.2.3.1 Erikson: Grundtugenden als Ergebnis der gesunden Ich-Entwicklung

Erikson erklärt die Ich-Entwicklung nicht nur auf Basis der (psychoanalytischen) psychosexuellen Entwicklungsphasen, sondern auch aus der Bewältigung phasenhaft prägender sozialer Situationen heraus. Bei geglückter Bewältigung dieser »psychosozialen Krisen« werden phasentypisch geprägte »Ich-Stärken« entwickelt. Diese »Ich-Stärken« beinhalten eine ethische Dimension, daher auch ihre Bezeichnung als »Grundtugenden«. Eine missglückte Bewältigung der einzelnen psychosozialen Krisen zeigt hingegen bestimmte phasentypisch geprägte Ich-Pathologien. Eine gesunde Ich-Entwicklung bringt also eine größere Entwicklung ethischer Kompetenz mit sich, während dies bei einer pathologischen Entwicklung weniger der Fall ist!

11.2.3.2 Kohlberg: Stufen der moralischen Entwicklung

Lawrence Kohlberg hat ein Modell entwickelt, das die Entwicklung der Moral nach seiner Auffassung darstellt. Sein Ansatz ist der wohl bekannteste. Kohlberg war einer der Ersten, der versucht hat, moralische Fähigkeiten zu definieren.

zB **Beispiele**

Heinz-Dilemma
Heinz hat eine kranke Ehefrau, die durch ein bestimmtes, neues Medikament geheilt werden könnte. Heinz ist zu arm, um dieses Medikament zu kaufen, und der Apotheker ist nicht bereit, den überhöhten Preis zu reduzieren. Ist es richtig, dass Heinz das Medikament stiehlt?

Sechs Stufen der Moralentwicklung

Ebene A – Präkonventionelle Moral
Im Mittelpunkt steht das Vermeiden von Schaden für die eigene Person. Auf dieser Ebene befinden sich die meisten Kinder unter neun Jahren.

1. Stufe (heteronome Stufe)
Das Kind handelt streng nach Regeln, deren Übertretung mit Strafe bedroht ist. Das Handeln ist an Strafe und Gehorsam orientiert. Das Kind berücksichtigt Interessen anderer nicht. Gut ist der blinde Gehorsam gegenüber Vorschriften und gegenüber Autorität, Strafen zu vermeiden und kein körperliches Leid zu erdulden.

2. Stufe (Stufe des Individualismus)
Teilweise wird der Egozentrismus aufgehoben, wenn das Kind daraus einen Nutzen ziehen kann: »Wenn du mir hilfst, helfe ich dir auch »Es geht um ein Zugestehen von Bedürfnissen anderer, solange eigene Bedürfnisse ebenfalls befriedigt werden. »Eine Hand wäscht die andere!« (Volksweisheit)

Ebene B – Konventionelle Moral
Auf dieser Stufe befinden sich die meisten Jugendlichen und Erwachsenen.

3. Stufe (Stufe gegenseitiger interpersoneller Erwartungen)
Hier fängt das Individuum an, auf die Bedürfnisse anderer einzugehen. Ihm sind bestimmte Erwartungen anderer bewusst und es versucht, diese zu berücksichtigen und auch zu erfüllen. Gut ist es, eine gute (nette) Rolle zu spielen, sich um andere zu kümmern, sich ande-

ren gegenüber loyal und zuverlässig zu verhalten und bereit zu sein, Regeln einzuhalten und Erwartungen gerecht zu werden.

4. Stufe (Stufe des sozialen Systems und Gewissens)

Der Mensch entwickelt nun langsam ein bewussteres Verhältnis zu seiner sozialen Umgebung. Er versteht deren Bedeutung und ihm wird klar, dass es eine soziale Ordnung gibt. In dieser Stufe orientiert sich das moralische Urteil auch oft an Institutionen.

Ebene C – Postkonventionelle Moral

Gut ist es, die Grundreche zu unterstützen sowie die grundsätzlichen Werte und Verträge einer Gesellschaft, auch wenn sie mit den konkreten Regeln und Gesetzen eines gesellschaftlichen Subsystems kollidieren.

Auf dieser Ebene befinden sich einige Erwachsene über 20 Jahren.

5. Stufe (Stufe des Sozialvertrags)

Der Mensch fängt an, gesellschaftliche Aspekte zu reflektieren. Er reflektiert zwischen dem Befolgen eines Gesetzes und einem Handeln, durch das eventuell ein Gesetz gebrochen wird.

6. Stufe (Stufe der universellen ethischen Prinzipien)

Gut ist es, ethische Prinzipien als maßgebend zu betrachten, denen die ganze Menschheit folgen sollte.

Der Mensch ist nun in der Lage, sich die Rollen anderer bewusst zu machen. »Handle nur nach der Maxime, von der du wollen kannst, dass sie allgemeines Gesetz wird!« Dieses Stufenmodell beschreibt die kognitive Entwicklung, nicht jedoch zwangsläufig die emotionale Entwicklung oder die Entwicklung des Handelns. Wissen wird nicht unbedingt in Handeln umgesetzt.

Carol Gilligan beschreibt im Modell Kohlbergs in »Ethik der Fürsorge und Anteilnahme, Feministische Fürsorgemoral«*, dass die weibliche Rolle völlig außer Acht gelassen wird. Sie unterscheidet zwischen einer weiblichen und männlichen Moral (statt sich an formale Gerechtigkeitsprinzipien zu halten; für Gilligan besteht die Qualität von Beziehungen darin, Gefühle und soziales Engagement in den Vordergrund der Betrachtung zu rücken). Im Unterschied zu Kohlberg sieht Gilligan als Stadium höchster moralischer Reife die Fähigkeit an, aktiv Sorge für einen anderen Menschen zu tragen, menschliche Beziehungen aufrechtzuerhalten und die eigene Integrität zu wahren, das heißt,

* Lehrveranstaltung »Fragen der Ethik« von Britta Suesseorott im Wintersemester 1996/97, Carol Gilligan wurde von ihr erwähnt.

auch bereit zu sein, sich selbst Zuwendung zu gönnen und letztlich die Spannung auszuhalten, die aus den Ansprüchen anderer und den Ansprüchen der Sorge um das eigene Selbst entstehen. Hier geht es nicht um Autonomie, Recht, Gesetze und Fairness, sondern um das Selbst, um andere und um die Beziehung zwischen dem Selbst und den anderen.

11.2.3.3 Kegan: Entwicklung des Selbst

Es geht um die menschliche Entwicklung des Selbst. Das Selbst muss differenzieren (sich trennen), umstrukturieren (mit Angst, Protest etc. verbunden) und integrieren (Beziehung zu Objekt finden). Die einbindende Kultur muss halten (hilfreich sein), in der Nähe bleiben (obwohl man verlassen wird) und loslassen (zu Objekt werden). Auf allen Stufen ist die von Kegan als »einbindende Kultur« bezeichnete Umgebung des einzelnen Menschen mit ihren drei wesentlichen Funktionen der Bestätigung (Festhalten), des Widerspruchs (Loslassen) und der Fortdauer (zur Reintegration in der Nähe bleiben) von größter Bedeutung für die Entwicklung des Menschen. Ziel jeder Entwicklungsstufe ist es, mehr Autonomie und gleichzeitig mehr Beziehungsfähigkeit zu erlangen.

11.2.4 Grundlagen für ethische Orientierungen

Aus bestimmten Menschenbildern/Weltanschauungen/Wertorientierungen können sich bestimmte ethische Grundprinzipien ableiten lassen. Siehe dazu die folgenden Beispiele:

11.2.4.1 Menschenbilder der psychotherapeutischen Grundausrichtungen

Menschenbild der Humanistischen Psychotherapieformen
Der Mensch ist geleitet von einer grundlegenden Tendenz, all sein Potenzial zur eigenen positiven Entwicklung zu verwenden. Höchstes Gut ist die Selbstverwirklichung.

Menschenbild des Existenzialismus (Existenzialistische Psychotherapie)
Der Mensch ist in sein begrenztes und sinnleeres Dasein geworfen. Höchstes Gut ist, sich den Anforderungen der eigenen Existenz zu stel-

len, ein Leben mit innerer Zustimmung, Ja zum Leben zu sagen; ein »Aufgehoben-Sein«, auch wenn man dem Tod ins Auge blickt.

Menschenbild der Psychoanalyse

Der Mensch ist beherrscht von unbewussten, irrationalen Trieben (Eros und Thanatos); einem schwachen Ich zwischen den Trieben (Es) und der Umweltanforderung (Über-Ich). Höchstes Gut: Wahrheit bzw. Einsicht in die eigene Situation, um darin einen Sinn zu finden und freier zu werden.

Menschenbild des Behaviorismus (Verhaltenstherapie)

Der Mensch ist ein sich selbst steuerndes, aktiv und planvoll handelndes Individuum (»informationsverarbeitendes Lebewesen«), das zwar von der Umwelt beeinflusst wird, aber selbst dazu imstande ist, seine Umwelt zu verändern und zu beeinflussen. Das Verlernen erlernten Verhaltens ist möglich. Höchstes Gut ist die Eigenständigkeit und Eigenverantwortlichkeit.

11.2.4.2 Wertethik (Phänomenologischer Ansatz)

Für Max Scheler soll die Ethik nicht wie bei Immanuel Kant rein formal bestimmt sein, sondern durch den in einer Handlung verwirklichten jeweiligen (»materialen«) Wert. Diese Werte werden zwar konkret immer an bestimmten Handlungen oder Dingen angetroffen, sind aber nicht deren Eigenschaften, sondern sie existieren für sich (Phänomene »a priori«) und unabhängig von ihrer jeweiligen Verwirklichung. »Der Wert der Freundschaft wird nicht angefochten dadurch, dass sich mein Freund als falsch erweist und mich verrät.« »[…] so sind mir auch Werte wie angenehm, reizend, lieblich, aber auch freundlich, vornehm, edel prinzipiell zugänglich, ohne dass ich sie mir hierbei als Eigenschaften von Dingen oder Menschen vorstelle.«

Die Menschen haben von Natur aus eine Intuition (ein »Organ«), wodurch sie die Werte wahrnehmen und erfassen: das »Wertfühlen«. Dabei genügt es nicht, Werte nur rational zu erfassen; sie fordern vielmehr den ganzen Menschen. Werte werden erfasst durch die wiederholte phänomenologische Reflexion. Das Wertfühlen kann natürlich auch verkümmern oder verschüttet werden: »Wertblindheit« (Dietrich von Hildebrand).

Das Wertfühlen erfasst sowohl einzelne Werte inhaltlich wie auch qualitative Unterschiede zwischen verschiedenen Werten, d.h. deren

Rangordnung. Scheler unterscheidet mehrere Klassen von Werten: Werte des sinnlichen Fühlens (angenehm/unangenehm), des vitalen Fühlens (edel, gemein), des geistigen Fühlens (schön, recht, wahr) und des religiösen Fühlens (heilig/unheilig). Eine Handlung ist dann moralisch, wenn von den in einer Situation infrage kommenden Werten der jeweils ranghöchste verwirklicht wird.

11.2.4.3 Ursprung der Moral und Wille zur Macht bei Nietzsche

Privilegierte Gesellschaftsschichten definieren ihre eigenen Handlungen als »gut« (»edel«, »vornehm«, »mächtig«, »glücklich«). Dagegen schätzen diese »Herren« die Handlungen der anderen, niedrigeren Menschen als »schlecht« (»schlicht«, »allgemein«, »unvornehm«) ein. Umgekehrt geht die Wertung der »Unterprivilegierten, Niedrigen, Armen, Kranken, der Sklaven« vor: Ihre Empfindung beruht auf Ressentiments, sie schätzen zuerst die anderen als die »Bösen«, den »bösen Feind« ab. Sich selbst definieren sie erst danach als die »Guten«, eben im Gegensatz zu jenen Bösen – das heißt, sie selbst sind »gut«, weil sie nicht »böse« sind, ihr Begriff von »gut« ist reaktiv statt aktiv wie bei den Vornehmen. Statt derartiger Ressentiments ist die Moral im »Willen zur Macht« zu sehen. Nach Friedrich Nietzsche ist der »Wille zur Macht« ein Bejahen der ewigen Kreisläufe von Leben und Tod, Entstehen und Vergehen, Akzeptieren des Schicksals, wobei Nietzsche jedoch noch einen weiteren Schritt fordert: Man soll das Schicksal wollen. Erst damit schließt sich der Kreis, da man es dann nicht als nur Auferlegtes passiv akzeptiert, sondern durch den Akt des Wollens förderlich in die Interpretation des eigenen Lebens integriert.

11.2.5 Generelle ethische Systeme

11.2.5.1 Eudämonistische Ansätze

Ethisches Kriterium ist die Kultivierung und Vervollkommnung des Mensch-Seins bzw. das Führen eines guten und erfüllten Lebens bzw. eines ganzheitlichen Wohlbefindens (»Eudaimonia« = griech. Glück, einen »guten Dämon« in sich haben). Man kann es subjektiv (*Was ist für mich ein gutes Leben?*) oder objektiv (*Was ist allgemein ein gutes Leben?*) sehen und erforschen. Ein klassischer und auch heute noch interessanter Ansatz, der diese Fragen zu beantworten versucht, stammt von Aristoteles aus dem antiken Griechenland.

Aristoteles: das höchste Gut und die »Tugenden«

Menschliches Erkennen und Handeln orientiert sich immer an Gütern, und unter diesen erreichbaren Gütern gibt es eines, das als höchstes Gut angestrebt wird. »Allgemein ist das vollkommene Ziel dasjenige, was stets nur an sich und niemals um eines anderen willen gesucht wird. Derart dürfte in erster Linie die Glückseligkeit (Eudaimonia) sein. Denn diese wünschen wir stets wegen ihrer selbst und niemals wegen eines anderen; Ehre dagegen und Lust und Vernunft und jede Tüchtigkeit (Tugend) wählen wir teils wegen ihnen selber [...], teils um der Glückseligkeit wegen.« (Aristoteles, Nikomachische Ethik, 1097a) Die Glückseligkeit besteht nach Aristoteles im lebenslangen »Tätig sein der Seele gemäß der ihr wesentlichen Tugenden« (ebd.). Gemeint ist, dass man sicher, kompetent und mit Lust sowohl den vernünftigen Teil der Seele wie auch den Teil der Emotionen und Begierden optimal gebrauchen kann. Die einzelnen Tugenden des emotionalen Seelenteiles werden dabei von Aristoteles als die jeweils richtige Mitte zwischen zwei entgegengesetzten Fehlhaltungen bestimmt (z. B. Sparsamkeit zwischen Geiz und Verschwendung, aber zu Geiz näher als zu Verschwendung).

Carl Rogers: Ansichten eines Therapeuten vom Guten leben

Das gute Leben ist nichts Statisches, kein Zustand der Zufriedenheit oder des Glücks. »Das gute Leben ist ein Prozess, kein Daseins-Zustand. Es ist eine Richtung, kein Ziel.« (Rogers, 1957, S. 183–195). Rogers meint aber, von seiner therapeutischen Erfahrung ausgehend, einige allgemein gültige Qualitäten dieses Prozesses beschreiben zu können (ebd.):

1. Zunehmende Offenheit gegenüber der eigenen organismischen Erfahrung: voll wahrnehmen, was in einem selbst vorgeht; seiner selbst empathisch gewahr werden, aller Abwehrhaltungen überflüssig werden. Diese Offenheit bringt auch eine größere Intensität und Tiefe des eigenen Erlebens sowie eine umfassendere Kreativität mit sich.
2. Voll aus der Gegenwart, d. h. aus der gegenwärtigen eigenen Erfahrung heraus leben zu können, statt Lebenserfahrungen von vorgefassten eigenen Strukturen und Bewertungen wahrzunehmen.
3. Zunehmendes Vertrauen zum eigenen Organismus als geeignetes Mittel, um die am meisten befriedigende Entscheidung in jeder existenziellen Situation treffen zu können. Ein solches Vertrauen ist gerechtfertigt, da man bei zunehmender Offenheit zur eigenen gegenwärtigen Erfahrung Zugang zu allen relevanten Daten des Bewussten und des Unbewussten (keine Abwehr!) hätte.

11.2.5.2 Kant: der Kategorische Imperativ

Immanuel Kant hat sich diese Grabinschrift gewünscht: »Zwei Dinge erfüllen das Gemüt mit immer neuer und zunehmender Bewunderung und Ehrfurcht, [...] der gestirnte Himmel über mir und das moralische Gesetz in mir.« Das »moralische Gesetz« ist im Menschen als Vernunftwesen angelegt.

Der Mensch hat (als Vernunftwesen) Anteil an zwei Bereichen:

- an der natürlichen Welt, dem Bereich der (sinnlichen) »Erfahrungen«;
- an der Welt jenseits aller Erfahrungen, dem Bereich des Absoluten. Daher ist es auch adäquat, dass (ethisches) Handeln sich an einem absoluten Guten ausrichtet. Dieses Gute muss »a priori« = unabhängig von allen empirischen Erfahrungen = allgemein gültig und notwendigerweise gültig sein.

Alle Versuche, ein ethisches System von irgendwelchen Inhalten aus dem Bereich der Erfahrungen her aufzubauen, müssen scheitern, weil diese nur relativ sind. »Es ist überall nichts in der Welt, ja überhaupt auch außer derselben zu denken möglich, was ohne Einschränkung für gut könnte gehalten werden, als allein ein guter Wille. Verstand, Witz, Urteilskraft, [...] Mut, Entschlossenheit, Beharrlichkeit im Vorsatze [...] sind ohne Zweifel in mancher Absicht gut und wünschenswert, aber sie können auch äußerst böse und schädlich werden, wenn der Wille [...] nicht gut ist.« (Kant, Grundlegung der Metaphysik der Sitten).

»Guter Wille« meint hier nicht eine gute Absicht, sondern die Ausrichtung an einer grundlegenden und vernunftgemäßen »Maxime«, nämlich dem sogenannten Kategorischen Imperativ. Ethisches Handeln im Sinne Kants kann man so verstehen, dass jeder Handlungsimpuls (jedes Motiv) zuerst am Kriterium des Kategorischen Imperativs überprüft wird.

Formulierungen des Kategorischen Imperativs:

»Ich soll niemals anders verfahren, als so, dass ich auch wollen könne, meine Maxime solle ein allgemeines Gesetz werden.«

»[Handle] [...] nur so, dass der Wille durch seine Maxime, sich selbst zugleich als allgemein gesetzgebend betrachten könne.«

»Handle so, dass du die Menschheit, sowohl in deiner Person, als in der Person eines jeden anderen, jederzeit zugleich als Zweck, niemals bloß als Mittel brauchest.«

Missverständnis Nr. 1: »Was du nicht willst, das man dir tu ...«, ist von Kant nicht gemeint. Es geht ihm nicht um die konkreten Folgen einer Handlung, sondern darum, ob die Maxime der eigenen Handlung eine allgemein gültige sein könne.

Missverständnis Nr. 2: Kant fordere, immer die Pflicht zu erfüllen. Kant geht es aber gerade nicht darum, ob eine Handlung (inhaltlich) einer Pflicht entspricht, sondern darum, ob ihr Prinzip, eben ihre Maxime, an den Bereich des Absoluten herankommt. Ein allein davon bestimmter Wille ist frei vom »Naturgesetz der Erscheinungen« – und nur diese Freiheit und Autonomie ermöglicht es, von mir aus eine Gesetzgebung zu schaffen, der ich folgen kann.

11.2.5.3 Der größtmögliche Nutzen (Utilitarismus)

Alle Handlungen sind nach ihren Folgen zu betrachten. Ethisch ist, was die nützlichsten Folgen für alle Betroffenen hat. Das Ziel liegt im »größtmöglichen Glück der größtmöglichen Zahl« (Bentham). Unter Nutzen wird das jeweils mögliche Ausmaß an Glück, Wohlbefinden, Wunschbefriedigung etc. von Individuen verstanden. Dabei geht es um die größtmögliche Zahl von Individuen (Gemeinwohl) und immer um den eher langfristigen Nutzen (Zukunftsorientierung).

Eine Handlung ist sittlich gut, wenn ihre Folgen im konkreten Fall eine größere Nützlichkeit bewirken, als wenn sie unterlassen wird (Handlungsutilitarismus).

Eine Handlung ist sittlich gut, wenn sie zu einer Klasse von Handlungen gehört, die im Allgemeinen nützliche Folgen haben. Gefragt ist also, welche Regel die günstigste ist (Regelutilitarismus: »Was wäre, wenn alle sich so verhalten würden?«)

Beurteilt werden sollen weniger die tatsächlichen Folgen (Beurteilung im Nachhinein) als vielmehr die absehbaren Folgen, wie sie ein wohlinformierter Beobachter (im Vorhinein) abschätzen kann.

Der klassische Utilitarismus ist »pathozentrisch«: Es geht nicht um absolute Werte, wie etwa den Wert des Lebens, sondern um die Qualität des Erlebens, daher sind etwa Leidensvermeidung und Leidensverminderung wichtig. Von daher ist auch das Töten z. B. von Tieren ethisch weniger verwerflich als das Quälen.

11.2.5.4 Gerechtigkeit/Menschenrechte als Korrektiv zum Nutzen

Utilitaristisch wäre es legitimierbar, dass ein Einzelner oder eine Minderheit für das Glück der Mehrheit aufgeopfert wird. Das ist für Rawls ethisch unzulässig. »Jeder Mensch besitzt eine aus der Gerechtigkeit entspringende Unverletzlichkeit, die auch im Namen des Wohls der ganzen Gesellschaft nicht aufgehoben werden kann.« Die sogenannten Grundrechte, die für jedes menschliche Individuum gelten (Unverletzlichkeit der Person, Glaubens- und Gewissensfreiheit, Wahlrecht, Rede- und Versammlungsfreiheit usw.)* schränken das Nützlichkeitsprinzip ein.

Rawls geht von der Idee aus, dass wir in kollektiver Verhandlung aus unseren moralischen Empfindungen die Prinzipien einer gerechten Verteilung der sozialen Güter (Freiheit, Chancen, soziale Grundlagen der Selbstachtung, Einkommen, Vermögen usw.) entwickeln können. (Das hat eine gewisse Ähnlichkeit mit der Idee vom Gesellschaftsvertrag von Hobbes: Um im natürlichen Kampf aller gegen alle das Überleben zu sichern, kommt es zu gegenseitigen Vereinbarungen = Grundlage der Staatsgewalt.) Die kollektive Verhandlung ist nicht real, sondern beruht auf einem Gedankenexperiment: Wenn Menschen innerhalb eines Kollektivs zunächst noch nichts über ihre Fähigkeiten und ihre möglichen Positionen innerhalb des Kollektivs wissen, dann würden sie eine Gemeinschaftsform wählen, die jedem die prinzipiell gleichen Rechte und Chancen einräumt. Real heißt das, dass so lange verhandelt werden soll, bis ein von allen anzuerkennendes gerechtes Ergebnis erzielt worden ist.

Rawls gilt als Verfechter des liberalen Wohlfahrtsstaates. Er hat sein Konzept der Gerechtigkeit als Fairness mit den Prinzipien des übergeordneten Konsenses (z. B. von Staatsbürgern bzw. Gruppen mit verschiedenen Weltanschauungen oder Religionen), den Prinzipien der Toleranz (Zusammenleben mit ethnischen, sprachlichen u. a. Minderheiten) und den Prinzipien des Völkerrechts auf den politischen Bereich ausgedehnt.

11.2.5.5 Diskursethik (Apel)

Apel postuliert, dass es ein grundlegendes ethisches Prinzip geben muss, das normativ verbindlich ist. Er argumentiert diese Notwendigkeit mit dem Ungenügen von Normen als bloß beliebigen Konventionen sowie mit dem heutigen Bedarf an verbindlichen Normen im »Makrobereich« der internationalen Beziehungen, der gesamtmenschheitlichen Lebensinteressen und der Berücksichtigung der Ökologie. (Bisher kennen wir nur viele Normen im Intimbereich von Sexualität, Familie und Zusammenleben usw.)

* Vgl. Staatsgrundgesetz über die allgemeinen Rechte der Staatsbürger (Teil der österreichischen Bundesverfassung), Europäische Menschenrechtskonvention sowie Allgemeine Erklärung der Menschenrechte der UNO.

Apel findet dieses Prinzip in den Gültigkeitsvoraussetzungen von menschlicher Argumentation (»Diskurs«). Diese sind etwa:

- Ergebnis des Diskurses nur durch Konsens (nicht durch Befehl, Gewalt o. Ä.).
- Konsens gibt es nur durch vernünftige, plausible Argumentation.
- Geltenlassen aller anderen bzw. von deren Ansprüchen, sofern sie eben plausibel sind.
- Verpflichtung, die eigenen Ansprüche ebenfalls plausibel zu machen.
- Kein mündiger, wahrheitsfähiger Mensch darf vom Diskurs ausgeschlossen werden.
- Keine Einschränkungen oder Tabus bezüglich der Themen des Diskurses (außer das ist plausibel).

Wer kommunikative Kompetenz erworben hat, kann vom rationalen Diskurs nicht ausgeschlossen werden, der Mensch kann sich dessen Prinzipien nicht entziehen.

11.2.5.6 Einzelne ethische Perspektiven

Verantwortungs- statt Gesinnungsethik

Max Weber unterscheidet Verantwortungs- und Gesinnungsethik: »Keine Ethik der Welt kommt um die Tatsache herum, daß die Erreichung ›guter‹ Zwecke in zahlreichen Fällen daran gebunden ist, daß man sittlich bedenkliche oder mindestens gefährliche Mittel und die Möglichkeit oder auch die Wahrscheinlichkeit übler Nebenerfolge mit in Kauf nimmt, und keine Ethik der Welt kann ergeben: wann und in welchem Umfang der ethisch gute Zweck die ethisch gefährlichen Mittel und Nebenerfolge heiligt. »Reine Gesinnungsethik kann zu Fanatismus und Vernichtung führen«.

Güterabwägung

Die katholische Moraltheologie hat sich ausführlich mit dem Problem von Handlungen mit Doppelwirkung (sowohl moralisch gut wie moralisch verwerflich) befasst (z. B. Tötung aus Notwehr u. a. m.). Kriterien für diese Güterabwägung sind dabei etwa, dass sich das Motiv auf die moralisch guten Folgen beziehen muss bzw. die moralisch schlechten Wirkungen nicht intendiert werden und dass der Zweck nicht die Mittel heiligt.

Die Ausgewogenheit von Werten (Wertequadrat nach Schulz von Thun)

Friedemann Schulz von Thun (1989) hat eine Idee aus der »Charakterologie« von Paul Helwig (1967) aufgegriffen, die besagt, dass jede Charaktereigenschaft einseitig wird, wenn sie nicht in Spannung mit ihrem jeweiligen positiven Gegenwert (also optimal, nicht maximal) gelebt wird. Dieser Gegenwert lässt sich mithilfe des »Wertequadrats« finden, indem zunächst die entwertende Übertreibung und der konträre Gegensatz bestimmt werden. Letzterer stellt dann die entwertende Übertreibung des positiven Gegenwerts dar, während Ersterer ebenfalls einen konträren Gegensatz dazu darstellt (vgl. Werte- und Entwicklungsquadrat in Schulz von Thun, 1989, S. 38 ff.).

11.2.6 Ethik der Profession Psychotherapie

Definition von Psychotherapie

Psychotherapie wird vom Psychotherapiegesetz (PthG) definiert als »umfassende, bewusste und geplante Behandlung von psychosozial oder auch psychosomatisch bedingten Verhaltensstörungen und Leidenszuständen mit wissenschaftlich-psychotherapeutischen Methoden [...] mit dem Ziel, bestehende Symptome zu mildern oder zu beseitigen, gestörte Verhaltensweisen und Einstellungen zu ändern und die Reifung, Entwicklung und Gesundheit des Behandelten zu fördern.« (Bundesministerium für Frauen und Gesundheit, 2017, S. 4).

Grawe et al. (1994, S. 10) meinen, dass sich Psychotherapie von anderen Behandlungsformen dadurch unterscheidet, dass sie sich psychologischer Mittel bedient. Psychotherapie sei demnach von ihrem Vorgehen, nicht von ihrem Anwendungsbereich her zu definieren. Zwar bilden die psychischen und psychosomatischen Störungen den hauptsächlichen Anwendungsbereich, jedoch dient Psychotherapie auch als zusätzliche Behandlung bei vielen organisch-medizinischen Störungen (Krebserkrankungen, Hämodialysen, Herzoperationen, allgemeinen Schmerzzuständen usw.). Darüber hinaus wird Psychotherapie zunehmend von Menschen in Anspruch genommen, die sich nicht im eigentlichen Sinn krank oder gestört fühlen.

11.2.7 Ethische Aspekte der Psychotherapie in der Praxis

11.2.7.1 Verständnis und Gestaltung der therapeutischen Beziehung

Prozessziel der therapeutischen Beziehung

Die therapeutische Beziehung muss primär den eigentlichen therapeutischen Prozess im Klienten ermöglichen. Dieser Prozess wird jeweils schulenspezifisch, z. B. als Einsicht im Sinne des Bewusstwerdens unbewusster Motive, als Selbstexploration zum Gewahrwerden der Inkongruenzen, als Wiederherstellung des vollen Kontakts mit sich selbst usw., definiert. Die Therapie ist somit ein Ort des Problematisierens und Klärens von eigenem Erleben; sie dient daher nicht primär dazu, Bedürfnisse oder Wünsche (z. B. nach Glück oder Wohlergehen) – sei es des Klienten, sei es der Therapeutin – zu erfüllen.

Funktionaler Einsatz der eigenen Kompetenz

Die Interventionen des Therapeuten:der Therapeutin müssen funktional auf das Therapieziel ausgerichtet sein. Sie sollten also nicht von (oft unerkannten) eigenen Bedürfnissen (Sym- oder Antipathie, Macht, erotische Bedürfnisse usw.) her geleitet sein. In der Therapiesituation handelt der Therapeut intuitiv (aus dem eigenen Erleben heraus); die Interventionen müssen aber trotzdem theoriegeleitet sein, d. h. mindestens im Nachhinein vom Therapiekonzept der eigenen Schule abgeleitet werden. Formen des missbräuchlichen Überwiegens eigener Bedürfnisse sind:

- sexueller Missbrauch
- narzisstischer Missbrauch
- ökonomischer Missbrauch
- ideologischer Missbrauch

Therapie mit Nahestehenden

Der funktionale Einsatz der eigenen Kompetenz ist bei nahestehenden Personen erschwert bis gar nicht möglich, da die eigenen inneren Positionen zu diesen Personen kaum ausgeschaltet werden können.

Therapie auf Distanz, Therapie per Internet

Die Internetrichtlinie des Bundesministeriums für Gesundheit besagt, dass psychotherapeutische Behandlung per Internet ausgeschlossen ist, während psychotherapeutische Beratung nur unter bestimmten Bedingungen möglich ist. Eine derartige Beratung sollte über synchrone Dienste (Chat), nicht jedoch über asynchrone Dienste (E-Mail) laufen.

Die Coronakrise 2020 erforderte diesbezüglich vorübergehend eine neue Handlungsempfehlung für Psychotherapeut:innen. Die Praxen können unter bestimmten Sicherheitsauflagen geöffnet bleiben. Damit physische Kontakte so weit wie möglich reduziert werden, ist es möglich, mit Klient:innen auch online zu arbeiten. Die Krankenkasse honoriert Online-Therapien in gleicher Form wie Therapien, die in Präsenz durchgeführt werden.

Folgende Fragen und Parameter können hilfreich sein:

- der Selbstschutz (gehöre ich oder gehören Personen in meinem Haushalt zu einer Risikogruppe?)
- der Schutz der Klient:innen (gehören diese zu einer Risikogruppe?)
- die Problemlage der Klient:innen (brauchen diese dringend den persönlichen Kontakt oder können diese auch online profitieren?)
- Wo findet die Therapie statt? (Abstand, Hygienemaßnahmen) Bei Online-Therapien ist zu gewährleisten, dass die Klient:innen auch ungestört telefonieren können.

Virtueller Kontakt kann niemals einen persönlichen Kontakt ersetzen. Online-Therapie ist eine Möglichkeit, vorübergehend mit Klient:innen Kontakt zu halten. Psychotherapie lebt vom Vertrauensgrundsatz und vom unmittelbaren Beziehungsangebot. Virtueller Kontakt entzieht sich diesem Schutzraum.

Umgang mit der eigenen Methode

Von der eigenen Methode überzeugt zu sein, ist ein spezifischer Wirkfaktor für den Therapieerfolg. Daraus ergibt sich die Wichtigkeit einer sorgsamen Aneignung der Methode. Umgekehrt gilt, dass eine äußerlich-schablonenhafte Anwendung der gelernten Methode schädlich ist: Der Einzelfall ist nie aus dem Wissen um das Allgemeine ableitbar. Darüber hinaus darf ein Mensch nie zum bloßen Einzelfall eines Allgemeinen gemacht werden.

11.2.7.2 Macht, Abhängigkeit, Einflussnahme in der Therapie

Keine Manipulation der Klient:innen

Eine Beeinflussung der Klient:innen findet in jedem Fall statt. So werden etwa, wenn eine bestimmte Therapierichtung indiziert erscheint, die sich aus dem jeweiligen Menschenbild ergebenden Therapieziele dem Klienten:der Klientin »zugemutet«. Dennoch wird dabei allerdings die Wertorientierung der Klient:innen unbedingt respektiert. Insgesamt soll das Klima der therapeutischen Beziehung vermitteln, dass Klient:innen grundsätzlich immer die Freiheit haben, therapeutische Interventionen anzunehmen oder abzulehnen.

Machtposition der Therapeut:innen

Die Therapiebeziehung ist asymmetrisch: Als Mitglieder ihrer Profession haben Therapeut:innen »Macht«; Klient:innen sind wegen ihres Hilfeverlangens emotional abhängig. Grundsätzlich gilt: Abhängigkeit ist nicht gleich Unfreiheit bzw. Freiheit ist nicht identisch mit Unabhängigkeit bzw. Macht ist nicht gleich Unterdrückung. Die Therapeutin muss den:die Klient:in als »Patient:in« annehmen, aber die therapeutische Beziehung muss »frei-gebend« (statt »unfrei-machend«) sein.

Die Therapiebeziehung beinhaltet auch symmetrische Anteile, weil Klient:innen und Therapeut:innen immer Mitmenschen sind.

Ratschläge für die Lebensführung u. Ä. vertragen sich nicht mit Psychotherapie

Kann Derartiges in bestimmten Fällen doch geboten sein?

Direkte Beeinflussung der Wertorientierung des Klienten

Charlotte Bühler (1974) hat darauf hingewiesen, dass es fallweise in der Psychotherapie indiziert sein kann, aktiv die Wertorientierung des Klienten zu beeinflussen. Ohne damit ein System aufstellen zu wollen, nennt sie dafür fünf Beispiele:

- Wenn der Klient seine Probleme durchgearbeitet hat und anfangen sollte, anerkannte neue Werte zu verwirklichen, dies aber nicht tut.
- Wenn der Therapeut seine Integrität und Selbstachtung untergraben würde, wenn er nicht definitiv zu einer bestimmten Wertorientierung des Klienten Stellung nimmt.

- Wenn (z.B. nach »kritischen Zwischenfällen«) eine Änderung der Ziele oder des Verhaltens beim Klienten dringend angezeigt erscheint und er dies nicht von sich aus realisiert.
- Wenn der Klient vor einer Wahl steht (Berufswechsel, Pflichtkonflikte) und dabei vom Therapeuten eine inhaltliche Hilfe (Auswahlkriterien usw.) möchte.
- Wenn der Therapeut (vor allem bei Kindern, Jugendlichen oder weniger ausgereiften Menschen) in pädagogischer Weise bestimmte Werte einführen oder inhaltlich betonen muss.

11.2.7.3 Verantwortung der Klient:innen

Verantwortung des Klienten und der Klientin für die therapeutische Beziehung

- Stimmige Wahl des Therapeuten oder der Therapeutin (Normalfall: Freiwilligkeit)
- Zulassen von Hilfe (impliziert Aufrichtigkeit des eigenen Ausdrucks sowie Durchhaltewillen)

Verantwortung des Klienten und der Klientin für sich selbst: elf Grundrechte in der Psychotherapie

1. Ich habe das Recht, meine eigenen Bedürfnisse auszusprechen und meine eigenen Prioritäten als Mensch zu setzen, unabhängig von irgendwelchen Rollen, die ich in meinem Leben übernommen habe.
2. Ich habe das Recht, mit Achtung als intelligenter, fähiger und gleichberechtigter Mensch behandelt zu werden.
3. Ich habe das Recht, meine Gefühle zu äußern.
4. Ich habe das Recht, meine Meinungen und Wertbegriffe zu äußern.
5. Ich habe das Recht, für mich selbst Ja oder Nein zu sagen.
6. Ich habe das Recht, Fehler zu machen.
7. Ich habe das Recht, meine Meinung zu ändern.
8. Ich habe das Recht, zu sagen, etwas nicht zu verstehen.
9. Ich habe das Recht, zu verlangen, was ich möchte.
10. Ich habe das Recht, Verantwortung für Probleme anderer Menschen abzulehnen.
11. Ich habe das Recht, Umgang mit anderen zu pflegen, ohne von ihrer Anerkennung abhängig zu sein.
(Huber, 2003, S. 38 f.)

11.2.7.4 Ethisch relevante Aspekte im Therapieverlauf

Therapiebeginn

- »Aufklärungspflicht« über Wesen und Gestaltung der Psychotherapie, die Psychotherapeutin, der Psychotherapeut ist zu Beginn der Behandlung verpflichtet, über die Art und Weise, das Setting, die Frequenz, und – soweit abschätzbar – die Gesamtdauer aufzuklären. Weiters über die Honorierung, Möglichkeiten der Krankenkassenzuschüsse, Urlaubs- und Absageregelungen, die Verschwiegenheitsregel, den Umgang mit Beschwerden sowie über Abbrüche und Beendigung der Therapie zu informieren.
- Aushandeln eines Therapievertrags (»informed consent«)
- Es besteht keine Pflicht, jede/n Klient:in zu übernehmen!

Dokumentation

Außer der eigenen fachlichen Dokumentation müssen Therapeut:innen eine Dokumentation führen (und zehn Jahre lang aufbewahren), in welche die Klient:innen Einsichtsrecht haben. Diese umfasst:

1. Adresse, Telefonnummer Klient:in, institutioneller Rahmen der Therapie, Vergabe des Informationsblattes
2. Standardbedingungen der Therapie, (äußeres) Setting, Frequenz, geschätzte Gesamtdauer (evtl. Open-end-Vereinbarung), Honorarmodalitäten, Absage- und Ferienregelungen u. Ä. m.
3. medizinisch relevante Hypothesen und Diagnosen: Art und Termine der Mitteilungen und der Aufforderungen zur ärztlichen Abklärung oder Behandlung

Dies gilt auch im Falle des Ablebens der Therapeutin oder des Therapeuten. Seit 2014 gibt es dazu eine neue Richtlinie zur Dokumentationsaufbewahrungspflicht im Falle des Todes (siehe §16 Abs. 4 Psychotherapiegesetz.). Seitens des Psychotherapeuten bzw. der Psychotherapeutin erfordert dies eine gültige (handgeschriebene), hinterlegte Willenserklärung, in der festgelegt wird, welche Vertrauensperson die klientenbezogenen Unterlagen der Praxis übernimmt. Es muss ein Angehöriger der Berufsgruppe sein.

Überschreiten des normalen Settings

Das Verlassen des normalen Settings bzw. ein direktes Eingreifen in das Leben von Klient:innen kann geboten sein, wenn massive Gefährdungen gegeben sind. Dazu zählen etwa akute Selbstmordgefahr, akute psychotische Situationen, Trauma-Reaktionen und kollapsähnliche Zusammenbrüche. Das Eingreifen wird u. a. darin bestehen, zunächst eine medizinische Behandlung (Einweisung) zu arrangieren.

Therapiebeendigung

Übereinstimmung herrscht bei den Therapieschulen über die Wichtigkeit einer bewusst gesetzten Abschiedsphase. Nach Beendigung der Therapie wird nochmals deutlich, wie das im therapeutischen Prozess Erarbeitete im Inneren und in der Außenwelt der Klient:innen wirkt bzw. aktive Wirksamkeit erlangt. Die posttherapeutische Phase ist jener Lebensabschnitt, in dem der:die Klient:in die neuen Erfahrungen der Therapie internalisiert. Viele Therapien, die unlösbar in freundschaftliche oder gar sexuelle Kontakte übergegangen sind, nicht gezielt und von therapeutischer Seite nicht gewollt diesen Verlauf genommen haben, sondern geprägt sind von einem missverstandenen Versuch, die Beendigungsproblematik durch die Aufnahme persönlicher Beziehungen zu entschärfen, enden in einem Abgekommen-Sein vom eigenem Weg (vgl. Roderich & Hohage in Diederich, 2008). Durch die Konzentration auf die Liebesbeziehung werden die eigentlichen Therapieziele aus den Augen verloren, nämlich die Konzentration der Patientin darauf, eigene Wege zu erkunden und zu erproben! (Vgl. Holzbecher & Wittrahm, 2008)

Als minimaler Standard werden nach Beendigung der Therapie zwei Jahre Abstinenz eingeräumt. Während dieses Zeitraumes sollte es keinerlei Kontakt zu dem Psychotherapeuten:der Psychotherapeutin geben.

11.2.7.5 Therapeutische Verschwiegenheit

Klient:innen haben das Recht auf die uneingeschränkte Geheimhaltung aller der Psychotherapeutin oder dem Psychotherapeuten anvertrauten Geheimnisse; diese Verschwiegenheitspflicht von Psychotherapeutinnen und Psychotherapeuten, ihrer allfälligen Hilfspersonen, Supervisorinnen und Supervisoren steht auch über allfälligen Interessen der öffentlichen Gesundheitspflege oder der Rechtspflege. Eine Entbindung von der Verschwiegenheitspflicht (Geheimnisverzicht) zum Zweck einer Zeugenaussage vor einem Gericht oder einer Verwaltungsbehörde ist als höchstpersönliches Recht nur dann zulässig, wenn der Patient oder die Patientin einsichtig und urteilsfähig ist und wenn die Entbindung durch ihn oder sie selbst erfolgt.

Davon unabhängig besteht im Rahmen von gerichtlichen Strafverfahren (nicht zivilrechtlichen Verfahren!) ein Aussageverweigerungsrecht für die Angehörigen des psychotherapeutischen Berufsstandes, von dem auch im Fall einer Entbindung Gebrauch gemacht werden kann. Die Entscheidung, ob vom Aussageverweigerungsrecht Gebrauch gemacht wird, ist aufgrund fachlicher und berufsethischer Kriterien von den Angehörigen der psychotherapeutischen Berufsgruppe in Eigenverantwortung zu treffen.

11.2.7.6 Bezahlung der Therapie

Klarheit und Transparenz sind gefordert. Für die Gemeinschaft der Psychotherapeut:innen gilt, dass sie die gesellschaftspolitische Bedeutung von Psychotherapie zu verantworten hat (Versorgung der gesamten Bevölkerung, Verträge mit Krankenkassen!). Seit Jahren wird vonseiten des Berufsverbandes gefordert, dass die Rückerstattungen der Krankenkassen angehoben werden. Seit vielen Jahren sind diese gleich geblieben. Für einkommensschwache Personen ist Psychotherapie daher zum Teil nicht leistbar.

11.2.7.7 Umgang mit Fehlern

Psychotherapeut:innen gehören neben Ärzt:innen oder Priester:innen zu der Berufsgruppe, von der in unserer Gesellschaft wohl die höchste ethische Kompetenz erwartet wird. Ihnen werden intime Bedürfnisse und Probleme anvertraut, in der Hoffnung, Hilfe zu bekommen. Menschen haben oft einen jahrelangen Entscheidungsprozess hinter sich, bevor sie bereit sind, psychotherapeutische Hilfe anzunehmen. Denn die therapeutische Beziehungskonstellation erfordert von den Hilfesuchenden die Bereitschaft, in einem verletzlichen Bereich ihrer Persönlichkeit Macht abzugeben, der aufgesuchten Person einen Vertrauensvorschuss entgegenzubringen und sich in eine emotionale Abhängigkeit zu begeben. Oftmals fühlen sich Menschen erst durch extremen Leidensdruck oder Krisen gezwungen, psychotherapeutische Hilfe zu suchen, und sie sind auch von daher in ihren Selbstbestimmungsfähigkeiten eingeschränkt.

Aus dieser Beziehungssituation, in der wir grundsätzlich davon ausgehen müssen, dass Klienten und Klientinnen oftmals nicht sagen können, wenn und ob wir ihnen schaden, ergibt sich ein hoher moralischer Anspruch (vgl. Holzbecher & Wittrahm, 2008). Psychotherapeuten und Psychotherapeutinnen sind verantwortlich für den therapeutischen Prozess, in den sie selbst als Personen mit ihren Stärken und Schwächen involviert sind. Von dieser Verantwortung können sie sich nicht lossagen, auch nicht mit dem Verweis auf die Expertenschaft von Klienten und Klientinnen, die »selber am besten wissen, wo der Schuh drückt« (Rogers, 1976 [1961], S. 27).

In der direkten Arbeit mit den Klienten und Klientinnen ist dies eine wichtige emanzipatorische Einstellung. Sie sollte jedoch nicht das Faktum der Verantwortlichkeit verdecken, das mit der Übernahme der Funktion als Therapeut oder Therapeutin einhergeht.

Wer jedoch in einem komplexen Beziehungsprozess wie Psychotherapie Verantwortung übernimmt, kann auch Fehler machen. Er oder sie kann im Nachhinein feststellen, dass sein oder ihr Handeln nicht »richtig« oder »schlecht« war.

Studie der Donau-Universität Krems

Die Studie der Donau-Universität Krems über »Risiken, Nebenwirkungen und Schäden in der Psychotherapie« (vgl. Leitner et al., 2012) kommt zum Schluss, dass es in Psychotherapien sehr wohl unerwünschte Wirkungen, Fehler, aber auch Schäden gibt, die mit dem allgemeinen Risikopotenzial in Psychotherapien zusammenhängen (vgl. Enk, 2010). Die Studie unterscheidet das Risikopotenzial hinsichtlich Strukturqualität (Setting, Ausbildung, Persönlichkeit der Therapeuten und Therapeutinnen), Prozessqualität (Beziehung, therapeutischer Prozess) und Ergebnisqualität.

Werden Risiken nicht gut bewältigt, kann dies zu Fehlern führen. Fehler zu machen, bedeutet noch nicht, dass auch Schaden entsteht. Denn entscheidend ist, wie Patienten bzw. Patientinnen und Therapeuten bzw. Therapeutinnen mit dem Fehler umgehen. Erst der weitere Umgang mit dem Fehler führt zu schädlichen, aber in vielen Fällen auch zu nützlichen Therapieprozessen. Ob es zur positiven oder negativen Wirkung kommt, hängt vom Faktor des Problembewusstseins, der Reflexionsbereitschaft sowie der Besprechbarkeit ab. »Wenn ein Fehler nicht bemerkt oder reflektiert wird, ist seine Integration in den Prozess nicht möglich, die Gefahr für einen Schaden und das Wiederholungsrisiko erhöhen sich« (Enk, 2010, S. 4). Fehler zu machen, ist demnach zum Unterschied von eindeutigen Regelübertretungen im Sinne des Berufskodexes per se noch kein Widerspruch zur Berufsethik.

Was tun bei Beschwerden, wenn eine Klärung im Rahmen des therapeutischen Prozesses nicht mehr möglich ist?

1. Hilfe auf persönlicher Ebene suchen,
2. Problematisieren auf der Ebene des psychotherapeutischen Ausbildungsvereins (Fachvertretung) und
3. auf der Ebene der Berufsvertretung (Landesverbände, ÖBVP).

Erst als letzte Ebene ist das Einbringen einer Beschwerde beim Psychotherapiebeirat sinnvoll, und zwar in jenen gravierenden Fällen, bei denen die Voraussetzungen für die Eintragung in die Psychotherapeutenliste als nicht (mehr) vorliegend erscheinen. Hier geht es nicht mehr um eine Lösung, sondern um die fachliche Prüfung der Vertrauenswürdigkeit etc. – im Sinne einer möglichen Austragung aus der Psychotherapeut:innenliste und damit Aberkennung der Berufsberechtigung.

Margret Aull, ehemalige Vorsitzende des österreichischen Berufsverbandes, plädiert für eine Auseinandersetzung und den offen geführten Diskurs im Zusammenhang mit all den Fragen der Berufspflichten von Psychotherapeut:innen. Eine Auseinandersetzung, die nicht mit dem Absolvieren der Ethik-Seminare im Rahmen des Propädeutikums und der Errichtung von Beschwerdestellen abgeschlossen sein kann.

Gegenwärtige Richtlinien und Praktiken

Die psychotherapeutischen Aus- und Fortbildungen bereiten zwar auf den verantwortlichen Beruf vor, in der Praxis sind wir jedoch allein mit den Patienten und Patientinnen. Auch regelmäßige Supervision kann unser Handeln nicht zwingend kontrollieren.

Die Richtlinien aus dem Berufskodex und gesetzliche Bestimmungen geben nur bedingt Handlungssicherheit. Sie stecken zwar generelle Rahmenbedingungen ab, es hängt jedoch von unserer Kompetenz ab, wann und wie wir diese Richtlinien nach eigenverantwortlicher Güterabwägung in der konkreten Situation umsetzen. Oftmals stehen wir vor Problemsituationen, die von diesen Richtlinien und Vorschriften noch gar nicht berührt sind. In anderen Fällen – etwa in Krisensituationen oder im Umgang mit persönlichkeitsgestörten Patienten und Patientinnen – kann eine zu strenge Auslegung der Regeln den Therapieprozess behindern.

In der Präambel des Berufskodex wird extra darauf hingewiesen, dass die Umsetzung von Richtlinien noch keine »ethische Kompetenz« bewirke: »Die Tatsache, dass sich ethisch verantwortungsvolles Handeln durch Gesetze und Richtlinien letztlich nicht bewirken lässt, steht nicht im Widerspruch dazu, dass Auseinandersetzung, Verständigung und Vereinbarung über verbindliche Gesichtspunkte ethisch verantwortlichen professionellen Verhaltens in konkreten Fragen sinnvoll und notwendig sind.« (Bundesministerium für Gesundheit, 2012, S. 3) Der Berufskodex in der derzeitigen Fassung muss daher als aktuelles Resultat der ethischen Reflexion der gesamten Berufsgruppe begriffen und eingehalten werden. Er erspart jedoch keineswegs die eigenständige Auseinandersetzung mit der ethischen Dimension psychotherapeutischen Handelns.

Begründungsorientierter Kohärentismus als normativ-ethische Basis

Der begründungsorientierte Kohärentismus wird als einer von vielen Ansätzen dem ethischen Kohärentismus zugeordnet. Diese moralphilosophische Theorie sieht zum Unterschied von anderen (z. B. Kantianismus oder Werteethik) ihre Begründungsaufgabe nicht mehr darin, letztgültige normative Fundamente festzulegen, aus denen dann sämtliche moralische Urteile und Normen abgeleitet werden. Vielmehr soll das, was »gut« und »richtig« ist, am konsistenten argumentativen Zusammenhang (d. h. an der Kohärenz) gemessen werden, indem moralische, aber auch nicht moralische (fachliche oder empirische) Überzeugungen in der ethischen Beurteilung einer bestimmten Situation verknüpft werden.

Der begründungsorientierte Kohärentismus überwindet auf diese Weise die Spaltung zwischen Ethik und Empirie und berücksichtigt damit die enge Verflechtung zwischen ethischer und fachlicher Dimension in Praxiskontexten. Normativen Prinzipien, Standards und Regeln kommt in diesem Prozess der Urteils- und Entscheidungsfindung keine hoherrangige Bedeutung zu. Sie sollen lediglich die Sensibilität für den Problemzusammenhang erhöhen.

Die ethische Qualität einer individuellen und situativen Entscheidung ist demnach im begründungsorientierten Kohärentismus umso höher, je dichter die logisch-konsistente Einbettung der Entscheidung im Gesamtzusammenhang von relevanten Sachverhalten und anerkannten Normen, Standards und Werten erklärt werden kann.

Ethische Reflexion hat hingegen zum Ziel, das professionelle Handeln auf seine moralische Richtigkeit hin zu überprüfen bzw. zu rechtfertigen. Die ethische Dimension des therapeutischen Handelns wird in den Blick genommen. Es stellen sich Fragen wie: Ist das, was ich hier als Psychotherapeutin oder als Psychotherapeut tue oder tun will, auch gut für meine Klientin bzw. meinen Klienten? Ist es gut für die Förderung des Therapieprozesses? Ist es gut für mich selbst und gut im Hinblick auf die Profession in ihrer Außendarstellung? Wie kann ich begründen, dass die Strategie ethisch korrekt ist? Wie könnte eine Kritik daran lauten? Wie lässt sich das Handeln rechtfertigen?

Das Handlungsmodell zur ethischen Reflexion besteht aus einer Matrix, in der drei Ebenen (implizite Ebene, normative Ebene und Werte-Ebene) unterschieden werden. Jede der Ebenen enthält drei sich überlappende Felder (persönliches, methodenspezifisches und allgemeines Feld), die bei jedem ethischen Reflexionsprozess zu beachten sind:

- **Implizite Ebene:** Während wir psychotherapeutisch handeln, treffen wir implizit bereits eine Fülle von ethischen Entscheidungen, die sich in unserem intuitiven Vorgehen und Erleben zeigen.
- **Normative Ebene:** Normen sind Verhaltensregeln, die dabei helfen sollen, Werte zu realisieren. Die Einhaltung von Normen garantiert jedoch nicht, dass angestrebte Werte auch tatsächlich erfüllt werden. Normen sind des Weiteren danach zu unterscheiden und zu gewichten, ob es sich um Verbote, Gebote, Leitlinien oder Standards handelt, die formalisiert (z. B. Berufskodex) bzw. legistisch (z. B. Strafrecht) festgelegt sind oder ob es um solche Normen geht, die sich eher informell in der Profession etabliert haben (z. B.: Es gibt Sozialtarife).
- **Werte-Ebene:** Es gibt eine unüberschaubare Anzahl von Werten, z. B. psychische und physische Integrität, Leben, Würde, Anerkennung, Wahrheit, Autonomie, Freiheit, Glück, Friede, Fairness, Solidarität, Respekt, Verantwortung, Eigentum, Umweltbewusstsein, Wohlbefinden, Gesundheit, Erholung, Ruhe etc. Werte hängen meist mit anderen Werten zusammen, sie bilden Wertsysteme, wobei höhere und niedrigere Werte zu unterscheiden sind. Werte können einander widersprechen oder miteinander kollidieren. Aufgrund ihrer Allgemeingültigkeit ist eine moralische Entscheidung daher am ehesten mit Werten zu begründen bzw. zu rechtfertigen. Es ist intersubjektiv überprüfbar, ob entsprechende Handlungen tatsächlich die angestrebten Werte realisieren. Professionelles Handeln wird durch eine solche Begründung für andere transparent und prinzipiell nachvollziehbar.

Psychotherapeutisches Handeln ist auch mit Risiken verbunden, die Klienten und Klientinnen sowie deren Therapieprozesse gefährden. Dieses Risikopotenzial ist durch kontinuierliche ethische Reflexion zu minimieren. In Anlehnung an den begründungsorientierten Kohärentismus kann dieser dazu dienen, eigenes Handeln zu reflektieren.

Fragen zur Evaluation

1. Beschreiben Sie die Grundausrichtungen der Persönlichkeit.
2. Welche moralischen Entwicklungen im Lebenslauf prägen uns?
3. Welche Standesregeln gibt es in der Profession der Psychotherapie und wozu dienen diese?
4. Wie geht man im Fall von Beschwerden vor, welche Möglichkeiten gibt es?

Literatur im Text

APA (2002). *Ethic's Code.* Abgerufen von www.apa.org/ethics/code 2002.htm.

Arndt, M. (1996). *Ethik denken – Maßstäbe zum Handeln in der Pflege.* Stuttgart, New York: Georg Thieme Verlag.

Arnold, E., Franke, B., Holzbecher, M., Illhardt, F.-J., Lezius-Paulus, R., & Wittrahm, A. (Hrsg.). (2006). *Ethik in psychosozialen Berufsfeldern. Materialien für Ausbildung und Praxis.* Köln: GwG-Verlag.

Badura, J. (2011). Kohärentismus. In M. Düwell, C. Hübenthal & M. H. Werner (Hrsg.), *Handbuch Ethik* (S. 194–205). Stuttgart: Metzler.

Bühler, C., & Allen, M. (1974). *Einführung in die humanistische Psychologie.* Stuttgart: Klett.

Bundesministerium für Gesundheit, Sport und Konsumentenschutz (1993). Berufskodex für Psychotherapeutinnen und Psychotherapeuten. *Psychotherapie Forum*, 1(1), 55–60.

Diederichs, P. (2006). *Die Beendigung von Psychoanalysen und Psychotherapien.* Gießen: Psychosozial Verlag.

Düwell, M., Hübenthal, C., & Werner, M. H. (2002). *Handbuch Ethik.* Stuttgart: Metzler.

Enk, B. (2010). *Wo viel Licht, dort ist auch Schatten.* Abgerufen von http://www.donauuni.ac.at/imperia/md/content/department/psymed/kremsertage/tagungsberichtenk.pdf (01.02.2014).

Erikson, E. H. (1992). *Einsicht und Verantwortung. Die Rolle des Ethischen in der Psychoanalyse.* Frankfurt/Main: Fischer Tb.

Freud, S. (1975 [1923]). Das Ich und das Es. In S. Freud, *Psychologie des Unbewussten. Studienausgabe. Band III* (S. 273–330). Frankfurt/Main: S. Fischer.

Gilligan, C. (1990). *Die andere Stimme. Lebenskonflikte und Moral der Frau.* München, Zürich: Piper.

Grawe, K., Donati, R., & Bernauer, F. (2004). *Psychotherapie im Wandel. Von der Konfession zur Profession.* Göttingen: Hogrefe.

Gruen, A. (2005). *Der Verlust des Mitgefühls. Über die Politik der Gleichgültigkeit* (6. Aufl.). München: dtv.

Hafke, C. (1998). *Vertrauen und Versuchung über Machtmissbrauch in der Therapie.* Reinbek bei Hamburg: Rowohlt Verlag.

Heyne, C. (1995). *Tatort Couch.* Frankfurt/Main: Fischer Verlag.

Holzbecher, M., & Wittrahm, A. (2008). *Projektbericht: Einstellung zu sexuellen Kontakten in der Psychotherapie.*

Huber, F. (2003). *Projekt Weltethik in Psychotherapie, Medizin, Erziehung und Seelsorge.* Karlsruhe: Info-Verlag.

Hutterer-Krisch, R. (2007). *Grundriss der Psychotherapieethik. Praxisrelevanz, Behandlungsfehler und Wirksamkeit.* Wien: Springer.

Kohlberg, L. (1995). *Die Psychologie der Moralentwicklung.* Frankfurt/Main: Suhrkamp Verlag.

Ludwig, R. (1995). *Kant für Anfänger. Der kategorische Imperativ.* München: dtv.

O. V. (2003). Ethik und Gewalt in der Psychotherapie. Themenheft. *Psychotherapie Forum*, 11, 4.

Pieper, A. (1994). *Einführung in die Ethik.* Tübingen: Francke UTB.

Reddemann, L. (2008). *Würde – Annäherung an einen vergessenen Wert in der Psychotherapie.* Stuttgart: Klett-Cotta.

Reiter-Theil, S. (1988). Therapie und Ethik in systemischer Perspektive. Zur Entwicklung eines allgemeinen Orientierungsrahmens. In L. Reiter, E. J. Brunner & S. Reiter-Theil (Hrsg.), *Von der Familientherapie zur systemischen Perspektive.* Berlin, Heidelberg: Springer.

Riemann, F. (1969). *Grundformen der Angst.* München: Reinhardt.

Rogers, C. R. (1973 [1957]). Ansichten eines Therapeuten vom guten Leben: Der voll sich entfaltende Mensch. In C. R. Rogers, *Entwicklung der Persönlichkeit* (S. 183–195). Stuttgart: Klett-Cotta (Orig. ersch. 1957: A therapist's view of the good life).

Schulz von Thun, F. (1989). *Miteinander reden 2. Stile, Werte und Persönlichkeitsentwicklung.* Reinbek: Rowohlt Taschenbuch.

Thomann, C., & Schulz von Thun, F. (2003). *Klärungshilfe 1. Handbuch für Therapeuten, Gesprächshelfer und Moderatoren.* Reinbek: Rowohlt Taschenbuch.

Tress, W., & Langenbach, M. (Hrsg.). (1999). *Ethik in der Psychotherapie.* Göttingen: Vandenhoek & Ruprecht.

Tugendhat, E. (1993). *Vorlesungen über Ethik.* Frankfurt/Main: Suhrkamp.

Wetzel, S. (2007). *Hoch wie der Himmel, tief wie die Erde. Meditation zu Liebe, Beziehungen und Arbeit.* München: dtv.

Zwettler-Otte, S. (Hrsg.). (2007). *Entgleisungen in der Psychoanalyse. Berufsethische Probleme.* Göttingen: Vandenhoeck & Ruprecht.

Kernliteratur

Hutterer-Krisch, R. (2007). *Grundriss der Psychotherapieethik. Praxisrelevanz, Behandlungsfehler und Wirksamkeit.* Wien: Springer.

12. SPEZIELLE FRAGESTELLUNGEN

12.1 Psychotherapie und Gender

Brigitte Schigl

Gender matters! Gender als essenzielle Perspektive im therapeutischen Prozess

Zusammenfassung

In dem Beitrag werden zuerst kurz wesentliche Annahmen zu Doing Gender erläutert. Sodann werden die verschiedenen Dimensionen von Doing Gender im therapeutischen Prozess beleuchtet und mit einigen konkreten Beispielen illustriert: Diese umfassen bestimmte Situationen, in denen Doing Gender besonders wirksam werden kann, Themen, in denen sich gesellschaftliche Gendernormierungen abbilden, sowie unterschiedliche Interaktionsdynamiken in den verschiedenen Dyaden.

Schlüsselwörter

Doing Gender, Psychotherapieprozess, psychotherapeutische Beziehung

Psychotherapie geschieht nicht in neutralen, voraussetzungslosen Räumen, sondern ist immer eingebettet in gesellschaftliche Dynamiken und Bedingungen. Dies zeigt sich etwa an gesetzlichen Regelungen zur Ausübung von Therapie, an der Inanspruchnahme von Psychotherapie und natürlich auch an den Personen, die diesen Beruf wählen. Sie sind in soziale Zusammenhänge eingebettet und bringen ihre Vorerfahrungen mit, ebenso wie die Patient:innen, die sie behandeln.

Genderzugehörigkeit wie Frau- und Mannsein* bringt unterschiedliche Risiken mit sich, bestimmte Diagnosen zu erhalten beziehungsweise

* Wenn in diesem Artikel von »Frauen« und »Männern« die Rede ist, handelt es sich um zumeist statistische Normen oder Durchschnittsdaten aus Forschungsprojekten. Es sind damit keine Aussagen über ein spezifisches Individuum möglich.

an bestimmten Störungen zu erkranken. Physische wie psychische Gesundheit wird durch unterschiedlich verteilte Ressourcen gestärkt und durch unterschiedliche Problemlagen bedroht. Diese Erfahrungen bilden sich in der Praxis von Beratung und Psychotherapie ebenso wie in epidemiologischen Studien (z. B. Kolip & Hurrelmann, 2016) und gendermedizinischen Erkenntnissen (z. B. Rieder & Lhoff, 2009) ab.

Zu den wesentlichsten Erfahrungen des Aufwachsens in einer Sozietät gehört die Zuschreibung eines Geschlechts, die vom Augenblick der Geburt bzw. schon des Ultraschallbildes des Embryos über die Fantasien und Pläne der Eltern, über deren Interaktionen, über Kindergruppen, Schule, Peers, Ausbildung und Beruf, die Medien etc. permanent (re)produziert wird. Diese Sozialisation bringen Psychotherapeut:innen und Patient:innen mit, wenn sie miteinander in Kontakt treten. Sich als geschlechtliches Wesen zu fühlen, zu benennen und erkannt zu werden, hat Auswirkungen auf jegliche Kommunikation und färbt somit auch den therapeutischen Prozess ein.

In diesem Beitrag geht es hauptsächlich um weibliche und männliche Therapeut:innen und ihre weiblichen und männlichen Patient:innen. Es sei darauf hingewiesen, dass zur therapeutischen Behandlung von Menschen mit Trans* und Intergeschlechtlichkeit, Genderdysphorie oder queerem Selbstverständnis eine eigene Expertise nötig ist – hierzu gibt es eigene Fortbildungsangebote.

12.1.1 Sichtweisen auf Geschlecht

»Sex« ist die biologische Komponente von Geschlecht und manifestiert sich durch die drei Komponenten Anatomie, Genetik und hormonelle Prozesse. Biologische und sozialkulturelle Aspekte sind dabei eng verwoben.

Unter »Gender«, dem sozialen Geschlecht, verstehen wir die immateriellen Phänomene, die Geschlechtlichkeit konstituieren. Dazu zählen Gender-(Vor-)Bilder, die sich auf der interindividuellen Ebene dadurch manifestieren, wie wir uns präsentieren, wie andere uns sehen und auf uns reagieren, kurz: was sich in unserer Interaktion abbildet. Wir stellen unsere Geschlechtszugehörigkeit durch Kleidung, Gestik, Mimik, Körperhaltung und -bewegung, durch unseren Ausdruck permanent miteinander her und haben ein immanentes Wissen darüber, wie Frauen und Männer sich in bestimmten Situationen verhalten (sollen). So geben wir uns als »gendered individuals« zu erkennen und werden von den anderen entsprechend beantwortet. Diese Theorie des »Doing Gender« (West & Zimmerman, 1987) erweist sich für die Psychotherapie als praktikabler Ansatz, das Tun mit Patient:innen auch unter der Perspektive Gender zu analysieren. Doing Gender resultiert aus Sozialisationserfahrungen, die sich in den Leib, in Kognitionen und Emotionen einschreiben (Turner, 2008) und die wir permanent miteinander reproduzieren. Insofern kann Gender einerseits als Prozess (von Interaktionen) ebenso wie als Struktur (Kategorie gesellschaftlicher Unterscheidung) betrachtet werden.

Die Forschung zu Gender zeigt, dass wir in einem hauptsächlich in Weiblichkeit und Männlichkeit polarisierenden bzw. polarisierten, binären System von Geschlechterbildern aufwachsen, dieses aber vielerorts überschritten wird: Es gibt Menschen mit biologischen Geschlechtsmerkmalen, die sich nicht kongruent in weiblich/männlich einordnen lassen. Und es gibt Menschen, die an der ihnen zuerkannten Geschlechtszuschreibung leiden, weil sie sich einem anderen Geschlecht zugehörig fühlen (Gender-Dysphorie, laut DSM-5, vgl. z.B. Günther, 2016); bei diesen Menschen zeigt sich eine Inkongruenz zwischen der erlebten und der zugewiesenen Geschlechtsidentität. Solche Perspektiven erweitern den Horizont von Gender über die herkömmliche, binär-heterosexuell gedachte Geschlechterordnung hinaus und werden zunehmend Thema in psychotherapeutischen Behandlungen (Rauchfleisch, 2019).

12.1.2 Gender in der Psychotherapie

Psychotherapie ist Interaktion und Kommunikation (auf unterschiedlichen Ebenen) – dies ist auch Grundlage des österreichischen Psychotherapiegesetzes, das Psychotherapie als Behandlung definiert, die »in einer *Interaktion* zwischen einem oder mehreren Behandelten und einem oder mehreren Psychotherapeuten mit dem Ziel [stattfindet], bestehende Symptome zu mildern oder zu beseitigen« (§ 1; Herv. d. Verf.). Diese Art, wie Psychotherapeut:innen im therapeutischen Prozess handeln, wird fachlich in ihrer Ausbildung erlernt und gefestigt. Als Hintergrund dieser Ausbildung beeinflusst die biografische Sozialisation der Therapeut:innen und damit ihre Gender-Zugehörigkeit die Interaktion mit den Patient:innen.

Wenn wir unter der Perspektive von Doing Gender auf den therapeutischen Prozess schauen, ergeben sich so neue Dimensionen: Denn damit werden nicht nur die Patient:innen mit ihren jeweils genderspezifischen Mustern in den Blick genommen, sondern ebenso ihre Behandler:innen, die Psychotherapeutinnen und Psychotherapeuten.

Info

Die subtilen Facetten von Präsenz, Begegnung, Resonanz etc. in der Psychotherapie sind (mehr oder weniger) getönt von der Geschlechtszugehörigkeit der interagierenden Personen.

Im unmittelbaren aufeinander Reagieren in der therapeutischen Situation treten genderspezifische Ausdrucks- und Erlebensweisen (der Patient:innen wie der Therapeut:innen) zutage: Wie man sich einander zuwendet, ob/wie Wut, Trauer, Sehnsucht, Mitgefühl etc. ausgedrückt werden, ist durch die Geschlechtszugehörigkeit in einer genderspezifischen *social world* gefärbt.

Aufgrund dieser genderbetreffenden Einfärbung ergeben sich im therapeutischen Prozess bestimmte Dynamiken, die diesen förderlich oder hinderlich beeinflussen können. Im Folgenden werden wesentliche Aspekte beschrieben, wie sich Doing Gender konkret zeigen und auswirken kann. Grundlage dafür sind Erkenntnisse aus der Psychotherapieforschung, darunter die qualitativen Daten von über 300 Psychotherapeut:innen mit ihren Aussagen, was ihnen mit Frauen/Männern in der Therapie besonders auffällt/leichtfällt/schwerfällt (vgl. Schigl, 2018). Aus diesen ergeben sich drei Dimensionen, in denen Doing Gender wirksam werden kann:

- Abschnitte und Situationen im therapeutischen Prozess, in denen die Geschlechtszugehörigkeit (von Therapeut:in wie Patient:in) besonders wirksam wird;
- die Färbung der therapeutischen Beziehung durch Gender-Zusammensetzung in der therapeutischen Dyade und der Modi des therapeutischen Handelns;
- bestimmte Themen, bei denen die Geschlechterkonstellation in der Therapie besonders zum Tragen kommen kann.

12.1.3 Doing Gender im Prozess der Psychotherapie

Wie stark wir in einer spezifischen Art auf das Geschlecht unseres Gegenübers reagieren, veranschaulicht ein Gedankenexperiment: Versuchen Sie sich einen Therapieprozess mit einer Person vorzustellen, von der Sie nicht wissen, welchem Geschlecht Sie sie zuordnen sollen – was würde das für Ihr Handeln bedeuten? Könnten Sie überhaupt sinnvoll handeln?

12.1.3.1 Doing Gender in Abschnitten des therapeutischen Prozesses

Vor Beginn einer Therapie

Info

Psychotherapie ist eine »gendered institution«: Die Zugänge zur Psychotherapie unterscheiden sich systematisch entlang der Genderzugehörigkeit. Wer sich in der Therapie gegenübersitzt, ist durch die Berufswahl beziehungsweise Fremd- oder Selbstdefinition als leidend mitbestimmt.

In Österreich sind per Stand Oktober 2019 73% aller Psychotherapeut:innen weiblich (bestnet, 2020), ebenso zwei Drittel bis drei Viertel aller Patient:innen (aktuelle Zahlenangaben sind in Österreich nicht verfügbar).

Frauen nehmen Psychotherapie eher von sich aus in Anspruch als Männer. Offenbar fällt ihnen das aufgrund ihrer Sozialisation leichter (»Ich darf mir Hilfe holen«; »Darüber zu reden, bringt was«). Wenn sie sich nicht selbst dazu entscheiden, wird ihnen von den Akteur:innen im Gesundheits- und Sozialsystem auch häufiger angeraten, Therapie oder Beratung in Anspruch zu nehmen, ebenso wie im privaten Umfeld. Männliche Patienten suchen weniger und wenn, dann eher auf Anraten Psychotherapie auf. Auch die Gründe für Überweisungen sind unterschiedlich – hier bilden sich die Häufungen von psychischen Erkrankungen ab, die je nach Geschlecht unterschiedlich sind (Kolip & Hurrelmann, 2016).

Patient:innen haben – ähnlich wie Überweiser:innen – bewusste und unbewusste Annahmen davon, was sie von weiblichen oder männlichen Therapeut:innen erwarten können. Diese sind bestimmt durch biografische Vorerfahrungen und überformt von gesellschaftlichen Gender-Zuschreibungen. Diese Vorerwartungen bestimmen die Wahl einer weiblichen Therapeutin oder eines männlichen Therapeuten und wirken besonders in der Anfangsphase auf die Entwicklung der therapeutischen Beziehung.

Dabei machen sich weibliche Patientinnen eher Gedanken, ob sie lieber zu einem Psychotherapeuten oder einer Psychotherapeutin gehen wollen, und entscheiden sich tendenziell häufiger für eine Person vom gleichen Geschlecht.

Erstkontakt und Zielvereinbarung

i Info

Therapeut:innen reagieren ebenso wie ihre Patient:innen als Frauen oder Männer auf die ihnen präsentierte Ausformung der Genderzugehörigkeit des Gegenübers.

Wenn ein:e Patient:in zum ersten Mal auf ihre Therapeutin:ihren Therapeuten trifft, laufen auf beiden Seiten automatisiert und unwillkürlich Einordnungsprozesse ab. Diese ersten Eindrücke beeinflussen die weitere Wahrnehmung und haben damit große Bedeutung für die therapeutische Passung und die sich entwickelnde Beziehungsqualität. Ein Aspekt dieses ersten Eindrucks ist die Übereinstimmung mit Gender-Stereotypisierungen, das heißt: Als was für eine Art Frau/Mann stellt sich das Gegenüber in leiblichen Aspekten, Kleidung, Sprache und Ausdrucksform dar? Hier spielen (halb- und vorbewusste) Bewertungsprozesse (auf beiden Seiten!) mit und fließen auch in die Diagnose mit ein: So finden es die meisten Behandler:innen etwa nicht ungewöhnlich, wenn eine Frau im Erstgespräch weint, bei einem männlichen Patienten stellt das eine bemerkenswerte Ausnahme dar.

Ebenso bilden sich in den für die Therapie besprochenen Zielen (jenseits der Symptomreduktion) implizite Bilder von gelungenem Frau- und Mannsein ab – Lebensentwürfe zu Formen von Partnerschaft, zum Stellenwert von Erwerbsarbeit oder Familie und Kindern kommen hier zum Tragen. All diese Bilder und Ideen sind gendertypisch geformt, mit den jeweiligen Besonderheiten der sozialen Gruppe. Eine gewisse Übereinstimmung von Therapeut:in und Patient:in erleichtert hier sicher ein gemeinsames Arbeiten, eine zu große Deckungsgleichheit aber verringert vielleicht einen möglichen Entwicklungsspielraum.

In verunsichernden Situationen

Jede Therapie bringt Phasen der Verunsicherung mit sich – für Patient:innen wie auch für Psychotherapeut:innen. Patient:innen sind womöglich zu Beginn einer Therapie aufgeregter und unsicherer als Therapeut:innen; Therapeut:innen fühlen sich vor Herausforderungen gestellt, wenn Patient:innen das therapeutische Setting in Zweifel ziehen – etwa viel mehr Nähe wünschen oder heftig Kritik üben und Therapie/Therapeut:in infrage stellen.

Info

In solch verunsichernden Situationen helfen Genderstereotype als Halt gebende Schablonen. Daraus können vermehrt gender»typisch« eingefärbte Verhaltensweisen resultieren, wie zu klagen und hilflos, sehr pragmatisch und kühl zu sein oder sich ärgerlich und fordernd darzustellen.

Wenn sich gendergefärbte Handlungsmuster so gegenseitig aktivieren, verstärken sich dysfunktionale Interaktionen bei Patient:innen und ihren Therapeut:innen. Beispiele dafür sind Entwicklungen, wenn eine Patientin nicht mehr ein und aus weiß und ihr Therapeut sie retten will; oder wenn eine Patientin mit hohem Leistungsanspruch in der Therapeutin Konkurrenz und Anstrengung hervorruft. Therapeut:innen können sich entlang ihrer internalisierten Handlungsmuster als gewährende, nährende »Mütter« oder strenge, fordernde »Väter« verhalten, weil diese Geschlechterbilder ihnen vertraute Schablonen sind. Wenn dies geschieht, wird verhindert, dass in solch besonders verunsichernden Abschnitten im Therapieprozess relevante, neue Interventionen gesetzt werden (vgl. Gahleitner & Schigl, 2019).

12.1.3.2 Gender in den Modi der Interaktionsdynamiken

Info

So wie in bestimmten Situationen Doing Gender besonders stark wirken kann, tönt es gesamthaft den Prozess der Psychotherapie und die Art, wie Therapeut:in und Patient:in miteinander interagieren.

Dies schafft dann je nach Genderkombination (w/w, w/m, m/w, m/m bzw. w/x, m/x, x/x, x/w, x/m) unterschiedliche Atmosphären, die durch Differenzen in der Häufigkeit von Berührungen, der leiblichen Synchronizität der Bewegungen, in Nähe- und Distanzgefühlen, gendertypischen Übertragungen und Gegenübertragungen etc. gekennzeichnet sind. So haben etwa homogen weibliche Dyaden oft einen Anfangsbonus: Therapeutinnen geben an, mit ihren Patientinnen leichter ins Gespräch zu kommen, mehr Vertrauensvorschuss zu genießen und oft Situationen hoher Nähe und Verständnis zu erleben. Andererseits werden aversive Gefühle, Konkurrenzen und Ärger tendenziell schwerer artikuliert und Distanzierungsbedürfnisse weniger thematisiert. Umgekehrt tun sich in der homogen männlichen Dyade Therapeuten oft schwer, mit ihren männlichen Patienten ein emotional tragendes Vertrauensverhältnis aufzubauen; Kritik und ein Ringen darum, »wer in der Therapie das Sagen hat«, sind oft berichtete Anfangsdynamiken. In den genderheterogenen Dyaden berichten viele Therapeutinnen über mehr oder minder subtiles Flirtverhalten ihrer Patienten, was v.a. jüngere Kolleginnen verunsichern kann. Sie spüren stärkere Aufforderungen, das ihnen präsentierte Problem »zu reparieren«, und reagieren darauf oft mit mehr Strukturierung und Anleitungen. Bei männlichem Therapeuten und weiblicher Patientin haben die Therapeuten den Eindruck, dass ihnen Vertrauen entgegengebracht wird und sie die therapeutische Beziehung gut aufbauen können. Erotische Atmosphären werden hier am häufigsten wahrgenommen – es kommt in dieser Konstellation auch am häufigsten zu sexuellen Übergriffen (Becker-Fischer & Fischer, 2008). Wir haben allerdings kaum Daten zu derartigen Vorkommnissen in den anderen Dyaden.

i Info

Es gibt jedoch keine generell überlegene Genderkombination, jede Zusammensetzung der therapeutischen Dyade hat eigene Benefits und Risiken (Schigl, 2014). Auch aus den Daten der Psychotherapieforschung kann keine Dyade als generell erfolgreichere extrahiert werden (Lambert, 2016).

12.1.3.3 Gender bei bestimmten Themen

i Info

Doing Gender als die Tönung der Interaktion zwischen Patient:innen und Therapeut:innen, an denen beide Seiten ihren Anteil haben, wird besonders bei bestimmten Themen sichtbar.

Es sind zumeist folgende Fragen, bei denen sich gendergebundene Werte, Normen und Lebensrealitäten, also die gesellschaftliche Strukturkategorie Gender (siehe Kap. 12.1.1) und der Prozess von Doing Gender, widerspiegeln:

- Sexualität, Erotik und Begehren: unerfülltes Begehren, Asexualität (sofern sie Leiden verursacht), Grenzüberschreitungen (in der Opfer- wie Täterrolle), Überschreitung von heteronormativen Vorstellungen wie queere Begehrensformen und Beziehungen, sog. Paraphilien etc.
- Körper und Leiblichkeit: Selbstwert in Bezug auf Schönheit und (erotische) Attraktivität, körperdysmorphe Störungen, Scham aufgrund eigener Körperlichkeit, medizinische Eingriffe aufgrund ästhetischer Vorstellungen; medizinische geschlechtsangleichende Maßnahmen

von Trans*Personen; (Gewalt-)Erfahrungen von Inter*Personen in medizinischen Kontexten etc.
- Geschlechtsidentität und ihre Entwicklung: sexuelle Orientierungen und damit verknüpfte Begehrensweisen und Beziehungsformen, Coming-out etc.
- Unerfüllter Kinderwunsch und reproduktionsmedizinische Behandlungen, Erkrankungen der Geschlechtsorgane, Schwangerschaftsabbruch, Sterilisation, Geburtserfahrungen etc.
- Probleme in Paarbeziehungen wie wahrgenommene Machtverteilung, Treue/Untreue, Verlassenwerden und Trennung, (vergebliche) Werbung etc.
- Problemkonstellationen entlang der gesellschaftlichen Arbeitsteilung wie Kindererziehung, Hausarbeit, Pflege von Angehörigen, berufliche Karriereplanung etc.
- Umgang mit (mangelnder) Selbstbehauptung, Reaktanz, Konkurrenz, Macht und Aggression, Opfer oder Täter:in sein

Bei all den oben genannten Themen modelliert das wahrgenommene (bzw. vermutete) Gleich- oder Anderssein von Therapeut:in und Patient:in die therapeutische Bearbeitung des Themas. Zu hohe Identifikation und Gemeinsamkeit kann, wie sich in zu hohem Maße anders oder unterschiedlich zu fühlen, hinderlich sein. Tendenziell sollte durch ähnliche Sozialisations- und Lebenserfahrungen die Besprechbarkeit dieser Themen in der Same-Gender-Dyade etwas leichter sein. Denn z.B. über sexuelle Gewalt, den Wunsch nach anderen Körperformen oder sadistische Rituale in einer Jugendlichenclique zu sprechen, wird je nach Geschlecht von Therapeut:in andere Anmutungen und Resonanzen hervorrufen, die ihre Reaktionen einfärben. Gefordert ist für Therapeut:innen, die auf beiden Seiten vermuteten Auswirkungen bei derartigen Themen für sich zu reflektieren. Auch ein Ansprechen der jeweiligen Genderkonstellation und was es heißt, dieses Thema in der Therapie miteinander zu bearbeiten, kann Klarheit über Möglichkeiten und Grenzen schaffen und so den Prozess positiv beeinflussen.

12.1.4 Deshalb: Gendersensibilität und Genderkompetenz!

Wir alle können uns den Prozessen von Doing Gender nicht entziehen – »We never ever not do gender« (West & Zimmerman, 1991, S. 13) –, aber wir können sie reflektieren, kommunizieren und so vielleicht auch gerade wieder nutzbar machen. Wie gut die oben genannten Themen in einer Therapie bearbeitbar, wie bewusst Prozesse von Doing Gender in den Interaktionen sind, wird durch die Gendersensibilität und Genderkompetenz der Therapeut:innen gewährleistet.

> **i Info**
> Psychotherapeut:innen lassen als eine Analyseperspektive ihrer Arbeit mit ihren Patient:innen Doing Gender mitlaufen (konkrete Analysetools siehe Schigl, 2018, S. 193 ff.) und beziehen diese in ihre Therapieplanung mit ein.

Eine solche Betrachtungsweise nimmt eigenes therapeutisches Handeln in den Blick und macht Prozesse nicht nur am Verhalten der Patient:innen fest. Dabei helfen auch genderkompetente Supervisor:innen, die für solche Prozesse sensibilisiert sind. Die so gefundenen Phänomene können ggf. auch mit Patient:innen reflektiert werden und so den Therapieprozess befruchten.

> **i Info**
> Eine Implementation der Perspektive von Doing Gender in den Aus- und Weiterbildungen für Psychotherapeut:innen ist hierzu unabdingbar.

Kandidat:innen dürfen eine solche Kompetenz von ihren Ausbilder:innen einfordern; so wie Patient:innen sie von ihren Therapeut:innen verlangen.

Werden diese Prozesse von Doing Gender in die Perspektive der Therapeut:innen miteinbezogen, können genderbedingte Verwerfungen hintangehalten werden und das Spektrum der Handlungsspielräume kann jeweils indikationsspezifisch und situationsadäquat überdacht und ggf. erweitert werden – für Therapeut:innen wie ihre Patient:innen.

Fragen zur Evaluation

1. Was heißt Doing Gender?
2. Warum ist Doing Gender ein für die Psychotherapie geeigneter Analyseansatz?
3. In welchen Dimensionen des therapeutischen Prozesses wird Doing Gender meist sichtbar?
4. Nennen Sie Themen, in denen die Genderzugehörigkeit von Therapeut:in und Patient:in besonders relevant wird.

Literatur

Anmerkung: Da es in diesem Beitrag um Gender geht, das u. a. durch Vornamen sichtbar (gemacht) wird, werden im Literaturverzeichnis zu diesem Beitrag – anders als im Regelwerk der APA vorgegeben – die Vornamen nicht nur als Initiale genannt, sondern ausgeschrieben.

Literatur im Text

Becker-Fischer, Monika, & Fischer, Gottfried (2008). *Sexuelle Übergriffe in Psychotherapie und Psychiatrie – Orientierungshilfen für Therapeut und Klientin* (3. Aufl.). Heidelberg: Asanger.

Bestnet Informations Service. (o. J.). *Anzahl PsychotherapeutInnen nach Geschlecht seit 1991.* Abgerufen von https://www.psyonline.at/contents/14730/anzahl-der-psychotherapeutinnen-nach-geschlecht-seit-1991 (02. 02. 2020).

Gahleitner, Silke B., & Schigl, Brigitte (2019). *Psychotherapie als Beziehung und Prozess: Chancen, Risiken, Fehlerquellen: Silke Birgitta Gahleitner und Brigitte Schigl im Gespräch mit Uwe Britten.* Göttingen: Vandenhoeck & Ruprecht.

Günther, Mari (2016). *Psychosoziale Beratung von Inter* und Trans* Personen und ihren Angehörigen. Ein Leitfaden.* Frankfurt: Pro Familia. Abgerufen von https://www.profamilia.de/fileadmin/publikationen/Fachpublikationen/Inter_Trans_Beratung_Leitfaden.pdf (26. 01. 2020).

Lambert, Michael J. (2016). Does Client-Therapist Gender Matching Influence Therapy Course or Outcome in Psychotherapy? *Evidence based Medicine and Practice*, 2(2). DOI: 10.4172/2471-9919.1000108.

Rieder, Anita, & Lohff, Brigitte (2009). *Gender Medizin: Geschlechtsspezifische Aspekte für die klinische Praxis.* Wien: Springer.

Schigl, Brigitte (2014). Gendered Risk: Risikofaktor Geschlecht? In Anton Leitner, Brigitte Schigl & Michael Märtens (Hrsg.), *Wirkung, Risiken und Nebenwirkungen von Psychotherapie. Ein Beipackzettel für PatientInnen und TherapeutInnen* (S. 51–65). Wien: facultas.wuv.

Turner, Bryan S. (2008). *The body and society: Explorations in social theory.* London: Sage.

West, Candace, & Zimmerman, Don H. (1987). Doing Gender. *Gender & Society,* 1(2), 125–151. DOI: 10.1177/0891243287001002002.

Kernliteratur

Kolip, Petra, & Hurrelmann, Klaus (2016). *Gesundheit und Geschlecht. Männer und Frauen im Vergleich* (2., überarb. Aufl.). Göttingen: Hogrefe.

Rauchfleisch, Udo (2019). *Sexuelle Identitäten im therapeutischen Prozess: zur Bedeutung von Orientierungen und Gender.* Stuttgart: Kohlhammer.

Schigl, Brigitte (2018). *Psychotherapie und Gender. Konzepte. Forschung. Praxis* (2., überarb. Aufl.). Wiesbaden: Springer.

West, Candace, & Zimmerman, Don H. (1987). Doing Gender. *Gender & Society,* 1(2), 125–151. DOI: 10.1177/0891243287001002002.

Weiterführende Literatur

Becker, Ruth, & Kortendiek, Beate (2008). *Handbuch Frauen- und Geschlechterforschung. Theorie, Methoden, Empirie* (2. Aufl.). Wiesbaden: VS Verlag für Sozialwissenschaften.

Göth, Margret, & Kohn, Ralph (2014). *Sexuelle Orientierung in Psychotherapie und Beratung*. Berlin: Springer.

Schigl, Brigitte (2011). Feministische + Gendertheorie – Diskurse und ihre Bedeutung für das psychosoziale Feld. *Journal für Psychologie*, 18(3), http://www.journal-fuer-psychologie.de/index.php/jfp/article/view/32/190

Westheuser, Linus (2018). Doing Gender. In *Gender Glossar / Gender Glossary*. Abgerufen von https://gender-glossar.de/glossar/item/80-doing-gender (26.01.2020).

12.2 LGBTIQ*: »Na und? – Das spielt doch heute keine Rolle mehr«

Manuela Ertl & Katharina Gerlich

Aspekte der Psychotherapie mit LGBTIQ*-Personen

Zusammenfassung

Der Beitrag behandelt ausgewählte Aspekte der Psychotherapie mit LGBTIQ*-Personen vor dem Hintergrund gesellschaftlicher Rahmenbedingungen und Veränderungen. Dabei wird die Bedeutung einer queersensiblen Haltung, die alle Lebensentwürfe und Identitäten wertschätzt und entpathologisiert, ins Zentrum gerückt. Auf Basis des Minoritätenstressmodells werden nach wie vor bestehende Diskriminierungen sowie deren Auswirkungen auf die psychische Gesundheit von LGBTIQ*-Personen erklärt. Abschließend werden spezifische Besonderheiten im Leben von LGBTIQ*-Personen wie beispielsweise internalisierte Homo- und Transnegativität, Coming-out-Prozesse sowie strukturelle Rahmenbedingungen in der Arbeit mit Trans*-Personen beschrieben, um Therapeut:innen eine differenzierte und respektvolle Begleitung dieser Klient:innengruppe zu ermöglichen.

Schlüsselwörter

LGBTIQ*, Psychotherapie, queersensible Haltung, Diskriminierung, Minoritätenstressmodell

»*Ich sagte meinem Therapeuten also, dass ich einen Partner habe. Und er erwiderte: ›Passt doch, für mich spielt das keine Rolle, welche sexuelle Orientierung Sie haben.‹ Ich wusste zuerst nicht, was mich an dieser Reaktion störte. Mittlerweile weiß ich es. Ich hätte am liebsten gesagt: ›Für mich macht es aber einen Unterschied!‹*« (N. in einer seiner ersten Psychotherapiestunden)

Gesellschaftliche Veränderungen, insbesondere Verbesserungen bezüglich der rechtlichen Anerkennung und Gleichstellung von LGBTIQ*-Personen in vielen westeuropäischen Ländern, können dazu verleiten, tatsächliche oder potenzielle Diskriminierungserfahrungen und Unterschiede in den Erfahrungswelten und Entwicklungsverläufen von LGBTIQ*-Personen zu übersehen. Es ist nicht möglich, vorab zu wissen, was es für die Klient:innen im jeweils eigenen Gewordensein und im individuellen sozialen Umfeld bedeutet (hat), lesbisch, schwul, bi, trans* etc. zu sein. Wie auch sonst in therapeutischen Prozessen geht es daher darum, die individuelle Bedeutung zu erfragen, wahrzunehmen und verstehen zu lernen, ohne diese dabei zu sehr oder zu wenig zu betonen.

Der vorliegende Beitrag soll bei dieser Gratwanderung unterstützen, indem einige Aspekte aufgegriffen werden, die sich im Leben von LGBTIQ*-Personen als »Minderheitengruppe in einer heteronormativen Mehrheitsgesellschaft« (Göth & Kohn, 2014, S. V) und damit in der psychotherapeutischen Arbeit mit der Zielgruppe als besonders relevant herausgestellt haben. Die Inhalte sollen eine erste Basis schaffen, um die Begleitung von LGBTIQ*-Klient:innen möglichst differenziert und hilfreich gestalten zu können. Dies bedeutet vor allem, LGBTIQ*-Klient:innen mit einer Grundhaltung von Gleichwertigkeit und Respekt zu begegnen, anstatt mit einer möglicherweise gut gemeinten, aber nicht hilfreichen Annahme von Gleichheit, wie dies auch Göth und Kohn (2014) betonen. Neben wissenschaftlicher Literatur fließen in den Artikel auch kurze Fallbeispiele, Zitate und persönliche Erfahrungsberichte mit ein, um im Sinne der Lehre eine praxisnahe Vermittlung der Inhalte und Grundhaltungen zu ermöglichen.

Am Ende des Artikels finden sich Hinweise zu verwendeter und weiterführender Literatur, um eine umfassendere Beschäftigung und vertiefende Auseinandersetzung zu ermöglichen, was auf Grund des begrenzten Umfangs des Artikels zu empfehlen ist.

12.2.1 »Queersensible« Psychotherapie

»Ich hatte dann immer wieder das Gefühl, dass er mich nicht wirklich versteht oder dass ich mich ständig erklären muss. Irgendwann habe ich den Therapeuten gewechselt. Jetzt bin ich da, weil ich auf Ihrer Homepage gelesen habe, dass Sie sich auf LGBTIQ-Themen spezialisiert haben, auch wenn es mir darum eigentlich gar nicht geht.«* (Klientin W. über einen vormaligen Psychotherapeuten)

LGBTIQ*-Personen sind es häufig gewohnt, ihre Umgebung auf Hinweise für potenzielle Diskriminierungen, aber auch mögliche Verbündete zu scannen. Dies geschieht selbst dann, wenn eine Person nicht explizit wegen des Themas der sexuellen Orientierung oder Geschlechtsidentität eine Psychotherapie beginnen möchte. Bereits im Vorfeld einer Psychotherapie sowie in den ersten Stunden versuchen Klient:innen herauszufinden, woran sie sind. (Göth & Kohn, 2014, S. 35–45) Auch Rauchfleisch beschreibt bereits 2002, dass »die interviewten Psychotherapieklientinnen berichteten […], wie sie mittels Beobachtung oder gar ausgeklügelter Tests versucht hatten, die

Einstellung der Therapierenden […] in Erfahrung zu bringen« (S. 88). Die Vorsicht und Skepsis der Klient:innen basiert dabei durchaus auf realen Diskriminierungserfahrungen und -risiken, sowohl außerhalb als auch innerhalb der Psychotherapie. So zeigt eine Studie aus dem Jahr 2003 auf, dass 30 % der befragten Klient:innen angeben, im Laufe ihrer Psychotherapie auf Grund ihrer Orientierung oder Identität diskriminiert worden zu sein (Schneider, 2003). In einer Studie von Les Migras (2012) geben 10 % der Befragten an, dass ihre Lebensweise in der Psychotherapie als psychisches Problem bezeichnet wurde, und auch neuere Studien zeigen Diskriminierungen von LGBTIQ*-Personen im Gesundheitswesen auf (Gaiswinkler et al., 2022). Nach wie vor existiert in Österreich auch kein Gesetz über ein Verbot von Konversionstherapien (= Therapien, die die Veränderung der sexuellen Orientierung oder Geschlechtsidentität anstreben), obwohl diese vielfach als gesundheitsgefährdend eingestuft werden (Mundle & Mahler, 2013).

i Info

In der psychotherapeutischen Arbeit mit LGBTIQ*-Personen geht es allen voran um eine unterstützende, von Offenheit, Interesse und Akzeptanz geprägte Grundhaltung der Therapierenden, die keinen Zweifel daran lässt, dass der:die Therapeut:in alle sexuellen Orientierungen, Geschlechtsidentitäten und diesbezüglichen Lebensentwürfe als gleichwertige Möglichkeiten wertschätzt.

Zudem braucht es auf Grund der oben beschriebenen hohen Sensibilität und negativen Vorerfahrungen vieler LGBTIQ*-Personen von Beginn an Signale, die dies auch vermitteln. Klient:innen müssen wissen, dass sie mit diesen zentralen Aspekten ihrer Identität und mit ihren diesbezüglichen Themen in der psychotherapeutischen Praxis gut aufgehoben sind. (Göth & Kohn, 2014, S. 35–45) Eine Reihe konkreter Empfehlungen, die von gendergerechter Sprache für alle Geschlechter bis hin zur Gestaltung öffentlicher Auftritte (Website etc.) reichen, geben Hinweise dazu, wie dies gelingen kann (z. B. En et al., 2023).

12.2.2 Die Bedeutung der Sprache

Klient C. kommt in einer seiner ersten Therapieeinheiten in die Praxis und beginnt die Stunde mit folgendem Satz: »*Was ist mit dieser blöden Terf! Wie kommt die dazu, mich als Twink zu beschimpfen, wo sie sich selbst als FLINTA* versteht.*«

Wie schon in den bisherigen Ausführungen ersichtlich, stellt die Sprache einen zentralen Aspekt dar, der Psychotherapeut:innen in der Arbeit mit queeren Klient:innen oft gleich von Beginn an begegnet. Ohne hier auf einzelne Begrifflichkeiten eingehen zu können, sollen an dieser Stelle grundsätzliche Überlegungen dazu thematisiert werden. Die Verwendung neuer, vielen Menschen (auch Therapeut:innen) vielleicht unbekannter Begrifflichkeiten löst oft starke Emotionen und Vorbehalte aus. Insbesondere im psychotherapeutischen Kontext geht es aber darum, zu verstehen, welche zentrale Bedeutung die Sprache für LGBTIQ*-Personen haben kann.

Info

Menschen möchten benennen und beschreiben können, was sie erleben (Phänomene, Erfahrungen), wie sie sich fühlen oder definieren (Identität). Sprache dafür zu haben ermöglicht nicht nur, sich selbst auszudrücken, sondern auch Sichtbarkeit. Debus und Laumann (2018) erklären dazu, dass es sich im LGBTIQ*-Kontext meist um Begriffe handelt, »die in Kämpfen um Anerkennung und gegen Diskriminierung entwickelt wurden«, und dass es dabei »aus emanzipatorischer Sicht […] um positive und passende Selbstbeschreibungen« geht (S. 36).

Die nonbinäre Person A. bringt dies in der Psychotherapie so zum Ausdruck: *»Immer, wenn mich wieder jemand mit männlichen Pronomen anspricht oder mir nur die Wahl zwischen er und sie lässt, habe ich das Gefühl, dass es mich oder das, was ich bin, eigentlich gar nicht gibt. Es ist fast, als würde die Person meine Existenz in dem Moment einfach negieren.«*

Gleichzeitig ist zu beobachten, dass immer wieder neue Begrifflichkeiten entstehen und Begriffe auch von Klient:innen selbst mit unterschiedlicher Bedeutung verwendet werden. Psychotherapeut:innen werden daher verständlicherweise immer wieder Begriffe und Formulierungen nicht kennen. Es zeugt von Interesse an dem Klienten:der Klientin und dessen:deren Lebenswelt, dann aufmerksam nachzufragen. Ein gewisses, auch sprachliches, Grundwissen auf Seiten des Therapeuten:der Therapeutin erleichtert jedoch die Arbeit mit der Zielgruppe sehr und signalisiert Interesse sowie Kompetenz auf dem Gebiet. Einen ersten Überblick über spezifische Begriffe bieten Online-Plattformen wie beispielsweise https://queer-lexikon.net.

12.2.3 LGBTIQ* und die Paradigmenwechsel

»*Wieso fragen mich dauernd Leute, warum ich mich nicht weiblicher kleide, wenn ich doch eine Frau sein möchte? Und warum wird immer wieder in Zweifel gezogen, dass ich weiterhin an Frauen interessiert bin? Niemand versteht, dass das ja nichts miteinander zu tun hat*«, beschwert sich eine Transklientin im Zuge ihres Outing-Prozesses.

Der Sammelbegriff LGBTIQ* (= lesbian, gay, bi, trans*, inter, queer, Sternchen als Platzhalter für mögliche weitere Definitionen) beinhaltet eine Reihe an sich unterschiedlicher Phänomene. Verschiedene Autor:innen haben diese Kategorien bereits als verschiedene Dimensionen der Geschlechtlichkeit differenziert und als voneinander weitgehend unabhängig beschrieben. (Eckloff, 2012) Im Wesentlichen wird dabei meist zwischen biologischem und bei der Geburt zugewiesenem Geschlecht, der Geschlechterrolle (– Gender), der Geschlechtsidentität und der sexuellen Orientierung unterschieden. Sam Killermann (2017) greift diese Unterscheidungen auf und stellt sie in der so genannten »Genderbread Person« niederschwellig und anschaulich dar (siehe Abb. 32).

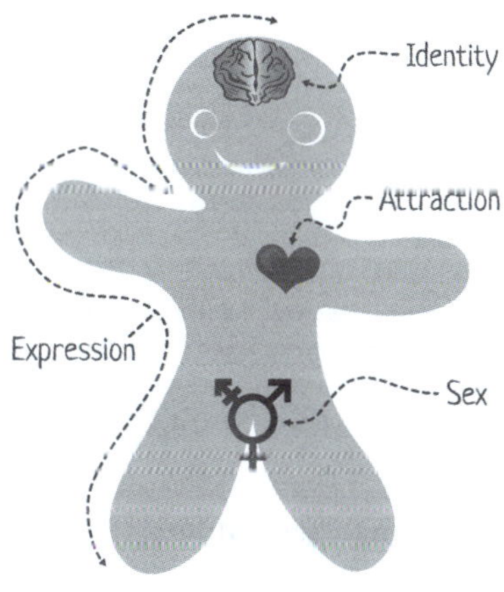

Abb. 32: The Genderbread Person von Sam Killermann
(Quelle: https://www.itspronouncedmetrosexual.com, abgerufen am 28.01.2026)

Er macht damit Wissen zu den Dimensionen der Geschlechtlichkeit leicht verständlich und kostenlos über das Internet zugänglich. Killermann verdeutlicht auch, dass sich diese Aspekte nicht automatisch gegenseitig bedingen, wie eine cis-heteronormative Weltsicht oft suggeriert und wie dies auch im Eingangszitat zum Ausdruck kommt. Das Modell der Genderbread Person von Killermann (2017) macht damit einen der beiden zentralen Paradigmenwechsel der letzten Jahre deutlich, der als Abkehr von fixierten binären Vorstellungen beschrieben werden kann (siehe Abb. 33).

Info

Unterschiedliche Geschlechter und sexuelle Orientierungen werden zunehmend weniger als binäre, klar abgegrenzte und fixe Kategorien verstanden, sondern mehr als Kontinuum mit einer gewissen Fluidität.

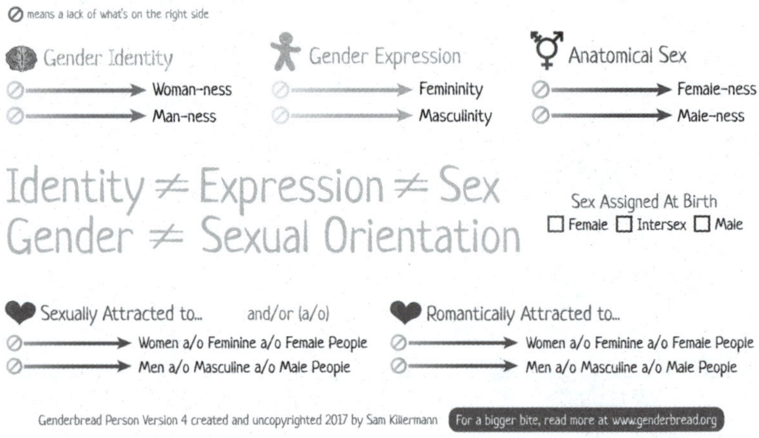

Abb. 33: The Genderbread Person von Sam Killermann
(Quelle: https://www.itspronouncedmetrosexual.com, abgerufen am 28.01.2026)

Neben männlich/weiblich, cis/trans* oder homo/hetero gibt es eine ganze Reihe von Möglichkeiten, die gleichwertig nebeneinander existieren, und Menschen können sich im Laufe ihres Lebens auch auf diesem Kontinuum bewegen (Göth & Kohn, 2014, S. 7–16). Bereits die Kinsey-Skala (Kinsey, 1948) weist in diese Richtung und die weiter oben beschriebene neu entstehende sprachliche Vielfalt ist ebenfalls Ausdruck dieser Entwicklung (Timmermanns & Böhm, 2020, S. 9–12).

Der zweite für die Psychotherapie sehr relevante Paradigmenwechsel ist die klare und konsequente Entpathologisierung, die auch in den Veränderungen des ICD (WHO) zum Tragen kommt. So war Homosexualität im ICD-9 noch als psychische Erkrankung (Code 302.0) beschrieben, bis diese Diagnose mit der Einführung des ICD-10 im Jahr 1990 gestrichen wurde. Eine ähnliche Entwicklung vollzieht sich aktuell im Hinblick auf die Thematik der Geschlechtsidentität. Bis heute wird Trans* im ICD-10 als psychische Diagnose F64.0 »Transsexualismus« angeführt und muss in Österreich für die Bewilligung medizinischer Maßnahmen auch so diagnostiziert werden. Im ICD-11 (2022, in Österreich noch nicht eingeführt) hingegen findet sich keine diesbezügliche Diagnose mehr unter der Kategorie psychischer Erkrankungen. Sie wurde ersetzt durch die Diagnose »HA60, Geschlechtsinkongruenz im Jugend- und Erwachsenenalter« und »HA61, Geschlechtsinkongruenz im Kindesalter« und findet sich im Kapitel »Conditions related to sexual health«.

Info

Unterschiedliche sexuelle Orientierungen und Geschlechtsidentitäten sind gleichwertige Varianten menschlicher Entwicklung und Identität. Sie müssen gerade in der Psychotherapie unbedingt als solche geachtet und entpathologisiert werden.

12.2.4 Psychische Gesundheit und Minoritäten-Stress-Modell

»Es heißt ja immer, lesbisch, schwul, trans oder so was zu sein, ist keine psychische Erkrankung. Aber mir kommt vor, fast alle Menschen, auf die das zutrifft, haben psychische Probleme. Wie kann das denn dann sein?« (Teilnehmerin einer Fortbildung)

Mehrere Studien in den letzten Jahrzehnten weisen auf deutliche Unterschiede hinsichtlich der psychischen Gesundheit von cis-heterosexuellen Menschen und LGBTIQ*-Personen hin. Die Ergebnisse lassen sich folgendermaßen zusammenfassen: LGBTIQ*-Personen haben schlechtere Chancen auf (psychische) Gesundheit, wobei die Unterschiede bei Trans*-Personen deutlicher ausgeprägt sind. Beispielsweise ergab eine Studie der Universität Bielefeld (Kasprowski et al., 2021), dass LGBTIQ*-Personen im Vergleich zu cis-heterosexuelle Menschen 2,5-mal so oft an Depressionen leiden. Mehrere Studien zeigen ein deutlich erhöhtes Suizidrisiko bei LGBTIQ*-Jugendlichen im Vergleich zu gleichaltrigen cis-heterosexuellen Jugendlichen. Auch hier sind die

Unterschiede bei Trans*-Personen besonders deutlich. (Põge et al., 2020; Gorse, 2020)

Angesichts dieser Zahlen und der Gefahr, dass diese Ergebnisse wiederum zur Pathologisierung von LGBTIQ*-Personen beitragen (wie im Zitat oben durchklingt), ist es besonders bedeutsam, klarzustellen, dass gleichgeschlechtliche Orientierung und Trans*identität an sich nichts mit psychischer (und körperlicher) Gesundheit oder Krankheit zu tun haben.

Info

Die Ursachen der höheren Betroffenheit von psychischen Erkrankungen liegen in bestimmten Sozialisationsprozessen, Diskriminierungserfahrungen und spezifischen Lebensbedingungen von LGBTIQ*-Personen, die psychische Erkrankungen zur Folge haben können.

Meyer beschreibt diese Prozesse bereits 2003 in seinem Minoritäten-Stress-Modell (siehe Abb. 34).

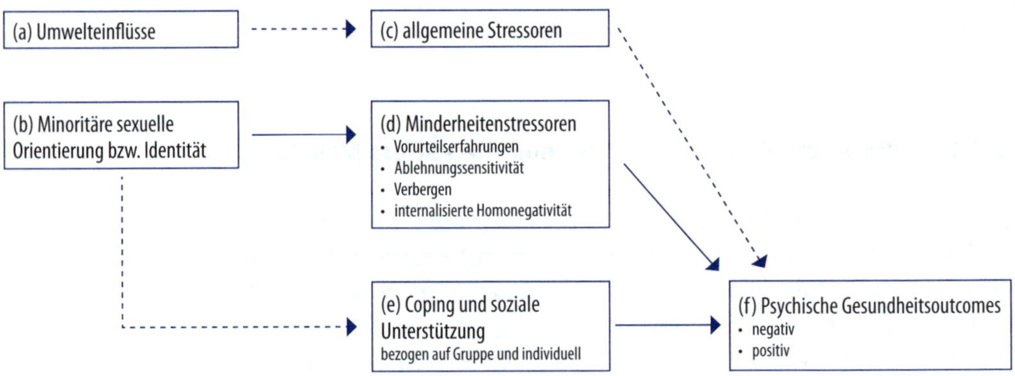

Abb. 34: Minoritäten-Stress-Modell (nach Meyer, 2003)

Die Aktualität und Relevanz dieses Modells wird durch die Ergebnisse einer EU-weiten Studie (European Union Agency for Fundamental Rights, 2020) untermauert, welche aktuelle Belege für nach wie vor existierende Diskriminierungserfahrungen liefert. Beispielsweise geben darin 43 % der Befragten an, persönlich Diskriminierung oder Belästigung wegen ihrer sexuellen Orientierung oder Geschlechtsidentität erfahren zu haben. 11 % der Homosexuellen und 17 % der Trans*-Personen geben an, innerhalb der letzten 5 Jahre wegen ihrer sexuellen Orientierung oder Geschlechtsidentität körperlich oder verbal angegriffen worden zu sein. LGBTIQ*-Personen erleben auch im Gesundheitswesen nach wie vor Diskriminierung, wobei auch hier Trans*-Personen am häufigsten betroffen sind (Gaiswinkler et al., 2023).

Als Psychotherapeut:in gilt es daher, sich darüber bewusst zu sein, dass LGBTIQ*-Personen in ihrem Leben meist einem höheren Stresslevel ausgesetzt sind als cis-heterosexuelle Personen und mit einer recht hohen Wahrscheinlichkeit Gewalt- oder Diskriminierungserfahrungen gemacht haben. Es gilt, konsequent zu entpathologisieren, indem diese realen Belastungen ausreichend Berücksichtigung finden. Entpathologisierung bedeutet aber auch, sich in der Psychotherapie abseits pathologisierender Normen und stigmatisierender Sexualmoral zu orientieren. Als unterstützend dabei hat sich erwiesen, den Fokus auf das innerpsychische Erleben der Klient:innen zu richten. Hinsichtlich der sozialen Dimension kann die Auseinandersetzung mit Konsensmoral (Schmidt, 2000) hilfreich sein, die auf die Herstellung von verbalem oder nonverbalem Einvernehmen zwischen einwilligungsfähigen Individuen mit dem Recht auf Selbstbestimmung fokussiert.

12.2.5 Besonderheiten in der Psychotherapie mit LGBTIQ*-Personen

»Die anderen in meiner Klasse haben auch Stress in der Schule oder Druck, was sie nachher machen wollen. Aber irgendwie kommt mir vor, die haben es trotzdem leichter. Ich hab' das ja auch alles, aber zusätzlich hab' ich dann noch diese anderen Themen, muss mir überlegen, wem ich das sag', jetzt, wo ich das zumindest für mich mal herausgefunden hab'«, beschreibt ein Trans* Jugendlicher seine Situation

Als Minderheitengruppe in einer cis-heteronormativen Mehrheitsgesellschaft zeigen sich Unterschiede im Lebens- und Entwicklungsverlauf, die in den Psychotherapien mit LGBTIQ*-Personen berücksichtigt werden müssen.

Info

Eng in Zusammenhang mit Diskriminierungserfahrungen steht das gerade für die Psychotherapie nicht zu unterschätzende Phänomen der internalisierten Homo- und Transnegativität. Dieser Begriff bezeichnet die »Internalisierung von soziokulturell vorgegebenen negativen Einstellungen und Bildern durch nicht-heterosexuell empfindende Menschen« (Göth & Kohn, 2014, S. 19).

Meist lange bevor Menschen sich überhaupt bewusst Gedanken über die eigene Geschlechtsidentität oder sexuelle Orientierung machen können, begegnen ihnen negative bzw. homo- und transfeindliche Bilder, Vorannahmen oder Zuschreibungen sowie Heteronormativität in Form von heterosexuellen Vorannahmen. So hat sich zu dem Zeitpunkt, zu dem Menschen beginnen, sich mit ihrer Identität auseinanderzusetzen, meist bereits ein durch diese Erfahrungen geprägtes negatives Bild über LGBTIQ*-Personen in der Person selbst entwickelt. Internalisierte Homo- und Transnegativität wirkt selbstwertschädigend (fortlaufend), erschwert innere und äußere Coming-out-Prozesse (siehe unten) und führt zu bestimmten (meist wenig hilfreichen) Annahmen über die eigenen Perspektiven sowie zu spezifischen Befürchtungen und Ängsten (Rauchfleisch, 2021, S. 67). In der Psychotherapie mit LGBTIQ*-Personen ist es daher bedeutsam, dieses Phänomen als einen möglichen Wirkfaktor bei verschiedenen Schwierigkeiten mitzubedenken und immer wieder zu reflektieren.

Info

Eine weitere Entwicklungsaufgabe und damit Besonderheit im Leben von LGBTIQ*-Personen stellt das Coming-out dar. Coming-out ist dabei nicht als singuläres Ereignis, sondern als lebenslanger Prozess zu betrachten, der dauerhaft in unterschiedlicher Intensität mitverwaltet werden muss. (Rauchfleisch et al., 2002, S. 38–51; Göth & Kohn, 2014, S. 21–24)

Ein 52-jähriger schwuler Mann beschreibt das in einer Therapiestunde so: »*Das hört eh nie auf. Jetzt hab' ich einen neuen Job und der Kollege fragt mich, was ich am Wochenende gemacht hab'. Sag ich ihm, dass ich mit meinem Mann schwimmen war, oder nicht? Der Versicherungsmakler hat mich letztens angerufen und mir angeboten, ich könne meine Frau(!) mit in die Versicherung reinnehmen.*«

Coming-out-Prozesse werden in der Regel unterteilt in inneres und äußeres Coming-out. Das innere Coming-out meint dabei einen »innerpsychischen Prozess des […] Gewahrwerdens und der Akzeptanz [,] trans, lesbisch, schwul oder bisexuell zu sein« (Rauchfleisch, 2021, S. 38), und kann sich durchaus auch über Monate oder Jahre erstrecken. Das äußere Coming-out bezeichnet einen »sozialen Prozess des Hinaustretens mit dieser Identität an die Öffentlichkeit« (ebd.). Begleitet werden Coming-out-Prozesse häufig von tatsächlichem oder vermutetem Diskriminierungspotenzial, Erklärungs- und Rechtfertigungsdruck sowie Verheimlichungsstress. Die Unterstützung bei Coming-out-Prozessen oder bei der Verarbeitung eines schwierig verlaufenen Coming-outs kann daher in der Psychotherapie eine wichtige Rolle spielen.

Besonderheiten in der Psychotherapie finden sich noch deutlicher in der Begleitung und Behandlung von Trans*-Personen. So stellen diese die Zweigeschlechtlichkeit als eines der wohl grundlegendsten Systeme der gesellschaftlichen Ordnung schon allein durch ihre Existenz in Frage. Dies löst oft starke Irritationen und verschiedenste emotionale Reaktionen auch auf Seiten der Psychotherapeut:innen aus.

Info

Eine ausreichende Auseinandersetzung mit der eigenen Geschlechtsidentität und sexuellen Orientierung sowie den diesbezüglichen eigenen Vorstellungen und sozialen Prägungen erweist sich als wichtige Grundvoraussetzung für die Arbeit mit Trans*-Personen wie auch LGBTIQ*-Personen allgemein.

Zentral ist eine prinzipielle Offenheit gegenüber allen Wegen und Entwicklungen. Dies bringt gerade bei Trans*-Personen das Zumuten von Eigenverantwortung und die Notwendigkeit von Vertrauen in die Entscheidungskompetenz des Klienten:der Klientin mit sich.

Auch im Hinblick auf die Aufgaben und Rollen, die Psychotherapeut:innen in der Arbeit mit Trans*-Personen erfüllen (sollen oder auch müssen), zeigen sich Besonderheiten. Gesetzliche Vorgaben regeln in Österreich, so wie in den meisten anderen mitteleuropäischen Ländern, den Zugang zu geschlechtsangleichenden medizinischen Maßnahmen. Psychotherapeutische Stellungnahmen, die bestimmte Diagnosen stellen und Behandlungsmaßnahmen befürworten, sind darin verpflichtend vorgeschrieben. Zwar streben nicht alle Trans*-Personen geschlechtsangleichende medizinische Maßnahmen an, meist spielen Überlegungen diesbezüglich aber doch eine nicht unwesentliche Rolle. Auch wenn sich die Vorgaben deutlich flexibilisiert haben und einige diskriminierende Hürden mittlerweile abgeschafft wurden, führt dieser Umstand nach wie vor dazu, dass Psychotherapie in einem gewissen Zwangskontext stattfindet und das Machtgefälle zwischen Klient:innen und Therapeut:innen verstärkt wird. Trans*-Personen sind schließlich insbesondere in Bezug auf geschlechtsangleichende Maßnahmen von den Entscheidungen und Stellungnahmen ihrer Therapeut:innen abhängig, was den Aufbau eines Vertrauensverhältnisses als Basis einer hilfreichen therapeutischen Beziehung erschwert. (Günther et al., 2019)

Abgesehen davon bringen gesetzliche Vorgaben und Behandlungsrichtlinien natürlich auch die Notwendigkeit für Psychotherapeut:innen mit sich, darüber Bescheid zu wissen und auf aktuellem Stand zu bleiben. Die in Österreich gültigen Regelungen finden sich in den entsprechenden Empfehlungen des Bundesministeriums (Link siehe Literaturverzeichnis). Transitionsprozesse bringen in der Regel auch die Involvierung unterschiedlicher Berufsgruppen mit sich, was für Psychotherapeut:innen ein gewisses Maß an multiprofessioneller Zusammenarbeit und Vernetzung erforderlich machen kann. Klient:innen stehen dabei vor der Herausforderung, adäquate Unterstützung aus unterschiedlichen Disziplinen ausfindig zu machen. Dabei kann beispielsweise die Online-Plattform www.queermed.at hilfreich sein, die unterschiedliche Angebote – geordnet nach Bundesland und Fachrichtung – auflistet.

Fragen zur Evaluation

1. Wofür steht LGBTIQ* und welche unterschiedlichen Dimensionen der Geschlechtlichkeit sind darin enthalten?
2. Wie würden Sie die Bedeutung der Sprache in diesem Kontext beschreiben und welcher Umgang damit ist daher in der Arbeit mit der Zielgruppe notwendig und hilfreich?
3. Wie kann die überdurchschnittlich hohe Betroffenheit von LGBTIQ*-Personen von psychischen Erkrankungen erklärt werden und welche Konsequenzen ergeben sich daraus für die Psychotherapie?
4. Welche ›Besonderheiten‹ gibt es im Leben von LGBTIQ*-Personen, die auch in der Psychotherapie eine wichtige Rolle spielen können?

Literatur im Text

Debus, K., & Laumann, V. (2018). LSB-was? Geschlechtliche, amouröse und sexuelle Vielfalt – Einführung und Spannungsfelder. In: K. Debus & V. Laumann (Hrsg.), *Pädagogik geschlechtlicher, amouröser und sexueller Vielfalt. Zwischen Sensibilisierung und Empowerment* (S. 12–70). Dissens – Institut für Bildung und Forschung e.V. Abgerufen von https://interventionen.dissens.de/fileadmin/Interventionen/redakteure/Dissens_-_PädagogikGeschlechtliche AmouröseSexuelleVielfalt.pdf (28.01.2026).

Eckloff, T. (2012). *Die Geschlechtlichkeit des Menschen.* Berlin: De Gruyter.

En, B., Humer, T., Petričević, M., Ponzer, T., Rauch, C., & Spie, K. (2023). *Geschlechtersensible Sprache – Dialog auf Augenhöhe.* Abgerufen von https://www.gleichbehandlungsanwaltschaft.gv.at/dam/jcr:8a95ec39-a1ba-4cc0-9c0e-ba9f22cdbc62/231128_Leitfaden_geschl-Sprache_A5_BF.pdf (28.01.2026).

European Union Agency for Fundamental Rights (FRA) (2020). *A long way to go for LGBTI equality.* Abgerufen von https://fra.europa.eu/de/publication/2020/eu-lgbti-survey-results (28.01.2026).

Gaiswinkler, S., Pfabigan, J., Pentz, R., Teufl, L., & Winkler, R. (2023). *LGBTIQ+-Gesundheitsbericht 2022.* Bundesministerium für Soziales, Gesundheit, Pflege und Konsumentenschutz (BMSGPK).

Gorse, M. (2020). Risk and protective factors to LGBTQ+ youth suicide: A review of the Literature. *Child Adolesc Socl Work J*, 39, 17–28. DOI: 10.1007/s10560-020-00710-3.

Göth, M., & Kohn, R. (2014). *Sexuelle Orientierung in Psychotherapie und Beratung.* Berlin, Heidelberg: Springer. DOI: 10.1007/978-3-642-37308-4.

Günther, M., Teren, K., Wolf, G., & Langs, G. (2019). *Psychotherapeutische Arbeit mit trans* Personen: Handbuch für die Gesundheitsversorgung.* München: Ernst Reinhardt Verlag.

Kasprowski, D., Fischer, M., Chen, X., de Vries, L., Kroh, M., Kühne, S., Richter, D., & Zindel, Z. (2021). *Geringere Chancen auf ein gesundes Leben für LGBTQI*-Menschen.* Abgerufen von https://www.diw.de/de/diw_01.c.810358.de/publikationen/wochenberichte/2021_06_1/geringere_chancen_auf_ein_gesundes_leben_fuer__lgbtqi_-menschen.html (28.01.2026).

Killermann, S. (2017). *The Genderbread Person version 4.* Abgerufen von https://www.itspronouncedmetrosexual.com/2018/10/the-genderbread-person-v4/ (28.01.2026).

Kinsey, A. C., Pomeroy, W. B., & Martin, C. E. (1948/1998). *Sexual Behavior in the Human Male.* Bloomington: Indiana U. Press.

Les Migra S. (2012). *»… nicht so greifbar und doch real«. Eine quantitative und qualitative Studie zu Gewalt und (Mehrfach-)Diskriminierungserfahrungen von lesbischen, bisexuellen Frauen und Trans* in Deutschland.* Abgerufen von https://lesmigras.de/wp-content/uploads/2021/11/Dokumentation-Studie-web_sicher.pdf (28.01.2026).

Meyer, I. H. (2003). Prejudice, social stress, and mental health in lesbian, gay, and bisexual populations: Conceptual issues and research evidence. *Psychological Bulletin, 129* (5), 674–697. DOI: 10.1037/0033-2909.129.5.674.

Mundle, G., & Mahler, L. (2013). *Stellungnahme des DGPPN-Referats »Sexuelle Orientierung in Psychiatrie und Psychotherapie« zu Konversionstherapien bzw. »reparativen« Verfahren bei Homosexualität.* Abgerufen von https://www.dgppn.de/_Resources/Persistent/23c8aa3e5d35b4fc50d3e5cbb879cb92cce33a2d/DGPPN-Referat_Stellungnahme_zu_Konversionstherapien.pdf (28.01.2026).

Pöge, K., Dennert, G., Koppe, U., Güldenring, A., Matthigack, E. B., & Rommel, A. (2020). Die gesundheitliche Lage von lesbischen, schwulen, bisexuellen sowie trans- und intergeschlechtlichen Menschen. *J. Health Monitoring, Special Issue* 5, 2–27.

Schneider, L. (2003). *Lesbische/lesbisch empfindende Frauen in der Psychotherapie.* Abgerufen von https://www.donna-klara.de/downloads/2000_Lesbische%20Frauen%20in%20Psychotherapie.pdf (28.01.2026).

Rauchfleisch, U., Frossard, J., Waser, G., Wiesendanger, K., & Roth, W. (2002). *Gleich und doch anders.* Stuttgart: Klett-Cotta.

Rauchfleisch, U. (2021). *Schwule, Lesben, Bisexuelle: Lebensweisen, Vorurteile, Einsichten.* Göttingen: Vandenhoeck & Ruprecht.

Schmidt, G. (2000). *Spätmoderne Sexualverhältnisse.* Wiesbaden: VS Verlag für Sozialwissenschaften.

Timmermanns, S., & Böhm, M. (2020). *Sexuelle und geschlechtliche Vielfalt: interdisziplinäre Perspektiven aus Wissenschaft und Praxis.* Weinheim: Beltz Juventa.

World Health Organization. (2025). *International Statistical Classification of Diseases and Related Health Problems (ICD). IDC9, IDC 10, IDC11.* Abgerufen von https://www.who.int/standards/classifications/classification-of-diseases (28.01.2026).

Weiterführende Literatur

Bundesministerium für Arbeit, Soziales, Gesundheit, Pflege und Konsumentenschutz. (2025). *Empfehlungen für den Behandlungsprozess bei Geschlechts-Dysphorie bzw. Transsexualismus.* Abgerufen von https://www.sozialministerium.gv.at/Themen/Gesundheit/Nicht-uebertragbare-Krankheiten/Psychische-Gesundheit/Transsexualismus-Geschlechtsdysphorie.html (28.01.2026).

12.3 Gerontopsychotherapie

Doris Bach & Tobias Gerlach

Professionelle Unterstützung zur Persönlichkeitsentfaltung in der zweiten Lebenshälfte

Durch die professionelle Unterstützung zur Erhaltung oder Wiedererlangung der seelischen Gesundheit soll die Lebensqualität älterer Menschen trotz ihrer Mehrfachbelastungen bis zum Tode erhalten bleiben.

Zusammenfassung

Die Gerontopsychotherapie umfasst in Begleitung des Wissens um die Endlichkeit ein breites, sich ständig modernisierendes Tätigkeitsfeld, das sich von den Alterskrankheiten und -veränderungen, speziellen Bedürfnissen bis hin zu Veränderungen der Lebenssituation erstreckt.
Unter Berücksichtigung der drei D – der großen Alterskrankheiten Demenz, Delir und Depression – soll dieses Kapitel einen kleinen Einblick in die variationsreiche Praxis der Gerontopsychologie und Gerontopsychotherapie gewähren.

Schlüsselwörter

Demenz, Delir, Depression, Altern, Validation

12.3.1 Altern und Alter

Älterwerden ist ein natürlicher lebenslanger Entwicklungsprozess, der keineswegs als krankhaft bezeichnet werden kann. Die Einstellung zum Alter ist einer ständigen Wandlung unterworfen. In unserer Kultur möchten die meisten Menschen alt werden, versuchen jedoch, die Anzeichen des Alterns zu verhindern. Man will alt werden, nicht aber alt sein (Ernst et al., 2015). Altern ist nicht nur rein biologisch programmiert, sondern durch das eigene Verhalten mit beeinflussbar. Leben lernen heißt altern lernen, und dabei ist die Anpassung an die sich verändernden Umgebungsbedingungen wichtig, wobei Milieufaktoren eine große Rolle spielen (Lehr, 2003). Die Grenzen des Alterns sind vielfältig und hängen wesentlich vom Alter der Betrachter:innen ab; nach den Richtlinien der WHO ist die Definition der einzelnen Altersgruppen wie folgt vorzunehmen:

- »Übergang ins Alter«: 56- bis 60-Jährige
- »Junge Alte«: 60- bis 74-Jährige
- »Betagte und Hochbetagte«: 75- bis 89-Jährige
- »Höchstbetagte«: 90- bis 99-Jährige
- »Langlebige«: 100-Jährige und ältere

Wesentlich ist dabei die Gesundheit der Menschen – chronische körperliche Erkrankungen, Multimorbidität, Verluste, sensorische und motorische Einschränkungen, hirnorganische Erkrankungen, Hilfsbedürftigkeit und Pflegebedürftigkeit vermindern den Grad der Aktivität und werden gedanklich mit einer Phase des Älterwerdens verbunden, der viele gern entgehen würden.

Das Alter kann auf verschiedene Weise definiert werden:

1. Das chronologische Alter gibt das Alter in Jahren an.
2. Das biologische Alter definiert sich aus dem physischen Zustand des Menschen.
3. Das soziale Alter beschreibt die Lebensumstände und das »Eingebettet-Sein« in ein soziales Umfeld.
4. Das psychologische Alter beschreibt den Grad der aktiven Stellungnahme im Alltag.

Veränderungen des Gedächtnisses im Alter werden meist als sehr störend empfunden und daher von den Betroffenen und Angehörigen über lange Zeit gern kaschiert. Der Verlust von Gedächtnisleistungen wird oft tabuisiert und kann damit auch häufig erst sehr spät diagnostiziert und behandelt werden.

12.3.2 Demenz

Der Demenzbegriff (Demenz/F00–F03) wurde im 18. Jh. für jede Form geistiger Störungen verwendet (lat. *dementia*, »Wahnsinn«, »Schwachsinn«; Wahrig, 2012). 1916 wurde von Eugen Bleuler das unspezifische hirnorganische Psychosyndrom als psychopathologische Folge chronischer Gehirnerkrankungen beschrieben. Heute beschreibt der Begriff ein komplexes Störungsmuster höherer psychischer Funktionen, das reversibel oder irreversibel sein kann und bei verschiedenen degenerativen und nicht degenerativen Erkrankungen des Gehirns auftreten kann, aber ohne Bewusstseinsstörung. Eine Demenz ist demzufolge eine Kombination von Symptomen des zunehmenden Abbaus kognitiver und emotionaler Fähigkeiten, die im Verlaufe der Krankheit zu einer Beeinträchtigung beruflicher und später sozialer Funktionen führen. Als Leitsymptom der senilen Demenz vom Alzheimertyp gilt die Gedächtnisstörung. Am Anfang der Erkrankung stehen Störungen des Kurzzeitgedächtnisses und der Merkfähigkeit, später folgen Störungen in der Orientierungsfähigkeit. Im weiteren Verlauf einer Demenz kann der betroffene Mensch auch immer weniger auf bereits eingeprägte Inhalte des Langzeitgedächtnisses zurückgreifen, sodass er die über eine lange Lebensspanne hinweg erworbenen Kenntnisse, Fähigkeiten und Fertigkeiten ebenfalls verliert. Zur Beeinträchtigung des Gedächtnisses muss mindestens eine der folgenden Störungen hinzukommen:

- **Aphasie:** Störung der Sprache
- **Apraxie:** beeinträchtigte Fähigkeit, motorische Aktivitäten auszuführen
- **Agnosie:** Unfähigkeit, Gegenstände zu identifizieren bzw. wiederzuerkennen
- **Dysexekutives Syndrom:** Störung der Exekutivfunktionen, d.h. Planen, Organisieren, Einhalten einer Reihenfolge

12.3.2.1 Formen von Demenz

Die häufigsten Formen sind die degenerativen Demenzen, die vaskulären Demenzen, Mischformen und andere Formen der Demenz.

Generell unterscheidet man zwischen primären (kortikalen) und sekundären (nicht hirnorganischen) Demenzformen; sie sind meist irreversibel, chronisch und progredient.

Degenerative Demenzformen

Die häufigste Form der neurodegenerativen (primären) Demenzen ist die Alzheimer-Krankheit (ICD-10: F00.0 mit frühem Beginn; F00.1 mit spätem Beginn), außerdem die Lewy-Körper-Demenz (ICD-10: F02.8*Lewy-Körper-Krankheit [G31.82+]) und die frontotemporale Demenz.

Vaskuläre Demenzen

Als vaskuläre Demenzformen oder subkortikale arteriosklerotische Enzephalopathie bezeichnet man ein Defektsyndrom nach größeren einzelnen oder kleineren multiplen Insulten mit dem Untergang an neuronalem Gewebe; hierzu zählen die vaskuläre Demenz mit akutem Beginn (F01.0), die Multiinfarkt-Demenz (F01.1), die subkortikale vaskuläre Demenz (F01.2), die gemischte kortikale und die subkortikale vaskuläre Demenz (F01.3), sonstige vaskuläre Demenzformen (F01.8) sowie die nicht näher bezeichnete vaskuläre Demenz (F01.9).

Zu den sekundären Demenzformen zählen die toxische, die infektiöse, die endokrine, die hypotoxische und die traumatische Demenz.

Weitere seltenere Formen sind die »Demenzformen bei anderorts klassifizierten Krankheiten« (ICD 10: F02.-), wie z. B. die Creutzfeldt-Jakob-Krankheit (F02.1, A81.0+), die Demenz bei Pick-Krankheit (F02.0, G31.0+) oder die Demenz bei primärem Parkinson-Syndrom (F02.3, G20.-+).

Nicht näher bezeichnete Demenzformen (ICD-10: F03) können unter anderem auch durch raumgreifende Ereignisse im Gehirn (Tumore, Hämatome, im Zusammenhang mit einem Hydrozephalus sind sie unter Umständen reversibel) entstehen.

12.3.2.2 Risikofaktoren

Risikofaktoren für Demenzerkrankungen sind:

1. Hohes Lebensalter
2. Depression
3. Kardiovaskuläre Faktoren, wie z. B. Hypertonie
4. Hoher Homocysteinspiegel
5. Niereninsuffizienz
6. Adipositas
7. Diabetes mellitus
8. Rauchen

WICHTIG ist die frühe Diagnostik, damit rechtzeitig therapeutische Schritte unternommen werden können.

i Info

Ein häufig eingesetztes Screeningverfahren ist der Mini-Mental-Status (Mini Mental State Examination, MMSE, nach Folstein et al., 1975) in Kombination mit dem Uhrentest zur Früherkennung von Demenzerkrankungen.

12.3.2.3 Umgang mit an Demenz erkrankten Menschen

Das Wichtigste ist Geduld: Betroffene sind nur bedingt lernfähig, wobei eine Konditionierung möglich ist; die Kommunikation sollte dem jeweiligen Stadium der Demenz angepasst sein. Streitgespräche mit einem an Demenz erkrankten Menschen sollten unter allen Umständen vermieden werden, auch wenn er eindeutig im Unrecht ist; dies würde die Person verwirren und das unzufriedene »Gefühl«, das nach einem Streit bleibt, verstärken.

Auf Gestik, Mimik und andere körpersprachliche Elemente sollte unbedingt geachtet werden (nonverbale Kommunikation). Es gilt, den Menschen ein möglichst angstfreies Umfeld zu schaffen und ihre Orientierungsfähigkeit und Tagesstruktur zu fördern.

12.3.2.4 Angehörige von Menschen mit Demenz

Die Pflege eines an Demenz erkrankten Angehörigen stellt eine besondere psychische wie physische Belastung dar, wobei die Hauptpflegepersonen am meisten gefährdet sind. So leiden laut einer vom Österreichischen Bundesinstitut für Gesundheitswesen (ÖBIG) in Auftrag gegebenen Studie 70 % der pflegenden Angehörigen unter körperlicher und/oder psychischer Belastung (BMSG, 2005). Das Generationenproblem und die Rollenumkehr sollten innerhalb der Pflegesituation ebenso nicht außer Acht gelassen werden, da es sich hierbei um die wesentlichsten sozialen Belastungen im Zusammenhang mit einer Demenzerkrankung eines Elternteils handelt (Meyer, 2000). Pflegende Angehörige sind multiple Rollenträger:innen, da sie einerseits Pfleger:innen und gleichzeitig Kinder sein sollen. Außerdem »verlieren« die pflegenden Kinder den Elternteil, den sie vor der Erkrankung kannten (vgl. Svanberg et al., 2010, S. 743 ff.), und sollen nun Tätigkeiten, wie die Intimpflege oder das Wechseln von Inkontinenzprodukten vornehmen, die zu einem völlig neuen Bezugs- und Autoritätsverhältnis führen

Hilfe kann in Angehörigengruppen, in psychologischer und/oder psychotherapeutischer Behandlung gefunden werden. Es wird empfohlen, eine realistische Sicht auf die Situation zu erarbeiten und Trauerarbeit zu betreiben.

12.3.3 Delir

Der Begriff »Delir« setzt sich aus den lateinischen Wörtern »de« = »aus« sowie »lira« = »Furche« (»aus der Furche«) zusammen und lässt sich umgangssprachlich mit »aus der kognitiven Bahn geworfen« oder »aus der Spur geraten« übersetzen. »Verwirrtheit« ist ein Symptom und keine Diagnose. Verwirrtheit kann von Delir, von Demenz oder von psychotischen Störungen verursacht werden (siehe Tabelle 12). Das Delir ist dabei die am häufigsten vorkommende psychische Störung bei älteren Menschen, vor allem in der Gruppe der sehr alten und kognitiv beeinträchtigten Menschen, und auch die häufigste Komplikation während eines Krankenhausaufenthaltes. Das Delir wird synonym auch als Durchgangssyndrom, akuter Verwirrtheitszustand oder akute, organische Psychose bezeichnet (Negi, 2016). Gemeint ist ein Zustand, welcher mit dem akuten Verlust der Fähigkeit, mit der üblichen Klarheit und Kohärenz zu denken, einhergeht. Die Reaktionen auf Umweltreize wirken bei den Betroffenen unangemessen, die Personen wirken durcheinander, perplex und unfähig, sich zu orientieren.

Unterschieden wird das hyperaktive Delir, das mit vermehrter und unkontrollierter Aktivität (bspw. ständiges Rufen oder Manipulation von Kathetern und Zugängen) sowie Ruhelosigkeit und Umherwandern einhergeht, und das hypoaktive Delir, das sich über verminderte Aktivität oder verlangsamte Motorik bei den Betroffenen kennzeichnet. Die Wahrnehmung der Umgebung wirkt reduziert, Patient:innen sprechen in einem auffallend langsamen Sprechtempo und wirken zurückgezogen, teilnahmslos, apathisch und somnolent. Aufgrund der fehlenden Positivsymptomatik wird diese Form am häufigsten übersehen. Von einem kombinierten Delir spricht man, wenn Symptome beider Typen innerhalb von 24 Stunden auftreten (Gurlit et al., 2020).

Fast jede akute Erkrankung und viele Medikamente können bei alten Menschen zu diesem Syndrom führen. Ein Delir stellt für die Patient:innen selbst, ihre Angehörigen und die Pflege eine hohe psychische Belastung dar: Probleme wie Unruhe, häufige Stürze, Desorientierung, unkooperatives Verhalten, Therapie- und Nahrungsablehnung sowie eine Weglauftendenz werden beschrieben (ebd.).

Risikofaktoren eines Delirs:

- Hohes Lebensalter
- Demenz und/oder leichte kognitive Störung
- Gebrechlichkeit (Frailty); hohe Pflegebedürftigkeit

- Chronische Erkrankungen
- Medikamentencocktails (Polypharmazie)
- Schwere Grunderkrankungen
- Hör- oder Sehstörungen (Gesichtsfeld)
- Blutarmut (Anämie)
- Mangelernährung (Eiweißmangel), Flüssigkeitsmangel (Exsikkose)
- Harn-/Stuhlinkontinenz
- Depression und/oder Angst
- Schmerz
- Allein lebend, Isolation, Einsamkeit

Viele Patient:innen zeigen eine erhöhte Unruhe, Schlaflosigkeit und Erregbarkeit, bevor das Vollbild des Delirs einsetzt. Da ein Delir nur begrenzt pharmakotherapeutisch behandelt werden kann, kommt der Prävention dieses Zustands besondere Bedeutung zu. Eine vertraute Beziehung zwischen Pflegepersonal und Patient:innen, Wissen über die kognitiven und körperlichen Befähigungen sowie über biografische Besonderheiten hilft dabei, ein Delir frühzeitig zu erkennen und auf beiden Seiten ein Gefühl dafür zu behalten, was real und was fiktiv ist (Kristiansen, 2019). »Das Versorgungsziel ist der wache, aufmerksame, schmerz- und angstfreie Patient, der aktiv an seiner Behandlung und Genesung teilnimmt. Die Umsetzung der dazu erforderlichen Maßnahmen kann nur berufsgruppenübergreifend und interdisziplinär gelingen.« (Gurlit et al., 2020, S. 84)

Tabelle 12: Differenzialdiagnostische Abgrenzung von Delir und Demenz

	Delir	Demenz
Beginn	rasch, oft nachts	schleichend
Dauer	Stunden, Tage bis Wochen	Monate oder Jahre
Verlauf	im Tagesverlauf fluktuierend, Verschlimmerung nachts, symptomfreie Intervalle	im Tagesverlauf weitestgehend konstant
Aufmerksamkeit	reduziert	anfangs unbeeinträchtigt
Bewusstsein	Bewusstseinsminderung mit Fluktuationstendenz	gewöhnlich klar
Orientierung	immer beeinträchtigt, v. a. zeitliche Orientierung	kann unbeeinträchtigt sein

12.3.4 Depression

Bei den typischen leichten (F32.0), mittelgradigen (F32.1) oder schweren (F32.2 und F32.3) Episoden leidet der:die betroffene Patient:in unter einer gedrückten Stimmung und einer Verminderung von Antrieb und Aktivität. Die Fähigkeit zu Freude, das Interesse und die Konzentration sind vermindert. Ausgeprägte Müdigkeit kann nach jeder kleinsten Anstrengung auftreten. Der Schlaf ist meist gestört, der Appetit vermindert. Selbstwertgefühl und Selbstvertrauen sind fast immer beeinträchtigt (vgl. ICD-10). Sogar bei der leichten Form kommen Schuldgefühle oder Gedanken über eigene Wertlosigkeit vor. Die gedrückte Stimmung verändert sich von Tag zu Tag wenig, reagiert nicht auf Lebensumstände und kann von sogenannten »somatischen« Symptomen begleitet werden sowie von Interessenverlust oder Verlust der Freude, Früherwachen, Morgentief, deutlicher psychomotorischer Hemmung, Agitiertheit, Appetitlosigkeit, Gewichtsverlust und Libidoverlust. Oft stehen Gefühle der Wertlosigkeit im Vordergrund – »nicht mehr leisten zu können« oder »nicht mehr gebraucht zu werden« steht oft ursächlich am Beginn einer Bilanzierung des Lebens und der depressiven Gedankenkreisläufe. Abhängig von Anzahl und Schwere der Symptome ist eine depressive Episode als leicht, mittelgradig oder schwer zu bezeichnen. Subjektiv werden Gedächtnisbeeinträchtigungen stärker wahrgenommen, als diese objektiv zu finden sind. Das kognitive Leistungstempo, die Aufmerksamkeit und die kognitive Flexibilität sind meist reduziert; Orientierung, visuokonstruktive Fähigkeiten und sprachliche Leistungen sind erhalten. Traurigkeit, Apathie, Antriebslosigkeit, Schlaflosigkeit, Appetitminderung, sozialer Rückzug sind Symptome, die sowohl Ausdruck von Demenz als auch einer Depression sein können (siehe Tabelle 13).

Tabelle 13: Differenzialdiagnostische Abgrenzung von Depression und Demenz

	Depression	Demenz
Anamnese mit depressiven Episoden	häufig	selten
Familienanamnese	häufig positiv	häufig positiv
Krankheitsbeginn	oft datierbar	schleichend, unklar
subjektive Schilderung	aggravierend	bagatellisierend
Gedächtnis	leichte Störung	progrediente Defizite
Orientierung	ungestört	gestört
Auffassung	ungestört	gestört, verlangsamt

12.3.5 Nichtmedikamentöse Therapiemethoden: Beispiele

Um die Lebensqualität zu erhalten und die vorhandenen Ressourcen zu stärken, sind folgende Therapiemethoden nicht mehr wegzudenken: Gedächtnistraining, Ergotherapie, Tiertherapie, Kunsttherapie, Training alltagsrelevanter Fertigkeiten, Biografiearbeit (z. B. Ich-Pass: von Hofmaier, www.ich-pass.de), daseinsthematische Begleitung (= das Eingehen auf Themen, Talente und charakteristische Muster, die einen Menschen im Laufe des Lebens geprägt haben und die bis zuletzt bleiben, auch wenn die konkreten Erinnerungen an die eigene Biografie verblassen), Validationstherapie von Naomi Feil, Milieutherapie und MAKS-Therapie (motorische, alltagspraktische und kognitive Aktivierung sowie eine soziale Einstimmung in der Gruppe; https://www.maks-therapie.de/).

12.3.5.1 Aktivierungsprogramm

Aktiv zu sein bedeutet, den demenziellen Abbau zu verlangsamen oder zu verzögern. Dabei kann es sich um Lernen, Lesen, Spielen, den Kontakt zu anderen Patient:innen oder körperliche Aktivität handeln (Middleton & Yaffe, 2009). Um die Motivation bei den Teilnehmer:innen zu gewährleisten, sollten die Programme realitätsnah an die Bedürfnisse der Menschen angepasst sein. Programme sollen fordern, aber nicht überfordern, und über Selbst- und Fremdverstärkung motivieren. Ein Beispiel für ein solches Aktivierungsprogramm ist das sehr populäre Realitätsorientierungstraining (ROT). Beim informellen ROT wird im Sinne der Milieutherapie die ganze Station in das Programm miteinbezogen. Es werden farbliche und schriftliche Kennzeichnungen der Wege vorgenommen. Namensschilder an den Türen, Piktogramme und andere Darstellungen sollen die Wahrnehmung der räumlichen Situation erleichtern. Außerdem werden Pflegemaßnahmen ausschließlich in einfachen Sätzen kommuniziert. Beim formalen ROT handelt es sich um Kleingruppenaktivitäten, in denen Wasch-, Anziehtrainings oder Kochkurse gegeben werden (Hautzinger, 2015).

12.3.5.2 Resensibilisierung

Hierbei geht es um die Wiederbelebung der fünf Sinne, zum Beispiel im Rahmen eines »Genusstrainings«. Es wird in Kleingruppen mit Stimuli gearbeitet, die in der Lage sind, stark emotionale oder kognitive Prozesse anzuregen. Gerüche oder ein Geschmack können beispielsweise in die Kindheit zurückversetzen. Auch mit dem Abspielen von Tonträgern oder dem Erzeugen von eigenen Tönen und dem Ertasten von Oberflächen und Gegenständen kann gearbeitet werden. Bilder können zu Gesprächen anregen.

12.3.5.3 Validation

Die Validation ist eine auf der Grundhaltung der klientenzentrierten Gesprächstherapie von Carl Rogers fußende Technik, die es sich zur Aufgabe gemacht hat, die Welt von dementen Menschen anzuerkennen und zu verstehen, und wurde zuerst von der amerikanischen Sozialarbeiterin Naomi Feil begründet. Dabei geht es nicht darum, jemanden zu heilen, wie es klassische Therapiekonzepte vorsehen, sondern darum, zu begleiten. Eine der Grundannahmen der Validation lautet: Alle Menschen sind einzigartig und wertvoll, egal, in welchem Maße sie verwirrt sind (Feil & Klerk-Rubin, 2017). Es wird mit allem gearbeitet, was dargeboten wird. So können oft ausgesprochene Wörter aufgegriffen und verwendet werden. Mimik und Gestik können gespiegelt werden. Körperlicher Kontakt kann hilfreich sein, um eine Verbindung herzustellen. Der Validationsansatz sieht in dem vermeintlich bedeutungslosen Verhalten kranker Menschen die Manifestationen von unterdrückten Gefühlen, die oft weit zurückliegen. Jeder Mensch, der sich auf solch einen persönlichen Kontakt einlässt, muss bewusst mit seiner eigenen Wahrnehmung arbeiten. Einfühlungsvermögen ist die Kernkompetenz der Validation und umfasst die Arbeit an sich selbst genauso wie die Arbeit mit dem Gegenüber. Sie ermöglicht den Umgang mit Menschen, deren Sprache vielleicht längst nur noch aus unverständlichen Neologismen besteht und bei denen man mit anderen Kommunikationsformen möglicherweise schon an Grenzen gestoßen wäre (Feil & Klerk-Rubin, 2017).

Fragen zur Evaluation

1. Nennen Sie drei Kriterien, anhand derer sich die Demenz vom Delir abgrenzen lässt.
2. Welche Arten von Demenz kennen Sie?
3. Was sollte im Umgang mit dementen Personen beachtet werden?
4. Nennen Sie die Hauptsymptomatik einer Depression.
5. Was macht das Validationskonzept herausfordernd für die Personen, die es ausüben?

Literatur im Text

BMSG/Bundesministerium für soziale Sicherheit, Generationen und Konsumentenschutz. (Hrsg.). (2005). *Situation pflegender Angehöriger. Endbericht.* Wien: BMSG.

Boodman, S. G. (2015). The Overlooked Danger of Delirium in Hospitals. *The Atlantic,* 07.06.2015. Abgerufen von https://www.theatlantic.com/health/archive/2015/06/the-overlooked-danger-of-delirium-in-hospitals/394829/ (24.09.2020).

Feil, N., & De Klerk-Rubin, V. (2017). *Validation. Ein Weg zum Verständnis verwirrter alter Menschen* (11. Aufl.). München: Ernst Reinhardt.

Gurlit, S., Hempel, C., & Olotu-Steffen, C. (2020). *Delir bei Intensivpatienten.* Stuttgart: Thieme.

Hautzinger, M. (2015). Realitätsorientierungstraining. In M. Linden & M. Hautzinger (Hrsg.), *Verhaltenstherapiemanual* (8. Aufl., S. 389–391) (= Psychotherapie: Praxis). Berlin, Heidelberg: Springer.

Kristiansen, S. (2019). Nurses experiences of caring for older patients afflicted by delirium in a neurological Department. *Journal of clinical nursing,* 28(5–6), 920–930. DOI: 10.1111/jocn.14709.

Lehr, U. (2003). *Psychologie des Alterns* (10., überarb. Aufl.). Heidelberg, Wiesbaden: Quelle&Meyer.

Middleton, L. E., & Yaffe, K. (2009). Promising Strategies for the Prevention of Dementia. *Arch Neurol.,* 66, 1210–1215. DOI: 10.1001/archneurol.2009.201.

Negi, R., & Kounnis, V. (2016). Delirium. In C. Chew-Graham & M. Ray (Hrsg.), *Mental Health and Older People. A Guide for Primary Care Practitioners* (S. 163–178). Springer.

Wahrig-Burfeind, R. (2012). Wahrig Fremdwörterlexikon. München: Deutscher Taschenbuchverlag.

Kernliteratur

Gebhard, D., & Mir, E. (2019). *Gesundheitsförderung und Prävention für Menschen mit Demenz.* Berlin, Heidelberg: Springer.

Godde, B., Olk, B., & Voelcker-Rehage, C. (2016). *Einführung Gerontopsychologie.* München, Basel: Ernst Reinhardt.

Jessen, F. (Hrsg.). (i. V. für 2020). *Praxishandbuch Gerontopsychiatrie und -psychotherapie. Diagnostik und Therapie im höheren Lebensalter* (2. Aufl.). München: Urban & Fischer in Elsevier.

Weiterführende Literatur zu einzelnen Thematiken

Demenz und Altern

Ernst, F., Lübke, N., & Meinck, M. (2015). *Kompendium Begutachtungswissen Geriatrie* (3. Aufl.). Berlin, Heidelberg: Springer.

Interessengemeinschaft pflegender Angehöriger. (o. J.). *Belastungen.* Abgerufen von https://www.ig-pflege.at/hintergrund/belastungen.php (24.09.2020).

Lehr, U. (2003). *Psychologie des Alterns* (10., überarb. Aufl.). Heidelberg, Wiesbaden: Quelle&Meyer.

Meyer, P. C. (2000). *Rollenkonfigurationen, Rollenfunktionen und Gesundheit: Zusammenhänge zwischen sozialen Rollen, sozialem Stress, Unterstützung und Gesundheit.* Opladen: Leske + Budrich.

Svanberg, E., Stott, J., & Spector, A. (2010). 'Just Helping': Children living with a parent with young onset dementia. *Aging & mental health*, 14, 740-751. DOI: 10.1080/13607861003713174.

MiniMentalTest

https://www.rmht.de/images/pdf_tests/Minimental_Test_und_Uhrentest.pdf (24.09.2020).

Delir

Gurlit, S., Hempel, C., & Olotu-Steffen, C. (2020). *Delir bei Intensivpatienten.* Stuttgart: Thieme.

Kristiansen, S. (2019). Nurses experiences of caring for older patients afflicted by delirium in a neurological Department. *Journal of clinical nursing*, 28(5–6), 920–930. DOI: 10.1111/jocn.14709.

Negi, R., & Kounnis, V. (2016). Delirium. In C. Chew-Graham & M. Ray (Hrsg.), *Mental Health and Older People. A Guide for Primary Care Practitioners* (S. 163–178). Berlin, Heidelberg: Springer.

Depression

Dilling, H., Mombour, W., Schmidt, M. H., Schulte-Markwort, E., & WHO. (2016). *Internationale Klassifikation psychischer Störungen* (6. Aufl.). Göttingen: Hogrefe.

Pantel, J., Schroeder, J., Bollheimer, C., Sieber, C., Kruse, A., & Tesky, V. (2014). *Praxishandbuch Altersmedizin. Geriatrie, Gerontopsychiatrie, Gerontologie.* Stuttgart: Kohlhammer.

Aktivierungsprogramm

Hautzinger, M. (2015). Realitätsorientierungstraining. In M. Linden & M. Hautzinger (Hrsg.), *Verhaltenstherapiemanual* (8. Aufl., S. 389–391) (= Psychotherapie: Praxis). Berlin, Heidelberg: Springer.

Middleton, L. E., & Yaffe, K. (2009). Promising Strategies for the Prevention of Dementia. *Arch Neurol.*, 66, 1210–1215. DOI: 10.1001/archneurol.2009.201.

Rakesh, G., Szabo, S. T., Alexopoulos, S., & Zannas, A. S. (2017). Strategies for dementia prevention: latest evidence and implications. *Therapeutic Advances in Chronic Disease*, DOI: 10.1177/2040622317712442.

Validation

Feil, N., & De Klerk-Rubin, V. (2017). *Validation. Ein Weg zum Verständnis verwirrter alter Menschen* (11. Aufl.). München: Ernst Reinhardt.

12.4 Traumatherapie und Psychotraumatologie

Johanna Schwetz-Würth

Einführung in die Geschichte und Erkenntnisse der Psychotraumatologie. Die gezielte Behandlung von Traumafolgeerkrankungen.

Zusammenfassung

Menschen leiden nach psychischen Traumatisierungen an vielfältigen und spezifischen Symptomen, die mit der Verarbeitung dieser Erlebnisse im Gehirn zu tun haben. Durch herkömmliche psychotherapeutische Verfahren allein sind diese nicht vollständig behandelbar. Die Psychotraumatologie bietet aufgrund der Erkenntnisse der Hirnforschung der letzten beiden Jahrzehnte zusätzliche Verständnismodelle und Behandlungsansätze, um den Betroffenen nachhaltig zu helfen.

Schlüsselwörter

Trauma, Traumafolgestörung, Traumatherapie

12.4.1 Abriss zur Geschichte der Psychotraumatologie (vgl. Sachsse, 2009)

Mit dem 18. Jahrhundert beginnt die wissenschaftlich-medizinische Beschäftigung mit Traumafolgen. Handelt es sich um organische Erkrankungen oder psychische Störungen, ist es Krankheit oder Simulation?

- Nach einem schweren Eisenbahnunglück in England 1830 fand der Chirurg Herbert Page bei 150 Opfern nervöse »Symptome ohne Organveränderung«, also eine »traumatische Hysterie«, während sein Kollege Erich Erichson von einer Rückenmarksirritation ausging.
- Schnitze und Seligmüller stellten 1889 fest, dass sich hinter vielen sogenannten traumatischen Neurosen einfach Simulation zwecks Versicherungsbetruges verberge.
- Ambroise Auguste Tardieu, Gerichtsmediziner an der Pariser Universität, veröffentlichte 1860 seine »Gerichtsärztliche Untersuchung über Unzucht«: Zwischen 1858 und 1869 wurden 11 576 Menschen wegen Vergewaltigung angeklagt, davon 9125 wegen solcher Delikte an Kindern, vorwiegend Mädchen. Das wurde in der Diskussion kaum aufgegriffen. Er brachte diese Fakten über Realtraumatisierung auch nicht im Zusammenhang mit der Hysterie und hatte sogar sehr

negativ wertende Beurteilungen hysterischen Frauen gegenüber (»instinktive Verstellung, unaufhörliche Lust an der Lüge«).
In einer Gegenbewegung wurden die Aussagen junger Mädchen umgewertet, siehe z. B. Fournier (1880): »Vortäuschung geschlechtlicher Angriffe durch kleine Kinder«; nach Brouardel waren 60–80 % der Anklagen wegen sexuellen Missbrauchs an Kindern unbegründet; es wurde von »kindlicher Mythomanie« (Lügensucht) und von »hysterischen Anklägerinnen« gesprochen.

- Jean Martin Charcot, Leiter der Pariser »Salpetriere«, bei dem Freud 1885 hospitierte, beschäftigte sich mit »Fallsucht« und fand zwei Formen von »Epilepsie«: eine, bei der sich der Zustand mit jedem Anfall verschlechterte, und eine, bei dem er sich verbesserte, das waren die sogenannten »Hysterischen«. Er stellte fest, dass sich die hysterischen Symptome durch Hypnose behandeln ließen.
- Charcots Schüler Pierre Janet und Sigmund Freud widmeten sich dem Studium der Hysterie und kamen zunächst zu ähnlichen Resultaten. Beide sprachen von der »Annahme einer Dissoziation – Spaltung des Bewusstseinsinhaltes zur Bewältigung unerträglicher sexueller Missbrauchserfahrungen – und beide reklamierten die Entdeckung für sich.
- 1896 hielt Freud in Wien einen Vortrag »zur Ätiologie der Hysterie«, in dem er seine Ergebnisse veröffentlichte, und er erlebte eine vernichtende Ablehnung seitens der Wiener Ärzteschaft. Nach einer persönlichen Krise, der Selbstanalyse durch seine Träume und der Entdeckung eigenen sexuellen Missbrauches durch sein Kindermädchen schrieb er den »Widerruf der Verführungstheorie« in einem Brief an Fliess im Jahr 1897 und wandte sich von der Traumagenese der Hysterie ab. Er entwickelte die Theorien zur infantilen Sexualentwicklung des Menschen, zur Macht der innerseelischen Fantasiebildungen (als Abkömmlinge der Triebe) und zum Ödipuskomplex.
- Janet hat seine Entdeckungen nie widerrufen und musste mit Verbitterung erleben, dass er ignoriert wurde. Die Bedeutung von Realtraumata in der Entstehung psychischer Krankheiten wurde über Jahrzehnte von der Psychoanalyse ignoriert, schlimmstenfalls wurde sogar eine der typischen Täter-Opfer-Umkehrungen vorgenommen.
- Im Ersten Weltkrieg gab es neuerlich Konfrontationen mit posttraumatischen Phänomenen, die »Schützengraben-Neurose« wurde diagnostiziert, die auf Erschütterung durch Minenexplosion zurückgeführt wurde. Auch die »Kriegszitterer« waren ein neues Phänomen. Versicherungsansprüche wurden aber mit diffamierenden »wissenschaftlichen« Behauptungen abgewehrt: Kriegsneurosen wurden als

abnorme Reaktionen minderwertiger bzw. vorbelasteter Personen eingeschätzt, die von Sicherheitswünschen getragen würden.

- Ein ähnlich diffamierender Umgang mit den Opfern zeigte sich auch im Zweiten Weltkrieg.
- Es gab aber auch erste Behandlungsansätze, z.B. durch Abraham Kardiner oder Ernst Simmel, teilweise mittels Hypnose oder Analyse, aber auch mittels Stromstößen, um die Soldaten rasch wieder fit zu machen.
- Erst auf einem Psychiaterkongress 1961 wurde ein Konsens über das Konzept vom »erlebnisbedingten Persönlichkeitswandel als tendenzfreie seelische Verformung von Krankheitswert durch chronische Belastung« erzielt.
- Posttraumatische Belastungsstörung als störungsunspezifische Reaktion: Untersuchungen von Holocaust-Opfern, Überlebenden der Korea Krieges, Überlebenden des Atombombenangriffes in Hiroshima zeigten die relative Uniformität der Symptomatik bei Überlebenden von Extremtraumatisierung. Gerade die Untersuchungen an Holocaust-Überlebenden brachten den wissenschaftlichen Durchbruch, dass traumatische Erlebnisse völlig unabhängig von Kindheitserlebnissen und Konstitution schwere und dauerhafte Schäden verursachen können. Die Behandlungsansätze (v.a. die psychoanalytischen) zeugten jedoch von Hilflosigkeit. Mit dem Vietnamkrieg und einer Million Veteranen, die teilweise unter schweren Posttraumatischen Belastungsstörungen litten, wurden endlich Gelder für Forschung und Behandlung zur Verfügung gestellt.
- Die Frauenbewegung befasste sich ab den 1970er-Jahren mit den Folgen innergesellschaftlicher Gewalt, v.a. an Frauen und Kindern. Leonard Shengold beschrieb 1979 die Auswirkungen von Missbrauch und Vernachlässigung in der Kindheit als »Seelenmord«. Mit Judith Hermanns »Die Hysterie ist die Kriegsneurose des Geschlechterkampfes« wurde 1993 wieder die Einförmigkeit der Symptomatik, gleich, ob als Folge von Vergewaltigung oder Kriegshandlung, erkannt.
- 1980 wurde die Diagnose der Posttraumatischen Belastungsstörung (PTBS) als Krankheitseinheit anerkannt und im ICD-10 festgehalten (F43.1).

12.4.2 Was ist ein Trauma?

»Ein Trauma ist überwältigend, lebensgefährlich, über alle Maßen erschreckend. Ein Ereignis außerhalb dessen, was der Mensch sonst kennt, verbunden mit der Überzeugung, dass man es nicht verwindet, so schlimm, dass man nachher denkt, das könne nicht passiert sein. Mit enormen seelischen und/oder körperlichen Schmerzen verbunden, etwas, das von unserem Gehirn aufgesplittert oder ganz verdrängt wird.« (Huber, 2012, S. 38)

i
Definition

»Psychisches Trauma«

»Ein psychisches Trauma ist ein vitales Diskrepanzerlebnis zwischen bedrohlichen Situationsfaktoren und eigenen individuellen Bewältigungsmöglichkeiten, das mit dem Gefühl von Hilflosigkeit und schutzloser Preisgabe einhergeht und so eine dauerhafte Erschütterung von Selbst- und Weltbild bewirkt.« (Fischer & Riedesser, 1998, S. 79)

Ein Psychotrauma ist also kein rein innerer Konflikt, sondern geht immer von einem tatsächlichen äußeren Ereignis aus.

Was passiert im Gehirn?

Das Informationsverarbeitungssystem Gehirn (das eigene Selbst) wird in der traumatischen Situation so überflutet, dass die Person den Eindruck bekommt, »jetzt ist alles aus«, als täte sich ein Abgrund auf, als müsse sie jetzt sterben. Das gilt gleichermaßen für Opfer, Zeug:innen oder Täter:innen. Die Reaktion wird auch als traumatische Zange beschrieben: Es passiert ein äußeres stressreiches Ereignis, vor dem man nicht fliehen (»no flight«) kann, gegen das man aber auch nicht ankämpfen kann (»no fight«). Dadurch kommt es zu einer Überflutung mit aversiven Reizen. Das Gehirn reagiert darauf mit der sog. peritraumatischen Dissoziation: Gefühle werden abgeschaltet und/oder man ist emotional stark übererregt, bei einem gleichzeitigen Erleben von Erstarrung (»freeze«).

Identifiziert das Gehirn einen Reiz als »heiß« – als vitale Bedrohung, kommt es zu einer reflexartigen Notfallreaktion (Kampf/Flucht) durch Noradrenalin, Adrenalin und Cortisol:

- Die Reaktions- und Anpassungsmuster aus Vernunft und Emotion funktionieren nicht, die Amygdala wird überaktiv und übernimmt die Einspeicherung von Sinnesreizen. Im Hippocampus kommt es durch eine hohe Konzentration von Stresshormonen erst zu einer steigenden, dann zu einer gehemmten Funktion, das Sprachsystem ist geblockt.
- Wenn weder Kampf noch Flucht noch eine Einordnung möglich sind, bleibt der Körper in einer nicht zu Ende gebrachten Stressreaktion stecken. Durch den Parasympathikus erschlafft der Körper (Totstellreflex/»freeze«).

So führt Extremstress zu einer Änderung der Gehirnfunktion bezüglich des traumatischen Ereignisses: Es kommt zu Störungen der Informationsverarbeitung (Blockaden) und zu Störungen der Informationsspeicherung (Gedächtnisstörungen).

- Traumatische Erinnerungen werden im »heißen Speicher«, der Amygdala, abgelegt, und zwar nicht zusammenhängend, fragmentarisch, sprachlos, sinnlos, als potenziell überall und immer. Die Informationen sind imperativ und leicht triggerbar. Das heißt, sie werden unbewusst ausgelöst und dann fühlt sich die Person, als würde es hier und jetzt wieder genauso sein wie in der traumatischen Situation.
- Normale Erinnerungen finden sich im »kühlen Speicher«, im Hippocampus. Dort müssen Informationen biografisch, episodisch, raum-zeitlich, narrativ und semantisch sein, dann sind sie moderat und moderiert. Und genau das alles fehlt Trauma-Erinnerungen.

12.4.3 Traumafolgeerkrankungen

Bis zu 75 % der Bevölkerung machen im Laufe ihres Lebens eine traumatische Erfahrung. Bis zu 25 % davon entwickeln eine Traumafolgeerkrankung. Das heißt: Bis zu ca. 19 % der Bevölkerung entwickeln in ihrem Leben eine Traumafolgeerkrankung! Bei zirka 50 % ist dem nach einer Vergewaltigung so, bei 25 % nach anderen Gewalttaten; zu 50 % bei Kriegs-, Vertreibungs- und Folteropfern, 10 % bei Verkehrsunfallopfern, 10 % bei schweren Organerkrankungen.

Menschen, die an einer PTBS leiden, haben eine 26-mal größere Wahrscheinlichkeit für affektive Störungen, eine 27-mal größere Wahrscheinlichkeit für Angststörungen, eine 28-mal größere Wahrscheinlichkeit für eine Alkoholabhängigkeit. Das bedeutet, dass Menschen mit depressiven Problemen, Alkohol- und Drogenproblemen, Suizidgedanken etc. mit hoher Wahrscheinlichkeit an einer Traumafolgeerkrankung leiden.

Unterscheidung normale und pathologische Reaktion auf ein traumatisches Ereignis

Das menschliche Gehirn hat bei günstigen Bedingungen die Fähigkeit, traumatische Erfahrungen ohne Spätfolgen zu verarbeiten. Man geht davon aus, dass die normale Verarbeitung (F43.0) eines traumatischen Erlebnisses je nach Schwere bis zu sechs Monate dauern kann. Was darüber hinausgeht, wird als Posttraumatische Belastungsstörung/PTBS (F43.1) beschrieben.

Die »Horrowitz-Kaskade« (vgl. Sachsse, 2009) beschreibt den Unterschied zwischen der normalen und pathologischen Reaktion auf ein traumatisches Ereignis.

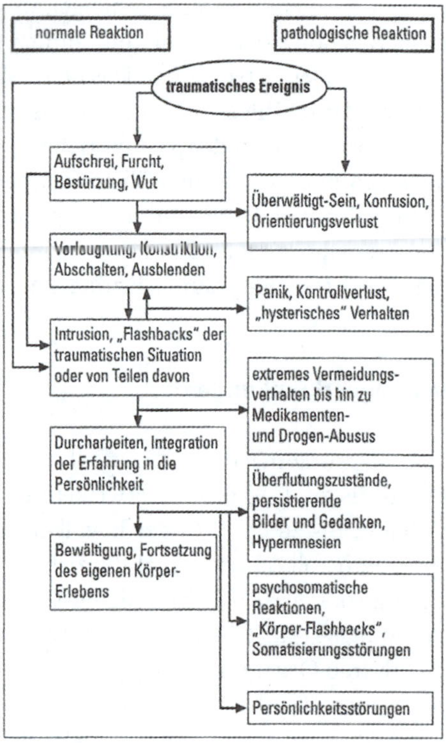

Abb. 35: Die »Horrowitz-Kaskade«

Wann ist eine pathologische Reaktion zu erwarten?

- **Zeit und Häufigkeit:** Es dauert lange, wiederholt sich, kommt unkontrolliert und plötzlich (v. a., wenn dies in den ersten zehn Lebensjahren passiert ist).
- **Umstände der Traumatisierung:** Es geht um physische Gewalt und/oder sexuelle Gewalt, mehrere Täter, beinhaltet sadistische Folter, in einem als sicher betrachteten Umfeld.
- **System- und Sozialfaktoren:** Das Opfer ist nachher allein, kann mit niemandem sprechen, es mochte den Täter und hat die Tat nicht er-

wartet, fühlt sich verlassen und verraten, es wird ihm nicht geglaubt oder es wird bagatellisiert.
- **Individuelle Faktoren:** Die Persönlichkeit ist noch nicht gefestigt; es gab starke Dissoziation während der Tat, das Opfer fühlt sich mitschuldig.

12.4.4 Unterschiedliche Traumatypen

Es gibt unterschiedliche Vorschläge, Traumata und deren Folgen zu kategorisieren. Die folgende Unterscheidung ist am meisten verbreitet (vgl. Münker-Kramer, 2015) und beruht auf Leonore Terr (1991):
- **Psychische Traumatisierungen nach Typ I** sind die Folgen eines unerwarteten Einzelereignisses, z.B. Vergewaltigung, Überfall, Unfall, Naturkatastrophen, technische Katastrophen u.Ä., auch Zeugenschaft.
- **Psychische Traumatisierungen nach Typ II** sind die Folgen mehrmaliger, sich wiederholender oder auch andauernder kumulativer Traumata, z.B. andauernde sexuelle und/oder physische und/oder psychische Gewalt, länger dauernde Entführungen, Folter, Vernachlässigung u.Ä., auch Zeugenschaft.

Diese Unterteilung wurde später durch Lutz Besser und Eva Münker-Kramer (private Seminarmitschrift, 2009) verfeinert:
- Dabei werden Typ-I-Traumatisierungen nach der Anzahl der Ereignisse unterschieden: Trifft ein (Monotrauma) oder treffen mehrere (Multitrauma) unabhängige potenziell traumatisierte Einzelereignisse auf eine an sich psychosozial gut ausgestattete Person?
- Bei der Typ-II-Traumatisierung wird unterschieden, wann die sich immer wiederholenden ähnlichen oder gleichen Taten begonnen haben. Sequenzielle Traumatisierung steht dabei für einen Beginn nach dem 8.–10. Lebensjahr. Von Entwicklungstraumatisierung sprechen wir bei einem Beginn vor dem 8.–10. Lebensjahr.

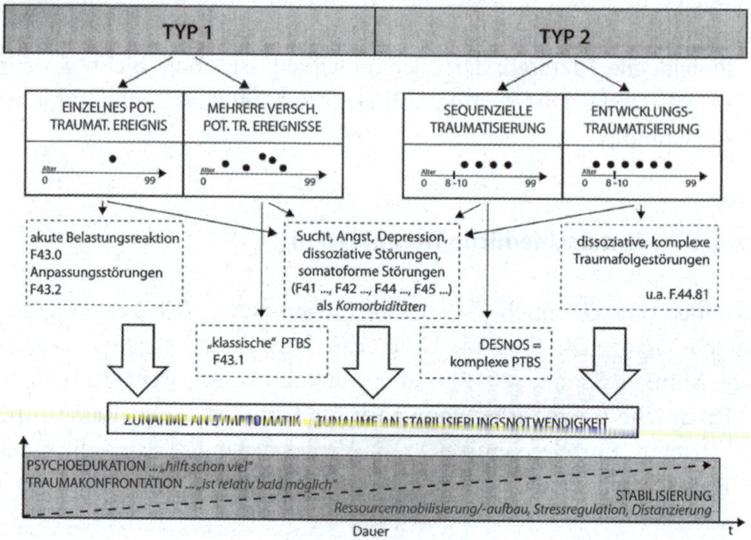

Abb. 36: Psychotraumafolgestörungen im Überblick, relevante Diagnosen und Hinweise für die Behandlungsplanung: Verhältnis zwischen Traumakonfrontation und Stabilisierung (Münker-Kramer, 2015, S. 44)

Die Unterscheidung ist wichtig, da sich die potenziellen Störungsbilder und v. a. die notwendige Behandlung stark unterscheiden. Ist bei Typ-I-Klient:innen Psychoedukation allein schon sehr hilfreich und kann bereits recht rasch mit der Traumaintegration begonnen werden, so braucht es bei schwereren und v. a. früheren Typ-II-Traumatisierungen teilweise langjährige Stabilisierung, bevor – wenn überhaupt – Traumata integriert werden können.

12.4.5 Diagnosen im ICD-10 und ihre Symptome

- **Posttraumatische Belastungsstörung (F43.1)**
  Intrusion: wiederholtes Erleben in aufdrängenden Erinnerungen (»flashbacks«) oder Träumen, Bildern, Gefühlszuständen oder in körperlichen Reaktionen (z. B. Schmerzen, Taubheitsgefühle). Übererregung: kann sich in Schlafstörungen, Schreckhaftigkeit, vermehrter Reizbarkeit, Konzentrationsstörungen oder im schlechten Aushalten von Gefühlen zeigen. Erinnerungslücken: Das Ereignis kann nicht in einen Gesamtzusammenhang eingeordnet werden. (Anders

als bei einer gelungenen Verarbeitung entwickelt sich nicht das Gefühl, dass es vorbei ist.)

Vermeidung: Bemühen, sich vor überflutenden Reizen von innen und von außen zu schützen; Vermeidung, an das Trauma erinnert zu werden (natürlich nur bedingt möglich).

Stressreaktion: anhaltendes Gefühl der Bedrohung.

Dissoziation/innere Teilnahmslosigkeit: Gefühle werden nicht mehr richtig wahrgenommen, Taubheitsgefühle.

- **Andauernde Persönlichkeitsänderung nach Extrembelastung (F62.0)**
  Anhaltende Änderung der Wahrnehmung, in den Beziehungen und im Denken in Bezug auf die Umgebung und sich selbst nach Extrembelastung; Persönlichkeitsänderung mit unflexiblem und unangepasstem Verhalten (feindliche und misstrauische Haltung gegenüber der Welt), sozialer Rückzug (ohne affektive Störung), andauerndes Gefühl von Leere und Hoffnungslosigkeit (ohne Episoden); kann mit gesteigerter Abhängigkeit von anderen, Unfähigkeit, negative oder aggressive Gefühle zu äußern, und anhaltender depressiver Stimmung einhergehen; Gefühl von Nervosität oder Bedrohung ohne äußere Ursache, mit gesteigerter Wachsamkeit und Reizbarkeit, chronische innere Anspannung; Gefühl, verändert oder anders als die anderen zu sein, evtl. mit emotionaler Betäubtheit), Störung der alltäglichen Funktionsfähigkeit.
- Voraussichtlich neue Diagnose im ICD-11: **KPTBS – Komplexe Traumafolgestörung**
  Störungen in der Regulation von Affekten und Impulsen: Umgang mit Ärger, Selbstverletzung/Selbstbeschädigung, Suizidalität, Störungen der Sexualität, exzessives Risikoverhalten.
  Störungen der Wahrnehmung oder des Bewusstseins: Amnesien, vorübergehende dissoziative Episoden und Depersonalisierung.
  Störungen der Selbstwahrnehmung: Wirkungslosigkeit, Stigmatisierung, Schuldgefühle, Scham, Isolation, Bagatellisieren.
  Störungen in der Beziehung zu anderen Menschen: Unfähigkeit zu vertrauen, Reviktimisierung, Viktimisierung anderer Menschen.
  Somatisierung: somatoforme Beschwerden, hypochondrische Ängste.
  Veränderung der Lebenseinstellung: fehlende Zukunftsperspektive, Verlust von persönlichen Grundüberzeugungen.

12.4.6 Traumatherapie

Wozu brauchen wir die »Traumabrille«? Wir brauchen sie, weil traditionelle Psychotherapie aller Schulen bei der Behandlung der Ursachen einer Traumafolgeerkrankung zu wenig anhaltend heilende Wirkung zeigt.

Info

Ein traumatherapeutischer Prozess ist gelungen, wenn die Betroffenen zu dieser inneren Überzeugung gelangen konnten (Präsentifikation und Personifikation): »Das Unaushaltbare ist tatsächlich passiert, und ich konnte nichts dagegen tun. Es war schrecklich. Es ist dort und damals geschehen. Jetzt ist es vorbei. Ich lerne daraus, dass es mir möglichst nie wieder passieren kann. Und ich bin daran gereift. Jetzt kann ich das Trauma loslassen, denn ich bin längst nicht mehr Opfer und mehr als Überlebende: Ich bin ein tief empfindender Mensch voller Kraft. Die überstandene Todesnähe hat mir gezeigt, worauf es für mich im Leben ankommt.« (Huber, 2003, S. 10)

Traumatherapie ist ein phasenorientiertes Therapieverfahren, das aus vier Phasen besteht:

1. Anamnese und Diagnostik, Aufbau einer therapeutischen Beziehung und Psychoedukation
2. Stabilisierung und Ressourcenaufbau
3. Traumakonfrontation bzw. -integration
4. Trauer und Neuorientierung

Dauer und Intensität der einzelnen Phasen variieren stark und sind abhängig von der Art der Traumatisierung sowie von der Persönlichkeit und den Ressourcen der Klient:innen. So ist es nicht selten der Fall, dass bei Menschen, die an komplexen Traumafolgen leiden, eine umfassende Traumaintegration nie oder erst nach Jahren der Therapie möglich ist.

Phase 1: Anamnese und Diagnostik, Aufbau einer therapeutischen Beziehung und Psychoedukation

In der Anamnese gilt es, eine sog. Traumalandkarte zu erstellen, um ohne Details und starken Affekt über die traumatisierenden Ereignisse orientiert zu sein sowie Triggersituationen und Symptome zu erheben. Weiters ist es besonders wichtig, eine ausführliche Ressourcenerhebung durchzuführen.

Psychoedukation bedeutet vor allem, dass Betroffene verstehen, dass sie nicht »verrückt« sind, sondern dass ihre Symptome eine »normale Reaktion auf eine unnormale Situation« sind. Es geht also um »Normalisierung«, die die symptomatischen und therapeutischen Zusammenhänge aufzeigt und Symptome und die Bedeutung von Triggern erklärt.

Therapeutische Beziehung: Der:Die Therapeut:in muss damit rechnen, dass die Klient:in eine unsichere Bindungserfahrung gemacht hat und Kontakt, Harmonie und Bindung teilweise erst wieder erlenen muss. Es gilt, eine verlässliche und beständige Beziehung anzubieten. Struktur und Halt in der Therapie sollen das erlebte Gegenteil zum Trauma sein.

- Trauma bedeutet: Ausgeliefertsein, Ohnmacht, Hilflosigkeit und Kontrollverlust.
- Therapie muss erlebbar machen: Sicherheit, »etwas tun können«, Hilfe erhalten, sich Hilfe holen können, die Kontrolle wiedererlangen und jetzt Kontrolle haben.

Die therapeutische Beziehung ist daher immer auch Gegenstand der Therapie.

Phase 2: Stabilisierung und Ressourcenaufbau

Diese Phase ist die »Königsdisziplin« der Traumatherapie, in der es darum geht, dass Klient:innen für sich Techniken und Hilfsmittel erarbeiten, um sich selbst beruhigen, trösten und stabilisieren zu können; um die Häufigkeit von Intrusionen und Flashbacks reduzieren, Regressionen, Selbst- und Fremdschädigung und Depersonalisation verhindern zu können, Panik verringern und Misstrauen gegenüber anderen abbauen zu können.

Dazu werden Traumatrigger identifiziert und unschädlich gemacht und es wird an der Unterscheidung zwischen dem »Ich von heute« und dem »traumatisierten Ich von damals« gearbeitet. Es wird an äußerer und innerer Sicherheit gearbeitet und Autonomie gestärkt, wo immer das möglich ist.

Bekannte Methoden dafür sind Imaginationsübungen wie der »Innere sichere Ort«, »Tresor« oder »Schutzmantel«, das Arbeiten mit Ressourcenlandkarten, das Übermalen innerer Schreckensbilder sowie Reorientierungs- und Dissoziationsstoppübungen. Besonders wichtig ist auch, Mentalisieren zu lernen, als denken lernen, dort, wo Gefühle überwältigen.

Phase 3: Traumaintegration bzw. -konfrontation

Das bedeutet ein Durcharbeiten der traumatischen Situationen im Sinne einer wiederholt herbeigeführten, kontrollierten Begegnung mit dem traumatischen Material auf einer imaginativen »inneren Bühne«, und zwar auf den Ebenen Bild, Gedanke, Gefühl und Körperempfinden.

In der traumatischen Situation wurden durch Stress und Dissoziation Teile dieser vier Bereiche abgespalten und zersplittert im Traumagedächtnis gespeichert. Bei der Traumasynthese geht es nun um die Integration. Durch die direkte Auseinandersetzung mit der traumatischen Situation und ihr Durcharbeiten soll die Dissoziation aufgehoben werden. Gedanken, Verhalten, Affekte und Körperempfindungen, die mit der traumatischen Situation in Verbindung stehen, werden assoziiert. Die bekanntesten und bewährtesten Methoden dafür sind EMDR (»Eye Movement Desensitization and Reprocessing«), Beobachtertechnik und Bildschirmtechnik. Konfrontation und Stabilisierung wechseln sich in dieser Phase ständig ab.

Psychotrauma-Konfrontation mit EMDR beruht auf einer Zufallsentdeckung der amerikanischen Psychologin Francine Shapiro: Bei gleichzeitigem Denken an Belastendes und andauernden Augenbewegungen (links/rechts) nimmt die Belastung ab. Eine bilaterale Stimulierung mittels alternierend beidseitiger Sinnesreize (z. B. geleitete Augenbewegungen, Antippen der Hände/Knie, Schnippen mit den Fingern, Schmetterlingsumarmung) bringt die Verarbeitung und Integration traumatischer Erfahrungen neu in Gang und führt sie zu Ende. EMDR folgt einem standardisierten Ablauf (Protokoll) in acht Phasen und ist durch vielfache wissenschaftliche Studien als wirksam evaluiert.

Phase 4: Trauer und Neuorientierung

In dieser letzten Phase der Therapie geht es darum, über das widerfahrene Unrecht, die Verluste und all das, was dadurch nicht möglich war, zu trauern. Erst dann ist eine neue Orientierung im Leben möglich. So gilt es z. B. darüber zu trauern, keine liebenden, sondern erniedrigende und quälende Eltern gehabt zu haben, nur mit geringem Lebensmut und -energie gelebt zu haben, den eigenen Kindern nicht genügend Aufmerksamkeit und Achtsamkeit geschenkt zu haben, aus Angst vor Enttäuschung keine intimen Beziehungen eingegangen zu sein, Einschränkungen durch starke Symptomschmerzen erlebt zu haben oder dass die eigene Kindheit gestohlen ist. Das braucht Zeit und Raum.

Fragen zur Evaluation

1. Beschreiben Sie die »traumatische Zange«.
2. Was ist eine Typ-II-Traumatisierung und wie unterscheidet man sie weiter?
3. Nennen Sie drei wichtige Symptome der PTBS.
4. Wozu dient die Stabilisierungsphase in der Traumatherapie?
5. Welche Elemente werden in der Traumakonfrontation integriert?
6. Wann ist mit einer pathologischen Reaktion auf traumatische Erfahrungen zu rechnen?

Literatur im Text

Huber, M. (2003). *Wege der Trauma-Behandlung. Teil 2.* Paderborn: Junfermann.

Huber, M. (2012). *Trauma und die Folgen. Teil 1.* Paderborn: Junfermann.

Münker-Kramer, E. (2015). *Traumazentrierte Psychotherapie mit EMDR (Wege der Psychotherapie).* München: Ernst Reinhardt Verlag.

Sachsse, U. (2009). *Traumazentrierte Psychotherapie: Theorie, Klinik und Praxis.* Stuttgart: Schattauer.

Kernliteratur

Fischer, G., & Riedesser, P. (2003). *Lehrbuch der Psychotraumatologie.* Stuttgart: Reinhardt (UTB).

Huber, M. (2003). *Wege der Trauma-Behandlung. Teil 2.* Paderborn: Junfermann.

Huber, M. (2012). *Trauma und die Folgen. Teil 1.* Paderborn: Junfermann.

Reddemann, L. (2012). *Trauma heilen: Ein Übungsbuch für Körper und Seele.* Leipzig: Trias.

Sachsse, U. (2009). *Traumazentrierte Psychotherapie: Theorie, Klinik und Praxis.* Stuttgart: Schattauer.

Weiterführende Literatur

Fischer, G., & Riedesser, P. (2003). *Lehrbuch der Psychotraumatologie.* Stuttgart: Reinhardt (UTB).

Hanswille, R., & Kissenbeck A. (2008). *Systemische Traumatherapie: Konzepte und Methoden für die Praxis.* Heidelberg: Carl-Auer.

Huber, M. (2010). *Der innere Garten. Ein achtsamer Weg zur persönlichen Veränderung. Mit CD.* Paderborn: Junfermann.

Huber, M. (2015). *Der geborgene Ort: Sicherheit und Beruhigung bei chronischem Stress. Ein Übungsbuch mit CD.* Paderborn: Junfermann.

Münker-Kramer, E. (2015). *Traumazentrierte Psychotherapie mit EMDR (Wege der Psychotherapie).* München: Ernst Reinhardt Verlag.
Peichl, J. (2015). *Innere Kinder, Täter, Helfer & Co: Ego-State-Therapie des traumatisierten Selbst.* Stuttgart: Klett-Cotta.
Weinberg, D. (2010). *Psychotherapie mit komplex traumatisierten Kindern – Behandlung von Bindungs- und Gewalttraumata der frühen Kindheit.* Stuttgart: Klett-Cotta.

13. RAHMENBEDINGUNGEN FÜR DIE PSYCHOTHERAPIE

13.1 Problemgeschichte der Psychotherapie

Markus Hochgerner

Anmerkungen zur Entstehung und zentrale Fragestellungen (»Probleme«) der Psychotherapie als Heilverfahren und Wissenschaft

Zusammenfassung

Um die Psychotherapie als eigenständig anerkannten Heilberuf in Österreich einordnen und verstehen zu können, bedarf es eines mehrperspektivischen Zuganges. Neben der historisch-sozialen und gesundheitspolitischen Entwicklung im Umgang mit psychisch abweichendem Verhalten und der psychotherapeutischen Heilkunst mit der Benennung wesentlicher Pionier:innen sollten auch die unterschiedlichen wissenschaftstheoretischen Herangehensweisen (naturwissenschaftliche, geistes- und sozialwissenschaftliche Perspektiven) und eine historisch-kritische Sicht auf die Diskurse des Wissens und der Macht berücksichtigt werden: Wie wird Wahrheit hergestellt und welche Sicht und Ergebnisse sind handlungsleitend als gesellschaftlich gültige Interpretation der Wahrheit? Die Zusammenschau dazu wird in diesem Buch durch weitere Beiträge im Überblick zu den psychotherapeutischen Verfahren, zur Psychotherapie und psychotherapeutischen Diagnostik in Österreich komplettiert.

Schlüsselwörter

Geschichte der Psychotherapie, wissenschaftliche Psychotherapie, Entstehungsgeschichte der Psychotherapie, Psychotherapie in Österreich, Diskurse der Psychotherapie

13.1.1 Frühe Annahmen zur Entstehung von psychischer Erkrankung

Frühe Modelle zu Ursachen psychischer Erkrankung (»Ätiologie«) und Maßnahmen der »primitiven Heilkunst« (Ellenberger, 1985; Stumm, 2011) beschreiben verschiedene vermutete Wirkzusammenhänge zu Phänomenen psychisch abweichenden Verhaltens, die als »krank« bestimmt und gesellschaftlich mit Heilungsversuchen durch dafür benannte Personen (Heiler:innen, Priester:innen, Ärzt:innen, Therapeut:innen) beantwortet werden.

Wichtige und auch noch heute in unterschiedlichen kulturellen Kontexten gelebte Grundannahmen zu Erkrankung und Wirkweisen zur Heilung sind:

- **Verlust der Seele:** Durch ein Fehlverhalten oder bösen/magischen Einfluss von außen geht die Seele verloren. In Heilritualen werden die Zusammenhänge des Verlustes, eventuell »schuldhaftes« Verhalten der betroffenen Person (persönliches Versagen) oder externe Faktoren mithilfe von Trance und Beschwörung hilfreicher Geister – beispielsweise im nepalesischen und sibirischen Schamanismus – identifiziert und mit Heilritualen besänftigt.
- **Eindringen eines Objekts oder Dämons:** Ein feindliches Wesen bemächtigt sich einer Person, führt zu Besessenheit und wird durch »Gegenzauber« identifiziert. Durch rituelles Aussaugen oder Bannung des bösen Objekts in einen Gegenstand bei gleichzeitiger Beschwörung hilfreicher Geister und Gottheiten wird geheilt (Beispiele: Voodoo in Brasilien, Exorzismus in der katholischen Kirche).
- **Verletzung eines Tabus:** Ein soziales oder religiöses Gebot bzw. eine Konvention wird nicht erfüllt, durchbrochen oder ignoriert. Durch Bekenntnis, im Sinne einer Beichte, darauffolgende Mahnung durch den:die Priester:in und ausgleichende Buße wird das Vergehen, die »Sünde«, neutralisiert und die betroffene Person wieder in die Gemeinschaft und das Glaubenskonstrukt reintegriert, wie etwa als öffentliches Bekenntnis vor der Gemeinde in evangelikalen Kirchen.
- **Krank machende Geheimnisse:** Unerfüllte Herzenswünsche (z. B. Liebessehnsucht, unerfüllte Lebenskarriere, Fernweh) und Kränkungen familiärer, sozialer, beruflicher Natur werden nicht ausgedrückt und führen zu Melancholie, körperlicher Erkrankung, Geistesabwesenheit und suizidalen Gedanken. Die Anerkenntnis der Bedürfnisse und Ermutigung zur Wunscherfüllung, Umstimmung durch Ortswechsel und umfassende Bedürfnisbefriedigung sollen zur Lösung der krank machenden Umstände führen.

13.1.2 Geschichte des Umgangs mit abweichendem Verhalten

Bereits in der in Indien begründeten persischen und nachfolgend arabischen Medizin als Basis der griechischen und später römischen/mitteleuropäischen »westlichen« Medizin werden Krankenbehandlungen bei psychisch abweichendem Erleben und Verhalten angeboten. Erste Krankenanstalten werden in Fez (Marokko, 7. Jh.), Bagdad (Irak, 12. Jh.) und Kairo (Ägypten, 13. Jh.) dokumentiert. Mit der arabischen Eroberung und Kultivierung Spaniens durch muslimische Volksgruppen im 8.–13. Jh. und in Nachfolge der Beendigung der arabischen Vormachtstellung werden auch in Europa psychiatrische Heilstätten durch die Kirche und den Adel im Sinne der Caritas etabliert (etwa Valencia 1409, Saragossa 1425, Sevilla 1436). Aufnahme und Behandlungen werden ohne Rücksicht auf Stand und Besitz angeboten; die Wiedereingliederung in das sinnliche Erleben des Jahreskreislaufes (Gartenarbeit, Handwerk), Musik, Kultur, Gebet und Gespräch mit Pflegepersonal und Ärzten sollen den Kranken helfen, wieder in übliche Lebensformen zurückzufinden.

Im Mittelalter kommt es im Rahmen der europäischen staatlichen, sozialen und religiösen Umwälzungen zu einem allgemeinen Kulturverlust und einer Auflösung der schon vormodern wirkenden Behandlungsansätze. Psychisch Erkrankte sind vermehrt in vielfältiger und entwürdigender Weise negativen gesellschaftlichen Bedingungen ausgeliefert.

Bemächtigung am psychisch Kranken

Die Geschichte des psychisch abweichenden Verhaltens in Europa ist durch Leid, Gewaltverhältnisse und Ausbeutung geprägt (Lorenzer, 1984) und lässt sich in folgenden Herrschaftsverhältnissen mit oftmaliger Todesfolge bis in das 20. Jahrhundert beschreiben:

- **Herr und Knecht**
  Psychisch Erkrankte waren im Mittelalter rechtlos und wurden als »Irre« und als »vogelfrei« betrachtet, also persönlich nicht geschützt. Sie konnten straffrei misshandelt, ausgebeutet und zu Tode gebracht werden. Ausbeutung in Betrieben, Bergwerken und Familien war üblich und wurde nur durch Gnadenakte Einzelner und in karitativen Akten gemildert.
- **Priestermacht**
  Abweichende psychische Erlebensformen konnten durch Priester als Besessenheit (»Werke des Teufels«) oder Stimme Gottes (z. B. Prozess um »Eingebungen« der Jungfrau von Orleans) interpretiert werden. Exorzismus, Folter, Gefängnis und Scheiterhaufen waren Folgen religiöser Bemächtigung.
- **Staatliche Gewalt und Ausschluss psychisch Erkrankter**
  Die Rechtlosigkeit psychisch Erkrankter und deren Ausschluss aus der Gesellschaft wurde staatlich organisiert (Foucault, 1975, 1976). Es existierte keine Gewaltentrennung zwischen Gesetzgebung, Gerichtsbarkeit und Vollzug, Disziplinierung abweichenden Verhaltens war das Ziel aller Maßnahmen. Dies führte zur planmäßigen Aus-

beutung in Krankenanstalten und Arbeitsgefängnissen mit der Möglichkeit zur Tötung von Patient:innen bei unbotmäßigem Verhalten auf Veranlassung von Ärzten und Beamten.

- **Ärztemacht: naturwissenschaftliche Überhöhung, Ausschluss und Vernichtung »lebensunwerten Lebens«:**
  Aus europäischer Sicht muss die Entwicklung der »Eugenik« als Versuch der »Reinhaltung« eines Volkes und die daraus abgeleitete gezielte, planmäßige und umfassende Tötung von psychisch Erkrankten im Faschismus als extremster Tiefpunkt in der Reihe der Verbrechen gegen die Menschlichkeit und der Bemächtigung im Umgang mit Kranken bezeichnet werden. In allen großen Psychiatrien Österreichs wurden tausende Menschen im Zusammenwirken von Ärzten, Psychologen und Pflegepersonal zu Tode gebracht (»Aktion T4«) oder für »medizinische Experimente« gefoltert und verstümmelt. Eine als naturwissenschaftlich getarnte pervertierte Sicht auf Krankheit und Umgangsweise mit Erkrankung (»lebensunwertes Leben«) ergab die systemimmanente Legitimation zur Aufhebung der Persönlichkeitsrechte und in der Folge Tötung von mehr als 400 000 psychisch Erkrankten und behinderten Menschen im Terror des nationalsozialistischen Regimes von 1938 bis 1945 (Hochgerner, 2022).

Konstitution moderner Krankenbehandlung

Das Entstehen und die Etablierung moderner, wissenschaftlich fundierter Heilbehandlung psychisch Erkrankter war diskontinuierlich, von schweren Rückschlägen gekennzeichnet und ist über einen Zeitraum von etwa 160 Jahren (1790–1950) zu betrachten. Die Geschichte der Konstitution moderner Krankenbehandlung kann in einem wechselvoll verschränkten Prozess der Entwicklung und gesellschaftlichen Durchsetzung von humaner Krankenbehandlung, Etablierung von psychotherapeutischem Handlungswissen in Medizin, Psychologie und Psychotherapie und verschränkter Forschung und Lehre in den genannten Heilberufen reflektiert werden. Hinderlich standen und stehen hier besonders unterschiedliche wissenschaftliche Sozialisationen und gesellschaftliches Selbstverständnis der Quellenberufe und Machtgelüste einzelner Berufsgruppen einer hilfreichen Gesamtlösung zur Klinik, Lehre und Forschung der Psychotherapie im Wege.

Folgende Tendenzen waren, Lorenzer (1984) folgend, auf dem Weg zur modernen Krankenbehandlung unerlässlich:

Säkularisierung psychischen Leides

Frühe Bestrebungen zur wissenschaftlich-interaktionellen Behandlung seelischen Leides in Deutschland finden bereits mit der Bestellung von Georg Ernst Stahl (1659–1734) im Jahr 1684 zum Ordinarius für Medizin an der Universität Jena statt. Diese ersten Überlegungen zu modernen Konzepten des Psychischen (Peters, 2021) finden in Stahls Lehrbuch »Über den mannigfachen Einfluss von Leidenschaften ›auf den Körper‹« Platz, in dem er konstatiert, dass die Seele den menschlichen Organismus beherrsche und eine Heilbehandlung nicht mehr mit dem Blick auf Gott, sondern auf das innerseelische Geschehen zu erfolgen habe. Er unterscheidet weiters bereits wegweisend von innen kommende Krankheitsursachen (das Gemüt) und von außen wirkende pathogene (psychosoziale) Einflüsse, eine frühe Konzeption biopsychosozialer und auch psychosomatischer Krankheitssicht. Christian Bolten (1727–1757) spricht bereits 1751 in seiner Schrift »Gedanken von psychologischen Curen« von einer »Seelencur« zur Behandlung krankhafter Erscheinungen des Gemütes, denn »psychologische Curen sind solche Seelencuren, die nach den Gesetzen der Natur der Seele eingerichtet sind. Wer demnach psychologisch curiren lernen will, muss sich um die Erlernung der Gesetze der Natur der Seele bekümmern« (Peters, 2021, S. 22).

Mit der Französischen Revolution (1789–1799) und der Verfassung grundsätzlicher Menschenrechte (»Freiheit, Gleichheit, Brüderlichkeit!« als zentrale Parolen) sowie neuzeitlicher staatlicher Gewaltentrennung konnte psychisch abweichendes Verhalten allmählich als Teil der Krankenbehandlung erfasst, gesellschaftlich durchgesetzt und als krankheitswertiger Zustand definiert werden, der durch medizinische Vorgangsweisen behandelt werden soll.

Die Lösung aus dem religiösen und staatlichen Gewaltkontext wurde problematisiert. Phillipe Pinel (1745–1826, Frankreich) und Jean Esquirol (1772–1840, Spanien) setzten sich für die Humanisierung psychischer Erkrankungen als »Behandlung an der natürlich leidenden Person« mit der Einbeziehung in die Strukturen üblicher Krankenanstalten ein. 1784 wurde unter dem Einfluss der Aufklärung der »Narrenturm« in Wien als Teil des Wiener Allgemeinen Krankenhauses (AKH) errichtet und damit die Einbettung der Erkrankten in den klinischen und Forschungskontext der Medizin ermöglicht. 1840 erfolgte in Österreich die Abschaffung der Ketten in der Psychiatrie. Die voraufklärerische Idee und gesellschaftliche Zuweisungen von schicksals-, schuld- und sündhaften Ursprüngen psychischer Erkrankungen bleiben jedoch bis in die Gegenwart erhalten.

Medizinalisierung der Behandlung

1843 wird das Wort »Hypnose« durch den englischen Arzt James Braid (1795–1860) erstmals dokumentiert und als Heilverfahren vorgestellt. 1845 wird mit dem Wort »Psychose« von Ernst v. Feuchtersleben (1806–1849) ein wesentliches Krankheitsbild benannt; der Begriff »Hypno-Therapeutics« (1872) wird in der Folge als spezielle Vorgangsweise beschrieben. Ebenso wird 1872 das Verfahren »Psychotherapie« als wissenschaftlich fundierte Vorgangsweise erstmals benannt und umfassend beschrieben. Auf einem ersten Psychotherapiekongress in Amsterdam 1889 wird Psychotherapie anlässlich der dort stattfindenden Weltausstellung durch Daniel H. Tuke als eigene Profession (»Psychotherapeutics«) vorgestellt.

Trotzdem sollten nach der Französischen Revolution fast hundert Jahre vergehen, bis der erste Lehrstuhl für Psychiatrie in Paris (1882) geschaffen und durch Jean-Martin Charcot (1825–1893) besetzt wurde. Charcot, der die Hypnose als erstes Psychotherapieverfahren der Neuzeit etablierte, konnte durch hypnotische Interventionen Zugang zu unbewussten und lebensgeschichtlich verdrängten psychischen Inhalten finden und Linderung seelischen Leides durch Bewusstmachung der abgespaltenen Ereignisse und die emotionale, oft kathartische Abfuhr damit verbundener Affekte erreichen. Sigmund Freud (1856–1939) war in seinem Studienaufenthalt in Paris (1885/86) als Neuropathologe vom Wirken Charcots wesentlich beeindruckt und wandte sich in der Folge der Erforschung psychischer Erkrankungen mit interaktionellen Mitteln zu (sprachliche Kommunikation als Basis therapeutischer Beziehung, Analyse des Unbewussten, Leidensdruck, Träume und Fehlleistungen als Ausdruck konflikthafter oder traumatisierter seelischer Dynamik), »die bei Anwendung einiger weniger psychologischer Formeln doch eine Art Einsicht in den Hergang [der Erkrankung, Anm. d. Verf.] bietet« (Freud, 1895, S. 140).

Exkurs: Wissenschaftstheoretisches Dilemma der Psychotherapie – Natur- und/oder Geisteswissenschaft?

Damit wird die Psychotherapie in der zweiten Hälfte des 19. Jahrhunderts den Kriterien wissenschaftlich-medizinischer und beginnender psychotherapeutischer Forschung und Heilbehandlung unterworfen und aus dem Kontext der staatlichen Willkür und der intuitiven, individualisierenden Vorgangsweise des »Heilers« in den medizinisch-naturwissenschaftlichen Kontext der Medizin und psychologisch-naturwissenschaftlichen Denkweise des 19. Jahrhunderts eingegliedert.

Emil Kraepelin (1856–1926) stellt 1883 erstmals eine umfassende Schrift zu psychiatrischen Erkrankungen vor.

Zunehmend gewinnt die naturwissenschaftlich-behavioral und experimentell orientierte Psychologie an Einfluss, beginnend mit Wilhelm Wundt (1832–1920) und dem ersten Psychologischen Institut 1879 in Leipzig, mit dem Ziel, dem »Einfluß der Naturwissenschaft auf die Philosophie Geltung [zu] verschaffen« (Wundt, 1875). Zugleich bleibt die aus der Philosophie kommende »verstehende Psychologie« Wilhelm Diltheys (1833–1911) zunehmend aus der universitären Lehre ausgeschlossen. Die Initiative Freuds zur Etablierung psychoanalytischer Lehre an der Universität Wien wird auf dem Hintergrund der Deutungshoheit der Naturwissenschaften in der Heilkunst und wohl auch mitgeprägt durch antisemitische Vorurteile abgelehnt.

Die Universitäten bleiben bis zum Ende des 20. Jahrhunderts bezüglich der Etablierung der Lehre von Psychotherapie in der Hol- und Bringschuld. Freuds verstehend-psychologischer Ansatz und seine geisteswissenschaftlich-interaktionell orientierte Herangehensweise in der klinischen Praxis werden von der naturwissenschaftlich orientierten Medizin und Psychiatrie als unwissenschaftliches Konstrukt ignoriert oder vehement bekämpft und als spekulativ, da interaktionell aus der Erfahrungsunmittelbarkeit der therapeutischen Begegnung abgeleitet und begründet, abgelehnt. Beispielhaft steht hier der wissenschaftliche Weg Sigmund Freuds: Entgegen seiner naturwissenschaftlich geleiteten Grundorientierung als Arzt und Neuropathologe schließt er vom Einzelfall auf allgemeine psychische Phänomene. Damit steht er in der Tradition einer Erfahrungswissenschaft im Sinne Diltheys »verstehender Psychologie«. »Ohne organisches Substrat keine geistige Erkrankung« wird vom prominenten Gegenspieler S. Freuds, Julius Wagner-Jauregg (1857–1940), ins Feld geführt, der sich gegen jede Anerkennung von Freuds Seelenkunde als medizinische Forschung und Disziplin ausspricht. Wagner-Jauregg erhält für seine Malariatherapie zur Behandlung der progressiven Paralyse 1927 den Nobelpreis für Medizin, Freud bleibt im Rahmen der akademischen Heilkunst lange Zeit wenig beachtet.

Sigmund Freud gründet 1908 die Wiener Psychoanalytische Vereinigung (WPV) als ersten privatrechtlichen Forschungs- und Ausbildungsverein für Psychoanalyse (Mühlleitner & Reichmayr, 1997). Dies führt zu systematischer Wissenserfassung, Forschung und reflektierter Behandlung in privaten Praxen und psychoanalytischen Ambulatorien. Eine erste basale Ausbildungsstruktur mit Lehrtherapie, Theorievorlesungen und Arbeit unter Supervision entsteht. In Österreich sind Vertreter:innen unterschiedlicher Quellenberufe (Mediziner:innen,

Psycholog:innen, Pädagog:innen etc.) als Analytiker:innen zugelassen. Ab 1924 wird psychoanalytische Ausbildung in der Deutschen Psychoanalytischen Vereinigung (DPV) mit der Einschränkung auf den ärztlichen Grundberuf, von Freud skeptisch-ablehnend kommentiert (siehe unten), durchgeführt.

Im sozialistischen Wien der Ersten Republik (1918–1938) kommt es zur Gründung zahlreicher Ambulanzen und Behandlungseinrichtungen mit psychoanalytischer Orientierung, aber nur zu marginaler Anbindung durch wenige Einzelpersonen an universitäre Forschung und Lehre.

Wesentlich zur Popularisierung psychodynamischen Denkens trägt Alfred Adler (1870–1935) mit seiner sozialpsychologisch orientierten, Individualpsychologie (IP) benannten Form der Psychoanalyse bei, die er als Teil der sozialmedizinischen Versorgung versteht und über ein engagiertes Vortragswesen in Schulen, Arbeiterkulturvereinen und den damals gegründeten Volkshochschulen verbreitet.

Damit werden zwei bis heute wirksame Spannungslinien deutlich:

1. Die Etablierung der naturwissenschaftlich-experimentellen Medizin und Psychiatrie und damit verbundener universitärer Psychologie hat den Preis einer tendenziellen Einengung im Forschungs- und Behandlungsansatz auf naturwissenschaftlich orientierte Verfahren in der biologisch orientierten Psychiatrie und der darin ursprünglich ebenso wurzelnden verhaltensorientierten Psychologie.
   Weiterhin aktuell wird im Zusammenhang damit das sogenannte Reduktionismusproblem in der Psychotherapie diskutiert, da ein rein naturwissenschaftlich orientierter Ansatz der biopsychosozialen, subjektiven Realität des einzelnen Menschen in seiner konkreten Lebens- und Leidensrealität nicht ausreichend gerecht wird. Das Spannungsfeld rationaler, experimentell (nomothetisch-naturwissenschaftlich) orientierter Ansätze gegenüber erfahrungswissenschaftlichen, am konkreten, persönlichen Einzelerleben orientierten (idiografisch-sinnorientiert-hermeneutischen) geisteswissenschaftlichen Ansätzen erzeugt bis heute wesentlich unterschiedliche Sichtweisen auf Psychotherapie, deren Begründungs- und Wirkzusammenhänge und eröffnet damit Kontroversen zu Fragen der Effizienz, Effektivität und letztlich »wissenschaftlich« begründeten Anerkennungswürdigkeit unterschiedlicher psychotherapeutischer Ansätze.
   Universitäre naturwissenschaftlich orientierte Psychiatrie und Psychologie kommt somit in zunehmende Spannung zur verstehend-einfühlenden Psychologie im vorerst unauflösbaren Widerspruch von verlangter Messbarkeit und Wiederholbarkeit im Experiment im objektivierenden Blick des naturwissenschaftlichen Betrachters in der verhaltensorientierten Psychotherapie gegenüber der Evidenz

von Unmittelbarkeit des subjektiven Erlebens im klinisch aktuellen Patient:innen-Behandler:innen-Kontakt in psychodynamischen und humanistischen psychotherapeutischen Ansätzen.

Erste Ansätze dieser verstehenden Psychologie am Beginn des 20. Jahrhunderts werden die Psychoanalyse um Sigmund Freud, weitere psychodynamische Ansätze (Individualpsychologie, siehe oben), die Analytische Psychologie Carl Gustav Jungs (1875–1961), die ab 1920 entstehende Humanistische Psychotherapie mit Iacov Levi Moreno (1889–1974) im Psychodrama und Friedrich Salomon »Fritz« Perls (1893–1970) gemeinsam mit Laura Perls (1905–1990) als Gründerpersönlichkeiten der Gestalttherapie ab 1940.

Zeitgleich dazu entwickelte sich Psychotherapie im klinisch-psychologisch-naturwissenschaftlichen Kontext auf lerntheoretisch-verhaltensorientierter Basis mit kognitiver Grundhaltung nach dem Zweiten Weltkrieg durch Joseph Wolpe (1915–1997) als Desensibilisierungstherapie und die durch Edmund Jacobson (1888–1938) ausgearbeitete progressive Muskelentspannung.

2. Heilbehandlungen, die von Behandler:innen ohne medizinische Grundausbildung durchgeführt werden (Geisteswissenschafter:innen, Psycholog:innen, Pädagog:innen, Sozialarbeiter:innen etc.), werden als sogenannte »Laienanalysen« denunziert und sind mit Kurpfuscherprozessen (Verstoß gegen das Behandlungsprivileg im Ärztegesetz und die dort festgelegte umfassende und ausschließliche Heilbehandlung durch Ärzt:innen) bedroht.

   Freud tritt immer für die Psychoanalyse und Psychotherapie als eigenständige Profession und gegen die Einengung auf eine medizinische Grundausbildung ein. Er rät Interessent:innen an der Ausbildung sogar ausdrücklich vom Medizinstudium ab und empfiehlt human- und geisteswissenschaftliche Zugänge zur Ausbildung.

   1924 beschließt die Deutsche Psychoanalytische Vereinigung, lediglich Ärzt:innen zur Ausbildung zuzulassen. Diese, wie K. Fallend (1995) treffend schreibt, inhaltlich falsche, aber soziologisch richtige Entscheidung führt zur teilweisen Einengung im Grundberuf in der Ausbildung in Mitteleuropa, bringt die Psychoanalyse aber bedeutend näher an das psychiatrische Behandlungsfeld heran und bewährt sich insbesondere in der Behandlung kriegstraumatisierter Patient:innen im und nach dem Ersten Weltkrieg, was der Psychoanalyse und auch dem therapeutischen Gruppensetting einen bemerkenswerten Schub an Akzeptanz in der Krankenbehandlung sowie in der Folge auch im Feld der psychosomatischen Erkrankungen bringt.

   In der zweiten Hälfte des 20. Jahrhunderts werden die drei genannten Grundorientierungen der Psychotherapie (psychodynamisch, verhaltenstheoretisch, humanistisch) mit dem »systemischen Ansatz« der Familientherapie zu den vier Grundorientierungen/Clustern der Psychotherapie zusammengefasst, die bis heute Bestand haben und in den österreichischen Psychotherapieverfahren repräsentiert sind (siehe auch Kap. 1.1 »Überblick zu den psychotherapeutischen Verfahren in Österreich«).

13.1.3 Wissenschaftliche Grundorientierung – Szientifizierung der Behandlung

Besonders Pierre Janet (1859–1949), als Zeitgenosse und Kollege Freuds, muss hier als erster moderner Psychotherapeut gewürdigt werden. Lorenzer (1984) folgend, konstituierte Janet die Grundzüge der modernen psychotherapeutischen Behandlung:

1. Erlebnisanalyse: Integration subjektiven Erlebens in die Heilbehandlung
   Die Suche nach seelischen Spuren von realem-schädigendem Erleben und ungenügender Verarbeitung als Grundlage der Entwicklung körperlicher und/oder seelisch-sozialer Symptomatik bildet den Ausgangspunkt moderner interpersoneller Heilbehandlung. Oftmals standen traumatische Erlebnisse im Hintergrund der von Janet erfassten Erkrankung, die ein Ursache-Wirkungs-Verhältnis in einer monotraumatischen Verletzung wahrscheinlich erscheinen ließen. Hier wandelt sich allmählich das Selbstbild des behandelnden Arztes durch Janet: Während im traditionellen Behandlungskontext und in der hypnotischen Kur Charcots der Arzt als Autorität und »wissender« Experte von der datenerhebenden Anamnese zur Diagnose und Behandlung als handelnden Eingriff in die Psyche kommt und in der traditionellen, naturwissenschaftlichen Kontextualisierung von Ursachen, Wirkungen und Behandlungspfad interventionistisch denkt, lässt sich der:die Behandler:in in der gemeinsamen psychotherapeutischen Arbeit auf das individuelle Erleben der betroffenen Person ein und macht die subjektive, meist ungenügende und symptomfördernde Verarbeitung der belastenden Umstände zum Ausgangspunkt und Inhalt der Behandlung in Interaktion zwischen Patient:in und Behandler:in.
2. **Subjektivität, Intimität, Katharsis und Verstehen**
   Janet beschäftigt sich mit den physiologischen Auswirkungen seelischer Ereignisse (z. B. psychosomatische Reaktionsbereitschaft, Kriegsfolgestörungen, Folgen weiterer Gewalterfahrungen) und der Dokumentation subjektiver Lebensgeschichte. Er geht in seinem Behandlungsverständnis jedoch darüber hinaus. Er erkennt zentral, im

Gegensatz zu Charcot, dass die vertrauensvolle Beziehung zwischen Behandler:in und Patient:in eine wesentliche Rolle im Behandlungs- und Heilungsprozess darstellt. Die Krankengeschichte wird nicht am Bett im Stehen, sondern im Sitzen auf Augenhöhe erhoben. Die subjektive Erzählung und Bedeutungsgebung der betroffenen Person prägt die Bestandserhebung. Die intersubjektive Auseinandersetzung und die Einladung, das persönliche Erleben und die subjektive Bewertung der Ereignisse, Auslöser der Erkrankung und Umgang mit den Belastungen aus Sicht der Betroffenen (als subjektive Krankheitstheorie) in den Mittelpunkt der Behandlung im Gegenübersitzen zu stellen, eröffnet einen qualitativ neuen Zugang zum (bewussten und unbewussten) Erleben und begründet die Basis der therapeutischen Begegnung, des therapeutischen Prozesses und der heilenden Beziehung.

3. **Behandlung in der »intimen« Szene**

   Die wesentlichen Konstanten des psychotherapeutischen Settings und die zentralen schulenübergreifenden Faktoren psychotherapeutischer Hilfe sind geschaffen: In der geschützten Zweiersituation Behandler:in/Patient:in und später auch Gruppentherapie, erweitert um die stützende Zeugenschaft der Mitpatient:innen, gelingt die

   - Erschließung der schädigenden Szenen aus Sicht der Patient:innen in Ergänzung durch die Sichtweisen der Therapeutin:des Therapeuten,
   - Kontextualisierung der missglückten Verarbeitung im verbesserten Verstehen der lebensgeschichtlich belastenden und hilfreichen Momente,
   - Verarbeitung der unaushaltbaren abgespaltenen, nicht zugänglichen oder beschämten Affekte,
   - neue assoziative Verknüpfung mit gegenwärtigem Erleben und Verhalten sowie die
   - verbesserte Differenzierung, Regulation und Internalisierung von positivem Selbsterleben und Beziehungserfahrungen im geschützten Raum der Psychotherapie und in der Übersetzung in den Realraum der sozialen Zusammenhänge

   Die Bewusstwerdung und sprachliche (Neu-)Verarbeitung auf dem zentralen Hintergrund einer gelingenden psychotherapeutischen Beziehung ermöglichen letztlich eine verbesserte Realitätsprüfung und anhaltende Stärkung des Selbst zur Bewältigung der Lebensaufgaben und eine hilfreiche, selbstwirksame Zukunftsplanung.

   Dies sind darüber hinaus die, in schulenspezifischer Formulierung jeweils unterschiedlich benannten und gewichteten, wesentlichen Faktoren aller psychotherapeutischen und beratenden Hilfen. (Vgl. Lorenzer, 1984)

13.1.4 Der Urknall in der Psychotherapie

Mit der Wende zum 20. Jahrhundert waren die Differenzierung und Etablierung der psychotherapeutischen und psychologischen Forschung als noch sehr junge Wissenschaften mit ihren Ursprüngen in der zweiten Hälfte des 19. Jahrhunderts vor allem in Frankreich, Deutschland und Österreich gelungen. 1896 wird der Begriff »Psychoanalyse« erstmals von Sigmund Freud als generelle Bezeichnung seiner Vorgehensweise in der therapeutischen Kur gewählt und mit seinem zentralen Werk zur Traumdeutung, veröffentlicht 1900, prominent zu Beginn des 20. Jahrhunderts in die Diskussion zur Wissenschaft der Seele eingeführt.

Die erste Hälfte des 20. Jahrhunderts, geprägt durch die Katastrophen der beiden Weltkriege und die grundlegende Umformung Mitteleuropas in den staatlichen und sozialen Lebensbedingungen, bildet zugleich den Nährboden aller psychotherapeutischen Grundorientierungen (siehe Beiträge zu den jeweiligen psychotherapeutischen Schulen in diesem Buch), die bis heute die Behandlungsansätze prägen.

Einige wesentliche Kennzahlen, Personen und Organisationen:

- 1902: Gründung der Psychoanalytischen Mittwoch-Gesellschaft, in der jeweils an diesem Wochentag unter Vorsitz Freuds Fallbeispiele und Theorie der Psychoanalyse diskutiert werden.
- 1908: Gründung der Wiener Psychoanalytischen Vereinigung (WPV) als erste privatrechtliche Organisation einer psychotherapeutischen Gruppierung, die auch heute weiter als Ausbildungsinstitut aktiv ist.
- 1913: »Verein für Individualpsychologie«: Alfred Adler (1870–1937), Begründer der Individualpsychologie, konstituiert nach dem Zerwürfnis mit Freud ein eigenes psychoanalytisches Ausbildungsinstitut in Wien mit Schwerpunkten in der Kinder- und Jugendarbeit und arbeitet nach seiner nationalsozialistischen Vertreibung ab 1934 in den USA.
- 1915: Analytische Psychologie: Carl Gustav Jung (1875–1961) löst sich von Freud und begründet in der Schweiz eine eigenständige psychoanalytische Schule.
- Ab 1920: Iacov L. Moreno (1889–1974) entwickelt das Psychodrama aus dem Theaterspiel mit sozialen Randgruppen in Wien und später in den USA, ist Begründer der humanistischen Psychotherapie, in der die menschliche Begegnung zum Zentrum der psychotherapeutischen Arbeit wird, und wichtiger Bereiche der Sozialforschung (Soziometrie, Werbepsychologie).
- Ab 1930: Viktor Frankl (1905–1997) begründet die Logotherapie mit ersten Schwerpunkten in der Suizidvorbeugung und Krisenintervention in Wien, überlebt seine Deportation in ein Konzentrationslager

und leitet nach dem Zweiten Weltkrieg die neurologische Poliklinik in Wien.

- Ab 1940: Friedrich S. Perls (1893–1970) begründet mit seiner Frau Lore Perls (1905–1990) aus Berlin kommend als Emigrant:innen in Südafrika und danach in den USA die Gestalttherapie als humanistisches Verfahren.
- Ab 1940: Carl Rogers (1902–1987) begründet als Psychologe die Klienten-/Personzentrierte Psychotherapie in den USA mit großem Einfluss auf die entstehende psychosoziale Beratungs- und Psychotherapielandschaft in den USA und in Europa.
- Ab 1950: Nach bereits ersten Ansätzen in den 1920er-Jahren werden in der Verhaltenstherapie lerntheoretische Verfahren und Verhaltensmodifikation vor dem Hintergrund der frühen Arbeiten von Iwan P. Pawlow (1849–1936) in Russland und John B. Watson (1887–1958) in den USA in der Behandlung psychisch schwer Erkrankter eingesetzt.
- Ab 1950: Aus der Arbeit mit komplexen Familiensystemen entsteht die Systemische Familientherapie und wird von Mara Selvini Palazzoli (1916–1999), Italien, und Salvador Minuchin (1921–2017), Argentinien/USA, vorgestellt.

Auswirkungen der psychotherapeutischen Verfahren auf weitere Wissenschaften und kulturelle Felder

Ohne die Erkenntnisse der Psychotherapie und insbesondere Psychoanalyse wären die Entwicklungspsychologie als verstehende Psychologie einer subjektiven Kindheitsentwicklung mit phasenspezifischen Entwicklungsaufgaben und elterlichen kindspezifischen Aufgaben, die Reformpädagogik der ersten Hälfte des 20. Jahrhunderts, der Einfluss auf die Kunst (Surrealismus) und die Psychoanalyse als Instrument der Gesellschaftskritik als wesentliche Elemente europäischer Kultur des 20. Jahrhunderts nicht möglich gewesen (Gödde, 1999).

13.1.5 Nationalsozialismus, Vertreibung und Ermordung

1938 erfolgen die Auflösung der Wiener Psychoanalytischen Vereinigung durch die Nationalsozialisten (»Psychoanalyse als jüdische Wissenschaft«), die öffentliche Verbrennung der Schriften Freuds bereits 1933 in Deutschland und 1938 in Salzburg und die Vertreibung und Ermordung vieler Psychoanalytiker:innen. Wer kann und sich rechtzeitig entschließt, flüchtet vor allem nach England, in die USA und nach Südamerika. Mehr als 2000 Ärzt:innen mit z. T. auch psychoanalytischer Ausbildung oder psychoanalytischem Grundverständnis werden in der Nazidiktatur ermordet. Sigmund Freud gelingt mit seiner Tochter Anna die Flucht im allerletzten Moment, er verstirbt im Londoner Exil 1939. Nur wenige Überlebende kehren nach dem Ende des Zweiten Weltkrieges zurück; auch deren Wiedereingliederung in das österreichische Gesundheitssystem wird nicht gefördert oder auch aktiv hintertrieben, manche kehren desillusioniert wieder in ihre Fluchtstaaten zurück (Reichmayer, 1994; Fallend, 1995).

Paradoxerweise fördert die Emigration der verfolgten Ärzt:innen und Analytiker:innen besonders in die USA jedoch die Integration psychodynamischen Gedankengutes in die Psychiatrie und ebenso in die Internationale Klassifikation psychiatrischer Erkrankungen (ICD-F in den Versionen 7–9) nach 1945. Damit bekommt psychotherapeutisches/psychoanalytisches Gedankengut eine anhaltend vermehrte Bedeutung in der Theorie zur Entstehung und Aufrechterhaltung psychiatrischer Erkrankungen und in der daraus abgeleiteten Krankenbehandlung.

Wiederaufbau nach dem Zweiten Weltkrieg

Österreich erholt sich nach dem Verlust der Pioniersituation in der Entwicklung der Psychotherapie als neue Wissenschaft vom Menschen in der ersten Hälfte des 20. Jahrhunderts durch den Nationalsozialismus nicht mehr. In Wien wird erst 1951 das Ambulatorium der Wiener Gebietskrankenkasse für Psychotherapie unter Hans Strotzka (1917–1994) gegründet. 1959 wird der Österreichische Arbeitskreis für Gruppentherapie und Gruppendynamik (ÖAGG) von Raoul Schindler (1923–2014) als Begegnungsraum für verschiedene, vor allem gruppenzentrierte Psychotherapieverfahren und angewandte Gruppendynamik gegründet. 1971 wird das Institut für Tiefenpsychologie und Psychotherapie an der Universität Wien unter Hans Strotzka eingerichtet. Erwin Ringel (1921–1994) begründet die psychoanalytisch-individualpsychologisch orientierte Psychosomatik an der Universitätsklinik Wien und eröffnet als weitere Pionierleistung ein erstes Kriseninterventionszentrum.

In Salzburg wird das Psychologische Institut ab 1972 an der Universität Salzburg von Igor Caruso (1914–1981) geleitet und wesentlich durch gesellschaftskritisches psychoanalytisches Gedankengut geprägt. Caruso gründet ebenso die Arbeitskreise für Psychoanalyse, die in ganz Österreich aktiv werden.

13.1.6 Das österreichische Psychotherapiegesetz: Ursprünge und Gegenwart

1983 wird der Dachverband Österreichischer Psychotherapeutischer Vereinigungen durch Strotzka, Ringel und Schindler unter besonderer Mithilfe von Erich Pakesch (1917–1979) in Graz gegründet. Diese Organisation bildet ein kontinuierliches Austauschforum und die Möglichkeit zur Erarbeitung erster gemeinsamer, übergeordneter Sichtweisen und Anliegen für die Psychotherapie in Österreich. Es sind darin zu diesem Zeitpunkt bereits Organisationen und Ausbildungsinstitute der großen psychotherapeutischen Grundrichtungen (unter Beteiligung systemischer Gruppierungen ab 1988) vertreten.

Erst 1988 (!) wird eine erste umfassende Studie zur psychotherapeutischen Versorgung und Ausbildung in Österreich vorgelegt (Jandl-Jager & Stumm, 1988), welche die völlige Unterversorgung mit Psychotherapie in Österreich zeigt. Diese Studie wird vom Gesundheitsminister Erich Ettel zum Anlass genommen, im Beirat für Psychische Hygiene am Bundesministerium für Gesundheit 1988 ein Bundesgesetz für Psychotherapie (und zeitgleich ebenso für Psychologie) in Auftrag zu geben.

Erstes Psychotherapiegesetz 1990

Die legistische Arbeit wird durch Michael Kierein im Gesundheitsministerium in Zusammenarbeit mit den Vertreter:innen des oben genannten Dachverbandes der psychotherapeutischen Vereinigungen geleistet und am 7. Juni 1990 als Bundesgesetz über die Ausübung der Psychotherapie (Bundesgesetzblatt Nr. 361/1990) im österreichischen Nationalrat ohne Gegenstimme verabschiedet.

Die Psychotherapie ist damit ab 1990 in Österreich neben der Medizin und zugleich mit der Psychologie zum eigenständigen Heilberuf erklärt und regelt im Besonderen die Ausbildung, die Führung der Psychotherapeut:innenliste und Angelegenheiten des Konsumentenschutzes für Patient:innen der Psychotherapie mit einer eigenständigen psychotherapeutischen Diagnostik (Höfner & Hochgerner, 2022) und der Berechtigung zur Diagnostik nach ICD-10.

In einer ersten Übergangsregelung bis 1993 werden 1600 Personen als bereits tätige Psychotherapeut:innen nach Prüfung der Gleichwertigkeit zum Psychotherapiegesetz in die Liste der Berufsberechtigten eingetragen und in der Psychotherapeut:innenliste ausgewiesen. Die Musiktherapie mit einer eingeschränkten Heilbefugnis (BGBl. 93/2008) wird 2009 gesetzlich verankert. 35 Jahre nach Inkrafttreten des Psychotherapiegesetzes werden im Jahr 2025 in der Psychotherapeut:innenliste des Gesundheitsministeriums bereits 12 461 Personen geführt.

Zweites Psychotherapiegesetz 2024

Durch das zweite österreichische Psychotherapiegesetz vom April 2024 (PthG, BGBl. I Nr. 49/2024) und die begleitende Verordnung des Sozialministeriums (BGBl. II Nr. 292/2024) fand nach mehrjähriger Vorarbeit eine völlige Neuordnung der Ausbildungslandschaft zur Psychotherapie statt (Hochgerner & Plimon-Rohm, 2024):

- Psychotherapie ist nunmehr eine universitäre, dreigliedrige, durchgehend wissenschaftlich fundierte Ausbildung mit einem Bachelor-, Master- und postgradualem Abschnitt und voraussichtlicher Ausbildungsdauer von 7 bis 9 Jahren (siehe Abschnitte zu den rechtlichen Grundlagen und den Abschnitt »Einleitung« im Buch).
- Damit ist die akademische Holschuld der Universitäten – die Verankerung der Psychotherapie als wissenschaftlich basiertes Heilverfahren im akademischen Ausbildungsmodus – zumindest formal (120 Jahre nach S. Freuds Bemühungen zur Akademisierung an der Universität Wien) eingelöst und die Basis der öffentlichen Finanzierung eines gesetzlich anerkannten Heilberufes (als letzter nach Medizin, Klinischer Psychologie und Musiktherapie) gelegt.
- Die Qualitätssicherung der wissenschaftlichen Fundierung erfolgt somit ab 2026 in durchgehenden akademischen Ausbildungen mit derzeit zehn Standorten in sieben Städten (siehe »Einleitung«).
- Ausbildungskandidat:innen zur Psychotherapie nach dem Bundesgesetz 1990 schließen bis 2038 ihre Ausbildung ab und werden mit den gleichen Rechten und Pflichten wie Personen nach dem Psychotherapiegesetz 2024 ausgestattet.
- Die fachlich-theoretische und praktische Ausbildung – und die damit verbundene Qualitätssicherung – findet weiterhin in den 52 Fachgesellschaften der vier Grundströmungen der Psychotherapie statt und führt zur Eintragung in die Psychotherapeut:innenliste des Gesundheitsministeriums mit eigenberechtigter Tätigkeit nach Absolvierung einer externen Approbationsprüfung über die gesamte Ausbildung hinweg.
- Die Ausbildung beinhaltet durch das Bachelor- (180 ECTS) und Masterstudium (120 ECTS) sowie die postgraduale Phase (mindestens 82 ECTS) somit Lehrinhalte im Rahmen von mindestens 382 ECTS. Durch die unterschiedliche Länge der einzelnen postgra-

dualen Ausbildungsformen kann die Ausbildung bis zu 480 ECTS betragen.

- Derzeit (2026) sind 23 Psychotherapieverfahren in vier Grundströmungen in 52 aktiven Ausbildungsorganisationen österreichweit registriert und im Psychotherapiebeirat am Gesundheitsministerium vertreten (siehe auch Kap. 1.1 »Überblick zu den psychotherapeutischen Verfahren in Österreich«).

Beschämend und gesundheitspolitisch skandalös ungelöst ist weiterhin die mangelnde Versorgungsleistung durch die Krankenkassen, die 1. nur einen Bruchteil des festgestellten Versorgungsbedarfs in Österreich durch Krankenkassenleistungen unterschiedlicher Gesundheitsberufe abdecken (GÖG, 2016) und nur 3,9 % der erhobenen 23 % psychotherapierelevant erkrankter Personen erreichen (Wancata, 2017), 2. die Leistungen jährlich vorab ohne inhaltliche Begründung begrenzen (kontingentieren), 3. die Leistungen nicht an den realen Bedarf anpassen und 4. bezüglich der Refundierungssätze für Psychotherapie in den unterschiedlichen Krankenkassen und Bundesländern nicht einmal den Wertverlust durch Inflation ausgleichen, sodass jährlich eine weiter vergrößerte Minderrefundierung an Patient:innen entsteht (Löffler-Stastka & Hochgerner, 2021).

Hier zeigt sich die fortgesetzte Ungleichbehandlung psychisch Erkrankter in unausgesetzter Tradition der unterschiedlichen Behandlung von verschiedenen Diagnosegruppen akzeptierter und wenig/nicht akzeptierter Krankheits- und Störungsbilder in Österreich. Hier wären eine Sozialpolitik, die ihren Namen verdient, und eine effiziente Standesvertretung in Berufsverbänden gefragt, da eine für Österreich typische Organisationsform als Kammer nicht durch eine Mehrzahl von Psychotherapeut:innen gewünscht scheint oder vom Berufsverband (ÖBVP) nicht durchgesetzt wurde.

Fragen zur Evaluation

1. Beschreiben Sie frühe Annahmen zur Entstehung und zu Umgangsformen mit psychisch abweichendem Verhalten.
2. Nennen Sie drei Faktoren der Konstitution moderner Krankenbehandlung psychischen Leids.
3. Beschreiben Sie wissenschaftstheoretische Grundannahmen und Unterschiede der Sichtweisen im Zugang zu Psychotherapie.
4. Nennen Sie wesentliche Gründerpersonen und Zeiträume in der Entstehung moderner Psychotherapie.

5. Benennen Sie Kennzahlen und Kennzeichen der Entwicklung moderner Psychotherapie im 20. Jahrhundert.
6. Skizzieren Sie die Verankerung der Psychotherapie in der aktuellen Ausbildungslandschaft Österreichs.

Literatur im Text

Datler, W., Hochgerner, M., Korunka, C., & Löffler-Stastka, H. (2021). Disziplin, Profession und evidenzbasierte Praxis: Zur Stellung der Psychotherapie im Gesundheitssystem. Eine Bilanz. *Psychotherapie Forum*, 24. DOI: 10.1007/s00729-021-00167-4.

Ellenberger, H. (1985). *Die Entdeckung des Unbewussten.* Zürich: Diogenes.

Freud, S. (1895). *Studien zur Hysterie.* Frankfurt a. M.: Suhrkamp.

Gödde, G. (1999). *Traditionslinien des »Unbewußten«.* Tübingen: Discord.

GÖG (2016). *Bericht zur psychotherapeutischen Versorgung Österreichs.* Unveröffentlichtes Arbeitspapier im Auftrag des Österreichischen Gesundheitsministeriums. Gesundheit Österreich GmbH, Wien.

Hochgerner, M., & Plimon-Rohm, S. (2024). Die gesetzliche Neuregelung der Psychotherapie in Österreich. Ein konsekutives Studium an öffentlichen Universitäten. *Feedback*, 2/2024, 51–71. DOI: 10.30820/2752-2245-2024-2-51.

Höfner, C., & Hochgerner, M. (Hrsg.). (2022). *Psychotherapeutische Diagnostik.* Berlin: Springer.

Löffler-Stastka, H., & Hochgerner, M. (2021). Versorgungswirksamkeit von Psychotherapie in Österreich. *psychopraxis.neuropraxis*, 24, 57–61. DOI: 10.1007/s00739-020-00686-w.

Lorenzer, A. (1984). *Intimität und soziales Leid.* Frankfurt: Fischer.

Mühlleitner, E., & Reichmayer, J. (1997). Die Psychologische Mittwoch-Gesellschaft und die Wiener Psychoanalytische Vereinigung. *Psyche*, 51(11), S. 1051–1103.

Peters, U. (2021). Der Beginn der wissenschaftlichen Psychotherapie im 17. und 18. Jahrhundert. In B. Strauß, M. Galliker, M. Linden & J. Schweitzer (Hrsg.), *Ideengeschichte der Psychotherapieverfahren* (S. 19–25). Stuttgart: Kohlhammer.

Reichmayr, J. (1994). *Spurensuche in der Geschichte der Psychoanalyse.* Frankfurt: Fischer.

Strauß, B. (2021). *Problemgeschichte der modernen Psychotherapie.* Stuttgart: Kohlhammer.

Wancata, J. (2017). *Prävalenz und Versorgung psychischer Krankheiten in Österreich.* Abteilung für Sozialpsychiatrie. Medizinische Universität Wien.

Gesetzestexte

Psychotherapiegesetz (2024). *Bundesgesetz über die Ausübung der Psychotherapie* (Psychotherapiegesetz 2024 – PThG 2024). BGBl. I Nr. 49/2024. Fassung vom 22.09.2025. Rechtsinformationssystem des Bundes (RIS). Abgerufen von: www.ris.bka.gv.at (22.09.2025).

Psychotherapie-Ausbildungs-, Approbationsprüfungs- und Qualitätssicherungs-Verordnung (2024). 292. *Verordnung des Bundesministers für Soziales, Gesundheit, Pflege und Konsumentenschutz über die Psychotherapie-Ausbildung, Approbationsprüfung und Qualitätssicherung 2024 (Psychotherapie-Ausbildungs-, Approbationsprüfungs- und Qualitätssicherungs-Verordnung – PTh-AAQV 2024).* BGBl. II Nr. 292/2024. Rechtsinformationssystem des Bundes (RIS). Abgerufen von: https://www.ris.bka.gv.at/Dokumente/BgblAuth/BGBLA_2024_II_292/BGBLA_2024_II_292.html (03. 10. 2025).

Kernliteratur

Foucault, M. (1973). *Wahnsinn und Gesellschaft.* Frankfurt a. M.: Suhrkamp.
Gödde, G. (1999). *Traditionslinien des »Unbewußten«.* Tübingen: Discord.
Kritz, J. (2007). *Grundkonzepte der Psychotherapie.* München: Beltz.
Lorenzer, A. (1984). *Intimität und soziales Leid.* Frankfurt: Fischer.
Strauß, B. (2021). *Problemgeschichte der modernen Psychotherapie.* Stuttgart: Kohlhammer.

Weiterführende Literatur

Datler, W., Hochgerner, M., Korunka, C., & Löffler-Stastka, H. (2021). Disziplin, Profession und evidenzbasierte Praxis: Zur Stellung der Psychotherapie im Gesundheitssystem. Eine Bilanz. *Psychotherapie Forum*, 24. DOI: 10.1007/s00729-021-00167-4.
Eckert, J. (2005). *WIR: Psychotherapeuten über sich und ihren »unmöglichen« Beruf.* Stuttgart: Schattauer.
Fallend, K. (1995). *Sonderlinge Träumer Sensitive.* Wien: Jugend und Volk.
Foucault, M. (1975). *Überwachen und Strafen.* Frankfurt a. M.: Suhrkamp.
Foucault, M. (1976). *Mikrophysik der Macht.* Frankfurt a. M.: Suhrkamp.
Frischenschlager, O. (1994). *Wien, wo sonst!* Wien: Böhlau.
Hochgerner, M., & Wildberger, E. (2000). *Was heilt in der Psychotherapie?* Wien: Facultas.
Jandl-Jager, E., & Stumm, G. (1988). *Psychotherapie in Österreich.* Wien: Deuticke.
Kritz, J. (2007). *Grundkonzepte der Psychotherapie.* München: Beltz.
Kühn, R., & Petzold, H. (1992). *Psychotherapie und Philosophie.* Paderborn: Junfermann.
Reichel, R. (2016). *Beratung. Psychotherapie. Supervision* (2. Aufl.). Wien: Facultas.
Schluter, C. (2007). *Die wichtigsten Psychologen im Portrait.* Wiesbaden: Matrix.

13.2 Überblick über die rechtlichen Rahmenbedingungen der Psychotherapie in Österreich

Sara Plimon-Rohm

Das folgende Kapitel gibt einen Überblick über die rechtliche Einordnung, Ausbildung, Berufsausübung und -pflichten, Strafbestimmungen sowie die sozialversicherungsrechtlichen Rahmenbedingungen der Psychotherapie in Österreich mit besonderem Fokus auf das Psychotherapiegesetz 2024 und dessen Neuerungen.

Bitte beachten Sie: Dieses Kapitel bietet, wie der Titel bereits besagt, einen Überblick über die rechtlichen Rahmenbedingungen der Psychotherapie in Österreich und den entsprechenden Prüfungsstoff. Eine zusätzliche Lektüre der jeweiligen Seminarunterlagen sowie gesetzlichen Grundlagen (insbesondere des PThG 2024) wird dringend empfohlen.

Zusammenfassung

Das Kapitel beschreibt die Psychotherapie in Österreich als gesetzlich geregelten Gesundheitsberuf und stellt die wesentlichen Neuerungen des Psychotherapiegesetzes 2024 dar. Diese umfassen insbesondere die Akademisierung der Ausbildung, die Präzisierung des Berufsbildes, klare Tätigkeits- und Berufsvorbehalte sowie erweiterte Berufspflichten. Zudem werden zentrale rechtliche Rahmenbedingungen zur Arbeit mit Minderjährigen, zu Online-Psychotherapie, psychotherapeutischen Behandlungsverträgen, der sozialversicherungsrechtlichen Einbindung und strafrechtliche Eckpunkte zusammengefasst.

Schlüsselwörter

Psychotherapiegesetz 2024 (PThG 2024), Berufsbild, Tätigkeitsvorbehalt, Berufspflichten, weitere relevante Gesetze

Die Psychotherapie wird in Österreich den gesetzlich geregelten Gesundheitsberufen zugeordnet. Als Gesundheitsberuf wird ein auf Grundlage des Kompetenztatbestandes »Gesundheitswesen« in der Bundesverfassung (vgl. Art. 10 Abs. 1 Z 12 B-VG), BGBl. Nr. 1/1930, gesetzlich geregelter Beruf verstanden. Das Berufsbild eines Gesundheitsberufs umfasst die Umsetzung von Maßnahmen zur Obsorge für den allgemeinen Gesundheitszustand der Bevölkerung und somit Tätigkeiten im Rahmen der Gesundheitsversorgung, die unmittelbar an oder auch mittelbar für Patient:innen zum Zwecke der Förderung, Erhaltung, Wiederherstellung oder Verbesserung der Gesundheit im ganzheitlichen Sinn und in allen Phasen des Lebens erbracht werden, insbesondere in Diagnose, Behandlung und Prophylaxe. Dabei kommt dem meist auf wissenschaftlicher Grundlage erworbenen Fachwissen entscheidende Bedeutung zu.

Im Gegensatz dazu steht bei Gewerbeberufen der Gesundheitsschutz nicht im Vordergrund. Auch wenn einige Gewerbeberufe, wie etwa Lebens- und Sozialberater:innen, Optiker:innen oder Zahntechniker:innen, gesundheitsrelevante Aspekte aufweisen, ist deren primäres Anliegen ein geordnetes und funktionierendes Gefüge der gewerblichen Betätigungen.

In Österreich ist die Behandlung von krankheitswertigen Störungen den Angehörigen der Gesundheitsberufe (je nach gesetzlicher Ausgestaltung des jeweiligen Berufsbildes und Tätigkeitsbereiches) vorbehalten. Kriterium der Gesundheitsberufe ist zudem, dass sie aufgrund eines eigenen Berufsgesetzes rechtlich geregelt werden. Dies trifft auf die Psychotherapie zu. Mit dem Bundesgesetz vom 7. Juni 1990 über die Ausübung der Psychotherapie (Psychotherapiegesetz), BGBl. Nr. 361/1990, wurde weltweit das erste Berufsgesetz der Psychotherapie kundgemacht.

13.2.1 Straßburger Deklaration zur Psychotherapie (1990)

1990 einigten sich der deutsche, der österreichische und der Schweizer Verband für Psychotherapie auf gemeinsame Leitlinien für Psychotherapie als wissenschaftliche Disziplin und eigenständiger Beruf:

> »Im Einklang mit den Zielen der Weltgesundheitsorganisation* sowie mit dem im Rahmen der Europäischen Gemeinschaften geltenden und im Europäischen Wirtschaftsraum intendierten Nichtdiskriminierungsgebot und dem Grundsatz der Freizügigkeit für Personen und Dienstleistungen erzielen nachstehende Personen Einigung über folgende Punkte:
>
> 1. Die Psychotherapie ist eine eigenständige wissenschaftliche Disziplin, deren Ausübung einen selbständigen und freien Beruf darstellt.
> 2. Die psychotherapeutische Ausbildung erfolgt auf hohem, qualifiziertem und wissenschaftlichem Niveau.

* Die WHO definiert Gesundheit »als Zustand vollkommenen körperlichen, geistigen und sozialen Wohlbefindens und nicht nur als Abwesenheit von Krankheit oder Gebrechen« (WHO-Satzung, 1946, Präambel).

3. Die Vielfalt psychotherapeutischer Verfahren ist gewährleistet.
4. In einem psychotherapeutischen Verfahren wird die Ausbildung vollständig absolviert und umfasst Theorie, Selbsterfahrung und Praxis unter Supervision. Über andere psychotherapeutische Verfahren werden ausreichende Kenntnisse erworben.
5. Der Zugang zur Ausbildung erfolgt über verschiedene Vorbildungen, insbesondere Human- und Sozialwissenschaften.« (Deutscher Dachverband für Psychotherapie, o. J.)

Während die ersten Überlegungen für ein novelliertes bzw. neues Psychotherapiegesetz parallel mit der Erarbeitung des Psychologengesetzes 2013 (PlG 2013), BGBl. I Nr. 182/2013, angestellt wurden, konnte das Gesetzesvorhaben, unter anderem aufgrund der Wechsel der zuständigen Minister:innen, aber auch Krisen wie der COVID-19-Pandemie, nicht fortgeführt werden. Nachdem sich die beiden Regierungsparteien (ÖVP und die Grünen) 2023 auf die Eckpfeiler eines solchen neuen Gesetzes geeinigt hatten, wurden neben den Stakeholdern auch entsprechende Expert:innen einbezogen, um die fachlich und berufsrechtlich beste Lösung zu finden.

13.2.2 Das Psychotherapiegesetz 2024 (PThG 2024)

Unter dem Stichwort »Akademisierung der Psychotherapie« war erklärtes Ziel des Psychotherapiegesetzes 2024 (PThG 2024), BGBl. I Nr. 49/2024, die Psychotherapie als letzten Gesundheitsberuf in Österreich zu akademisieren.

An dieser Stelle ist darauf hinzuweisen, dass die Berufsgruppe der Psychotherapie schon im Frühjahr 2024 einen hohen Akademiker:innenanteil von mehr als 70 % aufwies. Dieser Anteil soll durch die Reform auf 100 % angehoben werden, insbesondere soll eine akademische Ausbildung in der Psychotherapie Voraussetzung für eine spätere Berufsausübung werden. Rund zwei Drittel der 46 aktiven fachspezifischen Ausbildungseinrichtungen befanden sich 2023 bereits in Kooperationen mit Universitäten oder sind in der Planungsphase einer Kooperationsbildung. Die vormals fachspezifischen Ausbildungseinrichtungen sollen, sofern sie sich als Psychotherapeutische Fachgesellschaften etablieren und als solche weiterbestehen, den dritten Ausbildungsabschnitt anbieten. Bestehende psychotherapeutische Ausbildungseinrichtungen wurden daher durch die vorgesehenen Übergangszeiten und universitären Kooperationen eingebunden.

Info

Die gesamte Psychotherapie-Ausbildung umfasst folgende grundlegende Inhalte:

- Theorie, Selbsterfahrung, Supervision und Praxis
- Fachlich-methodische Kenntnisse, Fertigkeiten und Kompetenzen
- Berufsethische und berufsrechtliche Kenntnisse
- Wissenschaftliche Kenntnisse und Kompetenzen
- Sozialkommunikative und selbstreflexive Kompetenzen

Die sogenannte akademisierte Psychotherapie-Ausbildung setzt sich aus drei Ausbildungsabschnitten zusammen: einem Bachelorstudium gemäß PThG 2024, einem Masterstudium Psychotherapie und der postgradualen methodenspezifischen Fachausbildung in einem Cluster bei einer Fachgesellschaft.

Die Definition der »Psychotherapeutische[n] Fachgesellschaften« in § 4 Z 12 PThG 2024 charakterisiert diese als »wissenschaftlich-psychotherapeutisch qualitätszertifizierte Bildungseinrichtungen unter Mitwirkung von Berufsangehörigen, insbesondere private oder öffentlich-rechtliche Einrichtungen, einschließlich Universitätsinstitute und Universitätskliniken, die sich überwiegend mit wissenschaftlichen Fragen der Psychotherapie, der psychotherapeutischen Praxis und der psychotherapeutischen Ausbildung sowie der cluster- bzw. methodenspezifischen Fortbildung und Weiterbildungen befassen und über eine wissenschaftlich fundierte Expertise in zumindest einer psychotherapeutischen Methode eines psychotherapeutischen Clusters oder mehrere Cluster und deren Vermittlung verfügen«.

Gemäß § 61 Abs. 6 PThG 2024 gelten jene fachspezifischen psychotherapeutischen Ausbildungseinrichtungen gemäß § 7 Psychotherapiegesetz, BGBl. Nr. 361/1990, die vor dem 01.01.2025 als fachspezifische psychotherapeutische Ausbildungseinrichtungen anerkannt wurden oder in einem Anerkennungsverfahren als fachspezifische psychotherapeutische Ausbildungseinrichtung stehen und innerhalb von sechs Monaten ab dem Tag der bescheidmäßigen Anerkennung die Ausbildungstätigkeit aufnehmen, ebenfalls als Psychotherapeutische Fachgesellschaften.

Der Erwerb der psychotherapeutischen Handlungskompetenz für eine umfassende, versorgungswirksame psychotherapeutische Tätigkeit im institutionellen und niedergelassenen Bereich der psychotherapeutischen Versorgung hat insbesondere im Rahmen der Durchführung von psychotherapeutischen Behandlungen durch die Psychotherapeut:innen in Fachausbildung unter Lehrsupervision unter Anleitung und Aufsicht sowie unter Lehrsupervision zu erfolgen. § 14 PThG 2024 enthält nähere Regelungen zur praktischen Ausbildung.

Info

Nicht zuletzt werden mit dem Psychotherapiegesetz 2024 nunmehr die in Österreich anerkannten Psychotherapiemethoden den vier übergeordneten Grundorientierungen, sogenannten Clustern, zugeordnet, wobei die psychoanalytischen Methoden und die tiefenpsychologisch fundierten Methoden nunmehr unter dem Überbegriff »Psychoanalytisch-Psychodynamische Therapie« zusammengeführt werden:

1. Humanistische Therapie
2. Psychoanalytisch-Psychodynamische Therapie
3. Systemische Therapie
4. Verhaltenstherapie

13.2.3 Berufsbild

§ 6 PThG 2024 baut auf dem seit 1991 geltenden Berufsbild der Psychotherapie auf und konkretisiert dieses. Die wohl prägnanteste Neuerung ist ein dem Tätigkeitsvorbehalt der Klinischen Psychologie gleichlautender Tätigkeitsvorbehalt für die psychotherapeutische Diagnostik und darauf aufbauende Stellungnahmen und Gutachten. Entgegen einiger im Begutachtungsverfahren geäußerter Sorgen handelt es sich hierbei nicht um die klinisch-psychologische Diagnostik, sondern die seit 1992 von der Sozialversicherung geforderte und aus fachlicher Sicht als unabdingbarer Teil des psychotherapeutischen Prozesses stattfindende psychotherapeutische Diagnostik wird nunmehr auch berufsrechtlich explizit geregelt. Hierbei ist auch jedenfalls auf § 2 PThG 2024 hinzuweisen, der eine Klarstellung enthält, welche Gesetze ausdrücklich nicht berührt werden. Da es sich bei der Psychotherapie (weiterhin) um einen gesetzlich geregelten Gesundheitsberuf handelt (vgl. Art. 10 Abs. 1 Z 12 B-VG), ist die Gewerbeordnung 1994 (GewO 1994), BGBl. Nr. 194/1994, auf die Ausübung der Psychotherapie gemäß § 2 Abs. 1 Z 10 GewO nicht anzuwenden.

Voranzustellen ist, dass in beiden Berufsgesetzen der Psychotherapie als Wesensmerkmal einer solchen Rechtsquelle der Umfang der Psychotherapie und damit verbundene Aktivitäten umschrieben und aufgezeigt werden. Seit 1990 ist Psychotherapie als die »umfassende, bewusste und geplante Behandlung von psychosozial oder psychosomatisch verursachten Verhaltensstörungen und Leidenszuständen« mit wissenschaftlich fundierten Methoden definiert; wobei schon hier auf die Psychotherapiewissenschaft abgestellt wird.

Das PThG 2024 umschreibt Psychotherapie als die »bewusste, geplante und umfassende Anwendung wissenschaftlicher Methoden« zur Prävention, Diagnose und Behandlung von krankheitswertigen Störungen. Zu den von Psychotherapie umfassten Aktivitäten zählen nunmehr ausdrücklich psychotherapeutische Diagnose, Behandlung (Psychotherapie im engen Sinn), Beratung, Supervision und Ausbildung. Das PThG 2024 erweitert diese Beschreibung jedoch im Sinne einer Klarstellung, indem die Verwendung der Psychotherapie bei akuten und chronischen Zuständen, als Krisenintervention und Präventionsmaßnahme erwähnt wird (Psychotherapie im weiten Sinn).

Erstmals wird auch ein Tätigkeitsvorbehalt in der Psychotherapie gesetzlich geregelt, parallel zu jenem im PlG 2013. Psychotherapeutische Diagnostik und darauf aufbauende Gutachten und Stellungnahmen dürfen nur durch Psychotherapeut:innen durchgeführt werden. Hinsichtlich der weiteren psychotherapeutischen Tätigkeiten gilt weiterhin, wie bereits seit 1991, ein Berufsvorbehalt als Ausschließlichkeitsanspruch. Bei der Beurteilung, ob etwas berufsmäßig angeboten wird, wird auf die Definition der Gewerbsmäßigkeit iSd GewO abgestellt: Selbständigkeit, Regelmäßigkeit und Absicht, einen Ertrag oder sonstigen wirtschaftlichen Vorteil zu erzielen.

Das PThG 2024 weist darauf hin, dass Personen in der Psychotherapieausbildung (Psychotherapeut:innen in Fachausbildung unter Lehrsupervision) unter Aufsicht praktizieren dürfen, sofern sie vertrauenswürdig sind und bestimmte gesundheitliche Anforderungen erfüllen. Dies stellt erstmals eine klare Rechtsgrundlage für das psychotherapeutische Arbeiten von Personen in Ausbildung dar.*

Abs. 7 PThG 2024 stellt auf dringlichen Wunsch der ärztlichen Standesvertretung klar, dass die Psychotherapie nicht die Verschreibung von Medikamenten umfasst. Dies war allerdings bereits von der Berufsumschreibung des Psychotherapiegesetzes 1990 in keiner Weise umfasst.

* Bisher wurde der sogenannte »Status«, die Berechtigung zur Ausübung der Psychotherapie als Ausbildungskandidat:in unter Supervision, von den fachspezifischen Ausbildungseinrichtungen verliehen, wobei diese Personen nicht publizitätswirksam aufschienen, obwohl sie bereits streng genommen entgegen dem im Psychotherapiegesetz 1990 normierten Berufs- und Bezeichnungsvorbehalt psychotherapeutisch versorgungswirksam tätig wurden. Ab 01. 10. 2026 werden auch Psychotherapeut:innen in Fachausbildung unter Lehrsupervision mit entsprechendem Zusatz in der Berufsliste (Psychotherapie) geführt werden.

13.2.4 Berufspflichten

Bei einem Vergleich der seit 1991 geltenden Berufspflichten mit jenen des PThG 2024 könnte bei erster Betrachtung eine Zunahme vermutet werden. Wird die Bezeichnungspflicht bzw. Pflicht, die Berufsbezeichnung zu führen, mitgezählt, beschränkten sich die psychotherapeutischen Berufspflichten bisher auf die §§ 13 bis 16b PThG.

Bei näherer Betrachtung wird jedoch deutlich, dass insbesondere § 14 PThG, aber auch etwa § 16 PThG unterschiedliche Berufspflichten zusammenfassen und diese nur knapp beschreiben. In Summe ergeben sich jedenfalls folgende Berufspflichten:

- Pflicht zur Führung der Berufsbezeichnung in Ausübung des Berufes (Bezeichnungspflicht),
- Pflicht zur Berufsausübung nach bestem Wissen und Gewissen unter Beachtung der Entwicklung der Erkenntnisse der Wissenschaft,
- Fortbildungspflicht,
- Pflicht zur persönlichen und unmittelbaren Berufsausübung,
- Pflicht zur Zusammenarbeit mit Vertreter:innen der eigenen oder einer anderen Wissenschaft (Kooperationspflicht),
- Pflicht zur Einholung der Zustimmung der behandelten Person oder ihrer gesetzlichen Vertretung,
- Pflicht zur Erteilung aller Auskünfte über die Behandlung, insbesondere über Art, Umfang und Entgelt, an die behandelte Person oder ihre gesetzliche Vertretung (Auskunftspflicht),
- Pflicht zur Beschränkung auf jene Arbeitsgebiete und Behandlungsmethoden, in denen nachweislich ausreichende Kenntnisse und Erfahrungen erworben wurden,
- Meldepflichten,
- Pflicht zur rechtzeitigen Mitteilung über das Zurücktreten von der Behandlung an die behandelte Person oder ihre gesetzliche Vertretung,
- Verschwiegenheitspflicht samt Anzeige- und Mitteilungspflicht,
- Dokumentationspflicht,
- Pflicht zum Abschluss einer Berufshaftpflichtversicherung.

Eine Konkretisierung der jeweiligen Berufspflicht oder nähere Ausführungen dazu fehlten im Gesetzestext, weshalb die unterschiedlichen Richtlinien und Informationen des für das Gesundheitswesen zuständigen Bundesministeriums für die jeweilige Interpretation der Berufspflichten herangezogen werden müssen/mussten.

Nicht zuletzt aufgrund der fehlenden abschließenden rechtlichen Einordnung dieser Richtlinien und Informationen war es im Sinne der

Rechtsklarheit von besonderer Bedeutung, die Berufspflichten in einem neuen Psychotherapiegesetz verständlich und systematisch abzubilden, was in den §§ 40 bis 47 PThG 2024 sowie in § 50 PThG 2024 erfolgte. Getrennt davon, aber in nahem Zusammenhang stehen jedenfalls auch § 48 PThG 2024 als Rahmen für Werbungen oder sonstige Informationen in der Öffentlichkeit anstelle eines Werbeverbotes sowie das Provisionsverbot in § 49 PThG 2024. Diese beiden Bestimmungen waren bisher in § 16 PThG zusammengefasst.

Als weiterer wesentlicher Eckpunkt eines Berufsgesetzes befassen sich beide Psychotherapiegesetze mit den beruflichen Pflichten von Psychotherapeut:innen. Ein Vergleich der beiden Gesetzestexte zeigt Unterschiede und Ähnlichkeiten in Bezug auf die Anforderungen an die Berufsausübung, Fortbildung, Dokumentationspflicht und Verschwiegenheit.

13.2.4.1 Allgemeine Berufspflichten

Berufsangehörige der Psychotherapie sind gesetzlich verpflichtet, ihren »Beruf nach bestem Wissen und Gewissen und unter Beachtung der Entwicklung der Erkenntnisse der Wissenschaft auszuüben« (§ 40 Abs. 1 PThG 2024). Zudem enthält § 40 Abs. 1 PThG 2024 den Hinweis, dass die Berufsausübung »ohne Unterschied der Person [...] unter Beachtung der neuesten Entwicklung der Erkenntnisse der Wissenschaft und nach den geltenden Rechtsgrundlagen sowie dem Ethik- und Berufskodex« zu erfolgen hat. Berufsangehörige der Psychotherapie haben nunmehr explizit »das Wohl der Kranken und den Schutz der Gesunden unter Einhaltung der hiefür geltenden Vorschriften und nach Maßgabe der fachlichen und wissenschaftlichen Erkenntnisse und Erfahrungen zu wahren«.

13.2.4.2 Fortbildungspflicht

Die Fortbildungspflicht wird nunmehr in § 41 PThG 2024 genauer determiniert und umfasst mindestens sechs ECTS-Punkte in einem Zeitraum von jeweils fünf Jahren. ›Berufsanfänger:innen‹ müssen begleitende Supervision von zumindest zwei ECTS-Anrechnungspunkten in Anspruch nehmen.

Sofern psychotherapierelevante Fort- und Weiterbildungszeiten gemäß einem verwandten Berufsgesetz absolviert wurden, können maximal zwei ECTS-Punkte auf die psychotherapeutische Fortbildungspflicht angerechnet werden.

13.2.4.3 Dokumentationspflicht

Die Dokumentationspflicht des § 44 PThG 2024 geht detaillierter auf die Inhalte der Dokumentation ein (»Pflichtdokumentation«, vgl. Abs. 1) und erwähnt zusätzliche Anforderungen, etwa für das Recht auf Einsichtnahme in die Dokumentation. Davon unabhängig ist die sogenannte höchstpersönliche Dokumentation, in der etwa Übertragungs- und Gegenübertragungsphänomene festgehalten werden können und in die kein Einsichtsrecht besteht. Im Sinne des Datenschutzrechts und der Maxime der Datenminimierung wird im freiberuflichen Bereich nunmehr ausdrücklich eine Vernichtungspflicht der Dokumentation nach Ende der Aufbewahrungspflicht von zumindest zehn Jahren festgesetzt (Abs. 3).

Entgegen den bisherigen Regelungen und aufgrund wiederholt aufgetretener Probleme in der Praxis regelt § 44 Abs. 4 PThG 2024 die Aufbewahrung nach dem Tod von freiberuflich tätig gewesenen Berufsangehörigen insofern neu, als dass die Erbin:der Erbe oder die sonstige Rechtsnachfolgerin:der sonstige Rechtsnachfolger verpflichtet ist, die Dokumentation über psychotherapeutische Leistungen nach Ablauf der Frist gemäß Abs. 3 »umgehend unwiederbringlich und nachweislich zu vernichten«.

13.2.4.4 Verschwiegenheitspflicht

Da die psychotherapeutische Beziehung ein zentraler Wirkfaktor von Psychotherapie und somit wesentlich für die Tätigkeit an sich ist, wahrt § 45 PThG 2024 das Vertrauensverhältnis und die damit untrennbar verknüpfte Verschwiegenheit. § 45 PThG 2024 enthält weiters detailliertere Bestimmungen zur Entbindung von der Verschwiegenheitspflicht als höchstpersönliches Recht durch die entscheidungsfähige Patientin:den entscheidungsfähigen Patienten, insbesondere in Bezug auf Minderjährige (siehe unten), und mögliche Ausnahmen von der Verschwiegenheitspflicht aufgrund gesetzlicher Anforderungen (Anzeige- und Mitteilungspflicht).

Erstmals sind auch Personen in Ausbildung ausdrücklich von der psychotherapeutischen Verschwiegenheitspflicht erfasst. Darüber hinaus wird klargestellt, dass der Geheimnisschutz über den Tod sowohl der Berufsangehörigen als auch der Patient:innen hinaus gilt.

§ 45 Abs. 3 regelt die Entbindung von der Verschwiegenheitspflicht insofern neu, als dass diese als höchstpersönliches Recht grundsätzlich weiterhin »nur durch die entscheidungsfähige Patientin bzw. den entscheidungsfähigen Patienten zulässig« ist. Im Falle des Nichtvorliegens der Entscheidungsfähigkeit kann nunmehr »ihre bzw. seine gesetzliche Vertretung unter den Voraussetzungen des § 250 ABGB von der Verschwiegenheit entbinden«. Nach dem Tod der behandelten Person kann ein:e Rechtsnachfolger:in von der Verschwiegenheitspflicht entbinden, »soweit von der Erbschaft erfasste vermögensrechtliche Interessen betroffen sind, oder nur dadurch der Letzte Wille der Patientin bzw. des Patienten durchgesetzt werden kann«.

Im Hinblick auf die Möglichkeit der Ausnahme von der Anzeigepflicht stellt § 45 Abs. 6 Z 2 nunmehr (nur) noch auf die Entscheidungsfähigkeit der Patientin bzw. des Patienten im Sinne des Allgemeinen Zivilrechts (siehe oben) ab, sofern die Anzeige im konkreten Fall die berufliche Tätigkeit beeinträchtigen würde, deren Wirksamkeit eines persönlichen Vertrauensverhältnisses bedarf. Diese Voraussetzung ist beim psychotherapeutischen Vertrauensverhältnis oft erfüllt.

§ 45 Absatz 7 enthält nunmehr eine klare Ausnahme der Verschwiegenheitspflicht der Berufsangehörigen im Rahmen der Erstellung eines Gutachtens gegenüber dem:der Auftraggeber:in des Gutachtens im Zusammenhang mit Informationen und Tatsachen, die Begutachtungsthema sind. Dies gilt jedoch nur insofern, als die zu begutachtende Person über diesen Umstand vor der Begutachtung entsprechend aufgeklärt wurde und der Begutachtung zustimmte.

Sollten Berufsangehörige grundsätzlich unter die Verschwiegenheitspflicht fallende Geheimnisse in eigener Sache vorbringen, bestimmt § 45 Abs. 8 – der Judikatur folgend –, dass sie die Berufsgeheimnisse im unbedingt notwendigen Ausmaß preisgeben darf, etwa im Rahmen von Beschwerdeverfahren oder zivilgerichtlichen Streitigkeiten (siehe unten).*

13.2.5 Psychotherapeut:innen als Zeug:innen

Einer Ladung durch das Gericht muss jedenfalls Folge geleistet werden. Erscheint die als Zeuge:Zeugin geladene Person unentschuldigt nicht, so kann das Gericht Ordnungsstrafen verhängen. Die Aussage als Zeuge:Zeugin vor Gericht stellt grundsätzlich eine öffentlich-rechtliche Pflicht dar. Patient:innen und Psychotherapeut:innen können auch im Behandlungsvertrag nichts Gegenteiliges vereinbaren.

* OGH 25.04.2012, 7 Ob 50/12x.

13.2.5.1 Zivilprozess

Soll ein:e Psychotherapeut:in als Zeugin:Zeuge in einem Zivilprozess (z.B. Erbschafts-, Unterhalts-, Scheidungsverfahren) vernommen werden, darf sie:er die Aussage bei aufrechter Verschwiegenheitspflicht verweigern. Nach einer erfolgten Entbindung ist sie:er zur Aussage verpflichtet. Bei einer Paar-, Familien- oder Gruppentherapie ist die Entbindung nur gültig, wenn diese durch alle Beteiligten erfolgt.

Kommt es zwischen Psychotherapeut:innen und ihren Patient:innen zu einem Zivilprozess, so ist es gemäß § 45 Abs. 8 PThG 2024 ausdrücklich zulässig, sich zu den gegen die Person erhobenen Vorwürfe hinsichtlich der Inhalte der Behandlung zu äußern, soweit es zur Klarstellung und Rechtfertigung der psychotherapeutischen Tätigkeit erforderlich ist. Dies ist zur Wahrung der Rechte und der Verteidigung, insbesondere gegen vorgeworfene Behandlungsfehler, unabdingbar.

13.2.5.2 Strafprozess

Bei Strafprozessen sind Fachärzt:innen für Psychiatrie und Psychotherapeutische Medizin, Psychotherapeut:innen, Psycholog:innen, Bewährungshelfer:innen, eingetragene Mediator:innen sowie Mitarbeiter:innen anerkannter Einrichtungen zur psychosozialen Betreuung über das, was ihnen in dieser Eigenschaft bekannt geworden ist, gemäß § 157 Abs. 1 Z 3 Strafprozeßordnung 1975 (StPO), BGBl. Nr. 631/1975, von der Verbindlichkeit zur Ablegung eines Zeugnisses befreit. Den erwähnten Personen stehen deren Hilfskräfte gleich.

Trotz der allfälligen Entbindung von der Verschwiegenheitspflicht ›verlieren‹ diese sogenannten Berufsgeheimnisträger:innen ihr Aussageverweigerungsrecht im Gegensatz zum Zivilprozess nicht, sodass sie trotz gültiger Entbindung ihre Aussage verweigern dürfen.

Im Unterschied zum Zivilverfahren gibt es im Strafprozess ein Verweigerungsrecht, das Psychotherapeut:innen die Entscheidung überlässt, ob sie als Zeug:innen aussagen. Eine allfällige Entbindung durch Patient:innen/Klient:innen spielt hier keine Rolle. Das Entschlagungsrecht im Strafverfahren ist zudem weiter gefasst, da es sich nicht nur auf Geheimnisse, die den Berufsangehörigen in Ausübung ihres Berufes anvertraut oder bekannt wurden, bezieht, sondern auf all das, was ihnen in ihrer Eigenschaft als Psychotherapeut:innen bekannt wurde.

13.2.6 Psychotherapie bei Minderjährigen

§ 56 PThG 2024 regelt Psychotherapie bei Minderjährigen, wobei hier im Wesentlichen auf bestehende Regelungen des Allgemeinen Zivilrechts Bezug genommen wird (§§ 173, 181 Allgemeines bürgerliches Gesetzbuch, ABGB, JGS Nr. 946/1811). Aus Sicht der Berufsangehörigen, die zumeist nicht juristisch versiert sind, stellt die Bestimmung eine Klarstellung ihrer Position und eine Handlungsanleitung dar.

Eine minderjährige Person ist nur dann in eine psychotherapeutische Leistung einwilligungsfähig, wenn sie über die behandlungsbezogene Entscheidungsfähigkeit verfügt. Einwilligungen in medizinische Behandlungen kann das entscheidungsfähige Kind nur selbst erteilen; im Zweifel wird das Vorliegen dieser Entscheidungsfähigkeit bei mündigen Minderjährigen vermutet.

Verfügt eine minderjährige Person nicht über die »behandlungsbezogene Entscheidungsfähigkeit«, sind Berufsangehörige verpflichtet, die Einwilligung einer mit der Obsorge betrauten Person zur psychotherapeutischen Leistung einzuholen. Wenn sich die mit der Obsorge betrauten Personen nicht einigen können, muss die Durchführung der psychotherapeutischen Leistung in einem gerichtlichen Verfahren entschieden werden.

Aufgrund der mangelnden Geschäftsfähigkeit und im Hinblick auf den Abschluss des psychotherapeutischen Behandlungsvertrages, insbesondere bei unmündigen Minderjährigen, sind Psychotherapeut:innen verpflichtet, gesetzlichen Vertreter:innen alle Auskünfte für die Behandlung zu erteilen. Dies umfasst jedoch nur die für den Vertragsabschluss notwendigen Informationen.

13.2.7 Online-Psychotherapie

Die zahlreichen während der COVID-19-Pandemie durchgeführten in- und ausländischen Studien belegen nunmehr die Wirksamkeit und Effektivität von Online- und Telepsychotherapie. Somit hat sich das Prinzip der IT-gestützten Psychotherapie in Form von Online- bzw. Telepsychotherapie mittlerweile bewährt.

Mit § 39 PThG 2024 wird die Online-Psychotherapie berufsrechtlich geregelt. Parallel dazu wurde eine Arbeitsgruppe eingerichtet, die die Internetrichtlinie überarbeitet hat.

Das Gesetz stellt in erster Linie auf eine fachlich oder örtlich begründete Notwendigkeit der Online-Durchführung ab und verlangt das Einvernehmen mit der behandelten Person über diese Art der Behandlung.

Die entsprechende Notwendigkeit ist ausdrücklich zu dokumentieren (§ 39 Abs. 2 PThG 2024). Online-Psychotherapie wird als »IT-gestützte (Informationstechnologie-gestützt) oder fernmündlich jeweils synchron audio- und videobasiert[e]« Psychotherapie definiert. Zur Klarstellung und im Sinne der Transparenz für Patient:innen wird erneut auf die Einhaltung der Berufspflichten, welche die Verschwiegenheit mitumfasst, hingewiesen und eine möglichst barrierefreie Durchführung als Ziel gesetzt, um so die Zugänglichkeit für alle Personen zu gewährleisten.

13.2.8 Zusammenschau der Beschwerdemöglichkeiten für Patient:innen

- **Außergerichtliche Streitbeilegung:** psychotherapeutische Beschwerdestellen/Schlichtungskommissionen der Landesverbände des ÖBVP sowie Beschwerdestelle der VÖPP
- **Patient:innenanwaltschaften** – zur Information (und Vergleich)
- **Zivilgerichtliches Verfahren** – Klage
- **Strafgerichtliches Verfahren** – Klage (Verurteilung)
- **Verwaltungsstrafverfahren** – Verwaltungsstrafe (Geldstrafe)
- **Beschwerdeverfahren** – Verwaltungsverfahren zur Prüfung der Vertrauenswürdigkeit bzw. gesundheitlichen Eignung des:der Berufsangehörigen bei den zuständigen Landeshauptleuten

13.2.9 Personenrechte

Die Rechtsordnung verleiht Personen als sogenannten Rechtssubjekten Rechtsmacht und legt Pflichten fest. Bezugspunkt dieser Rechte und Pflichten ist in der Regel der Mensch. Jeder Mensch ist Träger von Rechten und Pflichten: Ein Mensch ist rechtsfähig (Rechtsfähigkeit ergibt sich ohne besonderes Zutun).

Unterschieden wird zwischen

- einer natürlichen Person:
  - Jeder Mensch, der rechtsfähig ist.
  - »Jeder Mensch hat angeborene, schon durch die Vernunft einleuchtende Rechte, und ist daher als Person zu betrachten.« (§ 16 ABGB)
- einer juristischen Person:
  - Gebilde, denen von der Rechtsordnung Rechte zuerkannt werden
  - und Rechtssubjektivität eingeräumt wird (z. B. Ärztekammer, ORF, GmbH).

Handlungsfähigkeit ist die »Fähigkeit einer Person, sich im jeweiligen rechtlichen Zusammenhang durch eigenes Handeln zu berechtigen und zu verpflichten. Soweit nichts anderes bestimmt ist, setzt sie Entscheidungsfähigkeit voraus« (§ 24 Abs. 1 ABGB).

Entscheidungsfähigkeit ist die Fähigkeit einer Person, die Bedeutung und Folgen ihres Handelns zu verstehen, ihren Willen danach bestimmen zu können und sich entsprechend zu verhalten (§ 24 Abs. 2 ABGB).

Die geistige Reife ist typischerweise vom Lebensalter abhängig. Die Rechtsordnung unterteilt in verschiedene Altersstufen, die ein unterschiedliches Ausmaß an Handlungsfähigkeit bedingen:
- 0–vollendetes 7. Lebensjahr: Kinder
- 7.– vollendetes 14. Lebensjahr: unmündige Minderjährige
- 14.– vollendetes 18. Lebensjahr: mündige Minderjährige (im Zweifel Handlungsfähigkeit gegeben)
- Volljährigkeit (im Zweifel Handlungsfähigkeit gegeben)

Gemäß § 177 ABGB haben die Eltern als primär Obsorgeberechtigte für die Erziehung ihrer minderjährigen Kinder zu sorgen und überhaupt ihr Wohl zu fördern. Es trifft sie daher die Pflicht zur Leistung des Unterhalts und zur Obsorge, die sowohl die Pflege und Erziehung als auch die Verwaltung des Vermögens und die gesetzliche Vertretung des Kindes umfasst.

i Info

Person, die wegen
- geringen Alters,
- geringer geistiger Fähigkeiten,
- Bewusstseinsstörungen

die Folgen ihrer Handlung nicht (richtig) abschätzen können, sind nicht oder beschränkt handlungsfähig.

13.2.10 Behandlungsvertrag

Grundlage der in freier Praxis durchgeführten psychotherapeutischen Behandlung ist der zwischen Psychotherapeut:innen einerseits und Patient:innen andererseits abgeschlossene psychotherapeutische Behandlungsvertrag. Bei einem Anstellungsverhältnis kommt der Behandlungsvertrag immer zwischen Patient:in und Träger:in der Einrichtung o. Ä. zustande.

Der Behandlungsvertrag ist nicht gesetzlich typisiert, d.h., es gibt dafür keine unmittelbar auf ihn anzuwendenden Rechtsnormen. Er ist demnach zunächst nach den allgemeinen Regeln des Schuldrechts zu bewerten. Allenfalls auftretende gesetzliche Lücken sind durch Analogie zu vergleichbaren Vertragsregelungen und Auslegung zu schließen.

Der psychotherapeutische Behandlungsvertrag kommt im Sinne des allgemeinen Vertragsrechts durch übereinstimmende Willenserklärungen der Vertragsparteien, also der Psychotherapeutin:des Psychotherapeuten und der Patientin:des Patienten, zustande. Für das Zustandekommen ist keine bestimmte Form erforderlich, weshalb eine mündliche Vereinbarung genügt.

Die Entscheidung, ob ein Erstgespräch kostenpflichtig ist, liegt bei den Psychotherapeut:innen. Sofern für das Erstgespräch Entgelt verlangt wird, sind die therapiewilligen Personen davor entsprechend in Kenntnis zu setzen. Dabei kann der Preis für das Erstgespräch auch anders kalkuliert sein als jener für die anschließenden Termine.

Info

Gemäß § 6 Abs. 1 Z 19 Umsatzsteuergesetz 1994 (UStG 1994), BGBl. Nr. 663/1994, sind die Umsätze aus Heilbehandlungen, die im Rahmen der Tätigkeit als Psychotherapeut:in durchgeführt werden, unecht steuerbefreit.

Wesentlich für den Vertragsabschluss sind ein inhaltlich hinreichend bestimmtes, d. h. die wesentlichen Vertragsbedingungen enthaltendes Angebot (Offerte) und dessen Annahme mit Bindungswillen. Es ist dabei unerheblich, von welcher der Parteien das Angebot gestellt wird. Solange über den Vertragsinhalt allerdings verhandelt wird, liegt noch keine Annahme vor und ist somit noch kein Vertrag zustande gekommen. Die Einwilligung bzw. Annahme des Vertragsangebotes muss frei von Willensmängeln sein, d. h. frei von Irrtum, List und Zwang, außerdem ernstlich (d. h. verbindlich gemeint), bestimmt (d. h., die wesentlichen Punkte des Vertrages umfassend) und verständlich erfolgen. Wurde die Einwilligung durch List oder Zwang herbeigeführt, kann die getäuschte oder bedrohte Person den Vertrag anfechten, also die Vertragsaufhebung gerichtlich geltend machen.

Der Erstkontakt bzw. das Erstgespräch zwischen Psychotherapeut:innen und Patient:innen dient meist der ›Verhandlung‹, d. h. der Abklärung, was nach den beiderseitigen Vorstellungen Inhalt des Behandlungsvertrages werden soll. Es ist also insgesamt ein »informed consent« zwischen Patient:innen und Psychotherapeut:innen herzustellen. Umgekehrt haben sich Psychotherapeut:innen im Zusammenhang mit dem Prinzip des Arbeitens nach bestem Wissen und Gewissen auf jene Behandlungsmethode einzuschränken, die für die jeweilige Patientin:den jeweiligen Patienten eine optimale Behandlung auf Grund der fachlichen Kenntnisse und Fähigkeiten garantiert.

Der Behandlungsvertrag gilt in der Regel als Dauerschuldverhältnis, da Psychotherapeut:innen keinen Erfolg schulden, durch dessen Eintritt das Vertragsverhältnis ein Ende finden würde. Wird der Vertrag auf bestimmte Zeit eingegangen, endet er durch den Ablauf dieser Zeit. Wird der Vertrag auf unbestimmte Zeit eingegangen, wurde demnach keine Vereinbarung über die Dauer getroffen, endet er durch ordentliche Kündigung. Sofern keine Vereinbarung hinsichtlich der Kündigungsfrist getroffen wurde, ist im Hinblick auf die wechselseitigen Interessen eine angemessene Frist einzuhalten, um einen sinnvollen Abschluss der Therapie zu ermöglichen (etwa vier Wochen).

Jedenfalls ist eine Kündigung jederzeit für beide Seiten aus wichtigem Grund mit sofortiger Wirkung möglich, sofern für die Partei die Fortsetzung des Vertragsverhältnisses unzumutbar ist. Auch eine einvernehmliche Auflösung des Behandlungsvertrages ist jederzeit ohne Gründe möglich.

13.2.11 Erwachsenenschutzvertretung

Volljährige Personen, die aufgrund einer psychischen Krankheit oder einer vergleichbaren Beeinträchtigung in ihrer Entscheidungsfähigkeit eingeschränkt sind, sollen gemäß § 239 Abs. 1 ABGB möglichst selbstständig am rechtlichen und geschäftlichen Verkehr teilnehmen. Die Wahrung ihrer Autonomie ist vorrangiges Ziel der Rechtsordnung.

Es bestehen verschiedene Vertretungsmöglichkeiten:

1. Vorsorgevollmacht (§§ 260 ff. ABGB)
2. Gewählte Erwachsenenvertretung (§§ 264 ff. ABGB)
3. Gesetzliche Erwachsenenvertretung (§ 268 ABGB)
4. Gerichtliche Erwachsenenvertretung (§§ 271 ff. ABGB)
5. (Patient:innenverfügung)

Bestellt ein Gericht für eine Psychotherapeutin:einen Psychotherapeuten eine gerichtliche Erwachsenenvertretung oder wird eine gewählte oder gesetzliche Erwachsenenvertretung in das Österreichische Zentrale Vertretungsverzeichnis eingetragen, besteht eine unverzügliche Informationspflicht an die für die Listenführung bzw. Entziehung der Berufsberechtigung zuständige Behörde.

Patient:innenverfügung

Das Patientenverfügungsgesetz (PatVG, in Kraft seit 01.06.2006), BGBl. I Nr. 55/2006, sieht erstmals eindeutige und klare Vorgaben für Patient:innenverfügungen vor. Bei einer Patient:innenverfügung (PatV) handelt es sich um eine Willenserklärung, mit der eine Person vorweg eine medizinische Behandlung ablehnen kann, für den Fall, dass sie nicht mehr selbst darüber entscheiden kann. Es bestehen zwei Arten von Patient:innenverfügungen:

- die verbindliche PatV und
- die beachtliche PatV.

Ad verbindliche Patient:innenverfügung: Arzt:Ärztin und andere Beteiligte müssen sich an die Anweisung der betroffenen Person halten und haben sie zu befolgen, auch bei gravierenden Konsequenzen. Für die Geltung der verbindlichen PatV bedarf es der Einhaltung konkreter Formvorschriften, insbesondere

- der ärztlichen Aufklärung sowie
- der rechtlichen Aufklärung und
- der Errichtung vor einer Rechtsanwältin, einem:einer Notar:in oder rechtskundigen Mitarbeiter:innen einer Patientenvertretung.

Die PatV muss schriftlich erfolgen und datiert sein, da sie nach acht Jahren ihre Verbindlichkeit verliert. Die konkrete Maßnahme – die medizinische Behandlung im konkreten Zustand – muss eindeutig und nachvollziehbar beschrieben sein, und der Arzt:die Ärztin muss auch die Einsichts- und Urteilsfähigkeit der betreffenden Person mit seiner:ihrer Unterschrift bestätigen.

Ad beachtliche Patient:innenverfügung: Sie dient der Orientierungshilfe im Rahmen einer medizinischen Behandlung für die Ermittlung dessen, was der:die Patient:in wollte. Eine PatV, die die konkreten Formerfordernisse einer verbindlichen PatV nicht erfüllt, muss von den behandelnden Ärzt:innen insoweit berücksichtigt werden, als der daraus hervorgehende mutmaßliche Patient:innenwille in die Behandlungsentscheidung mit einbezogen werden muss.

13.2.12 Sterbeverfügung

Das Sterbeverfügungsgesetz (StVfG, in Kraft seit 01.01.2022), BGBl. I Nr. 242/2021, kommt dem Grundrecht auf Selbstbestimmung nach und ermöglicht Personen, ihr Leben nach einem freien und selbstbestimmten Entschluss zu beenden und sich dabei allenfalls auch der Hilfe einer dritten Person zu bedienen, die sich dazu bereit erklärt hat. In der Sterbeverfügungspräparate-Verordnung (StVf-Präp-V, BGBl. II Nr. 16/2022) sind nähere Details zum Präparat, zur Dosierung und Einnahmeform sowie weitere Regelungen enthalten.

Eine Sterbeverfügung wird im StVfG als »Willenserklärung« definiert, »mit der eine sterbewillige Person ihren dauerhaften, freien und selbstbestimmten Entschluss festhält, ihr Leben selbst zu beenden«. Die Sterbeverfügung wird schriftlich vor einer dokumentierenden Person errichtet und hält die Willenserklärung der sterbewilligen Person fest.

i Info

»Eine Sterbeverfügung kann nur eine Person errichten, die entweder
- an einer unheilbaren, zum Tod führenden Krankheit oder
- an einer schweren, dauerhaften Krankheit mit anhaltenden Symptomen leidet, deren Folgen die betroffene Person in ihrer gesamten Lebensführung dauerhaft beeinträchtigen,

wobei für beide Fälle gilt, dass die Krankheit einen für die betroffene Person nicht anders abwendbaren Leidenszustand mit sich bringt.« (§ 6 Abs. 3 StVfG)

13.2.13 Krankenanstaltenrecht

»Unter Krankenanstalten (Heil- und Pflegeanstalten) sind solche Einrichtungen zu verstehen, die
1. zur Feststellung und Überwachung des Gesundheitszustands durch Untersuchung,
2. zur Vornahme operativer Eingriffe,
3. zur Vorbeugung, Besserung und Heilung von Krankheiten durch Behandlung,
4. zur Entbindung,
5. für Maßnahmen medizinischer Fortpflanzungshilfe oder
6. zur Bereitstellung von Organen zum Zweck der Transplantation

bestimmt sind.« (§ 1 Abs. 1 Krankenanstalten- und Kuranstaltengesetz, KAKuG, BGBl. Nr. 1/1957)

Einrichtungen, die zur ärztlichen Betreuung und besonderen Pflege von chronisch Kranken bestimmt sind, fallen ebenfalls unter den gesetzlichen Begriff der Krankenanstalt (§ 1 Abs. 2 KAKuG), nicht jedoch Alters- oder Pflegeheime.

Krankenanstalten werden nach ihrer Betriebsform, der Versorgungsstufe sowie nach Versorgungspflicht und Finanzierung in unterschiedliche Typen eingeteilt. Entscheidend für die Beurteilung als Krankenanstalt ist ein bestimmtes Ausmaß an sachlicher und organisatorischer Ausstattung sowie eine dem § 1 KAKuG entsprechende Zweckwidmung (siehe oben). Zu beachten ist hierbei, dass die Zweckbestimmung nicht nach der subjektiven Einschätzung des Rechtsträgers, sondern objektiv aus der gesamten Ausstattung und Führung der Einrichtung zu beurteilen ist (VwGH ZfVB 1987/2/572). Das bedeutet auch, dass hierfür das Vorliegen einer krankenanstaltenrechtlichen Bewilligung nicht ausschlaggebend ist, da eine Krankenanstalt auch dann gegeben sein kann, wenn die entsprechenden Bewilligungen nach dem KAKuG – rechtswidrigerweise – nicht eingeholt wurden.

Krankenanstaltenträger sind gesetzlich zur Wahrung und Sicherstellung folgender Patient:innenrechte verpflichtet:

- Erhalt von Informationen über die zustehenden Rechte, Ausübung des Rechtes auf Einsicht in die Krankengeschichte und aktive Beteiligung an den Entscheidungsprozessen, die den Gesundheitszustand betreffen;
- Recht auf Aufklärung und Information über die Behandlungsmöglichkeiten samt Risiken und aktive Beteiligung an den Entscheidungsprozessen, die den Gesundheitszustand betreffen;
- Recht auf medizinische Informationen durch eine zur selbstständigen Berufsausübung berechtigte Ärztin:einen zur selbstständigen Berufsausübung berechtigten Arzt in möglichst verständlicher und schonungsvoller Art auf eigenen Wunsch oder den Wunsch von Vertrauenspersonen;
- ausreichend Besuchs- und Kontaktmöglichkeiten mit der Außenwelt und mögliche Kontaktaufnahme zu Vertrauenspersonen im Fall einer nachhaltigen Verschlechterung des Gesundheitszustandes auch außerhalb der Besuchszeiten;
- seelsorgerische Betreuung (auf Wunsch);
- psychologische Unterstützung (auf Wunsch);
- Gewährleistung der ausreichenden Wahrung der Intimsphäre auch in Mehrbettenräumen;

- Zurverfügungstellung einer zur selbstständigen Berufsausübung berechtigten Ärztin:eines zur selbstständigen Berufsausübung berechtigten Arztes neben der Erbringung fachärztlicher Leistungen auch für allgemeine medizinische Anliegen;
- Sicherstellung eines würdevollen Sterbens und Möglichkeit der Kontaktaufnahme zu Vertrauenspersonen;
- Abstellung auf den (möglichst) im Allgemeinen üblichen Lebensrhythmus bei der Leistungserbringung;
- möglichst kindergerechte Ausstattung von Krankenräumen bei der stationären Versorgung von Kindern.

Für alle Patient:innen ist gemäß § 10 KAKuG eine Krankenakte bzw. Krankengeschichte anzulegen, in welcher Folgendes zu dokumentieren ist:
- die Vorgeschichte der Erkrankung (Anamnese),
- der Zustand der betroffenen Person zum Zeitpunkt der Aufnahme,
- der Krankheitsverlauf,
- die Aufklärung der betroffenen Person,
- die angeordneten Maßnahmen,
- die erbrachten ärztlichen Leistungen einschließlich Medikation,
- sonstige angeordnete sowie erbrachte wesentliche Leistungen.

Die Führung der Krankengeschichte obliegt grundsätzlich der für die ärztliche Behandlung verantwortlichen Ärztin:dem für die ärztliche Behandlung verantwortlichen Arzt. Die Dokumentationspflicht hinsichtlich sonstiger angeordneter oder erbrachter wesentlicher Leistungen obliegt der jeweils für die erbrachten sonstigen Leistungen verantwortlichen Person. Der Umstand, dass verschiedene Berufsgruppen für die Dokumentation verantwortlich sind, ändert jedoch nichts daran, dass **eine einheitliche Krankengeschichte** zu führen ist.

Verschwiegenheitspflicht nach § 9 KAKuG besteht für
- alle in Krankenanstalten beschäftigten Personen (einschließlich Personen, die in der Krankenanstalt zu Zwecken der Ausbildung beschäftigt sind),
- bei Trägern von Krankenanstalten beschäftigte Personen,
- Mitglieder der Ethikkommission,
- Mitglieder der Ausbildungskommission,

sofern ihnen nicht schon nach anderen gesetzlichen oder dienstrechtlichen Vorschriften eine solche Verschwiegenheitspflicht auferlegt ist.

13.2.14 Unterbringung psychisch kranker Personen in Krankenanstalten

Eine Person darf gemäß Unterbringungsgesetz (UbG), BGBl. Nr. 155/1990, nur dann in einem psychiatrischen Krankenhaus oder einer psychiatrischen Abteilung in einem geschlossenen Bereich untergebracht werden, wenn die folgenden drei Voraussetzungen gleichzeitig vorliegen:
- eine psychische Erkrankung,
- Gefahr für Leben oder Gesundheit und
- keine ausreichende andere Behandlungs- und Betreuungsmöglichkeiten.

Es gibt somit drei Rechtsstellungen von Patient:innen in psychiatrischen Krankenanstalten oder auf psychiatrischen Stationen:
- den freiwilligen Aufenthalt ohne jegliche Zwangsmaßnahmen,
- die Unterbringung auf Verlangen,
- die Unterbringung ohne Verlangen.

Aufgrund des Eingriffs in die Menschenrechte der Betroffenen setzt das UbG genaue Fristen und die Abläufe fest. Im gerichtlichen Unterbringungsverfahren muss sich das zuständige Bezirksgericht einen persönlichen Eindruck von der betroffenen Person in der Anstalt machen und darüber entscheiden, ob die Unterbringung zulässig oder unzulässig ist. Das Unterbringungsgesetz regelt detailliert, in welcher Form und in welchen zeitlichen Abständen das Gericht die Zulässigkeit der Unterbringung zu überprüfen hat.

13.2.15 Psychotherapie im Sozialversicherungsrecht

Die Krankenbehandlung als sozialversicherungsrechtlicher Begriff (»Krankenversicherung«) umfasst ärztliche Hilfe, Heilbehelfe und Hilfsmittel. Die Krankenbehandlung soll zwar »ausreichend und zweckmäßig« sein, »darf jedoch das Maß des Notwendigen nicht überschreiten« (§ 133 Abs. 2 Allgemeines Sozialversicherungsgesetz, ASVG, BGBl. Nr. 189/1955). Ziel einer Krankenbehandlung ist die Wiederherstellung, Festigung oder Besserung der Gesundheit, der Arbeitsfähigkeit und der Fähigkeit, für die lebenswichtigen persönlichen Bedürfnisse zu sorgen.

Die psychotherapeutische Behandlung ist in § 135 Abs. 1 Z 3 ASVG im Kapitel »Ärztliche Hilfe« festgelegt.

Ärztliche Hilfe

§ 135. (1) Die ärztliche Hilfe wird durch Vertragsärzte und Vertrags-Gruppenpraxen durch Wahlärzte und Wahl-Gruppenpraxen (§ 131 Abs. 1) sowie durch Ärzte in eigenen Einrichtungen (oder Vertragseinrichtungen) der Versicherungsträger gewährt. Im Rahmen der Krankenbehandlung (§ 133 Abs. 2) ist der ärztlichen Hilfe gleichgestellt: […]
3. eine psychotherapeutische Behandlung durch Personen, die gemäß § 11 des Psychotherapiegesetzes, BGBl. Nr. 361/1990, zur selbständigen Ausübung der Psychotherapie berechtigt sind, wenn nachweislich vor oder nach der ersten, jedenfalls vor der zweiten psychotherapeutischen Behandlung innerhalb desselben Abrechnungszeitraumes eine ärztliche Untersuchung (§ 2 Abs. 2 Z 1 des Ärztegesetzes 1998) stattgefunden hat;
[…]

(6) In den Fällen der Inanspruchnahme einer Leistung eines Psychotherapeuten (Abs. 1 Z 3) hat der (die) Versicherte an den Vertragspartner für Rechnung des Versicherungsträgers einen Behandlungsbeitrag in der Höhe von 20 % des jeweiligen Vertragshonorares zu zahlen, wenn Gesamtverträge nach § 349 Abs. 2 bestehen.

Seit 01. 01. 1992 sieht das Sozialversicherungsrecht Psychotherapie als Pflichtleistung vor, sodass Versicherte einen Anspruch auf diese Leistung aufgrund des ASVG oder der Satzung eines Krankenversicherungsträgers haben. Für die psychotherapeutische Behandlung gemäß § 135 Abs. 1 Z 3 ASVG ist keine ärztliche Verschreibung oder Zuweisung erforderlich. Lediglich eine ärztliche Untersuchung vor oder nach der ersten, jedenfalls aber vor der zweiten psychotherapeutischen Behandlung innerhalb desselben Abrechnungszeitraums ist vorgesehen. Die ärztliche Untersuchung ist im Übrigen unabhängig von der nur durch einen Psychotherapeuten:eine Psychotherapeutin vorzunehmenden psychotherapeutischen Diagnose zu sehen.

Bereits 1992 wurde von den Krankenversicherungsträgern ein einheitlicher Kostenzuschuss in der jeweiligen Satzung in der Höhe von (damals) öS 300,– für eine Therapieeinheit von 50 Minuten festgesetzt. Die Höhe dieses Zuschusses beträgt nunmehr: ÖGK (vormals GKK) € 33,70; BVAEB (vormals BVA und VAEB) ab 01. 01. 2026 € 50,20; SVS (vormals SVA und SVB) ab 01. 01. 2026 € 50,–.

Das damalige Ziel, einen Gesamtvertrag für Psychotherapie zwischen dem (ehemaligen) Hauptverband der Österreichischen Sozialversicherungsträger und dem Österreichischen Bundesverband für Psychotherapie österreichweit zustande zu bringen, wurde bis dato nicht erreicht. Zwischenzeitlich kam es mangels Gesamtvertrages zu regional unterschiedlichen, sogenannten »Vereinslösungen«, wonach insbesondere einzelne der ehemaligen Gebietskrankenkassen mit Psychotherapieversorgungsvereinen direkte Vereinbarungen über eine zumindest teilweise Versorgung von Psychotherapiebedürftigen abschlossen.

13.2.16 Relevante (justiz-)strafrechtliche Delikte

Das Strafrecht zählt zum öffentlichen Recht. Der Strafanspruch des Staates entsteht unmittelbar durch die Begehung der Tat selbst, unabhängig vom Wissen über den:die Täter:in.

Das österreichische Strafrecht ist im Wesentlichen im Strafgesetzbuch (StGB), BGBl. Nr. 60/1974, geregelt. Darin werden einzelne Straftatbestände beschrieben und die jeweils vorgesehenen Strafen festgelegt. Die im StGB vorgesehenen Strafen werden ausschließlich von Gerichten verhängt und richten sich grundsätzlich gegen natürliche Personen (Menschen).

Auch juristische Personen wie Gesellschaften oder Vereine können für strafbares Verhalten verantwortlich gemacht werden. Diese Verantwortlichkeit ist jedoch nicht im Strafgesetzbuch geregelt, sondern in speziellen Gesetzen wie dem Verbandsverantwortlichkeitsgesetz.

Für Jugendliche ab 14 Jahren gelten grundsätzlich die allgemeinen Strafgesetze, soweit das Jugendgerichtsgesetz keine Sonderregelungen vorsieht. Dabei wird das Höchstmaß von Freiheits- und Geldstrafen jeweils auf die Hälfte reduziert, und ein gesetzliches Mindestmaß an Freiheitsstrafen entfällt.

Für junge Erwachsene zwischen 18 und 21 Jahren gelten bei besonders schweren Straftaten die allgemeinen Strafandrohungen, wenn diese mit einer Höchstfreiheitsstrafe von mindestens fünf Jahren bedroht sind. Dies betrifft unter anderem Straftaten gegen Leib und Leben, gegen die sexuelle Integrität und Selbstbestimmung, Völkermord, Verbrechen gegen die Menschlichkeit, Kriegsverbrechen sowie Taten im Zusammenhang mit kriminellen oder terroristischen Vereinigungen. In diesen Fällen darf jedoch höchstens eine Freiheitsstrafe von 20 Jahren verhängt werden. In allen anderen Fällen orientiert sich das Mindestmaß der Freiheitsstrafe an den Regelungen für Jugendliche, wobei eine Freiheitsstrafe von mehr als 15 Jahren nicht zulässig ist.

Eine Person, die gegen eine Entscheidung eines Straf- oder Zivilgerichts erster Instanz ein Rechtsmittel erhebt und sich durch die Anwendung einer gesetzwidrigen Rechtsnorm in ihren Rechten verletzt fühlt, kann gleichzeitig einen Antrag auf Normenkontrolle beim Verfassungsgerichtshof stellen.

Das Verwaltungsstrafrecht betrifft Übertretungen bestimmter Gesetze, die nicht von Gerichten, sondern von Verwaltungsbehörden geahndet werden. Dazu zählen etwa Verstöße gegen die Straßenverkehrsordnung, das Baurecht oder das PThG 2024. Zuständig sind in erster Instanz die Bezirksverwaltungsbehörden oder die Landespolizeidirektionen, sofern das jeweilige Gesetz keine andere Behörde vorsieht.

Verwaltungsstraftaten können je nach Art und Schwere des Delikts durch Organstrafverfügungen, Anonymverfügungen, Strafverfügungen oder in einem ordentlichen Verwaltungsstrafverfahren erledigt werden. Gegen Entscheidungen der ersten Instanz kann eine Beschwerde beim zuständigen Verwaltungsgericht eingebracht werden.

Der Allgemeine Teil des StGB befasst sich mit der Lehre von der Straftat und legt die Prinzipien des österreichischen Strafrechts fest. Dazu gehören unter anderem der Grundsatz »nullum crimen sine lege«, wonach eine Tat nur bestraft werden darf, wenn sie gesetzlich bestimmt ist, sowie das Verbot einer nachteiligen Analogie. Außerdem werden die Strafbarkeit durch Unterlassen, die Voraussetzungen der Notwehr und der Grundsatz »nulla poena sine culpa«, nach dem eine Strafe nur bei schuldhaftem Handeln zulässig ist, geregelt. Weiters werden Vorsatz und Fahrlässigkeit, der entschuldigende Notstand, die Zurechnungsunfähigkeit, die Beteiligung an Straftaten sowie der Versuch behandelt.

Das StGB regelt auch die Rechtsfolgen einer Straftat. Es enthält Regelungen über die verschiedenen Arten von Strafen, die Abschöpfung un rechtmäßig erlangter Bereicherung und vorbeugende Maßnahmen. Darüber hinaus werden die Grundsätze der Strafbemessung, die bedingte Strafnachsicht und Entlassung sowie die Probezeit geregelt. Auch die Verjährung, der räumliche und persönliche Geltungsbereich des Strafgesetzbuches und wichtige Begriffsbestimmungen sind genau festgelegt.

Im Besonderen Teil des StGB werden die einzelnen Straftatbestände bzw. Delikte (Verbrechen oder Vergehen) geregelt. Diese Delikte sind danach geordnet, welches Rechtsgut durch den jeweiligen Tatbestand geschützt wird, und in verschiedene Abschnitte gegliedert.

Eine Besonderheit des österreichischen Strafrechts ist der große Ermessensspielraum bei der Strafbemessung. So sieht der Strafrahmen für Mord grundsätzlich eine Freiheitsstrafe von zehn Jahren bis zu lebenslang vor, kann jedoch bei einem Überwiegen von Milderungsgründen erheblich reduziert werden. Dieser weite Spielraum ergibt sich daraus, dass im österreichischen Strafgesetzbuch das Prinzip des Einheitstäters gilt und es im Gegensatz zu anderen Rechtsordnungen keine detaillierte

Unterscheidung zwischen Täterschaft und Teilnahme an einer Straftat gibt.

Zusätzlich zur berufsrechtlichen und unter Verwaltungsstrafe stehenden Aufklärungspflicht kann eine psychotherapeutische Behandlung ohne vorherige Einwilligung auch nach § 110 Abs. 1 StGB strafbar sein. Dabei ist jedenfalls die Ausnahme des Abs. 2 zu beachten.

Neben den berufsrechtlichen Konsequenzen eines Bruchs der Verschwiegenheit kann unter den oben dargestellten Voraussetzungen auch § 121 StGB einschlägig sein, d. h. zur Anwendung kommen.

Kurpfuscherei

§ 184. Wer, ohne die zur Ausübung des ärztlichen Berufes erforderliche Ausbildung erhalten zu haben, eine Tätigkeit, die den Ärzten vorbehalten ist, in Bezug auf eine größere Zahl von Menschen gewerbsmäßig ausübt, ist mit Freiheitsstrafe bis zu drei Monaten oder mit Geldstrafe bis zu 180 Tagessätzen zu bestrafen.

Kurpfuscherei betrifft nur den ärztlichen Beruf und ist nicht auf die Psychotherapie anwendbar. § 110 (siehe unten) ist auch betreffend die Psychotherapie einschlägig.

Gewerbsmäßige Begehung

§ 70. (1) Gewerbsmäßig begeht eine Tat, wer sie in der Absicht ausführt, sich durch ihre wiederkehrende Begehung längere Zeit hindurch ein nicht bloß geringfügiges fortlaufendes Einkommen zu verschaffen, und unter Einsatz besonderer Fähigkeiten oder Mittel handelt, die eine wiederkehrende Begehung nahelegen, oder zwei weitere solche Taten schon im Einzelnen geplant hat oder bereits zwei solche Taten begangen hat oder einmal wegen einer solchen Tat verurteilt worden ist.

(2) Ein nicht bloß geringfügiges fortlaufendes Einkommen ist ein solches, das nach einer jährlichen Durchschnittsbetrachtung monatlich den Betrag von 400 Euro übersteigt.

(3) Eine frühere Tat oder Verurteilung bleibt außer Betracht, wenn seit ihrer Begehung oder Rechtskraft bis zur folgenden Tat mehr als ein Jahr vergangen ist. In diese Frist werden Zeiten, in denen der Täter auf behördliche Anordnung angehalten worden ist, nicht eingerechnet.

Eigenmächtige Heilbehandlung

§ 110 (1) Wer einen anderen ohne dessen Einwilligung, wenn auch nach den Regeln der medizinischen Wissenschaft, behandelt, ist mit Freiheitsstrafe bis zu sechs Monaten oder mit Geldstrafe bis zu 360 Tagessätzen zu bestrafen.

(2) Hat der Täter die Einwilligung des Behandelten in der Annahme nicht eingeholt, daß durch den Aufschub der Behandlung das Leben oder die Gesundheit des Behandelten ernstlich gefährdet wäre, so ist er nach Abs. 1 nur zu bestrafen, wenn die vermeintliche Gefahr nicht bestanden hat und er sich dessen bei Aufwendung der nötigen Sorgfalt (§ 6) hätte bewußt sein können.

(3) Der Täter ist nur auf Verlangen des eigenmächtig Behandelten zu verfolgen.

Verletzung von Berufsgeheimnissen

§ 121 (1) Wer ein Geheimnis offenbart oder verwertet, das den Gesundheitszustand einer Person betrifft und das ihm bei berufsmäßiger Ausübung eines gesetzlich geregelten Gesundheitsberufes oder bei berufsmäßiger Beschäftigung mit Aufgaben der Verwaltung einer Krankenanstalt oder eines anderen Gesundheitsdiensteanbieters (§ 2 Z 2 des Gesundheitstelematikgesetzes 2012, BGBl. I Nr. 111/2012) oder mit Aufgaben der Kranken-, der Unfall-, der Lebens- oder der Sozialversicherung ausschließlich kraft seines Berufes anvertraut worden oder zugänglich geworden ist und dessen Offenbarung oder Verwertung geeignet ist, ein berechtigtes Interesse der Person zu verletzen, die seine Tätigkeit in Anspruch genommen hat oder für die sie in Anspruch genommen worden ist, ist mit Freiheitsstrafe bis zu zwei Jahren zu bestrafen.

(1a) Ebenso ist zu bestrafen, wer widerrechtlich von einer Person die Offenbarung (Einsichtnahme oder Verwertung) von Geheimnissen ihres Gesundheitszustandes in der Absicht verlangt, den Erwerb oder das berufliche Fortkommen dieser oder einer anderen Person für den Fall der Weigerung zu schädigen oder zu gefährden.

(2) Wer die Tat begeht, um sich oder einem anderen einen Vermögensvorteil zuzuwenden oder einem anderen einen Nachteil zuzufügen, ist mit Freiheitsstrafe bis zu drei Jahren zu bestrafen.

(3) Ebenso ist ein von einem Gericht oder einer anderen Behörde für ein bestimmtes Verfahren bestellter Sachverständiger zu bestrafen, der ein Geheimnis offenbart oder verwertet, das ihm ausschließlich kraft seiner Sachverständigentätigkeit anvertraut worden oder zugänglich geworden ist und dessen Offenbarung oder Verwertung geeignet ist, ein berechtigtes Interesse der Person zu verletzen, die seine Tätigkeit in Anspruch genommen hat oder für die sie in Anspruch genommen worden ist.

(4) Den Personen, die eine der in den Abs. 1 und 3 bezeichneten Tätigkeiten ausüben, stehen ihre Hilfskräfte, auch wenn sie nicht berufsmäßig tätig sind, sowie die Personen gleich, die an der Tätigkeit zu Ausbildungszwecken teilnehmen. Den Personen, die eine der in den Absatz eins und 3 bezeichneten Tätigkeiten ausüben, stehen ihre Hilfskräfte, auch wenn sie nicht berufsmäßig tätig sind, sowie die Personen gleich, die an der Tätigkeit zu Ausbildungszwecken teilnehmen.

(5) Der Täter ist nicht zu bestrafen, wenn die Offenbarung oder Verwertung nach Inhalt und Form durch ein öffentliches oder ein berechtigtes privates Interesse gerechtfertigt ist.

(6) Der Täter ist nur mit Ermächtigung des in seinem Interesse an der Geheimhaltung Verletzten (Abs. 1 und 3) zu verfolgen.

Sexueller Missbrauch einer wehrlosen oder psychisch beeinträchtigten Person

§ 205. (1) Wer eine wehrlose Person oder eine Person, die wegen einer Geisteskrankheit, wegen einer geistigen Behinderung, wegen einer tiefgreifenden Bewusstseinsstörung oder wegen einer anderen schweren, einem dieser Zustände gleichwertigen seelischen Störung unfähig ist, die Bedeutung des Vorgangs einzusehen oder nach dieser Einsicht zu handeln, unter Ausnützung dieses Zustands dadurch missbraucht, dass er mit ihr den Beischlaf oder eine dem Beischlaf gleichzusetzende Handlung vornimmt oder sie zur Vornahme oder Duldung des Beischlafes oder einer dem Beischlaf gleichzusetzenden geschlechtlichen Handlung mit einer anderen Person oder, um sich oder einen Dritten geschlechtlich zu erregen oder zu befriedigen, dazu verleitet, eine dem Beischlaf gleichzusetzende geschlechtliche Handlung an sich selbst vorzunehmen, ist mit Freiheitsstrafe von einem bis zu zehn Jahren zu bestrafen.

(2) Wer außer dem Fall des Abs. 1 eine wehrlose oder psychisch beein-

trächtigte Person (Abs. 1) unter Ausnützung dieses Zustands dadurch missbraucht, dass er an ihr eine geschlechtliche Handlung vornimmt oder von ihr an sich vornehmen lässt oder sie zu einer geschlechtlichen Handlung mit einer anderen Person oder, um sich oder einen Dritten geschlechtlich zu erregen oder zu befriedigen, dazu verleitet, eine geschlechtliche Handlung an sich selbst vorzunehmen, ist mit Freiheitsstrafe von sechs Monaten bis zu fünf Jahren zu bestrafen.

(3) Hat die Tat eine schwere Körperverletzung (§ 84 Abs. 1) oder eine Schwangerschaft der missbrauchten Person zur Folge oder wird die missbrauchte Person durch die Tat längere Zeit hindurch in einen qualvollen Zustand versetzt oder in besonderer Weise erniedrigt, so ist der Täter mit Freiheitsstrafe von fünf bis zu fünfzehn Jahren, hat die Tat aber den Tod der missbrauchten Person zur Folge, mit Freiheitsstrafe von zehn bis zu zwanzig Jahren oder mit lebenslanger Freiheitsstrafe zu bestrafen.

Mißbrauch eines Autoritätsverhältnisses

§ 212. (1) Wer
1. mit einer mit ihm in absteigender Linie verwandten minderjährigen Person, seinem minderjährigen Wahlkind, Stiefkind oder Mündel oder
2. mit einer minderjährigen Person, die seiner Erziehung, Ausbildung oder Aufsicht untersteht, unter Ausnützung seiner Stellung gegenüber dieser Person
eine geschlechtliche Handlung vornimmt oder von einer solchen Person an sich vornehmen lässt oder, um sich oder einen Dritten geschlechtlich zu erregen oder zu befriedigen, dazu verleitet, eine geschlechtliche Handlung an sich selbst vorzunehmen, ist mit Freiheitsstrafe bis zu drei Jahren zu bestrafen.

(2) Ebenso ist zu bestrafen, wer
1. als Angehöriger **eines gesetzlich geregelten Gesundheitsberufes** oder Seelsorger mit einer berufsmäßig betreuten Person,
2. als Angestellter einer Erziehungsanstalt oder sonst als in einer Erziehungsanstalt Beschäftigter mit einer in der Anstalt betreuten Person oder
3. als Beamter mit einer Person, die seiner amtlichen Obhut anvertraut ist,
unter Ausnützung seiner Stellung dieser Person gegenüber eine geschlechtliche Handlung vornimmt oder von einer solchen Person an sich vornehmen lässt oder, um sich oder einen Dritten geschlechtlich zu erregen oder zu befriedigen, dazu verleitet, eine geschlechtliche Handlung an sich selbst vorzunehmen. […]

»Berufsmäßig betreut« ist eine Person im Kontext des § 212 StGB dann, wenn sie im Rahmen der Berufsausübung oder auch der psychotherapeutischen Ausbildung psychotherapeutisch betreut wird. Dies kann sowohl in Form einer klassischen Psychotherapie als auch in anderen Formen, wie zum Beispiel einer Beratung oder Supervision, geschehen.

Im Rahmen des § 212 Abs. 1 Z 2 und Abs. 2 StGB ist zudem ausdrückliche Voraussetzung der Strafbarkeit, dass der Psychotherapeut:die Psychotherapeutin unter Ausnützung der ihm:ihr zukommenden Autoritätsstellung gehandelt hat. Nach Beendigung des berufsmäßigen Betreuungsverhältnisses wird eine derartige Autoritätsstellung regelmäßig nicht mehr bestehen, weshalb § 212 StGB nicht (mehr) einschlägig ist.

Verbrechensopfergesetz

Gemäß § 1 Verbrechensopfergesetz (VOG), BGBl. Nr. 288/1972, können österreichische Staatsbürger:innen und Staatsbürger:innen von EWR-Staaten Ansprüche geltend machen, wenn sie Opfer eines Verbrechens geworden sind. Voraussetzung ist, dass sie durch eine mit mehr als sechs Monaten Freiheitsstrafe bedrohte, rechtswidrige und vorsätzliche Handlung eine Körperverletzung oder eine Gesundheitsschädigung erlitten haben. Dadurch müssen ihnen Heilungskosten erwachsen oder es muss ihre Erwerbsfähigkeit gemindert worden sein. Hinterbliebene sind anspruchsberechtigt, wenn sie einen gesetzlichen Unterhaltsanspruch hatten oder die Bestattungskosten getragen haben.

Der Bund wird dadurch verpflichtet, Opfern von Verbrechen Hilfeleistung zu gewähren, und die Betroffenen können sich an einen verschuldensunabhängigen Haftpflichtigen wenden. Den Opfern kann somit auf rasche Weise geholfen werden, insofern, als sie ihre Ansprüche nicht zivilrechtlich gegen die Schädiger:innen geltend machen müssen. Eine Hilfeleistung unterbleibt, wenn dem Opfer oder seinen Hinterbliebenen selbst ein Vorwurf gemacht werden kann, z. B. bei Beteiligung an der Tat, bei Provokation des Täters:der Täterin oder schuldhaftem Unterlassen der Mithilfe zur Aufklärung.

Für eine Übernahme der Kosten einer Psychotherapie nach dem VOG muss eine krankheitswertige Störung im Sinne des ICD-10 gegeben sein und diese Störung in einem kausalen Zusammenhang mit einem vorsätzlichen Delikt stehen, das mit mehr als sechsmonatiger Freiheitsstrafe bedroht ist.

Während keine rechtskräftige Verurteilung notwendig ist (z. B. bei Immunität, Strafmilderungsgründen, Tod des Täters:der Täterin), muss die Tat aktenkundig sein und das Opfer darf nicht auf Regressforderungen gegenüber dem Täter:der Täterin verzichtet haben. Es besteht darüber hinaus auch die Möglichkeit einer Kostenübernahme für die Therapie von Hinterbliebenen bei Nachweis der kausalen Schädigung.

Fragen zur Evaluation

1. Welche wesentlichen Neuerungen brachte das Psychotherapiegesetz 2024, insbesondere in Bezug auf Ausbildung, Berufsbild und Tätigkeitsvorbehalte?
2. Welche Berufspflichten haben Psychotherapeut:innen nach dem PThG 2024 und welche Bedeutung haben Fortbildung, Dokumentation und Verschwiegenheit für die psychotherapeutische Berufsausübung?
3. Welche rechtlichen Rahmenbedingungen gelten für die psychotherapeutische Behandlung im Sozialversicherungsrecht und welche Voraussetzungen müssen für eine Kostenübernahme erfüllt sein?
4. Wo gibt es Überschneidungen zwischen (Justiz-)Strafrecht und dem Bruch von Berufspflichten?

Literatur im Text

Deutscher Dachverband für Psychotherapie. (o. J.). *Straßburger Erklärung. Straßburger Deklaration zur Psychotherapie von 1990.* Abgerufen von https://dvp-ev.de/about/strassburger-erklaerung (08. 12. 2025).

Gesetzestexte

Allgemeines bürgerliches Gesetzbuch – ABGB, JGS Nr. 946/1811.
Allgemeines Sozialversicherungsgesetz – ASVG, BGBl. Nr. 189/1955.
Bundes-Kinder- und Jugendhilfegesetz 2013 – B-KJHG 2013, BGBl. I Nr. 69/2013.
Bundesgesetz über Krankenanstalten und Kuranstalten – KAKuG, BGBl. Nr. 1/1957.
Gewerbeordnung 1994 – GewO 1994, BGBl. Nr. 194/1994.
Patientenverfügungs-Gesetz – PatVG, BGBl. I Nr. 55/2006.
Psychologengesetz 2013 – PlG 2013, BGBl. I Nr. 182/2013
Psychotherapiegesetz, BGBl. Nr. 361/1990.
Psychotherapiegesetz 2024 – PThG 2024, BGBl. I Nr. 49/2024.
Sterbeverfügungsgesetz – StVfG, BGBl. I Nr. 242/2021.
Strafgesetzbuch – StGB, BGBl. Nr. 60/1974.
Strafprozeßordnung 1975 – StPO, BGBl. Nr. 631/1975.
Umsatzsteuergesetz 1994 – UStG 1994, BGBl. Nr. 663/1994.
Unterbringungsgesetz – UbG, BGBl. Nr. 155/1990.
Verbrechensopfergesetz – VOG, BGBl. Nr. 288/1972.
Zivilprozessordnung – ZPO, RGBl. Nr. 113/1895.

Kernliteratur

Bundesministerium für Arbeit, Soziales, Gesundheit, Pflege und Konsumentenschutz. (2025). *Berufe A bis Z, Berufslisten und Gesundheitsberuferegister. Psychotherapeutin, Psychotherapeut.* Abgerufen von https://www.sozialministerium.gv.at/Themen/Gesundheit/Medizin-und-Gesundheitsberufe/ (09. 12. 2025).

Datler, W., Drossos, A., Gornik, E., & Korunka, Ch. (2024). *Die Akademisierung der Psychotherapie.* Wien: Facultas.

Datler, W., Hochgerner, M., Korunka, Ch., Löffler-Stastka, H., & Pawlowsky, G. (2021). Disziplin, Profession und evidenzbasierte Praxis: Zur Stellung der Psychotherapie im Gesundheitssystem. Eine Bilanz, *Psychotherapieforum, 1–2.* Abgerufen von https://www.springermedizin.at/disziplin-profession-und-evidenzbasierte-praxis-zur-stellung-der/18892476 (09. 12. 2025).

Kierein, M., Pritz, A., & Sonneck, G. (1991). *Psychologengesetz. Psychotherapiegesetz. Kurzkommentar.* Wien: Orac.

Löffler-Stastka, H., & Hochgerner, M. (2021). Versorgungswirksamkeit von Psychotherapie in Österreich. *psychopraxis. neuropraxis, 24,* 57–61. DOI: 10.1007/s00739-020-00686-w.

Rieß, G., Kern, D., & Sagerschnig, S. (2024). *Versorgungslage und zukünftiger Bedarf im Bereich Psychotherapie.* Bericht der Gesundheit Österreich GmbH (GÖG). Abgerufen von https://jasmin.goeg.at/id/eprint/2898/1/Versorgungslage%20PT%202040_bf.pdf (09. 12. 2025).

Rieß, G., & Löffler-Stastka, H. (2022). VersorgungsNOT. *Psychotherapieforum, 26,* 136–143. DOI: 10.1007/s00729-022-00210-y.

13.3 Umgang mit Gutachten

Dorothea Stella-Kaiser

Darstellung der Vorgangsweise bei der Erstellung von (gerichtlichen) Gutachten und des Umgangs von Rezipienten damit

Zusammenfassung

Dargestellt werden die Voraussetzungen und Grundlagen für Sachverständigengutachten. Die kritischen Punkte der gutachterlichen Tätigkeit und die Rahmenbedingungen der Tätigkeit werden näher beleuchtet. In der Folge werden die Struktur und die einzelnen Teile eines Gutachtens eingehend besprochen und zuletzt beispielhaft zwei verschiedene Fragestellungen vorgestellt.

Schlüsselwörter

Gerichtsgutachten, gerichtlicher Sachverständiger, Rollenkonflikte

13.3.1 Definition

Gutachten können sowohl zu rechtlichen als auch zu Fragen aus verschiedensten anderen (z. B. technischen oder medizinischen) Bereichen erstellt werden. Ein Gutachten ist die begründete Darstellung von Erfahrungssätzen und die Ableitung von Schlussfolgerungen für die tatsächliche Beurteilung eines Geschehens oder Zustands durch einen oder mehrere Sachverständige. Ein Gutachten enthält eine allgemein vertrauenswürdige Beurteilung eines Sachverhalts im Hinblick auf eine Fragestellung oder ein vorgegebenes Ziel. Es tritt als verbindliche (z. B. bezeugte oder unterschriebene) mündliche oder schriftliche Aussage eines Sachverständigen oder Gutachters auf. Die Vertrauenswürdigkeit wird gegebenenfalls durch Akkreditierung des Gutachters durch ein Zertifizierungsverfahren mit der für die Fragestellung oder das Ziel erforderlichen Allgemeingültigkeit erreicht. Der Begriff »Gutachten« ist weder eine geschützte Bezeichnung, noch hat er eine besonders herausgehobene prozessrechtliche Bedeutung.

Wenn ein Gerichtssachverständiger (gelegentlich auch »Gerichtsgutachter« genannt) eine Stellungnahme abgibt, spricht man von einem Gerichtsgutachten – Auftrag eines Gerichtes. Legt eine der Prozessparteien eine sachverständige Stellungnahme vor, wird häufig von einem Privatgutachten gesprochen. Unabhängig von der Bezeichnung handelt es sich dabei prozessrechtlich immer um einen Parteienvortrag. Daher sind hierfür auch andere Benennungen wie z. B. »Begutachtung«, »Stellungnahme«, »Bericht«, »Auswertung« o. Ä. grundsätzlich gleichwertig.

13.3.2 Umgang eines Rezipienten mit Gutachten

Folgende Punkte sind für den Rezipienten wichtig:

- Was sind die Hintergründe des Gutachtens?
- Wie werden Gutachten erstellt?
- Welche Voraussetzungen für die Erstellung eines Gutachtens sind von Bedeutung?
- Wie lese ich ein Gutachten?

In der Art der Befundaufnahme unterscheidet man einerseits die Statusdiagnostik (Messung des Ist-Zustands) von der Prozessdiagnostik (Verlauf, Veränderungen), andererseits Individualdiagnostik (eine Person betreffend) von der Systemdiagnostik (das System betreffend).

13.3.3 Definition des Sachverständigen

»Sachverständige sind Personen, die dem Richter kraft ihrer besonderen Sachkunde die Kenntnis von Erfahrungssätzen vermitteln, daraus Schlussfolgerungen ziehen oder zufolge ihrer Sachkenntnis streiterhebliche Tatsachen feststellen sollen.« (Fasching, 1990, S. 516)

Sachverständige haben eine Doppelfunktion: Sie sind einerseits Gehilfen des Gerichtes – in dieser Funktion verschaffen sie diesem fremdes Erfahrungswissen; andererseits sind sie Beweismittel – in dieser Funktion vermitteln sie die Kenntnis von Tatsachen.

Zu den verfahrensrechtlichen Verpflichtungen gehören: die Verpflichtung zur Prüfung der Beweisfrage, die Begutachtungspflicht, die Verpflichtung zur persönlichen und rechtzeitigen Erstattung des Gutachtens und die Verpflichtung zum Erscheinen vor Gericht.

Zu den gesetzlichen Verpflichtungen des Sachverständigen gehören die Unparteilichkeit, das Handeln nach bestem Wissen, das Handeln nach bestem Gewissen, die Sorgfalt in der Erhebung, die Verschwiegenheit, die Wahrheitspflicht und die Unabhängigkeit.

Von Bedeutung ist das Verhältnis des Sachverständigen zu den am Begutachtungsprozess beteiligten Personen: zum Richter/Auftraggeber, zum Klienten, zum Anwalt des Probanden.

Zu beachten sind in diesem Zusammenhang der Auftraggeber bzw. die Interessen des Auftraggebers: Hier stellt sich die Frage der möglichen Interessen des Auftraggebers, wie er das Gutachten verwenden und verwerten wird. Daraus ergeben sich Verflechtungen und Schwierigkeiten für den Gutachter/Sachverständigen und weiters auch Rollenkonflikte.

Tabelle 14: Rollenkonflikte und Schwierigkeiten in der gutachterlichen Tätigkeit (eigene Darstellung; modifiziert nach Wegener, 1990, S. 53–75)

Vertrauensperson für den Untersuchten	neutraler Experte
umfassende Persönlichkeitsforschung	Menschenwürde schützen
auf verbotene Erhebungsmethoden verzichten	undurchschaubare Verfahren einsetzen
Bewusstsein der eigenen Subjektivität	Objektivität in der Beurteilung
von Verantwortung für primäre Rechtsfolge durch die richterliche Entscheidungskompetenz scheinbar entlastet zu sein	zumindest für psychische Nebenwirkungen der Begutachtung verantwortlich zu sein
Standpunkttreue	Flexibilität im Einzelfall
wissenschaftlicher Experte und nützlicher Richtergehilfe	Psychologe zu bleiben

13.3.4 Die einzelnen Teile des Gutachtens

Die Exploration umfasst die Beobachtung und Erfassung der Beobachtungen, die Anamnese (Erhebung der lebensgeschichtlichen Daten und Fakten) sowie psychologische Tests als Hilfsmittel in der Untersuchung.

Definition des Befundes: »Der Befund ist die Feststellung und Beschreibung der Tatsachen, die der Sachverständige (durch Einsicht in die Unterlagen, durch Augenschein, durch Verwendung einer Kunstfertigkeit oder durch wissenschaftliche Methoden) ermittelt hat.« (Fasching, 1990, S. 519)

Definition des Gutachtens: »Das Gutachten sind die Schlussfolgerungen, die der Sachverständige mit Anwendung seines Fachwissens aus bestimmten Tatsachen zieht (meistens aus dem Befund); oder die Erfahrungssätze, die er dem Gericht auf dessen Aufforderung zu einem bestimmten Sachverhalt mitteilt.« (Ebd., S. 520)

Hier kommt es zur Beantwortung der Fragestellung mit eingehender Erörterung, da der Auftraggeber in der Regel ein psychologischer Laie ist; beim Abschnitt »Gutachten« muss auch jede Erkenntnis aus dem Abschnitt »Befund« erklärt werden. Hier muss sich der Gutachter auch mit juristischen Fragen auseinandersetzen, allerdings ist es »[d]em Sachverständigen [...] aber verwehrt, rechtliche Schlussfolgerungen zu ziehen, also zu prüfen, ob bestimmte Tatsachen unter einen Rechtsbegriff subsummiert werden können. Rechtliche Beurteilungen des Falles im Gutachten sind unzulässig und unbeachtlich« (ebd., S. 520).

Der Befund und das Gutachten sind zu begründen, der Sachverständige muss dem Gericht die Quellen seines Fachwissens namhaft machen, damit das Gericht die Ergebnisse und Schlussfolgerungen des Sachverständigen überprüfen kann.

Befund und Gutachten unterliegen der freien Beweiswürdigung durch den Richter: Der Richter kann das Gutachten als nicht relevant erklären, er muss einer gutachterlichen Schlussfolgerung oder Empfehlung nicht folgen, muss dies aber begründen.

Der diagnostische Prozess: Es ergeht eine Fragestellung vom Auftraggeber an den Sachverständigen. Der Sachverständige muss sich mit den Annahmen, die dahinterstehen, auseinandersetzen, eigene Annahmen erstellen, die Fragen des Auftraggebers in psychologische Fragen (Hypothesenerstellung) umwandeln, einen Untersuchungsplan erstellen. Dann folgt die Untersuchungsdurchführung und die Erstellung von Befund und Gutachten mit Vorschlägen oder Empfehlungen zur weiteren Vorgangsweise.

Beispiele für psychologische oder psychotherapeutische Fragen:

- Ist eine Therapie sinnvoll?
- Besteht Therapiebedürftigkeit?
- Liegt Therapiefähigkeit vor?
- Ist eine Therapie überhaupt sinnvoll?
- Welche Ziele sollten im Rahmen einer Therapie gesetzt werden?
- Welche Art der Therapie ist zielführend?

Folgende Elemente sind Teile der Anamnese: persönliche Daten; Herkunftsfamilie: Ehe der Eltern, Zahl der Geschwister, Stellung in der Geschwisterreihe; erste soziale Kontakte, Freunde, Selbstbild als Kind, Erinnerungen an besondere Ereignisse (evtl. Traumata), Werthaltungen in der Familie, Glaubenszugehörigkeit, Wohnortswechsel, Krankheiten in der Familie, chronische physische oder psychische Erkrankungen.

Schulische und berufliche Anamnese: Hierzu gehören Ausbildung/en, Beruf/e, Berufswechsel, Arbeitslosigkeit, Lebensunterhalt.

Erhoben werden allgemeine Lebensumstände wie aktuelle Wohnsituation, aktuelle Lebenssituation: das aktuelle Verhältnis zur Herkunftsfamilie, zu Geschwistern; Ehe/n oder Partnerschaft, Freundeskreis, soziale Einbettung, Kinder, Glaubenszugehörigkeit, Werthaltungen, Freizeitgestaltung, gesundheitlicher Zustand, chronische Erkrankungen, Unfälle, Substanzkonsum, Abhängigkeiten, Kriminalität.

Die explorative Befragung konzentriert sich auf die Fragestellung selbst eingehend, überprüft die in der Hypothesenerstellung formulierten Fragen und vertieft die Befragung zur Beantwortung der Fragestellung.

13.3.5 Beispiele für spezielle Fragestellungen

Beispiel 1: Therapie statt Strafe § 39 SMG

Substanzanamnese genau, Beginn, Dauer, Intensität des Konsums aller Substanzen, Entzugsversuche, Therapieerfahrung und -versuche, Kriminalität: einschlägige/nicht einschlägige Vorverurteilungen, Haftstrafen, Motivation, Therapiebedürftigkeit, Therapiefähigkeit: Introspektion, Kritikfähigkeit, v. a. Selbstreflexionsfähigkeit; Lebensentwürfe, Perspektiven, soziale und berufliche Integration, Jobaussichten oder Job, Wohnung oder Wohnmöglichkeit, finanzielle Situation, Umfeld konsumierend/frei, Ressourcen.

Beispiel 2: Arbeitsfähigkeit

- Anamnese und Exploration, insbesondere genaue Exploration des beruflichen Werdegangs mit Veränderungen, »Knicks« bzw. Änderungen in der Laufbahn, Arbeitslosigkeit
- Durchführung von Testverfahren: allgemeine Testverfahren: allgemeine Leistungstests: SPM, APM, INSBAT oder INSSVR, Aufmerksamkeits-, Konzentrations-, Gedächtnistests und neuropsychologische Verfahren: d2–R, WAF (Wahrnehmungs- und Aufmerksamkeitsfunktionen), CORSI oder COGBAT, DAUF, TOL-r, Arbeitsbezogene Verfahren: AHA, AVEM, PAD, BMS, BIP Persönlichkeitstests: NEO-FFI, FPI, PSSI
- Persönlichkeitstests: FPI, MMPI, BDI, PD-s

Fragen zur Evaluation

1. Beschreiben Sie die Voraussetzungen für Begutachtungen.
2. Beschreiben Sie den Verlauf einer Begutachtung.
3. Auf welche Bausteine eines Gutachtens muss ein Sachverständiger achten?
4. Was ist für den Rezipienten eines Gutachtens von Bedeutung?

Literatur im Text

Fasching, H. (1990). *Lehrbuch des österreichischen Zivilprozessrechts.* Wien: Manz.

Wegener, H. (1990). Zur Berufsrolle des Psychologen im Wandel der Zeit: Der Forensische Psychologe. In S. Höfling & W. Butollo (Hrsg.), *Psychologie für Menschenwürde und Lebensqualität. Bd. 1* (S. 53–57). Bonn: Deutscher Psychologen Verlag GmbH.

Kernliteratur

Kluck, M.-L., & Westhoff, K. (2004). *Psychologische Gutachten schreiben und beurteilen* (4. Aufl.). Berlin, Heidelberg: Springer.

Schmidt-Atzert, L., & Amelang, M. (2012). *Psychologische Diagnostik* (5. Aufl.). Berlin, Heidelberg: Springer.

Weiterführende Literatur

Boerner, K. (2004). *Das psychologische Gutachten* (7. Aufl.). Weinheim, Basel: Beltz.

Kubinger, K. (2009). *Psychologische Diagnostik. Theorie und Praxis psychologischen Diagnsotizierens* (2. Aufl.). Göttingen: Hogrefe.

Wegener, H. (1981). *Einführung in die Forensische Psychologie.* Darmstadt: Wissenschaftliche Buchgesellschaft.

Zuschlag, B. (2002). *Das Gutachten des Sachverständigen: Rechtsgrundlagen, Fragestellungen, Gliederung, Rationalisierung.* Göttingen: Hogrefe.

13.4 Weitere psychotherapierelevante Berufsbilder

Markus Hochgerner

Behandlung, Beratung, Begleitung und Betreuung psychisch Erkrankter (siehe § 6 Abs. 2 PthG 2024 und Kap. 6.1 »Beratende, begleitende und betreuende Psychotherapie als psychosoziale Interventionsform« in diesem Buch) werden nur in der vernetzten Beantwortung von sozialen, psychischen und somatischen Krankheitsanteilen erfolgreich sein. Ziel muss die Entwicklung und qualitativ gehaltvolle Umsetzung von individuellen Behandlungspfaden je biopsychosozialer Dynamik der Leidenszustände und Ressourcen von Betroffenen sein, die die größte Gruppe erkrankter Personen Österreichs stellen: Von den 23 % der jährlich psychotherapierelevant erkrankten Österreicher:innen werden 14 % im Behandlungssystem erfasst; 7 % wären zur Psychotherapie bereit, falls die öffentliche Finanzierung (Psychotherapie auf »Krankenschein«) und die Erreichbarkeit der psychotherapeutischen Hilfe gegeben wären (Wancata, 2017). Aktuell erreichen alle vier gesetzlich anerkannten Gesundheitsberufe (Medizin, Psychotherapie, Klinische Psychologie, Musiktherapie) 3,9 % der betroffenen Personen, mit meist niederfrequenten oder zeitlich kurzfristig limitierten Angeboten, die die strukturelle Unterversorgung der Bevölkerung nur überdecken, aber nicht befriedigend beantworten können (Rieß & Löffler Stastka, 2022). Der Anteil an der derzeitigen psychischen Versorgung der Bevölkerung durch alle vier Gesundheitsberufe (mit den genannten 3,9 %) beträgt lediglich 1 % Psychotherapie im engeren Sinne, da die weiteren 2,9 % durch Ärzt:innen für Psychosoziale und Psychotherapeutische Medizin sowie Fachärzt:innen für Psychiatrie betreut werden. Erst eine Vervierfachung der aktuell € 80 Mio. jährlich würde eine erste Grundversorgung der Bevölkerung ermöglichen und zugleich den jährlichen volkswirtschaftlichen Folgeschaden durch unterlassene Psychotherapie von € 13,9 Mrd. mindern (Hochgerner, 2024; Wancata, 2017).

Zugleich wurde ein seit 50 Jahren dokumentiertes Grundproblem (Strotzka, 1980) weiterhin nicht gelöst: Während die Zuweisung als Behandlungskette innerhalb eines Gesundheitsberufes meist hilfreich und zeitnah möglich ist (z. B. Ärzt:innen überweisen an Fachärzt:innen, weiter an Spitäler und spezialisierte Fachabteilungen; Psychotherapeut:innen überweisen an Beratungsstellen, Rehabilitationseinrichtungen etc.), gelingt die zeitnahe und konsensuelle Entwicklung eines überkreuzenden

Zuweisungsmodus zwischen den Gesundheitsberufen nur individuell und ist fehleranfällig (z. B. Zuweisung eines Betroffenen durch eine Psychotherapeutin an eine Fachabteilung mit folgender Rücküberweisung) und abhängig vom individuellen kollegialen (interprofessionellen) Netzwerk.

Zur Verbesserung dieser Situation benötigen wir die berufsübergreifende Zusammenarbeit der unterschiedlichen Berufsgruppen mit ihren spezifischen Kompetenzen und Angeboten. Die genaue Erfassung von Kernkompetenzen und inhaltlichen Unterscheidungsmerkmalen der Psychotherapie zu den weiteren Gesundheitsberufen wird die Problemstruktur psychisch Erkrankter hilfreich entlang einer Behandlungskette prägnant diagnostizieren und die speziellen psychotherapeutischen Fragestellungen innerhalb der Behandlungskette von weiteren Hilfsangeboten aufgabengerecht ausweisen und abgrenzen können (Löffler-Stastka & Hochgerner, 2021). Auch die hilfreichen psychosozialen Beratungs- und Unterstützungsangebote weiterer Berufe im psychosozialen Feld (Sozialarbeit, Psychosoziale Beratung, Lebensberatung etc.) sind zu reflektieren und in Behandlungsangebote mit einzubeziehen (siehe Kap. 6.1.1 sowie Nestmann et al., 2004).

Hier sollen die folgenden Buchbeiträge ein einführendes Verständnis zum jeweiligen Berufsbild – und zu dessen Kernkompetenzen – als gesetzlich anerkannten Gesundheitsberuf ermöglichen, um einen Zuweisungsmodus entlang eines Behandlungspfades hinreichend einschätzen und anwenden zu können.

Literatur im Text

Hochgerner, M., & Plimon-Rohm, S. (2024). Die gesetzliche Neuregelung der Psychotherapie in Österreich. Ein konsekutives Studium an öffentlichen Universitäten. *Feedback*, 2(2024), 51–73. DOI: 10.30820/2752-2245-2024-2-51.

Löffler-Stastka, H., & Hochgerner, M. (2021). Versorgungswirksamkeit von Psychotherapie in Österreich. *psychopraxis.neuropraxis*, 24, 57–61. DOI: 10.1007/s00739-020-00686-w.

Nestmann, F., Engel, F., & Sickendiek, U. (2004). *Das Handbuch der Beratung* (2 Bände). Tübingen: dgvt-Verlag.

Rieß, G., & Löffler-Stastka, H. (2022). VersorgungsNOT. *Psychotherapie Forum*, 26, 136–143. DOI: 10.1007/s00729-022-00210-y.

Strotzka, H. (1980). Die Arbeit mit Institutionen im Rahmen einer Gesamtversorgung psychosozialer Störungen. In H. Strotzka (Hrsg.), Der Psychotherapeut im Spannungsfeld der Institutionen (S. 11–18). Wien: Urban & Schwarzenberg.

Wancata, J. (2017). *Prävalenz und Versorgung psychischer Krankheiten in Österreich.* Abteilung für Sozialpsychiatrie. Medizinische Universität Wien.

13.4.1 Psychotherapeutische Medizin

Henriette Löffler-Stastka, Edith Schratzberger-Vecsei & Barbara Hasiba

Psychotherapeutische Medizin als ärztliche Psychotherapie

Zusammenfassung

Ziel des Beitrages ist es, Studierenden der Psychotherapie kompakte Information und Einblick in die Kompetenzen der Psychosozialen Medizin (Psy1), Psychosomatischen Medizin (Psy2) und der Psychotherapeutischen Medizin (Psy3) sowie deren Einsatzgebiete zu vermitteln. Die damit verbundene Aus- und Weiterbildung der Österreichischen Ärztekammer (»Psy1-/-2-/-3-Diplom«) wird vorgestellt und im gesamten Rahmen der in Österreich gesetzlich anerkannten Heilberufe sowie der vier anerkannten Psychotherapiecluster erläutert. Den Studierenden wird die Psychotherapeutische Medizin (Psy1–3) als Anwendung der psychotherapeutischen Methoden und Therapieverfahren entlang des biopsychosozialen Modells und anhand eines konkreten Fallbeispiels vermittelt.

Schlüsselwörter

Psychosoziale Medizin, Psychosomatische Medizin, Psychotherapeutische Medizin

13.4.1.1 Was ist Psychotherapeutische Medizin?

Jede psychosoziale Intervention muss in Österreich gesetzlich gedeckt sein (Hörmann & Nestmann, 1988). Für »Psy«-Inhalte im Rahmen der Medizin-Ausbildung sowie für die Anwendung ärztlicher Psychotherapie gilt das Ärztegesetz als gesetzliche Grundlage. Grundsätzlich ist bei jeder psychosozialen Intervention zu überlegen, wer in wessen Auftrag interveniert, mit welchem Ziel, wo, wann, in welcher Form, bezüglich welcher Personen, Gruppen, Organisationen, Lebensräume etc. – und in welcher rechtlichen und institutionellen Einbindung. So ist die Herkunft der Psychotherapeutischen Medizin (Psy1/-2/-3) im Rahmen der Medizin zu verorten.

Das österreichische Gesundheitssystem ist international für seinen konsequenten Fokus auf patient:innenorientierte Versorgung bekannt. Zur kontinuierlichen Qualitätsverbesserung in Krankenhäusern wurden Prinzipien und Praktiken auf Basis des Patient-first-Ansatzes umgesetzt, der die klinische Entscheidungsfindung, Organisationsstrukturen und Führungsstrategien prägt.

Mit der Einführung des Psychotherapiegesetzes 1991 schlug man in Österreich den Weg in Richtung der Etablierung eines eigenständigen Berufsstandes für Psychotherapie ein, um die Versorgung psychisch Kranker zu verbessern. Damit sollte auch ein Beitrag zur Entstigmatisierung psychischer Erkrankungen u.a. durch niederschwellige Angebote geleistet werden. Darüber hinaus sollte durch die Öffnung der Berufszulassung für weitere medizinnahe Gesundheitsberufe eine adäquate Ausbildung für im psychosozialen Feld tätige Fachpersonen bis Lai:innen (Freud, 1926) ermöglicht werden. Das damit verknüpfte Ziel war, eine Verbesserung der für den Therapieerfolg so wesentlichen Passung zwischen Psychotherapeut:in und Patient:in (Orlinsky & Howard, 1987) zu erreichen (Springer-Kremser et al., 2002). Durch die Novellierung des Psychotherapiegesetzes (2024) gelang eine Akademisierung des psychotherapeutischen Berufes.

Parallel dazu ist es eine der ärztlichen Tätigkeiten im Sinne eines biopsychosozialen Menschenbildes sowie ebendieser Sicht- und Herangehensweise in Pathogenese und Behandlung von psychischen Erkrankungen innewohnende Berufspflicht, den »Erwerb der psychotherapeutischen Kompetenz im Rahmen der ärztlichen Tätigkeit auf Grundlage des Ärztegesetzes zur selbständigen und eigenverantwortlichen Durchführung von Psychotherapeutischer Medizin im stationären und ambulanten Bereich einschließlich präventiver und rehabilitativer Maßnahmen« (Österreichische Akademie der Ärzte, o.J.) zu fokussieren.

Die in der ärztlichen Psychotherapie (auf Basis des Ärztegesetzes* und der Ärztinnen-/Ärzte-Ausbildungsordnung – ÄAO) zu vermittelnden Kenntnisse, Erfahrungen und Fertigkeiten umfassen die Diagnostik als Prozess, die psychotherapeutische Behandlung, die Prävention und Rehabilitation von Krankheiten und Leidenszuständen, an deren Verursachung neben psychischen Faktoren soziale und somatische Faktoren beteiligt sind.

i Info

In der Aus- und Weiterbildung werden die Kompetenzen und Fertigkeiten zur Diagnostik, Differentialdiagnostik, Differenzialindikationsstellung, spezifischen Therapieplanung und eigenverantwortlichen Durchführung von Psychotherapeutischer Medizin erworben.

* Siehe https://www.ris.bka.gv.at/GeltendeFassung.wxe?Abfrage=Bundesnormen&Gesetzesnummer=20009186

Der Schwerpunkt der Psy1-/-2-/-3-Aus- und Weiterbildungsangebote liegt im Bereich der klinischen Praxis. Die Theorievermittlung ist großteils in konkrete Krankengeschichten eingebunden, wodurch es zu einer notwendigen Theorie-Praxis-Verschränkung kommt. In Einzel- und Gruppenarbeit erfolgt ein detailliertes Studium von Fällen (problemorientiert, lösungsorientiert, prozessorientiert, patient:innenzentriert, sowohl schulen- wie auch störungsspezifisch) unter Beiziehung der relevanten Literatur (Turk et al., 2019; Orlinsky et al., 2023). Dies erfolgt in einer fortlaufenden Gruppe sowie im Einzelstudium wie auch in Vorträgen. Ebendieses Arbeiten sind Medizinabsolvent:innen durch die Sozialisation im Medizinstudium gewohnt. In der praktischen Durchführung unterscheidet sich Psy1–3 von der Psychotherapieausbildung daher vor allem durch die medizinisch-fachärztliche Vorbildung und Didaktik.

Ärztliche Berufssozialisation, beginnend im Medizinstudium

Die Kleingruppe arbeitet beispielsweise im 5. Studienjahr täglich fallorientiert (supervidiert durch eine:n Mentor:in/Fachärzt:in), aber auch weitergehend im Klinisch-Praktischen Jahr, am Beginn und Ende eines Themenblocks, bei länger dauernden Themenblöcken 14-tägig mit eigenen Fallvorstellungen (supervidiert durch Fachärzt:innen, z. B. FÄ für Psychiatrie und Psychotherapeutische Medizin und Psychotherapeut:in) über drei oder mehrere Jahre. Erste Annäherungen erfolgen bereits in den Lehrveranstaltungen des Problemorientierten Lernens (POL) des ersten Studienjahres.

Im Rahmen des Bedside Teaching werden im Fortgeschrittenenkurs wöchentlich eigene Fälle (Ertl et al., 2021) unter Supervision ausgearbeitet und diskutiert, sodass die Theorie im täglichen Arbeitsalltag beispielsweise des Klinisch-Praktischen Jahres und weiter in der Ausbildung zur Fachärztin:zum Facharzt (FA-Ausbildung) gelernt und gefestigt werden kann (Löffler-Stastka et al., 2011).

Dem Konzept des Flipped Classroom – der Theorievermittlung über weite Teile im Selbststudium –, weiters der Fallorientierten Lehre (Ertl et al., 2021), der Vermittlung des Anwendungswissens über Schauspielpatient:innen (Himmelbauer et al., 2018), dem Lernen anhand von Szenarios und Integrierten Thematischen Instruktionen (Turk et al., 2019) sowie der Förderung von polythematischem Vernetzungsdenken durch routinemäßige Teambesprechungen kommen im Medizinstudium Bedeutung zu.

Nach Abschluss des Humanmedizinstudiums*, in dem wesentliche grundlegende Psy-Inhalte obligat vermittelt werden, ist in der FA-Ausbildung aller Fächer den Kandidat:innen die Weiterbildung in Psy-Inhalten über die Psy-Diplom-Weiterbildung und über Aufbaucurricula zugänglich. In der Ausbildung zur Fachärztin:zum Facharzt für Psychiatrie und Psychotherapeutische Medizin ist das Aufbaucurriculum in die FA-Ausbildung verpflichtend integriert und zu absolvieren. Dies gilt ebenso für Kinder- und Jugendpsychiatrische FA-Kandidat:innen. Insgesamt ist das Ziel »der Erwerb der psychotherapeutischen Kompetenz im Rahmen der ärztlichen Tätigkeit auf Grundlage des Ärztegesetzes zur selbständigen und eigenverantwortlichen Durchführung von psychotherapeutischer Medizin im stationären und ambulanten Bereich einschließlich präventiver und rehabilitativer Maßnahmen« (Österreichische Akademie der Ärzte, o. J.).

13.4.1.2 Welche Kernkompetenzen kommen zur Anwendung und wie werden sie vermittelt?

Eine Zusammenstellung der Kernkompetenzen, die für die psychotherapeutische Behandlung wesentlich sind, ist in forschungsgeleitet entwickelten Curricula grundlegend abgebildet (Löffler-Stastka, 2024). Ein Überblick über Curricula, Weiterbildungen in den Bundesländern, die jeweiligen Module sowie Psy1–3-Inhalte und Stunden ist in der ÖÄK Diplom Weiterbildungsrichtlinie (Verordnung über ärztliche Weiterbildung) festgehalten.**

Bereits im Medizinstudium wird patient:innenzentrierte Kommunikation gelehrt, die Lehrveranstaltungen zur Ärztlichen Gesprächsführung (ÄGF-A bis ÄGF-C) fokussieren den Kompetenzerwerb (beispielsweise entsprechend Psy1) und bereiten für die ärztlich-psychotherapeutische Tätigkeit vor.

Da alle Ärzt:innen, die die Psy-Diplome absolvieren, ärztlich tätig sein müssen, werden im Rahmen der ärztlichen Tätigkeit nicht nur unzählige Praxisstunden absolviert, sondern in Supervisionen auch die Patient:innengeschichten in Hinblick auf psychosoziale, psychosomatische und psychotherapeutische Aspekte reflektiert, immer unter mitlaufender Beachtung der somatischen Aspekte. Für die Erlangung der

* https://www.meduniwien.ac.at/web/studium-weiterbildung/diplomstudium-humanmedizin/

** https://www.arztakademie.at/psy1

Psy-Diplome ist jeweils eine erfolgreiche abschließende Prüfung durch die Psy-Diplomkommission erforderlich.

Ein Beispiel – die Ausbildung zum Facharzt:zur Fachärztin für Psychiatrie und Psychotherapeutische Medizin

(vgl. auch Löffler-Stastka et al., 2023, 2024; Lugsch et al., 2022)

Psy1 ist vollständig und Psy3 ist zu einem überwiegenden Teil über Aufbaucurricula in die Psychiatrische FA-Ausbildung inkludiert: Die fehlenden Psy2-Diplominhalte sowie manche Psy3-Diplominhalte müssen ergänzt werden, somit können dann auch Fachärzt:innen für Psychiatrie die Ausstellung eines Psy1-/-2-/-3-Diploms beantragen.

In der Psychiatrischen FA-Ausbildung vermittelte Kompetenzen werden arbeitsplatzbasiert geprüft. In dieser Überprüfung (Fachärzt:innen-Prüfung) werden Aufnahme-/Fallszenarien vorgegeben, die verschiedene Beobachtungs- und Beurteilungsmethoden sowie eine Feedbackmöglichkeit an die Studierenden inkludieren:

In Strukturierten Interviews (Objective Structured Clinical Examination – OSCE) werden in Stationen/Szenarien

- die drei allgemeinen Wirkfaktoren (1) Empathie, (2) Mentalisierungsfähigkeit, (3) therapeutische Beziehung
- sowie vier verfahrensspezifische Kompetenzen, die auch üblicherweise für das Progress-Monitoring für den Studienerfolg und Kompetenzerwerb im Verlauf (Orlinksy et al., 2023) eingesetzt werden, fokussiert:
  1. Psychoanalytische Kernkompetenz – PCC (Parth et al., 2019) und die Psychodynamische Interventionen Liste – PIL (Gumz et al., 2014),
  2. Systemkompetenz (Tretter & Löffler-Stastka, 2021),
  3. humanistische Haltung,
  4. verhaltenstherapeutische Kompetenzen.

Während und nach der beobachteten Interviewführung wird ein Assessment von unabhängigen Beurteiler:innen durchgeführt:

- Fokussiert werden die ethische und therapeutische Haltung (ThAT: Sandell et al., 2007),
- die Selbstwahrnehmung und Selbstreflexion; die Fertigkeit, ein Arbeitsbündnis zu etablieren (Facilitative Interpersonal Skills: Anderson et al., 2020)
- und die emotionale Belastbarkeit (AREQ-K: Löffler-Stastka & Stigler, 2011).

13.4.1.3 Wie weit verbreitet sind Psy-Diplome?

Da Weiterbildungseinrichtungen in ganz Österreich vorhanden sind, die Psy-Diplom-Ausbildungen daher österreichweit angeboten werden und die jeweilige Weiterbildung meist nahe der zuständigen Landesärztekammer organisiert ist, ist ein flächendeckendes Angebot für eine ausreichende Versorgung gewährleistet. Die Verbreitung hinsichtlich Absolvent:innenzahl, Fächerverteilung der Fachärzt:innen und die entsprechenden Anwendungsfelder sind aus der Ärztestatistik entnehmbar (siehe die offizielle Zahl der ÖÄK der Absolvent:innen von Psy1, Psy2 und Psy3). Auch Gesellschaften, die sich aus Ressourcengründen in Verbünden zusammengeschlossen haben, bieten die Weiterbildung an – die Weiterbildungseinrichtungen im Einzelnen sind online im Verzeichnis der Österreichischen Akademie der Ärzte gelistet.*

Zur Qualitätssicherung sind im österreichweiten Gremium der Psy-Diplom-Weiterbildungseinrichtungen (ÖGPW) alle Weiterbildungen zusammengeführt. Vernetzung findet durch regelmäßige Sitzungen zu Fragen der Methoden- und Qualitätssicherung der Aus- und Weiterbildung statt.

Die Verrechnungsmöglichkeiten und Abrechnungsformen sind derzeit je nach Bundesland unterschiedlich und abhängig von den einzelnen Sozialversicherungen.

13.4.1.4 Ist eine psychosoziale Sicht in die Medizin integriert und damit ein Selbstverständnis?

Die Untersuchung der Psyche/Seele/des menschlichen Geistes (Mind) und des Gehirns verlief historisch auf getrennten Wegen, wobei die Psychotherapie die subjektive Erfahrung und die Neurowissenschaften die objektiven neuronalen Mechanismen betonten. Diese Trennung schränkte ein umfassendes Verständnis der menschlichen Erfahrung und Psychopathologie ein. In den letzten Jahren entstand durch die Genetik/Epigenetik- oder die molekulare Präzisionsmedizin- und Exposom-Forschung ein interdisziplinäres Feld, das versucht, diese Kluft zu überbrücken. Beispielsweise erarbeitete die Neuropsychoanalyse, die sich wesentlich auf Jaak Panksepps Affektive Neurowissenschaft, Karl Fristons Prinzip der freien Energie und die Computational

* Aktuelle Absolvent:innenzahlen (2024) in Psy 1 (Psychosoziale Medizin), ca. 3000 Personen, Psy 2 (Psychosomatische Medizin) ca. 2100 Personen, Psy 3 (Psychotherapeutische Medizin) ca. 1500 Personen (ÖÄK 2024; Erg. Herausgeber).

Psychiatry (Robin Carhart-Harris) stützt, einen robusten Rahmen für die Vereinheitlichung unseres Verständnisses des Mind-Brain-Systems. Dieser Rahmen bietet beispielsweise psychoanalytischen Konzepten wie Trieb, Abwehr und Unbewusstes neurobiologische Fundierung und eine gemeinsame Basis für verschiedene psychoanalytische Schulen (u. a. Freud, Klein, Winnicott, Kohut). Darüber hinaus ermöglicht diese Synthese Einblicke in die gemeinsamen Mechanismen, die den wichtigsten Traditionen der Psychotherapie zugrunde liegen, und liefert eine integrierte Wissenschaft des Geistes/Mind.

Diese biopsychosoziale Sichtweise in der Medizin ist unter anderem bei ärztlich-psychotherapeutisch Tätigen durch Integrationsfähigkeit komplexer Wissenscorpora und durch reflektierendes Denken gekennzeichnet. Die Förderung ebendieser Reflexionskompetenz wird beispielsweise durch ein Lerntagebuch im »Empathy Lab« (Finger-Ossinger & Löffler-Stastka, 2018) und in der Diskussion im Plenum durch Benennung der Herausforderungen und Möglichkeiten der interprofessionellen Zusammenarbeit (ähnlich einer SWOT-Analyse) gefordert und gefördert (vgl. Steinmair et al., 2021; Altmann et al., 2024). Interaktive Fragen im fallorientierten, elektronisch-gestützten Case-Based-Blended-Learning(e-CBBL)-Unterricht (Turk et al., 2019; Ertl et al., 2021), die eigene Falldarstellung und eigene Haltungs- bzw. Einstellungsreflexion haben sich bisher als die für den Lernfortschritt im interdisziplinären Arbeiten förderlichsten Maßnahmen erwiesen (Ertl et al., 2024). Zu erreichende Metakompetenzen sind: Resilienz, Selbstorganisation, Selbstreflexion, digitale Grundkompetenz, Kommunikations- und Lernkompetenz.

13.4.1.5 Wie ist die Stellung (psycho-)therapeutischer Angebote im Versorgungsfeld?

Im Sinne eines biopsychosozialen Zuganges ergeben sich die therapeutischen Angebote und Notwendigkeiten über die ärztlichen Kontakte im jeweiligen Fachbereich und werden entweder selbst abgedeckt oder in Berücksichtigung der lokalen Versorgungsangebote den Patient:innen empfohlen. Dies setzt eine entsprechende Diagnose z. B. nach ICD-10 voraus. Im Psy3-Bereich kann auch innerhalb der Fachgruppe zugewiesen werden. Beispielsweise weist eine FÄ für Allgemein- und Familienmedizin einer ebenfalls im Ort tätigen FÄ für Allgemeinmedizin mit ÖÄK-Psy3-Diplom zur ärztlich-psychotherapeutischen Behandlung zu und bleibt die behandelnde Hausärztin. Netzwerkarbeit ist dementsprechend unentbehrlich im Versorgungsfeld, immer im Sinne der, in Absprache mit und im Kontakt zu den Patient:innen. Die Möglichkeiten und Aufgaben der Psy-Diplom-Absolvent:innen leiten sich von ihren Kernkompetenzen ab und kommen in einem gesamthaften Versorgungskonzept durch Kooperation(smodelle) und die besondere biopsychosoziale Expertise in der Indikationsstellung zum Tragen.

13.4.1.6 Welche Möglichkeiten und Aufgaben haben Psy-Diplome in einem gesamthaften Versorgungskonzept?

Die Rolle interdisziplinärer Teams – darunter Ärzt:innen unterschiedlicher Fachrichtungen – ist für die Bereitstellung einer koordinierten, hochwertigen Versorgung essenziell und bekannt. Der Schwerpunkt liegt auf Integration, partizipativer Führung und kontinuierlicher Qualitätsverbesserung als wichtige Triebkräfte für systemweite Exzellenz. Ihre Erkenntnisse konzentrieren sich auf übertragbare Elemente wie teamorientierte Versorgung, Führungskultur und Strategien zur Verbesserung der Patient:innenbeteiligung und Mitarbeiter:innenzufriedenheit.

Die Bereiche Gesundheitsversorgung, Aus- und Weiterbildung sowie Politikentwicklung und jene Stakeholder, die daran arbeiten, patient:innenorientierte Modelle in ihrem jeweiligen Umfeld zu stärken, arbeiten seit Jahrzehnten zusammen, um für jeden Patienten:jede Patientin einen Best Point of Service anzubieten und zu erarbeiten.

Da das zentrale Interesse aller Ausbildungsformate den Patient:innen gilt, ist in der folgenden Fallvignette die Kompetenz beispielhaft dargestellt, die notwendig ist, um der einzelnen erkrankten Person einen Einstieg in das Behandlungsnetz (Löffler-Stastka & Hochgerner, 2021) zu ermöglichen.

Die Beschreibung, wie Care-Pathways gestaltet sein können, ist in Kapitel 13.4.1.7 kursorisch dargestellt (vgl. auch Löffler-Stastka & Wadowski, 2025). Primär bleibt es in der ärztlichen Kompetenz mit Psy-Diplom, zu entscheiden, was selbst abgedeckt werden kann. Der Überweisungsmodus ist mit der Patientin:dem Patienten so zu gestalten, dass diese Überweisung nicht als ›Wegweisung‹ empfunden wird.

13.4.1.7 Wie können wir uns das vorstellen? Ein Beispiel zur Illustration

Ein Patient kommt mit Panikattacken und Verlustängsten, Hypertonie/Bluthochdruck, St. p. MCI/Zustand nach Herzinfarkt, einer Anpassungsstörung und narzisstischen Krise im Rahmen seiner Pensionierung als CEO einer größeren Firma zur Hausärztin.

Um in Situationen mit nicht abwendbarem gefährlichem Verlauf mit höherer Wahrscheinlichkeit überleben zu können, reagieren Menschen auf Stress mit bestimmten physiologischen und neurokognitiven Abläufen. Im Rahmen einer solchen physiologischen Stressreaktion verschieben sich die kognitiven Funktionen von komplexen assoziativen Programmen hin zu unbewussten affektiv geladenen Erinnerungen (Parth et al., 2016). Daran beteiligt sind mehrere Gehirn-Areale, vor allem subgenualer präfrontaler Cortex, Locus coeruleus, Amygdalae und die Hypothalamus-Hypophysen-Achse (Gold, 2015).

Es werden als Reaktion auf Stress Neurotransmitter und Hormone ausgeschüttet, insbesondere das Corticotropin-Releasing-Hormon (CRH) und in weiterer Folge Adrenalin, Noradrenalin und Cortisol. Diese Hormonantwort führt zu weitreichenden somatischen Folgen, die sich vor allem bei Überaktivierung der CRH-Ausschüttung beobachten lassen, wie es oftmals bei depressiven Patient:innen der Fall ist. Die vermehrte Ausschüttung von Noradrenalin führt über Interleukine (IL-6) zu einer pro-inflammatorischen und pro-thrombotischen Situation, in der sich vermehrt Akute-Phase-Proteine wie C-reaktives Protein (CRP) und Fibrinogen im Blut nachweisen lassen. Cortisol, das ebenfalls übermäßig ausgeschüttet wird, kann eine Insulinresistenz und andererseits den vermehrten Aufbau von viszeralem Fettgewebe verursachen. Beides sind wiederum Prozesse, die langfristig die Entzündung im Körper befeuern und das Risiko für kardiovaskuläre Ereignisse (Herzinfarkt, Schlaganfall etc.) erhöhen (Gold, 2015).

Gleichzeitig spricht der Patient bei der Erhebung der biografischen, Sozial- und somatischen Anamnese von etlichen materiellen Verlusterfahrungen im Rahmen seiner Tätigkeit im gehobenen Management, welche kindliche Verlusterfahrungen reaktivieren und die somatische Kaskade wie oben beschrieben chronifizieren und permanent reaktivieren. Er erwähnt eine angeborene Ureterstenose/Verengung des Harnleiters, überaktive, besorgt-kontrollierende, aber wenig affektiv verfügbare Eltern und eine Urosepsis, während der er »nur knapp dem Tod entkommen« sei: Hier ist zweifelsohne eine Psychotherapie indiziert, die der Patient aber aufgrund seiner Schamgefühle nicht beginnen kann.

Ein wichtiger Baustein für eine effektive Psychotherapie ist das Vertrauen zwischen Patient:in und Arzt:Ärztin, das zum Aufbau einer guten therapeutischen Beziehung notwendig ist. In der Medizin ist das Wissen um Verletzlichkeit – wie auch in der Fallgeschichte dargestellt – präsent. Vertrauen, Beziehung und das Wissen um beidseitige Verletzlichkeit sind Grundvoraussetzungen der Behandlung. Dies ist eine Kernkompetenz von Ärzt:innen mit Psy-Diplom (Psy1–3).

In einer rezenten Studie im Zusammenhang mit der COVID-Pandemie waren Optimismus, soziodemografische und Lebensstil-Faktoren sowie insbesondere die Fähigkeit zum komplexen vernetzten Denken (»complexity thinking«) stark mit zwischenmenschlichem Vertrauen (»interpersonal trust«) assoziiert (Schernhammer et al., 2023). Viele dieser Faktoren waren bereits bekannt – neu ist, dass ein starker und auch nach Adjustierung für andere Variablen bestehender Zusammenhang zwischen komplexem Denken und zwischenmenschlichem Vertrauen gezeigt werden konnte. Auch wenn dies sicherlich nicht der einzige Weg ist, bieten breit aufgestellte akademische Ausbildungen eine ideale Basis für komplexes vernetztes Denken.

13.4.1.8 Resümee

Die ärztliche Psychotherapie wird in vernetzender Diskussion und mit ständigem Bewusstsein über die Relevanz der Zusammenhänge praktiziert.

In der berufsbegleitenden Weiterbildung wird sie durch die eigene Tätigkeit angewandt und geübt. Die Theorievermittlung ist jeweils an konkretes Fallmaterial geknüpft: Die fortlaufende Gruppenarbeit ermöglicht ein detailliertes Studium von Fällen (problemorientiert, patient:innenzentriert) mit Aufarbeitung der relevanten Literatur.

Fragen zur Evaluation

1. Was unterscheidet Psychotherapie und Psychotherapeutische Medizin?
2. Wodurch wird interdisziplinäre Zusammenarbeit versorgungsrelevant?
3. Welche Ausbildungswege und Weiterbildungsmöglichkeiten kennen Sie?
4. Warum ist eine fallorientierte Aus- und Weiterbildung wichtig?
5. Wofür ist das biopsychosoziale Modell relevant?

Literatur im Text

Anderson, T., Finkelstein, J. D., & Horvath, S. A. (2020). The facilitative interpersonal skills method: Difficult psychotherapy moments and appropriate therapist responsiveness. *Counselling & Psychotherapy Research*, 20(3), 463–469. DOI: 10.1002/capr.12302.

Freud, S. (1926). *Die Frage der Laienanalyse.* Leipzig, Wien, Zürich: Internationaler Psychoanalytischer Verlag.

Gold, P. (2015). The organization of the stress system and its dysregulation in depressive illness. *Mol Psychiatry*, 20, 32–47. DOI: 10.1038/mp.2014.163.

Gumz, A., Horstkotte, J. K., & Kästner, D. (2014). Das Werkzeug des psychodynamischen Psychotherapeuten – verbale Interventionstypen aus theoretischer und aus der Praxis abgeleiteter Perspektive [The techniques of the psychodynamic therapist: verbal interventions from a theoretical and practice-oriented perspective]. *Z Psychosom Med Psychother.*, 60(3), 219–37. DOI: 10.13109/zptm.2014.60.3.219.

Hörmann, G., & Nestmann, F. (1988). *Handbuch der psychosozialen Intervention.* Wiesbaden: VS Verlag für Sozialwissenschaften. DOI: 10.1007/978-3-322-93568-7.

Löffler-Stastka, H., & Stigler, K. (2011). Der Affektwahrnehmung und Affektregulation Q-Sort-Test (AREQ): Validierung und Kurzform. *PPmP – Psychotherapie Psychosomatik Medizinische Psychologie,* 61(05), 225–232. DOI: 10.1055/s-0030-1263146.

Löffler-Stastka, H., & Hochgerner, M. (2021). Versorgungswirksamkeit von Psychotherapie in Österreich. *psychopraxis.neuropraxis*, 24, 57–61. DOI: 10.1007/s00739-020-00686-w.

Löffler-Stastka, H., & Wadowski, P. (2025). Behandlungspfade, optimale Versorgung durch Digitalisierung – einmal anders. *psychopraxis. neuropraxis*, 28, 190–195. DOI: 10.1007/s00739-025-01101-y.

Lugsch, M., Aigner, M., & Löffler-Stastka, H. (2022). Psychotherapeutische Medizin in der psychiatrischen Fachärzt*innenausbildung. *Spectrum Psychiatrie*, 3, 13–17.

Orlinsky, D. E., & Howard, K. I. (1987). A generic model of psychotherapy. *Journal of Integrative Eclectic Psychotherapy*, 6, 6–27.

Orlinsky, D. E., Messina, I., Hartmann, A., Willutzki, U., Heinonen, E., Rønnestad, M. H., Löffler-Stastka, H., & Schröder, T. (2023). Ninety psychotherapy training programmes across the globe: Variations and commonalities in an international context. *Counselling & Psychotherapy Research*, 24(2), 558–571. DOI: 10.1002/capr.12690.

Österreichische Akademie der Ärzte. (o. J.). *ÖÄK-Diplom Psychotherapeutische Medizin (Psy3).* Abgerufen von https://www.arztakademie.at/psy3 (03.01.2026).

Parth, K., Rosar, A., Stastka, K., Storck, T., & Löffler-Stastka, H. (2016). Psychosomatic Patients in Integrated Care. Which treatment mediators do we have to focus on? *Bulletin of the Menninger Clinic,* 80(4), 326–347. DOI: 10.1521/bumc.2016.80.4.326.

Parth, K., Wolf, I., & Löffler-Stastka, H. (2019). Capturing the Unconscious—The »Psychoanalytic Core Competency Q-Sort«. An Innovative Tool Investigating Psychodynamic Therapeutic Skills. *International Journal of Environmental Research and Public Health*, 16, 4700. DOI: 10.3390/ijerph16234700.

Sandell, R., Lazar, A., Grant, J., Carlsson, J., Schubert, J., & Broberg, J. (2007). Therapist attitudes and patient outcomes: II. Therapist attitudes influence change during treatment. *Psychotherapy Research*, 17(2), 196–204.

Schernhammer, E. S., Weitzer, J., Han, E., Bertau, M., Zenk, L., Caniglia, G., Laubichler, M. D., Birmann, B. M., & Steiner, G. (2023). Determinants of trust in times of crises: a cross-sectional study of 3,065 German-speaking adults from the D-A-CH region. *PLoS ONE*, 18(10), e286488. DOI: 10.1371/journal.pone.0286488.

Springer-Kremser, M., Eder, A., Jandl-Jager, E., & Hager, I. (2002). Can legislation provide a better match between demand and supply in psychotherapy?. *Soc Psychiatry Psychiatr Epidemiol*, 37, 492–500. DOI: 10.1007/s00127-002-0574-3.

Steinmair, D., Horn, R., Richter, F., Wong, G., & Löffler-Stastka, H. (2021). Mind reading improvements in mentalization-based therapy training. *Bulletin of the Menninger Clinic*, 85(1), 59–82. DOI: 10.1521/bumc.2021.85.1.59.

Tretter, F., & Loeffler-Stastka, H. (2021). How does the ›environment‹ come to the person? The ›ecology of the person‹ and addiction. *World J Psychiatry*, 11(11), 915–936. DOI: 10.5498/wjp.v11.i11.915.

Kernliteratur

Löffler-Stastka, H., Fink, B., Franz, J., Lenz, G., Matuszak-Luss, K., Sachs, G., Tölk, A., Wagner, E., Aigner, M. & die Arbeitsgruppe Psychotherapeutische Ausbildung in der Psychiatrie der Sektion Psychotherapie der ÖGPP. (2011). »Basiscurriculum in psychotherapeutischer Medizin«: Psychotherapeutische Ausbildung in der Psychiatrie – ein Beginn. *Psychiatrie & Psychotherapie*, 7, 20–26. DOI: 10.1007/s11326-011-0147-8.

Medizinische Universität Wien. (2018). White Paper Lehre. Wien. Abgerufen von https://www.meduniwien.ac.at/web/studium-weiterbildung/die-lehre-an-der-meduni-wien/?L=3 (15.07.2025).

Löffler-Stastka, H., Lugsch, M., & Aigner, M. (2023). Psychotherapeutische Medizin in der psychiatrischen Fachärzt:innenausbildung in Österreich. *Psychotherapie Forum*, 27, 46–52. DOI: 10.1007/s00729-023-00224-0.

Löffler-Stastka, H., Finger-Ossinger, M., & Meischl, T. (2024). Kompetenzen in Psychotherapeutischer Medizin und Psychotherapie erwerben. *psychopraxis. neuropraxis*, 27, 26–20. DOI: 10.1007/s00739-023-00971-4.

Löffler-Stastka, H. (2024). Kompetenzentwicklung und Ausbildung für eine integrierte Versorgung. *Zeitschrift für Hochschulentwicklung*, 19(2), 17–40. DOI: 10.21240/zfhe/19-2/02.

Weiterführende Literatur

Altmann, P., Pezawas, L., Kasprian, G., & Löffler-Stastka, H. (2024). Digitalisierung in der Lehre der Neurologie und Psychiatrie. [Digitalization in the Teaching of Neurology and Psychiatry] *psychopraxis.neuropraxis*, 27, 140–144. DOI: 10.1007/s00739-024-00999-0.

Ertl, S., Steinmair, D., & Löffler-Stastka, H. (2021). Encouraging communication and cooperation in e-learning: solving and creating new interdisciplinary case histories. *GMS J Med Educ*, e38(3), Doc62. DOI: 10.3205/zma001458.

Ertl, S., Wadowski, P. P., & Löffler-Stastka, H. (2025). Improving students' performance via case-based e-learning. *Frontiers in Medicine, Section Healthcare Professions Education*, 11, 1401124. DOI: 10.3389/fmed.2024.1401124.

Finger-Ossinger, M., & Löffler-Stastka, H. (2018). Self-reflectivity: a moment of professionalization in psychotherapy training. *Research in Psychotherapy*, 21(3), 316. DOI: 10.4081/ripppo.2018.316.

Himmelbauer, M., Seitz, T., Seidman, C., & Löffler-Stastka, H. (2018). Standardized Patients in Psychiatry – the best way to learn clinical skills? *BMC Medical Education*, 18, 72. DOI: 10.1186/s12909-018-1184-4.

Turk, B., Ertl, S., Wong, G., Wadowski, P. P., & Löffler-Stastka, H. (2019). Does case-based blended-learning expedite the transfer of declarative knowledge to procedural knowledge in practice?. *BMC Medical Education*, 19, 447. DOI: 10.1186/s12909-019-1884-4.

13.4.2 Musiktherapie

Monika Glawischnig-Goschnik

Zusammenfassung

Im Beitrag werden die Herkunft und Verbreitung der Musiktherapie, die Regelung der Musiktherapie in Österreich durch das Musiktherapiegesetz, die Ausbildungsverordnung, die Ethikrichtlinien und die Musiktherapeut:innenliste dargestellt. Weiters wird die Ausbildung von mitverantwortlichen und eigenverantwortlichen Musiktherapeut:innen an Universitäten und Fachhochschulen im Rahmen von Bachelor- und Masterstudien beschrieben. Der Unterschied zwischen Musiktherapie und anderen musikbasierten Interventionen im Gesundheitswesen wird herausgearbeitet und die Arbeit mit verschiedensten Patient:innengruppen, Indikationen zur Musiktherapie, Settings, Therapieziele und Wirkfaktoren in der Musiktherapie werden erläutert. Dabei werden auch Wesen und Wert der musiktherapeutischen Improvisation hervorgehoben.

Schlüsselwörter

Musiktherapie, Musiktherapiegesetz in Österreich, Ausbildungsverordnung, Ethikrichtlinie, eigenverantwortliche und mitverantwortliche Musiktherapeut:innen, aktive und rezeptive Angebote, musikbasierte Interventionen, Musikwirkungsforschung, Improvisation

13.4.2.1 Geschichte, Verbreitung und Theorien der Musiktherapie

Seit Menschengedenken werden ›musikalische Mittel‹ und Musiken in den diversen ›Heilkunden‹ eingesetzt. Je nach Zeiten, Orten und Kulturen sind die ›Anwendungen‹ weltweit völlig unterschiedlich und eingebettet in verschiedenste Verständnisse von Krankheiten, Heilungen und Menschsein. Schon in der Bibel ist das Harfenspiel des David erwähnt, der damit möglicherweise die Schwermut des Saul lindern konnte, und in den 1990er-Jahren wurde viel über einen möglichen »Mozart-Effekt« diskutiert (Stegemann, 2021, 2018).

Musiktherapeutische Konzepte orientieren sich oftmals an psychotherapeutischen Theorien, sehr überzeugend sind die Konzepte der Integrativen Therapie und aktuell die Neuformulierung einer »Integrativ-Intermedialen Musiktherapie (IIMT)« (Dülberg & Skrzypek, 2025). Decker-Voigt versuchte 2001 in seinem Werk »Schulen der Musiktherapie« die damals gängigsten musiktherapeutischen Konzepte im deutschsprachigen Raum darzustellen. Anthroposophische, altorientalische, morphologische, psychoanalytische, humanistische und systemische Theorien für die Musiktherapie laden nach wie vor zur differenzierten Auseinandersetzung ein, ebenso wie aktuelle Konzepte zur achtsamkeitsbasierten rezeptiven Musiktherapie und die Frage der Wirkung von Sprache und Musik (Glawischnig-Goschnik & Münzberg, 2023).

i Info

Die unterschiedlichsten Anwendungsmöglichkeiten von Musiktherapie orientieren sich aktuell weniger an ›Schulen‹ und theoretischen Konzepten, wichtig ist vielmehr die Frage, mit welchen Patient:innen in welchen Kontexten gearbeitet werden soll.

Musiktherapie kann ›von der Wiege bis zu Bahre‹ stattfinden, wobei die Arbeit mit Frühgeborenen im Inkubator gänzlich anders aussieht als die Behandlung von Sterbenden auf der Palliativstation oder eine Gruppenmusiktherapie an einer psychiatrischen Klinik.

13.4.2.2 Musikbasierte Angebote im Gesundheitswesen

Besonders wichtig ist die Unterscheidung der verschiedenen Begrifflichkeiten, die oft im Zusammenhang mit Musiktherapie genannt werden. Stegemann verweist in seinem Text »Was ist Musiktherapie?« von 2021 auf drei Formen von musikbasierten Interventionen, die im Gesundheitswesen zu finden sind und oft auch als Musiktherapie bezeichnet werden. Musikmedizin/Musikwirkungsforschung beschreibt die unterschiedlichsten Wirkungen von Musik und musikalischen Reizen auf verschiedenste Patient:innen. Jede im Gesundheitswesen tätige Berufsgruppe kann Musiken anbieten – zur Schmerzlinderung, Aktivierung, Entspannung, Ablenkung, Aufmunterung u. v. m. Oftmals werden diese Angebote von Pflegekräften oder Ärzt:innen durchgeführt und es gibt dazu weltweit zahlreiche Publikationen.

Auch andere musikbasierte Interventionen wie Singen in der Gemeinschaft, Konzerte im klinischen Kontext, spezielle musikalische Darbietungen in unterschiedlichsten Formationen sind wirksam und erfreulich. Sie werden von Musiker:innen und im Gesundheitsbereich Tätigen angeboten, unterbrechen oft den für alle Beteiligten herausfordernden Klinikalltag und sind auch für die musikalisch Tätigen eine spezielle Erfahrung.

Info

Von Musiktherapie wird nur gesprochen,
- wenn Musiktherapeut:innen tätig sind, die eine qualifizierte musiktherapeutische Ausbildung absolviert haben,
- wenn eine kontinuierliche therapeutische Beziehung zwischen Musiktherapeut:innen und Patient:innen stattfinden kann und
- wenn Indikation, Therapieziel und therapeutischer Prozess klar definiert sind.

Weltweit sind die Regelungen zum Schutz dieser Berufsgruppe sehr unterschiedlich, Berufsgesetze gibt es nur in wenigen Ländern.

13.4.2.3 Musiktherapie in Österreich: Musiktherapiegesetz, Ausbildungsverordnung, Ethikrichtlinie, Musiktherapeut:innenliste

Info

Die Musiktherapie ist in Österreich seit 2008 durch das Musiktherapiegesetz (MuthG) geregelt. Dieses definiert Musiktherapie in § 6 Abs. 1 wie folgt:
»Die Musiktherapie ist eine eigenständige, wissenschaftlich-künstlerisch-kreative und ausdrucksfördernde Therapieform. Sie umfasst die bewusste und geplante Behandlung von Menschen, insbesondere mit emotional, somatisch, intellektuell oder sozial bedingten Verhaltensstörungen und Leidenszuständen, durch den Einsatz musikalischer Mittel in einer therapeutischen Beziehung zwischen einem (einer) oder mehreren Behandelten und einem (einer) oder mehreren Behandelnden [...]«

Zentral sind hier der Hinweis auf »musikalische Mittel« (es wird also nicht von »Musik« gesprochen) und das klare Benennen einer »therapeutischen Beziehung«. Es geht demnach nicht nur um die ›Wirkungen von Musik‹, das Angebot von ›wohltuender‹ oder ›heilsamer‹ Musik, sondern um die Anwesenheit von Musiktherapeut:innen in den diversen klinischen und pflegerischen Kontexten.

Auch die Ziele in der Musiktherapie werden in § 6 Abs. 1 MuthG benannt: Symptomen vorzubeugen, diese zu mildern oder zu beseitigen, behandlungsbedürftige Verhaltensweisen und Einstellungen zu ändern, oder die Entwicklung, Reifung und Gesundheit der Behandelten zu fördern, zu erhalten oder wiederherzustellen.

§ 6 Abs. 2 MuthG beschreibt sehr genau den Zweck der musiktherapeutischen Tätigkeit: Prävention, einschließlich Gesundheitsförderung,

Behandlung von akuten und chronischen Erkrankungen, Rehabilitation, Förderung von sozialen Kompetenzen, Supervision, Lehre und Forschung.

Diesen Vorgaben entsprechend finden sich Musiktherapeut:innen in allen Institutionen des Gesundheitswesens in den verschiedensten Fachbereichen, wo sie in der Krankenbehandlung entweder auf Anordnung oder Zuweisung arbeiten.

Info

Es gibt in Österreich eine Musiktherapeut:innenliste, eine Musiktherapie-Ausbildungsverordnung (Muth-AV 2019) und eine Ethik- und Berufsrichtlinie. Die Ausbildung erfolgt in Form von Regelstudien an Universitäten und Fachhochschulen, das **Bachelorstudium** berechtigt zur **mitverantwortlichen**, das **Masterstudium**, das nur nach Absolvierung eines Bachelorstudiums Musiktherapie begonnen werden kann, zur **eigenverantwortlichen Berufsausübung**.

Mitverantwortliche Musiktherapeut:innen müssen in Institutionen angestellt sein, eigenverantwortliche dürfen in eigenen Praxen und auf Honorarbasis arbeiten. In der Ethik- und Berufsrichtlinie ist ganz klar dargestellt, wie die Arbeit von Musiktherapeut:innen zum Wohle der Patient:innen auszusehen hat.

13.4.2.4 Kernkompetenzen von Musiktherapeut:innen, Inhalte der Studienpläne

Musiktherapeut:innen setzen sich im Rahmen ihres Studiums differenziert mit medizinischen, psychologischen, psychotherapeutischen und musiktherapeutischen Inhalten auseinander. Die speziellen musikalischen Fähigkeiten und Fertigkeiten müssen bereits in den Zulassungsprüfungen nachgewiesen werden und werden im Verlauf des Studiums weiterentwickelt. Selbsterfahrung muss laut Musiktherapie-Ausbildungsverordnung (Muth-AV 2019) zumindest im Ausmaß von 200 Einheiten absolviert werden.

Ebenso müssen Praktika in detailliert angegebenen Feldern gemacht werden – im Bachelorstudium zumindest 280 und im Masterstudium zumindest 200 Stunden. Dabei müssen aus den Fachbereichen Behinderung und Entwicklungsverzögerung, Geriatrie, Kinder- und Jugendpsychiatrie, Neonatologie, Neurologie, Rehabilitation, Palliativmedizin, Psychiatrie, Psychosomatik zumindest drei Bereiche gewählt werden.

Info

Mitverantwortliche Musiktherapeut:innen arbeiten in Institutionen auf Anordnung von Ärzt:innen, Zahnärzt:innen, Klinischen Psycholog:innen, Psychotherapeut:innen und eigenverantwortlichen Musiktherapeut:innen.

Sie können musiktherapeutische Behandlungen im Einzel-, Paar- und im Gruppensetting indikationsspezifisch und mit verschiedensten Altersgruppen durchführen und verbale und/oder musikalische Interventionen gezielt und hilfreich einsetzen.

Info

Eigenverantwortliche Musiktherapeut:innen arbeiten mit Zuweisung von Ärzt:innen, Zahnärzt:innen, Klinischen Psycholog:innen und Psychotherapeut:innen.

Sie können anhand vorliegender Diagnosen indikationsspezifisch gezielt und selbstbestimmt musiktherapeutische Behandlungen durchführen sowie musiktherapeutische Diagnosen stellen.

13.4.2.5 Indikation zur Musiktherapie, Musiktherapie-Forschung, Interventionen und Wirkfaktoren

Musiktherapie kann grundsätzlich für alle Patient:innengruppen indiziert und hilfreich sein, besonders wenn verbale Fähigkeiten nicht, nicht mehr oder noch nicht vorhanden sind (Behinderungen, Entwicklungsverzögerungen, Wachkomapatient:innen, Palliativbereich, Geriatrie, neurologische und psychiatrische Erkrankungen, Kinder- und Jugendbereich u. v. m.) oder nonverbale kreative Angebote besonders zielführend sind. Musiktherapie ist bestenfalls in einen Gesamtbehandlungsplan eingebunden, in dem Angehörige verschiedenster Berufsgruppen gemeinsam mit den Patient:innen an den Therapiezielen arbeiten.

Im Sinne eines erwünschten und geforderten evidenzbasierten Handelns wird in der Musiktherapie-Forschung heftig über Forschungsmethoden diskutiert. Evidenzbasierte Praxis braucht wissenschaftliche Daten und umfangreiche klinische Ergebnisse. Quantitative Forschungsmethoden und randomisierte kontrollierte Designs mit großen Fallzahlen sind für musiktherapeutische Fragestellungen oft nicht so leicht umsetzbar. Wie in der Psychotherapieforschung sind auch die Wirkungen in der Musiktherapie von der therapeutischen Beziehung, den Erwartungen und von unspezifischen Faktoren mitbestimmt. Im Jahre 2020 wurde im Rahmen eines AIHTA-Berichtes die Effektivität von Musiktherapie bei Autismus, Demenz, Depression, Schlafstörung und Schizophrenie untersucht. Zusammenfassend konnte nachgewiesen werden, dass die Musiktherapie physische und psychosoziale Einschränkungen bei Patient:innen mit Autismus, Demenz, Depression, Schlafstörung und Schizophrenie verbessert (Gassner & Mayer-Ferbas, 2020).

Musiktherapeut:innen sind mit unterschiedlichsten Techniken vertraut, aktive und rezeptive Musiktherapie werden je nach Therapieziel und Möglichkeiten der Patient:innen angeboten. Auch das Singen von Liedern und das gemeinsame Kreieren von Musik, z. B. im Rahmen des therapeutischen Song-Writings, sind sehr verbreitet. Der ›Königsweg‹ in der Musiktherapie ist die freie, thematische oder geleitete Improvisation, in der Patient:innen und Therapeut:innen auf den verschiedensten, meist einfach zu spielenden Instrumenten kommunizieren, die Themen/Störungen/Symptome zum Ausdruck kommen und hörbar und weiter bearbeitbar gemacht werden (Timmermann, 2020). Im Musiktherapieraum als Möglichkeit des ›Probehandelns‹ kommen biografisches Material, soziale Kompetenzen, Einschränkungen und Ressourcen ›zum Klingen‹ und in Resonanz und die Themen können je nach Möglichkeiten der Patient:innen und des institutionellen Kontextes auch verbal aufgearbeitet werden.

13.4.2.6 Verbreitung, Studienstandorte, Absolvent:innen, Berufsverband, Finanzierung der Musiktherapie

In der österreichischen Musiktherapeut:innenliste* sind aktuell (Stand 31. 07. 2025) 555 eigenverantwortliche und mitverantwortliche Musiktherapeut:innen gemeldet. Davon arbeitet weit mehr als die Hälfte aller Musiktherapeut:innen (336 von 555) in Wien und Niederösterreich. Dies ist vor allem dem Umstand geschuldet, dass in Wien an der Universität für Musik und darstellende Kunst (mdw) schon seit 1959 musiktherapeutische Ausbildung stattfindet. Die Bachelor- und Masterstudien in Krems (an der IMC Hochschule für Angewandte Wissenschaften) und Graz (an der Universität für Musik und darstellende Kunst, KUG) wurden 2009 und 2010 (in Graz zuerst als interuniversitärer Lehrgang und seit 2022 als Bachelor- und Master-Regelstudium) eingerichtet.

* https://musiktherapie.ehealth.gv.at

Im Rahmen einer »Longitudinalstudie zur beruflichen Situation von Musiktherapeut:innen in Österreich« wird am Wiener Zentrum für Musiktherapieforschung (WZMF) seit 2018 regelmäßig der »Musiktherapie-Monitor Österreich (MMÖ)« erstellt, eine Bestandsaufnahme, die zum ersten Mal im Jahre 2011 vom Österreichischen Berufsverband Musiktherapie (ÖBM)* durchgeführt wurde. Dabei wird erhoben, in welchen Bereichen und Bundesländern wie viele Musiktherapeut:innen in welchen Institutionen bzw. in freier Praxis tätig sind und mit welchen Patient:innengruppen sie vornehmlich arbeiten. Die Ergebnisse von 2024 zeigen, dass die meisten Musiktherapeut:innen in den Bereichen Erwachsenenpsychiatrie, Kinder- und Jugendpsychiatrie, Menschen mit Behinderungen und Pädiatrie tätig sind.

Die Finanzierung musiktherapeutischer Leistungen ist derzeit sehr inhomogen und auf Bundes- und Länderebene sehr unterschiedlich geregelt. Vor allem bei niedergelassenen Musiktherapeut:innen muss die Musiktherapie meist privat finanziert werden. Eine Regelfinanzierung oder zumindest Bezuschussung durch die Krankenkassen, wie z. B. für psychotherapeutische Leistungen, wird seit langem diskutiert.

Fragen zur Evaluation

1. Wie ist die Musiktherapie im österreichischen Musiktherapiegesetz definiert?
2. Was unterscheidet eigenverantwortliche von mitverantwortlichen Musiktherapeut:innen?
3. Was unterscheidet Musiktherapie von anderen musikbasierten Angeboten?
4. Mit welchen Patient:innengruppen kann musiktherapeutisch gearbeitet werden?
5. Bei welchen Krankheitsbildern zeigt sich in der AIHTA-Studie die Effektivität von Musiktherapie?

* https://www.oebm.org/

Literatur im Text

Bundesministerium für Arbeit, Soziales, Gesundheit, Pflege und Konsumentenschutz. (o. J.). *MusiktherapeutInnenliste.* Abgerufen von https://musiktherapie.ehealth.gv.at (30. 07. 2025).

Bundesministerium für Arbeit, Soziales, Gesundheit, Pflege und Konsumentenschutz. (2025). *Ethik- und Berufsrichtlinie.* Abgerufen von www.sozialministerium.gv.at (04. 08. 2025).

Decker-Voigt, H. H. (Hrsg.). (2001). *Schulen der Musiktherapie.* München: Ernst Reinhard.

Dülberg, D., & Skrzypek, H. (2025). Lebensklänge auf dem Weg. Integrativ-intermediale Musiktherapie (IIMT). In L. Müller & I. Orth (Hrsg.), *Integrative Therapie heute. Vielfalt und Zukunftsorientierung. Für Hilarion G. Petzold. Beiträge zum »neuen Integrationsparadigma« in der Psychotherapie* (S. 433–451). Bielefeld: Aisthesis psyche.

Gassner, L., & Mayer-Ferbas, J. (2020). *Effektivität von Musiktherapie bei Autismus, Demenz, Depression, Schlafstörung und Schizophrenie. AIHTA-Projektbericht 133.* Wien: Austrian Institute for Health Technology Assessment.

Glawischnig-Goschnik, M., & Münzberg, C. (Hrsg.). (2023). *Kunst und Wissen der Musiktherapie.* Wiesbaden: Reichert.

Stegemann, T. (2018). *Was MusiktherapeutInnen über das Gehirn wissen sollten. Neurobiologie für die Praxis.* Ernst Reinhardt Verlag.

Stegemann, T. (2021). Was ist Musiktherapie? – eine Berufsumschreibung. In T. Stegemann & E. Fitzthum (Hrsg.), *Kurzlehrbuch Musiktherapie Teil II* (S. 1–20). Wien: Praesens.

Timmermann, T. (2020). Methoden I: Improvisation. In H. U. Schmidt, Th. Stegemann & C. Spitzer (Hrsg.), *Musiktherapie bei psychischen und psychosomatischen Störungen* (S. 34–37). München: Urban & Fischer.

Wiener Zentrum für Musiktherapie-Forschung. (2024). *Musiktherapie-Monitor 2024, Arbeitspapier-01: Allgemeine Ergebnisse.* mdw – Universität für Musik und darstellende Kunst Wien. Abgerufen von https://www.mdw.ac.at/wzmf/forschungsprojekte/laufende-projekte/musiktherapie-monitor-oesterreich/ (20. 05. 2024).

Gesetzestexte

Bundesgesetz über die berufsmäßige Ausübung der Musiktherapie (Musiktherapiegesetz – MuthG), BGBl. I Nr. 93/2008 (NR: GP XXIII RV 552 AB 596 S. 61. BR: AB 7960 S. 757).

Verordnung der Bundesministerin für Arbeit, Soziales, Gesundheit und Konsumentenschutz über die Kompetenzen, die im Rahmen der Ausbildung für die mitverantwortliche und eigenverantwortliche Berufsausübung der Musiktherapie erworben werden müssen einschließlich der Mindestanforderungen an die Ausbildungen (Musiktherapie-Ausbildungsverordnung 2019 – Muth-AV2019), BGBl. II Nr. 117/2019.

Kernliteratur

Frohne-Hagemann, I. & Pleß-Adamczyk, H. (2005). *Indikation Musiktherapie bei psychischen Problemen im Kindes- und Jugendalter. Musiktherapeutische Diagnostik und Manual nach ICD-10.* Göttingen: Vandenhoeck & Ruprecht.

Schmidt, H. U., Stegemann, Th., & Spitzer, C. (Hrsg.). (2020). *Musiktherapie bei psychischen und psychosomatischen Störungen.* München: Urban &Fischer.

Weiterführende Literatur

Schenk, M., & Löhr, R. (Hrsg.). (2014). *Musiktherapie in der Palliativ- und Hospiz-Arbeit.* Wiesbaden: Reichert.

Schumacher, K. (2017). *Musiktherapie bei Kindern mit Autismus. Musik- Bewegungs- und Sprachspiele zur Behandlung gestörter Sinnes- und Körperwahrnehmung (mit DVD zum EBQ- Instrument).* Wiesbaden: Reichert.

Sonntag, J. (2016). *Demenz und Atmosphäre. Musiktherapie als ästhetische Arbeit.* Frankfurt am Main: Mabuse.

13.5 Kernkompetenzen und Angebotsformen der Psychotherapie und Klinischen Psychologie

Gabriele Rieß

Zusammenfassung

Auf Basis der (neuen) gesetzlichen Bestimmungen in Österreich und Europa sowie ausgehend von in der Fachliteratur (im Fachdiskurs) auffindbaren Konzeptionen (bzw. Paradigmen/Diskursen) werden zunächst Inhalt und Umfang der Ausbildung, Berufsbeschreibung sowie Kernkompetenzen der Psychotherapie dargestellt und anschließend mit der Klinischen Psychologie, einer zentralen Profession an der Schnittstelle der Versorgungskette, verglichen. Unterschiede finden sich insbesondere in vier zentralen Unterscheidungsmerkmalen, d. h. in Ausbildungsumfang und Kernkompetenzen, Zugangsvoraussetzungen, der Rolle eines kohärenten Theorie-Praxis-Modells und dem Vorliegen eines intersubjektiven Behandlungsmodells.

Schlüsselwörter

Psychotherapie, Klinische Psychologie, Kernkompetenzen, Paradigmen

13.5.1 Ausbildungsregelungen für Psychotherapie und Klinische Psychologie

Die Analyse der Berufs- und Kompetenzbeschreibungen in den beiden österreichischen Berufsgesetzen bzw. der in den Gesetzen formulierten Ausbildungsbestimmungen in Bezug auf Inhalte und Stundenumfang (als Basis für curriculare Bestimmungen) zeigt deutliche Unterschiede (Psychologengesetz 2013; Psychotherapiegesetz 2024; Rieß et al., 2025):

Die klinisch-psychologische Ausbildung ist eine postgraduale Ausbildung, welche nach absolviertem Psychologiestudium (300 ECTS) und dem darin (unter vielen anderen Fächern) inkludierten Fach »Klinische Psychologie«, verschiedene klinisch-psychologische Theorie- und Praxisaspekte in einem supervidierten Praxisjahr vertieft, begleitet von Selbsterfahrung (76 Einheiten/Stunden). Sie umfasst zumindest 2098 Praxisstunden (häufig in einer stationären Einrichtung) plus 340 Einheiten praxisorientierter Theorie.

Die Psychotherapieausbildung ist hingegen eine in Umfang und Inhalt *intensivere und spezifizierte* Ausbildung: 180 ECTS psychotherapeutische Basisausbildung sind im Bachelorstudium (erster Ausbildungsabschnitt) und 120 ECTS im Masterstudium der Psychotherapie bzw. zumindest 200 ECTS im zweiten Abschnitt des Masterstudiums der Psychotherapie vorgeschrieben. Der dritte Abschnitt der postgradualen Psychotherapieausbildung (2050 Stunden oder 82 ECTS) fokussiert auf die praktische Erprobung und Einübung der psychotherapeutischen *Behandlungskompetenz* in einzelnen Behandlungsstunden, die in einem konkret definierten Ausmaß eigenverantwortlich durchgeführt werden (1000 Stunden psychotherapeutische Tätigkeit unter Lehrsupervision im Verhältnis 1:5). Die Selbsterfahrung muss mindestens 200 Stunden umfassen. Eine individuelle Schwerpunktsetzung im Ausmaß von 150 Stunden kann einzelne Ausbildungsaspekte (z. B. die Selbsterfahrung) gezielt vertiefen.

Der erste psychotherapeutische Ausbildungsabschnitt ist dem Bachelorstudium der Psychologie (wie mehreren anderen Bachelorstudien), der erste und zweite psychotherapeutische Ausbildungsabschnitt sind der Ausbildung in Klinischer Psychologie oder Gesundheitspsychologie (wie weiteren ärztlichen Ausbildungen) gleichgesetzt.

Die vier Kernelemente der Psychotherapieausbildung (Theorie, Praxis, Selbsterfahrung und Supervision) werden gleich gewichtet und gleichermaßen ernst genommen. Tatsächlich müssen sie intensiv ineinandergreifen, um das spezifische psychotherapeutische Wissen, das klinische Verständnis und die praxeologische Behandlungskompetenz auf Basis einer in interaktionell-klinischen Situationen gefestigten Persönlichkeit zu entfalten.

Insbesondere der Umfang der *psychotherapeutischen Selbsterfahrung* (Eigenerfahrung in spezifischer Methode) weist die Psychotherapieausbildung als sehr spezifische Ausbildung aus – im Vergleich zu anderen Ausbildungen, etwa in Psychotherapeutischer Medizin (150 Stunden in 1 bis 2 Jahren) oder Klinischer Psychologie (76 Stunden in unspezifischer Methode). Auch die klare Definition des Umfangs (1000 supervidierte Behandlungsstunden im Verhältnis 1:5) zu supervidierender einzelner Behandlungsstunden mit Patient:innen (etwa im Unterschied zur allgemeinen Praxiszeit der klinisch-psychologischen Ausbildung, welche meist in einer Institution erbracht wird) zeigt, dass das Erlernen der Heilbehandlung der zentrale Prozess der Psychotherapieausbildung ist.

Europäische Reglementierungen der Psychologie- und Psychotherapiegesellschaften (European Association of Psychologists' Associations [EFPA] und European Association of Psychotherapists [EAP]) bestätigen im Wesentlichen die Bestimmungen in Österreich insofern, als das *EuroPsyBasic*-Zertifikat im Bereich Clinic & Health eine kürzere, allgemeinere postgraduale psychologische Ausbildung im klinischen Feld darstellt. Das darauf aufbauende *Specialist Certificate* in Psychotherapie setzt eine weiterführende, spezifizierte und auch im Umfang zeitintensivere Ausbildung voraus – es ist sogar noch zeitintensiver als die österreichische Ausbildung (EAP, 2025; EFPA, 2025 sowie Psychologengesetz 2013; Psychotherapiegesetz 2024).

Ein in den verschiedenen Ländern allerdings unterschiedlich diskutiertes bzw. unterschiedlich gelöstes Problem ist der *Zugang zur Psychotherapieausbildung*, der in vielen Ländern auf wenige Berufsgruppen eingeschränkt ist (v. a. Medizin/Psychiatrie, Psychologie und tlw. Pädagogik).

13.5.2 Kernkompetenzen in der Psychotherapie

Die auf europäischer Ebene und im Fachdiskurs detailliert ausgearbeiteten Kernkompetenzen der Psychotherapie zeigen zusammengefasst – ganz ähnlich wie im Psychotherapiegesetz 2024 – folgende Schwerpunkte der beruflichen Praxis auf: Psychotherapeutische Praxis erfordert eine professionelle, eigenverantwortliche und verantwortungsbewusste Arbeitsweise in offener/neugierig-interessierter, integrer Haltung, die berufsrechtlichen, ethischen und forschungsbasierten Qualitätssicherungsstandards entspricht, wobei das Wissenschaftsverständnis sowohl nomothetischen (auf allgemein gültige Gesetzmäßigkeiten abzielenden) als auch idiographischen (auf die Einzigartigkeit des Individuums abzielenden) Prinzipien folgen muss.

Laut der European Association of Psychotherapy (EAP) bilden Aufbau und Handhabung der psychotherapeutischen Beziehung den Kernbereich der psychotherapeutischen Kompetenzen: Diese basiert auf Empathie, also der Fähigkeit bzw. Bereitschaft, Empfindungen, Gedanken, Motive und Persönlichkeitsmerkmale von Patient:innen zu erkennen, zu verstehen und nachzuempfinden. Die Ausdrucksfähigkeit und klare Kommunikation dieser Vorgänge (bei anderen, aber auch bei sich selbst) sind essenziell. Im Prozess der Exploration werden die subjektiven Bedürfnisse und Sichtweisen der Patient:innen ermittelt, auf welche im Rahmen der Behandlung individualisiert, in einer Haltung der Geduld und Toleranz eingegangen wird. In Zusammenarbeit mit den Patient:innen werden Veränderungsziele und Strategien zur Bewältigung des Leidensdrucks (durch Krisen, Traumata etc.) formuliert (EAP, 2025).

Standardisierte Techniken und Interventionen *können* den psychotherapeutischen Prozess unterstützen, jedoch steht ein individualisierter Behandlungsplan im Zentrum des Behandlungsprozesses. Der Abschluss der Therapie wird sorgfältig vorbereitet und evaluiert. Interdisziplinäre Zusammenarbeit mit Nachbardisziplinen sowie Kooperationspartner:innen durch effektive Kommunikation ist essenziell. Regelmäßige Supervision bzw. kritische Reflexion der eigenen Praxis sowie der Forschungserkenntnisse sichern die Qualität. Die Arbeit erfolgt unter Berücksichtigung sozialer und kultureller Unterschiede. Prävention und Gesundheitsbildung werden sowohl bei Patient:innen als auch in der Bevölkerung gefördert (EAP, 2025).

Ganz ähnlich betont die österreichische Ausbildungsverordnung etwa die *fachlich-methodischen* und die *berufsethischen und -rechtlichen Kenntnisse und Kompetenzen,* wie z. B. die Fähigkeit, mit Vertrauens- und Abhängigkeitsverhältnissen in der psychotherapeutischen Beziehung verantwortungsvoll umzugehen oder Aggression und Gewalt in den eigenen Arbeitsstrukturen zu verändern. Darüber hinaus sind die *sozialkommunikativen Kernkompetenzen* zentral:

- Psychotherapeut:innen sind sich etwa »der eigenen psychischen Struktur und ihrer interpersonellen Dynamik« sowie der Besonderheit des eigenen Erlebens und Verhaltens bewusst und bearbeiten diese fortlaufend;
- sie haben ihre »Biografie und Persönlichkeitsentwicklung vertiefend bearbeitet«, können ihre »intrapsychischen Verarbeitungsmuster [...] konstruktiv einschätzen und einsetzen«;
- sie können »zwischen eigenen und fremden Anteilen, zwischen Impulsen und Affekten sowie assoziativen oder impliziten Wahrnehmungen« (handlungswirksam) unterscheiden, besitzen differenzierte empathische Fähigkeiten und analytisch-beobachtende Distanzierungsfähigkeit (v. a. bei interpersonellen Konflikten) und können sich auf der Symbol- und Kommunikationsebene mit anderen in Beziehung setzen (Psychotherapiegesetz 2024 und Psychotherapie-Ausbildungs-, Approbationsprüfungs- und Qualitätssicherungsverordnung 2024).

In der Berufsbeschreibung der Psychotherapie wird deutlich, dass sie, basierend auf der psychotherapeutischen Diagnostik, auf die individualisierte Behandlung aller psychischen Leidenszustände und Entwicklungsaufgaben im Krankheitsbereich mit dem Ziel einer selbstregulativen, selbstbestimmten und weitestgehend autonomen Lebensgestaltung fokussiert. *(Selbst-)Reflexionsfähigkeit* und die *(emotionale) Selbstregulationsfähigkeit* stechen als entscheidende Fähigkeiten hervor, die notwendig sind, um den Psychotherapieprozess zu halten bzw. weiterzuentwickeln. Hier wird ein wichtiges Charakteristikum der psychotherapeutischen Behandlung – im Unterschied zu Beratung und Psychoedukation – betont, nämlich der Entwicklungsfaktor eines sich individuell entlang der subjektiven Erlebensweise der Patient:innen gestaltenden Behandlungsprozesses, welcher die *interpersonelle*, d. h. interaktionelle und emotionale Bezogenheit im Behandlungsprozess zwischen Patient:in und Psychotherapeut:in, sowie die *intrapersonelle* Auseinandersetzung im zeitlich sich entwickelnden Behandlungsprozess hervorhebt.

Die Beziehungskompetenz ist auch im Fachdiskurs die Basis für Initiierung und Handhabung eines individualisierten Behandlungsprozesses (vgl. Norcross & Lambert, 2011; Orlinsky et al., 1994; Wampold, 2015). Die therapeutische Beziehung umfasst alle Gefühle und Einstellungen von Patient:in und Psychotherapeut:in zueinander. Wie diese ausgedrückt und in weiterer Folge *mentalisiert* werden können, ist ein wesentlicher Faktor des Prozesses. Beziehungskompetenz lässt sich auffächern in das affektive Holding bzw. Mitschwingen, die Perspektivenübernahme bzw. den Perspektivenwechsel, das Beleuchten des eigenen Selbstbildes/-konzepts, das Unterscheiden-Können eigener Verarbeitungsmuster (Repräsentanzen) von äußerer Realität, das Aufnehmen und Tolerieren-Können von Unsicherheit/Ungewissheit bei aufrechter Entscheidungs-/Durchhaltefähigkeit u. v. m. (Löffler-Stastka et al., 2024). Empathie- und Mentalisierungsfähigkeit bedeutet weiters die Bereitschaft, Empfindungen, Emotionen, Gedanken, Motive und Persönlichkeitsmerkmale einer anderen Person zu erkennen, zu verstehen sowie nachzuempfinden und sie in der Folge adäquat kommunizieren zu können, um einen hilfreichen Erfahrungsraum im *interaktionellen Miteinander* aufzubauen (ebd.).

Für den Patient:innenkontakt sind die profunde Selbsterfahrung und Persönlichkeitsentwicklung gerade auch im Sinne der Entstigmatisierung von psychischer Krisenhaftigkeit zentrale Voraussetzungen. Die psychotherapiewissenschaftlichen Persönlichkeitsmodelle basieren auf Entwicklungs-, Gesundheits- und Krankheitsmodellen, welche gesunde und kranke Anteile in jedem Menschen in einem dynamischen Mischungsverhältnis postulieren: Die Einsicht in diese Dynamik bzw. existenzielle Tatsache ist Voraussetzung und Basis für die Entwicklung von Empathie als zentrales Agens in der Psychotherapie/psychotherapeutischen Behandlung(sbeziehung).

13.5.3 Wirkzusammenhänge in der Psychotherapie

Psychotherapie ist (psychotherapiewissenschaftlich verstanden) ein komplexes Geschehen, das gekennzeichnet ist durch den psychotherapeutischen Dialog und die psychotherapeutische Beziehungsgestaltung (vgl. Rieß, 2018; Rieß et al., 2023; Rieß & Löffler-Stastka, 2022). Das kontinuierliche, technisch sorgsame Zur-Verfügung-Stellen einer spezifischen Reflexion in Rückbindung an eine einschlägige Theorie (reflexive Kompetenz) innerhalb der psychotherapeutischen Beziehung ist ein zentraler *Wirkfaktor* (vgl. Arbeitskreis OPD, 2024; Rudolf, 2004; Strauß et al., 2021; Wampold, 2015). Das Behandlungskonzept folgt einem *konsistenten Theorie-Praxis-Modell* (entlang der vier Clustermodelle psychotherapeutischen Handelns: behavioral, humanistisch, psychodynamisch, systemisch), woraus sich die Interventionslehre und das spezifische Technikwissen ableiten.

Die **Psychotherapiewissenschaft** bzw. (praxisorientierte) **Psychotherapieforschung** hat sich als eigenständige Fachdisziplin etabliert, unterscheidet sich in genuiner Weise von ihren Nachbardisziplinen wie der Medizin sowie einer naturwissenschaftlich-behavioral ausgerichteten Psychologie und weist ihre eigene **wissenschaftstheoretische Fundierung** auf (multiparadigmatisches Forschungsverständnis): Im Sinne einer gegenstandsadäquaten Forschung müssen klinisches Handeln, Theoriegenerierung und empirische Überprüfung im Bereich der (praxisorientierten) Psychotherapieforschung unabdingbar ineinandergreifen. Der (konsistente) Theorie-Praxis-Zusammenhang (eines Heilverfahrens) muss aufeinander verweisen, um *konvergente* empirische Forschung bzw. logisch-schlüssige und gültige Forschungsergebnisse produzieren zu können. Der sogenannte »*Entlastungsrekurs auf Empirie*« (bzw. empirische Forschungsmethodologie) oder auf »*Psychotechniken*« kann **kein Heilverfahren** legitimieren. Die Güte einer Theorie kann nicht allein empirisch untersucht werden, sondern muss wissenschaftstheoretisch legitimiert werden und ist in diskursiver Gegenüberstellung v. a. in Bezug auf (innere) Schlüssigkeit und Differenziertheit zu überprüfen (z. B. auf begriffliche Eindeutigkeit oder Praxisrelevanz) (Hermann, 1979; Rieß, 2018; Schmidt, 1995).

Ein konsistentes Theorie-Praxis-Modell umfasst jedenfalls folgende Aspekte (Rieß, 2018; Rieß et al., 2023):

- Gesundheits-/Krankheitsmodell inkl. Ätiologie und ein Modell psychischer Entwicklung (Wachstum)
- Aufbaumodell zu Psyche und Subjekt (Verhältnis innere/äußere Realität, Körper, Gesellschaft) und zur Beschaffenheit der psychischen Kräfte (Konflikte, Wiederholungen, Konditionierung, Aktualisierungstendenz)
- Praxeologie und Interventionslehre zu Therapiestrategie, Behandlungs-/Prozessverständnis, Ziele, Techniken (Deutung, Empathie, Akzeptanz/Kongruenz, Verstärkung)

Psychotherapie orientiert sich also am individuellen Bedarf und am subjektiven Erleben, d.h. an der Perspektive der Patient:innen, und ist ein diesen Aspekten entsprechender längerer Behandlungsprozess (meist mit einer wöchentlichen Frequenz über mehrere Monate, oft weit darüber hinaus), in welchem die *zentralen psychotherapeutischen Wirkfaktoren* tragend werden. Die *Zeit-Dosis-Wirkzusammenhänge* sind abhängig von der Problem-/Störungslage der Patient:innen und werden in der Fachliteratur differenziert beschrieben und empirisch untermauert (vgl. Howard et al., 1996; Norcross & Lambert, 2011; Orlinsky et al., 1994; Wampold, 2015).

13.5.4 Angebotsformen der Psychotherapie

Psychotherapie ist also die bewusste, geplante und umfassende Anwendung (psychotherapie-)wissenschaftlich fundierter Methoden zur Behandlung krankheitswertiger Störungen, Erlebens- und Verhaltensweisen im Sinne der Linderung, Stabilisierung oder Heilung sowie zum präventiven Erhalt von Gesundheit im Sinne der Reifung und Persönlichkeitsentwicklung (Psychotherapiegesetz 2024). In Bezug auf die **Differenzierung von Versorgungsangeboten** müssen generell die *Patient:innenmerkmale* (Persönlichkeitsstruktur, Symptombelastung/Schwere der Erkrankung, Störungs-/Zielgruppen), das *Setting* (stationär, niedergelassen, ambulant) und die *Dauer* des Behandlungsangebots berücksichtigt werden. Psychotherapie umfasst in diesem Sinn folgende Angebote (vgl. Arbeitskreis OPD, 2024; EAP, 2025; Psychotherapiegesetz 2024 sowie Höfner & Hochgerner, 2022; Rudolf, 2004; Strauß et al., 2021):

- Erstabklärung, psychotherapeutische Diagnostik und Indikationsstellung (inkl. Befundung und ggf. Gutachtenerstellung) bzw. Prozess-/Verlaufsdiagnostik (Statusdiagnostik und Theragnostik), basierend auf psychotherapiewissenschaftlichen Gesundheits- und Krankheitsmodellen
- Präventions- und Rehabilitationsmaßnahmen im Sinne der Gesundheitsförderung, des Gesundheitserhalts und der Persönlichkeitsentwicklung/-reifung
- Psychoedukation und (psychotherapeutische) psychosoziale Beratung (Erstanlaufstelle und Vermittlungsfunktion für psychotherapiebegleitende Beratungsstellen, Institutionen und Berufsgruppen; Vernetzungsfunktion, stabilisierende, problemerkennende, aufklärend-beratende Funktion im Sinne der Ermöglichung von Psychotherapie bzgl. Setting und Veränderungskonzept/-motivation)

- Krankenbehandlung und Begleitung bei akuten und chronischen Krankheitszuständen zur Linderung, Stabilisierung, Heilung/Wiedererlangung der Gesundheit
- Betreuung und Begleitung bei chronifizierten Krankheitsverläufen
- Krisenintervention (stabilisierende Funktion, Vernetzung und Weitervermittlung)
- Kurz-/Fokalpsychotherapie (bei spezifischen, eingrenzbaren Symptomen, eingegrenzten Themen oder Zielgruppen; stabilisierende, problemaufdeckende und -bearbeitende Funktion)
- Mittelfristige und Langzeitpsychotherapie (emotional-supportive, konfliktbearbeitende, aufdeckend-konfrontative Funktion; strukturbearbeitende, ätiologisch-ursächlich orientierte Funktion)

In den unterschiedlichen Angebotsformen werden von der Psychotherapie sehr verschiedene **Wirkelemente** realisiert, dazu gehören u. a. (Arbeitskreis OPD, 2024; Rudolf, 2004; Strauß et al., 2021):

- Förderung der Entstehung eines psychischen Krankheits- und Veränderungskonzepts, des Erkennens intrapsychischer Krankheitsfaktoren und von Veränderungsressourcen/-hemmnissen
- Symptomreduktion im Sinne der Linderung oder Verbesserung psychischen Leidens, der Verbesserung beruflicher und sozialer Funktionen (z. B. Erhöhung des GAF-Werts)
- Reflexion und Klärung von Beziehungserleben und -verhalten (z. B. zirkulärer Zusammenhänge zwischen eigenem Verhalten und äußeren Reaktionen)
- Klärung, (funktionale) Analyse, (reflektierendes) Verstehen und Neueinordnen von (inter- und intrapsychischen) Konflikten in Bezug auf den Umgang mit sich selbst und anderen
- Klärung und (funktionale) Analyse von Abwehr-, Vermeidungs- und Widerstandsformen (z. B. inkongruentes oder destruktives Verhalten, dysfunktionale Systemaufträge, innere Veränderungshemmnisse, Projektion/projektive Identifikation)
- Klärung und (funktionale) Analyse sozialer, mehrgenerationaler Gruppen und Systeme (z. B. in Familien) und Veränderung der interaktionellen Strategien
- Erarbeiten bzw. Erlebbarmachen korrigierender emotionaler (Beziehungs-)Erfahrungen
- Emotionale Unterstützung/supportive Behandlung zur Stärkung und Konturierung des eigenen Ich-/Selbst-/Identitätskonzepts und der damit verbundenen Ich-Funktionen der Persönlichkeitsstruktur

- Vertiefen des emotionalen Erlebens zur Erweiterung des inneren Spielraums im Umgang mit Affekten, Spannungs-/Erregungszuständen im Sinne des kongruenten, sich aktualisierenden Selbst
- Konfrontation und Exposition mit symptomauslösenden Situationen, Gedanken, Haltungen und aktive Anleitung zur Umsetzung (z. B. aus der Verhaltensanalyse) erworbener Erkenntnisse, emotionaler Einsichten, kognitiver Problemlösungsstrategien

13.5.5 Kernkompetenzen in der Klinischen Psychologie

Die klinisch-psychologische Beratung bzw. Behandlung baut auf der *klinisch-psychologischen Diagnostik* (Psychologengesetz 2013) und daraus abgeleiteten Empfehlungen auf. Sie ist meist von kürzerer Dauer, findet typischerweise während eines *stationären* Aufenthalts bzw. in einer *poststationären* Phase oder in einer (Krisen-)Beratung statt (beispielsweise 5–15 Einheiten).

Die Angebotsformen der Klinischen Psychologie richten sich traditionell v. a. an meist akut oder rehabilitativ stationär behandelte Patient:innen mit *somatischen* (oft neurologischen, multimorbiden) Erkrankungen mit psychischem Impact, wie z. B. bei folgenden Krankheiten: Demenzerkrankung, Folgen eines Schlaganfalls, psychisch relevante Unfallfolgen und Psychotraumatologie, Psychoonkologie, chronische Schmerzen, Schlafstörungen, Psychokardiologie/Herz-Kreislauf-Erkrankungen, Atemwegserkrankungen, Tinnitus, Multiple Sklerose, Stoffwechsel- und Abhängigkeitserkrankungen inkl. Adipositas, gynäkologische Erkrankungen mit psychischem Impact, (kinder-/jugend-) psychiatrische Erkrankungen, psychosoziale Krisen/Notfälle inkl. Angehörigenarbeit (z. B. Beiglböck & Feselmayer, 2006; Comer, 2008; Hoyer & Knappe, 2021; Lehrner et al., 2011; Zimbardo & Gerrig, 2003).

13.5.6 Wirkzusammenhänge und Klinische Psychologie

Die programmatischen, stark strukturiert-anleitenden bzw. kognitiv-strukturierenden sowie problemlösungs- und zielorientierten Beratungs- und Behandlungsformen (vgl. Beratung, Begleitung, Übung, Training) im Sinne einer supportiv-unterstützenden Stabilisierung (Coping/Bewältigung) und des Erwerbs von *Basisfertigkeiten* (Skills zur Symptom-, Alltags-/Lebens-/Freizeitbewältigung bzw. Ressourcenaktivierung) zielen auf begleitende Verhaltensmodifikation bei v. a. somatischen Erkrankungen mit psychischem Impact ab. Das Kompetenzprofil

Klinischer Psycholog:innen bezieht sich stark auf einen Problemlösungszirkel unter Anwendung verschiedener klinisch-psychologischer Mittel, Interventionsmaßnahmen und -techniken (Datler et al., 2021; EFPA, 2025).

Die Einzeltechniken werden *nicht* aus einheitlichen Theorie-Praxis-Modellen mit definierten Wirkfaktoren abgeleitet (fehlende Rahmentheorie, Eklektizismus), sondern beziehen sich auf verschiedene aus unterschiedlichen (z. B. psychotherapeutischen) Modellen entlehnte (settings-/störungsspezifische) *Interventionen* oder *Einzeltechniken*. Da diese auf unterschiedlich elaborierten Konzepten (vgl. Gesprächstechnik vs. Entspannungstechnik) gründen bzw. eine einheitliche oder internationale Fachdefinition (der klinisch-psychologischen Behandlung) fehlt, kann die Aussagekraft bzw. Vergleichbarkeit empirischer Untersuchungen eingeschränkt sein (Sagerschnig et al., 2020). In den (internationalen) Fachbüchern zur *Klinischen Psychologie* wird dieselbe als die akademisch verortete Beschreibung von und *empirische Befassung* mit klinischen Störungsbildern bzw. als Anwendungsfach einer naturwissenschaftlich verstandenen psychologischen Wissenschaft (Hoyer et al., 2022) definiert, welche neue Erkenntnisse zu biochemisch-neurowissenschaftlichen Korrelaten des (gestörten) Verhaltens in den Mittelpunkt stellt. Die klinisch-psychologische Intervention als *(kohärentes) Heilverfahren* zu verstehen, ist international unüblich. (Internationale) Lehrbücher zur Klinischen Psychologie verweisen in der Regel auf die vier international üblichen (in Österreich anerkannten), in ihrer Wirkungsweise und Wirksamkeit belegten psychotherapeutischen Heilverfahren (psychodynamische, humanistische, systemische und behaviorale Orientierung) zur Behandlung von psychischen Leidenszuständen (Comer, 2008; Hoyer et al., 2020; Zimbardo, 1999).

13.5.7 Angebotsformen der Klinischen Psychologie

Die klinisch-psychologische Behandlung wird traditionell im stationären Setting (Akut- und Reha-Bereich) sowie in psychosozialen Beratungseinrichtungen (z. B. Krisenintervention, Beratung von Kindern/Jugendlichen/Familien) angewendet. Aus den gesetzlichen Regulierungsbestimmungen (EFPA, 2025; Psychologengesetz 2013; Weiss, 2023), der entsprechenden Fachliteratur (Beiglböck & Feselmayer, 2006; Hoyer & Knappe, 2021; Lehrner et al., 2011) sowie aus empirischen Untersuchungen (Hagleitner et al., 2006; Sagerschnig et al., 2020) lassen sich verschiedene Angebotsformen zusammenfassend herausarbeiten:

- Klinisch-psychologische Diagnostik im Bereich der Leistungs-, Intelligenz- und Persönlichkeitsdiagnostik in den breiten Störungsgruppen, basierend auf unterschiedlichen psychologischen Modellen
- Klinisch-psychologische Behandlung bzw. psychosoziale Beratung (häufig im stationären bzw. institutionellen Setting), z. B.
  - Training von Kognition, Gedächtnis, Aufmerksamkeit/Wahrnehmung, Konzentration und Bewältigung (Coping) spezieller neurologischer Krankheitsbilder (z. B. Demenz, nach einem Schlaganfall, bei psychisch relevanten Unfallfolgen)
  - Coping- und Compliance-Förderung in der medizinischen Behandlung somatischer Krankheitsbilder mit psychischem Impact
  - Begleitung der Genesung oder Vermeidung der Krankheitsverschlechterung bei chronifizierten (somatischen) Erkrankungen (z. B. Sucht, Stoffwechsel-Erkrankungen/Adipositas, in der Psychoonkologie) oder bei (sozial-)psychiatrischen Patient:innen (z. B. in der Alltags- und Lebensbewältigung)
  - Psychoedukation, kognitiv ausgerichtete bzw. ziel- und lösungsorientierte Beratung/Behandlung zur Verhaltensmodifikation
  - Skills-Training, Kompetenztraining (stark strukturierte Programmeinheiten), z. B. sozial-kommunikatives Kompetenztraining, Aktivitätstraining/Ressourcenaktivierung
  - Psychophysiologie und imaginative Techniken: stark strukturierte Anleitungen (Erregungsdruckverringerung und Regulation), z. B. Achtsamkeitstraining, Biofeedback, progressive Muskelentspannung, autogenes Training zur Schmerz- oder Stressbewältigung
  - Kompetenzerwerb in der Lebens-/Alltagsbewältigung
  - Begleitung zu einer psychiatrisch-psychopharmakologischen Behandlung (Vorbereitung für eine ggf. weiterführende Psychotherapie)
  - Beratung (und Angehörigenberatung) in spezifischen Problemlagen, z. B. Krisen-, Sucht-, Adipositas-Beratung, Erziehungs-/Familienprobleme, ADHS, (Teil-)Leistungsstörungen

13.5.8 Schlussfolgerung

Die beiden Gesundheitsberufe Psychotherapie und Klinische Psychologie entwickelten sich ideengeschichtlich bei ähnlichen Wurzeln sehr unterschiedlich (Datler et al., 2021; Rieß, 2024; Rieß et al., 2025; Slunecko & Benetka, 2023) und sind – bei allen Überschneidungen – **nicht** identisch.

Psychotherapie unterscheidet sich zusammenfassend von einem kürzeren (psychoedukativen) beratungsnahen Behandlungsformat (mit z. B. verhaltensmedizinisch orientierten, rein ressourcenfördernden, aktivierend-motivierenden, stressreduzierend-entspannungsfördernden, kognitiv-steuernden Interventionen) insofern, als dass das *subjektive Erleben* selbst im Mittelpunkt der Behandlung steht: Psychotherapie kann nur als eine Art *emotionsfokussierte und Emotionen regulierende Selbstaufklärung innerhalb der bedeutsamen Begegnung mit einem anderen* wirksam sein. Gleichwohl kann sie beratungsnahe Elemente in spezifischen Phasen der Behandlung (z. B. psychosoziale Beratung, Krisenintervention) beinhalten, muss diese aber als Behandlungskonzept in ihrem Grundverständnis überschreiten. Die hilfreiche Veränderung durch Psychotherapie hängt davon ab, wie die individuell abgestimmten psychotherapeutischen Interventionen in der psychotherapeutischen Beziehung verarbeitet und langfristig genutzt werden können, durch das Initiieren eines (heilsamen) Entwicklungsprozesses.

Leidenszustände müssen sich im therapeutischen Raum aktualisieren können, fehlende Ich-Funktionen dürfen in Erscheinung treten: Schwierige Erlebensprozesse von Patient:innen aufgrund schmerzlicher Vorerfahrungen führen dazu, dass der therapeutische Raum immer wieder einmal als nicht angenehm und wenig hilfreich, sondern womöglich als Kränkung, Zeitverschwendung, Provokation etc. erlebt wird, was zu Stagnation oder drohendem Abbruch führen kann. Psychotherapeut:innen benötigen daher ein klares und in Supervision intensiv geübtes Behandlungs-/Interventionskonzept im Patient:innenkontakt, um diese der Psychotherapiebehandlung immanenten Behandlungsphasen und Prozessphänomene (z. B. erwartbare Enttäuschungsreaktionen) nicht nur überwinden zu können, sondern fruchtbar im Sinne der heilsamen Veränderung nachhaltig zu nutzen (Datler et al., 2023; Rudolf, 2004; Strauß et al., 2021).

Das Erlernen eines intersubjektiven Behandlungsmodells, welches die psychotherapeutische Beziehung in den Mittelpunkt stellt und das »Messinstrument« *Mensch/Subjekt* (Devereux, 1982) als zentralen Wirkfaktor versteht, ist wissenschaftstheoretisch begründet. Zur ›Schärfung‹ dieses »Messinstruments«, als Voraussetzung für den Kontakt mit hilfesuchenden Patient:innen, sind Selbsterfahrung und eine ausreichende Persönlichkeitsentwicklung unumgänglich – will Psychotherapie nicht den Fehler einer positivistisch eingestellten Humanforschung wiederholen, welche der »verleugnenden Illusion aufsitzt, den Menschen aus der Vogelperspektive zu erforschen […], um dabei verzweifelt zu versuchen als quasi unsichtbarer Mensch nicht dabei gesehen zu werden, wie er andere Menschen sieht« (Devereux, 1998, S. 10).

Die Auseinandersetzung in Bezug auf die wissenschaftstheoretische Gegenstandsbestimmung und ihre Implikationen (für ein Heilverfahren) ist innerhalb der Psychologie bekannt als die sehr kontroversiell geführte Debatte der konträren Denkstile *Erklärende Psychologie* und *Verstehende Psychologie*, welche in ihren akademischen wie berufspolitischen Auswirkungen bis heute aktuell ist (vgl. Löffler-Stastka et al., 2025; Rieß et al., 2025; Schmidt, 1995).

13.5.9 Zusammenfassung

Die Unterschiede der beiden Gesundheitsberufe beziehen sich auf vier Punkte:

1. Die gemäß den Berufsgesetzen in Österreich sowie auf europäischer Ebene bestehenden Unterschiede zwischen den Ausbildungen der beiden Fächer beruhen auf unterschiedlichen Kernkompetenzen und Ausbildungsinhalten sowie differentem Ausbildungsumfang, wobei Psychotherapie die inhaltlich umfangreichere und zeitlich intensivere Ausbildung ist.
2. In Österreich gibt es (im Unterschied zu anderen Ländern) eine spezifische Regulierung der *Zugangsvoraussetzungen* zu den beiden Gesundheitsberufen. (Für Psychotherapie sind die Zugangsvoraussetzungen heterogen.)
3. Es besteht ein Unterschied bzgl. der Rolle eines *kohärenten Theorie-Praxis-Modells* bzw. einer Rahmentheorie für die angewandten (Einzel-)Methoden.
4. Das zentrale Kernelement der Psychotherapie, das theoretisch wie praxeologisch definierte *intersubjektive* Behandlungsmodell, welches auf einen *Behandlungsprozess* abzielt, stellt eine deutliche Differenz zur Klinischen Psychologie dar.

Psychotherapie ist eine zeitlich intensivere und inhaltlich umfangreichere akademische Berufsausbildung in drei Ausbildungsabschnitten mit umfassenden Anrechnungsmöglichkeiten vorausgehender (Gesundheitsberufe-)Ausbildungen (z. B. in Klinischer Psychologie) mit Kernkompetenzen in der Behandlung aller psychischen Erkrankungen (insbesondere mittlerer und schwerer Erkrankungsgrade) entlang eines einheitlichen Theorie-Praxis-Modells laut den vier etablierten Psychotherapieverfahren in allen Settings des Versorgungssystems (stationär, ambulant, niedergelassen).

Psychotherapie zielt auf einen *individualisierten,* die subjektive Perspektive fokussierenden, emotionsorientiert-interaktionellen *Behand-*

lungsprozess von meist längerer Dauer ab. Sie wirkt als eine Art Emotionen regulierende Selbstaufklärung innerhalb der bedeutsamen Begegnung mit einer anderen Person. Psychotherapie unterscheidet sich damit wesentlich von kürzerer Beratung und wissensvermittelnder Aufklärung in den Nachbardisziplinen. Gleichwohl kann sie diese (beratungsnahen) Elemente in spezifischen Phasen der Behandlung (z. B. für Krisenintervention, psychosoziale Beratung, Prävention) beinhalten, muss diese aber als Behandlungskonzept in ihrem Grundverständnis überschreiten. Eine hilfreiche Veränderung durch Psychotherapie hängt davon ab, wie die individuell abgestimmten psychotherapeutischen Interventionen und Prozesse in der psychotherapeutischen Beziehung verarbeitet und langfristig genutzt werden können.

Die Klinische Psychologie ist international das akademische Fach der universitären Psychologie, welches sich mit der Darstellung und empirischen Beforschung von klinischen Störungsbildern und Behandlungskonzepten befasst (Comer, 2008; Hoyer & Knappe, 2021; Zimbardo & Gerrig, 2003). Dabei bezieht sie sich auch auf alle relevanten psychotherapeutischen Modelle. Eine klinisch-psychologische Behandlung ist (international) *nicht* einheitlich definiert (ebd.). Die Ausbildung zur Klinischen Psychologin:zum Klinischen Psychologen in Österreich ist im Umfang kürzer, weniger intensiv als jene für Psychotherapie und baut auf einem universitären Psychologiestudium auf. Die postgraduale Ausbildung fokussiert laut Berufsgesetz auf die klinisch-psychologische Diagnostik und die darauf aufbauende kurzfristige sowie stark strukturierte, ziel- und problemlösungsorientierte klinisch-psychologische Beratung bzw. Behandlung durch Anwendung verschiedener Einzeltechniken (ohne feste Rahmentheorie, Eklektizismus). Traditionell wird Klinische Psychologie im stationären Setting (Akut- und Reha-Bereich) als Begleitung somatisch-medizinischer Behandlungen mit psychischem Impact ausgeübt. Auf europäischer Ebene ist die Zertifizierung in Psychotherapie für bereits im klinischen Arbeitsfeld qualifizierte und praxiserprobte (Klinische) Psycholog:innen eine *intensive, zusätzliche* Ausbildung.

Fragen zur Evaluation

1. In welchen vier Punkten unterscheiden sich die beiden Gesundheitsberufe Psychotherapie und Klinische Psychologie (und was bedeutet ein Psychotherapie-Behandlungsprozess)?
2. Welche (Ordnungs-)Kategorien müssen bei der Differenzierung von Angebotsformen der Psychotherapie und der Klinischen Psychologie berücksichtigt werden

3. Welche typischen Angebotsformen beinhaltet die Psychotherapie vs. Klinische Psychologie?
4. Welche zentralen Wirkfaktoren kennt die Psychotherapie vs. Klinische Psychologie?
5. Welche Aspekte muss ein kohärentes Theorie-Praxis-Modell beinhalten? Warum? Welche Rolle spielt Theorie in der empirischen Forschung?

Literatur im Text

Arbeitskreis OPD. (Hrsg.). (2024). *OPD-3 Operationalisierte Psychodynamische Diagnostik. Das Manual für Diagnostik und Therapieplanung* (2., überarb. Aufl.). Bern: Hogrefe.

Beiglboeck, W., & Feselmayer, S. (2006). *Handbuch der klinisch-psychologischen Behandlung.* Wien, New York: Springer.

Comer, R. J. (2008). *Klinische Psychologie.* Heidelberg: Spektrum Akademischer Verlag.

Datler, W., Hochgerner, M., Korunka, Ch., Löffler-Stastka, H., & Pawlowsky, G. (2021). Disziplin, Profession und evidenzbasierte Praxis: Zur Stellung der Psychotherapie im Gesundheitssystem. Eine Bilanz. *Psychotherapie Forum,* 25(1), 7–21.

European Association of Psychotherapists. (2025). *Quality Standards.* Abgerufen von https://www.europsyche.org/Resources/EAP-Quality-Standards (20.05.2025).

European Federation of Psychologists' Associations. (2025). *Who we are.* Abgerufen von https://www.efpa.eu/who-we-are (20.05.2025).

Hagleitner, J., Schnabel, E., & Bednar, W. (2006). *Klinisch-psychologische Versorgung in Österreich.* Wien: Gesundheit Österreich.

Hermann, T. (1979). *Psychologie als Problem. Herausforderungen des psychologischen Wissens.* Stuttgart: Klett-Cotta.

Hoyer, J., & Knappe, S. (2021). *Klinische Psychologie & Psychotherapie.* Wien: Springer.

Howard, K. I., Moras, K., Brill, P. L., Martinovich, Z., & Lutz, W. (1996). Evaluation of psychotherapy. Efficacy, effectiveness, and patient progress. *Am Psychol,* 51(10), 1059–64.

Höfner, C., & Hochgerner, M. (2022). *Psychotherapeutische Diagnostik.* Berlin: Springer.

Löffler-Stastka, H. (2024). Kompetenzentwicklung und Ausbildung für eine integrierte Versorgung. *Zeitschrift für Hochschulentwicklung,* 19(2), 17–40.

Löffler-Stastka, H., Hochgerner, M., Korunka, C., & Rieß, G. (2025). Kernkompetenzen und Angebotsformen der Psychotherapie und Klinischen Psychologie im Vergleich. *Psychotherapie Forum* (2025) 29, 111–117.

Lehrner, J., Stolba, K., Traun-Vogt, G., & Voelkl-Kernstock, S. (2011). *Klinische Psychologie im Krankenhaus.* Wien, New York: Springer.

Norcross, J. C., & Lambert, M. J. (2011). Psychotherapy relationships that work II. *Psychotherapy (Chic),* 48(1), 4-8. DOI: 10.1037/a0022180.

Orlinsky, D. E., Grawe, K., & Parks, B. K. (1994). Process and outcome in psychotherapy: Noch einmal. In A. E. Bergin & S. L. Garfield (Eds.), *Handbook of psychotherapy and behavior change* (4th ed., pp. 270–376). Oxford: John Wiley & Sons.

Rieß, G. (2018). *Praxisorientierte Psychotherapieforschung. Leitfaden zur Förderung von Wissenschaft und Forschung in der psychotherapeutischen Ausbildung.* Wien: Gesundheit Österreich.

Rieß, G. (2024). Psychotherapie und Klinische Psychologie. Kritische Betrachtung eines alten Spannungsverhältnisses. *Feedback - Zeitschrift für Gruppentherapie und Beratung,* 13(1), 69–84.

Rieß, G., Kern, D., & Sagerschnig, S. (2023). *Versorgungslage und zukünftiger Bedarf im Bereich Psychotherapie.* Wien: Gesundheit Österreich.

Rieß, G., Kern, D., & Sitz, Y. (2025, März, unveröffentlicht). Kernkompetenzen Klinische Psychologie und Psychotherapie. Wien: Gesundheit Österreich.

Rudolf, G. (2004). *Strukturbezogene Psychotherapie.* Stuttgart: Schattauer.

Sagerschnig, S., Antony, D., Grabenhofer-Eggerth, A., Kern, D., & Pentz, R. (2020). *Evidenzanalyse zur Wirksamkeit therapeutischer Leistungen, die in Österreich häufig von Klinischen Psychologinnen und Klinischen Psychologen bei ausgewählten Diagnosen erbracht werden.* Wien: Gesundheit Österreich.

Schmidt, N. (1995). *Philosophie und Psychologie. Trennungsgeschichte, Dogmen, Perspektiven.* Reinbeck b. Hamburg: Rowohlt Verlag.

Slunecko, Th., & Benetka, G. (2023). *Geschichte und Paradigmen der Psychologie und Psychotherapie.* Wien: Facultas.

Strauß, B., Galliker, M., Linden, M., & Schweitzer, J. (2021). *Ideengeschichte der Psychotherapieverfahren. Theorien, Konzepte, Methoden.* Stuttgart: Kohlhammer.

Wampold, B. E. (2015). How important are the common factors in psychotherapy? An update. *World Psychiatry,* 14(3), 270–277.

Weiss, S. (2023). *Gesundheitsberufe in Österreich.* Bundesministerium für Soziales, Gesundheit, Pflege und Konsumentenschutz, Wien.

Zimbardo, Ph. G., & Gerrig, R. J. (2003). *Psychologie.* Berlin: Springer.

Gesetzestexte

Psychologengesetz 2013. Bundesgesetz über die Führung der Bezeichnung »Psychologin« oder »Psychologe« und über die Ausübung der Gesundheitspsychologie und der Klinischen Psychologie (Psychologengesetz 2013). BGBI. I Nr. 182/2013.

Psychotherapiegesetz 2024. Bundesgesetz über die Ausübung der Psychotherapie (Psychotherapiegesetz 2024 – PThG 2024). BGBl. I Nr. 49/2024 inkl. Psychotherapie-Ausbildungs-, Approbationsprüfungs- und Qualitätssicherungsverordnung 2024 – Pth-AAQV 2024 (BGBl II Nr. 292/2024).

Kernliteratur

Arbeitskreis OPD. (Hrsg.). (2024). *OPD-3 Operationalisierte Psychodynamische Diagnostik. Das Manual für Diagnostik und Therapieplanung* (2., überarb. Aufl.). Bern: Hogrefe.

Datler, W., Hochgerner, M., Korunka, Ch., Löffler-Stastka, H., & Pawlowsky, G. (2021). Disziplin, Profession und evidenzbasierte Praxis: Zur Stellung der Psychotherapie im Gesundheitssystem. Eine Bilanz. *Psychotherapie Forum,* 25(1), 7–21.
Löffler-Stastka, H. (2024). Kompetenzentwicklung und Ausbildung für eine integrierte Versorgung. *Zeitschrift für Hochschulentwicklung,* 19(2), 17–40.
Rieß, G. (2024). Psychotherapie und Klinische Psychologie. Kritische Betrachtung eines alten Spannungsverhältnisses. *Feedback - Zeitschrift für Gruppentherapie und Beratung,* 13(1), 69–84.
Rieß, G., Kern, D., & Sitz, Y. (2025, März, unveröffentlicht). *Kernkompetenzen Klinische Psychologie und Psychotherapie.* Wien: Gesundheit Österreich.

Weiterführende Literatur

Höfner, C., & Hochgerner, M. (2022). *Psychotherapeutische Diagnostik.* Berlin: Springer.
Löffler-Stastka, H. (2024). Kompetenzentwicklung und Ausbildung für eine integrierte Versorgung. *Zeitschrift für Hochschulentwicklung,* 19(2), 17–40.
Slunecko, Th., & Benetka, G. (2023). *Geschichte und Paradigmen der Psychologie und Psychotherapie.* Wien: Facultas.
Weiss, S. (2023). *Gesundheitsberufe in Österreich.* Bundesministerium für Soziales, Gesundheit, Pflege und Konsumentenschutz, Wien.

13.6 Psychotherapie in Zahlen*

Expert:innengruppe Wilfried Datler, Markus Hochgerner, Christian Korunka , Henriette Löffler-Stastka, Gerhard Pawlowsky, Sara Plimon-Rohm & Maria Sagl

Zusammenfassung

Zum Neuerlass des österreichischen Psychotherapiegesetzes 2024 und zum weiteren Planungsbedarf bezüglich Psychotherapieausbildung und Versorgung wurden Zahlen und planungsrelevante Fakten aus Sicht der Expert:innengruppe auf Basis statistischer Auswertungen aus den Jahren 2020–2025 zusammengestellt. Da Ausbildung immer forschungsgeleitet und entlang eines Versorgungsplans stattfinden soll, werden auch die Grundlagen eines Versorgungsplanes dargestellt.

Schlüsselwörter

Psychotherapiegesetz, Ausbildungsbedarf, Versorgungsbedarf

13.6.1 Ein erster Überblick

Psychisches Leid in der österreichischen Bevölkerung

23 % der Bevölkerung erkranken jährlich an krankheitswertigen psychischen Störungen, wobei nur 14 % im aktuellen Versorgungssystem erfasst werden. 7 % der Bevölkerung könnten für psychotherapeutische Behandlung motiviert werden. Durch die aktuellen Versorgungsangebote kann derzeit lediglich die Hälfte (3,9 %) der registrierten Betroffenen (bei einer Dunkelziffer von 9 %) psychotherapeutisch behandelt werden (siehe Abb. 37). Der volkswirtschaftliche Schaden aus psychischer Erkrankung beträgt jährlich 13,9 Mrd. €, somit 4,3 % des Bruttoinlandsproduktes.

* Der vorliegende Beitrag wurde 2023 als Informationspapier zum Psychotherapiegesetz 2024 verfasst und im *Dossier: Psychotherapiegesetz und Psychotherapieausbildung NEU* (S. 14–29) des Österreichischen Bundesverbandes für Psychotherapie (ÖBVP) sowie unter https://ucrisportal.univie.ac.at/de/publications/positionspapier-5-psychotherapie-in-zahlen/ öffentlich gemacht. Er liegt hier in leicht gekürzter und aktualisierter Form vor.

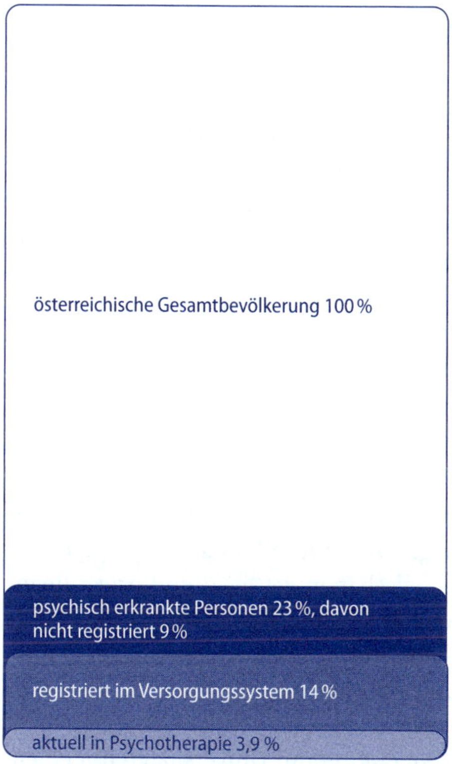

Abb. 37: Behandlungsrelevantes psychisches Leid und Versorgungsgrad der Bevölkerung

Die Berufsgruppe

Derzeit (2025) üben 12461 Personen als staatlich anerkannte Psychotherapeut:innen ihren Beruf im Median mit 21 Behandlungsstunden pro Woche aus. Eine hohe Versorgungsleistung wird zusätzlich durch die über 11000 Ausbildungskandidat:innen der Psychotherapie geleistet, die im Rahmen ihrer Qualifikation verpflichtet sind, 600 Behandlungsstunden unter Anleitung erfahrener Kolleg:innen durchzuführen. Ähnlich wie in vergleichbaren Berufsgruppen des Gesundheitswesens ist das Durchschnittsalter sehr hoch (57,5 Jahre). In naher Zukunft ist mit einer starken Überalterung (40 % der Psychotherapeut:innen in Pension) zu rechnen.

Das Spektrum der Psychotherapie

Die Berufsgruppe repräsentiert relativ ausgewogen die vier anerkannten Grundorientierungen psychotherapeutischen Denkens und Handelns (humanistische, psychodynamische, systemische Psychotherapie sowie Verhaltenstherapie) und bietet ein breites Spektrum an Grundberufen mit speziellen Behandlungsschwerpunkten an (wie beispielsweise Kinder- und Jugendlichenpsychotherapie; Depression-, Angst- und Traumabehandlung; Therapie für chronisch psychisch Erkrankte; Familientherapie oder Gerontopsychotherapie).

Finanzierung der Ausbildung

Psychotherapie ist seit 1991 als gesetzlich anerkannter Heilberuf für psychisch Erkrankte die einzige Berufsausbildung, die weitgehend durch außeruniversitäre Fachgesellschaften getragen und privat finanziert wird, wobei die hohe Qualität (über siebenjährige Dauer, Lehre in Kleingruppen, Selbsterfahrung, Praktika, Supervision) mit entsprechend hohen Kosten (im Schnitt 38 000 € mit Streuung bis 60 000 €) einhergeht. Ein Großteil der Ausbildungsgänge ist bereits jetzt akademisiert und findet an bzw. in Kooperation mit Universitäten mit einem Masterabschluss statt.

Psychotherapeutische Versorgung

Psychotherapie wird jeweils zur Hälfte freiberuflich in Privatpraxen und Institutionen angeboten. Die Psychotherapeut:innen sind in Kooperation mit der Ärzt:innenschaft die zentrale Säule der Versorgung psychisch Erkrankter. Eine ausreichende Versorgung von psychisch Erkrankten mit oftmals geringem Einkommen, ohne Berufstätigkeit sowie nach längerer Erkrankung ist für Betroffene schwer finanzierbar, wobei deutliche regionale Unterschiede bestehen (bessere Versorgung in den Städten, unterschiedliche Angebots- und Finanzierungsmöglichkeiten je nach Bundesland und Gesundheitskasse). Eine öffentliche Finanzierung von psychotherapeutischer Ausbildung und die durchgehende, niederschwellig erreichbare und kassenfinanzierte Versorgung mit Psychotherapie sind wesentliche Faktoren zur Minderung seelischen Leides und bedeutender gesellschaftlicher und finanzieller Kosten für Österreich.

13.6.2 Psychotherapie in Zahlen

13.6.2.1 Psychotherapeut:innen in Österreich

Nach Inkrafttreten des ersten Psychotherapiegesetzes am 01.01.1991 waren mit Stand vom 31.12.1991 950 Psychotherapeut:innen in die Psychotherapeut:innenliste des Gesundheitsressorts eingetragen. Dies entsprach einer Dichte von 1,2 Psychotherapeut:innen pro 10 000 Einwohner:innen.

Seither ist eine stetige Aufwärtsentwicklung über 35 Jahre festzustellen: Mit Stand vom 31.12.2022 waren 11 394 Psychotherapeut:innen mit einer Dichte von 12,61 Psychotherapeut:innen je 10 000 Einwohner:innen* in die Psychotherapeut:innenliste eingetragen. Auch der Anteil an Psychotherapeutinnen ist stetig ansteigend und betrug mit Stand vom 31.12.2022 73,6 %. Aktuell (2025) sind mehr als 12 000 Psychotherapeut:innen in die Berufsliste eingetragen.

13.6.2.2 Bedarf an Psychotherapeut:innen

Mit Stand vom 31.12.2021 waren 63,7 % der Psychotherapeut:innen ausschließlich in freier Praxis und 6,9 % ausschließlich im Rahmen eines Arbeitsverhältnisses aktiv. 29,3 % erbrachten psychotherapeutische Leistungen sowohl in freier Praxis als auch in einer Institution.

Das Durchschnittsalter der aktuell tätigen Psychotherapeut:innen beträgt 57,5 Jahre (Frauen 56,5 Jahre, Männer 60,3 Jahre). 21 % der Psychotherapeut:innen sind über 65 Jahre alt. Im Betrachtungszeitraum 2012 bis 2021 zeigt sich ein kontinuierlicher Anstieg des Durchschnitts-

* Dies entspricht einer Dichte von 12,6 Psychotherapeut:innen pro 10 000 Einwohner:innen (Pth/Ew). Mit Stand vom 31.12.2022 waren 12 378 Personen jemals in die Berufsliste eingetragen: Die Diskrepanz ergibt sich daraus, dass Personen zwischenzeitlich aus der Psychotherapeut:innenliste ausgetragen wurden, weil sie ihren Beruf ruhend stellten (228 Personen), nicht mehr ausüben oder verstarben.
Die Entwicklung über 30 Jahre verlief wie folgt:
31.12.1991: 950 Psychotherapeut: innen (1,2 Pth/Ew)
31.12.2001: 5325 Psychotherapeut:innen (6,6 Pth/Ew)
31.12.2011: 7408 Psychotherapeut:innen (8,8 Pth/Ew)
31.12.2022: 11 394 Psychotherapeut:innen (12,6 Pth/Ew)
Hinweis: Im Vergleich dazu betrug mit September 2021 die Ärzt:innendichte in Österreich 54,2 Personen pro 10 000 Einwohner:innen (Statista, 07.01.2023).

alters*: 40 % der Psychotherapeut:innen werden in den kommenden 10 Jahren ihre Berufstätigkeit einstellen oder einschränken (Tanios et al., 2020).

Die Unterschiede zwischen den Bundesländern sind stark ausgeprägt (Grabenhofer-Eggerth et al., 2019, 2022; Sagerschnig & Tanios, 2018; Sagerschnig et al., 2018; Wancata, 2017): Wien hat mit 22,8 Psychotherapeut:innen pro 10 000 Einwohner:innen (Pth/Ew) die höchste Versorgungsdichte, das Burgenland mit 6,4 Pth/Ew die geringste**.

Die regionale Ungleichverteilung und Unterversorgung ländlicher Gebiete im psychotherapeutischen Angebot je Bundesland (Sagerschnig & Tanios, 2018) zeigt im Einzelnen, dass 41 % aller berufsberechtigten Psychotherapeut:innen ihren Berufssitz bzw. Dienstort im Bundesland Wien mit 21,5 % der österreichischen Bevölkerung haben. Ebenso gibt es im Bundesland Salzburg mit 8 % der Psychotherapeut:innen mehr Personen, als dies dem Bevölkerungsanteil (mit 6,3 %) entspricht. Umgekehrt verhält sich die Verteilung der Psychotherapeut:innen (Pth) im Verhältnis zum Bevölkerungsanteil (B) in allen anderen Bundesländern: Niederösterreich (Pth: 12,5 %; B: 18,9 %), Oberösterreich (Pth: 10,8 %; B: 16,8 %), die Steiermark (Pth: 8,6 %; B: 14,0 %), Tirol (Pth: 8,1 %; B: 8,5 %), das Burgenland (Pth: 2,4 %; B: 3,3 %) und Kärnten (Pth: 4,6 %; B: 6,3 %) liegen mit ihrer Psychotherapeut:innenzahl unter ihrem jeweiligen österreichischen Bevölkerungsanteil.

Die größte Diskrepanz im Psychotherapieangebot nach politischen Bezirken im Verhältnis von 27 : 1 Psychotherapeut:innen besteht zwischen Wien (Region 1., 6.–9. und 19. Bezirk) mit 58,6 Pth/10 000 Ew und dem Bezirk Deutschlandsberg mit 2,15 Pth/10 000 Ew Ew (Sagerschnig & Tanios, 2018).

Damit wird eine anhaltende defizitäre Grundversorgung (Grabenhofer-Eggerth et al., 2019, 2022; Sagerschnig & Tanios, 2018; Sagerschnig et al., 2018; Wancata, 2017) der österreichischen Bevölkerung im Überblick der regionalen Verteilung deutlich: Rund 33 % der Psychotherapeut:innen haben derzeit ihren Berufssitz in einer Gemeinde mit weniger als 10 000 Einwohner:innen. Da zwei Drittel der österreichischen Bevölkerung in Gemeinden mit weniger als 10 000 Personen leben, ist aktuell ein Drittel der Psychotherapeut:innen für die Versorgung von etwa zwei Dritteln der Bevölkerung zuständig (Grabenhofer-Eggerth et al., 2019, 2022; Sagerschnig & Tanios, 2018; Sagerschnig

* Ausgangspunkt bildet hier ein Durchschnittsalter der Frauen von 53,5 Jahren bzw. der Männer von 56,3 Jahren im Jahr 2012.

** Die genannten anteiligen Bevölkerungszahlen Österreichs je Bundesland werden mit Stichtag 15.02.2022 ausgewiesen (Statista, 07.01.2023).

et al., 2018; Wancata, 2017). Die Zahl der Psychotherapeut:innen, die im ländlichen Bereich ihrer beruflichen Tätigkeit nachgehen, nimmt kontinuierlich, wenn auch langsam zu.

10693 Personen und somit 93,9 % der eingetragenen Psychotherapeut:innen besitzen die österreichische **Staatsbürgerschaft**, gefolgt von 3,5 % mit deutscher und 1,0 % mit italienischer Herkunft.

Das Psychotherapiegesetz 1991 definierte u.a. bestimmte **Grundberufe** bzw. **Studien** als Voraussetzung zur psychotherapeutischen Ausbildung: So sind mit Stand 01.06.2020 21,4 % der Psychotherapeut:innen auch in die Liste der Klinischen Psycholog:innen eingetragen, 7,8 % haben ein pädagogisches Studium absolviert, 6,8 % sind Absolvent:innen der Sozialarbeit (Akademie, Fachhochschule), 4,8 % Absolvent:innen der Gesundheits- und Krankenpflegeberufe und 4 % der Psychotherapeut:innen stammen aus der Medizin*. Weiters besitzen 0,7 % der Psychotherapeut:innen die Berechtigung zur eigenverantwortlichen Ausübung der Musiktherapie (Sagerschnig & Valady, 2020).

Die übergreifende Zuordnung der methodenspezifischen Zusatzbezeichnungen je nach Art der gewählten Ausbildungsform erfolgt nach den vier international üblichen **Grundströmungen/Clustern** der Psychotherapie und zeigt folgende Verteilung der Psychotherapeut:innen und Ausbildungskandidat:innen (Stand 01.06.2022):

Humanistische Orientierung (E, EL, GTP, IG, IT, PD, PZ):**
: 39,4 % der Psychotherapeut:innen; 44,6 % der Ausbildungskandidat:innen.

Psychodynamische Orientierung (AP, ATP, DA, DG, GP, HY, IP, KBT, KIP, PA, PoP, TA)*:**
: 24,9 % der Psychotherapeut:innen; 26,1 % der Ausbildungskandidat:innen.

* Diese Zahl bezieht sich auf die in der Psychotherapeut:innenliste eingetragenen Ärzt:innen. Die nicht in der Psychotherapeut:innenliste eingetragenen Ärzt:innen für Psychotherapeutische Medizin sind mit dieser Zahl nicht erfasst.

** Die Abkürzungen bedeuten im Einzelnen: E = Existenzanalyse; EL = Existenzanalyse und Logotherapie; GTP = Gestalttheoretische Psychotherapie; IG = Integrative Gestalttherapie; IT = Integrative Therapie; PD = Psychodrama; PZ = Personzentrierte Psychotherapie.

*** AP = Analytische Psychologie; ATP = Autogene Psychotherapie; DA = Daseinsanalyse; DG = Dynamische Gruppenpsychotherapie; GP = Gruppenpsychoanalyse / Psychoanalytische Psychotherapie; HY = Hypnosepsychotherapie; IP = Individualpsychologie; KBT = Konzentrative Bewegungstherapie; KIP = Katathym Imaginative Psychotherapie; PA = Psychoanalyse / Psychoanalytische Psychotherapie; PoP = Psychoanalytisch orientierte Psychotherapie; TA = Transaktionsanalytische Psychotherapie.

Systemische Orientierung (SF, NLPt)*:
23,8 % der Psychotherapeut:innen; 15,0 % der Ausbildungskandidat:innen.

Verhaltenstherapeutische Orientierung (VT):**
11,9 % der Psychotherapeut:innen; 14,3 % der Ausbildungskandidat:innen.

Rund 89 % der Psychotherapeut:innen (Stand 31. 12. 2021) führen eine oder mehrere fachspezifische Zusatzbezeichnungen, die ihre Ausbildung in einem der 23 anerkannten spezifischen Psychotherapieverfahren in einer der vier Grundströmungen/Cluster ausweisen.

11 % der eingetragenen Psychotherapeut:innen sind ohne Zusatzbezeichnung registriert. Diese Personen aus der ersten Eintragungszeit ab 1991 wurden im Rahmen der Übergangsbestimmungen als Psychotherapeut:innen in ihrer Ausbildung und Tätigkeit gleichzuhaltend den gesetzlichen Anforderungen eingetragen.

13.6.2.3 Psychotherapieausbildung

In Summe (Propädeutikum und Fachspezifikum) befanden sich im Zeitraum 2021/2022 8682 Personen in einer psychotherapeutischen Ausbildung, wovon rund 78 % weiblich sind.

Erste Ausbildungsphase nach PthG 1990: Propädeutikum

Mit Stand vom 01.06.2022 (Sagerschnig et al., 2022) waren 20 Ausbildungseinrichtungen aktiv***, die die allgemeinen Grundlagen der Psychotherapie vermitteln.

Es befanden sich insgesamt 5041 Personen in der propädeutischen Ausbildung, davon 3937 (78,1 %) weiblich. 953 Personen (21,0 %) schlossen das psychotherapeutische Propädeutikum im Berichtsjahr 2021/2022 ab, weitere 358 Personen (7,9 %) schieden ohne Abschluss aus. Neu auf-

* SF = Systemische Familientherapie; NLPt = Neuro-Linguistische Psychotherapie, keine Ausbildungstätigkeit.

** VT = Verhaltenstherapie.

*** 25 propädeutische Ausbildungseinrichtungen sind anerkannt, von denen vier am Stichtag nicht ausbildeten und eine im Erhebungszeitraum noch nicht mit ihrer Ausbildungstätigkeit begonnen hatte.

genommen wurden im Berichtsjahr 2021/2022 1824 Personen (40,3 % der Kandidat:innen). Etwa zwei Drittel der Ausbildungskandidat:innen im psychotherapeutischen Propädeutikum waren im Alter zwischen 24 und 40 Jahren.

4459 (89 %) der Ausbildungskandidat:innen im psychotherapeutischen Propädeutikum besaßen die österreichische Staatsbürgerschaft, 287 (6 %) die deutsche, 19 (0,4 %) die italienische und 269 (5 %) die Staatsbürgerschaft anderer Staaten.

Zweite Ausbildungsphase nach PthG 1990: Fachspezifikum

Mit Stand vom 01.06.2022 waren von den 47 anerkannten fachspezifischen Ausbildungseinrichtungen (Sagerschnig et al., 2022) 43 aktiv in der Ausbildung tätig*. Aktuell (2025) sind 52 fachspezifische Ausbildungseinrichtungen in der Vermittlung der speziellen Kompetenzen psychotherapeutischer Tätigkeit im Rahmen einer der vier Grundströmungen/Cluster der Psychotherapie tätig.

Es befanden sich im Berichtsjahr 2021/2022 4745 Personen in fachspezifischer Ausbildung. Davon hatten 40 % der Ausbildungskandidat:innen keinen im Gesetz angeführten Zugangsberuf und wurden daher mit Bescheid der jeweiligen Bundesministerin:des jeweiligen Bundesministers für Gesundheit im Einzelfall zur Ausbildung zugelassen. Ihr Anteil nahm, in den letzten 10 Jahren (ausgehend von 20 %) auf dem Hintergrund neuer Berufsbilder und Ausbildungsprofile, die 1991 bei Gesetzeswerdung noch nicht existierten, stark zu**.

Im Berichtsjahr 2021/2022 (Sagerschnig et al., 2022) wurden 791 Personen in die fachspezifische Ausbildung aufgenommen, 476 schlossen sie ab und 105 Personen schieden ohne Abschluss aus. 342 Personen, das

* Eine Ausbildungseinrichtung hatte die Ausbildung ruhend gestellt, eine bildete im Berichtsjahr keine Teilnehmer:innen aus und zwei Einrichtungen hatten ihre Ausbildungen noch nicht begonnen.

** Der im Gegensatz zum psychotherapeutischen Propädeutikum bedeutend höhere Anteil von Personen, die mit Bescheid zur fachspezifischen Ausbildung zugelassen werden, hängt mit der im Falle des psychotherapeutischen Fachspezifikums stärkeren gesetzlichen Eingrenzung von Berufsausbildungen zusammen (»Grundberufe«), die im Psychotherapiegesetz 1991 als Aufnahmevoraussetzung taxativ definiert sind und im Rahmen der aktuellen Ausbildungsstruktur trotz akademischer Qualifikation (noch) nicht erfasst werden, sodass beispielsweise Personen, die einen Bachelor-Abschluss in Psychologie, Pädagogik oder Philosophie erworben haben, einen Zulassungsbescheid zur Absolvierung des Fachspezifikums benötigen.

sind 43,2 % der neu Aufgenommenen, wurden mit Bescheid zur Ausbildung zugelassen*.

1800 Ausbildungskandidat:innen wurde der Status »Psychotherapeut:in in Ausbildung unter Supervision« nach Absolvierung von mindestens 50 % der theoretischen und einem Großteil der praktischen Ausbildung mit der Berechtigung zur Arbeit mit Patient:innen als Psychotherapeut:in in Ausbildung unter Supervision von den fachspezifischen Ausbildungseinrichtungen zuerkannt.

Während die Anzahl der Ausbildungsabbrüche im Propädeutikum im Berichtsjahr 2021/2022 13 % betrug und 25 % der Ausbildungskandidat:innen nach Absolvierung des Propädeutikums kein Fachspezifikum fortsetzten, sank die Zahl der Abbrüche im Fachspezifikum auf unter 3 %.

Die Verteilung der Wohnsitze (Sagerschnig et al., 2022) der fachspezifischen Ausbildungskandidat:innen auf die Bundesländer (exklusive 108 Personen mit Wohnsitz im Ausland) wich im Berichtsjahr 2021/2022 von jener der österreichischen Wohnbevölkerung ab: 45 % aller Ausbildungskandidat:innen mit Wohnsitz in Österreich lebten in Wien. Ihr Anteil war damit mehr als doppelt so hoch wie jener der Wiener:innen an der österreichischen Bevölkerung. Im Gegensatz dazu waren Ausbildungskandidat:innen aus allen anderen Bundesländern unterrepräsentiert: Vor allem der Anteil der Kandidat:innen aus dem Burgenland, aus Vorarlberg, Kärnten und Oberösterreich war im Verhältnis zu den Einwohner:innen dieser Bundesländer gering.

Bei Betrachtung der fachspezifischen Ausbildung (Eller & Stumm, 2023) betrug das Alter im Schnitt bei Ausbildungsbeginn 32,9 Jahre und die Ausbildungsdauer laut Curricula 4,5 bis 5,3 Jahre. Etwas mehr als ein Fünftel der fachspezifischen Ausbildungskandidat:innen war jünger als 31 Jahre. Die 31- bis 40-Jährigen bildeten mit 43,5 % die größte Gruppe, 35 % waren über 40 Jahre alt (Sagerschnig et al., 2022).

4307 Ausbildungskandidat:innen (91 %) im Fachspezifikum besaßen im Berichtsjahr 2021/2022 die österreichische Staatsbürgerschaft. 217 Personen (5 %) stammten aus Deutschland und 34 Personen (1 %) aus Italien. Personen aus allen anderen Herkunftsländern machten zusammen 3 % aus.

* Mit Stand vom 01. 06. 2022 waren insgesamt 1867 Personen (39 % aller Ausbildungskandidat:innen) im Fachspezifikum mit Bescheid zur Ausbildung zugelassen. Diese Zahlen enthalten auch jene Personen, die Zulassungsbescheide bereits zur Aufnahme in das Propädeutikum erhalten hatten.

13.6.2.4 Bedarf und Angebot an Psychotherapie

> »Von den psychisch Erkrankten bekamen 20,4 % nur Psychopharmaka, 12,4 % nur Psychotherapie und 9,7 % eine Kombination beider Therapieformen. Es gibt Anlass zur Sorge, dass 57,5 % der psychisch Kranken keinerlei Behandlung für ihre Krankheit erhielt.« (Wancata, 2017, S. 165)

Laut aktueller Studien (OECD, 2020; Rieß & Löffler-Stastka, 2022; Wancata, 2017) erkranken 40 % der Bevölkerung mindestens einmal im Leben psychisch. Hierbei sind insbesondere Angst, Sucht, Depression und Somatisierungsstörungen zu nennen:

- 23,8 % der Bevölkerung leiden zu jedem Zeitpunkt des Jahres an krankheitswertigen psychischen Störungen, davon werden
- 13,8 % im aktuellen Versorgungssystem als erkrankt registriert.
- 6,9 % der Bevölkerung und somit 50 % der registrierten Erkrankten könnten für psychotherapeutische Behandlung motiviert werden (Wancata, 2017). Durch die aktuellen Versorgungsangebote kann derzeit lediglich die Hälfte (3,8 %) der Betroffenen psychotherapeutisch behandelt werden.

In absoluten Zahlen (Grabenhofer-Eggerth et al., 2019, 2022; OECD, 2020; Rieß & Löffler-Stastka, 2022; Sagerschnig et al., 2018; Wancata, 2017) darf davon ausgegangen werden, dass von den aktuell 2,137 Mio. psychisch Leidenden (23,8 % der Gesamtbevölkerung)

- 1,1 Mio. (50 %) der psychisch Erkrankten zu einer hilfreichen psychotherapeutischen Behandlung bei angemessenen Behandlungsvoraussetzungen (Erreichbarkeit, langfristig kassenfinanziert) zur Psychotherapie motivierbar sind. Umgerechnet auf die aktuelle Bevölkerungszahl (Basis 2019) bedeutet dies, dass ca. 586 000 psychisch kranke Personen jährlich mit Psychotherapie zu versorgen sind.
- Im Jahr 2019 wurden 339 000 Personen (Tanios et al., 2020) und somit 57,8 % der erreichten psychisch Leidenden psychotherapierelevant behandelt*, davon je zur Hälfte durch Psychotherapeut:innen

* Die Prozentangaben werden auf Zahlenbasis der österreichischen Bevölkerung mit Stichtag 01. 01. 2019 mit 8 860 000 Personen dargestellt, da die validen Zahlen der Versorgung aus 2019 stammen. Die aktuelle Bevölkerung Österreichs beträgt (Stichtag 01. 01. 2022) 8 980 000 Personen (Statista, 06. 01. 2023). Die Bedarfsrechnung erfasst noch nicht den erwartbar erhöhten Psychotherapiebedarf aus Langzeitwirkungen der Corona-Pandemie besonders bei Kindern und Jugendlichen sowie im gerontopsychotherapeutischen Bereich,

und Ärzt:innen (Löffler-Stastka & Hochgerner, 2021; Tanios et al., 2020).

- Die Dunkelziffer der weiterhin **nicht erfassten 8,9 % krankheitswertig psychisch Leidenden** in der österreichischen Bevölkerung und die davon psychotherapeutisch motivierbare, jedoch nicht erreichte Personengruppe von 4,45 % beträgt jährlich rund **394 000 Menschen** und ist in die Versorgungserhebung mit einzubeziehen.
- Somit können derzeit von rund 980 000 psychisch aktuell (nicht registrierten und registrierten) erkrankten und zur Psychotherapie motivierbaren Personen **34,6 % psychotherapeutisch versorgt** werden.

Im **niedergelassenen Bereich** beträgt die im Median **geleistete Stundenanzahl** je Psychotherapeut:in aktuell 10 Patient:innenstunden (Grabenhofer-Eggerth & Sator, 2020) pro Woche. Lediglich 5 % der tätigen Berufsangehörigen erbringen 30 oder mehr Stunden* Psychotherapie wöchentlich.

Zugleich zeigte sich in den letzten Jahren eine je Region unterschiedliche **Zunahme an angebotenen Stunden**. Beispielhaft sei hier Wien angeführt, das Bundesland mit der höchsten Versorgungsdichte: Hier stehen derzeit mehr als drei **Vollzeitäquivalente** psychotherapeutisches Angebot pro 10 000 Einwohner:innen zur Verfügung, das entspricht 90 Patient:innenstunden/Woche. Im Burgenland kann ein Vollzeitäquivalent mit 30 Patient:innenstunden/Woche pro 10 000 Einwohner:innen genutzt werden. Der erhebliche Anteil der Stundenleistungen von Psychotherapeut:innen in Ausbildung unter Supervision** ist dabei noch nicht berücksichtigt.

zu dem vielfältige alarmierende Zahlen aus der klinischen Praxis vorliegen, aber noch keine zusammenfassenden statistischen Werte zur Verfügung stehen (können).

* Laut Berechnungen des Österreichischen Bundesverbandes für Psychotherapie (ÖBVP) ist die notwendige Verhältniszahl je Psychotherapeut:in zur Bevölkerungsanzahl mit 1 : 2500 bei 30 Wochenarbeitsstunden anzunehmen, ähnlich der Verhältniszahl praktischer Ärzt:innen zur Gesamtbevölkerung. Laut dem Hauptverband der Sozialversicherungsträger (HVSV) wäre der notwendige Schlüssel 1 : 3200 im Verhältnis Psychotherapeut:innen zur Bevölkerungszahl. Neuere Zahlen aus Expert:innengruppen (2022) gehen aus psychotherapeutisch-fachlicher Sicht bei einer notwendigen und realisierten Versorgung von erwartbaren 7 % der Gesamtbevölkerung von einem Bedarf an 26 000 Psychotherapeut:innen mit einer (wie aktuell gegeben) wöchentlichen Stundenleistung von 24 aus.

** Die »Psychotherapeut:innen in Ausbildung unter Supervision« haben mit 10 bis 12 Stunden wöchentlich eine ebenso hohe Versorgungsfrequenz wie

Zur Arbeit in Institutionen (Sagerschnig et al., 2018) fallen die regional unterschiedlichen Zahlen auf: In Wien arbeiten 19,3 % der Psychotherapeut:innen auch in Institutionen, in den Bundesländern Niederösterreich, Oberösterreich und Steiermark nur noch 9,6 % bis 6,2 %, in Tirol 5 % und in Vorarlberg, Kärnten und im Burgenland 2,4 % bis 1,4 %.

Die dringend notwendige Bereitstellung psychotherapeutischer Versorgungsstunden könnte insbesondere verbessert werden durch

- größere institutionelle Verankerung der Psychotherapie im Gesundheitssystem sowie die
- unbegrenzte Refundierung der Honorare für Patient:innen und langfristige Bewilligungen von Psychotherapien chronisch Erkrankter in der ambulanten Versorgung (bei einem Anteil von 46 % in freier Praxis tätigen Psychotherapeut:innen).

Aus demografischer Sicht besteht beim Berufsstand der Psychotherapeut:innen wie auch in anderen Gesundheitsberufen eine Überalterung. Das Durchschnittsalter der aktuell tätigen Psychotherapeut:innen beträgt 57,5 Jahre (Frauen: 56,5 Jahre; Männer: 60,3 Jahre). 21 % der Psychotherapeut:innen sind über 65 Jahre alt. Es kann davon ausgegangen werden, dass 40 % der Psychotherapeut:innen in den kommenden 10 Jahren altersbedingt weniger versorgungswirksam sein werden bzw. ihre Berufsausübung einstellen werden. Während das Angebot an freiberuflichen psychotherapeutischen Wochenstunden bis zum 65. Lebensjahr im Median 10 Wochenstunden beträgt, fällt diese Zahl nach Vollendung des 65. Lebensjahres im Falle weiterer Tätigkeit auf 7 Stunden (Tanios et al., 2020).

13.6.2.5 Tätigkeitsprofil und Leistungsumfang der Psychotherapie in Österreich

Zur Krankheitswertigkeit der behandelten Personen (Tanios et al., 2020) ist festzuhalten, dass 26,1 % unter schweren Störungen leiden, 43,8 % mittelgradig schwer und 30,1 % leicht psychisch erkrankt sind. 94 % der

Psychotherapeut:innen in freier Praxis nach Ausbildungsabschluss (Grabenhofer-Eggerth & Sator, 2020) und leisten damit 2,7 Mio. Versorgungsstunden in durchschnittlich 3 Jahren ihrer Ausbildung, somit 900 000 Versorgungsstunden jährlich. Diese Leistungen erfolgen ohne Möglichkeit einer Bezuschussung oder Abrechnung durch die Sozialversicherungen – in den meisten Fällen (lt. Bericht von Ausbildungsinstitutionen) bei einem Stundensatz von € 10 bis zu € 60.

geleisteten Gesamtstunden betreffen Patient:innen mit einer krankheitswertigen Störung (Tanios et al., 2020), die weiteren 6 % der Stunden können z. B. Beratungstätigkeit und therapeutische Begleitung zur Entwicklung der Persönlichkeit betreffen.

Wie bereits erwähnt, wird freiberufliche Psychotherapie wöchentlich im Median mit 10 Patient:innenstunden mit psychisch ausgewiesenen Erkrankten geleistet und es werden jährlich 46 Patient:innen versorgt. 20 % der Psychotherapeut:innen behandeln zwischen 50 und 300 Patient:innen jährlich (Tanios et al., 2020). Unter Berücksichtigung der psychotherapeutischen Arbeit in Institutionen (durch 54 % der Psychotherapeut:innen) und der Dokumentationstätigkeit ergibt sich eine Wochenarbeitszeit von 24 Stunden (Tanios et al., 2020, S. 18) im Median mit einem Frauenanteil von 73 %.

Als Standardangebot (99,9 %) bieten Psychotherapeut:innen Einzelpsychotherapie an, gefolgt von Paar- und Familienpsychotherapie (54,5 %) sowie Gruppenpsychotherapie (14,5 %).

Psychotherapeutische Leistungen

Im Jahr 2019 wurden durch die Sozialversicherung 76,4 Mio. € für psychotherapeutische Leistungen ausgegeben (Tanios et al., 2020).

Davon entfielen

- 60 % (45,84 Mio. €) auf psychotherapeutische Versorgungsvereine und Institutionen,
- 20 % (15,28 Mio. €) auf Vertrags- und Wahlärzt:innen,
- 19 % (14,51 Mio. €) auf niedergelassene Psychotherapeut:innen und
- 1 % (764 000 €) auf Leistungen kasseneigener Einrichtungen.

Im Erhebungszeitraum 2014 (überarbeitet 2019) wurden 116 000 Personen mit Psychotherapie durch Psychotherapeut:innen erreicht (Tanios et al., 2020), 117 000 Personen mit Interventionen der Psychotherapeutischen Medizin*.

* Diese Zahl bezieht sich auf die in der Psychotherapeut:innenliste eingetragenen Ärzt:innen. Die nicht in der Psychotherapeut:innenliste eingetragenen Ärzt:innen für Psychotherapeutische Medizin sind mit dieser Zahl nicht erfasst.

13.6.2.6 Bedingungen zur notwendigen und hinreichenden psychotherapeutischen Versorgung der österreichischen Bevölkerung

Nach einem Bericht der Gesundheit Österreich (Grabenhofer-Eggerth & Sator, 2020) stellt »das vorhandene Angebot […] eine Basisversorgung sicher, dennoch scheint in allen Bundesländern weiterer Versorgungsbedarf gegeben«, und es »kann davon ausgegangen werden, dass das vorhandene Angebot den Bedarf nicht deckt« (S. IV).

Folgekosten

Im Hinblick auf Maßnahmen zur Absicherung der Grundversorgung mit Psychotherapie gilt es, hohen finanziellen, sozialen und individuellen Schaden zu vermeiden:

> »**Psychotherapie muss** im österreichischen Gesundheitssystem langfristig – parallel zur und integriert mit der somatisch-medizinischen Versorgung – **jenen Stellenwert erhalten, der ihrem Nutzen entspricht.** […] Die **OECD und die Europäische Kommission** beziffern die (Folge-)Kosten psychischer Erkrankungen in Österreich für das Jahr 2019 mit rund **4,3 % des Bruttoinlandsproduktes** auf etwa **13,9 Mrd. Euro** und betonen neben diesem finanziellen volkswirtschaftlichen Schaden auch extrem hohe individuelle sowie familiäre seelische Belastungen […] Depression oder somatische Belastungsstörungen haben die somatischen Erkrankungen im Ranking der häufigsten Krankheitsbilder in Österreich mittlerweile überholt […]. Dieser Trend wird aufgrund der COVID-19-Folgeerkrankungen **um weitere 20 %** steigen […].« (Rieß & Löffler-Stastka, 2022, S. 137; Hervorh. durch Autor:innen; siehe auch OEDC, 2020; Rechnungshof, 2019)

Einige beispielhaft angeführte **wichtige Kostenfaktoren** (Hauptverband der österreichischen Sozialversicherungsträger, 2011) sind:

- Zwei Drittel der **Frühpensionierungen** resultieren aus psychischen Erkrankungen.
- Die Ausgaben für Invaliditätspensionen und **Rehabilitationsaufwendungen** aufgrund psychischer Erkrankung stiegen z. B. zwischen 2007 und 2011 um 62 % auf 368 Mio. €.
- Psychische Erkrankungen führen zu durchschnittlich 40 Tagen **Krankenstand** jährlich, somatische Erkrankungen zu durchschnittlich 11 Tagen.

- Die Behandlung psychischer Erkrankungen in **Spitälern** kostet 280 Mio. €.
- Die Behandlung mit **Psychopharmaka** kostet 250 Mio. €.
- In Form von **Krankengeld** wurden 71 Mio. € ausgezahlt.

Der Ausbau und die erweiterte **Integration psychotherapeutischer Versorgung** (Grabenhofer et al., 2019; Sagerschnig et al., 2018) in das Gesundheitssystem können durch folgende Maßnahmen erfolgen:

- Ausreichende und **vollfinanzierte Kassenplätze*** sowie die stetige Valorisierung der Zuschüsse für psychotherapierelevant Erkrankte, besonders auch in ländlichen Gebieten und für vulnerable Gruppen (Kinder, Jugendliche und junge Erwachsene; Personen mit besonderen Bedürfnissen; Gerontopsychotherapie), können psychisch leidende Personen langfristig gesichert unterstützen und heilen. Die **mangelnde Valorisierung** und der damit bedingte Wertverlust der Zuschüsse zu Honoraren führte 2017 zur erstmaligen Erhöhung der Zuschussleistungen bei wichtigen Kostenträgern freiberuflicher Psychotherapie: Der seit 1992 (!) gleichbleibende Kostenzuschuss von 21 € wurde auf 28 € und ab 01.01.2023 auf 31,50 € erhöht.
- Stärker fächerübergreifende Verankerung der **Psychotherapie im Spitalssystem** mit einem angemessenen Patient:innenschlüssel
- Voraussetzung dafür ist ein **einheitlicher und uneingeschränkter Zugang** zur Psychotherapie in ganz Österreich samt vollem Kostenersatz in der Gleichstellung aller durch die WHO anerkannten Krankheitsbilder im Sinne der Versorgungsgerechtigkeit und bedarfsgerechten Versorgungsstruktur (Rieß & Löffler-Stastka, 2022; siehe auch OEDC, 2020; Rechnungshof, 2019). Auf Nachfrage des Österreichischen Bundesverbandes für Psychotherapie (ÖBVP)** betrugen im

* Die fächerübergreifende Verankerung der Psychotherapie im Spitalssystem mit einem angemessenen Patient:innenschlüssel wurde bereits in der 50. ASVG-Novelle 1992 mit der Gleichstellung psychotherapeutischer zur ärztlichen Tätigkeit festgelegt und in den Pflichtleistungskatalog der sozialen Krankenversicherung mit der Novellierung des Krankenanstaltengesetzes des Bundes (BGBl. Nr. 801/1993) aufgenommen.

** Ein Überblick zu allen Bundesländern: Eine Nachfrage des Österreichischen Bundesverbandes für Psychotherapie (ÖBVP) ergab (auf Datenbasis 2014) folgende Leistungen (gerundet) für Psychotherapie je anspruchsberechtigter Person und Bundesland in aufsteigender Reihenfolge: Kärntner GKK 6,6 €; Niederösterreichische GKK 6,9 €; Oberösterreichische GKK 7,7 €; Steirische GKK 7,4 €; Burgenländische GKK 8,6 €; Tiroler GKK 10,0 €; Vorarlberger GKK 12,3 €; Wiener GKK 11,6 €. Zu berücksichtigen ist auch, dass in den Angaben sowohl die Vollfinanzierung von Stunden als auch der Kostenzuschuss mit

Jahr 2014 die jährlichen Aufwendungen für Psychotherapie je Patient:in z. B. in der Kärntner Gebietskrankenkasse (GKK) 6,60 € und in der Wiener Gebietskrankenkasse (GKW) 11,60 €.
- Ende der Kontingentierung von Psychotherapie: Die Vorab-Festlegung von Obergrenzen bezüglich Stundenanzahl und Behandlungsdauer führt zu einer Verzögerung des Behandlungsbeginns bzw. beendet vorzeitig und entgegen der Indikation langfristig stützende Psychotherapie zur Aufrechterhaltung chronisch eingeengter Lebensverläufe auf bestmöglichem Niveau.

13.6.2.7 Finanzierung der Versorgung

In Österreich haben sich verschiedene Formen der Versorgungsleistung von Psychotherapie (Grabenhofer-Eggerth & Sator, 2020) etabliert. Zu nennen sind:
- Vollrefundierung der Stundenkosten (sogenannter »Kassenplatz«): 26,8 % der Patient:innen erhalten eine Vergütung der gesamten Stundenkosten durch die jeweilige Sozialversicherung.
- Teilrefundierungsmodell: 52,2 % der Patient:innen erhalten eine teilweise Rückerstattung von 31,50 € bis 40 € pro Psychotherapieeinheit, unabhängig vom Kostensatz der geleisteten Stunde mit meist zwischen 80 € und 120 €.
- Finanzierung ohne Kostenzuschuss: 21 % der Patient:innen sind Selbstzahler:innen ohne Kostenersatz bzw. Vollrefundierung bei Stundensätzen von 80 € bis 120 €.

Kosten einer zukünftigen Vollfinanzierung von Psychotherapie

Psychische Erkrankungen wie Angst, Depression und somatoforme (psychosomatische) Erkrankungen haben organische Erkrankungen (Herz-Kreislauf-Erkrankungen und Erkrankungen des Bewegungsapparates) als häufigste Krankheitsbilder der österreichischen Bevölkerung abgelöst. Einschätzungen und Berechnungen hinsichtlich notwendiger Behandlungskosten sind wesentlich abhängig von den Zielformulierungen bezüglich einer berufsgerechten Bezahlung psychotherapeutischer Stunden in freier Praxis und in Institutionen, von der

Teilfinanzierung und die Leistungen an Ärzt:innen für psychotherapeutische Leistungen eingerechnet sind.

anzustrebenden Zahl (5–9 %) zu erreichender und zu versorgender Patient:innen sowie von der Bereitschaft zu anhaltender tatsächlicher Versorgung mit Langzeittherapie für tatsächlich chronisch schwer Erkrankte anhand kooperativer Behandlungspfade und der dafür einzubeziehenden Berufsgruppen analog zu somatisch Erkrankten. Wiederkehrende Erhebungen* und daraus folgende Schätzungen von Expert:innen im Bereich Krankenversicherung, Statistik, Gesundheitsministerium und Berufsverbände, die weiterer Evaluation bedürfen, gehen dabei von 170 Mio. € bis 1,1 Mrd. € Finanzierungskosten bei einer Gleichstellung der Versorgungskultur wie bei somatisch Erkrankten aus. Auch der erhöhte Bedarf (Ravens-Sieberer et al., 2021) durch die Folgen der Covid-Pandemie bei Erwachsenen (plus 20 %) und insbesondere bei Kindern und Jugendlichen (plus 30 %) ist zu berücksichtigen.

Nutzen einer zukünftigen Vollfinanzierung von Psychotherapie

Laut aktueller Erhebungen (siehe Fußnote *) werden beispielsweise bei einer tatsächlichen Versorgung von 5 % der psychisch Erkrankten mit Psychotherapie die Kosten durch die Ersparnisse im Bereich der volkswirtschaftlichen Folgekosten bereits kompensiert bzw. überkompensiert. Die Kompensation ergibt sich auch aus der Reduktion von somatischen Komorbiditäten bei adäquat indizierter, in Dosis und Zeit ausreichender Psychotherapie. Somit liegt der Return of Investment – die ersparten Kosten pro investiertem Euro – bei 1 : 2,5.

* Die auf den ersten Blick übergroße Spannbreite der Kostenschätzung zur angemessenen Versorgung zeigt die Heterogenität der Einschätzung wesentlicher Stakeholder im Gesundheitssystem. Durch die aus der jeweiligen Binnenlogik institutioneller Sichtweisen erschwerte gesamthafte Erfassung der vielschichtigen Erkrankungen von Patient:innen aus volkswirtschaftlicher Sicht (13,8 Mrd. € Folgeschäden jährlich) sowie die Nicht-, Fehl- oder Minderbehandlung von Patient:innen (durch mangelnde oder zu kurze Finanzierung, erschwerendes Antragswesen, schlechte Erreichbarkeit etc.) wird die notwendige multimodale Zusammenarbeit zentraler Behandler:innengruppen (aus Psychotherapie, Medizin, Psychologie, Sozialarbeit etc.) erschwert. Bei aktuell (2022) etwa 80 Mio. € Aufwendungen für Psychotherapie überbietet jedoch sogar die kleinste angeführte Schätzung der notwendigen Mittelerhöhung (170 Mio. €) die aktuellen Zahlungen im Gesundheitssystem um mehr als 100 %. Im Gegensatz dazu ist die sehr gut abgesicherte aktuelle Datenlage (2019–2022) eindeutig (GBD 2019 Mental Disorders Collaborators, 2022; Löffler-Stastka & Hochgerner, 2021; Rieß & Löffler-Stastka, 2022; Singer et al., 2022).

Psychotherapeutische Leistungen im Ausbildungskontext

Psychotherapiestunden von Psychotherapeut:innen in Ausbildung unter Supervision sowie Leistungen der Praktikant:innen im Rahmen der propädeutischen und der fachspezifischen Ausbildung sind ein wesentlicher Faktor der aktuellen Versorgungsstruktur: Es werden jährlich (!) 900 000 Versorgungsstunden für psychisch Erkrankte ohne Möglichkeit einer Kassenrefundierung sowohl im institutionellen als auch freiberuflichen Kontext geleistet (Grabenhofer-Eggerth & Sator, 2020).

13.6.2.8 Dauer, Kosten und Abschluss der Ausbildung

Zweiphasige Psychotherapieausbildung nach dem Psychotherapiegesetz 1990

1. **Propädeutikum:**
   Die Dauer des ersten Ausbildungsabschnittes/der propädeutischen Ausbildung mit in Summe mindestens 1250 Stunden (Theorie, Praktika, Selbsterfahrung, Abschlussprüfung) beträgt durchschnittlich 2,1 Jahre.* Die Kosten für das Propädeutikum betragen durchschnittlich 6800 € mit einer Spanne von 3800 € bis 8200 €; die Kosten der propädeutischen Ausbildung an Privatuniversitäten betragen durchschnittlich € 39 000 mit einer Spanne von 19 600 € bis 57 100 € (Eller & Stumm, 2023). Durch Anrechnung einzelner Ausbildungsteile aus abgeschlossenen Ausbildungen anerkannter Quellenberufe können sich die Ausbildungsdauer auf ein Jahr und die Kosten um bis zu zwei Drittel reduzieren.
   Die propädeutischen Ausbildungswege wurden in der Übergangsregelung des Psychotherapiegesetzes 2024 bis 2030 verlängert.

2. **Fachspezifikum:**
   Die Dauer des zweiten Ausbildungsabschnittes/der fachspezifischen Ausbildung mit in Summe mindestens 1900 Stunden (Theorie, Methodik, Selbsterfahrung, Praktika, Arbeit unter Supervision, Abschlussarbeit) beträgt durchschnittlich 5,2 Jahre. Die tatsächliche Dauer der Ausbildungen bis zur Eintragung in die Psychotherapeut:innenliste wird

* Die derzeitigen akademischen Programme, meist mit einem Master of Science/Psychotherapie verbunden, liefen mit der letzten Universitätsgesetznovelle 2021 mit September 2023 aus. Aktuelle Kooperationen in: Eller & Stumm (2023).

jedoch durch deutliche Überschreitung der Mindeststundenzahlen in einzelnen Ausbildungsteilen von fachspezifischen Anbietern und die individuelle Gestaltung einzelner Ausbildungsabschnitte durch Ausbildungskandidat:innen (abhängig z. B. von der zeitgerecht möglichen Absolvierung der eigenständigen Arbeit unter Supervision bei gleichzeitiger Berufstätigkeit oder Aufgaben der Elternschaft, der Abfassung der Abschlussarbeit und Abschlussprüfung) auf 6,9 bis zu 9 Jahre verlängert.
Die Kosten für das Fachspezifikum (Eller & Stumm, 2023) belaufen sich durchschnittlich auf 31 200 €, die Spannbreite beträgt 23 400 € bis 51 500 €. Diese Kosten hängen vorrangig von der nach oben variablen Stundenanzahl und den Kosten der Einzellehrtherapie (zwischen 65 und 237 Mindeststunden, bis zu 600 Stunden in Einzelfällen) und Lehrsupervision (zwischen 39 und 72 Mindeststunden im Einzelsetting) einzelner Ausbildungseinrichtungen ab. Es wird davon ausgegangen, dass diese beiden Ausbildungsteile (Einzellehrtherapie und Lehrsupervision) etwa zwei Drittel der Gesamtkosten ausmachen. Die Kosten der fachspezifischen Ausbildung an Privatuniversitäten (Eller & Stumm, 2023) belaufen sich auf 60 000 € bis 80 000 €. Die Möglichkeit, fachspezifische Ausbildungen nach dem ersten Psychotherapiegesetz 1990 abzuschließen, wurde im Psychotherapiegesetz 2024 mit dem Jahr 2038 festgelegt.

3. **Kostenmindernde Faktoren der Ausbildung:**
   Eine Reduzierung der Ausbildungskosten ergibt sich durch die mögliche Anrechnung von zuvor erworbenen Ausbildungsinhalten im Propädeutikum. Im Fachspezifikum ergibt sich eine Kostenreduktion durch den Ausbildungsabschnitt der eigenständigen Arbeit als Psychotherapeut:in in Ausbildung unter Supervision mit (zumindest) 600 Stunden, in dem der aktuelle Stundensatz 10 € bis 60 € mit einem mittleren Wert von 40 € je Stunde angenommen werden kann. Damit werden die faktischen Ausbildungskosten über beide Ausbildungsabschnitte, abhängig von den unterschiedlichen Kosten der gewählten Ausbildungsform, von allen Ausbildungskandidat:innen um 25 % bis 50 % gemindert. Auch diverse Förderungen zur beruflichen Weiterbildung werden, je nach persönlichen Voraussetzungen und Bundesland, in beiden Ausbildungsabschnitten kostenmindernd und ausbildungsunterstützend (Stichwort: Bildungskarenz für Langzeitpraktika) aktiviert.

4. **Akademische Qualifikationen:**
   Derzeit bieten 32 der 43 aktiven Ausbildungseinrichtungen die Möglichkeit an, einen akademischen Abschluss zu erlangen, entweder durch Kooperation mit einer postsekundären Bildungseinrichtung oder durch ein eigenständiges akademisches Angebot. Die hierfür zusätzlich anfallenden Kosten belaufen sich durchschnittlich auf etwa 11 500 € mit einer Spanne von 7700 € bis 20 900 €.
   Die Anzahl der Lehrtherapeut:innen (Sagerschnig et al., 2022; Sagerschnig & Valady, 2020) betrug zum Stichtag 01. 06. 2020 1019 Personen. 64 % davon sind Frauen. Aktuelle Zahlen aus 2022 (Eller & Stumm, 2023) weisen eine höhere Gesamtzahl von Lehrenden mit 1523 Personen aus, wenn auch Personen mit Lehraufträgen für Teile der fachspezifischen Ausbildung berücksichtigt werden (Lehrtherapeut:innen mit voller Lehrbefugnis: 851 Personen; Lehrbeauftragte für Teile der Ausbildung: 672 Personen).

Dreiphasige Psychotherapieausbildung nach dem Psychotherapiegesetz 2024

Durch das aktuelle Psychotherapiegesetz 2024 wird die Ausbildung nun dreiphasig und universitär verankert ab 2026 durchgeführt (siehe im Detail dazu und bezüglich der Folgewirkungen für individuelle Ausbildungswege die Einleitung zu diesem Buch). Nach einem polyvalenten Bachelor mit 180 ECTS ist ein spezifisches Masterprogramm Psychotherapie mit in Summe 300 ECTS zu absolvieren. Anschließend, in der postgradualen dritten Ausbildungsphase, angeboten durch gesetzlich anerkannte Fachgesellschaften mit mindestens 82 ECTS (2050 Stunden, davon 1000 Stunden Psychotherapie unter Supervision), wird nach Absolvierung einer externen Approbationsprüfung die eigenberechtigte psychotherapeutische Tätigkeit möglich (Hochgerner & Plimon-Rohm, 2024). Da aktuell (2026) lediglich 500 Studienplätze, organisiert in Regelstudien an öffentlichen Universitäten (öffentlich finanziert), zur Verfügung stehen und 1300 bis 1800 Studienanfänger:innen jährlich benötigt sind, werden weitere (kostenpflichtige) Studiengänge in außerordentlichen Studiengängen an derzeit zehn Universitätsstandorten in sieben österreichischen Städten angeboten. Ergänzend können auch Fachhochschulen und Privatuniversitäten Studiengänge in Psychotherapie anbieten.

Fragen zur Evaluation

1. Formulieren Sie die wesentlichen Kennzahlen der aktuellen psychotherapeutischen Versorgung in Österreich und die häufigsten Krankheitsbilder der österreichischen Bevölkerung.
2. Benennen Sie die Kennzahlen der psychotherapeutisch in Ausbildung befindlichen Personen und setzen Sie diese in Verbindung mit dem Versorgungsbedarf.
3. Welche Formen der öffentlichen Finanzierung psychotherapeutischer Angebote stehen in Österreich mit welchen Kennzahlen zur Verfügung?
4. Welche Folgewirkungen hat die mangelhafte Versorgung der österreichischen Bevölkerung mit Psychotherapie?
5. Benennen Sie wesentliche Unterschiede der psychotherapeutischen Ausbildung zwischen dem ersten und zweiten österreichischen Psychotherapiegesetz.

Literatur im Text

Datler, W., Hochgerner, M., Korunka, C., & Löffler-Stastka, H. (2021). Disziplin, Profession und evidenzbasierte Praxis: Zur Stellung der Psychotherapie im Gesundheitssystem. Eine Bilanz. *Psychotherapie Forum*, 24. DOI: 10.1007/s00729-021-00167-4.

Eggerth, A., Bednar, W., & Hagleitner, J. (2010). *Versorgung mit Psychotherapie 2009.* Wien: Gesundheit Österreich.

Eller, N., & Stumm, G. (2023). *Psychotherapieausbildung in Österreich – Überblick, Methoden, Entscheidungshilfen.* Berlin: Springer.

GBD 2019 Mental Disorders Collaborators. (2022). Global, regional, and national burden of 12 mental disorders in 204 countries and territories, 1990–2019: a systematic analysis for the Global Burden of Disease Study 2019. *The Lancet Psychiatry,* 9(2), 137–150. DOI: 10.1016/ S2215-0366(21)00395-3.

Grabenhofer-Eggerth, A., Brzozowska, Z., Kern, D., & Trauner, F. (2022). *Klinisch-psychologische Behandlung als Kassenleistung. Grobschätzung der finanziellen Auswirkungen aus Kassen- und makroökonomischer Sicht.* Wien: Gesundheit Österreich (unveröffentlicht).

Grabenhofer-Eggerth, A., & Sator, M. (2020). *Psychotherapie als Sozialversicherungsleistung – Inanspruchnahme und Finanzierung.* Wien: Gesundheit Österreich.

Grabenhofer-Eggerth, A., Tanio, A., Sagerschnig, S., & Kern, D. (2019). *Konzept für eine gesamthafte Lösung der psychologischen und psychotherapeutischen Versorgung.* Wien: Gesundheit Österreich.

Hauptverband der österreichischen Sozialversicherungsträger. (2011). *Analyse der Versorgung psychisch Erkrankter. Abschlussbericht.* Salzburg.

Hochgerner, M., & Plimon-Rohm, S. (2024). Die gesetzliche Neuregelung der Psychotherapie in Österreich. Ein konsekutives Studium an öffentlichen Universitäten. *Feedback*, 2/2024, 51–71. DOI: 10.30820/2752-2245-2024-2-51.

Korunka, C., & Hochgerner, M. (2023). Psychotherapie in Österreich: Der Ausbildungsweg und die berufliche Situation von Psychotherapeut/innen. In W. Datler, A. Drossos, E. Gornik & Ch. Korunka (Hrsg.), *Akademisierung der Psychotherapie. Aktuelle Entwicklungen, historische Annäherungen und internationale Perspektiven* (S. 103–124). Facultas: Wien.

Löffler-Stastka, H., & Hochgerner, M. (2021). Versorgungswirksamkeit von Psychotherapie in Österreich. *psychopraxis.neuropraxis*, 24, 57–61. DOI: 10.1007/s00739-020-00686-w.

OECD. (2020). *Mental Health and Work: Austria.* Paris: OECD.

Pawlowsky, G. (2021). Zur Entwicklung der Psychotherapie in Österreich: Zahlen und Fakten. In M. Hochgerner (Hrsg.), *Grundlagen der Psychotherapie* (S. 795–809). Wien: Facultas.

Ravens-Sieberer, U., Kaman, A., Otto, C., Adedeji, A., Napp, A.-K., Becker, M., Blanck-Stellmacher, U., Löffler, C., Schlack, R., Hölling, H., Devine, J., Erhart, M., & Hurrelmann, K. (2021). Seelische Gesundheit und psychische Belastungen von Kindern und Jugendlichen in der ersten Welle der COVID-19-Pandemie – Ergebnisse der COPSY Studie. *Bundesgesundheitsblatt*, 64, 1512–1521. DOI: 10.1007/s00103-021-03291-3.

Rechnungshof. (2019). *Versorgung psychisch Erkrankter durch die Sozialversicherung.* III–260 der Beilagen zu den Stenographischen Protokollen des Nationalrates XXVI. Reihe BUND 2019/8. Rechnungshof GZ 004.536/011–PR3/19. Wien: Rechnungshof.

Rieß, G., & Löffler-Stastka, H. (2022). VersorgungsNOT – Psychotherapie als zentrale, aber marginalisierte Versorgungsleistung im Gesundheitssystem. *Psychotherapie Forum*, 26, 136–143. DOI: 10.1007/s00729-022-00210-y.

Sagerschnig, S. (2023). *Psychotherapie, Klinische Psychologie, Gesundheitspsychologie, Musiktherapie. Statistik der Berufsgruppen 1991–2021.* Wien: Gesundheit Österreich.

Sagerschnig, S., Sackl, A., & Valady, S. (2022). *Ausbildungsstatistik 2022. Daten zum Ausbildungsgeschehen in Psychotherapie, Klinischer Psychologie und Gesundheitspsychologie in Österreich.* Wien: Gesundheit Österreich.

Sagerschnig, S., Grabenhofer-Eggerth, A., Kern, D., Sator, M., & Zuba, M. (2018). *Inanspruchnahme von Psychotherapie und psychiatrischer Rehabilitation im Kontext der Angebote. Ergebnisbericht.* Wien: Gesundheit Österreich.

Sagerschnig, S. & Tanios, A. (2018). *Psychotherapie, Klinische Psychologie, Gesundheitspsychologie, Musiktherapie. Statistik der Berufsgruppen 1991–2017.* Wien: Gesundheit Österreich.

Sagerschnig, S., & Valady, S. (2020). *Ausbildungsstatistik 2020. Daten zum Ausbildungsgeschehen in Psychotherapie, Klinischer Psychologie und Gesundheitspsychologie in Österreich.* Wien: Gesundheit Österreich.

Singer, S., Blanck, J., Scholz, I., Büttner, M., & Maier, L. (2022). Hängen die Stundenkontingente für ambulante Psychotherapie zur Behandlung von Depressionen mit deren Schweregrad zusammen? *Nervenarzt*, 93, 1143–1149. DOI: 10.1007/s00115-022-01374-3.

Tanios, A., Grabenhofer-Eggerth, A., & Valady, S. (2020). *Analyse der Versorgungswirksamkeit von Psychotherapeutinnen und Psychotherapeuten in freier Praxis. Ergebnisbericht.* Wien: Gesundheit Österreich.

Wancata, J. (2017). *Prävalenz und Versorgung psychischer Krankheiten in Österreich.* Abteilung für Sozialpsychiatrie. Medizinische Universität Wien.

Kernliteratur

Datler, W., Hochgerner, M., Korunka, C., & Löffler-Stastka, H. (2021). Disziplin, Profession und evidenzbasierte Praxis: Zur Stellung der Psychotherapie im Gesundheitssystem. Eine Bilanz. *Psychotherapie Forum*, 24. DOI: 10.1007/s00729-021-00167-4.

Löffler-Stastka, H., & Hochgerner, M. (2021). Versorgungswirksamkeit von Psychotherapie in Österreich. *psychopraxis.neuropraxis*, 24, 57–61. DOI: 10.1007/s00739-020-00686-w.

Rieß, G., & Löffler-Stastka, H. (2022). VersorgungsNOT – Psychotherapie als zentrale, aber marginalisierte Versorgungsleistung im Gesundheitssystem. *Psychotherapie Forum*, 26, 136–143. DOI: 10.1007/s00729-022-00210-y.

Tanios, A., Grabenhofer-Eggerth, A., & Valady, S. (2020). *Analyse der Versorgungswirksamkeit von Psychotherapeutinnen und Psychotherapeuten in freier Praxis. Ergebnisbericht.* Wien: Gesundheit Österreich.

Weiterführende Literatur

Wancata, J. (2017). *Prävalenz und Versorgung psychischer Krankheiten in Österreich.* Abteilung für Sozialpsychiatrie. Medizinische Universität Wien.

13.7 Weitere Zahlen zur Psychotherapie

Gerhard Pawlowsky

Psychotherapie in Zahlen – Kennzahlen der Psychotherapeut:innen in Ausbildung und in der Psychotherapeutenliste – Notwendige Veränderungen – Unersetzbarkeit der Psychotherapie

Zusammenfassung

Die Psychotherapie ist in Österreich seit 1990 legalisiert. Die Ausbildung findet in zwei Abschnitten, dem Propädeutikum und dem Fachspezifikum, in Einrichtungen statt, die vom Bundesministerium für Gesundheit (BMG) dafür anerkannt werden. Das Propädeutikum ist eine Zusammenfassung von relevanten Inhalten aus verschiedenen Wissensbereichen, das Fachspezifikum widmet sich jeweils einer psychotherapeutischen Methode. Die Liste der praktizierenden Psychotherapeut:innen ist seit 1991 auf über 9000 Personen angewachsen, knapp drei Viertel davon sind Frauen. Weitere statistische Entwicklungen werden dargestellt.

Schlüsselwörter

Psychotherapie: Berufsbild, Ausbildung, Grundorientierungen, Alter, Abbrüche, regionale Verteilung, Quellenberufe, Arbeitsverhältnisse, wöchentliche Arbeitszeit, Zukunft

13.7.1 Die Psychotherapie – ein neues Berufsbild

Die Psychotherapie ist ein Erfolgsmodell. Sie war bis 1990 den Ärzt:innen vorbehalten, seitdem ist sie in Österreich gesetzlich geregelt. Am 10.10.2017 wies die Psychotherapeutenliste 9155 Personen auf (1.12.2020: 10651 Personen), die zur Ausübung der Psychotherapie in Institutionen und in freier Praxis berechtigt sind. Die Psychotherapie ist damit ein völlig gleichberechtigter Gesundheitsberuf geworden, obwohl die 5- bis 7-jährige Ausbildung dazu gänzlich aus eigenen Mitteln bezahlt wird.

Die Psychotherapie ist aber auch ein Erfolgsmodell, weil langsam wachsend immer mehr Personen diesen beruflichen Weg einschlagen. Waren in einer Untersuchung von Jandl-Jager und Stumm (1988) vor dem Inkrafttreten des Psychotherapiegesetzes (PthG) über 1200 Personen psychotherapeutisch tätig, so stieg diese Ziffer bis zum Ende der ersten Übergangsregelung des PthG Mitte 1993 auf über 3000 an, bis zum Ende der zweiten Übergangsregelung Ende 1997 auf über 4000. Seither steigt die Anzahl recht stetig weiter an,* obwohl in der Zeit zwischen 4.3.1991 und 10.10.2017 insgesamt 834 Personen zumeist aus Altersgründen aus der Psychotherapeutenliste ausgeschieden oder verstorben sind und weitere 258 Personen ihre Ausübung gegenwärtig ruhend gestellt haben.

In der Folge werden einige Charakteristika der eingetragenen Psychotherapeut:innen wie auch der Kandidat:innen dargestellt, aus denen auch eine künftige Entwicklung der Berufsgruppe abgeschätzt werden kann.

13.7.2 Ausbildung

Die Psychotherapieausbildung ist umfangreich. Der erste Abschnitt, das Propädeutikum, umfasst gemäß PthG mindestens 765 Std. Theorie, 480 Std. Praktikum und 20 Std. Supervision des Praktikums. Der zweite Teil, das Fachspezifikum, umfasst gemäß PthG mindestens 300 Std. Theorie, 200 Std. Selbsterfahrung, 550 Std. Praktikum, 30 Std. Supervision des Praktikums, 600 Std. eigene praktische psychotherapeutische Arbeit und 120 Std. Supervision dieser Praxis. Anzumerken ist hierzu, dass zwar für das Propädeutikum, das Wissensgebiete aus verschiedenen Studien zusammenfasst, teilweise umfangreiche Anrechnungen vorgenommen werden können – im Fachspezifikum ist das nur in sehr geringem Umfang möglich; die anerkannten propädeutischen und fachspezifischen Ausbildungseinrichtungen dürfen jedoch in ihren Curricula über die genannten Mindeststundenziffern hinausgehen, und tun dies auch – besonders im Fachspezifikum.

Dem genannten Wachstumstrend entspricht auch die zunehmende Zahl der Kandidat:innen im Propädeutikum und im Fachspezifikum. Mit 1.6.2016 waren es 3844 Personen in propädeutischer und 3789 Personen in fachspezifischer Ausbildung, beide Ziffern waren ab 2003 bzw. 2009 stetig steigend.

* In der Folge sind alle Daten, die sich auf die Psychotherapeutenliste beziehen, mit Stand 31.12.2015 einem Bericht des Österreichischen Bundesinstituts für das Gesundheitswesen (ÖBIG) entnommen. Jene Daten, die sich auf die Ausbildungsstatistik beziehen, sind mit Stand 1.6.2016 der Ausbildungsstatistik des ÖBIG entnommen, jüngere Statistiken des ÖBIG liegen noch nicht vor. Daten aus dem Jahr 2017 sind vom Autor recherchiert.

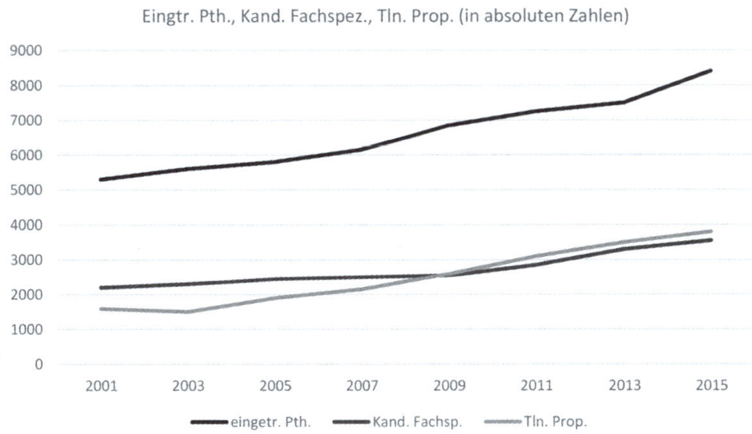

Abb. 38: Entwicklung der Anzahl von eingetragenen Psychotherapeut:innen, Kandidat:innen im Fachspezifikum und im Propädeutikum (eigene Darstellung nach Daten des ÖBIG, 2017b)

Ausbildungseinrichtungen und Zusatzbezeichnungen

Info

Einrichtungen und Bezeichnungen: In den Jahren 1991–2017 ist die Zahl der vom BMG anerkannten propädeutischen Ausbildungseinrichtungen auf 21 und jene der anerkannten fachspezifischen Ausbildungseinrichtungen auf 44 gestiegen. Die 23 heute vergebenen Zusatzbezeichnungen der verschiedenen Fachspezifika wurden sinnvollerweise zu vier Grundorientierungen zusammengefasst.

Die Fachspezifika vergeben beim Abschluss der Psychotherapieausbildung mit dem BMG akkordiert insgesamt 23 Zusatzbezeichnungen, mit denen die Psychotherapeut:innen, die ihre Ausbildung erfolgreich absolviert haben, dann in die Psychotherapeutenliste eingetragen werden. Fasst man diese Zusatzbezeichnungen zu Grundorientierungen (den sogenannten »Clustern«) zusammen, so gestaltet sich die Verteilung wie folgt (ohne Berücksichtigung der heute noch insgesamt rund 14,5 % Personen, die im Zuge der ersten Übergangsregelung bis Mitte 1993 ohne Zusatzbezeichnung eingetragen werden konnten) (alle Daten in %):

Tabelle 15: Die Grundorientierungen der Psychotherapeut:innen und der Kandidat:innen (eigene Darstellung nach Daten des ÖBIG, 2017b)

		Zum Vergleich	
	In der Psychotherapeutenliste	Ausbildung	Eintr./Jahr*
Psychodynamische Grundorientierung	26,4	29,0	21,1
Humanistische Grundorientierung	37,5	45,1	36,4
Systemische Grundorientierung	24,3	16,1	28,2
Verhaltenstherapie	11,8	9,8	14,3

* Eintragungen pro Jahr, gemittelt über die Jahre 2014–2016 (ÖBIG 2017b).

Diese Daten deuten auf die doch unterschiedliche Dauer der Ausbildungen (und damit auch auf unterschiedliche Ziffern in Bezug auf Abbrüche der Ausbildungen) hin. So sind die psychodynamischen Ausbildungen wohl am längsten, die systemischen und verhaltenstherapeutischen Ausbildungen am kürzesten (Letztere wohl auch durch Anrechnungen aus der Ausbildung zur Klinischen Psychologie bzw. Gesundheitspsychologie). Die systemische und die verhaltenstherapeutische Grundorientierung nehmen daher im Verhältnis zu den anderen beiden etwas stärker ab.

13.7.3 Alter

Die Altersverteilung der eingetragenen Psychotherapeut:innen umfasst eine große Spannweite. Das Mindestalter für eine Eintragung gemäß PsthG ist 28 Jahre, die ältesten Männer sind 97 Jahre, die ältesten Frauen 92 Jahre alt. Der Mittelwert liegt insgesamt bei 56,0 Jahren, für Männer bei 58,6 Jahren, für Frauen bei 55,0 Jahren. Diese Ziffern sind langsam im Steigen, in den letzten fünf Jahren um insgesamt ein Jahr. Dabei liegen 76 % der Frauen und 71 % der Männer in der Altersgruppe 40–65 Jahre. Psychotherapie ist also bislang ein Beruf, der in einem Alter, in dem andere Personen schon in Pension sind, weiter ausgeübt werden kann – die Lebenserfahrung hat hier einen hohen Stellenwert.

Vergleicht man das mit der Ausbildung, so sind am besten die niedrigeren Altersgruppen heranzuziehen (Angaben in %).

Tabelle 16: Die Altersgruppen der Psychotherapeut:innen (eigene Darstellung nach Daten des ÖBIG, 2017b)

	Propädeutikum	Fachspezifikum	Psychotherapeutenliste
≤ 30 Jahre	45,7	19,2	0,3
31–40 Jahre	34,2	44,7	6,5

Zur Interpretation dieser Ziffern ist aber zu berücksichtigen,

- dass die Kandidat:innen frühestens nach Erreichen der Universitätsreife in das Propädeutikum einsteigen können oder mit Zulassungsbescheid des Bundesministeriums (de facto sind das bis zum Alter von 24 Jahren 11,2 %),
- danach frühestens mit 24 Jahren in das Fachspezifikum eintreten können (auch das sind nur 3,6 %) und
- nach Absolvierung der gesamten Ausbildung frühestens mit 28 Jahren in die Psychotherapeutenliste eingetragen werden können sowie
- dass dabei die Ausfallsquote im Propädeutikum, danach und im Fachspezifikum zu berücksichtigen ist.

Noch einfacher ist es, das Durchschnittsalter der Personen im Propädeutikum, im Fachspezifikum und in der Psychotherapeutenliste heranzuziehen, hier für das Berichtsjahr 2015/16 mit Stand vom 1.6.2016 für Propädeutikum und Fachspezifikum sowie 31.12.2015 für die Angaben aus der Psychotherapeutenliste (in Jahren):

Tabelle 17: Der Altersdurchschnitt der Psychotherapeut:innen und der Kandidat:innen (eigene Darstellung nach Daten des ÖBIG, 2017b)

	Propädeutikum	Fachspezifikum	Psychotherapeutenliste
Alter, Mittelwert	36,0	39,3	56,0

Somit müsste mit der Eintragung jüngerer Personen in die Psychotherapeutenliste das Durchschnittsalter der österreichischen Psychotherapeut:innen etwa bei der nun erreichten Ziffer stehen bleiben.

13.7.4 Abbrüche

Bei der zweistufigen Ausbildung zur Psychotherapie, die zur Gänze aus eigenen Mitteln absolviert wird, ist die Abbruchquote besonders interessant. Mit 1.6.2016 wird für das Propädeutikum eine Abbruchquote von rund 5 % angegeben, die mit zwei Ausnahmen* seit 2002 einigermaßen konstant blieb.

Eine andere Form des Abbruchs betrifft die Nichtfortsetzung der Ausbildung nach dem Abschluss des Propädeutikums. Vergleicht man die Abschlüsse des Propädeutikums in einem Berichtsjahr mit den Aufnahmen ins Fachspezifikum drei Jahre später (gemäß dem genannten Durchschnittsalter scheinen drei Jahre eine geeignete Kennzahl zu sein), so ergibt sich das folgende Bild (in absoluten Zahlen):

Tabelle 18: Abbrüche in der Psychotherapieausbildung (eigene Darstellung nach Daten des ÖBIG, 2017b)

	Abschluss Propäd.	Aufnahme Fachspez.	Ausfälle (in %)
2005/06–2008/09	≈ 680	≈ 610	10,0
2007/08–2010/11	≈ 720	≈ 500	30,6
2009/10–2012/13	≈ 600	≈ 615	k. A.
2011/12–2014/15	≈ 780	≈ 410	47,4

Die Zahl der Personen, die ihre Ausbildung nach abgeschlossenem Propädeutikum nicht im Fachspezifikum fortsetzen, schwankt also beträchtlich, grob gesprochen zwischen 10 % und 40 %, im Mittel wohl um 25 %. Im Fachspezifikum ist dann die Abbruchquote sehr gering, über die Jahre gemittelt nur bei etwa 2 %.**

* Die Abbruchquoten im Propädeutikum im Berichtsjahr 2000/01 und 2013/14 lagen bei 11 %, beide Male wegen einer Karteibereinigung, im ersten Fall nach einer Umarbeitung des Berichtsformulars, im zweiten Fall wegen einer Bereinigung der Zahl der aktiven Studierenden bei einer der größten Propädeutikumseinrichtungen, dem ÖAGG (vgl. ÖBIG, 2017b).

** Auch hier gibt es eine Ausnahme: Im Berichtsjahr 2008/09 lag die Abbruchquote durch Streichungen in einem einzelnen Fachspezifikum bei 10 %, was vermutlich darauf zurückzuführen ist, dass in diesem Jahr im Berichtsformular auf die getrennte Anführung von Personen, die vor bzw. nach 1992 ihre fachspezifische Ausbildung begonnen haben, verzichtet wurde, und das zu einer Karteibereinigung führte (vgl. ÖBIG, 2017b).

Info

Abbrüche: Kumuliert kann man also heute von einer Abbruchquote von rund 30 % sprechen, d. h. von 100 Personen, die in das Propädeutikum einsteigen, schließen etwa 70 Personen 6–8 Jahre später ein Fachspezifikum ab.

Dieser Wert der Abbruchquote lag war vor rund 15 Jahren noch bei knapp über 50 % – die Routine der Propädeutika und Fachspezifika in der professionellen Durchführung der Ausbildung einschließlich aller klärenden Durchführungsrichtlinien des BMG (zur Supervision 1996/2009, zu den Lehrtherapeut:innen 2000/01, zu den Ausbildungsverträgen oder zu den Anrechnungen im Fachspezifikum 2011/13) haben wohl zur Ausbildungssicherheit beigetragen.

Die Ausfallsquote ist ein Wert, der dem Grundgedanken des PsthG völlig entspricht: Jede Person entscheidet selbst, ob sie die Psychotherapie für sich geeignet findet und ausüben will. Dabei können die Abbrüche mehrere unterschiedliche Gründe haben: der Abschluss einer anderen Berufsausbildung und der dortige Berufseinstieg, finanzielle Gründe, die persönliche Familienplanung oder auch, seltener, der Übertritt vom abgeschlossenen Propädeutikum in die Lebens- und Sozialberatung.

Die Frage nach der unterschiedlichen Zahl der Abbrüche in den Grundorientierungen ist interessant, würde aber eine eigene Untersuchung erfordern.

13.7.5 Regionale Verteilung

Info

Die Verteilung der Psychotherapeut:innen auf die Bundesländer ist seit 1991 nahezu unverändert ungleich. Der Großteil der Psychotherapeut:innen ist auf Wien konzentriert.

Vergleicht man die Wohnsitze der eingetragenen Psychotherapeut:innen und jene der Kandidat:innen in fachspezifischer Ausbildung, so ergibt sich das folgende Bild (alle Angaben in %):

Tabelle 19: Die Verteilung der Psychotherapeut:innen nach Bundesländern (eigene Darstellung nach Daten des ÖBIG, 2017b)

	In der Psychotherapeutenliste	In der fachsp. Ausbildung
Wien	40,8	43,0
Niederösterreich	11,7	14,1
Oberösterreich	10,4	10,9
Steiermark	10,0	10,5
Salzburg	8,1	7,5
Tirol	8,3	6,1
Kärnten	5,0	4,5
Vorarlberg	4,0	2,5
Kärnten	5,0	4,5
Burgenland	1,6	1,9

Der Anteil der Psychotherapeut:innen je Bundesland wird gegenwärtig also durch die Ausbildungskandidat:innen in fachspezifischer Ausbildung im Wesentlichen reproduziert, wobei die Anteile in Wien und Niederösterreich weiterhin im Wachsen sind. Um die 41 % der Psychotherapeut:innen haben ihren Wohnsitz in Wien, wobei der Bevölkerungsanteil von Wien an der Gesamtbevölkerung Österreichs nur knapp 21 % ausmacht. Das Gleiche gilt in geringerem Maße auch für das Land Salzburg, alle übrigen Bundesländer haben das umgekehrte Verhältnis.

Legt man das auf die Versorgungsdichte um, so ergibt sich: Am 31. 12. 2015 kamen in Wien 19,1 Psychotherapeut:innen auf 10 000 Einwohner:innen; in weiterer Reihenfolge: Salzburg mit 12,4 Psychotherapeut:innen, Tirol 9,7, Vorarlberg 8,9, Kärnten 7,7, Steiermark 7,0, Oberösterreich 6,1, Niederösterreich 6,0 und Burgenland mit nur 4,8 Psychotherapeut:innen.

Interessant ist diese Ziffer, wenn man sie auf den Prozentsatz der eingetragenen Psychotherapeut:innen nach Stadt und Land überträgt – und ihre Entwicklung über 24 Jahre betrachtet.

Tabelle 20: Die Verteilung der Psychotherapeut:innen auf Landeshauptstädte und Land (eigene Darstellung nach Daten des ÖBIG, 2017a)

	1991	1998	2007	2015
Landeshauptstädte	81 %	74 %	70 %	68 %
Übrige Bezirke und Städte	19 %	26 %	30 %	32 %

Aus dieser Entwicklung lässt sich erkennen, dass sich die Prozentanteile ändern, aber nur in geringem Ausmaß. Die Gründe dafür liegen auf der Hand: Alle propädeutischen und nahezu alle fachspezifischen Ausbildungseinrichtungen haben ihre Ausbildungsstätten in Landeshauptstädten und daher dort auch ihren Einzugsbereich an Teilnehmer:innen im Umfeld der Städte.

13.7.6 Universitätsreife, Quellenberuf und Zulassungsbescheid

Gemäß PthG kann ein:e Interessent:in ins Propädeutikum mit Universitätsreife oder mit einem Zulassungsbescheid des BMG eintreten, der dann für das Fachspezifikum weitergilt. Ins Fachspezifikum ist der Eintritt möglich nach Absolvierung von einem der im Psychotherapiegesetz taxativ aufgezählten Berufe (den sogenannten »Quellenberufen«) oder ebenfalls mit einem Zulassungsbescheid des BMG.

i Info

Im Laufe der Jahre hat sich der Anteil der Quellenberufe bei den Psychotherapeut:innen verschoben, ebenso der Anteil der Zulassungsbescheide. Neben dem Zulassungsbescheid steht die Psychologie an erster Stelle der Quellenberufe, gefolgt von der Pädagogik, der Sozialarbeit und Krankenpflege.

Dies lässt sich nur anhand der Ziffern im Propädeutikum und im Fachspezifikum erläutern, da die Quellenberufe in der Psychotherapeutenliste nicht eigens angegeben und somit aus den akademischen Titeln nur teilweise erkennbar sind.

Im Berichtsjahr 2015/16 waren im Propädeutikum bzw. im Fachspezifikum mit Stand vom 1.6.2016 in Ausbildung (unvollständige Darstellung in % der Teilnehmer:innen):

Tabelle 21: Die Quellenberufe der Kandidat:innen in Psychotherapieausbildung (eigene Darstellung nach Daten des ÖBIG, 2017b)

	Propädeutikum	Fachspezifikum
Universitätsreife (und Studienberechtigung)	46,8	> 30,0
Psychologie	15,0	23,4
Andere Studienabschlüsse	11,1	> 15,0 (inkl. Bescheid)
Pädagogik	5,5	8,0
Sozialarbeit	4,8	6,3
Krankenpflege	4,1	5,3
Zulassungsbescheid	3,6	31,9
Medizin	2,5	5,7

Zur Interpretation:

- Es ist interessant, dass alle berufsbezogenen Daten (Psychologie, Pädagogik etc.) im Fachspezifikum höher liegen – Absolvent:inn, zumeist auch ein wenig älter, sind wohl ausdauernder.
- Der Anteil der Bescheide, die hier nicht additiv zu verstehen sind, ist im Fachspezifikum groß, enthält aber auch die Bescheide für das Propädeutikum.
- Der Anteil der Psycholog:innen in der Psychotherapeutenliste liegt bei über 30 %, er ist im Laufe der Jahre von 40 % auf über 30 % zurückgegangen.
- Der Anteil der Mediziner:innen ist in gleicher Weise von etwa 15 % auf 5,7 % gesunken.

Zu ergänzen ist, dass im Zuge einer in Aussicht genommenen Akademisierung der Psychotherapie in den letzten Jahren die Zahl der Anträge für einen Zulassungsbescheid für das Propädeutikum deutlich zurückgegangen ist, jene der Anträge für einen Zulassungsbescheid für das Fachspezifikum ist dagegen deutlich gestiegen. Für die Eintragung in die Psychotherapeutenliste wirkt sich das so aus, dass die Zahl der Absolvent:innen des Fachspezifikums, die die Ausbildung mit einem Zulassungsbescheid absolvieren, in den letzten zehn Jahren von etwa 25 % auf nunmehr etwa 30 % aller Absolvent:innen angewachsen ist.

13.7.7 Arbeitsverhältnisse der Psychotherapeut:innen

Mehr als die Hälfte der Psychotherapeut:innen arbeitet in freier Praxis, und dieser Anteil wächst. Die Anstellungen in Gesundheitseinrichtungen und die Anstellungen der Psychotherapeut:innen, die die Psychotherapie freiberuflich und in Arbeitsverhältnissen ausüben, wachsen in absoluten Zahlen, sie nehmen in Prozenten aber über die Jahre ab.

Tabelle 22: Die Arbeitsverhältnisse der Psychotherapeut:innen 1991–2015 (Angaben in %, eigene Darstellung nach Daten des ÖBIG, 2017a)

Jahre	Freiberuflich	Im Arbeitsverhältnis	Beides
1991	46,7	13,4	39,9
2006	52,1	10,8	37,0
2015	64,5	9,1	26,4

Zur Veranschaulichung wird dies nochmals grafisch dargestellt.

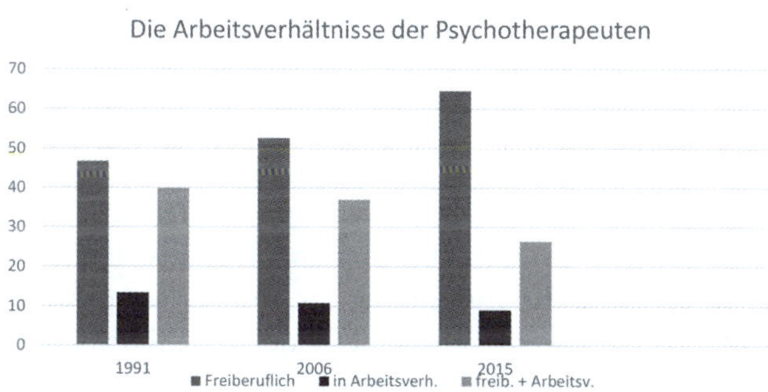

Abb. 39: Die Arbeitsverhältnisse von Psychotherapeut:innen 1991–2015 (eigene Darstellung nach Daten des ÖBIG, 2017b)

Die geringe Zahl der Psychotherapeut:innen in Arbeitsverhältnissen 2015 (Spalte 2 + 3 = 35,5 %) hängt vornehmlich mit den Anstellungspraktiken der Einrichtungen zusammen, die trotz der Gleichstellung der Psychotherapeut:innen mit den Psycholog:innen in der ASVG-Novelle 1993 wenig Ambition zeigen, diese Berufsgruppe in entsprechendem Ausmaß zu beschäftigen.

13.7.8 Zur Zukunft der Berufsgruppe

Für eine in Aussicht genommene Novellierung oder Neufassung des PthG sind zwei Gründe maßgeblich: Erstens hat sich die Bildungslandschaft seit 1990 deutlich verändert. War es etwa damals möglich (und sinnvoll), die Quellenberufe, also den Zugang zum Fachspezifikum, taxativ im Gesetz anzuführen, so ist dies heute kaum mehr möglich – es sind, u. a. auch mit der Einführung des Bachelor-Master-Systems gemäß dem Bologna-Abkommen der EU, zahlreiche Studienrichtungen an den Universitäten neu entstanden und es führen heute mehrere damals nichtakademische Ausbildungen (u. a. Sozialarbeit, Krankenpflege) durch die Anbindung an die inzwischen neu entstandenen Fachhochschulen zu einem akademischen Abschluss.

Zudem ist es auch für Insider und jedenfalls für Interessent:innen inzwischen verwirrend geworden, welche Abschlüsse nun den Zugang zum Fachspezifikum erlauben und welche nicht. Gilt etwa ein Bachelor in Krankenpflege anstelle des früheren Diploms als gültiger Abschluss der Krankenpflegeausbildung (und erlaubt, in das Fachspezifikum einzutreten), so gilt das für einen Bachelor in Psychologie nicht, da (nach Auffassung des Wissenschaftsministeriums) das Äquivalent des damaligen Magisters heute der Master in Psychologie ist. Bachelor ist also nicht gleich Bachelor.

Zweitens muss die Psychotherapie akademisiert werden, soll heißen, dass der Zugang zum Fachspezifikum dann mindestens an einen Bachelorabschluss und der Abschluss der Ausbildung mindestens an einen Master gebunden werden wird. Das hat natürlich auch den Sinn, diesen Gesundheitsberuf anderen verwandten Berufen, etwa denen der Ärzte:Ärztinnen und der Psycholog:innen, gleichzustellen, auch wenn die psychotherapeutische Ausbildung bis zum Erlass des PthG 2024 noch nicht generell an ein Universitäts- oder Fachhochschulstudium gebunden war. Die Veränderung wird sich ab nun langsam vollziehen, da bereits heute 72,5 % der eingetragenen Psychotherapeut:innen einen akademischen Abschluss aufweisen.

Zur gesellschaftlichen Notwendigkeit der Berufsgruppe

Die Psychotherapie wird weiterhin gebraucht werden, in freier Praxis und in Gesundheitseinrichtungen. Internationale Statistiken sprechen von einem Mindestbedarf an Psychotherapie für etwa 5 % der Bevölkerung, davon sind mindestens 2,5 % der Bevölkerung zu Psychotherapie motivierbar, das sind in Österreich rund 200 000 Personen.

Diesen Bedarf können die eingetragenen Psychotherapeut:innen heute nicht abdecken, zumal von ihnen nur 5 % mehr als 30 Stunden, 10 % 20–30 Stunden, 35 % 10–20 Stunden und 50 % bis zu 10 Stunden pro Woche psychotherapeutisch arbeiten. Zu ergänzen wäre hier die Arbeitszeit der Psychotherapeut:innen in Arbeitsverhältnissen, doch dazu liegen zurzeit keine verwertbaren Daten vor.

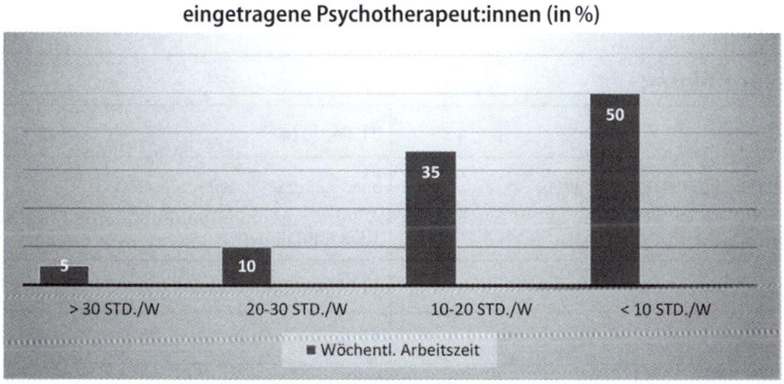

Abb. 40: Wöchentliche Arbeitszeit von eingetragenen Psychotherapeut:innen, Angaben in % (eigene Darstellung nach Daten des ÖBIG, 2017a)

Auch die Krankenkassen, die weiterhin vorwiegend medizinisch orientiert sind, sowie Gesundheitseinrichtungen und Spitalserhalter werden für mehr Anstellungen sorgen müssen, um den Bedarf besser decken zu können, ist doch die Berufsgruppe der Psychotherapeut:innen nach der Novelle des ASVG 1993 den anderen Gesundheitsberufen gleichgestellt worden.

13.7.9 Aktueller Stand August 2025: Ergänzungen zur 3. Auflage

Die Liste der Psychotherapeut:innen hat sich – wie erwartet – stetig weiterentwickelt. Während mit 1. 6. 2020 10 415 Personen in die Liste eingetragen waren, erhöhte sich die Anzahl mit 1. 6. 2025 auf 12 598 Personen. 287 Personen (2,3 %) haben ihre Funktion ruhend gestellt.

Die Zahl der Teilnehmer:innen im Propädeutikum und im Fachspezifikum hat sich in gleicher Weise fortentwickelt. Hier liegen Daten vom 1. 6. 2018 bzw. vom 1. 6. 2024 vor:

Tabelle 23: Daten zur Ausbildungsteilnahme im Vergleich 2018/2024

Propädeutikum:	
01.06.2018	01.06.2024
3949 Teilnehmer:innen (78 % Frauen)	5719 Teilnehmer:innen (77 % Frauen)
1219 Aufnahmen	1850 Aufnahmen
791 Abschlüsse	1177 Abschlüsse
390 Abbrüche	286 Abbrüche
Fachspezifikum:	
01.06.2018	01.06.2024
4166 Kandidat:innen (78 % Frauen)	5383 Kandidat:innen (79 % Frauen)
670 Aufnahmen	1058 Aufnahmen
378 Abschlüsse	591 Abschlüsse
65 Abbrüche	101 Abbrüche
Ausbildungseinrichtungen:	
01.06.2018	01.06.2024
22 Propädeutika (5 bilden nicht aus)	24 Propädeutika (5 bilden nicht aus)
43 Fachspezifika (3 bilden nicht aus)	48 Fachspezifika (5 bilden nicht aus)

Die Zahl der fachspezifischen Ausbildungseinrichtungen, die inzwischen an einer Universität oder in Kooperation mit einer Universität arbeiten, steigt ebenfalls; so sind heute bereits knapp zwei Drittel der Einrichtungen an oder mit einer Universität tätig oder planen eine solche Kooperation.

Dementsprechend hat sich die Altersstruktur der eingetragenen Psychotherapeut:innen und jener in Ausbildung nicht verändert, ebenso wenig die Zuordnung zu den Grundorientierungen (Cluster). Die größte Gruppe der eingetragenen Psychotherapeut:innen gehört dem Cluster der humanistischen Psychotherapie an, der 14 Psychotherapieschulen umfasst; die meisten Abschlüsse erfolgen in den zwei Psychotherapieschulen systemischer Familientherapie.

Die Gefahr eines Ausscheidens von Psychotherapeut:innen nach ihrer Pensionierung ist – im Unterschied zu Ärzt:innen oder Lehrer:innen – sehr gering, zum einen, weil die Psychotherapie in freier Praxis auch nach dem Alter von 65 Jahren im selbstregulierten Ausmaß weiter ausgeübt wird, und zum zweiten, weil zwei Drittel der Psychotherapeut:innen weiterhin in freier Praxis arbeiten und sich dieser Prozentsatz im Vergleich mit den angestellten Psychotherapeut:innen nur sehr langsam verringert.

Die Corona-(Covid-19-)Krise zwischen Mitte März 2020 und Juni 2024 (mit kurzen Zeiten strenger Lockdowns) hat die Ausbildung in Psychotherapie kaum beeinträchtigt, da die Einrichtungen ihre Ausbildungsangebote – sowohl in anerkannten privaten Einrichtungen wie in den Universitätslehrgängen – in Videokonferenzen fortsetzten. Nur einige Praktika wurden für einige Monate unterbrochen; manche waren infolge der Besuchsbeschränkungen auch über längere Monate nur für wenige Teilnehmer:innen offen.

Das 2024 beschlossene Psychotherapiegesetz (30.04.2024: Gesetz, 24.10.2024: Ausbildungsverordnung) wirkt sich nach bisherigem Stand auch auf die Anzahl der Absolvent:innen der Psychotherapieausbildung aus. Zum einen ist das vermutlich auf die steigenden Erwartungen der Interessent:innen hinsichtlich der bevorstehenden Gesetzesveränderung zurückzuführen, zum anderen auf die komfortablen Übergangszeiten, während derer die Ausbildung noch nach dem Psychotherapiegesetz 1990 absolviert werden kann (Propädeutikum bis 30.09.2030, Fachspezifikum bis 30.09.2038).

Die Anzahl der Absolvent:innen (2014–2021 um 470 pro Jahr) hat sich seit 2023 überdurchschnittlich erhöht (siehe Tabelle 24).

Tabelle 24: Anzahl der Absolvent:innen in Psychotherapie 2020–2024 (Stand jeweils per 31.12.)

2020	2021	2022	2023	2024
477	472	497	595	655

Die neue Ausbildung gemäß Psychotherapiegesetz 2024 wird nun

- entweder weiter in privat zu zahlenden Universitätslehrgängen (und an Privatuniversitäten) absolviert werden
- oder ab Oktober 2026 nach Absolvierung eines wenig psychotherapeutischen Bachelors und einem psychotherapeutisch orientierten Master-Regelstudiums an der Universität stattfinden, mit einer anschließenden postgradualen Fachausbildung bei den Fachgesellschaften (bis Ende 2024 Fachspezifika).

Eine Folge des Psychotherapiegesetzes 2024 ist der Wegfall der bescheidmäßigen Zulassung zum Propädeutikum bzw. Fachspezifikum, die zuletzt auf 44 % (Stand 01.06.2024) der Absolvent:innen anstieg.

Wie sich das alles auf die künftigen Absolvent:innenzahlen der dann akademisch absolvierten Psychotherapieausbildung auswirken wird, ist noch offen, da das Ineinandergreifen der vorwiegend theoretischen universitären Ausbildung und der vor allem praktischen Ausbildung bei Fachgesellschaften zurzeit noch nicht vollständig geklärt ist.

Aus dem Gesichtspunkt der psychotherapeutischen Versorgung wäre ein Absinken der Anzahl der Absolvent:innen (wie bei den Klinischen und Gesundheitspsycholog:innen in den Jahren nach dem Psychologengesetz 2013) natürlich kontraproduktiv. Zumal nach glaubwürdigen Statistiken mit den eingetragenen Psychotherapeut:innen zurzeit nur die Hälfte der prinzipiell psychotherapiebereiten Personen versorgt wird.

Fragen zur Evaluation

1. Auf welcher gesetzlichen Grundlage beruht die Psychotherapie in Österreich?
2. Geben Sie einige Kennzahlen der Psychotherapeut:innen in Ausbildung und in der Psychotherapeutenliste an.
3. Welche Gründe sprechen für eine Novellierung des Psychotherapiegesetzes?

Im Text verwendete Literatur

Allgemeines Sozialversicherungsgesetz (53. Novelle 1993). BGBl. 335/1993 vom 26. 5. 1993.

Bundesgesetz über die Ausübung der Psychotherapie (Psychotherapiegesetz 2024 – PThG 2024); BGBl. I Nr. 49/2024 und BGBl. II Nr. 292/2024. Jandl-Jager, E., & Stumm, G. (1988). *Psychotherapie in Österreich.* Wien: Deuticke.

ÖBIG. (2017a). *Psychotherapie, Klinische Psychologie, Gesundheitspsychologie.* Wien: ÖBIG.

ÖBIG. (2017b). *Ausbildungsstatistik 2016.* Wien: ÖBIG.

Psychotherapiegesetz vom 7.6.1990, BGBl 361/1990 i.d.F. vom 24. 4. 2014, BGBl. 32/2014.

Sagerschnig, S., Mikulcik, I., & Sitz, Y. (2025). *Ausbildungsstatistik 2024. Daten zum Ausbildungsgeschehen in Psychotherapie, Klinischer Psychologie und Gesundheitspsychologie in Österreich.* Wien: Gesundheit Österreich.

Sagerschnig, S., & Strizek, J. (2019). *Ausbildungsstatistik 2018. Daten zum Ausbildungsgeschehen in Psychotherapie, Klinischer Psychologie und Gesundheitspsychologie.* Wien: Gesundheit Österreich.

Kernliteratur

Sagerschnig, S., & Strizek, J. (2018). *Ausbildungsstatistik 2017: Psychotherapie, Klinische Psychologie, Gesundheitspsychologie. Ergebnisbericht.* Gesundheit Österreich GmbH, Wien. Abgerufen von https://jasmin.goeg.at/412/1/Ausbildungsstatistik%202017_0-Fehler.pdf (30.07.2018).

Sagerschnig, S., & Tanios, A. (2017). Psychotherapie. Klinische Psychologie. Gesundheitspsychologie. Statistik der Berufsgruppen 1991–2016. Gesundheit Österreich GmbH, Wien. Abgerufen von https://jasmin.goeg.at/109/1/Psychotherapie%2C%20Klinische%20Psychologie%2C%20Gesundheits psychologie%20%282016%29.pdf (30.07.2018).

Verzeichnis der Autor:innen

Aigner, Charlotte M. A., Soziologin. Psychotherapeutin für Daseinsanalytische Psychotherapie (DA). Lehranalytikerin im Österreichischen Daseinsanalytischen Institut für Psychotherapie (ÖDAI). Tätig in freier Praxis.
Web: www.charlotte-aigner.at E-Mail: aignercharlotte@gmail.com

Anders, Sandra Mag.a, Klinische und Gesundheitspsychologin. Psychotherapeutin für Konzentrative Bewegungstherapie (KBT). Lehrende im Österreichischen Arbeitskreis für Konzentrative Bewegungstherapie (ÖAKBT). Schwerpunkt: Kinder psychisch kranker Eltern. SAFE-Mentorin. Tätig in freier Praxis.* E-Mail: sandra.anders@hotmail.com

Aull, Margret Dr.in, Studium der Erziehungswissenschaften und Psychologie. Psychoanalytikerin und Lehrtherapeutin für Psychoanalytisch orientierte Psychotherapie (PoP). Berufsethisches Gremium des Tiroler Landesverbandes für Psychotherapie, 2007–2021 Vorsitzende des Innsbrucker Arbeitskreises für Psychoanalyse, Erwachsenenbildung mit folgenden Arbeitsschwerpunkten: Gewaltdynamiken, sexualisierte Grenzüberschreitungen, Kinderschutzarbeit.* E-Mail: margret.aull@aon.at

Bach, Doris Mag.a Dr.in, Klinische und Gesundheitspsychologin. Psychotherapeutin der Gesellschaft für Logotherapie und Existenzanalyse (GLE). Supervisorin und Lehrtherapeutin. Psychotherapeutin in Pflegeeinrichtungen. Tätig in freier Praxis.*
E-Mail: d.bach@braincare.at

Böckle, Markus Mag. Mag. MSc Dr., Philosoph. Kognitionsbiologe. Psychotherapeut für Integrative Therapie (IT). Schwerpunkt: quantitative Psychotherapieforschung. Lehraufträge: Donau-Universität Krems (DUK), Bertha von Suttner Privatuniversität (BSU), Sigmund Freud Privatuniversität (SFU). Systemischer Coach. Tätig in freier Praxis.*
Web: www.praxis-boeckle.at E-Mail: office@praxis-boeckle.at

Böhm, Angelika Mag.a Dr.in, Psychotherapeutin für Gestalttheoretische Psychotherapie (GP). Sonder- und Heilpädagogin. Psychotherapiewissenschafterin. Supervisorin. Musikpädagogin. Lehrtherapeutin der Österreichischen Arbeitsgemeinschaft für Gestalttheoretische Psychotherapie (ÖAGP). Mitherausgeberin von »Phänomenal – Zeitschrift für Gestalttheoretische Psychotherapie«. Tätig in freier Praxis.* E-Mail: angelika.boehm@oeagp.at

Brem-Gintenstorfer, Karin Mag.a MSc, Kommunikationswissenschafterin. Psychotherapeutin für Systemische Familientherapie (SF). Supervisorin, Lehrtherapeutin und Lehrgangsleiterin für Systemische Familientherapie im Österreichischen Arbeitskreis für Gruppentherapie und Gruppendynamik (ÖAGG). Lehrende der Bertha von Suttner Privatuniversität (BSU). Tätig in freier Praxis.* Web: www.wendepunkt.at E-Mail: karinbg@drei.at

Bukovski, Renate Mag.a MSc, Psychotherapeutin. Ausbildnerin und Lehrsupervisorin der Gesellschaft für Logotherapie und Existenzanalyse (GLE). Schwerpunkte: Psychotraumatologie und Psychosomatik. Tätig in freier Praxis.* Web: www.bukovski.at E-Mail: praxis@bukovski.at

Butterfield-Meissl, Christine DDr.[in], Fachärztin für Psychiatrie und Psychotherapeutische Medizin der Österreichischen Ärztekammer (ÖÄK). Psychotherapeutin für Psychoanalyse im Wiener Arbeitskreis für Psychoanalyse (WAP). Lehranalytikerin im WAP der Internationalen Psychoanalytischen Vereinigung (IPV). Supervisorin. Lehrtätigkeit: Psychiatrie und Psychotherapeutische Medizin an der Medizinischen Universität Wien und an der Akademie für Psychotherapeutische Medizin.* E-Mail: office.cbutterfield@gmail.com

Datler, Wilfried em. Univ.-Prof. Dr. phil., Lehrtherapeut für psychoanalytisch-psychodynamische Psychotherapie (Individualpsychologie). Mitglied des Psychotherapiebeirates am Bundesministerium für Soziales, Gesundheit, Pflege und Konsumentenschutz (BMSGPK) und der Expert:innengruppe zum Psychotherapiegesetz 2024. Fachbeirat der Koordinationsstelle Psychotherapieforschung der GÖG (Gesundheit Österreich GmbH). E-Mail: wilfried.datler@chello.at

Dietrich, Günter Prof. Mag. Dr., Klinischer und Gesundheitspsychologe. Psychotherapeut für Gruppenpsychoanalyse/psychoanalytische Psychotherapie (GPA) im Österreichischen Arbeitskreis für Gruppentherapie und Gruppendynamik (ÖAGG). Lehrtherapeut. Gruppenpsychoanalytischer Lehrtrainer. Universitätslehrer am Interuniversitären Kolleg Graz Seggau für Psychologie und an der Bertha von Suttner Privatuniversität St. Pölten. Supervisor und Organisationspsychologe. Tätig an der psychotherapeutischen Ambulanz (PTA) des Österreichischen Arbeitskreises für Psychotherapie und Gruppendynamik (ÖAGG) und in freier Praxis.*
E-Mail: g.dietrich@gmx.at

Dirnberger, Rainer Mag., Klinischer und Gesundheitspsychologe. Psychotherapeut für Transaktionsanalyse (TA). Lehrtherapeut am Wiener Institut für Transaktionsanalyse (WITA). Tätig in freier Praxis.* Web: www.dirnberger.co.at E-Mail: praxis@dirnberger.co.at

Ertl, Manuela Mag.[a], MSc, Pädagogin. Psychotherapeutin für Integrative Gestalttherapie (IG). Psychotherapeutin in freier Praxis, Lehrende im ÖAGG sowie Beraterin und Leiterin der Frauen*beratungsstelle Kassandra in Mödling.* E-Mail: manuelaertl.psychotherapie@gmail.com

Fischer-Danzinger, Doris Mag.[a], Klinische und Gesundheitspsychologin. Psychotherapeutin für Logotherapie und Existenzanalyse (GLE). Lehrtherapeutin und Supervisorin. Schwerpunkte: Psychotraumatologie, forensische Therapie.*
Web: www.fischer-danzinger.at E-Mail: doris@fischer-danzinger.at

Fossel, Florian Mag., Psychotherapeut für Gruppenpsychoanalyse und Psychoanalyse (GPA) im Österreichischen Arbeitskreis für Gruppentherapie und Gruppendynamik (ÖAGG). Lehrtherapeut und Psychotherapiewissenschafter. Fachsektionsleiter für Gruppenpsychoanalyse im Österreichischen Arbeitskreis für Gruppentherapie und Gruppendynamik (ÖAGG). Lehrtätigkeit: Universität Graz sowie für Psychotherapeutische Medizin (ÖÄK).*
Web: florianfossel.net E-Mail: office@florianfossel.net

Frei, Susanne Dr.[in], Klinische und Gesundheitspsychologin. Psychotherapeutin (Hypnosepsychotherapie, Katathym Imaginative Psychotherapie, Autogene Psychotherapie). Kinder- und Jugendlichenpsychotherapeutin. Lehrtherapeutin mit voller Lehrbefugnis in Hypnosepsychotherapie und Autogener Psychotherapie. Lehrtherapeutin mit partieller Lehrbefugnis in Katathym Imaginativer Psychotherapie. Psychotherapeutin in freier Praxis.*
E-Mail: office@susannefrei.com

Freidl, Marion Dr. med. univ., Fachärztin für Psychiatrie und Psychotherapeutische Medizin des Kindes/Jugend- und Erwachsenenalters. Tätig als Oberärztin an der verhaltenstherapeutischen Station 05B der Medizinischen Universität Wien/UKPP/Klin. Abt. für Sozialpsychiatrie sowie in freier Praxis.* E-Mail: marion.freidl@meduniwien.ac.at

Friedrich, Fabian Dr., Facharzt für Psychiatrie und Arzt für Psychotherapeutische Medizin der Österreichischen Ärztekammer (ÖÄK). Oberarzt an der Universitätsklinik für Psychiatrie und Psychotherapie, Abteilung für Sozialpsychiatrie, Medizinische Universität Wien (MUW).*
E-Mail: fabian.friedrich@meduniwien.ac.at

Gerersdorfer, Pia Mag.a, Psychotherapeutin und Lehrtherapeutin für Personzentrierte Psychotherapie der Österreichischen Gesellschaft für wissenschaftliche, klientenzentrierte Psychotherapie und personorientierte Gesprächsführung (ÖGWG). Berufsethisches Gremium des Tiroler Landesverbandes für Psychotherapie (TLP). Supervisiorin, Psychotherapeutin in freier Praxis.* E-Mail: pia.gerersdorfer@chello.at

Gerlach, Tobias, B. Sc. B. A., Tutor für medizinische Psychologie an der Medizinischen Universität Wien (MUW). E-Mail: tobiasgerlach@gmx.net

Gerlich, Katharina Mag.a Dr.in, Soziologin. Lehrende an der Universität Wien, Institut für Soziologie, Coaching von Studierenden beim Verfassen wissenschaftlicher Arbeiten, sowie Beraterin und Leiterin der Frauen*beratungsstelle Kassandra in Mödling.
E-Mail: gerlich@forschungsgreisslerei.at

Glawischnig-Goschnik, Monika Univ.-Prof.in Dr.in med. univ., Ärztin, Psychotherapeutin, Musiktherapeutin. Professur Musiktherapie an der Universität für Musik und Darstellende Kunst Graz (KUG). E-Mail: monika.glawischnig-goschnik@kug.ac.at

Grossmann-Garger, Brigitte Mag.a Dr.in, Klinische und Gesundheitspsychologin. Psychotherapeutin. Lehrtherapeutin und Co-Leiterin des Fachspezifikums für Psychoanalytisch orientierte Psychotherapie (POP) der Wiener psychoanalytischen Akademie (WPA). Lehrende im Wiener Arbeitskreis für Psychoanalyse (WAP). Mitherausgeberin: Burian, W., & Grossmann-Garger, B. (Hrsg.). (2018). *Psychoanalytisch orientierte Psychotherapie. Ein Lehrbuch*. Wien: Mandelbaum Verlag. Tätig in freier Praxis.* E-Mail: grossmann-garger@gmx.at

Hasiba, Barbara Dr.in med., Fachärztin f. Allgemein- und Familienmedizin in Birkfeld, ÖÄK-Dipl. f. psychosomatische u. psychotherapeutische Medizin, syst. Psychotherapeutin (Zus. Säuglings-, Kinder- u. Jugendpsychotherapie). Ltd. Lehrtherapeutin d. ÖÄK f. Psy-Diplome, Vors. d. Wiss. Ges. f. psychotherapeutische Medizin (WGPM), Vors. d. Österreich. Ges. f. Psychosomatik u. Psychotherapeutische Med. i. d. Allgemeinmedizin (ÖGPAM), Lehrbeauftragte a. d. Med. Univ. Graz, Koordinatorin d. Österreich. PSY-Diplom-Weiterbildungseinrichtungen (ÖGPDW), Lehrbeauftragte Österr. Arbeitsgemeinschaft für systemische Therapie und systemische Studien (ÖAS), Balintgruppenleiterin. E-Mail: office@psygraz.at

Hintermeier, Sonja Mag.a MSc, Klinische und Gesundheitspsychologin. Psychotherapeutin und Lehrtherapeutin für Psychodrama (PD) im Österreichischen Arbeitskreis für Gruppentherapie und Gruppendynamik (ÖAGG). Ausbildungsleiterin im Fachspezifikum Psychodrama im ÖAGG. Tätig in freier Praxis.*
Web: www.sonjahintermeier.at E-Mail: pd-ausbildung@sonjahintermeier.at

Hochgerner, Markus (Herausgeber, siehe unten)

Kanitschar, Hans Dr., Klinischer und Gesundheitspsychologe. Psychotherapeut und Lehrtherapeut für Hypnosepsychotherapie (HY) und Katathym Imaginative Psychotherapie (KIP) in der Österreichischen Gesellschaft für Angewandte Tiefenpsychologie und Allgemeine Psychotherapie (ÖGATAP). Lehrbeauftragter und Supervisor für Säuglings-, Kinder- und Jugendlichenpsychotherapie. Tätig in freier Praxis.* E-Mail: hans.kanitschar@chello.at

Keil, Wolfgang Walter Mag. Prof., Soziologe. Personzentrierter Psychotherapeut (PP) in der Österreichischen Gesellschaft für wissenschaftliche, klientenzentrierte Psychotherapie und personorientierte Gesprächsführung (ÖGWG). Lehrtherapeut der ÖGWG, World Association for Personcentered and experiential Psychotherapy & Counseling (WAPCEPC) und International Focusing Institute, New York. Lehrgangsleiter für Psychotherapie (ÖGWG) an der Donau-Universität Krems. Mitherausgeber der Zeitschrift »Person«. Tätigkeit in freier Praxis.*
E-Mail: wolfgang@keil.or.at

Kienreich, Brigitte Dr.[in], Fachärztin für Psychiatrie. Ärztin für Psychotherapeutische Medizin in der Österreichischen Ärztekammer (ÖÄK). Ärztin für Allgemeinmedizin. Lehrtherapeutin und Supervisorin für Katathym Imaginative Psychotherapie (KIP) der Österreichischen Gesellschaft für angewandte Tiefenpsychologie und allgemeine Psychotherapie (ÖGATAP). Tätig in freier Praxis.†

Klampfl, Petra MMag.[a] MSc MSc, Musiktherapeutin. Psychotherapeutin und Lehrtherapeutin für Integrative Gestalttherapie (IG) im Österreichischen Arbeitskreis für Gruppentherapie und Gruppendynamik (ÖAGG). Tätig als Psychotherapeutin und Musiktherapeutin an der internistisch-psychosomatischen Abteilung im Krankenhaus der Barmherzigen Schwestern Wien und in freier Praxis.* E-Mail: petra.klampfl@gmail.com

Köchl, Birgit Mag.[a] Dr.[in], Klinische und Gesundheitspsychologin. Psychotherapeutin für Individualpsychologie (IP) des Österreichischen Vereines für Individualpsychologie (ÖVIP). Allgemein beeidete und gerichtlich zertifizierte Sachverständige. Schwerpunkte: Kinder- und Jugendlichenpsychotherapie, Elternberatung, Traumatisierung, Sucht. Lehrende: Medizinische Universität Wien (MUW), Österreichische Akademie für Psychologie (ÖAP) und Berufsverband Österreichischer Psycholog*innen (BÖP). Tätig als Klinische Psychologin und Psychotherapeutin in freier Praxis.*
Web: www.birgitkoechl.at E-Mail: kontakt@birgitkoechl.at

Korlath, Silvia, Diplom-Sozialarbeiterin. Psychotherapeutin und Lehrtherapeutin für Dynamische Gruppenpsychotherapie (DG) im Österreichischen Arbeitskreis für Gruppentherapie und Gruppendynamik (ÖAGG). Supervisorin. Lehrtätigkeit am Österreichischen Institut für ganzheitliche Therapie (ÖIGT). Psychotherapeutin in freier Praxis.*
Web: www.gruppen-therapie.at E-Mail: info@gruppen-therapie.at

Korunka, Christian em. Univ.-Prof. Dr. phil., Gesundheitspsychologe. Postgraduate Center Universität Wien, dort Leiter des Propädeutikums (HoPP). Lehrtherapeut für Humanistische Psychotherapie (Personzentrierte Psychotherapie). Mitglied des Psychotherapiebeirates am Bundesministerium für Soziales, Gesundheit, Pflege und Konsumentenschutz (BMSGPK) und der Expert:innengruppe zum Psychotherapiegesetz 2024. Fachbeirat der Koordinationsstelle Psychotherapieforschung der GÖG (Gesundheit Österreich GmbH).
E-Mail: christian.korunka@univie.ac.at

Lanske, Paula Dr.in, Juristin. Diplomierte Physiotherapeutin. Bundesministerium für Arbeit, Soziales, Gesundheit und Konsumentenschutz in den Arbeitsbereichen Psychologie im Gesundheitswesen, Psychotherapie, Musiktherapie und Ärzterecht. Lehrtätigkeit für propädeutische Ausbildungseinrichtungen, Supervisionslehrgänge und im Rahmen postgradueller Curricula für Klinische Psychologie und Gesundheitspsychologie.*
E-Mail: paula.lanske@sozialministerium.at

Leitner, Anton Dr. med. MSc, Univ.-Prof., bis zur Pensionierung an der Universität für Weiterbildung Krems (Donau-Universität Krems). Schwerpunkte: Psychosomatische, Psychotherapeutische Medizin, Psychotherapie und Supervision. Seit 2020 ausschließlich Einzelsupervision in freier Praxis.*
Web: www.dr-anton-leitner.at E-Mail: praxis@dr-anton-leitner.at

Lenz, Gerhard Dr. Univ.-Prof., Facharzt für Psychiatrie und Arzt für Psychotherapeutische Medizin der Österreichischen Ärztekammer (ÖÄK). Psychotherapeut für Verhaltenstherapie (VT) der Österreichischen Gesellschaft für Verhaltenstherapie (ÖGVT). Schwerpunkte: Depressionen, Angst-, Zwangs- und Borderlinestörung, Psychosen. Tätigkeit in freier Praxis.*
Web: www.zentrum-psychische-gesundheit.at E-Mail: med@praxis-lenz.at

Lenz, Tanja Mag.a Dr.in MSc, Psychotherapeutin für Analytische Psychologie (AP). Professorin für Child Development. Lehrende in Universitätslehrgängen. Lehranalytikerin der Österreichischen Gesellschaft für analytische Psychologie (ÖGAP). Sandspieltherapeutin der International Society for Sandplay Therapie (ISST). Tätig in freier Praxis.*
Web: www.lenz-psychotherapie.at

Libisch, Stephan Dr., Facharzt für Psychiatrie und Psychotherapeutische Medizin der Österreichischen Ärztekammer (ÖÄK). Psychotherapeut und Lehrtherapeut für Daseinsanalytische Psychotherapie (DA) im Österreichischen Daseinsanalytischen Institut (ÖDAI). Tätig in freier Praxis. E-Mail: info@daseinsanalyse.at

Löffler-Stastka, Henriette Univ.-Prof.in Dr.in, Universitätsklinik für Psychoanalyse und Psychotherapie der Medizinischen Universität Wien und Postgraduate Unit/Teaching Center. Fachärztin für Psychiatrie, Lehrtherapeutin für psychoanalytisch-psychodynamische Psychotherapie (Psychoanalyse). Fachbeirat der Koordinationsstelle Psychotherapieforschung der GÖG (Gesundheit Österreich GmbH).*
E-Mail: henriette.loeffler-stastka@meduniwien.ac.at

Mantl, Gerd Mag. MSc, Psychotherapeut (Humanistische Therapie/Integrative Therapie) und Lehrtherapeut im Österreichischen Arbeitskreis für Gruppentherapie und Gruppendynamik (ÖAGG). Außerdem Klinischer Psychologe sowie Gesundheitspsychologe mit Spezialisierungen in Säuglings-, Kinder- und Jugendlichenpsychotherapie sowie Notfallpsychologie. Tätig in freier Praxis.* E-Mail: praxis@psychotherapie-mantl.com

Matschiner-Zollner, Margot Mag.a, Psychotherapeutin für Individualpsychologie (IP). Lehranalytikerin. Ehemalige Präsidentin der Österreichischen Gesellschaft für Individualpsychologie (ÖVIP). Lehrbeauftragte Universität Wien. Tätig in freier Praxis.*
E-Mail: zollner@univie.ac.at

Mernyi, Margarete Dr.[in], Psychologin. Psychotherapeutin für Systemische Familientherapie (SF) und Klientenzentrierte Psychotherapie (KP). Lehrtherapeutin und Lehrsupervisorin im Österreichischen Arbeitskreis für Gruppentherapie und Gruppendynamik (ÖAGG). Schwerpunkt: Systemische Konzepte zu Persönlichkeitsstörungen. Tätig in freier Praxis.*
Web: www.mernyi.com E-Mail: margarete@mernyi.com

Nindl, Anton Mag. Dr., Klinischer und Gesundheitspsychologe. Psychotherapeut für Logotherapie und Existenzanalyse (EL). Lehrtherapeut und Lehrsupervisor der Gesellschaft für Logotherapie und Existenzanalyse (GLE). Leiter des GLE-Instituts Salzburg. Tätig in freier Praxis.*
Web: www.institut-sbg@existenzanalyse.at E-Mail: anton.nindl@existenzanalyse.at

Parth, Walter Dr., Klinischer und Gesundheitspsychologe. Psychoanalytiker (WAP). Lehranalytiker und Supervisor für Psychoanalyse und Psychoanalytisch orientierte Psychotherapie (POP). Lehrender an der Wiener Psychoanalytischen Akademie (WPA).* Tätig in freier Praxis.
E-Mail: parth@wparth.at

Pawlowsky, Gerhard Dr. phil., Klinischer Psychologe, Gesundheitspsychologe. Lehrtherapeut für psychoanalytisch-psychodynamische und humanistische Psychotherapie (Selbstpsychologie, Personzentrierte Psychotherapie). Mitglied des Psychotherapiebeirats am Bundesministerium für Soziales, Gesundheit, Pflege und Konsumentenschutz (BMSGPK) und der Expert:innengruppe zum Psychotherapiegesetz 2024.*
E-Mail: gerhard.pawlowski@utanet.at

Pellegrini, Elisabeth Mag.[a] Dr.[in], Fachärztin für Kinder- und Jugendpsychiatrie, Psychiatrie und Allgemeinmedizinerin. Ärztin für Psychotherapeutische Medizin der Österreichischen Ärztekammer (ÖÄK). Psychotherapeutin für Psychoanalyse/Psychoanalytische Psychotherapie (PA). Lehranalytikerin im Wiener Kreis für Psychoanalyse und Selbstpsychologie (WKPS). Schwerpunkt: Säuglings-, Kinder- und Jugendpsychotherapie. Lektorin der Medizin Universität Wien (MUW) und Arbeitsgemeinschaft Personzentrierte Psychotherapie (APG). Tätig in freier Praxis.* E-Mail: praxis.pellegrini@aon.at

Pettermann, Hans Mag. Dr., Klinischer Psychologe. Psychoanalytiker im Wiener Arbeitskreis für Psychoanalyse (WAP). Lehrtherapeut für Psychoanalytisch orientierte Psychotherapie (POP). Lehrbefugter des Wiener Arbeitskreises für Psychoanalyse (WAP). Supervisor. Tätig an der Psychologischen Beratungsstelle für Studierende der Universität Wien und in freier Praxis.* E-Mail: hans.pettermann@univie.ac.at

Pichler, Mathilde Dr.[in], Klinische und Gesundheitspsychologin. Psychotherapeutin für Katathym Imaginative Psychotherapie (KIP). Schwerpunkt: Psychosomatik. Lehrtherapeutin in der Österreichischen Gesellschaft für angewandte Tiefenpsychologie und allgemeine Psychotherapie (ÖGATAP). Lehrende in Propädeutikumseinrichtungen. Tätig in freier Praxis.*
E-Mail: mathilde.pichler@gmx.at

Plimon-Rohm, Sara Mag.[a] LL.M, Juristin (mit Schwerpunkt Medizinrecht im Rahmen des Diplomstudiums sowie Absolvierung eines LL.M in Medical Law and Ethics an der University of Edinburgh). Seit 2020: Bundesministerium für Arbeit, Soziales, Gesundheit, Pflege und Konsumentenschutz, Arbeitsschwerpunkte: Ausarbeitung von Gesetzen und Verordnungsentwürfen sowie Vollzug im Bereich des Ärzterechts, des Psychotherapiegesetzes. Lehrtätigkeit im Rahmen diverser einschlägiger Lehr- und Fortbildungsveranstaltungen.

Richter, Christiane Dr.[in], Fachärztin für Psychiatrie und Geriatrie. Ärztin für Psychotherapeutische Medizin in der österreichischen Ärztekammer (ÖÄK). Psychotherapeutin für Katathym Imaginative Psychotherapie (KIP). Weiterbildung in Schematherapie und Traumatherapie. Psychiatrische und geriatrische Konsiliarärztin. Lehrende für psychiatrische Aspekte der Sozialen Arbeit an der Fachhochschule (FH) Campus Wien. E-Mail: cr@therapie-und-mehr.at

Richter, Ulrike Mag.[a], Klinische und Gesundheitspsychologin. Psychotherapeutin für Verhaltenstherapie (VT). Tätig in freier Praxis.*
Web: www.richterpraxis.net E-Mail: ulrike.richter@a1.net

Rieß, Gabriele Mag.[a], Psychotherapeutin (Psychoanalytische Psychotherapie und Gruppenpsychoanalyse), Klinische und Gesundheitspsychologin sowie Team- und Organisationsentwicklerin. Sie arbeitet(e) in stationären und ambulanten psychotherapeutischen Einrichtungen im Bereich Psychiatrie, Psychosomatik, Kinder-/Familienpsychotherapie (u. a. Waldviertelklinikum Horn, Institut für Erziehungshilfe/Child Guidance Clinic Wien) sowie in niedergelassener Praxis. Sie leitete die Koordinationsstelle Psychotherapieforschung an der Gesundheit Österreich GmbH/ÖBIG, lehrt u. a. an der Medizinischen Universität Wien (ULG Psychotherapieforschung) und publiziert im wissenschaftlichen Bereich.

Rosche, Christine Mag.[a], Psychotherapeutin für Individualpsychologie (IP). AHS-Professorin für Deutsch, Psychologie, Philosophie. Schüler:innenbetreuerin. Lehrende an der Donau-Universität Krems, Arbeitsgemeinschaft Bildungsmanagement (ARGE). Tätig in freier Praxis.*
E-Mail: christine.rosche@icloud.com

Sagl, Maria MSc, Psychotherapie. Psychotherapeutin für psychoanalytisch-psychodynamische Psychotherapie (Konzentrative Bewegungstherapie), Bundesministerium für Soziales, Gesundheit, Pflege und Konsumentenschutz (BMSGPK). Mitglied der Expert:innengruppe zum Psychotherapiegesetz 2024. E-Mail: maria.sagl@gesundheitsministerium.gv.at

Scharfetter, Bettina Dr.[in] MSc, Ärztin für Allgemeinmedizin, Fachärztin für Pulmologie. Ärztin für Psychotherapeutische Medizin der österreichischen Ärztekammer (ÖÄK). Psychotherapeutin für Katathym Imaginative Psychotherapie (KIP). Supervisorin der Österreichischen Vereinigung für Supervision (ÖVS). Schwerpunkte: Psychosomatische Erkrankungen (Komplementärmedizin, Psychotherapie) und Supervision (Einzel, Team, Gruppe). Tätig in freier Praxis.* E-Mail: info@klinikum-badgleichenberg.at

Schigl, Brigitte Dr.[in] MSc Prof.[in], Klinische und Gesundheitspsychologin. Psychotherapeutin für Integrative Gestalttherapie (IT) und Integrative Therapie (IT). Supervisorin. Lehrtherapeutin für Integrative Therapie (IT). Stellvertretende Ausbildungsleitung der Fachgesellschaft für Integrative Therapie ÖGIT. Forschungsschwerpunkt: Psychotherapie und Gender.*
E-Mail: brigitte.schigl@aon.at

Schratzberger-Vécsei, Edith Mag.[a] Dr.[in] med., Fachärztin für Allgemein- und Familienmedizin in Wien, ÖÄK-Diplom für Psychosomatische und Psychotherapeutische Medizin (Systemische Familientherapie). Leitende Lehrtherapeutin der ÖÄK für Psy-Diplome, Leiterin der Akademie für Psychotherapeutische Medizin, stellvertretende Koordinatorin des Österreichweiten Gremiums der PSY-Diplom-Weiterbildungseinrichtungen (ÖGPDW), Lehrbeauftragte an der Medizinischen Universität Wien, Mitglied der ÖÄK-Psy-Diplomkommission.
E-Mail: office@psy-med.info

Schwetz-Würth, Johanna Mag.[a], Psychotherapeutin für Systemische Familientherapie (SF). Lehrtherapeutin der Österreichischen Arbeitsgemeinschaft für systemische Therapie und Systemische Studien (ÖAS). Supervisorin. Schwerpunkt: Psychotraumatologie. Weiterbildung in Eye Movement Desensitization and Reprocessing (EMDR). Lehrende im Zentrum für angewandte Psychotraumatologie (ZAP). Tätig in freier Praxis.*
Web: www.johanna-schwetz.at E-Mail: jsw@johanna-schwetz.at

Sebald, Dieter Dr. MR MBA, Arzt für Allgemeinmedizin. Leitender Notarzt. MBA für Gesundheits- und Sozialmanagement. Ärztlicher Sachverständiger. Physikatsarzt (Amtsarzt). Arzt für Krankenhaushygiene, Psychosoziale Medizin und Psychosomatische Medizin der Österreichischen Ärztekammer (ÖÄK).* E-Mail: internet@aekwien.at

Stella-Kaiser, Dorothea Mag.[a] Dr.[in], Klinische und Gesundheitspsychologin. Psychotherapeutin für Integrative Therapie (IT). Gerichtlich zertifizierte Sachverständige. Schwerpunkte: Suchterkrankungen, Depressionen, Persönlichkeitsstörungen, Ängste. Psychologische Begutachtung im gerichtlichen Rahmen, klinisch-psychologische Diagnostik.*
Web: www.stella-kaiser.at E-Mail: dorothea.stella-kaiser@chello.at

Stemberger, Gerhard Dr., Studium der Soziologe, Politikwissenschaft und Psychotherapie. Lehrtherapeut für Gestalttheoretische Psychotherapie (GTP) der Österreichischen Arbeitsgemeinschaft für Gestalttheoretische Psychotherapie (ÖAGP). Schwerpunkte: Ethik, Gestalttheorie. Supervisor. Mitherausgeber der Zeitschrift »Gestalt Theory« sowie »Phänomenal«. Tätig in freier Praxis.* E-Mail: gst@gestalttheory.net

Stuller, Michael Dr. MSc, Facharzt für Psychiatrie und Psychotherapeutische Medizin. Psychotherapeut für Psychodrama (PD). Schwerpunkte: Angststörungen, affektive Störungen.*
E-Mail: contact@michaelstuller.com

Wagner, Gabriela Dr.[in], Fachärztin für Psychiatrie. Psychotherapeutin für Integrative Gestalttherapie (IG). Ärztin für Psychotherapeutische Medizin der österreichischen Ärztekammer (ÖÄK). Fachärztliche Tätigkeit in freier Praxis. Referentin der Gesellschaft kritische Psychologinnen und Psychologen (GkPP). Supervisorin in Sozialeinrichtungen.*
Web: www.drwagner.wien E-Mail: office@drwagner.wien

Wiesinger, Sandra Mag.[a], Klinische Heilpädagogin. Sonderkindergartenpädagogin. Psychotherapeutin für Klientenzentrierte Psychotherapie (KP). Schwerpunkt: Kinder- und Jugendlichenpsychotherapie. Frühförderin. Klinische Heilpädagogin am Kepler Universitätsklinikum – Neuromed Campus Linz. Geschäftsführerin am Institut Hartheim, Alkoven. Lehrende in der Österreichischen Gesellschaft für wissenschaftliche, klientenzentrierte Psychotherapie und personorientierte Gesprächsführung (ÖGWG). Tätig in freier Praxis.*
E-Mail: sandra.e.wiesinger@gmail.com

Winkler, Karin Mag.[a], Psychologin. Psychotherapeutin für transaktionsanalytische Psychotherapie (TA) und Lehrtherapeutin. Supervisorin.*
Web: www.praxis-karinwinkler.at E-Mail: praxis.karinwinkler@aon.at

Zajec, Karin Mag.[a], Klinische und Gesundheitspsychologin. Psychotherapeutin. Lehrtherapeutin für Dynamische Gruppenpsychotherapie (DG). Generalsekretärin im Österreichischen Arbeitskreis für Gruppentherapie und Gruppendynamik (ÖAGG). Leitung der Weiterbildung Einzel- und Gruppenpsychotherapie mit Kindern und Jugendlichen (ÖAGG). Lei-

tung Klinische Psychologie sowie Leitung der Tagesklinik an der Abteilung für Kinder- und Jugendpsychiatrie und Psychotherapie am Landeskrankenhaus Baden-Mödling, Standort Hinterbrühl. Leitung des Karl-Landsteiner-Institutes für psychosoziale Medizin, Psychotherapie und Kindheitsforschung (KLU). Tätig in freier Praxis.*
E-Mail: karin.zajec@patio-therapie.at

Zehetgruber, Lucia Mag.[a], Klinische Psychologin (Klinische Neuropsychologie) und Gesundheitspsychologin. Tätig als Klinische Neuropsychologin im Rehabilitationszentrum in Gröbming und als wissenschaftliche Projektmitarbeiterin des mobilen neuropsychologischen Dienstes an der UK für Kinder- und Jugendheilkunde (Pädiatrische Hämato-Onkologie) Graz.
E-Mail: lucia.zehetgruber@medunigraz.at

Herausgeber:

Hochgerner, Markus MSc MSc, Psychotherapie und Psychosoziale Beratung. Psychotherapeut und Gesundheitspsychologe, Diplom-Sozialarbeiter, Lebens- und Sozialberater. Lehrtherapeut für psychoanalytisch-psychodynamische und humanistische Psychotherapie (Konzentrative Bewegungstherapie, Integrative Gestalttherapie, Integrative Therapie). Supervisor (ÖVS, ÖBVP, ÖAGG) im Gesundheitsbereich. Psychotherapeut an der psychotherapeutischen Ambulanz (PTA Marxergasse) des ÖAGG und in freier Praxis. Mitglied des Psychotherapiebeirates am Bundesministerium für Soziales, Gesundheit, Pflege und Konsumentenschutz (BMSGPK) seit 1991, dort Leiter des Ausbildungsausschusses ab 2004. Mitglied der Expert:innengruppe zum Psychotherapiegesetz 2024 und 1990. Leiter des Propädeutikums im Österreichischen Arbeitskreis für Gruppentherapie und Gruppendynamik (ÖAGG). Fachbeirat der Koordinationsstelle Psychotherapieforschung der GÖG (Gesundheit Österreich GmbH).*
E-Mail: markus@hochgerner.net

*Hinweis: Alle mit * gekennzeichneten Personen sind oder waren Lehrbeauftragte des Propädeutikums im Österreichischen Arbeitskreis für Gruppentherapie und Gruppendynamik (ÖAGG).*

Stichwortverzeichnis

A

B

C

D

E

L

M

N

O

P

Q

R

T

Z

Personenverzeichnis

Meine Notizen

Meine Notizen

Meine Notizen